LEHRBUCH DER OHRENHEILKUNDE

VON

Dr. ERHARD LÜSCHER

ORDENTLICHER PROFESSOR DER OHREN-, NASEN- UND HALSHEILKUNDE
UND DIREKTOR DER UNIVERSITÄTSKLINIK UND POLIKLINIK FÜR OHREN-,
NASEN- UND HALSKRANKE IN BASEL

MIT 246 GROSSENTEILS MEHRFARBIGEN
TEXTABBILDUNGEN

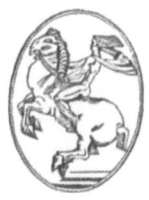

WIEN

SPRINGER-VERLAG

1952

COPYRIGHT 1952 BY SPRINGER-VERLAG IN VIENNA

Softcover reprint of the hardcover 1st edition 1952

ISBN 978-3-7091-7614-6   ISBN 978-3-7091-7613-9 (eBook)
DOI 10.1007/978-3-7091-7613-9

Vorwort

Unser Fachgebiet hat sich in den letzten Jahren derartig entwickelt, daß ein ausführliches Lehrbuch der gesamten Spezialität in einem Band zu umfangreich wäre. Deshalb habe ich mich entschlossen, abweichend von der Tradition, die Ohrenheilkunde in einem Band zusammenzufassen, und lasse die Krankheiten der Nase und der Nasennebenhöhlen, des Rachens und des Kehlkopfes mit besonderer Berücksichtigung der neueren Technik der Endoskopie der tieferen Luftwege und der Speiseröhre in einem weiteren Band folgen.

Die Ohrenheilkunde hat durch Chemo- und Biotherapie, sowie durch die gewaltige Entwicklung der Elektroakustik eine tiefgreifende Umstellung und eine bedeutende Erweiterung erfahren, die der Praxis und der Forschung neue Wege weisen. Durch die systematische Anwendung der Sulfonamide und der Antibiotica verloren die akut entzündlichen Erkrankungen des Ohres größtenteils ihre Schwere und Gefährlichkeit. Intrakranielle Komplikationen kommen kaum mehr vor und auch die Aufmeißelung des Warzenfortsatzes ist nur noch selten notwendig. Die Frage der Behandlung entzündlicher Ohrerkrankungen, die jahrelang im Mittelpunkt des Interesses stand, ist praktisch gelöst, wogegen die Verhütung und Behandlung nicht entzündlicher Schwerhörigkeiten immer noch in den Anfängen steckt. Dabei hat die Bedeutung eines guten Gehörs durch die Rundfunkübertragung in jeder Form, durch Grammophon und Tonfilm enorm zugenommen. Im Vordergrund der Aufgaben der Ohrenheilkunde steht heute, neben der Behandlung der Otosklerose, die Verhütung und Behandlung der Erkrankungen des nervösen akustischen Apparates des Ohres und der damit verbundenen Schwerhörigkeit. Daß die normale und pathologische Anatomie nach wie vor die Grundlage der Krankheitsaufklärung bildet, braucht nicht weiter betont zu werden, jedoch ist die funktionelle Erforschung der Hörstörungen am Lebenden ein nicht zu ersetzendes Bindeglied zwischen Klinik und Anatomie.

Voraussetzung für den bestmöglichen Bau der verschiedenen akustischen Apparate ist die genaue Kenntnis der normalen Physiologie des Ohres, die deshalb sprunghaft gefördert wurde. Aber auch die Abklärung der pathologischen Physiologie und die Hörprüfung sind dank der neuen elektroakustischen Hörprüfungsgeräte in raschem Fortschritt begriffen. Einen weiteren Ausbau erfuhr auch die Erforschung der vestibulären Funktionen, deren Wichtigkeit für die neurologische Beurteilung immer mehr anerkannt wird.

Das vorliegende Buch trägt der neuen Entwicklung der Ohrenheilkunde Rechnung und gibt ein abgerundetes Gesamtbild von deren heutigem Stand unter Auswertung der eigenen klinischen Erfahrungen und Forschungsergebnisse. Neben den gesicherten Tatsachen finden auch die noch problematischen Fragen Erwähnung. Ich legte vermehrtes Gewicht auf eine neuzeitliche Darstellung der Physiologie und habe auch die pathologische Physiologie der Schwerhörigkeit sowie die Hörprüfung gemäß unseren neuen Kenntnissen erörtert. Meine jahrzehntelange Beschäftigung mit der Audiometrie und ihre Wichtigkeit in der Diagnosestellung kommt in ihrer sehr eingehenden Besprechung zum Ausdruck.

Die Operationstechnik der einzelnen Operationen dagegen wird nur so weit klargelegt, als dies zum Verständnis des betreffenden Eingriffes notwendig ist.

Die meisten der Abbildungen stammen aus der Sammlung der otolaryngo-
logischen Universitätsklinik in Bern bis 1941 und Basel, teils noch unter meinen
Vorgängern angefertigt; einige wurden speziell für das Lehrbuch hergestellt,
woran sich verschiedene meiner Assistenten beteiligten. Auch erlaubte mir
Prof. E. Ludwig, Vorsteher der Anatomischen Anstalt in Basel, deren Prä-
paratensammlung zu benutzen. Die Röntgenbilder beziehen sich auf unser
Krankengut. Sie wurden fast sämtlich vom Röntgeninstitut des Bürgerspitals
Basel aufgenommen und mir von dessen Vorsteher, Prof. M. Lüdin, freundlicher-
weise zur Veröffentlichung überlassen. Den akustischen Teil der Physiologie des
Hörens, wie auch den physikalisch-akustischen Abschnitt der Hörprüfungsmethoden, insbesondere die Audiometrie, hat der Leiter des akustischen Laboratoriums der Klinik, Dr. Ing. J. Zwislocki, Diplomingenieur der E. T. H. Zürich,
gemeinsam mit mir bearbeitet. Auf einige Präparate der Klinik machte mich
der frühere Oberarzt der Klinik, Priv.-Doz. Dr. E. Oppikofer, aufmerksam.

Fast alle farbigen Abbildungen malte Herr J. Iseli, Kunstmaler in Bern,
alle farbigen Trommelfellbilder unter Zuhilfenahme meines Ohrmikroskops bei
zehnfacher Vergrößerung. Eine Reihe von Zeichnungen stammen von Herrn
A. Dressler und R. Muspach, Universitätszeichner in Basel. Die Photographien
wurden in Bern von Fräulein H. Filli, Laborantin der otolaryngologischen
Klinik, in Basel vom Photographen des Bürgerspitals, Herrn P. Butscher, und
seinem Nachfolger, Herrn K. Schmidlin, aufgenommen.

Allen, die mich unterstützt haben, spreche ich meinen besten Dank aus.

Ganz besonderen Dank schulde ich dem Verlag für die Herausgabe des Buches
mit den zahlreichen farbigen Abbildungen in so hervorragender Ausstattung.

Basel, im Mai 1952.

E. Lüscher

Inhaltsverzeichnis

Allgemeiner Teil

Anhang

Allgemeiner Teil

I. Die Anatomie des Ohres

Das Gehörorgan umfaßt den *peripheren Aufnahmeapparat*, das Ohr im engeren Sinn, und die *nervösen Bahnen und Zentren im Zentralnervensystem*. Dementsprechend lassen sich zwei Hauptteile unterscheiden, der periphere Teil im

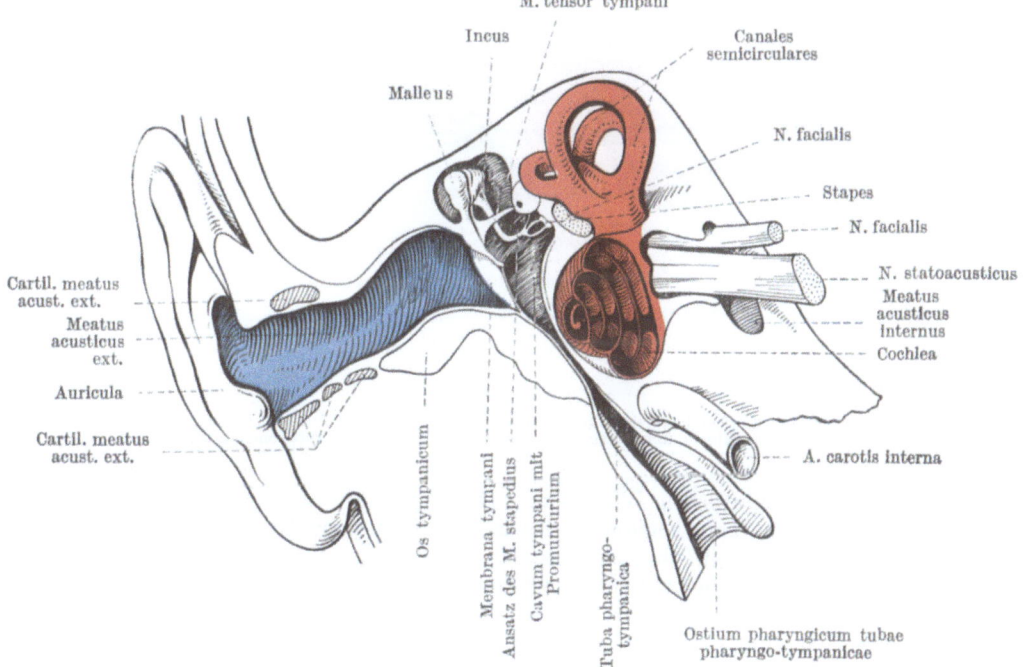

Abb. 1. Schematische Darstellung der 3 Abschnitte des rechten Ohres. Äußeres Ohr blau, mittleres Ohr schwarz, inneres Ohr rot (aus CORNING).

Schläfenbein und der zentrale Teil im Schädelinnern bzw. im Gehirn. Zum *peripheren Teil* (Abb. 1) gehören das äußere, mittlere und innere Ohr, zum *zentralen Teil* (Abb. 32, 33) der N. statoacusticus (N. cochleae und N. vestibuli), die Cochlearis- und Vestibulariskerne im verlängerten Mark, die zentralen Statoakustikusbahnen und die Hörfelder in der ersten und zweiten Schläfenwindung. Die Grenze befindet sich an der Austrittsstelle des VIII. Hirnnerven, des N. statoacusticus aus dem inneren Gehörgang in die freie Schädelhöhle, wo der mit Schwannschen Scheiden versehene periphere Teil des Hörnerven in den mit Gliazellen durchsetzten zentralen Teil übergeht.

A. Peripherer Aufnahmeapparat

Der periphere Aufnahmeapparat liegt größtenteils im Schläfenbein bzw. Schädelgrund und wird aus zwei sich *kreuzenden Raumsystemen* gebildet, die teils lufthaltig, teils mit Weichteilen ausgefüllt sind (Abb. 2). Beide stehen in engen Beziehungen zur mittleren und hinteren Schädelgrube, sowie zu ver-

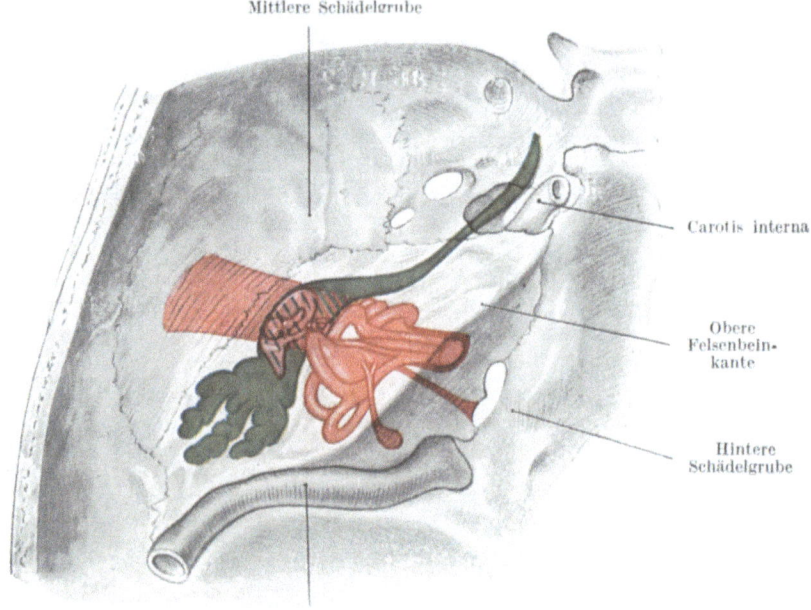

Abb. 2. Die beiden Raumsysteme des linken Ohres im Schläfenbein. Äußerer Gehörgang-Paukenhöhle-Innenohr-innerer Gehörgang rot, pneumatische Räume des Mittelohres grün.

schiedenen intrakraniellen Blutleitern. Das eine Raumsystem durchzieht, mit dem äußeren Gehörgang beginnend, in annähernd frontaler Richtung das Schläfenbein über das Innenohr bis zum inneren Gehörgang. Von dem anderen Hohlraumsystem, dem pneumatischen System des Mittelohres, wird es zwischen äußerem und innerem Ohr durchkreuzt, das als langgestreckte lufthaltige Nebenhöhle des Nasenrachens von der Ohrtrompete im Nasenrachen ausgeht und mit einer Traube von kleinen Zellen im Warzenfortsatz endet. Brüche des Schläfenbeines pflegen als Quer- und Längsbrüche der Richtung dieser beiden Systeme zu folgen. An der Kreuzungsstelle liegt die Paukenhöhle, die jedoch nur einen kleinen Teil der ganzen pneumatischen Mittelohrräume einnimmt. Sie enthält die drei Gehörknöchelchen, die als Schalleitungskette den lufthaltigen Mittelohrraum überbrücken und das Trommelfell mit dem Innenohr verbinden. Durch den gewundenen äußeren Gehörgang und den zwischengeschalteten sterilen Luftraum der Paukenhöhle wird das mit dem Subarachnoidealraum in offener Verbindung stehende Innenohr mechanischen und thermischen Einwirkungen von außen weitgehend entzogen.

Die systematische Anatomie unterscheidet am peripheren Aufnahmeapparat das *äußere Ohr*, das *mittlere Ohr* und das *innere Ohr* (Abb. 1). Das Mittelohr und das Innenohr sind im Schläfenbein eingebettet, während sich das äußere Ohr nur mit einem Teil seines Gehörganges im Schläfenbein befindet.

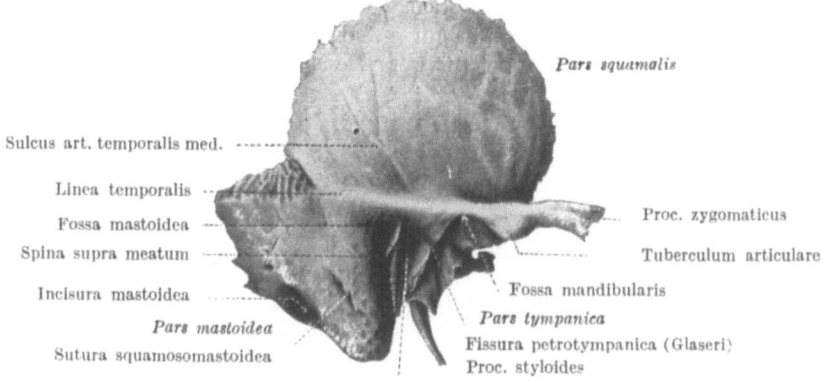

Abb. 3. Rechtes Schläfenbein von außen (aus FALK).

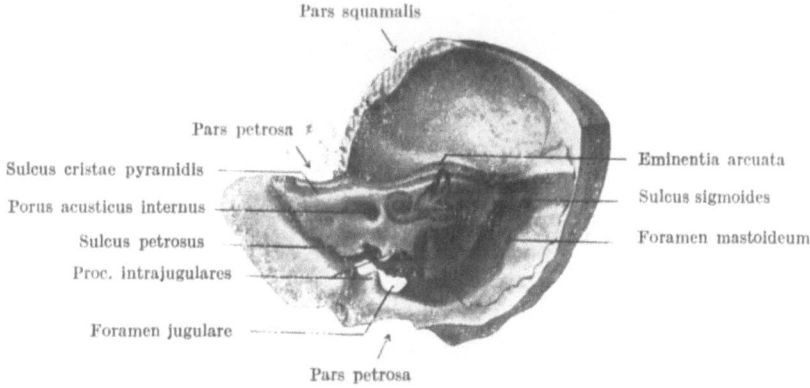

Abb. 4. Rechtes Schläfenbein von innen (aus FALK).

Das Schläfenbein (Os temporale) Abb. 3 u. 4 ist seiner Entwicklung entsprechend aus der Schläfenschuppe (Squama temporalis), dem Felsenbein mit dem Warzenfortsatz (Pars petromastoidea) und dem Paukenhöhlenteil (Pars tympanica) zusammengesetzt. Beim Erwachsenen sind diese Teile knöchern miteinander verschmolzen.

1. Äußeres Ohr

Das äußere Ohr besteht aus der *Ohrmuschel* und dem schalleitenden äußeren *Gehörgang*.

a) Ohrmuschel

Die *Ohrmuschel* (Auricula) (Abb. 5) ist eine mit knorpeliger, elastischer Einlage versehene, muschelförmige Hautfalte, die unregelmäßige Vertiefungen und Erhöhungen aufweist. Mit ihrer stärksten Vertiefung (Concha auriculae) geht sie in den Gehörgang über. Die Ohrleiste (Helix) läuft am unteren Ende der

Ohrmuschel in das Ohrläppchen aus (Lobus auriculae), das nur durch eine fleischige, fettreiche Hautduplikatur ohne Knorpeleinlagerung gebildet wird. Der durch die Incisura intertragica vom Antitragus getrennte Tragus zählt nicht mehr zur Ohrmuschel, sondern zum äußeren Teil des knorpeligen Gehörganges. Durch bandartige Bindegewebszüge, Ligg. auricularia, die vom Periost des Schläfenbeines zur Eminentia conchae und Spina helicis führen, wird die Ohrmuschel mit ihrer Umgebung verbunden. Die vom Kopf in die Ohrmuschel ziehenden Muskeln sind funktionell für den Menschen, im Gegensatz zum Tier,

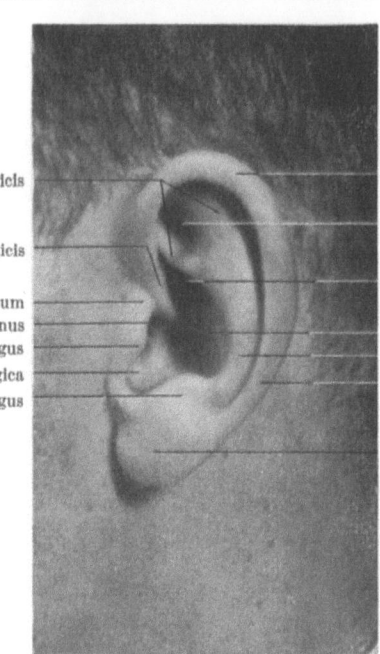

Crura anthelicis

Crus helicis

Tuberculum supratragicum
Meatus acusticus externus
Tragus
Incisura intertragica
Antitragus

Obere Helix

Fossa triangularis

Cymba conchae
(Concha auricula)

Cavum conchae (Concha auricula)
Stamm der Anthelix
Helix

Lobulus auriculae

Abb. 5. Die linke Ohrmuschel.

nur von untergeordneter Bedeutung. Sie erlauben geringe Bewegungen der Ohrmuschel.

In *Gestalt, Größe und Lage zum Kopf* ist die Ohrmuschel bedeutenden individuellen Schwankungen unterworfen, die, ähnlich wie die Form der Nase, als Familienmerkmale auf erbbedingte Faktoren zurückgehen. Bis zu eigentlichen Mißbildungen bestehen alle Übergänge.

Das Fehlen der knorpeligen Unterlage im Ohrläppchen und die dort nur schwache Gefäß- und Nervenversorgung ermöglichen es, auf einfache Weise und fast schmerzlos Ohrlöcher in das Ohrläppchen zu stechen.

b) Äußerer Gehörgang

Der *äußere Gehörgang* (Meatus acusticus externus) setzt sich aus einem äußeren knorpelig-bindegewebigen Teil und einem inneren knöchernen Teil zusammen und reicht von der Ohrmuschelvertiefung bis zum Trommelfell, das ihn von der Paukenhöhle abschließt. Er gleicht einem spiralig gewundenen, mit zwei Knickungen versehenen Rohr, von unregelmäßig ovalem Querschnitt (Abb. 6, 7). Ohne Einrechnung der medialen Fläche der Tragusplatte ist er etwa 2,5 cm lang, mit dieser 3,5 cm. Davon entfallen zwei Drittel auf den knorpeligen und ein

Drittel auf den knöchernen Teil. An der Vereinigung beider Teile liegt die engste Stelle, der Isthmus. Die Weite des Gehörganges ist individuell sehr verschieden, der Durchmesser beträgt beim Erwachsenen im allgemeinen 0,5 bis 1 cm. Infolge der schrägen Stellung des Trommelfelles im Gehörgang wird die obere Wand des Gehörganges kürzer als die untere. Unmittelbar vor dem Trommelfell neigt sich der Boden des Gehörganges schräg nach unten dem Trommelfell zu und wird oben von dem schrägstehenden Trommelfell überdacht. Der so entstehende Raum, der Recessus meatus (Sinus meatus) (Abb. 1), ist der Sicht mitunter schwer zugänglich, was bei der Suche nach kleinen Fremdkörpern berücksichtigt werden muß. Der Gehörgang des Neugeborenen ist relativ kurz, da ihm der knöcherne Teil noch fehlt; das Os tympanicum wächst in den ersten vier Lebens-

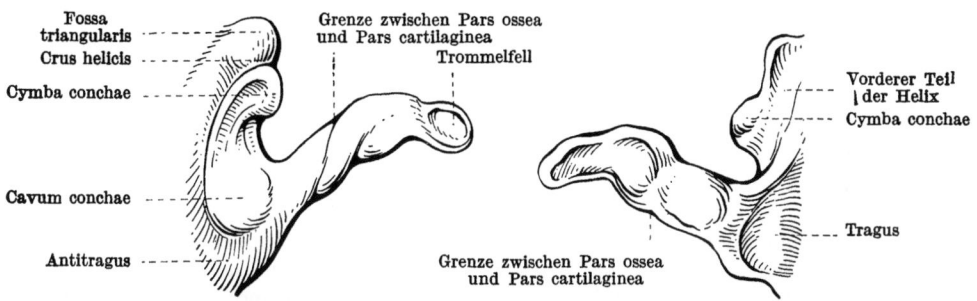

Abb. 6. Ansicht von hinten. Abb. 7. Ansicht von vorn.

Ausguß des linken äußeren Gehörganges und des angrenzenden Teiles der Ohrmuschel (Woodsches Metall) (aus TOLDT).

jahren aus dem Knochenring des Anulus tympanicus aus. An den oberen Enden des Os tympanicum entwickeln sich die Gehörgangsexostosen.

Durch die spiralige Windung des Gehörganges wird das abschließende Trommelfell und das dahinterliegende Mittelohr vor direkten Gewalteinwirkungen größtenteils geschützt.

Der knorpelige, bewegliche Teil des Gehörganges läßt sich durch Ziehen an der Ohrmuschel nach hinten-oben in die Richtung des knöchernen Gehörganges bringen, wodurch die Untersuchung des Gehörganges und des Trommelfelles sowie die Einführung des Ohrtrichters erleichtert oder erst möglich wird.

Der *knorpelige Gehörgang* (Pars fibro-cartilaginea, Meatus cartilagineus) ist eine Fortsetzung der Ohrmuschelvertiefung, von wo aus die knorpelige Grundlage der Ohrmuschel in diejenige des Gehörganges übergeht und sich durch zwei Knorpelplatten als untere und vordere Wand des Gehörganges bis an den knöchernen Gehörgang erstreckt. Durch straffes, fibröses Bindegewebe wird der knorpelige Teil mit dem äußeren, aus dem Os tympanicum bestehenden Rand des knöchernen Gehörganges verbunden. Diese nach hinten-oben offene Knorpelrinne wird durch Bindegewebe zum Schlauch ergänzt. Die knorpelige Grundlage des Gehörganges ist durch zwei mit Bindegewebe überbrückte Spalten, die Foramina cartilaginis meatus acustici externi (Santorinische Spalten), unterteilt, die dem knorpeligen Abschnitt des Gehörganges eine größere Beweglichkeit verleihen, aber auch das Übergreifen von Entzündungen erleichtern. Die teilweise Innervation mit einem Ast des N. vagus (Ramus auricularis) kann bei Berührung der unteren Wand einen Reflexhusten auslösen.

Der *knöcherne Gehörgang* (Pars tympanica) wird vom Os tympanicum, einem Teil der Squama temporalis und der Pars petromastoidea des Schläfenbeines gebildet und vom Trommelfell nach innen abgeschlossen. Seine obere Wand ist zugleich ein Teil der Wand des Antrum und der anliegenden Warzenfortsatzzellen. Die vordere Wand des knöchernen Anteils nimmt einen Teil der Pfanne des Kiefergelenkes auf. Hinten oben am Übergang zur Warzenfortsatzfläche findet sich häufig eine Knochenleiste, die Spina suprameatum. Gegen Berührung ist der knöcherne Gehörgang sehr schmerzempfindlich und blutet leicht.

Häutige Auskleidung. Die äußere Haut der Ohrmuschel setzt sich in den Gehörgang fort. Im knorpeligen Teil und einem dreieckigen Bezirk der oberen Wand des knöchernen Teiles, der als gefäßführender Kutisstreifen über die Pars flaccida zum Hammergriff zieht, wird die Haut durch eine reichliche Schicht von Subkutangewebe mit dem Perichondrium bzw. Periost verbunden. Im übrigen knöchernen Teil verdünnt sich die Haut wesentlich und bekommt den Glanz einer fibrösen Membran. Sie ist mit dem Periost fest verwachsen und infolgedessen unverschieblich ohne Hautanhänge. Ganz dünn geworden überzieht sie als Stratum cutaneum die Außenfläche des Trommelfelles. An ihrer konkaven äußeren Fläche enthält die Haut des Gehörganges zahlreiche Haarbalgdrüsen, die in der Ohrmuschelvertiefung, der Cavitas conchae, zu Comedonen führen können. Im knorpeligen Gehörgang weist die Haut gleichfalls viele Haarbalgdrüsen, neben großen Knäueldrüsen auf; sie haben einen ähnlichen Bau wie die Schweißdrüsen der Haut, doch eine andere Funktion und produzieren eine dünnflüssige, gelblich bis bräunliche Flüssigkeit. Die Knäueldrüsen werden, obwohl sie kein Fett erzeugen, „Ohrschmalzdrüsen" (Glandulae ceruminosae) genannt. Der Ohrschmalz (Cerumen), bestehend aus Epidermisschüppchen, Härchen, Fetttropfen und Pigmentkörnchen, wird jedoch in seiner fettigen Grundsubstanz von den Talgdrüsen geliefert, der die Knäueldrüsen nur das Pigment beifügen. Bei zu starker Sekretion der Drüsen entstehen Ohrschmalzpfröpfe. Am Tragus, Antitragus und in der Incisura antitragica wachsen, hauptsächlich bei älteren Männern, mitunter ganze Büschel Haare (Barbula hirci). Auch am Eingang des Gehörganges sitzen öfters kräftige Härchen, die den Gehörgang wie mit einem Netz abschließen und die Otoskopie erschweren können.

Die *Gefäßversorgung* des äußeren Ohres ist, ausgenommen das Ohrläppchen, eine sehr reichliche und erfolgt für die Außenfläche der Ohrmuschel aus den Ästen der A. temporalis superficialis, der A. retroauricularis und der A. occipitalis, für die Rückfläche der Ohrmuschel aus Ästen der A. auricularis profunda aus der A. maxillaris.

Die *Lymphgefäße* sind in der Ohrmuschel und im knorpeligen Gehörgang sehr zahlreich, im knöchernen Gehörgang spärlicher. Sie ergießen sich in die um die Ohrmuschel herum gelegenen Lymphknoten (Ln. parotidici, Ln. retroauriculares Ln. infraauriculares) und schließlich in die Ln. cervicales profundi craniales, in welche die Lymphgefäße des knöchernen Gehörganges und der Tube zum Teil direkt, zum Teil über die Ln. retropharyngici einmünden. In dieselben Lymphknoten gelangt die Lymphe aus der Augenumgebung und aus der Kopfhaut (Infektion durch Kopfläuse, Ekzeme).

Die sensible *nervöse Versorgung* stammt aus dem N. auriculotemporalis für die vordere Hälfte der Ohrmuschel, aus dem N. auricularis magnus für die hintere Hälfte und dem Ramus auricularis vagi für die Concha auriculae. In die Versorgung des Gehörganges teilen sich die drei Nerven. Die motorische Versorgung der Ohrmuschel erfolgt durch den N. facialis.

c) Beziehungen zur Nachbarschaft

Der knorpelige Gehörgang grenzt mit der vorderen unteren Wand an die *Parotis*, weshalb Eiterungen von ihr auf den Gehörgang und solche des Gehörganges auf die Parotis übergehen können. Im knöchernen Gehörgang bildet die hintere obere Wand einen Teil der *lateralen Wand des Kuppelraumes*, des *Antrum* und der anliegenden *Warzenfortsatzzellen*. Bei Mittelohreiterungen kann es zu einem Durchbruch kommen, was sich in einer Zerstörung der dem Trommelfell anliegenden „Kuppelraumwand", einer Senkung der hinteren oberen Gehörgangswand oder einer Perforation und Fistelbildung im knöchernen Gehörgang äußert. Die vordere Wand des knöchernen Gehörganges ist zugleich ein Teil der Pfanne des *Kiefergelenkes*. Gewalteinwirkungen auf das Kinn können deshalb einen Bruch des knöchernen Gehörganges verursachen. Die *Spina suprameatum* weist bei Operationen am Warzenfortsatz den Weg zum Antrum.

2. Mittleres Ohr

Das Mittelohr bzw. die Mittelohrräume stellen eine langgestreckte pneumatische Nebenhöhle des Nasenrachens dar und umfassen drei Abschnitte:

Zellen des Warzenfortsatzes   Antrum mastoideum   Paukenhöhle   Ohrtrompete

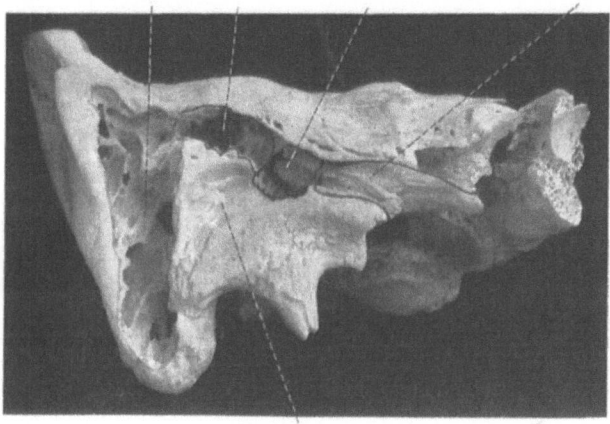

Äußerer Gehörgang

Abb. 8. Längsschnitt durch die pneumatischen Mittelohrräume im Schläfenbein. Umrandung: Ohrtrompete grün, Paukenhöhle schwarz, Antrum mastoideum rot, Zellen des Warzenfortsatzes gelb.

die *Ohrtrompete*, die *Paukenhöhle* und das *Antrum mastoideum mit dem pneumatischen Zellsystem* des Warzenfortsatzes (Abb. 8).

Infolge ihrer funktionellen Bedeutung sowie der Untersuchungs- und Diagnosemöglichkeiten vom Gehörgang her, drängt sich die Paukenhöhle als Hauptraum des Mittelohres auf. Zum Verständnis der entzündlichen Ohrerkrankungen ist es jedoch wichtig, sich die ganze Ausdehnung des pneumatischen Systems des Mittelohres vor Augen zu halten und zu berücksichtigen, daß die Ohrtrompete, die Paukenhöhle, das Antrum und ihre Nebenräume eine anatomische und oftmals auch pathologische Einheit bilden, die in ihrer Gesamtheit vom Nasenrachen bis zu den Mastoidzellen von der Entzündung mehr oder weniger gleichzeitig ergriffen wird. Die relativ kleine Paukenhöhle steht zwar bei perforiertem Trommelfell als Ort des Exsudatabflusses, aber nicht für die lebensgefährlichen Verwicklungen im Vordergrund.

a) Ohrtrompete

Die *Ohrtrompete* (Tuba pharyngo-tympanica) oder Tube ist eine enge, ungefähr 3,5 cm lange, gewundene, an beiden Enden offene Röhre, die sich aus einem knorpeligen und einem knöchernen Teil zusammensetzt. Als wichtiges Verbindungsglied zwischen Nasenrachen und Paukenhöhle sorgt sie für den Druckausgleich in der Paukenhöhle. Sie beginnt mit der Rachenmündung im Nasenrachen, nimmt einen leicht um ihre Achse gedrehten Verlauf schräg nach hinten und endet in der Paukenhöhle. Zwei Drittel umfassen den an der Schädelbasis beweglich aufgehängten knorpeligen Teil (Pars cartilaginea) und ein Drittel den knöchernen Teil im Felsenbein (Pars ossea). Der trichterförmige

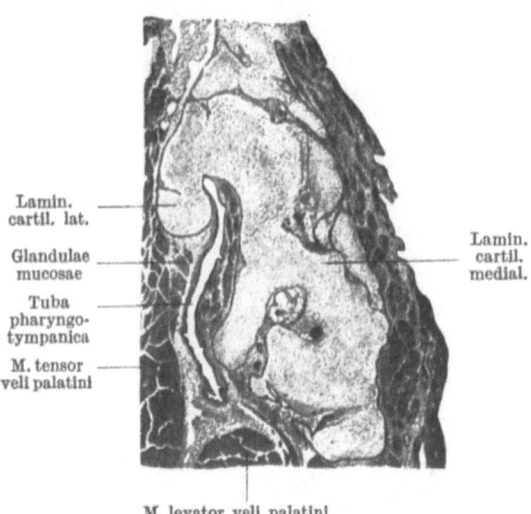

Lamin. cartil. lat.

Glandulae mucosae

Tuba pharyngo-tympanica

M. tensor veli palatini

Lamin. cartil. medial.

M. levator veli palatini

Abb. 9. Querschnitt durch die Ohrtrompete. Knorpel stark zerklüftet. Lumen spaltförmig, von Schleimdrüsen umgeben (aus MERKEL).

Eingang der Ohrtrompete, das *Ostium pharyngicum tubae pharyngo-tympanicae* liegt vor dem dicken medialen Tubenknorpel, der mit seinen beiden Lippen als Tubenwulst die Tubenöffnung hinten und oben umsäumt und in mittlerer Höhe seitlich in den Nasenrachen vorspringt (Abb. 9). An der Vereinigungsstelle von knorpeligem und knöchernem Teil wird das Lumen, das durch entzündliche Prozesse verlegt werden kann, am engsten und wird als *Isthmus tubae pharyngo-tympanicae* bezeichnet. Die Wandungen des knorpeligen Teils werden nur bis etwa zur Hälfte von einer Knorpelrinne gestützt, während der nach unten offene Teil durch häutigen Abschluß zur spaltförmigen Röhre ergänzt wird, verstärkt durch das Ostmannsche Fettpolster. Knorpelig ist die mediale Wand, der oben hakenförmig umbiegende „Tubenhaken", der das Dach bildet, sowie der

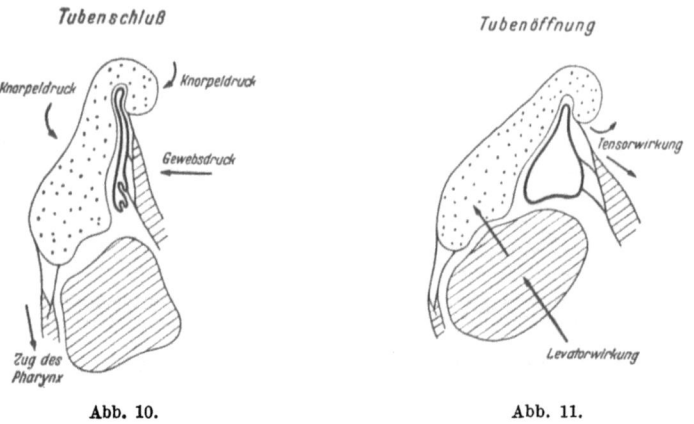

Tubenschluß

Knorpeldruck

Knorpeldruck

Gewebsdruck

Zug des Pharynx

Abb. 10.

Tubenöffnung

Tensorwirkung

Levatorwirkung

Abb. 11.

Öffnungsmechanismus der Ohrtrompete (aus ZÖLLNER).

oberste Abschnitt der lateralen Wand. Der Rest der lateralen Wand und der Boden sind membranös, aber nicht selten mit Einlagerungen von Knorpelstückchen versehen (Abb. 9). Normalerweise ist der knorpelige Teil zur geschlossenen Spalte verengt. Die Öffnung erfolgt bei jeder Schluckbewegung durch den M. levator und M. tensor veli palatini (Abb. 10, 11). Der knöcherne, im Felsenbein liegende, stets offene Teil, Semicanalis tubae pharyngo-tympanicae, mündet, wiederum trichterförmig, mit dem *Ostium tympanicum tubae pharyngotympanicae* in der Paukenhöhle. Über dem Dach verläuft der Knochenkanal des M. tensor tympani, während der Boden mehr oder weniger stark ausgebildete, lufthaltige „Tubenzellen" enthält. Die mediale Wand steht, wie die vordere Wand der Paukenhöhle, in nahen topographischen Beziehungen zu dem Canalis caroticus, von welchem sie nur durch eine dünne Knochenplatte mit perforierenden Gefäßen oder auch mit Dehiszenzen getrennt ist. Beim Kleinkind ist die Tube weit, kurz und gerade.

Schleimhautauskleidung. Die Schleimhaut der Ohrtrompete ist eine Fortsetzung der Schleimhaut des Nasenrachens, die sich gegen die Paukenhöhle zu mehr und mehr abflacht und schließlich in deren dünne Schleimhaut mit flachem einschichtigem Epithel übergeht. Sie wird von flimmerndem Zylinderepithel überzogen und enthält, namentlich im knorpeligen dicken Teil, Schleimdrüsen, Becherzellen und, besonders bei Kindern, auch oftmals lymphatisches Gewebe („Tubentonsille"). Im knorpeligen Teil liegt die Schleimhaut im Ruhezustand in Längsfalten. Die Flimmerbewegung ist zum Ostium pharyngicum gerichtet, wodurch die Sekretbeförderung aus dem Mittelohr nach dem Nasenrachen gewährleistet wird. Durch die Ohrtrompete steht die Schleimhaut des Nasenrachens mit der Schleimhaut der Paukenhöhle und diese wiederum mit der Schleimhaut aller pneumatischer Zellen des Warzenfortsatzes und des Felsenbeines in direkter Verbindung, was zur raschen Ausbreitung von Entzündungen vom Nasenrachenraum bis zu den Mastoidzellen beiträgt.

Die zu starke Entwicklung des lymphatischen Gewebes und des Ostmannschen Fettpolsters kann zu einer Verengerung des Tubenlumens führen, dagegen der Schwund des Fettpolsters zu einer ständig klaffenden Tube. Letztere läßt sich an respiratorischen Bewegungen des Trommelfelles erkennen.

Muskeln. Mit der Ohrtrompete treten der M. tensor veli palatini und der M. levator veli palatini in Beziehung. Beide kontrahieren sich beim Schlucken und erweitern bzw. öffnen die Ohrtrompete (Druckausgleich im Mittelohr), gleichzeitig spannen und heben sie das Gaumensegel.

Der M. tensor veli palatini setzt am Keilbein und am Knorpelhaken der Ohrtrompete an, welcher samt der lateralen Wand der Ohrtrompete bei der Kontraktion nach außen gezogen wird. Der M. levator veli palatini inseriert an der Felsenbeinspitze und dem Boden der Tube. Die Kontraktion drängt den Tubenboden hoch und schiebt die Tubenknorpelplatte nach medial (Abb. 10 u. 11).

b) Paukenhöhle

Die *Paukenhöhle* (Cavum tympani) liegt als lufthaltiger Hohlraum zwischen äußerem und innerem Ohr, an der Kreuzungsstelle der beiden Hohlraumsysteme. Räumlich wird sie in drei Abschnitte eingeteilt, einen unteren *Kellerraum*, einen mittleren *Hauptraum* und einen oberen *Kuppelraum*. Die drei Abschnitte gehen ohne Grenze ineinander über (Abb. 12). Umschlossen ist die Paukenhöhle von sechs Wänden, einer äußeren Wand mit dem Trommelfell, einer inneren, einer oberen und unteren, einer hinteren und vorderen Wand. Durch die vordere Wand mit der Mündung der Ohrtrompete und der hinteren Wand mit dem Zugang zum Antrum wird die Verbindung von der Ohrtrompete zu dem Zellsystem des Warzenfortsatzes hergestellt. Die Paukenhöhle enthält die drei Gehörknöchelchen, die das Trommelfell mit dem Innenohr verbinden.

Der untere flache *Kellerraum* (Hypotympanum oder Recessus hypotympanicus) reicht vom Paukenboden bis zum unteren Trommelfellrand. Er kann von aufragenden Leisten unterteilt sein. Über ihn erstreckt sich medial von der Pars tensa der *Hauptraum* (Mesotympanum). In diesen hinein ragt, von der medialen Seite her, das nach innen eingezogene trichterförmige Trommelfell, von der

Labyrinthwand aus das Promunturium, das den Umbo des Trommelfelles beinahe berührt. Vorn im Hauptraum mündet die Ohrtrompete. Der Bulbus cranialis venae jugularis kann bei Hochstand bis in den Hauptraum aufragen und, was allerdings sehr selten ist, bei einer gleichzeitigen knöchernen Dehiszenz durch die Parazentese verletzt werden. Über dem Hauptraum wölbt sich der *Kuppelraum* (Epitympanum oder Recessus epitympanicus, früher auch Aditus ad antrum genannt, während neuerdings nur der Übergang zwischen Kuppelraum und Antrum mastoideum als Aditus ad antrum bezeichnet wird) gegen die mittlere Schädelgrube empor. Von dieser wird er durch das dünne

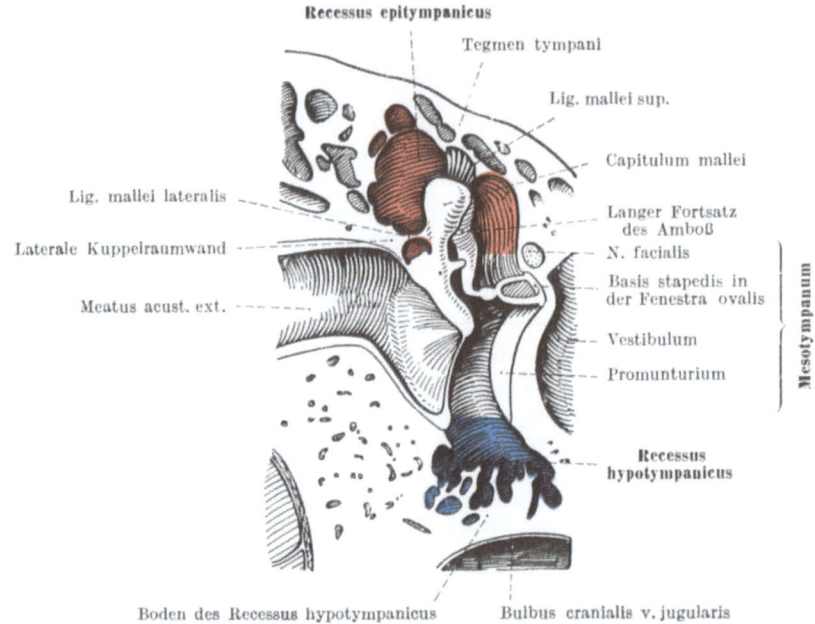

Abb. 12. Frontalschnitt durch die Paukenhöhle mit den Gehörknöchelchen. Recessus epitympanicus (Kuppelraum) rot, Mesotympanum (Hauptraum) schwarz, Recessus hypotympanicus (Kellerraum) blau (aus Corning).

Paukenhöhlendach getrennt. Es ist klinisch der wichtigste Raum. Hinten geht er durch den Aditus ad antrum in das Antrum mastoideum über. Von Teilen der Gehörknöchelchen (Hammerkopf, Amboßkörper), Nerven, Bändern, Schleimhautfalten und -taschen, die den Kuppelraum größtenteils ausfüllen (s. Schleimhautfalten S. 16), wird dieser, besonders im unteren Teil, erheblich eingeengt. Zwischen Kuppelraum und Hauptraum entsteht infolgedessen eine *anatomische Enge*, die bei Entzündungen zu Exsudatverhaltungen führen kann (epitympanale Entzündung). Eine zweite anatomische Enge wird oberhalb des Kuppelraumes durch die Antrumschwelle und den Wulst des horizontalen Bogenganges am Übergang zum Antrum bedingt.

Die *äußere (laterale) Wand* (Paries membranaceus) (Abb. 13) schließt die Paukenhöhle gegen das äußere Ohr ab. Der größte Teil der Wand wird vom Trommelfell eingenommen (s. Trommelfell), doch überschreitet sie unten und besonders oben den Trommelfellrand, wo sie durch die Pars horizontalis der Schuppe ihren Abschluß findet. Nach vorn geht die laterale Wand in die Ohrtrompete über. Oberhalb zieht die Fissura petrotympanica durch.

Die *innere (mediale) Wand* (Paries labyrinthicus) oder Labyrinthwand (Abb. 14) bildet zugleich die laterale Wand der Labyrinthkapsel. In der Mitte der Wand ragt als Promunturium die Basalwindung der Schnecke in die Paukenhöhle vor. Hinten oben am Rand des Promunturiums ist die Nische für das ovale Vorhoffenster eingelassen, hinten unten am steilen Abhang die Nische für das runde Schneckenfenster. Die beiden Fensternischen werden durch eine Knochenleiste getrennt, die vom Promunturium zur Eminentia pyramidalis reicht. Das runde Fenster liegt fast horizontal und wird von der Membrana tympani

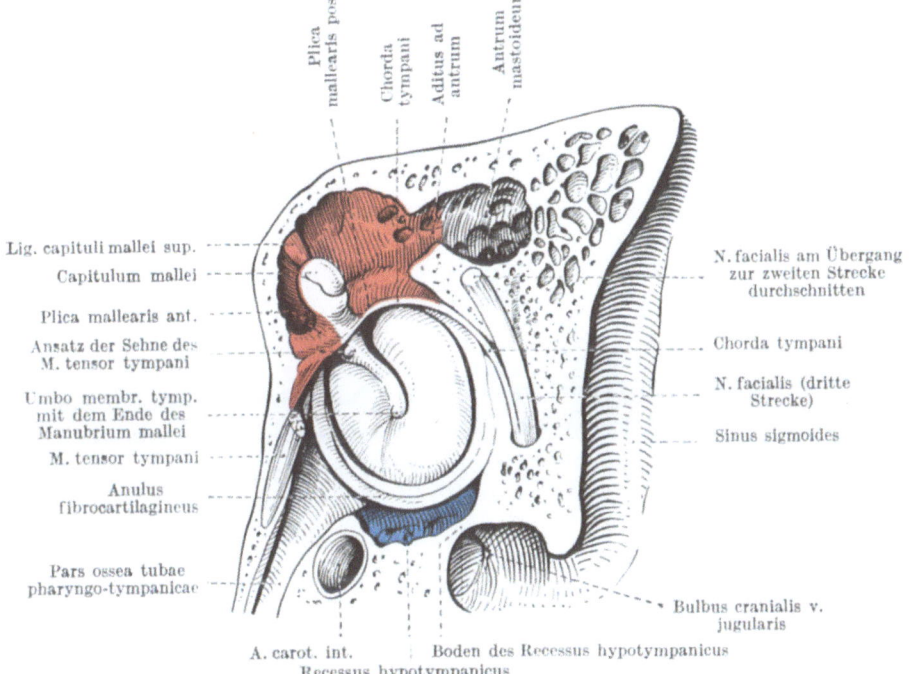

Abb. 13. Äußere Wand der Paukenhöhle nach Entfernung des Amboß (von innen gesehen) (Sagittalschnitt). Kuppelraum rot, Kellerraum blau (aus CORNING).

secundaria verschlossen. Es führt in die Scala tympani der Schnecke. Das ovale, zum Vorhof gehende Fenster steht annähernd senkrecht und wird von der Steigbügelfußplatte ausgefüllt, die durch ein elastisches Ringband beweglich mit der knöchernen Umrandung verbunden ist. Beide Fenster, besonders das ovale, sind die häufigsten Durchtrittsstellen von Infektionen zum Labyrinth (s. Innenohr). Hinter und über dem ovalen Fenster erstreckt sich der knöcherne Wulst des Fazialiskanals. Die Dünne der Wand und die oftmals vorhandenen Dehiszenzen erklären die allerdings seltene Fazialislähmung bei Mittelohreiterungen. Unmittelbar über dem Fazialiskanal springt der laterale Bogengang als zweiter Wulst vor (bevorzugter Sitz der Bogengangfisteln beim Mittelohrcholesteatom und Stelle des „Fensters" bei der Otoskleroseoperation). Zwischen dem Tegmen tympani und der lateralen Paukenhöhlenwand verläuft im Semicanalis musculi tensoris tympani der M. tensor tympani, der mit seiner Sehne am Processus cochleariformis umbiegend, durch die Paukenhöhle zum Hammergriff zieht.

Die *untere Wand* (Paries jugularis) (Abb. 12, 13, 14), der Boden der Paukenhöhle, liegt etwas tiefer als der untere Trommelfellrand. Sie bildet gleichzeitig das

Dach der Fossa jugularis. Bei hoher Lage des Bulbus venae jugularis wölbt sich der Boden dementsprechend nach oben. Die trennende Knochenwand ist verschieden stark, in der Regel pneumatisiert, manchmal mit knöchernen Dehiszenzen, so daß die Schleimhaut der Paukenhöhle dem Bulbus cranialis venae jugularis direkt aufliegen kann. Den Boden durchziehen öfters Gefäßkanäle, durch die sich Infektionen auf den Bulbus fortpflanzen können (Bulbusthrombose). Pneumatische Zellen erstrecken sich vielfach nach oben bis zum Promunturium, wo sie als wabenförmige, durch feine Knochenleistchen voneinander getrennte

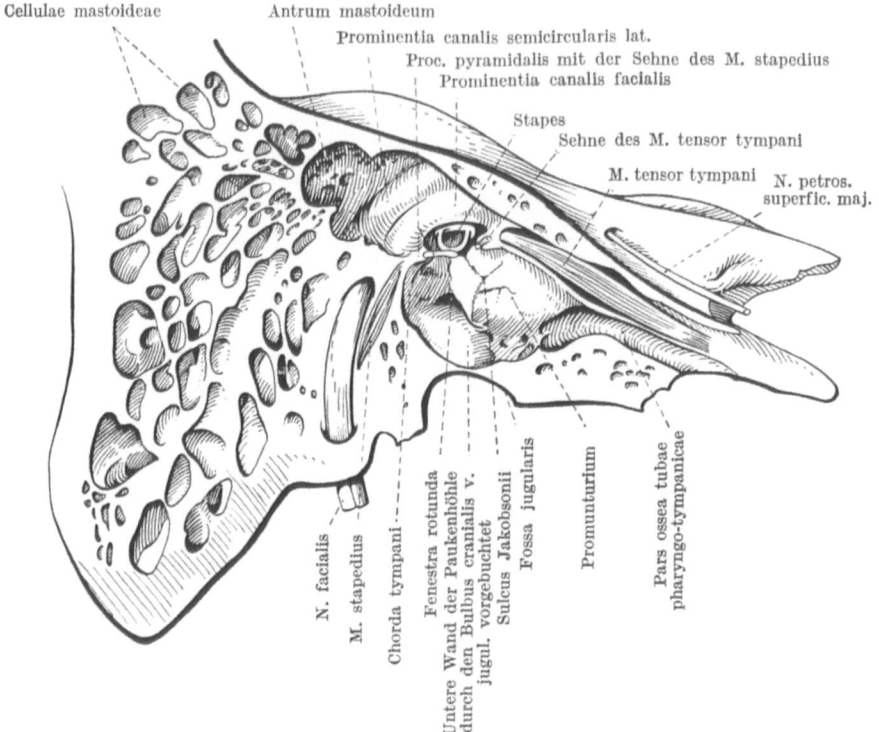

Abb. 14. Mediale Wand der rechten Paukenhöhle mit den Cellulae mastoideae (aus CORNING).

Vertiefungen bei großen Trommelfelldefekten sichtbar werden. Am Übergang zur hinteren Wand bildet sich meistens eine höckerartige unregelmäßige Erhebung von kompakter Knochensubstanz, Prominentia styloidea (oberes Ende des Processus styloides).

Die *vordere Wand* (Paries caroticus) (Abb. 13, 14) geht aus dem Boden der Paukenhöhle hervor. Sie wird im oberen Teil von der Tubenmündung unterbrochen. Mit dem unteren Teil, der von den Canaliculi caroticotympanici durchzogen ist, berührt sie den Canalis caroticus und besteht größtenteils aus pneumatischen Zellen, nur selten sind Dehiszenzen vorhanden (Fortpflanzung von Infektionen zum Plexus venosus der Carotis).

Die *hintere Wand* (Paries mastoideus) (Abb. 13, 14) erstreckt sich bogenförmig nach oben. Unmittelbar unter dem Tegmen liegt der Eingang zum Antrum. Da dessen Boden tiefer ist, bildet sich ein kleiner Absatz, die Antrumschwelle. Die kleine flache Vertiefung am Eingang zum Antrum, Fossa incudis, nimmt den kurzen Amboßfortsatz auf. Unterhalb der Antrumschwelle und der Fossa incudis, in der Nähe des Vorhoffensters, tritt die Eminentia pyramidalis hervor, aus deren feiner Öffnung die Sehne des M. stapedius zum Steigbügelköpfchen zieht. Der von der medialen Wand kommende, an der Antrumschwelle umbiegende N. facialis verläuft in der Hinterwand senkrecht nach unten zum Foramen stylomastoideum. Aus dem N. facialis zweigt die dünne Chorda tympani in die Paukenhöhle ab und gelangt, eingebettet in die beiden Schleimhautfalten, die Plica mallearis ant. und post. zwischen Pars flaccida und Pars tensa nach vorn zur Fissura petrotympanica. Zwischen dem Sinus tympani und der

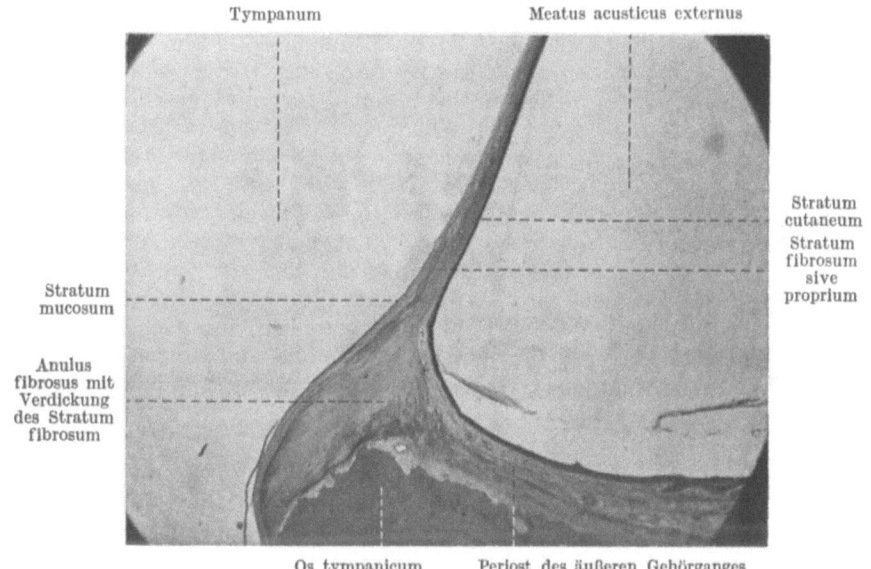

Abb. 15. Durchschnitt durch den peripheren Teil eines normalen Trommelfelles und den Ansatz am knöchernen Gehörgang.

Fossa incudis liegt der Sinus posterior, der unten von einer Knochenleiste begrenzt wird.

Die *obere Wand* (Tegmen tympani) (Abb. 12, 13, 14) oder Paukendach stellt gleichzeitig einen Teil des Bodens der mittleren Schädelgrube dar. Sie setzt sich aus zwei Teilen zusammen, von denen der breite mediale dem Felsenbein (Pars petrosa) angehört, der schmälere laterale dem unteren Blatt der Schuppe (Pars squamosa). Beide Teile stoßen in der beim Neugeborenen noch offenen *Fissura petrosquamalis* aneinander. Die offene Fissur des Neugeborenen verknöchert bald. In ihr verläuft eine kräftige, von der V. meningea zum Sinus sigmoides führende Vene. Das Paukendach besteht stellenweise nur aus einer sehr dünnen, oftmals pneumatisierten Knochenlamelle. Bei knöchernen Dehiszenzen kann die Hirnhaut der Mittelohrschleimhaut direkt anliegen. Durch Gefäßverbindungen können Entzündungen auch durch den Knochen auf das Endokranium übergehen. Eine mit der V. meningea in Verbindung stehende Vene zieht manchmal in einer offenen Rinne oder in einem Knochenkanal unterhalb der Fissura petrosquamalis durch und kann bei Operationen verletzt werden, ohne daß die Dura freigelegt wird.

Trommelfell

Das *Trommelfell* (Membrana tympani) (Abb. 15, 16, 17) trennt das äußere Ohr von der Paukenhöhle und ist eine am Ende des Gehörgangs in die laterale Paukenhöhlenwand eingespannte, leicht ovale, dünne Membran von kaum

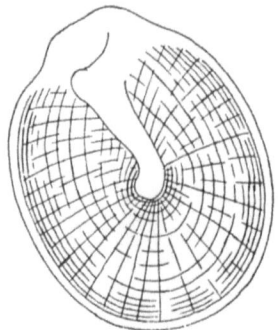

0,1 mm Dicke und von 8,5 bis 10 mm Durchmesser. Es bildet einen nach innen stumpfwinkligen Trichter mit nach außen konvexen Wänden und steht auch nicht senkrecht zum Gehörgang, sondern stark schräg geneigt, so daß an der hinteren oberen Gehörgangswand ein stumpfer Winkel von 140° entsteht, im unteren Teil ein spitzer Winkel von nur 27°. Beim Kleinkind ist das Trommelfell mehr rund und hat eine noch stärkere Neigung. Der hintere obere Trommelfellteil liegt somit im otoskopischen Bild dem Auge viel näher und bietet eine Schrägansicht, die sich wesentlich von einer senkrechten Aufsicht unterscheidet. Das Trommelfell setzt sich aus zwei Teilen zusammen. Der untere straffe und größere Teil, die *Pars tensa*, ist mit einem verdickten wulstartigen fibrösen Randring, der aus der mittleren Schicht des Trommelfelles gebildet wird, dem Anulus fibrosus, in einem knöchernen Rahmen, dem Sulcus tympanicus im Os tympanicum, fest eingelassen. Der bedeutend kleinere obere, halbmondförmige, schlaffe und dünnere Teil, *Pars flaccida* (Membrana Shrapnelli) heftet sich ohne Sulcus tympanicus an die

Abb. 16. Schematische Darstellung der radiären und zirkulären Faserschichten des Stratum fibrosum des linken Trommelfelles.

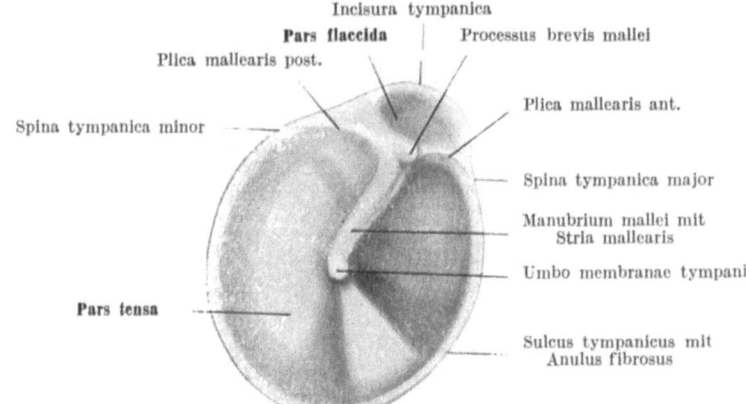

Abb. 17. Membrana tympani. Die laterale, dem äußeren Gehörgang zugekehrte Fläche des rechten Trommelfelles.

Incisura Rivini der Pars squamalis direkt an. Die *Pars tensa läßt drei Schichten erkennen,* die Kutisschicht oder Stratum cutaneum, das Stratum fibrosum (Lamina propria) und Stratum mucosum. Die äußere, dem Gehörgang zugekehrte dünne Kutisschicht besteht aus wenigen Schichten platter Epithelzellen, die von einer Hornschicht überzogen sind, und ist eine Fortsetzung der Auskleidung des knöchernen Gehörganges, das nur an den Rändern bindegewebige innere Stratum mucosum eine Fortsetzung der Paukenhöhlenschleimhaut. Die mittlere fibröse Schicht ist am dicksten und verleiht dem Trommelfell seine Eigenschaft als akustische Membran (Abb. 15). Trotzdem sich diese Schicht aus einer äußeren radiären und einer inneren zirkulären Faserschicht aus Bindegewebsfibrillen zusammensetzt (Abb. 16), ist die Membran sehr schallweich. Der *Pars flaccida fehlt die mittlere fibröse Schicht*, die nur ausnahmsweise ganz dünn und unregelmäßig vorhanden sein kann (H. MARX). Zwischen den beiden Faserschichten des Stratum fibrosum nimmt die Gehörknöchelchenkette ihren Anfang, deren Hammergriff und kurzer Fortsatz dort eingebettet ist. Der Hammergriff drängt mit seinem verbreiterten Ende, dem Umbo, das Trommelfell trichterförmig einwärts zur Paukenhöhle. Ein Teil der Pars flaccida ist durch den aus der oberen Wand des knöchernen Gehörganges kommenden Kutisstreifen (Kutisplatte) verstärkt, der am Hammergriff als Stria mallearis bis zum Umbo weiterzieht. Am oberen Ende des Hammergriffes tritt der kurze Fortsatz des Hammers gegen das Trommelfell als kleines Höckerchen hervor, Prominentia mallearis (Processus brevis mallei). Von hier verläuft nach vorn und nach hinten zu den oberen Enden des Sulcus tympanicus (Spinae tympanicae major et minor) (Ausgangsort der gestielten Exostosen) ein kürzerer vorderer und ein längerer hinterer Grenzstrang, der die Pars tensa von der Pars flaccida abgrenzt. Der Grenzstrang entspricht den Plica mallearis ant. und post. der inneren Trommelfellfläche. Durch die Einwebung des Hammergriffes wird an der dünnen Membran ein Relief sichtbar, das sich aus der Fläche des Trommelfelles heraushebt (Abb. 17, s. Trommelfellmerkmale).

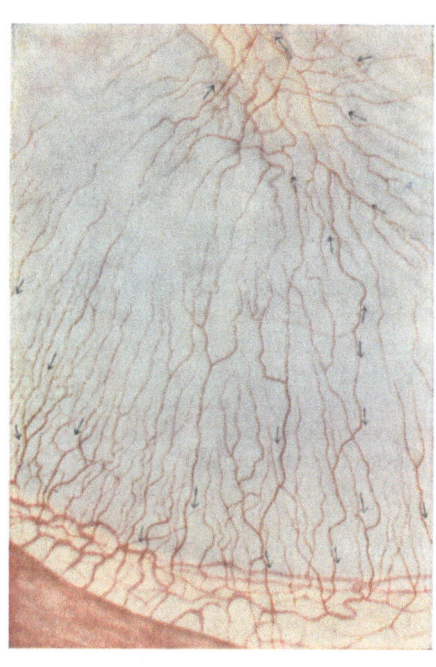

Abb. 18. Oberflächliches kutanes kapilläres und venöses Gefäßnetz des unteren Teiles der Pars tensa des linken Trommelfelles. Richtung der Blutströmung durch Pfeile angegeben (aus LÜSCHER).

Eine ziemlich starke Dehnbarkeit besitzt das Trommelfell nach außen, eine geringere nach innen zur Paukenhöhle hin, weshalb bei Luftdruckänderungen das Trommelfell leicht einreißen kann.

Das Trommelfell im otoskopischen Bild s. S. 58, über seine Beweglichkeit S. 62.

Die größeren *Gefäße* und *Nervenstämme* werden dem Trommelfell durch den Kutisstreifen zugeführt und ziehen dem Hammergriff entlang zum Umbo.

Vom Umbo strahlen die Gefäße in radiärer Richtung über das Trommelfell aus und anastomosieren mit Radiärgefäßen, die von der Peripherie in das Trommelfell gelangen. Die mittlere fibröse Schicht ist gefäßfrei. Das Trommelfell ist von einem dichten Gefäßnetz durchzogen, dessen kleine Gefäße allerdings bei einer Verletzung nur wenig bluten, sich aber bei Entzündung so stark erweitern, daß das Trommelfell diffus rot erscheint (Abb. 18).

Das nichtentzündete Trommelfell verträgt eine Berührung und sogar eine Verletzung fast schmerzlos, im entzündeten Zustand wird aber das Trommefell äußerst schmerzempfindlich.

Gehörknöchelchen

Die *Gehörknöchelchen* (Ossicula tympani) (Abb. 12) überbrücken als Schallleitungskette das Mittelohr und übertragen die Schwingungen des Trommel-

felles auf das Labyrinthwasser. Sie bestehen aus Hammer, Amboß und Steigbügel, die durch eine Art Gelenke zusammenhängen. Eine Reihe von Falten
und Bändern, sowie die Sehnen der beiden Binnenohrmuskeln verbinden sie mit
den Paukenhöhlenwänden.

Der *Hammer* (Malleus) (Abb. 12, 13) wird unterteilt in Hammergriff, Hammerhals, Hammerkopf und kurzer Fortsatz. Der Hammergriff und der kurze Fortsatz sind in der Pars tensa des Trommelfelles eingewebt. Der Hammerhals und
Kopf ragen frei in den Kuppelraum der Paukenhöhle.

Der *Amboß* (Incus) (Abb. 12) besitzt einen Körper mit zwei Fortsätzen. Der
Amboßkörper liegt im Kuppelraum, der kurze Fortsatz stützt sich mit seinem
Ende in die Fossa incudis, der lange Fortsatz zieht parallel dem Hammergriff
abwärts in den Hauptraum und mündet knopfartig als Processus lenticularis.

Der *Steigbügel* (Stapes) (Abb. 12) im Hauptraum fügt sich mit seinem Köpf-
chen dem Processus lenticularis des Amboßfortsatzes an. Seine nierenförmige
Fußplatte (Basis) ist mit einem elastischen Ringband (Lig. anulare baseos
stapedis) und infolgedessen beweglich, in das ovale Fenster eingelassen. Von
seinen beiden horizontal gestellten Schenkeln verläuft der vordere steiler als
der hintere.

Schleimhaut, Schleimhautfalten und -taschen. Während die Auskleidung der
Tube aus einem mehrreihigen flimmernden Zylinderepithel besteht, sind die
Wände der Mittelohrräume von einem sehr dünnen, drüsenfreien und gefäßarmen,
mit dem Periost fest verbundenen Plattenepithel überzogen, das sich von der
Tube gegen das Antrum immer mehr abflacht. Die Schleimhaut bildet verschiedene Taschen und Falten. Diese Falten und Räume verursachen die auf
S. 10 beschriebene Enge zwischen Hauptraum und Kuppelraum. Wird die
Rückbildung des embryonalen myxödematösen Füllgewebes gestört, dann bleiben
noch Restpolster zurück, hauptsächlich im Kuppelraum, den Fensternischen und
in der Gegend des Prussakschen Raumes, die den Kuppelraum noch mehr einengen. Vom hinteren und vorderen Trommelfellrand zieht je eine Schleimhaut-
falte (Plica mallearis ant. und post.) bogenförmig zum oberen Teil des Hammergriffes. Die Falten nehmen die Chorda tympani auf. Zwischen dem Trommelfell und den beiden Schleimhautfalten liegen zwei nach unten offene Buchten,
die *Troeltschschen Taschen*, von denen die hintere mit dem Prussakschen
Raum in offener Verbindung steht. Der kleine dreiseitige *Prussaksche Raum*
wird teils von der Pars flaccida und teils vom Hammerhals begrenzt. Die
Plica incudis verbindet die hintere Paukenhöhlenwand mit dem langen Fortsatz des Amboß, die Plica stapedis umschließt den Steigbügel und die Sehne
des M. stapedius.

Von den Mittelohrwänden ziehen die beiden Binnenohrmuskeln, der M. tensor
tympani und der M. stapedius, zu den Gehörknöchelchen. Der M. tensor tympani,
innerviert vom N. trigeminus, verläuft, nach dem Austritt aus dem über der
Tube gelegenen knöchernen „Semicanal", mit seiner Sehne rechtwinklig um den
Processus cochleariformis umbiegend, zum oberen Teil des Hammergriffes. Er
bewegt den Hammergriff mit dem Trommelfell nach innen und spannt es. Der
vom N. facialis versorgte, in der Eminentia pyramidalis liegende M. stapedius
gelangt mit seiner Sehne zum Steigbügelköpfchen und bewirkt ein Eindrücken
des hinteren und Herausziehen des vorderen Randes der Steigbügelfußplatte
unter Drehung im Ganzen nach außen. Die beiden Muskeln sind anatomische
Antagonisten und funktionelle Synergisten.

Die *arterielle Blutversorgung* der Mittelohrräume erfolgt durch die verschiedenen
Äste der A. tympanica (aus der A. basialis), die A. stylomastoidea (aus der A. retroauricularis) und feinen Ästchen der A. carotis interna, sowie der A. meningica media.

Der *Blutabfluß* geht nach den Vv. meningicae mediae, dem Plexus venosus caroticus internus, dem Bulbus cranialis v. jugularis und dem Plexus pharyngicus.

Die *Lymphgefäße* entleeren sich in die pharyngealen, retropharyngealen, submaxillären und tiefen zervikalen Lymphknoten.

Nerven. Bei seinem Durchtritt durch die Schädelbasis verläuft der *N. facialis* in einem langen und gewundenen Kanal in den Wänden der Mittelohrräume, wie erwähnt, zum Teil nahe der Oberfläche. Er tritt zusammen mit dem N. statoacusticus, gemeinsam mit dem N. intermedius in den inneren Gehörgang, durchquert das Felsenbein zwischen Schnecke und Bogengängen, biegt am Ggl. geniculi des N. intermedius nach hinten um, der medialen Paukenhöhlenwand entlang bis zur hinteren Gehörgangswand, gibt dort das Stapediusästchen ab und verläßt die Schädelbasis durch das Foramen stylomastoideum. (Abb. 13, 14, 30, 31.)

Mit ihm verläuft die *Chorda tympani* bis zur hinteren Paukenhöhlenwand, von wo sie, umhüllt von der Plica mallearis anterior et posterior, an der Innenfläche des Trommelfelles nach der Glaserschen Spalte (Fissura petrotympanica) gelangt. Sie führt sekretorische Fasern zum N. lingualis für die Gl. submaxillaris und sublingualis, ebenso wie Geschmacksfasern aus den vorderen zwei Dritteln der Zunge. Die letzteren erreichen das Hirn zum Teil direkt, zum Teil über das Ggl. oticum und das Ggl. pterygopalatinum durch den N. petrosus superficialis major und minor.

Die *sensible Versorgung* der Trommelfellinnenfläche entstammt dem N. auriculotemporalis, diejenige der Paukenhöhle dem N. glossopharyngicus, dessen einer Ast als N. tympanicus über das Ggl. petrosum zur medialen Paukenhöhlenwand zieht. Der aus ihm hervorgehende Plexus tympanicus liegt im Sulcus tympanicus des Promunturiums und enthält auch die sympathischen Fasern aus dem Carotisgeflecht. Durch die Jakobsonsche Anastomose steht der N. glossopharyngicus mit dem Ggl. oticum über den N. petrosus superficialis minor in Verbindung, der sich aus dem Plexus tympanicus sammelt und die Paukenhöhle durch ihr Dach verläßt.

Im N. petrosus superficialis major, der aus dem Ggl. geniculi kommt, ebenso wie im N. petrosus profundus major sind zudem sekretorische Fasern für die Nasendrüsen und die Tränendrüse enthalten, die durch den N. Vidianus zum Ggl. pterygopalatinum gelangen. Ebenso führt der N. petrosus superficialis minor sekretorische Fasern für die Parotis.

Die gemeinsame Versorgung des Kiefergebietes und des Ohres durch den N. trigeminus, sowie des Rachens und Ohres durch den N. glossopharyngicus macht die in das Ohr ausstrahlenden Schmerzen bei Zahn- und Rachenerkrankungen und anderseits die Zahnschmerzen bei Ohrentzündungen verständlich.

c) Das Antrum mastoideum und die pneumatischen Zellen des Warzenfortsatzes
(retrotympanale Räume)

Der Kuppelraum setzt sich nach hinten über die kleine Einengung, den Aditus ad antrum, in einen einheitlichen, ungefähr erbsengroßen Raum, das *Antrum mastoideum*, fort, von welchem die pneumatischen Zellen des Warzenfortsatzes ausstrahlen. Das Tegmen tympani geht dabei ohne Grenze in das Tegmen antri, das der Linea temporalis entspricht, über. Eine dünne Knochenwand trennt das Antrum von der mittleren Schädelgrube. Vom Boden springt die Antrumschwelle zwischen den beiden Hohlräumen leicht vor, von der medialen Wand der Wulst des horizontalen Bogenganges (zweite anatomische Enge der Mittelohrräume) (Abb. 8, 14, 19).

Der Warzenfortsatz beginnt erst nach der Geburt aus einem kleinen Höcker auszuwachsen und wird gleichzeitig mit dem Wachstum vom Antrum mastoideum aus pneumatisiert. In einer senkrecht verlaufenden Fissur stoßen im Warzenfortsatz die Pars petrosa und Pars squamosa des Schläfenbeines aneinander und bilden die beim Neugeborenen noch offene *Fissura petrosquamalis*, die später verknöchert.

Nach oben wird der Warzenfortsatz von der *Linea temporalis* abgegrenzt, die zusammen mit der *Spina suprameatum* als wichtiger Orientierungspunkt bei den Operationen am Warzenfortsatz dient.

Die pneumatischen Zellen

Mit *fortschreitendem Wachstum des Warzenfortsatzes* erfolgt die *zunehmende Pneumatisation*, indem die Spongiosa durch lufthaltige Zellen ersetzt wird. Dabei dringt die Schleimhaut vom Antrum in die Markräume des umgebenden spongiösen Knochens ein, bringt die Knochenbälkchen durch lakunäre Resorption zum Verschwinden und wandelt den so entstandenen Hohlraum in die lufthaltige Zelle um. Unter mannigfachem An- und Abbau ist die Pneumatisation mit dem fünften bis sechsten Lebensjahr ziemlich abgeschlossen, jedoch finden bis ins Greisenalter noch ständige Umbauvorgänge statt.

Die endgültige *Pneumatisation des Warzenfortsatzes* beim Erwachsenen zeigt außerordentlich *große individuelle Unterschiede* und wechselt von einer aus-

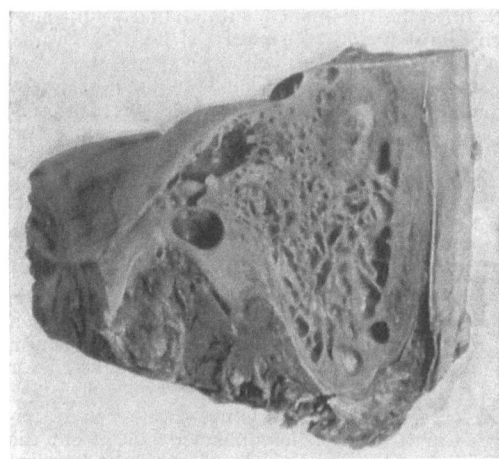

gedehnten, weit über die Grenzen des Warzenfortsatzes hinausreichenden Zellbildung, bis zum fast völligen Fehlen der Zellen.

Bei einer mittleren *normalen Pneumatisation*, die weitaus die häufigste ist, bleibt das Zellsystem auf den Warzenfortsatz beschränkt, füllt diesen aber vollständig bis auf eine dünne äußere und innere Corticalis aus. Mit einer gewissen regelmäßigen Anordnung hängen die Zellen wie eine Traube am Antrum mastoideum, sie stehen alle durch mehr oder weniger große Öffnungen direkt miteinander und dadurch auch mit dem Antrum mastoideum in offener Verbindung, sind in der *Nähe des Antrums kleiner und länglich*, an

Abb. 19. Normale Pneumatisation des Warzenfortsatzes. Schnitt durch die pneumatischen Zellen des Warzenfortsatzes, Antrum mastoideum, Epitympanum mit Gehörknöchelchen und Gehörgang mit Trommelfell.

der *Peripherie größer und rundlich*. Im ganzen bilden die pneumatischen Zellen ein *schwammartig gebautes Hohlraumsystem* (Abb. 19, 20).

Für die Chirurgie des Warzenfortsatzes ist die genaue topographische Kenntnis dieses Zellsystems Vorbedingung, was zur Unterscheidung *verschiedener Zellgruppen* geführt hat (Abb. 21). Um das Antrum herum finden sich die *periantralen Zellen*, nach unten der hinteren Gehörgangswand entlang ziehen die *Gehörgangszellen*, welchen sich vorn der Zug der tief gelegenen *Schwellenzellen* unter der Antrumschwelle anschließt. In der Mastoidspitze liegen die *Terminalzellen*, die nach innen in die *Digastricuszellen* über der Incisura mastoidea mit dem Ansatz des M. digastricus übergehen. Vom Antrum nach hinten reichen die *Winkelzellen* in den Winkel zwischen Sinus sigmoides und Dura mater temporalis, während der Sinus selbst von *peri-* und *retrosinuösen Zellen* umgeben ist. Bis hinter den N. facialis erstrecken sich die *retrofazialen Zellen*. *Perikarotische* und *peribulbäre Zellen* dringen gegen den Karotiskanal und den Bulbus cranialis v. jugularis vor. Je stärker die Pneumatisation, desto mehr prägen sich diese verschiedenen Zellgruppen aus.

Bei *ausgedehnter Pneumatisation* können die Zellen bis weit in die umgebenden Teile des Schläfenbeines vordringen. Sie erscheinen als *Schuppenzellen* in der Schuppe des Schläfenbeines, als *Zygomaticus-Zellen* in Processus zygomaticus und setzen sich als *perilabyrinthäre Zellen* und als *Pyramidenspitzenzellen* bis in die Spitze der Felsenbeinpyramide fort. Der dichtere Knochenkern der Labyrinthkapsel kann dabei *allseitig von Zellzügen umgeben* sein und in den Zellen schwimmen, während die Felsenbeinpyramide gewöhnlich aus spongiösem Knochen besteht. Dabei zeigt sich deutlich, daß die Pneumatisation nicht nur vom Antrum, sondern auch direkt von der Paukenhöhle und der Ohrtrompete ausgeht, die durch die peritubaren Zellen eingehüllt wird.

Mit *abnehmender Pneumatisation* werden hauptsächlich die äußere Corticalis und die Zellwände dicker, das Zellsystem wird unregelmäßig. Gegen das Antrum

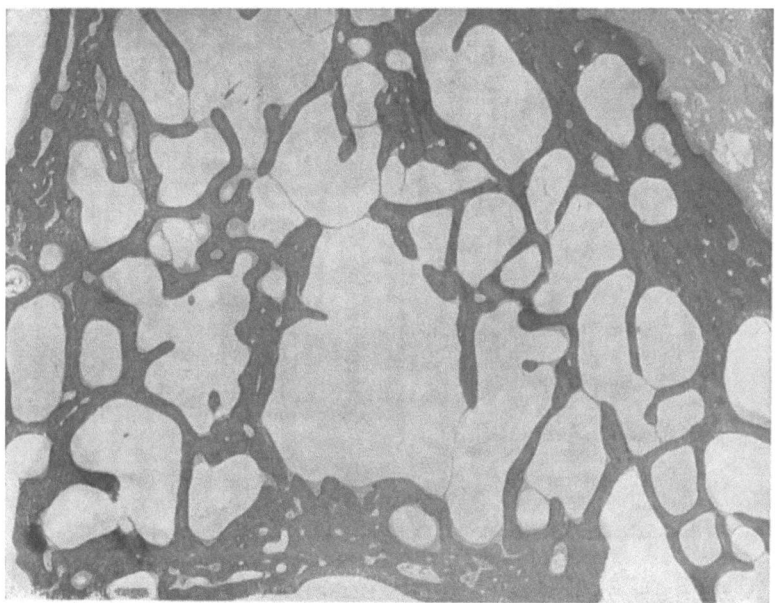

Abb. 20. Schnitt durch die Zellen eines normal pneumatisierten Warzenfortsatzes.

zu entsteht ein Gewirr von kleinen Zellen, wogegen auffällig große Randzellen erhalten bleiben. Das *Zellsystem* schränkt sich aber nicht konzentrisch ein und rückt auch vom Schädelinnern ab, sondern *sinkt* gewissermaßen *in die Tiefe.* Auch kommen zuweilen weitabliegende versprengte Zellen vor. Schließlich bleiben lediglich noch einzelne kleine Zellen übrig oder es besteht überhaupt nur ein manchmal durch den vorgelagerten Sinus sigmoides eingeengtes Antrum. Der an Stelle des Zellsystems vorhandene Knochen ist entweder spongiös oder wird durch eine harte Kompakta gebildet.

Es lassen sich demnach *verschiedene Pneumatisationstypen* unterscheiden, die als *rein pneumatischer* (Abb. 19, 20), *rein spongiöser* (diploetischer), *gemischt pneumatisch-spongiöser* (Abb. 189) und als *kompakter Warzenfortsatz* (Abb. 201) bezeichnet werden.

Mit den *Kräften der Pneumatisation* und der individuellen Verschiedenartigkeit des Mastoidaufbaues beschäftigt sich die allgemeine *Pneumatisationslehre,* die in gleicher Weise für die Entstehung der großen Nebenhöhlen der Nase wichtig ist. Während die äußere Gestaltung des Warzenfortsatzes vor allem der Zugwirkung des Kopfnickers, der an seiner Spitze ansetzt, zugeschrieben wird, geht der innere Aufbau unabhängig von statischen

2*

Kräften vor sich. Nach der heute vorherrschenden Lehre ist die *Funktion der Schleimhaut* für die *Pneumatisation maßgebend*, indem sie durch aktives Wachstum in die Markräume des Knochens eindringt und die Knochenwände zur Resorption bringt. Es ist naheliegend, die Fähigkeit der Pneumatisation mit der biologischen Wertigkeit der Schleimhaut in Verbindung zu bringen und je nach dem Pneumatisationsgrad von einer überwertigen, normalwertigen oder minderwertigen Schleimhaut zu sprechen. WITTMAACK hat im Zusammenhang mit den Verhältnissen bei der chronischen Mittelohreiterung als erster die Annahme verschiedener Schleimhauttypen wahrscheinlich gemacht, ihre histologischen Grundlagen klargelegt und damit der Pneumatisationslehre die heutige Richtung gegeben. Nach

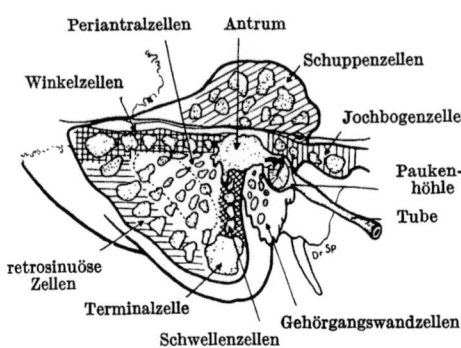

Abb. 21. Zellgruppen des Warzenfortsatzes und seiner Umgebung. Sinusverlauf gestrichelt (aus FALK).

WITTMAACK ist die *gute Pneumatisation normal*, die *schlechte Pneumatisation krankhaft*. Über das Zustandekommen der Minderwertigkeit der Schleimhaut sind die Ansichten noch geteilt. WITTMAACK glaubt an die Schädigung durch latente Säuglingsotitiden, während ALBRECHT, SCHWARZ u. a. Erbfaktoren in den Vordergrund stellen. Ich werde darauf bei der chronischen Mittelohreiterung S. 255 näher eingehen. In beiden Fällen liegt eine fehlende Entwicklung der Zellbildung vor, weshalb bei fehlender Pneumatisation nach WITTMAACK von mehr oder weniger hochgradiger *Pneumatisationshemmung* gesprochen wird.

Nach früherer Anschauung galten die verschiedenen Pneumatisationsgrade hauptsächlich als normal-anatomische Varianten oder als sekundäre Verknöcherung eines schon gebildeten Zellsystems durch ossifizierende Entzündungen. Auf normale Verschiedenheiten deuten die beträchtlichen Rassenunterschiede in der Pneumatisation hin, während der entzündliche Knochenanbau histologisch und röntgenologisch sicher erwiesen ist und eine Erklärung für die bei chronischen Mittelohreiterungen fast immer schlechte Pneumatisation zu geben schien. Warum nach heutiger Ansicht auch in diesen Fällen eine vorwiegende Pneumatisationshemmung angenommen wird, werde ich bei der chronischen Mittelohreiterung besprechen. Auch bestreiten verschiedene Forscher die Bedeutung der Schleimhaut und schreiben die formbildenden Kräfte dem Knochen selbst zu (KRAINZ, WAGENER u. a.). Die Pneumatisation ist demnach noch nicht völlig geklärt. Meines Erachtens ist ihre Ausdehnung und ihre Art das Ergebnis einer Summe von teils genotypischen, teils paratypischen, teils normalen und teils krankhaften Bedingungen, von denen im einzelnen Fall bald diese, bald jene in den Vordergrund tritt.

Das Antrum und seine Nebenräume werden von demselben papierdünnen *Mukoperiost* (Abb. 20) wie die Paukenhöhle ausgekleidet.

d) Beziehungen zur Nachbarschaft

Die direkte und *offene Verbindung mit dem Nasenrachen* vermittelt durch die Ohrtrompete die Mehrzahl der Mittelohrinfektionen (tubare Mittelohrent-

zündungen). An drei Stellen gelangt das pneumatische System nahe an die
äußere Körperoberfläche, am Trommelfell, an der hinteren und oberen Gehörgangswand und an der Außenfläche des Mastoides (Fossa mastoidea und
Spitze). Hier bricht sich die Entzündung nach außen Bahn und kann
klinisch beurteilt werden. Weitaus am häufigsten erfolgt der Durchbruch
durch das Trommelfell, seltener nach dem Gehörgang oder nach der Außenfläche des Warzenfortsatzes. Auch bestehen enge Beziehungen zum Innenohr und Schädelinneren. Doch greift die Mittelohrentzündung auffallend
selten zum *Innenohr* über, trotzdem zwischen dem Mittelohr und Innen-

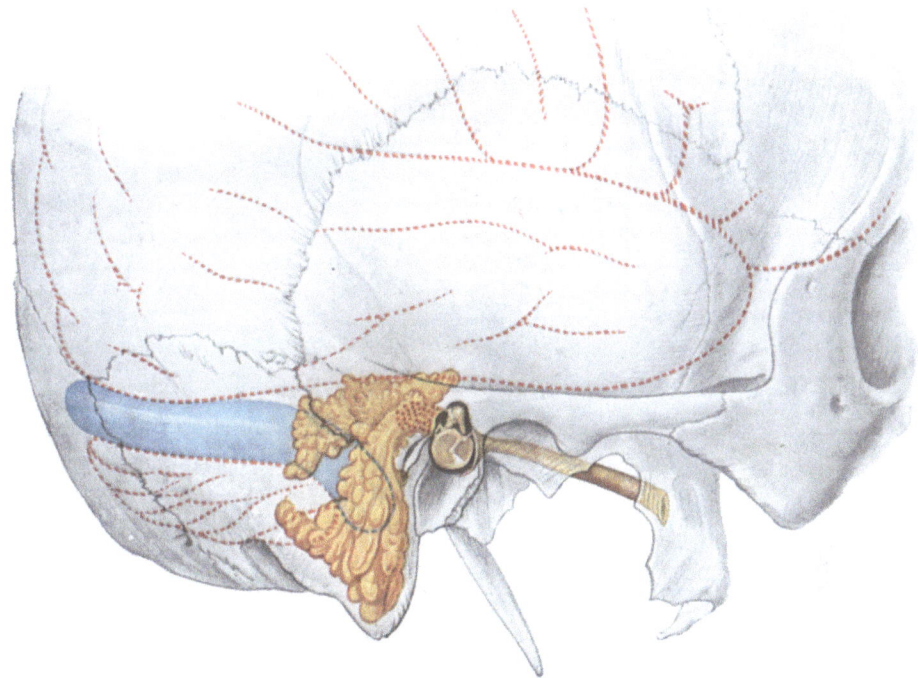

Abb. 22. Lage der Mittelohrräume im Schläfenbein mit ihren Beziehungen zum Schädelinnern. Ohrtrompete,
Trommelfell und Gehörknöchelchen, Antrum mastoideum (punktiert), Warzenfortsatzzellen gelb. Paukenhöhle schwarz. Sinus transversus blau. Großhirn und Kleinhirn rot punktiert (nach CORNING).

ohr nur die dünne Labyrinthwand besteht, die zudem noch von den
beiden Labyrinthfenstern durchbrochen ist. Findet eine Infektion durch
die Labyrinthfenster statt, so nimmt sie ihren Weg meistens durch das
ovale Fenster (tympanogene Labyrinthitis). Der *N. facialis* wird auf seinem
langen Verlauf in einem dünnen Knochenkanal mit Dehiszenzen ebenfalls nur
ausnahmsweise betroffen (otogene Fazialislähmungen). Am leichtesten erfolgt
der Einbruch in das *Endokranium* (Epiduralabszeß, Leptomeningitis, Sinusthrombose, Hirnabszeß) das von den Mittelohrräumen zum Teil durch ganz dünne
Knochenlamellen, verschiedentlich mit Dehiszenzen, getrennt wird (Abb. 22, 23).
Die Dehiszenzen kommen allerdings als Überleitungswege für die Infektion
infolge ihres festen bindegewebigen Verschlusses kaum in Frage. Das Tegmen
tympani und das Tegmen antri stoßen an die mittlere Schädelgrube, die pneumatischen Zellen des Mastoides grenzen an die mittlere und hintere Schädelgrube, besonders auch an die sie trennenden *Sinus transversus* bzw. Sinus sig-

moides. Vom Paukenhöhlenboden aus kann die Entzündung direkt auf den *Bulbus cranialis venae jugularis* übergehen oder dieser, wenn er durch eine Dehiszenz in die Paukenhöhle aufragt, bei der Parazentese verletzt werden. Die zuweilen pneumatisierte Unterwand der Ohrtrompete berührt den *Karotiskanal,*

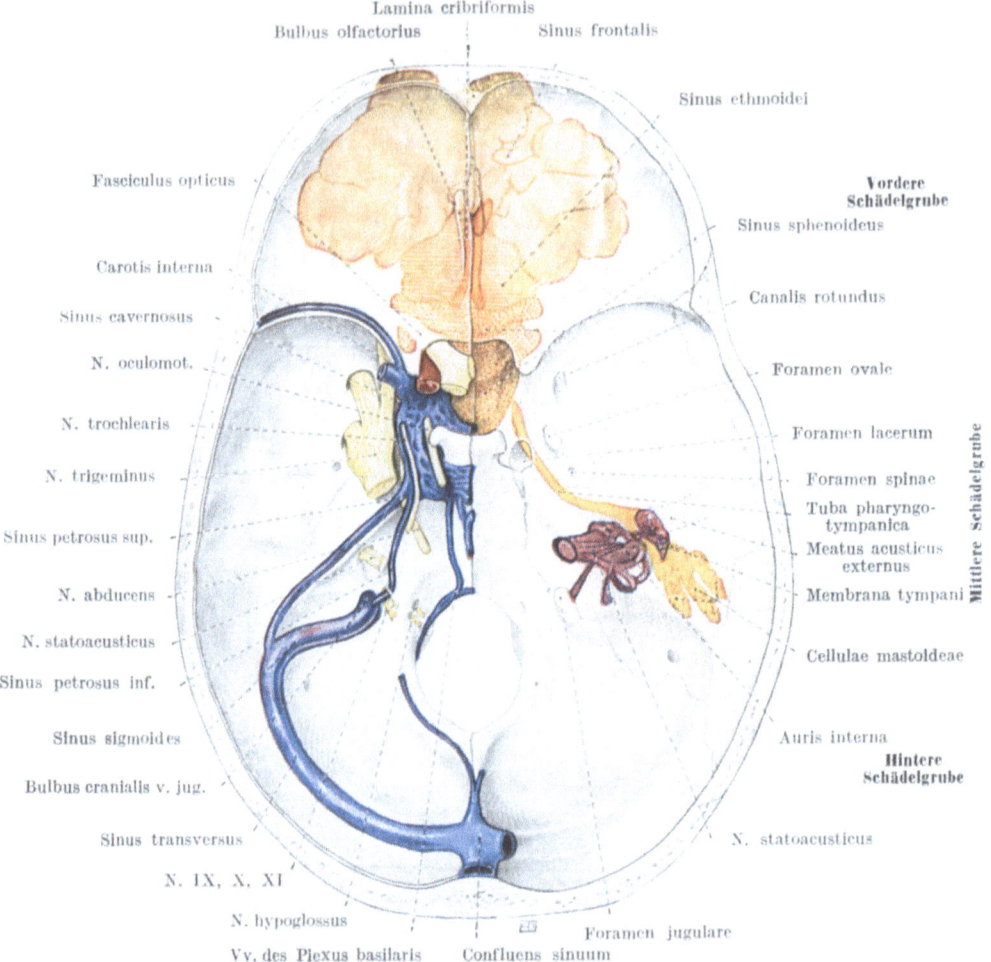

Abb. 23. Schädelgrund von innen. Links Dura mater erhalten, mit Blutleitern und Hirnnerven. Rechts Dura mater entfernt, mit Projektion der Mittelohrräume (gelb) sowie Trommelfell, Gehörknöchelchen, Innenohr und Hörnerv (rot), äußerer Gehörgang gestrichelt. Projektion der Nasenhaupthöhle und der Nasennebenhöhlen (gelb).

dessen Venengeflecht entlang die Infektion über die Canaliculi caroticotympanici auf den Sinus cavernosus übergreifen kann.

Das retrotympanale *pneumatische Zellsystem des Schläfenbeins* ist für das *Übergreifen der Infektion auf das Schädelinnere* bei Mittelohreiterungen fast allein verantwortlich und stellt daher den eigentlich gefährlichen Herd dar. Der Pneumatisationsgrad ist dabei auch für die Klinik wichtig. Eine *normale Pneumatisation* mit dünner äußerer Corticalis läßt einen *normalen klinischen Ablauf* der Warzenfortsatzentzündung erwarten, während bei einer *gehemmten Pneumatisation* mit dem in die Tiefe gerückten eingeschränkten Zellsystem und der dicken äußeren Corticalis die äußeren Zeichen der Entzündung ausbleiben oder sich erst spät einstellen. Die Warzenfortsatzerkrankung verläuft in diesen Fällen mehr oder weniger latent und überrascht durch plötzliche unerwartete Einbrüche in das Endokranium (gefährliche Warzenfortsätze). Bei ausgedehnter Pneumatisation werden auch die Zellausläufer gefährlich; hauptsächlich hat die Pneumatisation der Felsenbeinpyramide tiefliegende Einbrüche zur Folge. Eine *fehlende Pneumatisation* spricht für eine Neigung zur *chronischen Entzündung*.

3. Inneres Ohr

Das im Felsenbein eingebettete *Innenohr oder Labyrinth* (Abb. 24) ist gemäß der Doppelfunktion des Hörorgans mit seinen beiden Reizaufnahmeapparaten,

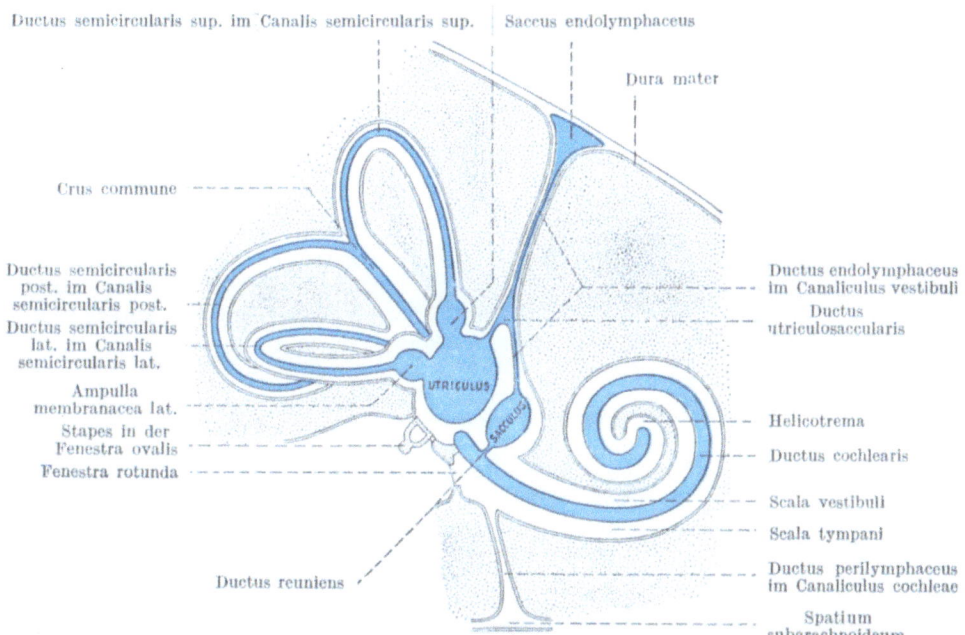

Abb. 24. Halbschematische Darstellung des inneren Ohres. Perilymphraum weiß, Endolymphraum blau.

dem *Vorhofbogengangapparat* (Vorhofsäckchen und Bogengänge) als statischem Apparat und der *Schnecke* als Schallempfänger, ein sehr kompliziertes Gebilde. Es setzt sich aus der *knöchernen Labyrinthkapsel*, dem kleineren *häutigen Labyrinth* und den mit Labyrinthwasser gefüllten *Labyrinthhohlräumen* zusammen. Der Hohlraum der knöchernen Labyrinthkapsel ist mit Perilymphe gefüllt, *perilymphatischer Raum*, der Hohlraum des häutigen Labyrinthes mit Endolymphe, *endolymphatischer Raum*. Perilymphe und Endolymphe werden als *Labyrinthwasser* (Liquor labyrinthi) bezeichnet. Von den beiden Hohlräumen gehen als feine Ausläufer zwei Wasserleitungen aus, im Canaliculus cochleae der Ductus perilymphaceus, im Canaliculus vestibuli der Ductus endolymphaceus, die das Felsenbein nach der hinteren Felsenbeinfläche zu durchsetzen und zum Endokranium führen. Die funktionellen Beziehungen zum Mittelohr werden durch die beiden Labyrinthfenster hergestellt, von denen das

durch die Steigbügelfußplatte abgeschlossene ovale Fenster in den Vorhof
führt (Vorhoffenster), das runde membranöse Fenster in der knöchernen Schnecke
eingelassen ist (Schneckenfenster oder Membrana tympani secundaria). Das
häutige Labyrinth enthält im *Vorhofbogengangapparat* die *fünf Sinnesendstellen
des N. vestibuli*, in der Schnecke die Sinnesendstellen des *N. cochleae*.
Beide Nerven vereinigen sich zum N. statoacusticus, der durch den inneren
Gehörgang zum Gehirn zieht. Sinnesphysiologisch lassen sich somit am häutigen
Labyrinth zwei funktionell verschiedene Organe unterscheiden, das *Vestibular-
organ* und das *Cochlearorgan*.

a) Knöcherne Labyrinthkapsel

Die *knöcherne Labyrinthkapsel* (Capsula ossea labyrinthi) liegt als dicker
Knochenkern (härtester Knochen des Körpers) in der Spongiosa und teilweise
in den pneumatischen Zellen
der Felsenbeinpyramide. Sie
ist etwa 2 bis 3 mm dick und
besteht aus drei Knochen-
schichten, der dickeren periostalen Schicht aus kompaktem und spongiösem Knochen,
der mittleren enchondralen
Schicht mit knorpelhaltigen
Interglobularräumen und der
endostalen Schicht als dünne
Knochenlamelle. Innen wird
sie von einem feinen Endost
ausgekleidet. Die Labyrinthkapsel umschließt den peri-
lymphatischen Raum mit dem
häutigen Labyrinth. Die laterale Wand (Labyrinthwand)
wird von den *beiden Labyrinthfenstern* durchbrochen, die die
Verbindung zur Paukenhöhle

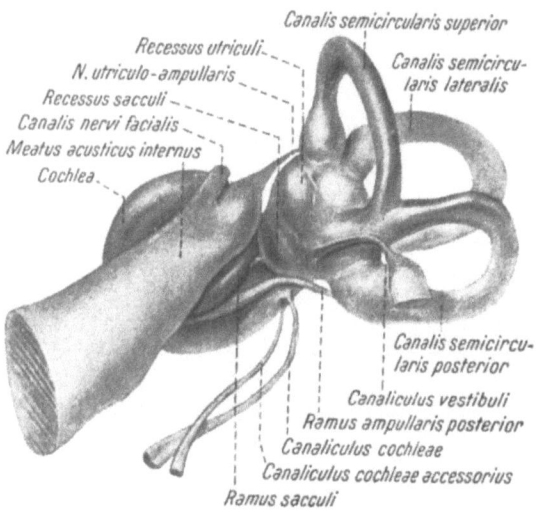

Abb. 25. Rechtes knöchernes Labyrinth mit dem inneren Gehörgang (aus JACKSON und JACKSON, nach LARSELL).

herstellen. An der knöchernen Labyrinthkapsel sind drei Abschnitte erkennbar:
in der Mitte der *Vorhof*, nach hinten die drei *Bogengänge* und nach vorn die
Schnecke (Abb. 25 und 26).

Der *Vorhof* (Vestibulum) hat eine ovale Form. Er besitzt an seiner medialen
Wand zwei kleine Ausbuchtungen, gegen oben hin den *Recessus utriculi*, zur
Schnecke hin den *Recessus sacculi*, in denen je ein *Vorhofsäckchen* vom häutigen
Labyrinth aufgenommen wird, der *Utriculus* und *Sacculus*. Durch eine feine
Leiste (Crista vestibuli) werden die beiden Ausbuchtungen voneinander getrennt.
Für den Durchbruch der Fasern des N. vestibuli finden sich an der medialen
Wand siebartig durchlöcherte Stellen, die *Areae cribriformes*. Die der Pauken-
höhle zugekehrte laterale Wand wird größtenteils von dem mit der Steigbügel-
fußplatte abgeschlossenen Vorhoffenster eingenommen. Aus dem größeren
Recessus utriculi gehen die *drei knöchernen Bogengänge* hervor.

Die *drei Bogengänge* (Canales semicirculares ossei) liegen als horizontaler äußerer, vorderer-vertikaler und hinterer-vertikaler Bogengang annähernd in den drei
Hauptebenen eines rechtwinkligen Raumkoordinatensystems und stehen daher
senkrecht zueinander (Canalis semicircularis lateralis, posterior und superior).
Ein Schenkel jedes Bogenganges (Crus ampullare) erweitert sich vor der Ein-

mündung in den Vorhof zur birnenförmigen *Ampulle* (Ampulla ossea lateralis, posterior und superior), die anderen drei Schenkel jeden Bogenganges (Crus simplex) sind eng. Deren beide vertikale Schenkel vereinigen sich und *münden gemeinsam* (Crus commune), weshalb nur fünf Einmündungen im Recessus utriculi des Vorhofs vorhanden sind.

Die *knöcherne Schnecke* wird mit der *häutigen Schnecke* zusammen besprochen.

Einzelne Autoren bezeichnen nicht nur die knöchernen Bogengänge, sondern auch die häutigen Bogengänge als Canales semicirculares, was in der Literatur verwirrlich ist. Mir scheint es richtig, nur für die knöchernen Bogengänge (Canales semicirculares ossei) Canalis semicircularis lateralis, posterior und superior anzuwenden, für deren Ampullen (Ampullae osseae) Ampulla ossea lateralis, posterior und superior. Die häutigen Bogengänge (Ductus semi-

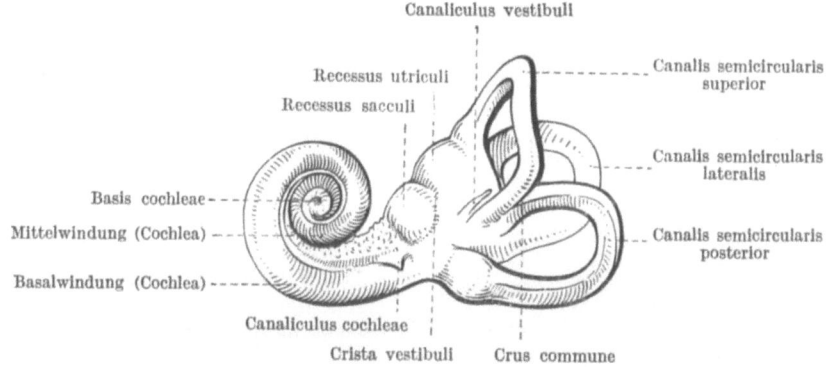

Abb. 26. Rechtes knöchernes Labyrinth (Ausguß mit Woodschem Metall) (aus TOLDT).

circulares) sollten als Ductus semicircularis lateralis, posterior und superior bezeichnet werden, ihre Ampullen (Ampullae membranaceae) sind die Ampulla membranacea lateralis, posterior und superior.

b) Häutiges Labyrinth

Das *häutige Labyrinth* (Labyrinthus membranaceus) (Abb. 24) entwickelt sich aus dem embryonalen „Hörbläschen". Es umschließt seinen mit Endolymphe gefüllten Hohlraum, den *endolymphatischen Raum*. Mit Ausnahme des Vorhofs, an dessen Stelle die Vorhofsäckchen treten, zeichnet das häutige Labyrinth die inneren Konturen der Labyrinthkapsel nach, in der Mitte die Vorhofsäckchen, nach hinten die drei häutigen Bogengänge und nach vorn die häutige Schnecke als Ductus cochlearis. Die beiden Vorhofsäckchen und die drei häutigen Bogengänge werden als *Vorhofbogengangapparat* bezeichnet. Da das häutige Labyrinth erheblich kleiner ist als die Labyrinthkapsel, kann es in deren perilymphatischem Raum „schwimmen" und hängt mit dem Endost der Labyrinthkapsel nur durch ein lockeres bindegewebiges Netzwerk zusammen. An den Sinnesendstellen und in der Stria vascularis der Schnecke ist es jedoch mit der knöchernen Labyrinthkapsel fester verbunden. Abgesehen von den Sinnesendstellen wird das häutige Labyrinth von einem einschichtigen Epithelbelag ausgekleidet. Im häutigen Labyrinth vereinigen sich die zwei durch einen feinen Kanal, den Canalis reuniens, zusammenhängenden, funktionell verschiedenen Systeme, der Vorhofbogengangapparat und die Schnecke, die dem N. vestibuli einerseits und dem N. cochleae anderseits zugeordnet sind.

Die *Labyrinthhohlräume*. Der streckenweise spaltförmige *perilymphatische Hohlraum* (Spatium perilymphaceum) ist der zwischen dem Endost der knöchernen Labyrinthkapsel und dem häutigen Labyrinth freibleibende, mit Perilymphe gefüllte Hohlraum. Er dehnt sich vor dem Vorhoffenster (ovales Fenster) in der Cisterna perilymphatica, in der Scala tympani und Scala vestibuli der Schnecke am weitesten aus. Die Perilymphe übernimmt eine Art Pufferwirkung zum Schutz des häutigen Labyrinthes. Der *endolymphatische Raum* (Spatium endolymphaceum), das häutige Labyrinth im engeren Sinne, ist mit Endolymphe gefüllt. Im Gegensatz zu dem *vollständig in sich abgeschlossenen endolymphatischen Raum*, der mit dem Saccus endolymphaceus als Abschluß des Ductus endolymphaceus an der Innenfläche des Felsenbeines blind endet, steht der *perilymphatische Raum* durch den Ductus perilymphaceus mit dem Subarachnoidealraum in offener Verbindung.

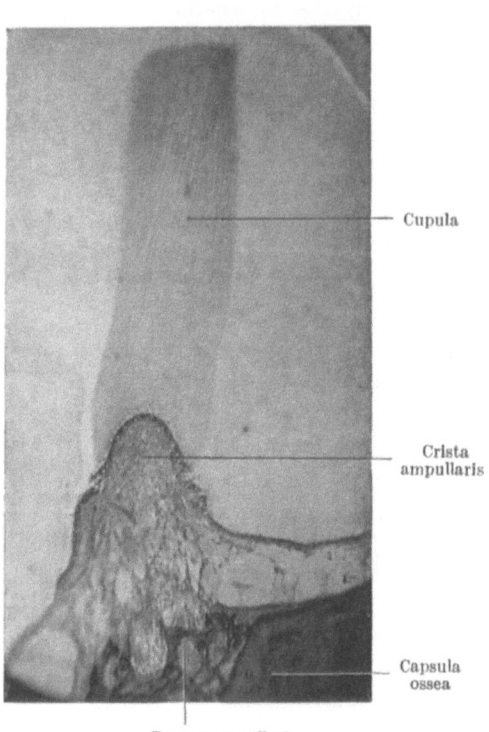

Cupula

Crista ampullaris ;

Capsula ossea

Ramus ampullaris

Abb. 27.   Crista ampullaris der Ampulle des horizontalen Bogenganges.

Vorhofbogengangapparat

Der *Vorhofbogengangapparat* (Abb. 31) umfaßt die beiden Vorhofsäckchen, Utriculus und Sacculus, sowie die drei häutigen Bogengänge, Ductus semicircularis lateralis, posterior und superior mit ihren drei Ampullen, Ampulla membranacea lateralis, posterior und superior. Der erheblich größere Utriculus (Verbindung zu den Bogengängen) liegt im Recessus utriculi, der Sacculus (Verbindung zur Schnecke) im Recessus sacculi des Vorhofs der knöchernen Labyrinthkapsel. Aus dem Sacculus tritt der feine Ductus endolymphaceus, der in seinem Verlauf den aus dem Utriculus kommenden Ductus utriculosaccularis aufnimmt und durch den zirka 5 bis 7 mm langen knöchernen Kanal, den Canaliculus vestibuli, bogenförmig zur hinteren Schädelgrube verläuft, um blind als Saccus endolymphaceus zu enden. In dieser Weise sind Utriculus und Sacculus durch den Ductus utriculosaccularis miteinander verbunden. Vom Sacculus aus zweigt der Canalis reuniens ab, der zum Vorhofblindsack der Schnecke führt und die Verbindung vom Vorhofbogengang zur Schnecke herstellt. Die *drei häutigen Bogengänge* kommen aus dem *Utriculus*. Sie schmiegen sich der äußeren Peripherie der knöchernen Bogengänge an und erweitern sich wie diese beim Eintritt in den Recessus utriculi zu den birnenförmigen Ampullen. Die Vorhofsäckchen und die Ampullen enthalten die fünf *Sinnesendstellen des N. vestibuli*. Dieser teilt sich im Ganglion vestibuli, das im inneren Gehörgang liegt, in zwei Äste, den *N. utriculoampullaris* und den *N. sacculoampullaris*, deren Fasern durch die Area cribriformis ampullaris, saccularis und utriculoampullaris des Vorhofs zu den Sinnesendstellen ziehen. Der N. utriculoampullaris versorgt den Utriculus und die Ampullen des oberen und lateralen Bogenganges, der N. sacculoampullaris den Sacculus und die untere Ampulle. Die Sinnesendstellen im Utriculus sind die *Macula statica utriculi*, im Sacculus die *Macula statica sacculi*, in den drei Ampullen die *Cristae staticae* bzw. Cristae ampullares der Bogengänge. Die Macula statica utriculi liegt annähernd horizontal, die Macula statica sacculi vertikal. Das hohe Zylinderepithel der Maculae besteht aus zwei Zellarten, den säulenartigen Stützzellen und den Haarzellen bzw. Sinneszellen mit den Sinneshaaren, die ein feines unregelmäßiges Fasernetz bilden.

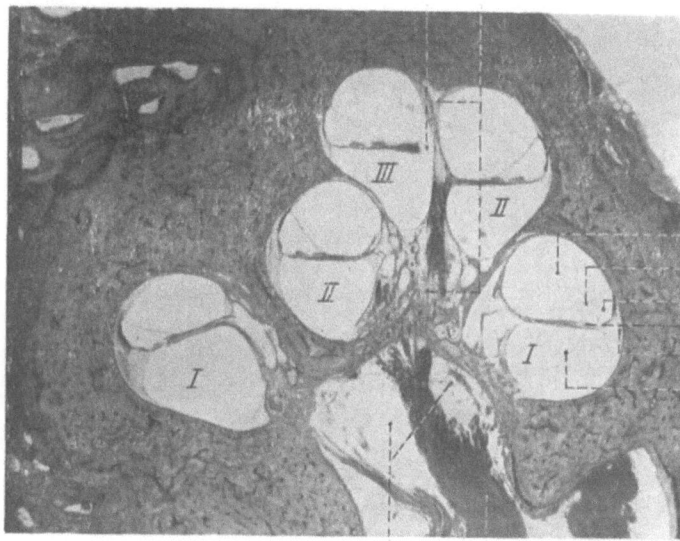

Abb. 28. Vertikalschnitt durch die Schneckenmitte.
I Basalwindung, *II* Mittelwindung, *III* Spitzenwindung.

Dieses geht in die sie bedeckende *Otolithenmembran* über, in der die spezifisch schweren Otolithen (Statolithen) aus Kalksalzen eingelagert sind. Auch das Epithel der Cristae staticae der Ampullen hat Stütz- und Haarzellen, die auf einer an der äußeren Wand der Ampulle quer gestellten bindegewebigen Leiste sitzen, der *Crista ampullaris*. Die langen feinen *Sinneshaare* laufen in der schlanken pinselartigen *Cupula* (Abb. 27) zusammen. Bei der lebenden Cupula sollen die Sinneshaare bis zum Ampullendach reichen.

Im hinteren Teil des Utriculus findet sich eine leistenförmige Erhebung, die rudimentäre „Macula neglecta" (Abb. 31), welche vom Boden des Utriculus zur hinteren Wand gegen die Mündung des Ductus endolymphaticus und Crus commune aufsteigt. Sie gleicht in ihrem hauptsächlich epithelialen Aufbau mit hohem Zylinderepithel der Randschicht der ampullären Sinnesendstellen, enthält jedoch keine Nervenfasern. Das Gebilde ist als rudimentäres Überbleibsel der Macula neglecta von RETZIUS aufzufassen, welche bei niederen Wirbeltieren voll ausgebildet vorkommt und beim menschlichen Embryo stärker entwickelt ist als beim Erwachsenen. Deren Bedeutung ist unbekannt.

Schnecke

Die *knöcherne und häutige Schnecke* (Cochlea) (Abb. 28) zeigt den weitaus kompliziertesten Aufbau. Die Schneckenachse verläuft beinahe horizontal, wobei die Basis der Schnecke dem inneren Gehörgang, die Spitze dagegen der Paukenhöhle zugekehrt ist. Sie windet sich in $2^1/_2$ steilen Windungen, Basal-, Mittel- und

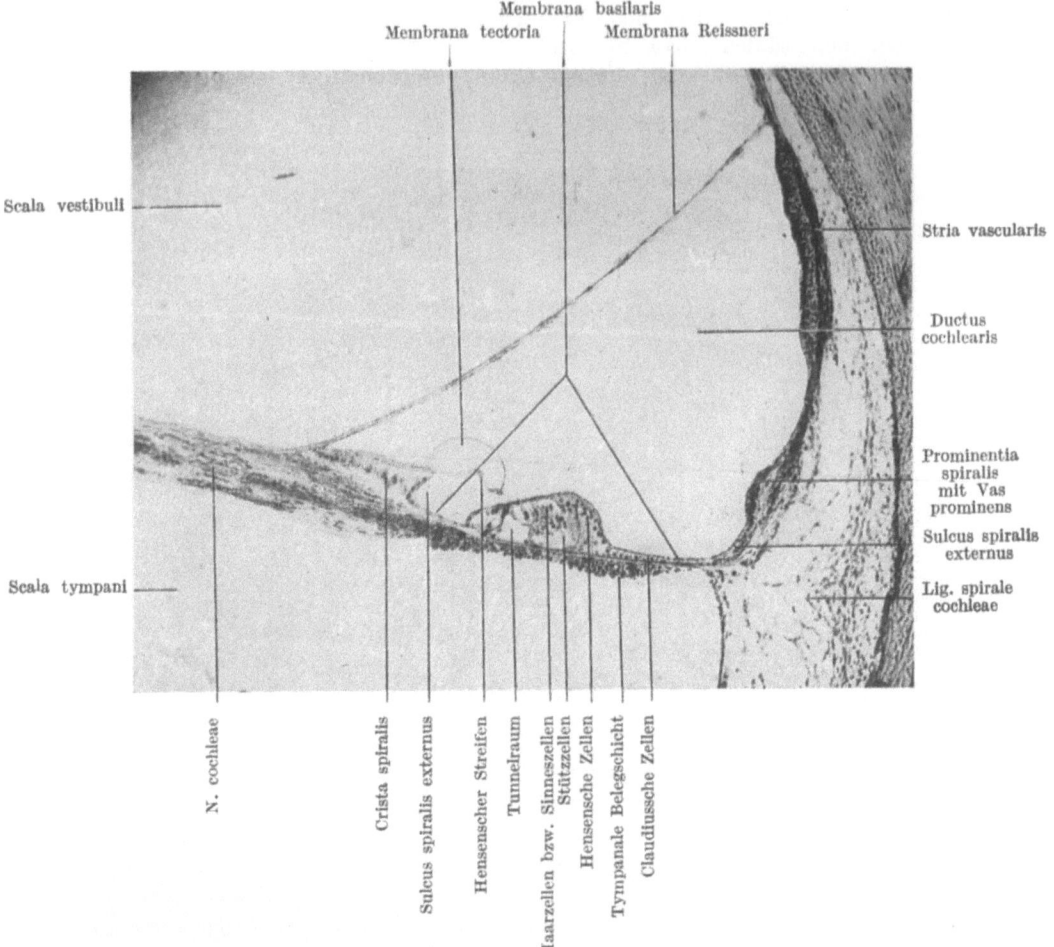

Abb. 29. Radiärschnitt durch den Ductus cochlearis mit dem Cortischen Organ (Cortische Membran von den Sinneszellen abgehoben).

Spitzenwindung um die in der Achse liegende knöcherne *Schneckenspindel* (Modiolus), die ein knöchernes *Spiralblatt*, die Lamina spiralis ossea, trägt. Die Schneckenspindel ist mit kleinen Kanälchen zur Aufnahme von Gefäßen und Nerven durchsetzt. Die basale Windung beginnt vorn-unten im Vorhof, ist durch das runde mit der Membrana tympani secundaria verschlossene Fenster (Schneckenfenster) unterbrochen und springt als Promunturium in die Paukenhöhle vor. Von der Basalwindung zweigt der Ductus perilymphaceus im Canaliculus cochleae ab. Zwischen der Lamina spiralis ossea, die fast bis zur Mitte in das Lumen der Windungen reicht, und dem an der äußeren Schneckenwand vorspringenden bindegewebigen keilförmigen Spiralband, Ligamentum spirale, ist das häutige Spiralblatt, die Lamina spiralis membranacea, *Basilarmembran* ausgespannt. Die *Lamina spiralis ossea et membranacea* durchziehen die Schnecke vom Modiolus bis zur äußeren Wand als durchgehende Scheidewand und teilen sie in zwei Etagen, oben spitzenwärts die *Vorhoftreppe* (Scala vestibuli), unten basalwärts die *Paukentreppe* (Scala tympani). In der Schneckenspitze, wo die Lamina spiralis hakenförmig ausläuft (Hamulus), befindet sich das Schneckenloch (Helicotrema); dadurch wird eine offene Verbindung von Paukentreppe zur Vorhoftreppe hergestellt. Im untersten Teil der ersten Schneckenwindung geht aus dem Vorhofblindsack der Schnecke der feine, mit Endolymphe gefüllte häutige *Schneckenkanal* hervor, Endolymphschlauch oder *Ductus cochlearis* (Abb. 29) genannt. Er ragt in der Vorhoftreppe auf und erstreckt sich bis zur Schneckenspitze, wo er blind endet. Seine vestibuläre Wand wird von der dünnen *Reißnerschen Membran* gebildet, die äußere Wand von dem lockeren bindegewebigen Lig. spirale, das von einem gefäßhaltigen Epithel bedeckt ist, der *Stria vascularis*, die als Sekretionsstelle der Endolymphe der häutigen Schnecke betrachtet wird. Die Lamina spiralis membranacea als untere Wand und Träger des Sinnesorgans besteht aus einer inneren bindegewebigen verdickten Leiste, C r i s t a s p i r a l i s, die am keilförmig verdünnten Rand der knöchernen Spiralplatte beginnt, und einem elastisch membranösen äußeren Teil, der Basilarmembran (Membrana basilaris), welche als schwingungsfähige Membran zur Aufnahme der Schallschwingungen funktionell wichtig ist. Durch die Basilarmembran wird der Schneckenkanal von der Paukentreppe getrennt, durch die Reißnersche Membran von der Vorhoftreppe. Die Hauptschicht der Basilarmembran setzt sich aus nebeneinanderliegenden, quergespannten, derb-elastischen, feinen Fasern zusammen, den „Basilarfasern", die von der Basis nach der Spitze der Schnecke hin um mehr als das Doppelte zunehmen (Abb. 29).

Die Fasern werden auch als „Gehörsaiten" bezeichnet, deren Zahl nach RETZIUS 20 000 beträgt. Nach den neueren Untersuchungen ist aber eine unabhängige Schwingungsfähigkeit einzelner Fasern nicht anzunehmen.

Die Basilarmembran trägt die Sinnesendstellen des N. cochleae, das *Cortische Organ*. Dieses zieht als Leiste von der Basis bis zur Schneckenspitze. Es besteht aus einem Stützgerüst und aus Sinneszellen, die Büschel von feinen Sinneshaaren tragen. Das Grundgerüst setzt sich aus in zwei Reihen angeordneten trägerartigen Pfeilerzellen (Cortische Pfeiler) und den, wie die Pfeilerzellen mit fibrillenartigen Stützfasern versehenen Stützzellen (Deiterssche Zellen) zusammen. Die Pfeilerzellen verbinden sich nach oben zum Cortischen Bogen. Der innen freibleibende Raum ist der „Tunnelraum". Von den Stützzellen aus verläuft schräg nach oben ein dünner „Phalangenfortsatz", deren Kopfplatten die Membrana reticularis bilden. Die zylinderartigen Sinneszellen sind in Reihen eingelassen. Auf der Innenseite des „Tunnels" einfach, außen je nach der Windung in 3 bis 5 Reihen (innere und äußere Sinneszellen). Sie sitzen mit ihren stumpfen Enden in den kelchartigen Trägern der Deitersschen Stützzellen und berühren mit ihren Sinneshaaren (Hörhaare) die Cortische Membran (Membrana tectoria), die an der Crista spiralis entspringt und das Cortische Organ überdacht. Die Beziehungen der Sinneshaare zur Deckmembran, einfache Berührung (HELD) oder Verbindung (SHAMBAUGH, WITTMAACK), sind noch nicht klar. Nach außen lateral hin schließen sich an die Deitersschen Zellen die hohen Hensenschen Stützzellen und die niedrigen Claudiusschen Zellen an, die dann in das kubische Epithel des äußeren Teiles der Basilarmembran übergehen.

Die *nervöse Versorgung des Cortischen Organs* stammt aus dem *Ganglion spirale*, welches im Spiralkanal (Rosenthalscher Kanal) des Modiolus liegt. Dessen

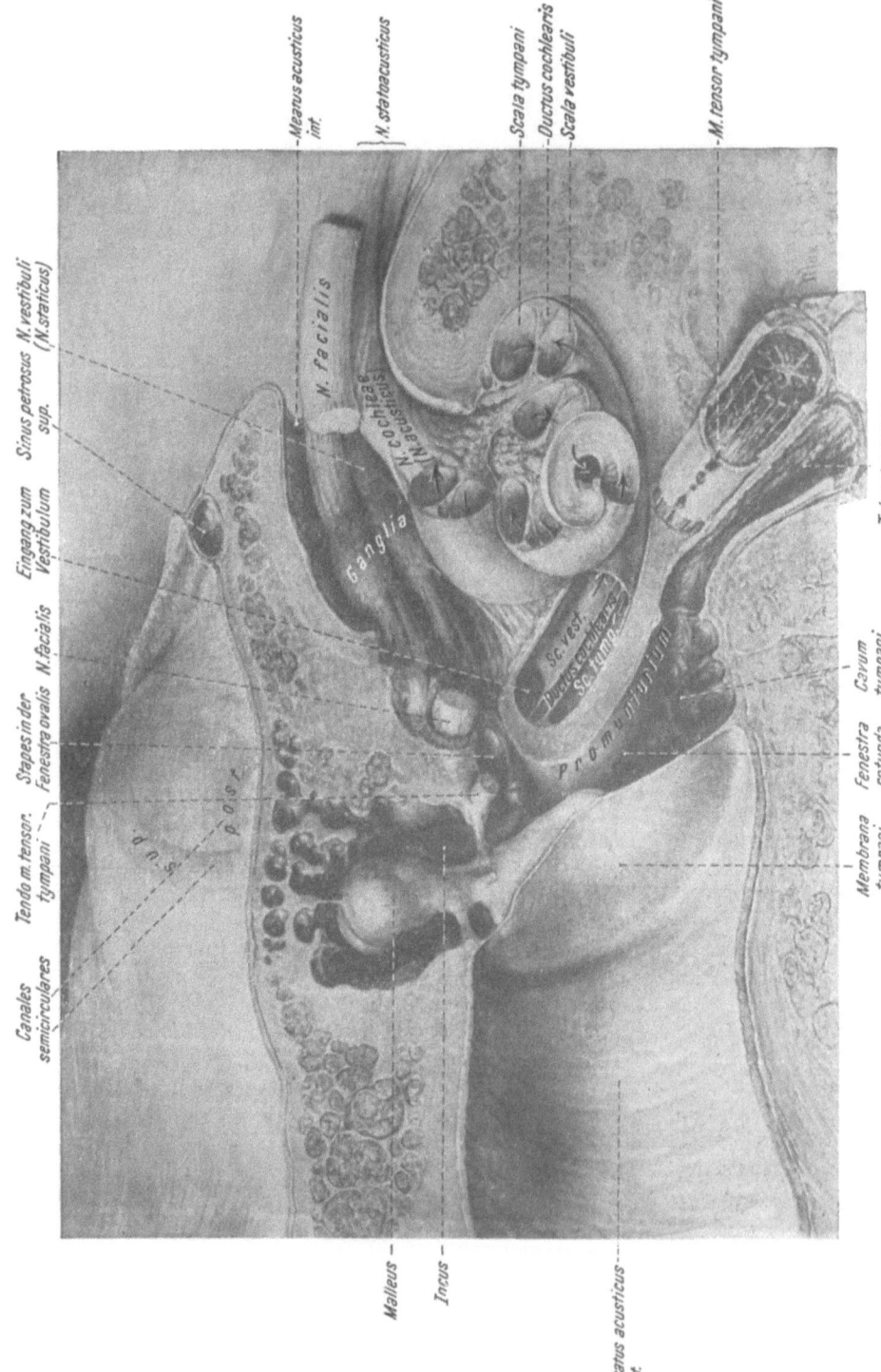

Abb. 30. Frontalansicht des äußeren, mittleren und inneren Ohres in ihren gegenseitigen Beziehungen aus BRÖDEL).

periphere Fasern durchziehen als dichtes Geflecht die Lamina spiralis ossea und gelangen zwischen den beiden Teilen der Crista spiralis in die Basilarmembran, wo die Nerven ihre Markscheiden verlieren, noch einmal zwei feine Nervenplexus bilden und schließlich in den Sinneszellen enden. Die zentralen Neuronen des Ganglion spirale laufen die Schneckenspindel hinunter und treten durch den *Tractus spiralis foraminosus* in den inneren Gehörgang. Dort trifft der N. cochleae mit dem N. vestibuli in der Nähe des Ganglion vestibuli zu-

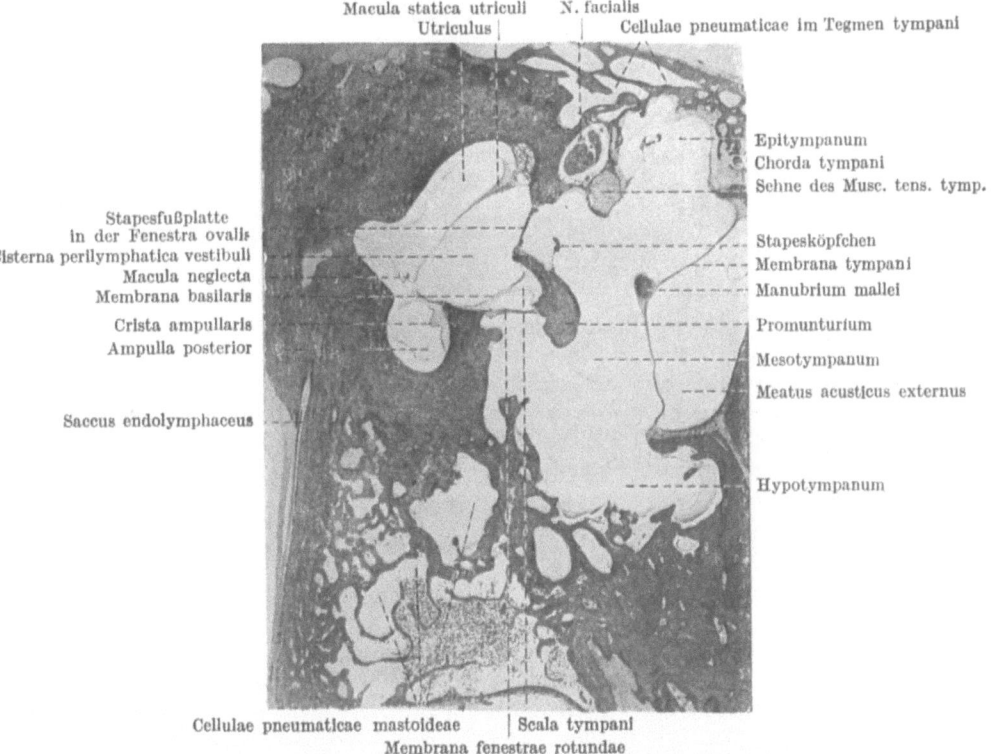

Abb. 31. Vertikalschnitt durch das normale Schläfenbein in der Gegend der Paukenhöhle.

sammen und beide vereinigen sich zum N. statoacusticus, dem der N. facialis und der N. intermedius direkt anliegen. Das ganze Bündel geht durch den inneren Gehörgang zur Medulla oblongata (Abb. 30).

Der *innere Gehörgang* (Meatus acusticus internus) schließt sich an das innere Ohr an und mündet als ovaler kurzer Gang mit dem Porus acusticus internus an der Hinterfläche der Felsenbeinpyramide in die Schläfenhöhle. Er stellt eine Bucht der Schädelhöhle dar, in die sich die Hirnhäute hineinziehen.

Das Innenohr erhält seine Blutgefäße aus der *A. labyrinthi*, einem Ast der A. basilaris, die praktisch als Endarterie aufgefaßt werden kann. Sie teilt sich in drei Hauptäste, die A. vestibuli, die A. cochleae und die A. vestibulo-cochleae (SIEBENMANN). Die A. cochleae versorgt die Schnecke, abgesehen von dem untersten Teil der Basalwindung, die von einem kochlearen Ast der A. vestibulo-cochleae ihre Zuleitung erhält. Die übrigen Äste der A. vestibuli-cochleae führen mit der A. vestibuli zusammen zum Vorhofbogengangapparat. Der *Blutabfluß* erfolgt vom Vorhofbogengangapparat durch eine im Canaliculus vestibuli verlaufende Vene in den Sinus sigmoides, derjenige der Schnecke durch die Vene im Canaliculus cochleae in den Sinus petrosus inf. und durch einen Venenplexus durch den inneren Gehörgang zur V. jugularis interna. Es bestehen zwar nur wenige, doch direkte Gefäßverbindungen zum Mittelohr.

c) Beziehungen zur Nachbarschaft

Nach oben grenzt das Innenohr an die *mittlere Schädelgrube*, nach vorn an den *Karotiskanal*, nach hinten an die *hintere Schädelgrube*, lateral an das *Antrum* und an die *Paukenhöhle* (Labyrinthwand mit den Fenstern), unten an den *Bulbus cranialis venae jugularis*. Die Basalwindung der Schnecke springt als Promunturium in die Paukenhöhle hinein. Der Wulst des horizontalen knöchernen Bogenganges tritt über der Antrumschwelle hervor und ist als bevorzugter Sitz der *Bogengangfisteln* beim Mittelohrcholesteatom klinisch wichtig, ebenso als hauptsächlichster Reizort bei der kalorischen Labyrintherregung, sowie als Stelle für das Fenster bei der Otoskleroseoperation. Der obere Bogengang ragt mit einem Vorsprung der Schläfenbeinpyramide, der *Eminentia arcuata*, in die mittlere Schädelgrube. Wird die knöcherne Labyrinthkapsel bei ausgedehnter Pneumatisation ganz oder teilweise von pneumatischen Zellen umgeben, so können Eiterungen direkt auf sie übergreifen. Das Innenohr wird durch die von den beiden Labyrinthfenstern durchbrochene Labyrinthwand von der Paukenhöhle getrennt. Entzündungen des Mittelohres können durch die beiden Labyrinthfenster, vorwiegend durch das ovale Fenster zum Innenohr weiterschreiten. Als Überleitungswege zum Schädelinneren kommen in erster Linie der innere Gehörgang in Betracht, seltener der Ductus endolymphaceus. Der Ductus perilymphaceus ist als Überleitungsweg fraglich, trotzdem er in offener Verbindung mit dem Subarachnoidealraum steht (Abb. 30, 31).

B. Zerebrale Bahnen und Zentren des Nervus statoacusticus

Der *N. statoacusticus* wird, entsprechend der Doppelfunktion des Gehörorgans, aus zwei anatomisch und physiologisch selbständigen Nerven gebildet, aus dem N. cochleae als Hörnerv und dem N. vestibuli als Gleichgewichtsnerv, die sich in der Tiefe des inneren Gehörganges zu einem einheitlichen Nervenstrang vereinigen. Nach Verlassen des inneren Gehörganges zieht der N. statoacusticus zum Hirnstamm, wo seine beiden Wurzeln, der N. cochleae und der N. vestibuli sich wieder trennen und ihren eigenen weiteren zentralen Verlauf nehmen.

1. Zerebraler Verlauf des N. cochleae

Der N. cochleae geht aus dem *Ganglion spirale* im Modiolus der Schnecke hervor, dessen bipolare Zellen ihre peripheren Ausläufer in die Sinnesendstellen des Cortischen Organs senden, während die zentralen Fasern den Stamm des N. cochleae bilden. Dieser tritt im Kleinhirnbrückenwinkel am hinteren Rand der Brücke in die Medulla oblongata ein und gelangt mit seinen Fasern zum größten Teil in den *ventralen*, zum kleineren Teil in den *dorsalen* *Cochleariskern* (Tuberculum acusticum), teils gegenseitig, teils gleichseitig. Damit endet das erste Neuron. Von hier aus ziehen die Fasern als Anfang der *zentralen Hörbahn* in drei Zügen (Trapezkörper, Heldsche Kreuzung und Striae acusticae) zur *oberen Olive*, hauptsächlich der Gegenseite, wo das zweite Neuron größtenteils endet. Einzelne Kerne liegen auch im Trapezkörper. Nach dem Austritt aus der oberen Olive verbinden sich alle Hörfasern, auch diejenigen der gleichen Seite, zur „*lateralen Schleife*" und führen nach dem *hinteren Vierhügel* und dem *medialen Kniehöcker* (Corpus geniculatum mediale) derselben Seite, wo die meisten wieder in Kernen unterbrochen werden. Hier beginnt die „*Hörstrahlung*", die unter den Stammganglien zum *Hörzentrum* in der *Heschlschen Querwindung* der oberen Schläfenwindung zieht, welche in der Tiefe der Sylvischen Furche liegt (Abb. 32). Jedes Hörzentrum steht mit beiden Schnecken in Verbindung, weshalb eine einseitige Zerstörung des Hörzentrums keine wesentliche Schwerhörigkeit bedingt (Rindentaubheit).

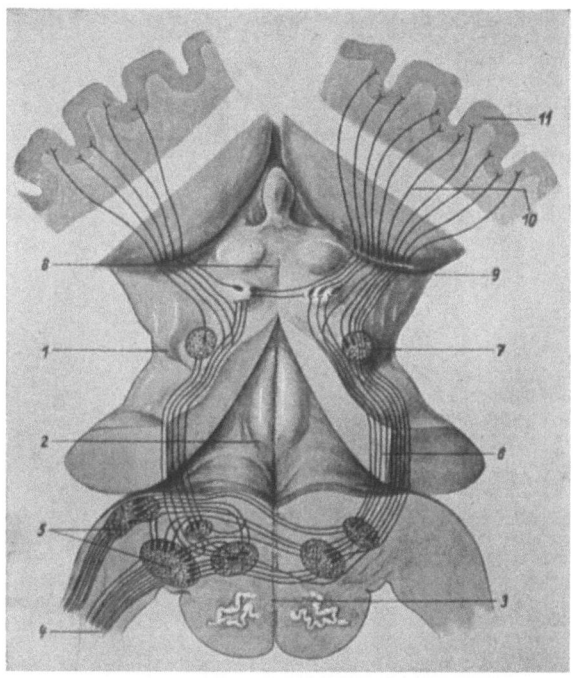

Abb. 32. Zerebrale Bahnen und Zentren des N. cochleae. Kleinhirn entfernt (aus SCHWARZ).

1 Bindearme, *2* Boden des 4. Ventrikels, *3* Querschnitt des Hirnstammes mit Olive und N. olivaris metencephali, *4* N. cochleae, *5* Nucleus terminalis n. cochleae dorsalis et ventralis, *6* laterale Schleife, *7* Nucleus lemnisci lateralis, *8* Vierhügel, *9* Corpus geniculatum mediale, *10* subkortikale Hörleitung, *11* Schläfenlappen mit Heschlschen Querwindungen.

2. Zerebraler Verlauf des N. vestibuli

Der zentrale Verlauf des N. vestibuli (Abb. 33) zeichnet sich durch seine *engen Beziehungen zum Kleinhirn* und seine zahlreichen *sekundären Reflexbahnen* aus. Im einzelnen sind die Bahnen noch umstritten.

Der N. vestibuli setzt sich aus den zentripetalen Fasern des im inneren Gehörgang liegenden *Ganglion vestibuli* zusammen, dessen zuleitende beide Bahnen den Sinnesendstellen des Vorhofbogengangapparates entspringen. Er tritt medial vom N. cochleae und Corpus restiforme in die Medulla oblongata, wo er größtenteils in den vestibulären Kernen des verlängerten Markes endet, während der kleinere Teil durch die Kerne weiter über die Kleinhirnkerne zur Kleinhirnrinde zieht. Die *Kerne des N. vestibuli* setzen sich aus einer lateralen und medialen Zellsäule zusammen, von der die laterale Zellsäule den *großzelligen Kern*, die mediale Zellsäule den dreieckigen Kern bildet. Der großzellige Kern besteht aus dem Hauptkern, dem *Nucleus terminalis dorsalis* (Deiters), dem *Nucleus terminalis lateralis* (Bechterew) und dem *Nucleus Roller*. Der dreieckige Kern ist der *Nucleus terminalis medialis* (triangularis) *Schwalbe*. Von hier gelangt der kleinere Teil Fasern durch den *Tractus vestibulocerebellaris* zu den *Kleinhirnkernen* (*Nucleus tecti, Nuclei globiformes* und *Nucleus emboliformis*), von wo die letzte Vestibularisendigung, die *Kleinhirnrinde*, erreicht wird.

Die *Reflexverbindungen* zu den Augenmuskelkernen verlaufen über das hintere Längsbündel durch den aufsteigenden *Tractus vestibulo-longitudinalis*

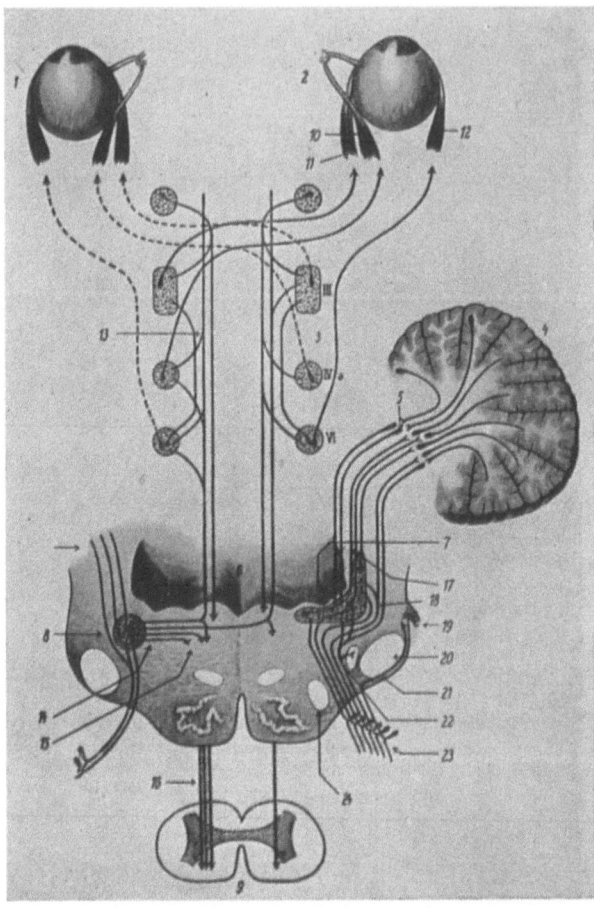

Abb. 33. Zerebrale Bahnen und Zentren des N. vestibuli (aus SCHWARZ). Auf der rechten Seite sind die Verbindungen über den Bechterewschen und Schwalbeschen Kern zum Kleinhirn, auf der linken Seite über den Deitersschen Kern zu den Augenmuskelkernen und zum Rückenmark getrennt angegeben.

1 Linkes Auge, *2* rechtes Auge, *3* Augenmuskelkerne (III, IV, VI), *4* Kleinhirn (Wurm), *5* Kleinhirnkerne, *6* vierter Ventrikel, *7* Kerne des N. vestibuli, *8* N. terminalis dorsalis (DEITERS), *9* Rückenmark, *10* M. obliquus superior, *11* M. rectus medialis, *12* M. rectus lateralis, *13* Tractus longitudinalis medialis, *14* Fasciculus Deitero-spinalis, *15* Fasciculus longitudinalis dorsalis, *16* Tractus vestibulospinalis, *17* indirekte sensible Kleinhirnbahnen, *18* direkte sensible Kleinhirnbahnen, *19* Eintritt des N. cochleae, *20* Corpus restiforme, *21* Fasciculus solit., *22* Nucl. radic. descent. vestib., *23* Gangl. vestibuli, *24* spinale Trigeminuswurzel.

(Nystagmus), während die absteigenden Fasern des *Tractus vestibulospinalis* zu den Vorderhörnern und damit zur Rumpf- und Extremitätenmuskulatur führen. Für die *Stellreflexe* kommen Verbindungen mit dem *Nucleus ruber* in der Haube in Frage, die Vaguswirkungen erklären sich durch die Verbindungen, welche die *Fibrae arcuatae* mit den *Vaguskernen* herstellen. Auch gehen wahrscheinlich Fasern zum *Thalamus* und zum *Temporallappen*.

II. Die Physiologie des Ohres

Im Innenohr sind die Rezeptionsapparate von zwei funktionell verschiedenen Sinnesorganen anatomisch verbunden, des *akustischen Apparates* (Cochlear-apparat), der die Schallempfindung vermittelt, und des *statischen Apparates* (Vestibularapparat), der größtenteils unbewußt an der Wahrung des Gleich-gewichtes beteiligt ist. Beide werden durch mechanische Kräfte in Erregung versetzt und haben sich phylogenetisch aus einem einzigen einheitlichen Organ differenziert.

A. Akustischer Apparat

(Physiologie des Hörens)

Der adäquate Reiz des akustischen Apparates ist der *Schall*. Das periphere Rezeptionsorgan der Schallreize ist das *Cortische Organ in der Schnecke*, die praktisch als alleiniger Träger der Schallaufnahme betrachtet werden kann. Daß dem Vorhofbogengangapparat irgendwelche akustischen Funktionen zu-kommen, ist unwahrscheinlich, immerhin wird neuerdings der Sacculus damit in Verbindung gebracht.

1. Physikalisch-akustische Grundbegriffe

Unter *Schall* versteht die Akustik eine sich in materiellen Medien, haupt-sächlich der Luft abspielende Wellenbewegung bzw. Schwingung der einzelnen Teilchen des bewegten Mediums. Bei den *reinen Tönen* liegt eine regelmäßige sinusförmige Schwingung vor, an der sich die Zahl der Schwingungen in der Sekunde, die *Frequenz* (Hertz, abgekürzt Hz) und die Intensität unterscheiden läßt. In jedem Zeitpunkt befindet sich die Schwingung in einer bestimmten *Phase*. Durch Kombination verschiedener derartiger Wellen entstehen die zum Teil äußerst komplizierten *Klänge*. Die *Geräusche* setzen sich teils aus Klängen, teils aus unregelmäßigen Luftstößen zusammen. Aus solchen Klängen und Ge-räuschen baut sich die Sprache auf. Klänge und Geräusche lassen sich in ihre einzelnen Frequenzen zerlegen, deren Gesamtheit das sogenannte *Schall-spektrum* bildet.

Die *Intensität* ergibt sich aus der Schwingungsgröße, welche die Schwingungs-weite oder *Amplitude*, die *Geschwindigkeit* der einzelnen Teilchen und den sich daraus ergebenden *Schalldruck* bestimmt. Der *Schalldruck* entspricht den kleinen Luftdruckschwankungen, die die *Schallwelle* hervorruft. Die drei Komponenten durchlaufen, entsprechend der Frequenz, rhythmische Schwankungen. Jedem Schall kommt eine bestimmte *Energiemenge* zu, die das Gehörorgan in Erregung versetzt.

Das Maß der Schallintensität ist das *Dezibel*, der zehnte Teil einer in der Telephonindustrie gebräuchlichen Größe, des Bel. Das Dezibel ist eine Ver-hältnisgröße zweier Schallstärken, und zwar ihrer Logarithmen, entweder der Logarithmen des Schalldruckes oder der Schallintensität, nach der Formel:

$$J \text{ Dezibel} = 10 \log \frac{J}{J_0} = 20 \log \frac{p}{p_0},$$

wobei J = Intensität des gemessenen Schalles, J_0 = Bezugsintensität, p = ge-messener Schalldruck, p_0 = Bezugsschalldruck. Um ein absolutes Maß zu ge-winnen, wird als Bezugsintensität eine Schallintensität von 10^{-16} Watt gewählt, was ungefähr dem Schwellenwert des Ohres bei 1000 Hz entspricht. Die Wahl

des Logarithmus als Maß der Lautstärke hat den Vorteil, die ungeheuer große
Spannweite der hörbaren Schallintensitäten durch die Zahl von 130 bis 140
Dezibel wiedergeben zu können (siehe auch Audiometrie S. 87).

2. Leistungen des akustischen Apparates

Der akustische Apparat ist ein in seiner Gesamtheit außerordentlich *empfindlicher und leistungsfähiger Schallempfänger.*

Die Schalleindrücke, die durch das Ohr vermittelt werden, sind wie alle
Sinnesempfindungen rein subjektiver Natur. Sie unterscheiden sich untereinander hauptsächlich durch ihre subjektive *Tonhöhe* und ihre subjektive *Lautstärke* bzw. ihre Lautheit, die den beiden physikalischen Eigenschaften des
Schalles, der Frequenz und der Schallintensität, gegenüberstehen. Trotzdem
die Tonhöhe der Frequenz und die Lautstärke der Intensität zugeordnet erscheint,
können subjektive und physikalische Eigenschaften des Schalles einander nicht
gleichgesetzt werden. Die Tonhöhe ist einzig bei mittleren Frequenzen und Intensitäten allein von der Frequenz abhängig, bei hohen und tiefen Tönen ändert
sie sich auch mit der Tonintensität. Die *Einheit Mel* (von melody) als Einheit
der Tonhöhe hat sich bis jetzt nicht eingebürgert. Die Lautstärke des Schalles
wird nicht allein durch die Schallintensität bestimmt, bei leisen Schalleindrücken hängt sie beinahe ebensosehr von der Frequenz, wie von der Intensität
ab. Ihre *Einheit* ist das *Phon* oder das *sone.*

Die *hörbaren Frequenzen* liegen zwischen 16 bis 20 Hz als *untere Tongrenze*
und etwa 20000 Hz *als obere Tongrenze.* Dieser Tonumfang von 10 bis 11 Oktaven
besteht aber nur beim Kind, während mit zunehmendem Alter die obere Tongrenze rasch absinkt und mit 50 Jahren nur noch etwa 13000 Hz beträgt (GILDE-
MEISTER). Die Sprache umfaßt einen Frequenzbereich von 19 bis 14000 Hz,
also beinahe den ganzen Tonumfang. Die Hauptfrequenzen für die einzelnen
Vokale liegen zwischen 400 und 2400 Hz (FLETCHER), einzelne Vokale, wie z. B. i,
gehen aber mit ihrem „Tonstaub" (STUMPF) bis 8000 Hz. Die Hauptfrequenzen
der Konsonanten bewegen sich teilweise bedeutend höher.

Diese Zahlen werden auch in der Radio- und Fernsprechtechnik für die Güte
der Übertragung von Sprache und Musik durch elektro-akustische Apparate als
maßgebend angesehen. Praktisch wichtig sind hauptsächlich die mittleren
Frequenzen zwischen 500 und 4000 Hz, jedoch wird von modernen Rundfunk-
geräten für eine gute Übertragung von 50 bis 5000, ja sogar bis 13000 Hz verlangt.
BEZOLD betrachtete nach seinen Taubstummenuntersuchungen als Minimum
für das Verstehen der Sprache die Tonstrecke von b^1 bis c^2 (kleine Sext) als unerläßlich, und STUMPF hält eine „Sprachsext" von e^2 bis c^3 für erforderlich.

V. BÉKÉSY konnte allerdings schon durch 4 Hz eine Schallwahrnehmung
erzielen, wie auch die Frequenzen des Ultraschalles bei Knochenleitung bis
170000 Hz zu einer Schallempfindung führen (KUNZE und KIETZ).

Im *mittleren Frequenzbereich* hat das Ohr eine *außerordentlich hohe Empfindlichkeit* bzw. Hörschärfe, d. h., die eben hörbare Tonintensität bzw. der entsprechende Schalldruck, der sogenannte *Schwellenwert,* ist sehr klein. Er beträgt
für 1000 Hz nur ungefähr $2 \cdot 10^{-4}$ dyn/qcm bzw. Mikrobar, bei 2000 bis 4000 Hz
sogar noch etwas weniger, so daß er beinahe die Intensität der molekularen Luftschwingungen erreicht. Die *Bewegungsamplitude des Schwellenwertes* ist unvor-
stellbar klein, beträgt sie doch nur 10^{-9} cm. Dementsprechend wird die bei der
Hörprüfung übliche Flüstersprache mittlerer Lautstärke über mehr als 20 m verstanden. Nach den tiefen und hohen Frequenzen nimmt die Empfindlichkeit
enorm ab. Die graphische Darstellung der Schwellenwerte ergibt die sogenannte

Hörkurve bzw. *Schwellenwertkurve* mit der Frequenz als Abszisse und der Tonintensität als Ordinate. Wird der Ton überschwellig und nimmt die Intensität immer mehr zu, so wird der Ton schließlich schmerzhaft empfunden, womit die *Schmerzgrenze* erreicht ist. Die beiden Kurven der Schwellenwertkurve nach unten und der Schmerzkurve nach oben schließen das *Hörfeld* bzw. die *Hörfläche* ein (Abb. 34), welche sämtliche hörbaren Töne enthält. Der Unterschied des Schwellenwertes und derjenigen der Schmerzgrenze beträgt bei den mittleren Frequenzen um 100 Billionen. Die *Skala der Tonintensitäten* umfaßt demnach bei den mittleren Frequenzen 130 bis 140 Dezibel. Ebenso wie für die physikalische Intensität ist es zweckmäßig, für die Lautstärke eine log-

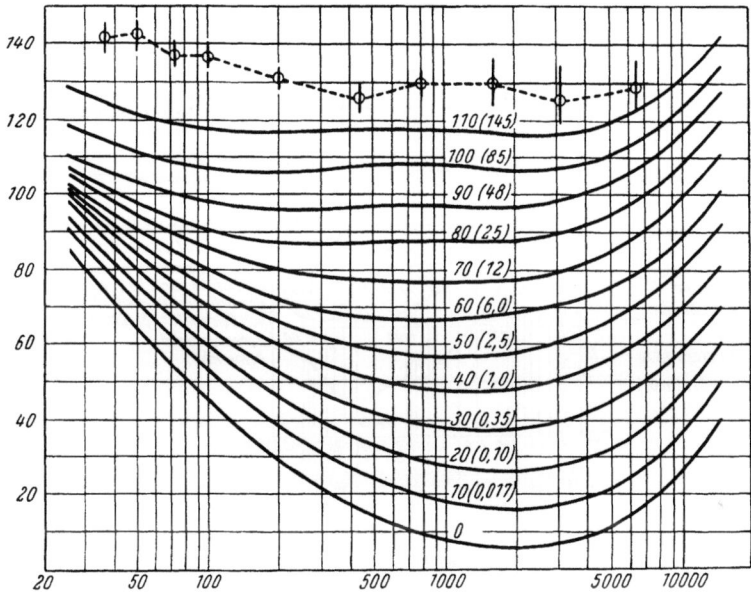

Abb. 34. Hörfeld mit den Kurven gleicher subjektiver Lautstärke (aus STEVENS und DAVIS).
Abszisse = Frequenzen in Hertz, Ordinate = Tonintensität in Dezibel. Über den Kurven ist die Lautstärke in Phon und in sone (eingeklammert) angegeben. Gestrichelte Kurve = Schmerzgrenze.

arithmische Größe zu wählen, das Phon, welches das logarithmische Verhältnis eines überschwelligen Tones zur Hörschwelle angibt. Nach dem Weber-Fechnerschen Gesetz entsprechen die Logarithmen der Intensität des Schallreizes annähernd der Empfindungsstärke, weshalb das *Phon* die subjektive Lautstärke charakterisiert. Für 1000 Hz sind Dezibel und Phon identisch. Neuerdings wird als Lautstärkemaß das sone angewandt, wobei 1 *sone* der Lautstärke von 40 Dezibel bei 1000 Hz entspricht. Die normale Umgangssprache bewegt sich in dieser Größenordnung. Für jede Tonintensität lassen sich *Kurven gleicher Lautstärke* (Phon- oder sone-Kurven) darstellen, welche die Töne gleicher Lautstärke verschiedener Frequenzen verbinden. Dabei ergibt sich, daß sich der Frequenzgang des Ohres mit zunehmender Lautstärke immer mehr einer Geraden nähert und bei ungefähr 90 Dezibel Tonintensität die mittleren Frequenzen annähernd dieselbe Lautstärke haben.

Einen Überblick über die Beziehungen der Tonintensitäten in Dezibel zu der akustischen Umwelt gibt die Abb. 35.

Eine fundamentale Eigenschaft der Hörempfindung ist die *Klanganalyse*, d. h. das Ohr zerlegt jeden Klang in seine einzelnen Tonkomponenten, die mehr oder weniger als selbständige Empfindungen wahrgenommen werden. Ihre Feinheit geht Hand in Hand mit einer großen *Unterschiedsempfindlichkeit für Tonhöhen*, welcher eine ebenfalls feine *Unterschiedsempfindlichkeit für Tonintensitäten* gegenübersteht. Daraus ergibt sich, daß zirka 340000 verschiedene Töne wahrgenommen werden können (STEVENS).

Die *An- und Abklingdauer* der Hörempfindung ist sehr kurz und beträgt nur 10 bis 20 Millisekunden.

Diese verschiedenen Eigenschaften sind für die funktionelle Güte des Ohres maßgebend und damit für die Wahrnehmung der außerordentlich komplizierten

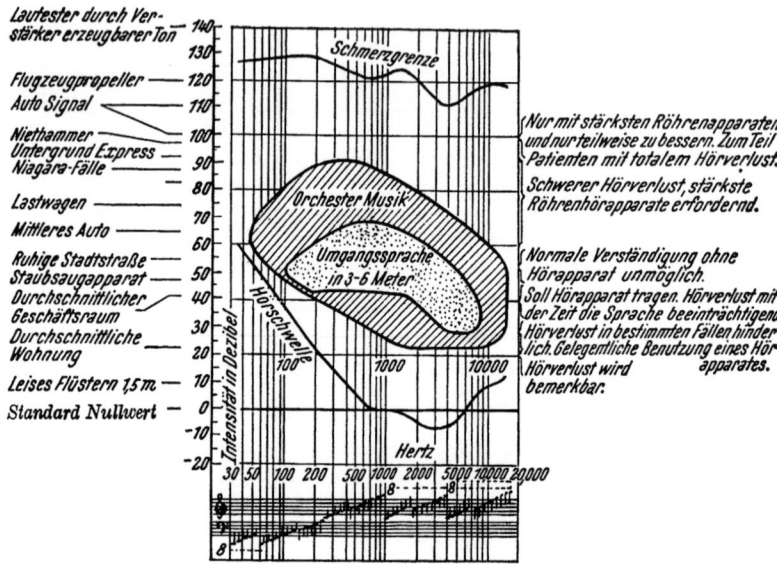

Abb. 35. Das menschliche Gehör in seiner Beziehung zur akustischen Umwelt (nach WATSON, Maico Co.).

Schallbilder der Sprache, die sich zudem mit großer Geschwindigkeit ändern, von Wichtigkeit.

Überschwellige Töne beeinflussen sich gegenseitig, indem der eine den anderen verdeckt, „maskiert", sofern die Frequenzen nahe genug beieinander liegen. Die *Maskierung* erstreckt sich hauptsächlich auf höhere Töne als der verdeckende Ton selbst. Nähern sich die Frequenzen immer mehr, so treten Schwebungen auf, welche der Differenz der beiden Frequenzen entsprechen, und die im Gegensatz zur Maskierung eine Art Summation darstellen.

Es besteht ein teilweise einohriges, teilweise beidohriges *Richtungshören*, das in bestimmten Richtungen sehr fein ausgebildet ist und den Menschen zusammen mit der ebenfalls möglichen Schätzung der Entfernung über den Standort einer Schallquelle genau aufklärt. Das binaurale Richtungshören geht auf Phasen- und Intensitätsdifferenzen zurück, welche je nach der Stellung der Schallquelle auf den beiden Ohren auftreten.

Das Ohr kann sich innerhalb gewisser Grenzen durch unwillkürliche *Regulationsvorgänge* in seiner Empfindlichkeit dem akustischen Milieu anpassen, d. h. es ist im Lärm weniger empfindlich als in der Stille. Zum Teil wirken sich diese Mechanismen als eigentliche *Schutzeinrichtungen* aus, welche es vor zu starker Erregung bei außerordentlich lauten Schalleinwirkungen bewahren. Daran ist sowohl der Schalleitungsapparat [Schwingungsart der Steigbügelfußplatte

(v. Békésy) Binnenohrmuskeln], wie der nervöse Apparat (Adaptation, Ermüdung) beteiligt. Eine willkürliche Ausschaltung des Ohres, wie das durch Lidschluß beim Auge erfolgt, ist beim Ohr nicht möglich. Das Ohr ist daher den akustischen Wirkungen der Umwelt dauernd und auch nachts im Schlaf ausgesetzt. Unter natürlichen Bedingungen kann dies zweifellos zur Warnung vor Gefahr dort, wo das Auge versagt, von großem Vorteil sein, bei dem Dauerlärm unseres mechanisierten Zeitalters dagegen ist es ein Schaden nicht nur für das Ohr selbst, sondern auch in psychischer Hinsicht. Unter starkem Dauerlärm zeigt das Ohr zunächst reversible *Ermüdungserscheinungen*, die schließlich in eine irreparable Schädigung übergehen. Diese Schäden haben die intensive *Lärmbekämpfung* in den großen Städten, die Bekämpfung von Arbeitsgeräuschen in Industriebetrieben und den individuellen Hörschutz zur Notwendigkeit gemacht.

3. Die funktionellen Vorgänge im akustischen Apparat

Der akustische Apparat besteht funktionell aus dem *mechanischen Apparat oder Schalleitungsapparat* und dem *nervösen Apparat oder sogenannten Schallempfindungsapparat*. Deren Zusammenwirken ergibt die hohen Leistungen des Gehörorgans. Der Schalleitungsapparat leitet die Schallwellen in mechanischer Form bis zur peripheren Sinnesendstelle im Cortischen Organ, dort löst die mechanische Energie eine Erregung der Hörzellen aus, die sich als Nervenerregung durch die Bahnen und Zentren des nervösen Apparates bis zu den Hörfeldern fortpflanzt, wo sie zur Schallempfindung führt.

a) Der mechanische akustische Apparat des Ohres (Schalleitungsapparat)

Die Schallzuleitung zu den Sinnesendstellen des Cortischen Organes erfolgt normalerweise über die *Luftleitung*, an welchen die Ohrmuschel, der äußere Gehörgang, das Trommelfell, das Mittelohr (Gehörknöchelchenkette mit dem ovalen Fenster, pneumatische Hohlräume, Binnenohrmuskeln, rundes Fenster) sowie der größere Teil des Innenohres mit dem Labyrinthwasser, der Basilarmembran und der mechanische Teil des Cortischen Organs bis zu den Hörzellen teilnehmen.

Dieses kombinierte Schwingungssystem stellt den nach physikalischen Gesetzen arbeitenden mechanischen Apparat oder Schalleitungsapparat dar, welcher durch die Schallwellen in „erzwungene" Schwingungen versetzt wird und diese auf die Sinneszellen überträgt. Dabei werden die Luftschwingungen in geeigneter Weise in die Flüssigkeitsschwingungen des inneren Ohres umgewandelt. Nach den Gesetzen der allgemeinen Schwingungslehre sind dabei die *elastische rücktreibende Kraft* des Schwingungssystems, die *bewegte Masse* und die *Reibung der bewegten Teile* bzw. deren Dämpfung maßgebend.

Dieser physiologischen Schallzuleitung über die Luftleitung steht die *Knochenleitung* gegenüber, bei der die Schallwellen den knöchernen Schädel in Mitschwingung versetzen, dessen Schwingungen entweder auf direktem (ossalem) oder auf indirektem Weg unter Vermittlung des Schalleitungsapparates (osteo-tympanaler Weg) bis zum Cortischen Organ gelangen. Unter normalen Umständen spielt allerdings die Knochenleitung keine Rolle, weil die Luftwellen den Schädel nur in minimalem Grad zur Mitschwingung bringen. Über die Bedeutung der Knochenleitung für die Hörprüfung und für die Hörhilfen s. S. 78.

Die Gegenüberstellung von Mittelohrschwerhörigkeit und Innenohrschwerhörigkeit (S. 77) hat fälschlicherweise dazu geführt, in der klinischen Nomenklatur nur das äußere und mittlere Ohr zum Schalleitungsapparat zu rechnen, das ganze Innenohr und die zentralen Hörbahnen jedoch zum Schallempfindungsapparat. Diese Einteilung stimmt mit den tatsächlichen Verhältnissen nicht überein, denn der Schalleitungsapparat greift bis zum Cortischen Organ in das Innenohr über.

Die *Ohrmuschel* kann als eine Art Schalltrichter aufgefaßt werden, der die Schallwellen im Sinne eines Abfließens in den Gehörgang „reflektiert". Interessanterweise werden trotz der unregelmäßigen Oberfläche der Ohrmuschel 99,25% der Schallwellen zurückgeworfen, während eine glatte Holzwand nur 90 bis 95% reflektiert, den Rest aber verschluckt (v. Békésy). Die Ohrmuschel scheint im Richtungshören eine gewisse Rolle zu spielen, ist aber beim Menschen im ganzen gegenüber dem eigentlichen Lauscher vieler Tiere verkümmert. Ihr Fehlen setzt die Hörfähigkeit praktisch nicht herab.

Der *äußere Gehörgang* ist das Schallzuleitungsrohr und hat eine seiner Länge und Weite entsprechende Resonanz, welche die mittleren Frequenzen nach v. Békésy ganz erheblich verstärkt. Bei 2500 Hz steigt der Schalldruck etwa um das Fünffache. Der Gewinn an Lautstärke ist aber verhältnismäßig gering, so daß die Auffüllung des Gehörganges mit Cerumen praktisch das Gehör, namentlich das Sprachgehör, nicht beeinträchtigt. Wird die Öffnung neben dem Cerumen sehr klein, so bildet die dadurch hervorgerufene Verengerung der Gehörgangsweite einen Tiefpaßfilter, der besonders die hohen Frequenzen abdämpft (Lüscher), aber erst beim vollständigen Verschluß tritt eine praktisch bemerkbare, dann allerdings hochgradige Schwerhörigkeit ein.

Der *Mittelohrapparat*, d. h. Trommelfell, Gehörknöchelchen (Hammer, Amboß und Steigbügel) sowie der schalleitende Teil des anschließenden Innenohres sind ein kompliziertes Schwingungssystem, das die Luftschwingungen der Schallwellen in vorzüglicher Weise aufnimmt, zum inneren Ohr weiterleitet und dort Flüssigkeitsschwingungen hervorruft. Die Gehörknöchelchenkette bildet ein einarmiges Hebelsystem, welches annähernd um eine durch das vordere und hintere Trommelfellband (Achsenband) gegebene Achse schwingt. Bewegt sich das Trommelfell mit dem Hammergriff nach einwärts, so wird die Steigbügelfußplatte nach einwärts, also labyrinthwärts, gedrückt. Ein starkes unteres hinteres Band bewirkt eine Drehbewegung der Steigbügelfußplatte um einen unteren hinteren Fixpunkt.

Bei großen Schallintensitäten ändert sich die Schwingungsart der Fußplatte und wird unwirksam (v. Békésy) im Sinne einer Schutzwirkung für das Innenohr.

Der Schalleitungsapparat des Mittelohres bewirkt eine Transformation der Schwingungsenergie und damit eine möglichst verlustfreie Umsetzung der Luftschwingungen im äußeren Gehörgang in Flüssigkeitsschwingungen des Labyrinthwassers. Es findet vor allem eine *Drucktransformation* statt, die sich aus dem Größenunterschied zwischen Trommelfell (90 qmm) und Steigbügelfußplatte (3,2 qmm) ergibt und eine Steigerung des Druckes um das zirka Zwanzigfache zur Folge hat. Zudem verfügt das einarmige Hebelsystem über eine Hebelwirkung von 2 zu 1, wodurch eine *Amplitudentransformation* mit einer Verkleinerung der Amplitude auf die Hälfte und einer entsprechenden Steigerung des Druckes auf das Doppelte eintritt. Die Eigenfrequenz dieses Schwingungssystems liegt bei ungefähr 1000 Hz, wobei am Trommelfell eine noch periodische, aber stark gedämpfte Schwingung nachweisbar ist (O. Frank) (Abb. 36), während die Basilarmembran wahrscheinlich aperiodisch schwingt. Die akustische *Impedanz*, d. h. der Widerstand, den das Schwingungssystem einer ankommenden Schallwelle entgegensetzt, ist bei den mittleren Frequenzen sehr gering. Er kommt bei 800 Hz demjenigen der Luft beinahe gleich, die Schallwelle fließt daher praktisch ohne Energieverlust aus der Luft über den Schalleitungsapparat nach dem Innenohr weiter (Geffken, Tröger u. a.). In wunderbarer Weise werden dabei die ideal elastischen Eigenschaften des Luftpolsters der Paukenhöhle hinter dem Trommelfell ausgenutzt, um eine verzerrungsfreie lineare Schwingungsübertragung zu erhalten, was bei dem sonst komplizierten System kaum möglich wäre (v. Békésy). Das Trommelfell selbst ist keine straff gespannte Membran, sondern sehr schallweich, d. h. geringsten Druckschwankungen nachgebend.

Das runde Fenster bildet den elastischen Abschluß der Scala tympani und normalerweise die Ausweichstelle für die vom ovalen Fenster auf die Scala vestibuli übertragenen Schwingungen. Inwieweit es auch unter Umgehung der Schalleitungskette als Schallzuleitung in Betracht kommt, ist fraglich. Es ist auffällig, daß die Hörfähigkeit durch bestimmte grobanatomische krankhafte Veränderungen des Schalleitungsapparates, wie große Trommelfellöcher und Zerstörungen der Gehörknöchelchenkette oft nur wenig beeinträchtigt wird. Eine Taubheit kann durch Erkrankungen des äußeren Ohres und mittleren Ohres überhaupt nicht eintreten, sondern setzt mit Ausnahme des Verschlusses beider Labyrinthfenster stets eine solche des Innenohres oder des N. cochleae voraus.

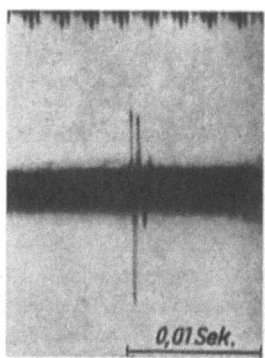

Abb. 36. Zupfschwingungen (Eigenschwingungen) des normalen menschlichen Trommelfelles beim Lebenden (v. Békésy).

Die physiologische Bedeutung der *Binnenohrmuskeln* (M. tensor tympani und M. stapedius) beim Menschen ist noch nicht in jeder Hinsicht geklärt. Im Tierversuch läßt sich nachweisen, was durch Selbstbeobachtung am Menschen bestätigt wird, daß die Kontraktion der Binnenohrmuskeln eine wesentliche Reduktion der Schwingungsfähigkeit der Schalleitungskette mit sich bringt, indem sie als anatomische Antagonisten, aber funktionelle Synergisten die Schalleitungskette fixieren. Dabei zieht der M. tensor tympani die Schalleitungskette nach innen, der M. stapedius nach außen. Dadurch tritt ein Hörverlust für die tiefen Frequenzen bis etwa 1000 Hz ein. Unter normalen Umständen erfolgt die Kontraktion reflektorisch, teils auf taktile Reize im Ohrgebiet, teils auf Schallreize. Beim Menschen lassen sich mit dem Ohrmikroskop regelmäßige akustisch-kochleare konsensorielle reflektorische Kontraktionen des M. stapedius feststellen, sofern ein Loch im Trommelfell es ermöglicht, die Sehne des M. stapedius zu beobachten (Lüscher). Der Reflex setzt als bedingter Reflex bereits bei Erwartung eines starken Schallreizes ein, hält aber auch bei andauerndem Tonreiz nur etwa 1 Minute an. Eigentümlicherweise können beim Menschen, im Gegensatz zu den meisten Versuchstieren, keine regelmäßig eintretenden akustischen Reflexe des M. tensor tympani, dessen willkürliche Kontraktion an der Einwärtsbewegung des Trommelfelles mit dem Ohrmikroskop sehr gut sichtbar ist, nachgewiesen werden, so daß dessen Funktion beim Menschen vorläufig noch nicht klar erscheint (Waar, Lüscher). Beide Muskeln sind aber wohl an der Regulierung der Spannung und des Gleichgewichtes der Gehörknöchelchenkette beteiligt (Kato, Lüscher, Kobrak u. a.) und gehören zu den Regulations- und Schutzeinrichtungen des Ohres zum mindesten gegenüber den großen Amplituden tiefer Töne. Die Reflexe sind mit dem Pupillenreflex des Auges vergleichbar, die sich allerdings entsprechend der glatten Muskulatur viel langsamer vollziehen.

Übrigens kommt ein Gelenkapparat ohne antagonistische Muskulatur nirgends im Körper vor. Nur die Muskelfaser hält eine dauernde Zugbeanspruchung aus, ohne mit der Zeit ausgezogen zu werden, wie das für den bindegewebigen Bandapparat der Fall ist. Die beiden Binnenohrmuskeln bilden einen Schutz für die verschiedenen Bänder.

Voraussetzung für die normale *Gleichgewichtslage* und Schwingungsfähigkeit des Trommelfelles und der Gehörknöchelchenkette ist eine *Druckgleichheit im äußeren Gehörgang und in der Paukenhöhle*. Entsteht eine Druckdifferenz zwischen innen und außen, so wird das Trommelfell entweder nach außen oder nach innen gezogen und damit samt den Gehörknöchelchen in eine weniger schwingungsfähige Stellung gebracht, die eine Schwerhörigkeit zur Folge hat. Für den steten Druckausgleich zwischen dem Atmosphärendruck und dem Druck in der Paukenhöhle sorgt die *regelmäßige unwillkürliche Öffnung der Ohrtrompete*, vor allem beim Schlucken und Unterkieferbewegungen, wobei Luft in die Paukenhöhle ein- oder ausströmt. Durch die raschen An- und Abstiege im Flugzeug hat diese normale Funktion der Ohrtrompete eine größere Bedeutung erlangt. Öffnet sich die Ohrtrompete bei *schnellem Abstieg* nicht in kurzen Intervallen, dann kommt es durch die rasche Zunahme des Luftdruckes an der Tubenmündung im Rachen zu einem *Ventilverschluß*, der die Tube fest verschließt, woraus sich schwere Schädigungen des Mittelohres ergeben. Beim *raschen Aufstieg* tritt diese Wirkung *nicht ein*, da die Luft stets aus der Paukenhöhle ausströmen kann. Bei pathologischen Schwellungszuständen der Paukenhöhlenschleimhaut kann ein dauernder Verschluß der Tube mit Luftresorption in der Paukenhöhle und entsprechender Schwerhörigkeit entstehen.

Durch die Schwingungen der *Steigbügelfußplatte* wird das *Labyrinthwasser im Perilymphraum* in Mitschwingung versetzt, die in der Schnecke auch die *elastische Basilarmembran* mit dem *Cortischen Organ* erfaßt. Es handelt sich um Flüssigkeitsverschiebungen, die zwischen ovalem und rundem Fenster hin- und herpendeln und das *runde Fenster* als *Ausweichstelle* benötigen. Bei langsamen Flüssigkeitsverschiebungen strömt die Perilymphe von der Scala vestibuli durch das Helicotrema der Schneckenspitze in die Scala tympani, ohne daß die Basilarmembran in Bewegung gerät, bei den raschen Stößen der hörbaren Frequenzen ist der Trägheitswiderstand der Flüssigkeitsmasse in der Perilymphe für diesen Umweg viel zu groß, die Membrana basilaris wird daher ausgebuchtet und überträgt die Schwingung direkt von der Scala vestibuli auf die Scala tympani, wodurch auch das Cortische Organ zur Mitschwingung gebracht wird. Nach einer ganzen Reihe von Tatsachen darf als feststehend betrachtet werden, daß dabei den einzelnen Tonhöhen bzw. Frequenzen bestimmte Bezirke der Basilarmembran zugeordnet sind, die in besonders starke Erschütterung geraten. In diesem Sinne sprechen die tierexperimentellen Feststellungen bei Schallschädigungsversuchen (HÖSSLI, v. EICKEN, WITTMAACK u. a.), nach welchen sich die Schallschädigung im Cortischen Organ je nach der Tonhöhe nur an einer bestimmten Stelle äußert. Damit im Einklang stehen die Erfahrungen am Menschen bei Tonlücken und Toninseln (BEZOLD) und den pathologisch-anatomischen Befunden bei funktionell genau untersuchten Schwerhörigkeiten verschiedener Art (SIEBENMANN, SCHLITTLER, OPPIKOFER, NAGER, HABERMANN, GUILD). Ebenso beschränkt sich die Wirkung eines Ermüdungstones vorwiegend auf die entsprechende Tonhöhe. Alle Beobachtungen deuten darauf hin, daß die *tiefen Töne in der Schneckenspitze*, die *hohen Töne in der Schneckenbasis* zu lokalisieren sind. In welcher Weise die Mitschwingung des Labyrinthwassers im einzelnen erfolgt und weshalb bei verschieden frequenten Schwingungen nur bestimmte Stellen der Basilarmembran hauptsächlich mitschwingen, haben die verschiedenen „Hörtheorien" erst in letzter Zeit erklären können.

Nach der alten *Hensen-Helmholtzschen Resonanzhypothese* ist die Basilarmembran mit ihrer von der Schneckenbasis zur Schneckenspitze stark zunehmenden Faserlänge als ein System von Saiten aufzufassen, die bei bestimmten Frequenzen in Resonanz mitschwingen. Die langen Fasern der Schneckenspitze wären auf die tiefen, die kurzen Fasern der Schneckenbasis auf die hohen Töne abgestimmt. Neuere Anschauungen halten diese *Einortshypothese* aufrecht (GILDEMEISTER), jedoch kann von einer unabhängigen Schwingungsfähigkeit der einzelnen Fasern der Basilarmembran nicht die Rede sein. Auch die Annahme von EWALD einer Mitschwingung der gesamten Basilarmembran in bestimmten Schallbildern oder von stehenden Wellen (KOCH und GILDEMEISTER) ist nicht wahrscheinlich. Dagegen konnte v. BÉKÉSY im Modellversuch zeigen, daß *Wanderwellen mit einem Maximum* an einer bestimmten Stelle und streng umgrenzten wirbelartigen Strömungen, deren Ort sich mit der Frequenz verschiebt, auftreten. Wird die *Schnecke als hydrodynamisches System* aufgefaßt, so lassen sich an Hand der anatomischen Masse und den Ergebnissen von v. BÉKÉSY die Schwingungen der Basilarmembran berechnen (RANKE, REBOUL, ZWISLOCKI). Es ergibt sich dabei, daß die Nachgiebigkeit der Basilarmembran einerseits und die Reibung andererseits zur Ausbildung von bestimmten *Schwingungsmaxima* je nach der Frequenz führt, und zwar *ohne Resonanz* (ZWISLOCKI). Diese neueste Theorie steht mit der aperiodischen Dämpfung der Basilarmembran in Einklang, während alle Resonanztheorien damit in Widerspruch gerieten. Die beschriebene Klanganalyse der Hörempfindung findet demnach schon in der Schnecke als mechanische Frequenzanalyse statt, wird allerdings durch den nervösen Apparat noch wesentlich verfeinert.

Auf welche Weise die oben beschriebenen Schwingungen der Basilarmembran und des Cortischen Organs die Hörzellen erregen und wie die Umwandlung der mechanisch-akustischen Energie in Nervenerregung erreicht wird, ist noch nicht geklärt, wahrscheinlich aber handelt es sich primär um *Abbiegung der Hörhaare* der Sinneszellen durch Druck und Zug bzw. Scherung an der zwischen Basilarmembran und Dachmembran eingesetzten Sinnesendstelle. Die Verbiegung der Hörhaare reizt ihrerseits die Sinneszellen. Damit beginnt der nervöse Apparat.

b) Der nervöse akustische Apparat des Ohres

Der nervöse Apparat, auch als Schallempfindungsapparat bezeichnet, umfaßt die Sinneszellen des Cortischen Organs (tonspezifische Rezeptoren), den Hörnerven, die zentralen Hörbahnen mit ihren Zentren und die Hörrinde.

Die Bezeichnung des ganzen nervösen Apparates des Ohres als *Schallempfindungsapparat* ist unrichtig. Die Sinnesphysiologie unterscheidet die *Rezeption*, d. h. die Aufnahme des Sinnenreizes im peripheren Sinnesorgan, die *Leitung der Nervenerregung* in den nervösen Bahnen, die *Perzeption*, d. h. die einfache bewußte Sinnesempfindung, und die *Apperzeption*, d. h. die Auffassung und Beurteilung der Sinnesempfindung (STUMPF). Die letzteren beiden Vorgänge vollziehen sich in der Hirnrinde und ihren Verbindungen. Die Schallempfindung ist deshalb eine Leistung der Hirnrinde, und das periphere Gehörorgan gehört nicht zum Schallempfindungsapparat, der sich auf die kortikalen Zentren und ihre Verbindungen beschränkt.

Der *nervöse Apparat ergänzt* in verschiedener Hinsicht die *Leistungen des Schalleitungsapparates*. So wird namentlich die mechanische *Klanganalyse* in der Schnecke durch nervöse Vorgänge ganz wesentlich verfeinert, und zwar nicht nur durch zentrale Kontrasterscheinungen, sondern offenbar bereits in hohem Maße peripher in den Sinneszellen, jedenfalls aber subkortikal, wie die Frequenzanalyse beim Stapediusreflex zeigt (LÜSCHER). An den *Regulationsvorgängen* des Ohres beteiligt sich der nervöse Apparat durch eine Dauereinstellung des Gehörorgans auf eine bestimmte Empfindlichkeit, je nach dem äußeren Lärm. Es handelt sich um *Adaptationsvorgänge* entweder der Sinneszellen oder des Hörnerven, die in ihrer biologischen Bedeutung der Hell-Dunkeladaptation des Auges gleichzustellen sind (LÜSCHER). Die Natur dieser Prozesse ist noch ganz unbekannt. Auch die *Ermüdung* bei längerer Einwirkung eines starken Schalles vollzieht sich im nervösen Apparat, ebenso wie dieser gegen akustische Schädigungen am empfindlichsten ist.

Die Schwingungen des Cortischen Organs gehen mit *elektrischen Erscheinungen* einher. Wie WEVER und BRAY als erste gezeigt haben, erzeugt die Zuleitung eines Tones zur Schnecke elektrische Spannungsdifferenzen, deren Frequenz bis 16 000 Hz derjenigen des zugeleiteten Tones entsprechen. Dieser *Mikrophoneffekt der Schnecke* erlaubt es, die Sprache zu übertragen. Mit dem Absterben des Cortischen Organs erlischt der Mikrophoneffekt, aber erst, wenn die Zirkulation aufhört. Wahrscheinlich ist er einem *Piezoeffekt der Sinneszellen* zuzuschreiben, jedoch ist es fraglich, ob er ein Glied in der Kette der für das Hören notwendigen Vorgänge darstellt oder nur als Nebeneffekt entsteht. Jedenfalls aber ist er ein Abbild der mechanischen Vorgänge in der Schnecke.

Die Erregung der Sinneszellen ruft *Aktionsströme* bzw. *Aktionspotentiale im Hörnerven* hervor, die als Wanderwellen zur Hörrinde fortschreiten. Für sie, ebenso wie für die Erregungsvorgänge gelten die allgemeinen Gesetze der Nervenphysiologie. Bis maximal 1000 Hz können die Frequenzen im Hörnerven denjenigen des zugeleiteten Tones folgen, bei höheren Frequenzen nur noch einem Bruchteil der Wellen. Die *refraktäre Periode* ist bis zum hinteren Vierhügel sehr kurz und beträgt nur 1 Millisekunde. Auch von der Hörrinde lassen sich noch synchronisierte Impulse bis 100 Hz ableiten.

Die Schallempfindung als solche ist ein *sinnesphysiologischer bzw. sinnespsychologischer Vorgang* wie jede andere Sinnesempfindung auch. Es ist an ihr die *einfache Sinnesempfindung* (Perzeption), von der *Erkennung und Einordnung der Sinnesempfindung* (Apperzeption) zu unterscheiden. Beides vollzieht sich in den Zentren der Hirnrinde und ihren Verbindungen.

Im einzelnen sind noch viele Fragen der Mittelohr- und Innenohrmechanik, der Schalleitung, des nervösen Apparates und der Schallempfindung ungelöst, aber durch neuere Untersuchungen mit den gewaltig vorgeschrittenen elektroakustischen Methoden wieder aufgenommen und teilweise geklärt worden. Ein Eingehen auf ältere Ansichten erscheint mir überholt, eine abschließende Darstellung der physiologischen Akustik auf Grund dieser neuen Untersuchungen ist anderseits zur Zeit noch nicht möglich.

B. Statischer Apparat
(Gleichgewichtsapparat)

Das periphere Rezeptionsorgan des statischen Apparates oder *Vestibularapparates* sind die Sinnesendstellen des Vorhofbogengangapparates (Bogengänge, Sacculus und Utriculus) des inneren Ohres, während die Schnecke keine derartigen Funktionen hat. In neuerer Zeit wird die Beteiligung des Sacculus in Frage gestellt. Die zentralen Bahnen und Verbindungen mit dem Kleinhirn, den Augenmuskelkernen und mit dem Rückenmark bilden die anatomische Grundlage der Einschaltung des Vestibularapparates in den *Bewegungsapparat* des Körpers, den zentralen Vestibularapparat bzw. Gleichgewichtsapparat.

Der *statische Apparat* ist an der *Erhaltung des Körpergleichgewichtes in Ruhe und Bewegung* beteiligt, stellt aber nur einen Teil dieses gesamten wichtigen Regulationsmechanismus dar. Neben ihm wirken im gleichen Sinne die *optischen Eindrücke*, die *Tastempfindungen der Haut*, die *propriozeptiven Reize der Muskulatur und der Gelenke* sowie *Druck und Zug an den Eingeweiden*. Aus der Gesamtheit dieser meist unbewußt arbeitenden Reizauffänger ergibt sich die bei der aufrechten Körperhaltung des Menschen, aber auch beim höheren Tier schwierig zu erreichende Wahrung des Gleichgewichtes in Ruhe und Bewegung, wobei die Reize als unbewußte Reflexe direkt zu entsprechenden regulierenden Körperbewegungen führen, den *Bewegungs-* und *Lagereflexen.* Daneben hat das Labyrinth ebenfalls Anteil an der subjektiven Empfindung der Drehung, der geradlinigen Beschleunigung und der Lage und ist in dieser Beziehung ein eigentliches Sinnesorgan. Es mag der Kompliziertheit des ganzen Regulationssystems zuzuschreiben sein, daß die Physiologie des statischen Apparates noch keineswegs geklärt ist. Sie baut sich hauptsächlich auf Tierversuchen auf (FLOURENS, MACH und KESSEL, BREUER, EWALD, MAGNUS und DE KLEYN, BENJAMINS, VERSTEEGH, WITTMAACK, STEINHAUSEN u. a.), die am Menschen teilweise an Erkrankungen des Labyrinthes, teilweise durch Reizversuche weiter verfolgt werden konnten (BÁRÁNY, DE KLEYN, WODAK und FISCHER, KOBRAK u. a.).

Der *adäquate Reiz* für die Erregung des statischen Apparates sind die *mechanischen Kräfte der Beschleunigung,* insbesondere der *Winkelbeschleunigung* bei Drehbewegungen, und die *Schwerkraft.* Gleichförmige, praktisch geradlinige

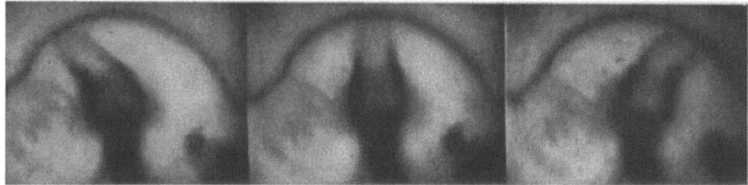

Abb. 37. Durchbiegung der Cupula der Crista ampullaris durch die Endolymphströmung am durchsichtigen Fischlabyrinth (nach STEINHAUSEN).

Bewegungen ohne Geschwindigkeitsänderungen werden nicht wahrgenommen (Erdbewegung, Fahren im Zug und Auto), da aus physikalischen Gründen keine erregenden Kräfte auftreten. Beschleunigungen müssen eine gewisse Größe erreichen, um die Erregungsschwelle zu überschreiten (Einschleichen des Reizes).

Das *Bogengangsystem* mit den Sinnesendstellen in den Ampullen wird durch die *Winkelbeschleunigung bei Drehbewegungen* in Erregung versetzt. Beim Andrehen bewirkt die Trägheitskraft in den halbkreisförmigen Kanälen eine rückläufige Endolymphbewegung, welche die in die Endolymphe aufragende *Cupula* der *Crista ampullaris* mit den „Sinneshaaren" durchbiegt und damit die Sinneszellen erregt. Diese bereits von MACH und BREUER aufgestellte Hypothese der Cupula-Erregung ist heute allgemein angenommen, insbesondere nachdem von STEINHAUSEN die Durchbiegung der Cupula am durchsichtigen Fischlabyrinth direkt nachgewiesen werden konnte (Abb. 37). Beim Aufhören der Drehung setzt sich die Bewegung der Endolymphe infolge der Trägheit gegenüber der Wand noch fort, wodurch eine entgegengesetzte Durchbiegung der Cupula und damit eine entgegengesetzte Erregung der Sinneszellen eintritt. Das Andrehen löst in dieser Weise das *Gefühl der Drehung* im Sinne der Drehung aus, beim Aufhören der Drehung entsteht das *Scheingefühl* einer *entgegengesetzten Drehung* (Drehschwindel). Gleichzeitig setzen eine Reihe von *unwillkürlichen Körperbewegungen* ein, an denen die Augen, der Rumpf und die Extremitäten teilnehmen. Beim Andrehen erfolgen sie entgegengesetzt der Drehrichtung, beim Aufhören der Drehung im Sinne der Drehung (Abb. 38). Besonders wichtig ist der an den Augen auftretende *Drehnystagmus* und der entgegengesetzte *Drehnachnystagmus.* Daß die Endolymphbewegung die Sinnesendstellen der Ampullen erregt und dadurch typische labyrinthäre Körperbewegungen auslöst, worunter hauptsächlich die Augenbewegungen wichtig sind, wurde bereits von EWALD im Tierexperiment direkt nachgewiesen (Ewaldscher Hammer). Es zeigte sich dabei, daß die ampullofugale Strömung einen Nystagmus in der Gegenrichtung, eine ampullopetale Strömung einen Nystagmus zur gleichen Seite hervorruft. Die *drei Bogengänge* liegen, wie im anatomischen Teil beschrieben wurde, annähernd in den *drei Ebenen eines rechtwinkligen Raumkoordinatensystems*, weshalb sie die Drehbewegungen in *sämtlichen möglichen Ebenen* aufnehmen können. Die beiden Labyrinthe sind im Schädel so zueinander gelagert, daß die Ebene des oberen Bogenganges der einen Seite mit der Ebene des hinteren Bogenganges der anderen Seite zusammenfällt (Abb. 39). Die Erregung eines jeden Bogenganges muß um so stärker ausfallen, je mehr sich seine Ebene der Ebene der Drehbewegung nähert. Ob die Cristae ampullares auch durch geradlinige Beschleunigungen in Erregung versetzt werden (MAGNUS, DE KLEYN u. a.) ist fraglich (HASEGAWA).

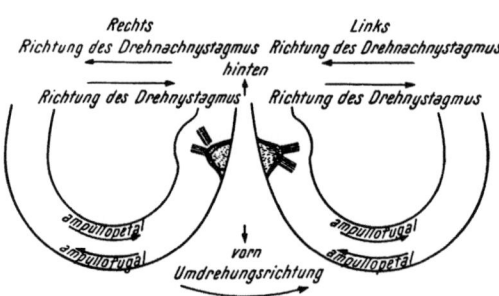

Rechts
Richtung des Drehnachnystagmus
hinten
Richtung des Drehnystagmus
ampullopetal
ampullofugal
vorn
Umdrehungsrichtung
Links
Richtung des Drehnachnystagmus
Richtung des Drehnystagmus
ampullofugal
ampullopetal

Abb. 38. Beziehungen zwischen Drehrichtung, Endolymphströmung und Richtung des Nystagmus (aus MARX).

Endolymphbewegungen lassen sich auch durch *teilweise Abkühlung bzw. Erwärmung* herbeiführen, zwei inadäquate Reizarten, die in der Untersuchungsmethodik große Bedeutung erlangt haben.

Je nach der *Lage des Kopfes im Raum* wirkt die *Schwerkraft* in bestimmter Richtung auf die zueinander ungefähr senkrecht stehenden *Maculae staticae im Utriculus und Sacculus*, so daß jeder Lage des Kopfes im Raum bzw. zur Schwerkraft eine bestimmte Erregung der Sinnesendstellen entspricht. Durch diese Erregung der Sinnesendstellen werden tonische Reflexe ausgelöst, welche den *Kopf im Raum* bzw. *zur Schwerkraft* orientieren und gegebenenfalls unwillkürlich in eine normale Lage bringen, was wiederum durch die *Stellreflexe* der Muskulatur eine bestimmte *Gesamtkörperhaltung* nach sich zieht. Diese Erkenntnisse wurden hauptsächlich durch Tierexperimente gewonnen (MAGNUS und DE KLEYN, QUIX), während für den Menschen gerade in dieser Hinsicht nur wenige gesicherte Tatsachen vorliegen. Als Angriffsort der Schwerkraft werden die *Otolithen* bzw. Statolithen der Macula utricula und Macula sacculi angesehen, die schwerer sind als die umgebende Flüssigkeit und deshalb durch ihre Schwerkraft in deren Richtung gezogen werden. Die gleiche Wirkung haben geradlinige Beschleunigungen. Auf diese Weise werden die Maculae staticae entweder einem Druck oder einem Zug bzw. einer Scheerung (V. DEN HOLST) ausgesetzt, der die Sinneszellen in Erregung versetzt. Nach VERSTEEGH und HUIZINGA kommen diese Reaktionen auch ohne Sacculus, aber nicht ohne Utriculus zustande.

Neben den beschriebenen Reaktionen, die von jedem einzelnen Labyrinth ausgehen, ist für die menschliche Pathologie und zum Teil auch für die klinischen Untersuchungsmethoden die *funktionelle Koppelung der beiden Labyrinthe* wichtig, welche für die Erscheinungen beim Ausfall oder der Reizung der Labyrinthe bzw. des zentralen Vestibularapparates verantwortlich sind. Es zeigt sich sowohl im Tierversuch, wie bei krankhaften und experimentellen Störungen der menschlichen Labyrinthfunktion, daß sich die *beiden Labyrinthe* durch ständigen Reizzufluß aus der Peripherie in einem *dauernden Erregungszustand* befinden, der als *normaler Labyrinthtonus* durch den zentralen Vestibularapparat auf die *gesamte Muskulatur* einwirkt. Die vor allem wichtige Einschaltung der Augenmuskulatur führt bei Störungen zum Nystagmus. Die *beiden Labyrinthe halten sich normalerweise im Gleichgewicht*, wodurch der Tonus der gesamten Muskulatur geregelt wird und die antagonistischen Muskelgruppen einander die Waage halten. Es entscheiden z. B. die horizontalen Bogengänge bei normaler Körperhaltung über die Rechts-Linksbewegung. Fällt ein Labyrinth aus, so überwiegt der

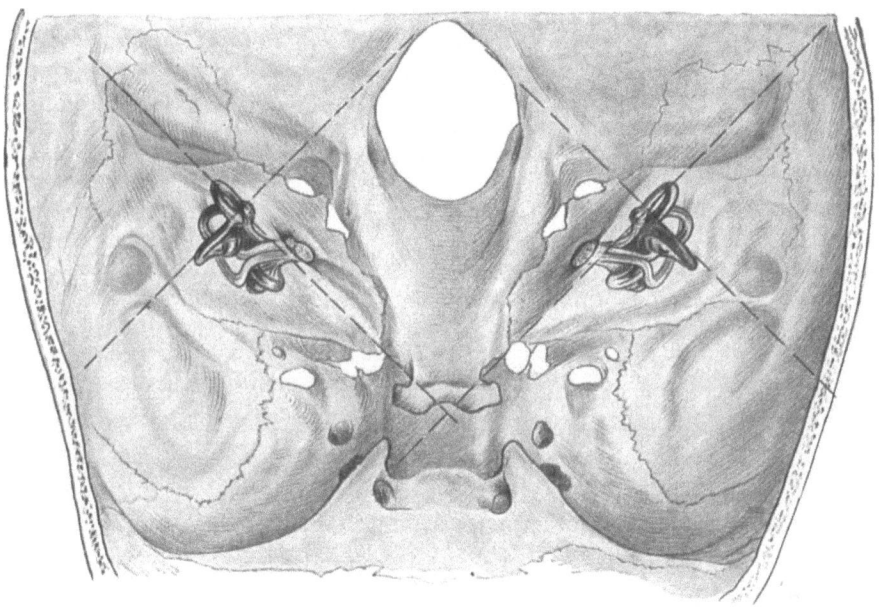

Abb. 39. Lage der Labyrinthe im Schädel. Bogengangsebenen in den drei Ebenen eines rechtwinkligen Raumkoordinatensystems mit ihrer gegenseitigen Zuordnung.

Tonus des anderen, umgekehrt gewinnt das gereizte Labyrinth die Oberhand über das ungereizte.

Aus diesem Grunde hat der *einseitige Ausfall der Labyrinthfunktion* oder dessen stärkere Erregung sehr *heftige Dekompensationserscheinungen* zur Folge, die sich *subjektiv* als Schwindel, Vasomotorenstörungen und Vagusreizungen (Übelkeit und Erbrechen), *objektiv* als unbewußte Körperbewegungen mit Gleichgewichtsstörungen, Nystagmus und Vorbeizeigen geltend machen, welche im Kapitel über Vestibularisprüfung näher beschrieben sind.

Bei einer *beiderseitigen Labyrinthlähmung*, z. B. bei Streptomyzinschäden, dagegen fehlt der Tonusunterschied und die Gleichgewichtsstörungen bleiben verhältnismäßig gering, weil die übrigen Regulationsmechanismen, vor allem die optische Kontrolle, die Regulation des Gleichgewichtes nach kurzer Zeit fast ganz übernehmen können.

Die Verhältnisse liegen allerdings im einzelnen wesentlich komplizierter, da der ganze übrige Regulationsmechanismus des Gleichgewichtes ebenfalls am Tonus der Muskulatur beteiligt ist. Dieser Grund erschwert auch die Deutung der experimentellen Reizprüfungen und der Spontansymptome beim Menschen ganz erheblich.

III. Untersuchungsmethoden des Ohres

Neben der Ohruntersuchung ist mit wenigen Ausnahmen einer rein örtlichen Erkrankung (Ohrschmalzpfropf, Fremdkörper, Verletzungen usw.) grundsätzlich auch die *Untersuchung der oberen Luft- und Speisewege*, hauptsächlich der Nase und des Nasenrachens, erforderlich. Nicht selten ist die *Ursache einer Ohrerkrankung in der Nachbarschaft* zu suchen (akute und chronische Rhinitiden, Sinusitiden, Tonsillitiden, spezifisch entzündliche Prozesse usw.). Rezidivierende Otitiden beim Kind dürfen nicht wiederholt behandelt werden ohne Berücksichtigung und Beseitigung einer vergrößerten Rachenmandel. Des weiteren machen sich auch öfters *Auswirkungen der Ohrkrankheit in der Nachbarschaft* geltend, besonders im Schädelinnern, weshalb der neurologische Status in allen Verdachtsfällen bei intrakraniellen Erscheinungen aufzunehmen ist (Kernigsche Flexionskontraktur, Nackenstarre, Augenhintergrund, allgemeine und lokale Hirnsymptome, Lumbalpunktion und Subokzipitalstich). Auch eine *Allgemeinuntersuchung* [Lunge, Herz, Blutdruck, Blutbefund (Wassermann), Urin, Liquor usw.], die bei nicht entzündlicher Ohrerkrankung fälschlicherweise zu häufig unterlassen wird, ist in manchen Fällen notwendig. Anderenfalls können die Ursache und die Zusammenhänge mancher Erkrankung übersehen werden. Innenohrschwerhörigkeit, Ohrgeräusche und Schwindel gehen mitunter auf Allgemeinstörungen zurück (Lues, Stoffwechsel- und Zirkulationsstörungen) oder sind Berufsschädigungen. Die *Blutsenkungsgeschwindigkeit* nach WESTERGREEN erlaubt die Beurteilung der Entzündungsstärke und ist unter anderem bei der heimtückischen sogenannten „latenten" Mastoiditis von Bedeutung. Bei einer *Sepsis* wird die *Blutkultur* nötig, *Biopsien* bei Geschwülsten und Geschwüren. Für die Behandlung entzündlicher Erkrankungen, insbesondere akuter Entzündungen, ist die bakteriologische Untersuchung unerläßlich, da eine folgerichtige Chemotherapie mit Sulfonamiden und Antibiotica die Kenntnis der Erreger voraussetzt.

A. Aufnahme der Anamnese

Die Anamnese umfaßt die *Befragung* nach den *Beschwerden* der bestehenden Erkrankung und die *eigentliche Vorgeschichte*.

Eine sorgfältige Anamnese, deren Aufnahme gelernt sein will, erleichtert die Untersuchung und Diagnosestellung wesentlich, zumal viele Krankheiten eine kennzeichnende Vorgeschichte aufweisen. Da der Patient in der Regel nur das erzählt, was ihm wichtig erscheint und dabei oft völlig regellos verfährt, ist eine systematische und zielbewußte Befragung notwendig, die allerdings *ohne Beeinflussung des Patienten* zu erfolgen hat. Es ist zweckmäßig und zeitsparend, sich an eine bestimmte Reihenfolge der Aufnahme zu halten. Nach Feststellung der Personalien (Name, Alter und Beruf): 1. lokale und allgemeine Beschwerden, deren Sitz und Art; 2. Vorgeschichte der Erkrankung, a) Beginn, Dauer, Ursache und vorgängige Behandlung der Erkrankung, b) frühere Ohr- und Allgemeinerkrankungen, c) Familienanamnese (erbliche Belastung).

1. Lokale und allgemeine Beschwerden

Unter den *lokalen Beschwerden* stehen je nach der Ohrerkrankung eines oder mehrere der drei Symptome, *Ohrschmerzen, Ohrfluß* oder *Schwerhörigkeit* im Vordergrund. Seltener klagen die Patienten über vorwiegendes *Ohrensausen* oder *Schwindelgefühle* (Drehschwindel). *Lähmungen* von ohrnahen *Hirnnerven* sind eine Ausnahme.

Hinsichtlich der *allgemeinen Beschwerden* ist vor allem nach Krankheitsgefühl, Kopfschmerzen, Fieber (in Graden!), Schüttelfrost, Übelkeit und Erbrechen zu fragen.

Ohrschmerzen sind meistens die Folge akut entzündlicher Ohrerkrankungen und können mit oder ohne Ohrfluß auftreten. In relativ wenigen Fällen entstehen die Schmerzen in der Ohrumgebung oder strahlen von weiter entfernten Erkrankungen (Zähne, Tonsillen, Kehlkopf, Halsdrüsen usw.) auf dem Nervenweg in das Ohr aus. Trotzdem können die Ohrschmerzen, die nicht durch Ohrerkrankungen verursacht werden, sehr stark sein, sie gehen aber nie mit einem Ohrausfluß einher. Vom Patienten werden sie unter Umständen mit solcher Bestimmtheit im Ohr selbst verspürt, daß dieser von einer Ohrerkrankung fest überzeugt ist (s. Ohrschmerzen ohne Ohrerkrankung, S. 380).

Druck-, Völle- und Spannungsgefühl im Ohr mit gelegentlichem leichterem und stärkerem Stechen und Bohren sind die Zeichen einer beginnenden oder leichteren akuten Mittelohrentzündung und kommen beim Tubenverschluß, beim Tubenmittelohrkatarrh, sowie im Verlauf von chronischen Mittelohreiterungen, auch mit Cholesteatom, vor.

Heftige Ohrschmerzen bis zu unerträglicher Stärke kennzeichnen die schwereren akuten Entzündungen des äußeren und mittleren Ohres. Ihr Sitz „weit außen" im Ohr mit Ausstrahlung in die Umgebung läßt auf einen Ohrfurunkel oder eine diffuse Gehörgangsentzündung schließen. Der Schmerz nimmt mit dem Reiferwerden des Furunkels zu. Jede Berührung der Ohrmuschel sowie das Kauen ist schmerzhaft. Der Kranke vermeidet das Liegen auf diesem Ohr. „Tief im Ohr" pulsierende und klopfende Schmerzen sind für die akute Mittelohrentzündung mit oder ohne Mastoiditis charakteristisch. Die Schmerzen setzen gewöhnlich mit voller Stärke ein und strahlen mehr oder weniger über die ganze betroffene Kopfseite aus. Nachts werden sie in der Regel am heftigsten, und kleine Kinder erwachen vielfach in der Nacht mit jammervollem schreiendem Weinen (Ohrzwang), während die Schmerzen über Tag oft weitgehend nachlassen. Gefürchtet sind Stirnschmerzen, die, besonders bei Pyramidenspitzeneiterungen, für eine intrakranielle Reizung des N. trigeminus sprechen. Die Schmerzen erreichen ihren Höhepunkt vor dem Durchbruch des Trommelfelles.

Bei akuten Exazerbationen chronischer Ohreiterungen sind die Schmerzen im allgemeinen geringeren Grades.

Ohrfluß. Ein *Ohrausfluß mit Ohrschmerzen* weist auf eine akute Entzündung des Gehörganges oder des Mittelohres hin, ein *Ausfluß ohne Ohrschmerzen* auf eine chronische Mittelohreiterung oder ein Ohrekzem.

Geruchloses Exsudat kennzeichnet die *einfache Schleimhauteiterung* (banale akute Otitis, banale chronische Schleimhauteiterung), *fötides* Exsudat die *knochenzerstörenden Erkrankungen des Ohres* (chronische Mittelohreiterung [Cholesteatom], akute nekrotisierende Mittelohreiterung [Scharlach]).

Wenn geruchloses Exsudat längere Zeit im Gehörgang liegen bleibt oder der Ausfluß nur gering ist, dann zersetzt es sich faulig, wird fötid oder trocknet ein.

Seröses und blutig-seröses Exsudat läßt auf eine beginnende akute Mittelohreiterung schließen, sei es daß Blasen auf dem Trommelfell platzen oder ein Trommelfelldurchbruch erfolgte. Bei einem akuten Ekzem des Gehörganges ist das Exsudat gewöhnlich mehr serös-eitrig. In beiden Fällen hat das *frische Exsudat keinen Geruch* und wird erst bei längerem Verbleiben im Gehörgang übelriechend. Der Ausfluß kann mit dünnem, hellgelbem Cerumen verwechselt werden.

Rein eitriges Exsudat kommt entweder aus dem Gehörgang oder dem Mittelohr. Wenn das Exsudat *nicht pulsiert* und nur in geringeren Mengen vorhanden,

dickrahmig und geruchlos ist, geht es meistens auf einen durchgebrochenen
Furunkel zurück. *Pulsierender Eiter* stammt stets aus dem Mittelohr, nie aus
dem äußeren Gehörgang und beweist schon allein durch seine Pulsation eine
akute Mittelohreiterung. Er ist zunächst rein eitrig, später schleimig-eitrig und
wird manchmal in der Abheilung fadenziehend.

Schleimbeimischung ist daher gleichfalls ein sicheres Zeichen einer Mittelohrerkrankung. *Pulsation und Schleimbeimischung*, besonders beim Säugling
und Kleinkind mit erschwerter Otoskopie, sind für die Diagnose oft von ausschlaggebender Bedeutung. Eine Mastoiditis und ein Epiduralabszeß können
rahmigen Eiter in abundanter Menge absondern.

Bei der *chronischen Mittelohreiterung* und der *chronischen Gehörgangsentzündung*
fließt der Eiter weniger stark, er ist aber mehr *schmierig* und *dick*. Beim Cholesteatom enthält die Spülflüssigkeit oft übelriechende weißliche Fetzen oder Schuppen.
Bleibt der Eiter nach Reinigung des Gehörganges, Entfernung von übelriechenden
Borken und nach Pflege des Ohres weiterhin *fötid*, so ist dies das sichere Zeichen
einer entzündlichen *Knochenzerstörung*.

Stärkere *Blutungen aus dem Ohr* treten nur bei Verletzungen auf, vorwiegend
bei *Schädelgrundbrüchen* mit Beteiligung des Schläfenbeines, in seltenen Fällen
allein durch eine Gehörgangsverletzung (Einbruch des Unterkieferköpfchens).
Ein Durariß führt zu blutig-wässerigem oder rein wässerigem *Liquorausfluß*.
Geringe Blutungen können bei chronischen Ohreiterungen aus blutreichen
Granulationen bzw. Polypen oder bösartigen Geschwülsten vorkommen.

Schwerhörigkeit. Mit Ausnahme der nicht verstopfenden Krankheiten des
äußeren Ohres gehen fast alle Ohrerkrankungen mit einer Schwerhörigkeit
einher. Steht die Schwerhörigkeit im Vordergrund, dann ist an eine nicht entzündliche Ohrkrankheit zu denken (Ohrschmalzpfropf, Tubenverschluß, Otosklerose, degenerative Erkrankungen des inneren Ohres und des Hörnervs). Sie
kann alle Grade von leichter Hörverminderung bis zur Taubheit annehmen.
In der Regel ist sie gewissen Schwankungen unterworfen, wobei sehr großer
und rascher Wechsel auf zeitweiligen Tubenverschluß hinweist. Einseitige,
selbst hochgradige Schwerhörigkeit wird, wenn sie langsam entstanden ist, vom
Träger mitunter gar nicht bemerkt und fällt subjektiv erst bei zufälliger Erkrankung des anderen Ohres oder bei besonderen akustischen Anforderungen
auf. Über die allgemeine funktionelle Pathologie der Schwerhörigkeit s. S. 73.

Ohrgeräusche (Ohrsausen) begleiten viele Ohrkrankheiten. Sie sind in
ihrem Charakter, in ihrer Stärke und Dauer sehr wechselnd, wie auch ihre Ursache sehr verschieden sein kann (s. Kapitel Ohrgeräusche, S. 379).

Ohrschwindel (vestibulärer Schwindel) (S. 116). Unter Schwindel versteht
der Laie vielerlei unangenehme Empfindungen, die nur teilweise durch Ohrschwindel hervorgerufen werden. Schwächegefühle und Schwarzwerden oder
Flimmern vor den Augen als Vorboten einer Ohnmacht sind anderen Ursprunges
(Magenerkrankungen, Zirkulationsstörungen usw.). Typisch ist der *Drehschwindel*
mit dem Gefühl der Scheindrehung der Umgebung oder des eigenen Körpers.
Zuweilen tritt er als „Liftschwindel" auf, gelegentlich als unbestimmte Scheinbewegung (S. 116). Er geht von einer Innenohrstörung aus und ist sehr heftig bei
plötzlicher Zerstörung oder Reizung des Labyrinthes (akute Labyrinthitis,
Bogengangsfistel beim Cholesteatom, Innenohrbrüchen, Ménièrescher Krankheit), unbedeutend oder fehlt bei langsamer Ausschaltung.

Im ganzen ist der Schwindel ein sehr häufiges und außerordentlich viel-
deutiges Krankheitssymptom, wie aus der folgenden Tabelle 1 hervorgeht.

Tabelle 1. Schwindel als Krankheitssymptom.

1. *Ohrerkrankungen:*
   a) Mittelohrentzündungen mit Innenohrbeteiligung:
      Labyrinthitis diffusa;
      Labyrinthitis circumscripta (Bogengangsfistel).
   b) Labyrinthblutungen.
   c) Ménièresche Krankheit.
   d) Otosklerose.
   e) Tubenstenose.
   f) Zeruminalpfropf (?).
   g) Labyrinthverletzungen.

2. *Allgemeinerkrankungen:*
   a) Toxische Allgemeinstörungen:
      Infektionskrankheiten;
      Herdinfektion.
      Medikamente: Chinin, Salicyl, Sulfonamide, Antiallergica, viele andere.
      Genußgifte: Tabak, Alkohol.
   b) Blutkreislaufstörungen:
      Überdruck, Arteriosklerose;
      Unterdruck, Vasolabilität.
   c) Bluterkrankungen:
      Anämie;
      Leukämie.

3. *Organische Erkrankungen des Zentralnervensystems:*
   a) Zirkulationsstörungen: Arteriosklerose, apoplektische Insulte.
   b) Entzündungen: Arachnoiditis im Kleinhirnbrückenwinkel (AUBRY und OMBRÉDANNE), disseminierte Enzephalitis, Hirnabszesse, Hirntuberkel, Meningitiden.
   c) Syphilis III und Tabes.
   d) Kopfverletzungen mit Hirnerschütterung.
   e) Geschwülste: Akustikustumoren, Hirngeschwülste (Kleinhirn).
   f) Multiple Sklerose.
   g) Syringobulbie.
   h) Epilepsie.
   i) Migräne.

4. *Psychische und neuropathische Alterationen.*

5. *Augenerkrankungen.*

6. *Unbekannte Ursachen.*

Lähmung von Hirnnerven. Unter den Hirnnerven wird, abgesehen vom Hörnerven selbst, vorwiegend der N. facialis gelähmt, wie im Kapitel „Otogene Fazialislähmung" näher besprochen wird (S. 319).

Von den übrigen Hirnnerven werden zuweilen der N. abducens und der N. trigeminus, die in der Nähe der Felsenbeinspitze verlaufen, bei deren Entzündung mitgeschädigt. Bei intrakraniellen Verwicklungen können auch andere Hirnnerven (N. oculomotorius, N. trochlearis usw.) einer Lähmung anheimfallen.

2 Vorgeschichte der Erkrankung

Die eigentliche Vorgeschichte hat über den Beginn, die Ursache und eine vorangegangene Erkrankung, früher durchgemachte Erkrankungen und erbliche Belastung Auskunft zu geben.

a) Beginn, Dauer, Ursache und vorherige Behandlung

Der *Krankheitsbeginn*, plötzliches Einsetzen oder allmähliche Zunahme und die *Dauer der Erkrankung* lassen oft die akute von der chronischen Krankheit unterscheiden oder geben, wie beispielsweise bei der akuten Mittelohreiterung, wichtige Anhaltspunkte über deren Stadium. Als *Ursache* können *unmittelbar vorangegangene Erkrankungen* in Betracht kommen (Schnupfen, Katarrh, Angina, Grippe, Scharlach, Masern, Diphtherie, Typhus, Zahnerkrankungen usw., ebenso Verletzungen, Unfälle, Fremdkörper und dergleichen). Zuweilen sind es *bestehende Leiden,* die der Erkrankung zugrunde liegen (Diabetes, Nephritis, Herzleiden, Arteriosklerose, Blutkrankheiten, Tuberkulose, Syphilis [nach Blutuntersuchungen aus der Vene und endovenösen Spritzen fragen]). Wichtig zur Ermittlung der Ursache kann auch der *Beruf* sein (Lärmbetrieb, chemische Schäden), die *Lebensweise* (Gebrauch von Medikamenten, Alkohol, Tabakmißbrauch, Verweichlichung), das *Alter* (Presbyakusis, Pubertät, Klimakterium, Schwangerschaft), *psychische Faktoren,* die *Konstitution* und das ganze *Milieu.*

Über eine bereits stattgefundene Behandlung berichtet der Patient nicht immer von selbst, sondern erst auf Befragen hin, wobei die Art der Behandlung (Sulfonamide, Penicillin, Extraktionsversuche bei Fremdkörpern usw.), der Erfolg und die Dauer zu ermitteln sind.

b) Frühere Ohr- und Allgemeinerkrankungen

Akute Ohrerkrankungen ähnlicher Art können schon einige Male aufgetreten sein oder es handelt sich um das Aufflammen eines alten Leidens. Auch hier ist die ursprüngliche Ursache möglichst zu klären.

Frühere Allgemeinerkrankungen stehen nur selten mit akuten Ohrerkrankungen im Zusammenhang. Doch können durchgemachte schwere Erkrankungen (nach Spitalaufenthalt und Arbeitsunfähigkeit erkundigen), frühere Unfälle, akute Infektionskrankheiten, besonders in der Kindheit (Scharlach, Masern, Diphtherie, Mumps, Meningitis epidemica, Typhus), Tuberkulose, Lues usw. Rückstände hinterlassen oder eine besondere Disposition geschaffen haben.

c) Familienanamnese (erbliche Belastung)

Die Familienanamnese gibt Aufschluß über die familiäre Neigung zu bestimmten Erkrankungen (Anfälligkeit für Katarrhe, rezidivierende Mittelohrentzündungen usw.), über eigentliche Erbleiden wie Otosklerose, gewisse Nerven- und Innenohrschwerhörigkeiten, bestimmte Arten von Taubstummheit.

B. Physikalische Untersuchungsmethoden des Ohres

1. Besichtigung und Betastung der äußeren Ohrteile

Jede Ohruntersuchung beginnt mit der Untersuchung der äußeren Ohrteile.

An der Ohrmuschel und dem Gehörgangseingang ist auf Rötung, Schwellung, Geschwüre, Mißbildungen, Abstehen der Ohrmuschel usw. zu achten, auf Exsudatausfluß aus dem Gehörgang und auf „Druckschmerz" bei Druck auf den Tragus. Wird der Zug an der Ohrmuschel schmerzhaft, so ist dies ein Zeichen einer Entzündung des Gehörganges, meistens eines Furunkels. Retroaurikuläre oder endaurale Narben weisen auf eine Mastoidektomie oder Radikaloperation hin.

Bei Mittelohrentzündungen ist eine gründliche *Untersuchung des Warzenfortsatzes* vorzunehmen. Die Betastung erfolgt am besten durch bimanuelle Untersuchung beider Mastoide mit den Fingerspizen von hinten, die gleichzeitig den oft wichtigen Seitenvergleich erlaubt. Eine Schwellung der Weichteile findet sich hauptsächlich bei Mastoiditis, aber auch bei retroaurikulärem Durchbruch eines Ohrfurunkels. Druck- und Klopfempfindlichkeit des Knochens sprechen für eine Mastoiditis. Entsprechend der Mastoidtopographie (Abb. 40) sind dabei vor allem wichtig: das Planum mastoideum in der Höhe des Gehörgangs mit dem unterliegenden Antrum mastoideum, die Spitze des Warzenfortsatzes mit den Terminalzellen und dem bei empfindlichen Menschen auch normalerweise druckempfindlichen Sehnenansatz des Kopfnickers, des weiteren der Hinterrand des Mastoides (Griesingerscher Punkt) mit der Austrittstelle des Emissarium mastoideum (Sinusphlebitis). Von der diffusen Schwellung des Mastoides sind die umschriebenen geschwollenen Mastoiddrüsen zu unterscheiden. Die Betastung des Kieferwinkels und der Zervikaldrüsen schließt die Untersuchung ab.

2. Die Otoskopie

Die Otoskopie dient der Untersuchung des Gehörganges und des Trommelfelles. Bei einem Trommelfelldefekt kann auch die Paukenhöhle besichtigt werden.

a) Stellung des Patienten zum Arzt

Der Patient sitzt, sofern nicht am Krankenbett untersucht wird, dem Arzt in gleicher Kopfhöhe gegenüber, sein Ohr diesem zugekehrt.

b) Beleuchtungstechnik

Die Enge und Tiefe des Gehörganges erfordert, ebenso wie diejenige der oberen Luft- und Speisewege, eine besondere Beleuchtungstechnik, denn bei gewöhnlicher

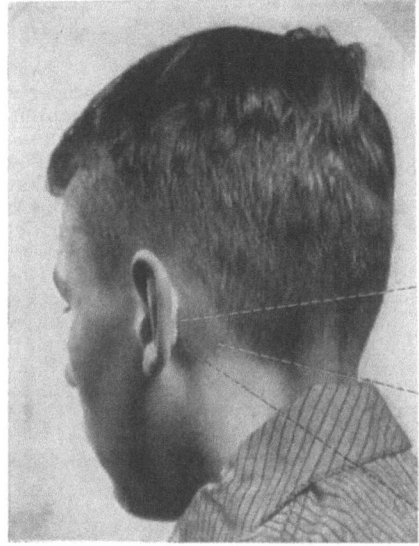

Antrum
mastoideum

Emissarium
mastoideum
(Griesinger-
scher Punkt)

Mastoid-
spitze

Abb. 40. Topographie des Warzenfortsatzes mit wichtigen Palpationspunkten.

Beleuchtung durch Tages- oder künstliches Licht läßt sich die Tiefe der zu untersuchenden Körperhöhlen nicht zugleich beleuchten und besichtigen. Um dies zu erreichen, muß das Licht entweder von der Gegend des Auges ausgehen, oder aber die Lichtquelle im Untersuchungsinstrument direkt angebracht sein, damit das beleuchtende Lichtbündel mit der Sehachse des Auges möglichst zusammenfällt. Dieser grundsätzlichen Forderung kann auf drei Arten entsprochen werden, 1. durch *indirekte Beleuchtung mit dem Stirnspiegel*, 2. durch *direkte Beleuchtung mit der Stirnlampe* oder 3. durch besondere *Endoskope* mit eigener Beleuchtung. Untersucht wird im verdunkelten Raum.

Die **indirekte Beleuchtung mit dem Stirnspiegel** ist die älteste Methode. Hierbei wird das von einer *Lichtquelle* durch einen *Stirnspiegel* (Stirnreflektor) aufgefangene Licht auf das Untersuchungsfeld geworfen bzw. reflektiert.

Als *Lichtquelle* kommt praktisch nur die elektrische Mattbirne von genügender Lichtstärke (100 bis 200 Halbwattlampe) in Betracht. Tageslichtbirnen müssen dementsprechend stärker sein. Lichtsammelnde reflektierende Flächen hinter der Birne, hauptsächlich solche von paraboloider Krümmung mit paralleler Strahlung, lassen sich nicht gebrauchen, denn der Stirnspiegel ist für die gewöhnlichen divergenten Strahlen der Lichtquelle berechnet. Im Notfall kann das Tageslicht (helle Wand, weiße Wolken, *nicht* Sonne) oder eine Kerze benutzt werden. Die Lichtquelle muß *beweglich* sein und steht normalerweise *rechts vom Patienten*, leicht rückwärtiger als sein Kopf.

Der *Stirnspiegel* besteht aus einem in der Mitte durchlochten Hohlspiegel von 15 bis 18 cm Brennweite und etwa 10 cm Durchmesser. Er ist durch ein oder zwei Kugelgelenke, die ihm Beweglichkeit verleihen, mit einer kleinen Platte verbunden, welche an einem verstellbaren Stirnband oder Stirnreif (Stoffband, Hartgummi, Metall oder Zelluloid) befestigt ist. Mit dem Stirnband oder Reif wird der Spiegel fest auf den Kopf aufgesetzt, wobei die Befestigungsplatte in der Mitte der Stirn zu sitzen kommt und so *vor das linke Auge gedreht*, daß das Untersuchungsfeld mit dem linken Auge besichtigt werden kann (Abb. 41).

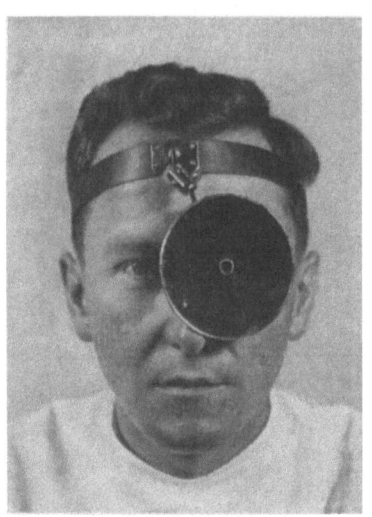

Abb. 41. Stirnspiegel.

Der Anfänger muß sich entscheiden, entweder ständig mit dem linken oder mit dem rechten Auge zu untersuchen. Einer Untersuchung mit dem linken Auge ist der Vorzug zu geben, da das linke Auge durch das Mikroskopieren bereits eine gewisse Übung erlangt hat. Außerdem gerät bei der Untersuchung mit dem rechten Auge die rechte Hand des Arztes zwischen Lichtquelle und Stirnspiegel. Nur bei mangelnder Sehschärfe des linken Auges sollte das rechte Auge benutzt werden. Wenn mit dem linken Auge otoskopiert wird, steht die Lichtquelle rechts vom Patienten, wird aber mit dem rechten Auge untersucht, steht sie links.

Gemäß den Gesetzen der Spiegelreflexion und bei richtiger Stellung der Lichtquelle entsteht in der normalen Sehdistanz von *ungefähr 25 cm* ein verkleinertes reelles lichtstarkes Bild der Lichtquelle. Infolgedessen muß in dieser Entfernung untersucht werden und der *Abstand vom Reflektor und Untersuchungsfeld etwa 20 bis 25 cm betragen*, da bei allen anderen Stellungen der Lichtfleck größer wird und an Helligkeit einbüßt. Damit das relativ kleine Loch des Stirnspiegels ein möglichst großes Blickfeld gibt, ist der *Spiegel nah vor das linke Auge zu drehen*. Das nicht an der Untersuchung teilnehmende Auge wird durch den Spiegel vor Blendung bewahrt. Die Betrachtung kann in der Tiefe des Gehörganges nur monokular erfolgen und die Tiefenausdehnung läßt sich lediglich abschätzen, was dem Ungeübten bei seinen Manipulationen oft Schwierigkeiten bereitet. Der Anfänger macht leicht den Fehler, bei der Untersuchung mit dem gegenseitigen Auge am Spiegelrand vorbei das Untersuchungsfeld zu betrachten, während das Auge hinter dem Spiegel ausgeschaltet bleibt. Die Folge ist eine schlechte Sicht, denn das Blickfeld des freien Auges wird nur von den Randstrahlen erhellt oder liegt teils ganz im Schatten.

Wenn der Stirnspiegel richtig eingestellt ist, darf der Arzt seinen Kopf nach Möglichkeit nicht mehr bewegen, da sonst das Lichtbündel unverhältnismäßig stark wandert. Durch Wenden und Drehen des Kopfes des Patienten können die verschiedenen zu untersuchenden Stellen in das Blickfeld gebracht werden.

Die nötige Übung zur richtigen Einstellung des Lichtes und die Zentrierung des Stirnspiegels kann sich der Anfänger erwerben, indem er ein Blatt Papier zu einem Zylinder zusammenrollt und versucht, das Licht hindurchzuwerfen.

Je nach der *Lichtart* wechseln die *Farbtöne*. Das elektrische Licht hat eine gelbere Färbung als das Tageslicht, weshalb die untersuchten Teile z. B. das

Trommelfell, bei Tageslicht mehr bläulich erscheinen, bei elektrischem Licht jedoch mehr gelbrot. Einzelne rote Farbnuancen lassen sich bei elektrischem Licht nur schwer auseinanderhalten.

Direkte Beleuchtung mit der Stirnlampe. Die Schwierigkeiten der Lichteinstellung, die sich beim Stirnspiegel ergeben, fallen bei der Verwendung einer optisch einwandfrei gebauten und richtig aufgesetzten Stirnlampe dahin. Deren Lichtstrahl folgt, einmal eingestellt, allen Kopfbewegungen des Arztes. Außerdem wird an einzelnen Stellen, wie beispielsweise in der Mundhöhle und im Rachen, ein uneingeschränkter binokularer Sehakt möglich. Aus diesen Gründen hat *die Stirnlampe den Stirnspiegel nicht nur aus der operativen Tätigkeit verdrängt*, sondern sie wird auch zur *laufenden Untersuchung immer mehr benützt*. Die schweren Spiegelkonstruktionen der Stirnlampen nach CLAR und BRÜNINGS sind unhandlich. Eine richtig gebaute, kleine direkte Beleuchtungslampe, an einem Stirnreif oder an einem Kopfkreuzbügel befestigt, wie ich sie seit fast 20 Jahren bereits gebrauche, leistet dieselben Dienste und gibt, je nach der Stellung der Linse, verschieden

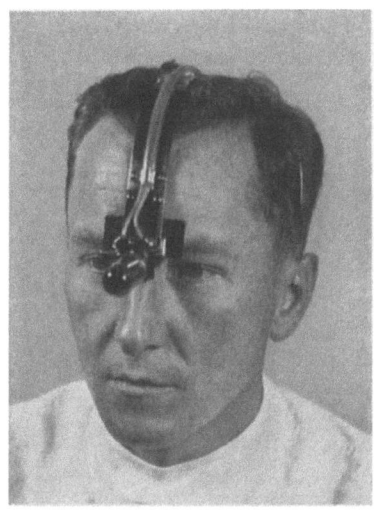

Abb. 42. Stirnlampe.

große Leuchtfelder. Um eine genügende Parallelität der Lichtstrahlen mit der Sehachse zu erhalten, darf die Stirnlampe selbst nicht auf der Stirn sitzen, sondern muß sich zwischen den Augen auf der Nasenwurzel oder unter Umständen dicht neben der Pupille des untersuchenden Auges be-

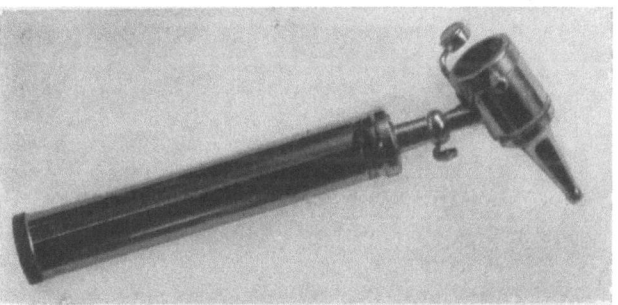

Abb. 43. Auriskop.

finden (Abb. 42). Nicht alle Stirnlampen genügen dieser grundsätzlichen Anforderung, und die großen Anschlußlampen sind aus diesem Grunde unbrauchbar. Mit einem 4-Volt-Lämpchen versehen genügt auch, an Stelle des transformierten Lichtstroms, eine Taschenbatterie als Stromquelle, wodurch die Stirnlampe von der äußeren Stromzufuhr unabhängig und in jedem Krankenzimmer verwendbar wird.

Endoskope zur Ohruntersuchung, sogenannte Auriskope (Abb. 43) oder Otoskope, bestehen aus einer Kombination von Ohrtrichter, die auswechselbar sind, und kleiner eingebauten Lichtquelle, beides auf einem Handgriff angebracht. Sie werden entweder an den Niedervoltstrom angeschlossen oder tragen für den Gebrauch am Krankenbett eine Batterie im Handgriff. Da das durch den Ohrtrichter gegebene Blickfeld ohne weitere Einstellung stets richtig beleuchtet ist, gestaltet sich die Untersuchung sehr einfach, weshalb sie sich vorzüglich für den Allgemeinpraktiker und Kinderarzt eignen.

Auch für die Körperhöhlen der oberen Luft- und Speisewege werden Endoskope gebaut, die bei der direkten Laryngoskopie, Tracheo-Bronchoskopie und Ösophagoskopie eine wichtige Rolle spielen.

c) Instrumente

Der enge und zudem spiralig gewundene Gehörgang verlangt die Anwendung eines *Ohrtrichters*, um die Biegungen im knorpeligen Teil auszugleichen und den

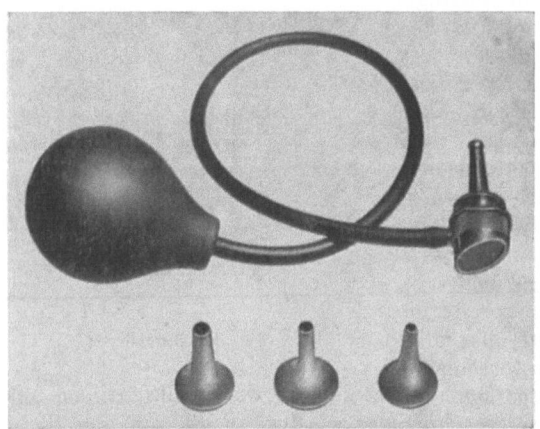

Abb. 44. Ohrtrichter nach HARTMANN und Ohrlupe nach BRÜNINGS, letztere als Sieglescher Trichter verwendet.

Tragus sowie Haare, die die Sicht stören, beiseite zu schieben. Von den üblichen Ohrtrichtern ist die Form von HARTMANN (Abb. 44) am meisten zu empfehlen, von denen vier bis fünf Größen für die verschiedenen Gehörgangsweiten genügen. Innen mattierte Metalltrichter sind ihrer Haltbarkeit wegen vorzuziehen. Die Verwendung einer zwei- bis dreifach vergrößernden *Lupe* erleichtert die Untersuchung und Diagnose wesentlich. Fast alle Auriskope sind mit Lupen versehen. Andernfalls kann eine kleine Lupe von 10 oder 13 Dioptrien, welche mit der rechten Hand, etwas schräg um Lichtreflexe zu vermeiden, außen vor den eingesetzten Ohrtrichter gehalten wird, oder die praktische anastigmatische *Ohrlupe* nach BRÜNINGS verwendet werden (Abb. 44). Viele Auriskope, ebenso wie die Brüningslupe, lassen sich gleichzeitig als Sieglesche Trichter gebrauchen; über deren Anwendung s. S. 62. Für die Diagnostik und operative Tätigkeit stehen stärker vergrößernde *Stereolupen* (Brillenlupen nach GULLSTRAND-ZEISS, Brillenlupen der Firma Busch, die Binokularlupe von v. EICKEN, das Relaskop von WESSELY usw.) oder ein *Ohrmikroskop* (ECKERT-MÖBIUS, LÜSCHER u. and.) zur Verfügung.

d) Ausführung der Otoskopie

Nachdem die äußeren Ohrteile in gründlicher, auf S. 52 beschriebener Weise untersucht worden sind, wird der Gehörgang zunächst ohne Ohrtrichter besichtigt, da sonst Krankheiten im äusseren Teil des Gehörganges, besonders die häufigen Ohrfurunkel, übersehen werden können. Ein sofortiges Einführen des Ohrtrichters würde in diesen Fällen dem Patienten unnötige Schmerzen bereiten. Für die Untersuchung des Gehörganges wird durch Zug an der Ohrmuschel nach hinten oben lateral mit der einen Hand und am Tragus nach vorn mit der anderen Hand der Ohreingang auseinandergezogen (Abb. 45). Bei weitem Gehörgang erscheint in der Tiefe auch schon das Trommelfell. Meistens ist aber der Gehörgang zu gewunden oder die Haare behindern den tieferen Einblick zum Trommelfell, weshalb die Anwendung des Ohrtrichters erforderlich wird.

Um den Gehörgang für die *Einführung des Ohrtrichters* zu strecken, muß beim Erwachsenen die rechte Ohrmuschel, wie bei der eben beschriebenen Untersuchung des Gehörganges, mit der linken Hand nach hinten oben und lateral gezogen werden. Die rechte Hand führt den der Gehörgangsweite angepaßten *angewärmten* Ohrtrichter langsam und schonend unter leicht drehenden Bewegungen bis nicht ganz zum Ende des knorpeligen Gehörganges ein (Abb. 46). Die linke Ohrmuschel wird mit der rechten Hand gefaßt und der Trichter mit der linken Hand eingeführt. Bei richtiger Handhabung verursacht die Einführung des Trichters keinerlei Schmerzen. Dagegen ist die Berührung des knöchernen Teiles mit seinen empfindlichen und leicht verletzbaren Wänden

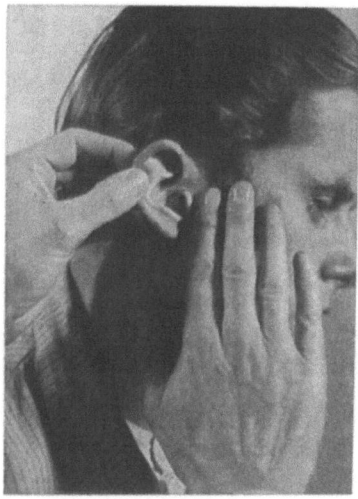
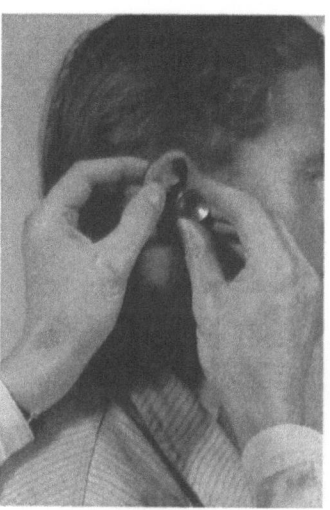

Abb. 45. Untersuchung des Ohreinganges
ohne Ohrtrichter.

Abb. 46. Einführen des Ohrtrichters.
Zug an der Ohrmuschel nach hinten,
oben und lateral.

schmerzhaft. Ein Hin- und Zurückschieben des Trichters ist für den Patienten unangenehm. Um die rechte Hand zum Drehen und Neigen des Kopfes des Patienten für die weitere Trommelfelluntersuchung oder zur Behandlung freizubekommen, wird der Rand des eingeführten Trichters mit dem linken Daumen und Zeigefinger gehalten bzw. in die gewünschte Richtung zur Besichtigung des Trommelfelles gebracht, der Mittelfinger liegt in der Ohrmuschel und schiebt oder zieht diese nach hinten oben (Abb. 47, 48). Der kleine linke Finger stützt sich am Kopf auf.

Beim *Säugling* und *Kleinkind* wird die Ohrmuschel zum Einführen des Trichters nach hinten unten bzw. nach hinten gezogen. Der kurze, aber sehr enge und im äußeren Teil beinahe spaltförmig geschlossene Gehörgang läßt nur enge Trichter zu, deren kleines Lumen die Otoskopie wesentlich erschwert.

Die *Auriskope* bzw. Otoskope werden am Handgriff gehalten und mit ihrem Trichter gleich wie die gewöhnlichen Ohrtrichter eingeführt.

Es müssen stets *beide Ohren untersucht* werden, zuerst das kranke Ohr. Die teilweise vertretene Auffassung, mit der Untersuchung des gesunden Ohres zu beginnen, ist psychologisch falsch, weil für den Patienten das kranke Ohr im Vordergrund steht und er dann den Eindruck gewinnt, der Arzt sei seinen Ausführungen nicht gefolgt. Nur bei der Hörprüfung wird mit dem normalen bzw. besser hörenden Ohr begonnen.

Jeder *Inhalt des Gehörganges* (Cerumen, Exsudat) erschwert den Einblick in die Tiefe oder macht ihn unmöglich, weshalb dessen *Reinigung* unerläßlich ist, s. S. 130. Mit der Reinigung geht die Untersuchung des Inhalts einher. Exsudat wird im Gehörgang auf seine Pulsation hin beobachtet und zur Prüfung der Fötidität mit dem Wattetupfer ausgewischt. Anschließend erfolgt, wenn nötig, das Ausspritzen des Ohres (kontraindiziert bei allen frischen Trommelfell-verletzungen oder trockenen Perforationen). In einer dunklen Nierenschale auf-gefangen, läßt sich die *Spülflüssigkeit* (Cerumen, Fremdkörper, Exsudat, Chole-steatommassen) *näher untersuchen*. In den Fällen, wo das Ohr nicht ausgespritzt werden darf, sind Cerumen, Schuppen und dergleichen mit dem Wattetupfer, der Ohrsonde oder dem Ohrlöffel zu entfernen (trockene Reinigung, s. S. 130).

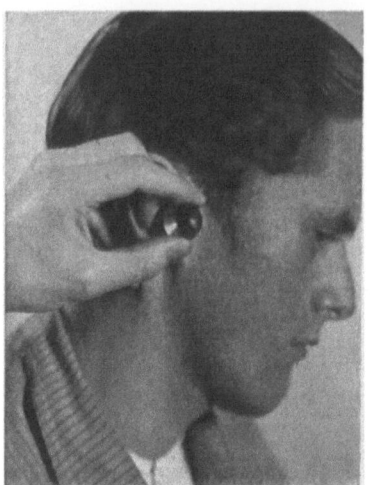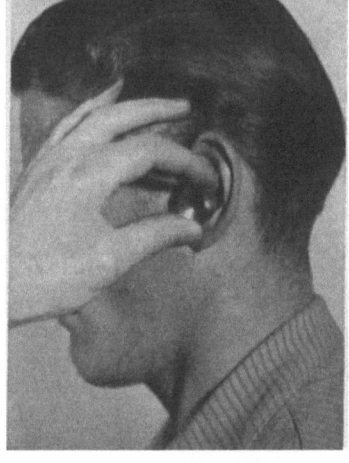

Abb. 47. Rechtes Ohr.   Abb. 48. Linkes Ohr.

Halten des Ohrtrichters mit der linken Hand.

Die Otoskopie erfordert eine leichte Hand. Die *häufigsten Fehler* sind die Verwendung eines zu engen Ohrtrichters, der unnötig tief bis in den schmerz-empfindlichen knöchernen Gehörgang gerät, und die falsche Richtung beim Ein-führen des Trichters nach hinten unten. Anderseits wird der Ohrtrichter ge-legentlich auch zu wenig tief eingeführt und gelangt dabei nicht hinter die störenden Haare.

Bei vagusempfindlichen Menschen kann die Berührung der Gehörgangshaut den Ramus auricularis n. vagi reizen und einen heftigen Husten auslösen. Mit dem Zurückziehen des Ohrtrichters verschwindet er wieder.

Wirkliche *Schwierigkeiten* ergeben sich bei sehr engem und gewundenem Gehörgang, der die Anwendung eines besonders engen Ohrtrichters verlangt. Zuweilen lassen sich reichliche kräftige Haare schwer zur Seite schieben und müssen abgeschnitten werden.

e) Normales otoskopisches Bild

Der **Gehörgang** zeigt normalerweise ein ovales Lumen, dessen häutige Aus-kleidung die blaßrote Färbung der äußeren Haut aufweist. Gewöhnlich enthält er wenig *Ohrschmalz* von hellgelblicher bis dunkelbrauner Farbe. Veränderun-gen der Haut, Schwellungen, Vorwölbungen (Furunkel, Exostosen, Hyper-ostosen), Polypen, Senkung der hinteren oberen Wand und vermehrter Inhalt, wie reichlich Ohrschmalz, Epidermisschuppen, Blut (cave Verwechslung mit Ohrschmalz), Borken, Exsudat, Blut- und Serumbläschen sind pathologisch.

Das **normale Trommelfell** (Abb. 49 u. 50) ist eine gleichmäßig gefärbte und gleichmäßig transparente Membran mit hohem fettigem Glanz. Es läßt sich bei einer einzigen Kopfhaltung durch den Ohrtrichter nicht ganz übersehen, da der Ohrtrichter entsprechend seiner Weite nur runde Teilausschnitte des Trommelfelles gibt. Durch Neigen und Drehen des Kopfes des Patienten und kleine Bewegungen mit dem Trichter gelingt es, in Teilansichten das vollständige Trommelfellbild zu erhalten. Die wichtigen oberen Teile mit dem anliegenden Gehörgang, namentlich die Pars flaccida, erscheinen nur bei Drehung des

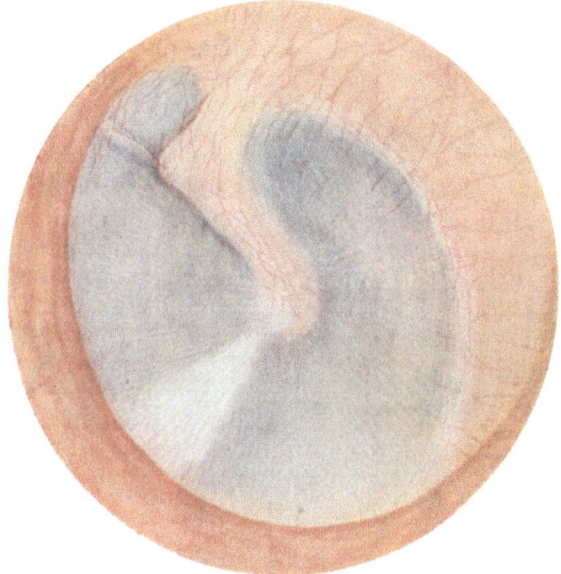

Abb. 49. Normales linkes Trommelfell im otoskopischen Bild.

Kopfes nach der Gegenseite und starker Kopfneigung nach der entgegengesetzten Schulter. Der dem Sinus meatus entsprechende vordere untere Trommelfellabschnitt kann durch starke Wölbung der unteren Gehörgangswand der Sicht entzogen bleiben.

Die *Erkennung des Trommelfelles* im otoskopischen Bild ist nicht immer einfach. Vor allem ist die Farbe des Trommelfelles trügerisch, da helles Exsudat und auch die Mittelohrschleimhaut dieselbe perlmuttergraue Farbe haben wie das normale Trommelfell und ein roter Polyp mit dem hochroten entzündeten Trommelfell verwechselt werden kann. Es ist deshalb ratsam, sich an bestimmte *Merkmale im Trommelfell* zu halten, die durch die Einwebung des Hammergriffes und des kurzen Hammerfortsatzes im dünnen Trommelfell entstehen und diesem ein Relief verleihen. Ein weiteres Merkmal ist der dreieckige Lichtreflex. Diese Anhaltspunkte sind oft noch beim entzündeten Trommelfell zu sehen und verschwinden erst bei starker Schwellung und Rötung des Trommelfelles.

Die *Merkmale* (Abb. 50) sind vorn oben der unterhalb des Trommelfellrandes liegende *kurze Hammerfortsatz* (Processus brevis mallei), der als helles Höckerchen vorspringt. Von hier zieht entweder mehr gebogen oder mehr gerade der langgestreckte *Hammergriff* (Manubrium mallei) in etwa 45° nach hinten abwärts und endigt in der trichterförmigen Mitte des Trommelfelles mit dem verbreiterten Hammerende, dem *Umbo*. In der Richtung nach vorn unten strahlt vom Umbo ein *glänzender Lichtreflex* aus, der die Form eines Dreiecks hat, schmal am Umbo ansetzt, sich nach unten vorn verbreitert und mit seiner Basis am Trommelfellrand aufsitzt. Mit dem Hammergriff zusammen bildet er einen nach vorn offenen Winkel (Abb. 51). Oftmals erscheint der Hammergriff durch die ihm entlangziehenden größeren Trommelfellvenen als rötlicher Streifen und gibt in dem sonst blassen Trommelfell ebenfalls einen leicht erkennbaren Anhaltspunkt.

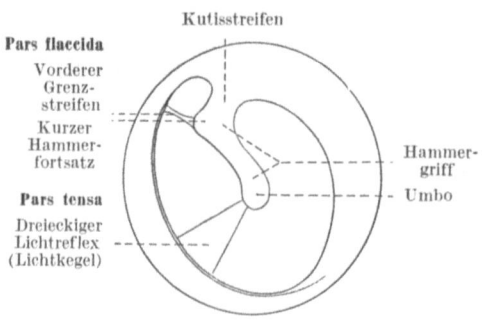

Abb. 50. Trommelfellmerkmale.

Die *Schrägstellung* des Trommelfelles, die beim Kleinkind besonders ausgeprägt ist, wird trotz der nur monokularen Betrachtung deutlich wahrgenommen und die Lupe zeigt zudem die *Trichterform* mit den nach außen konvexen Wänden. Durch die Schrägstellung und die trichterförmige Gestalt des Trommelfelles steht nur ein kleiner dreieckiger Teil vorn unten senkrecht zur Gehörgangsachse und somit zu den einfallenden Lichtstrahlen, von wo diese durch den hohen fettigen Glanz des Trommelfelles als *heller dreieckiger Reflex* (Lichtkegel) *zurückgeworfen werden*. Gelegentlich lassen sich weitere kleine Reflexe auf der Spitze des kurzen Hammerfortsatzes und längs des unteren Trommelfellrandes beobachten, der so-

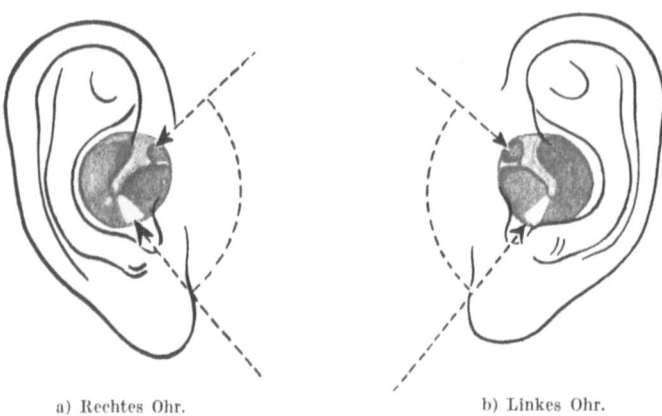

a) Rechtes Ohr.   b) Linkes Ohr.

Abb. 51. Lage der Trommelfellmerkmale. Hammergriff und Lichtkegel bilden einen nach vorn offenen Winkel.

genannte Sulcusreflex, der allerdings teilweise schon auf der Gehörgangswand liegt.

Das otoskopische Bild und die senkrechte Aufsicht des Trommelfelles am Präparat sind wesentlich verschieden. In der senkrechten Betrachtung erscheint der Hammergriff in aufrechter Stellung (anatomische Darstellung), während er im otoskopischen Bild um so schräger verläuft, je mehr das Trommelfell an dieser Stelle schräg steht. Bei starker Einziehung wird die Lage des Hammergriffes daher fast waagrecht und Trommelfelldefekte wirken in der Schrägansicht verzerrt.

Die Farbe des normalen Trommelfelles schillert *perlmutterartig in allen Tönungen von gelblich bis grau.* Die Eigenfarbe wird durch das bei der Untersuchung benutzte künstliche Licht mehr oder weniger beeinflußt. Am hellsten ist der hintere obere Quadrant und die Membrana flaccida, der dunkelste der vordere untere Quadrant. Trübes mattes Aussehen des Trommelfelles im otoskopischen Bild beim Säugling ist darauf zurückzuführen, daß erst mit dem Abflachen der Kutisschicht und dem Aufhören der Desquamation das Trommelfell seinen Glanz erhält. Im hohen Alter erscheinen die Randbezirke oft weißlich getrübt (Arcus senilis). Die *Oberfläche* des Trommelfelles ist auch bei starker Vergrößerung vollständig glatt ohne Abschilferung und, abgesehen von dem Relief der Hammerteile, ohne besondere Struktur.

„Normale" Trommelfelle sind selten und kleinere Abweichungen in Form von fleckigen und streifigen Trübungen sowie Aufhellungen, ringförmigen Trübungen am Rand, leichten Veränderungen des dreieckigen Reflexes, geringen Stellungsanomalien und Abweichungen von der normalen Trichterform häufig und klinisch bedeutungslos.

Trotzdem die *Pars tensa* einen anderen anatomischen Bau aufweist als die *Pars flaccida* (Shrapnellsche Membran), haben beide Trommelfellteile im otoskopischen Bild meistens das gleiche Aussehen. Im vorderen Teil läßt sich verschiedentlich zwischen Pars flaccida und Pars tensa ein weißlicher „*vorderer Grenzstreifen*" erkennen, der dem vorderen Grenzstrang entsprechend vom kurzen Hammerfortsatz zum vorderen Trommelfellrand verläuft. Ein hinterer Grenzstreifen ist nicht zu sehen. Von der oberen Gehörgangswand her zieht ein dickerer, die Hauptgefäße einschließender Hautstreifen, der „*Kutisstreifen*", als Kutisplatte über einen Teil der Pars flaccida und als Stria mallearis dem Hammergriff entlang bis zum Umbo. Die Farbe des Kutisstreifens ist, ähnlich wie der Hammergriff und der Umbo, mehr gelblich. Vielfach zeichnen sich größere Venenstämme einzeln oder als rötlicher Streifen ab. Auch um den Umbo und am Sulcus tympanicus finden sich öfters ringförmige Verdickungen des Trommelfelles. Diejenigen um den Umbo werden durch eingelagerte Knorpelzellen gebildet.

Von dem sehr reichlichen *Gefäßsystem des Trommelfelles* sind ohne starke Vergrößerung, außer den erwähnten Venenstämmen auf dem Kutisstreifen und dem Hammergriff, höchstens noch einige Radiärgefäße in der Pars tensa zu sehen. Erst die starke Vergrößerung mit dem Ohrmikroskop zeigt ein oberflächliches dreidimensionales Venen- und Kapillarsystem, in welchem der Blutstrom sichtbar ist und auch der Druck gemessen werden kann (LÜSCHER) (Abb. 18).

Die Pars flaccida bzw. die Shrapnellsche Membran hat mitunter kleine, scharf umschriebene dunkle Stellen, die früher als normale Foramina Rivini oder als entzündlich entstandene Defekte betrachtet wurden. Durch die Untersuchung mit dem Ohrmikroskop konnte jedoch festgestellt werden, daß es sich nicht um Defekte, sondern stets um feinste Atrophien handelt, deren dünnes Häutchen der Untersuchung ohne stärkere Vergrößerung entgeht (LÜSCHER).

Die *normale Transparenz* des Trommelfelles ist nur mäßig groß, weshalb Einzelheiten in der Paukenhöhle meistens unsichtbar bleiben. Eine *Atrophie* kann aber zu einer beinahe *glasartigen Durchsichtigkeit* führen und hinter dem Hammergriff und parallel zu diesem den langen Amboßschenkel erkennen lassen mit einer Andeutung der nach hinten oben umbiegenden Sehne des Musculus stapedius, bisweilen noch einen Teil der Chorda tympani an der Grenze zwischen Pars flaccida und Pars tensa. Im Zentrum des Trommelfelles kann das Promunturium, nach hinten unten die dunkle Nische des runden Fensters und nach vorn unten die dunkle Tubenmündung durchschimmern.

Lagebezeichnungen am Trommelfell (Abb. 52), um Befunde zu lokalisieren, können auf eine dem Hammergriffverlauf entsprechende Quadranteneinteilung bezogen werden. Es läßt sich ein vorderer unterer und vorderer oberer von einem hinteren oberen und hinteren unteren Quadranten unterscheiden. Auch kann das Trommelfell in drei Zonen eingeteilt werden, zentrale, Rand- oder marginale Zone und intermediäre Zone. Genauer ist die Einteilung in zwölf radiäre Felder nach den Zahlen des Zifferblattes, wobei sich die Ziffern für das linke und rechte Trommelfell, außer VI und XII, umdrehen.

Über die **Beweglichkeit des Trommelfelles** gibt die Untersuchung mit dem *pneumatischen Ohrtrichter nach* SIEGLE Auskunft. Bei diesem wird der Ohrtrichter luftdicht auf eine durch eine Glasplatte oder Linse abgeschlossene Verlängerung aufgesetzt, deren seitlicher Ansatz mit einem Gummischlauch und -ball verbunden ist, durch welchen das Trommelfell mittels Druck und Sog während der Besichtigung bewegt werden kann. Meistens kommt der Sieglesche Trichter mit der Ohrlupe von BRÜNINGS oder dem Auriskop zur Anwendung, die durch ihre gleichzeitige Vergrößerung eine bessere Beobachtung erlauben. Das normale Trommelfell läßt sich nach beiden Seiten bewegen, während eine Einschränkung der Beweglichkeit für Verwachsungen oder Verdickungen spricht. Feine dünne Atrophien geben sich, wenn sie bewegt werden, an tanzenden Lichtreflexen zu erkennen. Jedoch ist die Unterscheidung zwischen Atrophien und Defekten, wie die Nachuntersuchung mit dem Ohrmikroskop ergab, zuweilen unsicher (LÜSCHER). Trommelfellbewegungen können auch von der Ohrtrompete aus durch die Luftdusche erzeugt werden (s. S. 68).

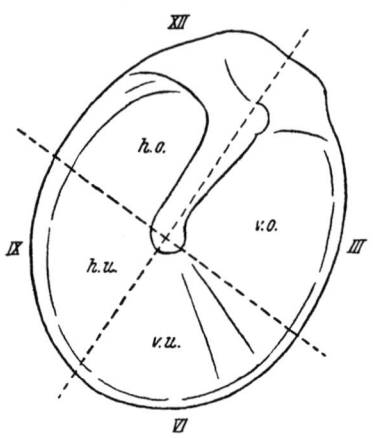

Abb. 52. Quadranteneinteilung des Trommelfelles. Vergleich mit dem Zifferblatt der Uhr zur Lagebezeichnung.

f) Pathologische Trommelfellbilder

Stärkere Abweichungen vom normalen otoskopischen Bild, wie Rötungen und Schwellungen, Änderungen der Reflexe, Einziehungen oder Vorwölbungen, Verdickungen, Atrophien, Kalkeinlagerungen, Trommelfelldefekte usw. sind diagnostisch wichtige pathologische Veränderungen.

Die Gefäßinjektion und Rötung des Trommelfelles. Die Gefäße bzw. die oberflächlichen Venen im Trommelfell sind größtenteils nur bei starker Vergrößerung sichtbar. Sie können sich in kürzester Zeit bedeutend erweitern. Bei beginnender Mittelohrentzündung erscheint zunächst eine Injektion der Hammergriffgefäße, der Gefäße des Kutisstreifens und einzelner Radiärgefäße, hierauf wird bei leichter Mittelohrentzündung das Trommelfell diffus rötlich (Abb. 157), bei schwerer Mittelohrentzündung (Abb. 160) hochrot. Eine isolierte Myringitis gibt es praktisch nicht. Die akute Myringitis ist mit wenigen Ausnahmen das Zeichen einer akuten Mittelohrentzündung, seltener einer Gehörgangsentzündung. Eine schwache Injektion der Hammergriffgefäße und einzelner Radiärgefäße kann schon nach einer mechanischen Reizung (Einführen des Ohrtrichters, Ausspritzen des Ohres) auftreten.

Ein rötlicher Promunturialschimmer besteht mitunter bei der Otosklerose.

Blutungen erscheinen, wenn sie frisch sind, hellrot (Ohrfeige, direkte Verletzungen), nach längerer Zeit als rotbraune oder schwärzliche, verschieden große

Flecke. Umschriebene gelbe und braune Flecke können auch von Zeruminalstückchen herrühren. Blaurote Blutblasen treten bei der Grippeotitis auf.

Blut in der Paukenhöhle schimmert blau durch das Trommelfell durch (Hämatotympanon).

Seröse Ergüsse in der Paukenhöhle bilden bei teilweiser Füllung des Mittelohres eine durch den Hammergriff unterbrochene bogenförmige *Transsudatlinie* als Niveaulinie, welche sich bei Lageänderungen des Kopfes verschiebt. Luftduschen zersprengen das Transsudat in sich gegenseitig abplattende Blasen, welche ein wabenähnliches Bild ergeben. Ist die Paukenhöhle ganz aufgefüllt, so zeigt das Trommelfell einen auffälligen gelblich feuchten Glanz („Ölpapier", s. S. 201).

Die *Einziehung des Trommelfelles* bzw. Einwärtsdrängung ist auf einen Tubenverschluß, ausnahmsweise auf eine Kontraktion des M. tensor tympani zurückzuführen. Durch Resorption von Luft in der Pauke wird das Trommelfell infolge des auf der Außenfläche lastenden Überdrucks nach einwärts zur Pauke gedrängt und so die trichterförmige Gestalt des Trommelfelles noch verstärkt. Mitunter ist die Pars flaccida ebenfalls eingezogen. Die Zeichen der Trommelfelleinziehung, die verschiedene Grade erreichen kann, sind: 1. schnabelartiges Vorspringen des kurzen Fortsatzes in den Gehörgang, 2. beinahe waagerechter Verlauf des perspektivisch verkürzt erscheinenden Hammergriffes, 3. Auftreten einer vom kurzen Fortsatz ausgehenden nach hinten ziehenden Trommelfellfalte, 4. Abrücken des dreieckigen Reflexes vom Umbo oder Verschwinden desselben, Auftreten neuer atypischer Reflexe. Tiefe fixierte Einziehungen der Membrana Shrapnelli, oft zusammen mit feinen Atrophien finden sich bei degenerativen Verwachsungen im Epitympanum und sind das Ausgangsstadium des genuinen Kuppelraumcholesteatoms.

Der *dreieckige Lichtkegel* ändert seine Form oder verschwindet bei Konfigurationsänderungen des Trommelfelles, bei Trübung der Oberfläche und bei Rötungen.

Bei einer *Abflachung und Vorwölbung des Trommelfelles* wird das Trommelfell im Gegensatz zur Einziehung nach außen gedrängt und es kommt zu einer leichteren oder stärkeren Vorwölbung. Die Ursache kann eine entzündliche Schwellung des Trommelfelles oder Exsudatbildung hinter dem Trommelfell sein. Die Trommelfellschwellung ist oft unregelmäßig höckrig bis zitzenförmig, auch können sich Blut- oder Serumblasen sowie Abszesse auf dem Trommelfell bilden. Leichtere Vorwölbungen gehen zuweilen ohne wesentliche Rötung mit einer Trübung einher (Mukosusotitis), stärkere Vorwölbungen sind fast stets mit Rötung verbunden. Nur selten wird das Trommelfell durch den Exsudatdruck blutleer gepreßt.

Bei einer *Trommelfellatrophie* leichteren Grades schimmern die im normalen otoskopischen Bild beschriebenen Paukenhöhlenteile durch. Das stärker atrophische Trommelfell legt sich den Gehörknöchelchen und der medialen Paukenhöhlenwand an und kann wie „angeklatscht" aussehen. Dies erweckt den Eindruck, als ob es sich um einen Totaldefekt des Trommelfelles handeln würde. Die Unterscheidung zwischen Atrophie und Trommelfelldefekt läßt sich oft erst mit dem Ohrtrichter nach SIEGLE oder der Luftdusche, am sichersten aber mit dem Ohrmikroskop feststellen. Umschriebene Atrophien erscheinen als dunkle Stellen.

Trommelfellverdickungen und -trübungen sind rein degenerative Veränderungen oder die Zeichen einer durchgemachten Entzündung, bei der es zu Gefäß- und Bindegewebsneubildung in den drei Schichten des Trommelfelles kam. Das Trommelfell wird milchig, grau-weiß, diffus grau oder zeigt mannigfache Flecken und Streifen, bei Quellungen des Epithelüberzuges wird es trüb und glanzlos.

Kalkeinlagerungen durchsetzen gelegentlich das Bindegewebe des Trommelfelles und zeichnen sich als *umschriebene kreideweiße, scharf begrenzte Kalkplatten* in allen Größen ab. Sie gelten als Rückstände perforativer Entzündungen.

Verknöcherungen an einzelnen Stellen im Trommelfell sind selten. Sie haben eine gelbliche Farbe.

Trommelfellnarben bleiben mit narbigen Residuen in der Paukenhöhle nach größeren Trommelfellzerreißungen und chronischen Mittelohreiterungen zurück, während kleine Risse, die feinen Perforationen der akuten Mittelohreiterung und der Parazenteseschnitt fast immer ohne sichtbare Rückstände abheilen. Sofern sich größere Defekte verschließen, regeneriert sich nur die Schleimhaut- und die Kutisschicht des Trommelfelles, während das Stratum proprium fehlt. Solche Trommelfellnarben sehen deshalb wie dünne, durchsichtige und schlaffe Atrophien aus. Narbige Verdickungen und Trübungen lassen sich oft nicht von entsprechenden degenerativen Veränderungen unterscheiden.

Trommelfellperforationen. Größere Trommelfellperforationen sind die Folge von Trommelfellzerreißungen oder einer chronischen Mittelohreiterung, seltener einer akuten Mittelohrentzündung (Infektionskrankheiten). Sie werden in *zentrale* und *randständige Defekte* sowie in *mesotympanale* und *epitympanale* Perforationen eingeteilt. Die Defekte der Pars tensa entsprechen dem Mesotympanum (mesotympanale Perforationen) und können zentral, d. h. rings von Trommelfell umgeben oder randständig (gewöhnlich hinten oben) sein, sofern auch der sehnige Randring des Trommelfelles fehlt. Die Defekte der Pars flaccida öffnen sich direkt in das Epitympanum (epitympanale Perforationen) und sind immer randständig. Der Totaldefekt umfaßt das ganze Trommelfell, der häufige subtotale Defekt vor allem die Pars tensa.

Die Defekte können alle Größen aufweisen, sowie alle Formen, kreisrund, oval, elliptisch, nieren- und herzförmig. Der Perforationsrand ist scharf und glatt, kann aber bei Zerreißungen ausgezackt sein. Bisweilen sind zwei, sehr selten mehrere Perforationen vorhanden (Tuberkuloseverdacht). Kleinere Trommelfelldefekte sind als scharf umrandete dunklere Stellen leicht erkennbar.

Bei *größeren Defekten* erscheinen je nach Größe und Sitz die bei Atrophie durchschimmernden Einzelheiten der medialen Paukenhöhlenwand (s. S. 61 u. Abb. 148). Aus dem Kellerraum ragen gelegentlich knöcherne kleine Leisten und Zacken auf, manchmal als wabenartige Struktur. Die gelblichweiße blasse Farbe der Promunturialschleimhaut gleicht bei frischen traumatischen Trommelfelldefekten und alten abgeheilten chronischen Mittelohreiterungen dem ungereizten Trommelfell. Die Beachtung des scharfen Randes und des Schattens, den dieser auf die Promunturialwand wirft, sowie der verzweigten Gefäßchen schützt vor der Verwechslung mit einem intakten Trommelfell. Unmöglich kann die Unterscheidung einer hochroten entzündeten geschwollenen Promunturiumschleimhaut von einem entzündeten Trommelfell sein. Der Hammergriff kann bei größeren Trommelfelldefekten infolge herabgesetzter Gegenzugwirkung der Trommelfellfasern vom M. tensor tympani bis zum Promunturium gezogen werden und mit ihm verwachsen.

Die *epitympanale Perforation* in der Shrapnellschen Membran geht oft mit einem Knochendefekt an der hinteren oberen Gehörgangswand einher. Sie ist schwerer zu erkennen und bisweilen versteckt hinter kleinen polypösen Granulationen, gelblich-bräunlichen schmierigen Exsudatborken oder weißen Epidermisschüppchen (Cholesteatom). Die mitunter in der Pars flaccida vorhandenen kleinen scharf umschriebenen Stellen (früher als entzündliche Defekte oder angeborene Foramina Rivini aufgefaßt), sind stets feine Atrophien (s. Anatomie S. 61).

3. Untersuchung der Ohrtrompete

Bestimmte Erkrankungen des Nasenrachens, der Ohrtrompete oder eine Überbeanspruchung des Öffnungsmechanismus der Ohrtrompete (z. B. beim Kriegsflug) können eine Störung der normalen Tubenöffnung verursachen, was zu einer *Tubenstenose* bzw. einem *Tubenver-*

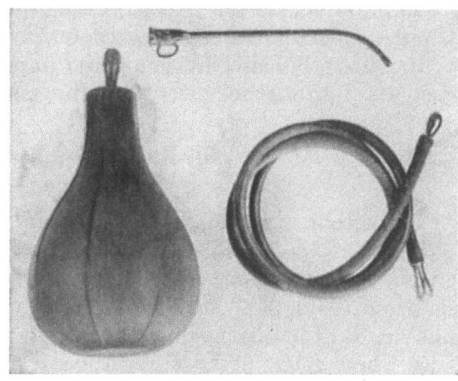

schluß führt. Infolgedessen wird die Luft im Mittelohr resorbiert, es entsteht gegenüber dem atmosphärischen Druck im Gehörgang ein Unterdruck in der Paukenhöhle, der das Trommelfell einzieht und eine entsprechende Schwerhörigkeit hervorruft. Um diese Fälle zu erkennen, muß außer dem otoskopischen Befund die Prüfung der *Durchgängigkeit der Ohrtrompete* mittels Lufteinblasung in die Tube vorgenommen werden. *Lufteintreibungen jeglicher Art sind während akuten Entzündungen der oberen Luftwege kontraindiziert*, da hierbei die Gefahr

Abb. 53. Politzerballon, Tubenkatheter und Auskultationsschlauch (Otoskop).

der Keimverschleppung über die Ohrtrompete zum Mittelohr besteht. Ich nehme auch bei akuten Mittelohrentzündungen keine Lufteinblasungen vor.

Die Lufteintreibung kann auf verschiedene Arten erfolgen. Sie stellt den *Druckausgleich in der Paukenhöhle* mit dem Außendruck wieder her und bildet deshalb zugleich eine *therapeutische Maßnahme*.

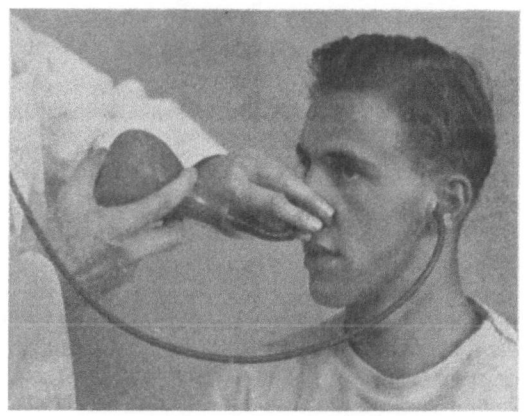

a) Luftdusche nach POLITZER

Dieses Verfahren ist einfach und kann auch vom Allgemeinpraktiker angewendet werden. Der birnenförmige Gummiballon nach POLITZER (Abb. 53) wird unter Zwischenschaltung eines Gummischlauches mit einer auskochbaren und auswechselbaren Metall- oder Glasolive versehen, welche in ihrer Größe das Nasenloch möglichst

Abb. 54. Luftdusche nach POLITZER.

ausfüllen soll. Die Olive wird am praktischsten in das linke Nasenloch, in Richtung des unteren Nasenganges eingesetzt. Daumen und Zeigefinger der linken Hand pressen den Nasenflügel an die Olive und halten gleichzeitig das andere Nasenloch zu (Abb. 54). Die rechte Hand drückt den Politzerballon kräftig mit einem Ruck zusammen, im gleichen Augenblick muß der Patient entweder einen Verschlußlaut wie „Jakob,", „Kuckuck", „hic" oder „k,k,k" phonieren oder einen vorher in den Mund genommenen Schluck Wasser trinken. Dadurch wird das Gaumensegel gehoben, der Nasenrachen abgeschlossen und der Druck im Epipharynx genügend gesteigert, um die Luft durch die Tube durchzupressen, wobei die Tubenöffnung und -erweiterung beim Phonieren oder Schlucken mithilft. Beim Kind gelingt die Lufteinblasung auch während des Schreiens. Die Luftdusche wird vier- bis sechsmal wiederholt.

Die Lufteinblasung läßt sich *auskultatorisch* und *otoskopisch* verfolgen, jedoch ist eine feinere Auskultation nur beim Katheterismus der Ohrtrompete möglich, weshalb die auskultatorische Prüfung der Durchgängigkeit der Ohrtrompete im Kapitel „Technik des Tubenkatheterismus" beschrieben wird.

In vielen Fällen gibt schon die unmittelbare Besserung des Hörvermögens nach der Luftdusche über die gelungene Durchgängigkeit genügend Auskunft.

b) Katheterismus der Ohrtrompete
(Tubenkatheterismus)

Es besteht anatomisch die Möglichkeit, mit einem *Tubenkatheter* durch den *unteren Nasengang* direkt in das Ostium pharyngicum der Ohrtrompete zu gelangen und auf diese Weise Luft in die Ohrtrompete einzublasen oder sie zu sondieren (Abb. 55). Der Facharzt zieht im allgemeinen den Tubenkatheterismus der Luftdusche nach POLITZER vor, die ihm gestattet, in die Ohrtrompete jedes Ohres getrennt Luft einzublasen und jede Seite für sich zu kontrollieren. Nur bei Kindern unter zehn Jahren wird die Luftdusche nach POLITZER stets angewendet, ebenso wenn der Katheterismus beim Erwachsenen nicht gelingt. Der Tubenkatheterismus erfordert erhebliche Übung und kann bei verbogener Nasenscheidewand oder Nasenrachenerkrankungen wesentliche Schwierigkeiten bereiten oder sogar unmöglich sein. Die vorgängige vordere und hintere Rhinoskopie, die bei jeder Tubenstenose zur Untersuchung der Nase und des Nasenrachens notwendig ist, gibt gleichzeitig Auskunft über die anatomischen Verhältnisse und hilft bei der Wahl des Katheters, dessen Dicke und Schnabelbiegung dem Naseninneren angepaßt sein muß.

Ausführung des Tubenkatheterismus

Der *Tubenkatheter* (Abb. 53) ist ein gerades, vorn an der Spitze schnabelartig abgebogenes Metallrohr, am hinteren Ende trichterförmig erweitert, um den Ansatz des Politzerballons oder einer Druckluftvorrichtung aufzunehmen. Ein Ring, der auf der Seite der Schnabelbiegung am Trichter angebracht ist, zeigt die Richtung des Schnabels an.

Das *Einführen des Katheters* kann mit oder ohne Nasenspekulum vorgenommen werden. Bei schwierigeren anatomischen Verhältnissen erleichtert die Sicht das Einführen des Katheters. Außer bei besonders empfindlichen Patienten, bei einer Septumverbiegung oder Leisten ist eine Lokalanästhesie nicht notwendig. Eine leichte Hand und keine Gewalt sind die Vorbedingungen für ein gutes Katheterisieren. Der Patient darf nicht verkrampft sein und muß ruhig durch die Nase atmen, denn ein willkürlich oder reflektorisch hochgezogenes Gaumensegel behindert die Drehung des Katheterschnabels oder macht sie unmöglich. Wenn der Katheter ohne Nasenspekulum eingeführt werden soll, wird mit dem Daumen der linken Hand die Nasenspitze des Patienten leicht gehoben. Mit der rechten Hand wird der Katheter nahe seinem trichterförmigen Ende wie ein Bleistift gefaßt und mit seiner vorderen Spitze waagerecht mit nach *unten gerichtetem Schnabel durch den unteren Nasengang* eingeführt. Unmittelbar hinter dem Eingang gleitet er über eine Erhebung des Nasenbodens. Unter steter Fühlung mit dem Nasenboden wird der Katheter langsam etwa 9 cm bis zur Berührung der hinteren Rachenwand vorgeschoben. Auf verschiedene Arten läßt sich der *Schnabel des Katheters in die Tubenöffnung* bringen. Bei der sogenannten

„Tubenwulsttechnik" muß der Schnabel nach Berührung mit der Rachenhinterwand nach *außen gedreht* werden, bis der in gleicher Richtung wie der Schnabel stehende Ring zum äußeren Augenwinkel zeigt. Damit liegt der Schnabel in der Rosenmüllerschen Grube. Nunmehr ist der Katheter um etwa 1 cm zurückzuziehen, wobei er spürbar aus der Rosenmüllerschen Grube über den Tubenwulst in die Tubenöffnung fällt. Nach der „Septumtechnik", der sichersten Methode, wird der Katheter nach Berührung der hinteren Rachenwand *zunächst medial gedreht* und nach vorn gezogen, bis der Schnabel an der hinteren Septumkante anstößt. Durch *Lateraldrehung* bis zur Ring-

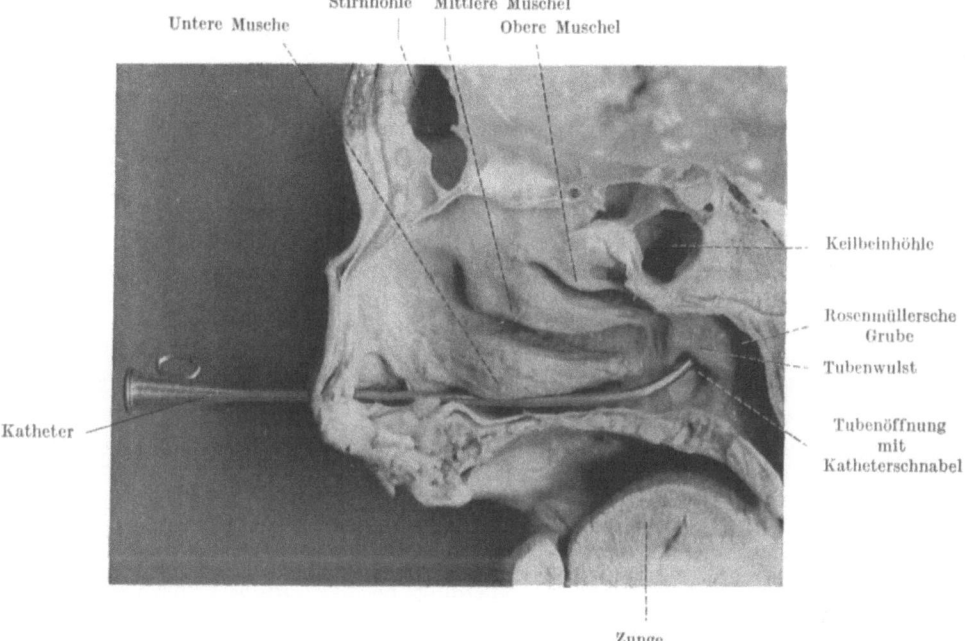

Abb. 55. Lage des Tubenkatheters im unteren Nasengang mit dem Schnabel in der Rachenmündung der Ohrtrompete.

stellung nach dem äußeren Augenwinkel wird das Schnabelende in die Tubenmündung gebracht. Sowie der Katheterschnabel in der Tubenöffnung liegt, wird der *Katheter fixiert*, indem der Daumen und Zeigefinger der linken Hand den Katheter am Naseneingang faßt, während sich die übrigen Finger auf die Nase aufstützen. Die rechte Hand setzt den Ansatz des Ballons oder einer Druckluftapparatur in das trichterförmige Ende des Katheters ein und bläst mit gleichmäßigem Druck Luft durch den Katheter. Nach dem Einblasen wird der Ballon in komprimiertem Zustand zur Wiederauffüllung mit Luft vom Katheter abgesetzt. In gleicher Weise werden die Lufteinblasungen vier- bis sechsmal wiederholt.

Um die *Durchgängigkeit* der Ohrtrompete *auskultatorisch zu prüfen*, verbindet ein *Hörschlauch* (Auskultationsschlauch, auch Otoskop genannt), dessen Enden mit einer durchlochten Olive versehen sind, das Ohr des Patienten mit dem Ohr des Arztes (Abb. 53). Bei einer *normal durchgängigen Ohrtrompete* strömt die Luft unter einem rauhen Blasegeräusch („Bronchialatmen") in das Mittelohr ein und schlägt mit einem dunklen leichten Knall bzw. Knacken („Floppgeräusch") am Trommelfell an, was auch vom Patienten selbst wahrgenommen wird. Beim

Tubenverschluß bleibt dieses Einströmegeräusch aus. Bei einer *Tubenenge* wird es zum pfeifenden Stenosegeräusch, gegebenenfalls mit trockenen giemenden, bei Flüssigkeit in der Tube oder in der Paukenhöhle aber mit feuchten Rasselgeräuschen (s. Kapitel „Der Tubenverschluß und der Tubenmittelohrkatarrh"). Besteht eine *Trommelfellperforation*, dann strömt je nach Größe des Defektes die Luft schwächer oder stärker mit einem sogenannten Perforationsgeräusch aus dem Ohr ab. Bei kleineren Defekten mit leichtem Zischen, bei größeren Defekten wird das Einströmegeräusch unverhältnismäßig laut und der Untersucher verspürt einen blasenden Luftzug im eigenen Ohr. Wird der Hörschlauch bei Trommelfellperforationen statt in das Ohr des Untersuchers in Wasser geleitet, so steigen Luftblasen aus dem Wasser auf.

Während oder nach der Lufteinblasung kann *otoskopisch* beobachtet werden, wie das Trommelfell durch den Luftdruck in der Paukenhöhle nach außen gedrückt wird. Auffällig ist dabei vor allem die Bewegung des dreieckigen Lichtreflexes und, sofern atrophische Narben vorhanden sind, deren Vorwölbung.

Seröse Ergüsse in der Paukenhöhle werden durch die *Lufteinblasung* in kleine Tropfen und Bläschen zersprengt, die selbst noch durch ein getrübtes Trommelfell durchschimmern können (sekretorischer Katarrh).

Die *Entfernung des Katheters* hat ebenfalls sehr sorgfältig zu geschehen. Ist der Schnabel wieder nach unten gedreht, so fällt der Katheter beinahe von selbst heraus.

Eine richtige Drehung des Katheters ist nur möglich, wenn er im *unteren Nasengang* liegt und die Rachenmuskulatur erschlafft ist, da sonst der Schnabel, wie erwähnt, durch das hochgezogene Gaumensegel festgehalten wird (ruhiges Durch-die-Nase-Atmen des Patienten).

Vorsprünge der Nasenscheidewand und Verbiegungen müssen nach unten umgangen werden. Unter Umständen sind verschiedene Katheterbiegungen zu versuchen, doch empfiehlt es sich, nicht zu dünne Katheter zu nehmen, die leichter eine Verletzung setzen können. Zuweilen ist die Tubenöffnung von der anderen Nasenseite aus erreichbar.

Bei jeder Art von Lufteintreibung, allerdings bei der Luftdusche nach POLITZER leichter als beim Tubenkatheterismus, kann ein dünnes Trommelfell platzen, sofern die Lufteintreibung zu heftig ausgeführt wird. Die Gefahr ist bei feinen Atropien am größten. Die Lufteintreibung soll daher mit einer gewissen Vorsicht geschehen. Auch kann der Katheterismus bei einem durch den Schnabel im Nasenrachen entstandenen Schleimhautriß ein submuköses Luftemphysem verursachen, das sich am weichen Gaumen ausbreitet und schließlich auch unter die äußere Halshaut gerät. Dieses unangenehme Ereignis ist meistens harmlos, aber doch einige Tage trotz weicher und kühler Kost sehr lästig. Neben Blutungen aus dem Nasenrachen und Infektionen sind auch gefährliche Zufälle vorgekommen (BLEGVAD). Schmerzäußerungen von seiten des Patienten beim Lufteinblasen erfordern sofortiges Aufhören. Ausnahmsweise kann auch bei kunstgerechtem Katheterisieren ein Emphysem auftreten.

c) Valsalvascher und Toynbeescher Versuch

Beim *Valsalvaschen Versuch* wird nach einem tiefen Einatmen die Luft bei geschlossenem Mund und zugehaltener Nase durch die Ohrtrompete in die Paukenhöhle gepreßt. Hierbei besteht die Gefahr, daß der Patient den Versuch zu häufig wiederholt, eine Sekreteinschleppung in die Mittelohrräume stattfindet oder eine Dehnung von Trommelfellatrophien. Außerdem genügt bei einem Tubenverschluß die Druckerhöhung ohne Öffnungsbewegung der Tube durch Schlucken oder Phonieren oft nicht, um eine Durchgängigkeit zu erzielen. Für den Arzt kommt die Anwendung des Valsalvaschen Versuches kaum mehr in Betracht.

Mit dem *Toynbeeschen Versuch* kann die normale Durchgängigkeit der Ohr-trompete auf einfache Weise festgestellt werden. Er besteht darin, daß durch Schlucken bei verschlossener Nase in der Paukenhöhle ein Unterdruck entsteht. Die Luftverdünnung im Mittelohr macht sich in einer otoskopisch sichtbaren Trommelfelleinziehung bemerkbar und ist auch durch den Hörschlauch aus-kultatorisch wahrnehmbar.

Feinere Untersuchungen der Tubenfunktion lassen sich durch Beobachtung

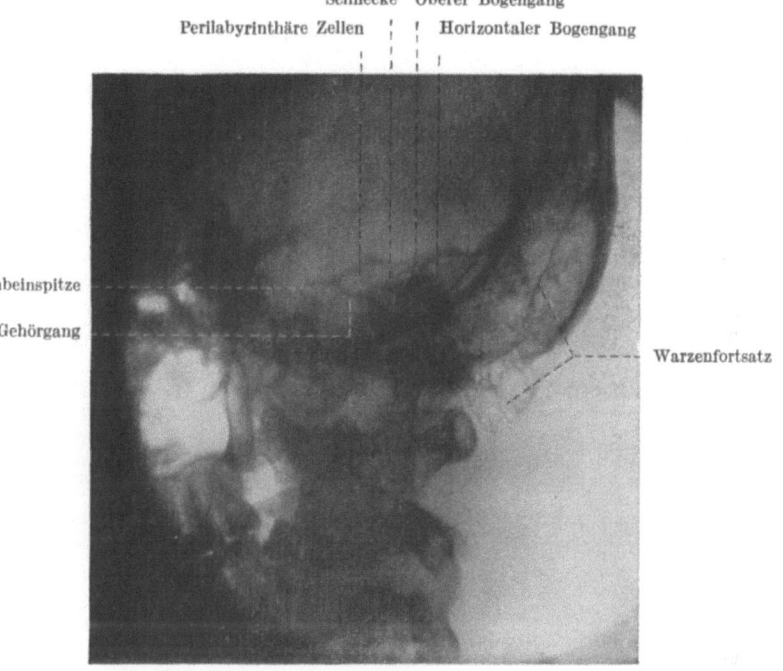

Abb. 56. Dorso-anteriore Schläfenbeinaufnahme nach Stenvers. Normaler Befund (ausgedehnte Pneumatisation).

der Trommelfellbewegungen mit dem Ohrmikroskop, der *Widerstandsmessung der Tubenöffnung nach* Zöllner und dem *Pneumophon nach* Dishoeck durchführen.

Das Pneumophon erlaubt den Druck im äußeren Gehörgang zu steigern oder zu senken und gleichzeitig das Gehör in Luft- und Knochenleitung zu prüfen. Bei einem bestimmten Druck wird die Hörschärfe am größten, nämlich dann, wenn zwischen äußerem Gehörgang und Paukenhöhle Druckgleichheit besteht. Ein durch einen Tubenverschluß bedingter Unterdruck in der Paukenhöhle kann auf diese Weise nicht nur festgestellt, sondern genau gemessen werden.

4. Röntgenuntersuchung des Ohres

Die großen Fortschritte der Röntgentechnik ermöglichen es heute, die knöcherne Struktur des Schläfenbeines in seinen wichtigen Einzelheiten dar-zustellen und damit die Diagnose, hauptsächlich der Mittelohrerkrankungen und Veränderungen an der Felsenbeinpyramide, zu unterstützen. Die meisten *un-klaren Ohrerkrankungen* verlangen eine *Röntgenuntersuchung des Schläfenbeines.*

Die üblichen Übersichtsaufnahmen des Schädels reichen nicht aus, um die verwickelte Gestalt des Schläfenbeines mit seinen komplizierten Hohlraum-systemen wiederzugeben und störende Überlagerungen weitgehend auszuschalten. Aus diesen Gründen werden je nach Art der Erkrankungen und den Erfordernissen der Diagnosestellung bestimmte *Spezialaufnahmen des Schläfen- beines* notwendig, mitunter mehrere Aufnahmerichtungen. Zur Beurteilung des Verlaufes der Erkrankung oder Veränderungen im Krankheitsbild sind zuweilen *Serienaufnahmen* in Abständen von Tagen bis Wochen unerläßlich. Einen aus- gezeichneten Einblick in die komplizierten räumlichen Verhältnisse vermitteln *stereoskopische Bilder*, während die *Tomographie* (Röntgenschichtverfahren) auf dem Gebiet der Ohrenheilkunde keine Neuerungen brachte.

Von den verschiedenen speziellen Schädelaufnahmen genügen im allgemeinen die folgenden:

a) Die **dorso-anteriore Aufnahme nach Stenvers** (Abb. 56) zeigt das Felsen-

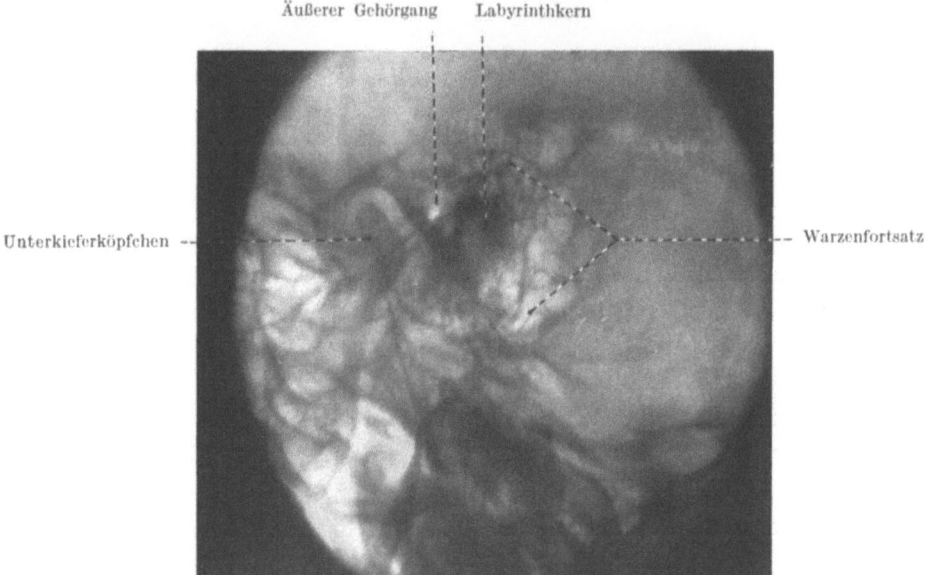

Abb. 57. Seitliche Schläfenbeinaufnahme nach Schüller. Normaler Befund.

bein in seitlicher Projektion, senkrecht zur Längsachse der Felsenbeinpyramide. Das ganze pneumatische System vom Warzenfortsatz bis zur gelegentlich eben- falls pneumatisierten Pyramidenspitze wird sichtbar, sowie der knöcherne Labyrinthkern mit den Bogengängen, der Schnecke und dem inneren Gehörgang. Neben der Beurteilung der Mastoiditis erlaubt sie vor allem die Erkrankungen der Felsenbeinpyramide festzustellen, wie beispielsweise die Petrositis, den Felsenbeinquerbruch und die Erweiterung des inneren Gehörganges bzw. die Arrosion der Felsenbeinkante bei Akustikustumoren.

b) Die **seitliche Aufnahme nach Schüller** (Abb. 57) folgt der Richtung des äußeren und inneren Gehörganges. Sie stellt die gesamten Mittelohrräume dar und läßt die Lage des Sinus sigmoides, die Dicke des Tegmen tympani und Tegmen antri erkennen. Sie wird besonders zur Beurteilung entzündlicher Mittel- ohrerkrankungen herangezogen (Verschleierung und Einschmelzung der Warzen- fortsatzzellen, Cholesteatomhöhlen, Durchbrüche nach dem Schädelinneren).

c) Die **einseitige schräg-axiale Aufnahme nach E. G. Mayer** (Abb. 58) bildet das Felsenbein von oben nach unten ab und bringt die Gegend des Unterkiefergelenkes, den äußeren Gehörgang und die Paukenhöhle, das Antrum sowie das pneumatische System gut zur Ansicht. Die Aufnahmerichtung eignet sich namentlich zur Erkennung von Längsfrakturen und des Cholesteatoms.

d) Die **antero-posteriore und axiale Übersichtsaufnahme des Schädels** (Abb. 59) ermöglicht einen Seitenvergleich, da sich beide Felsenbeine auf demselben Bild befinden. Durch sie können vornehmlich die Verhältnisse an der Pyramidenspitze beurteilt werden.

Die Röntgenbilder geben vor allem Auskunft über die Ausdehnung der *Pneumatisation des Schläfenbeines* und die *Knochenstruktur der pneumatisierten Bezirke*, die sich durch keine andere Untersuchungsmethode feststellen läßt. Die *Art und der Grad der Pneumatisation* ist sowohl bei der *akuten*, wie bei den *chroni-*

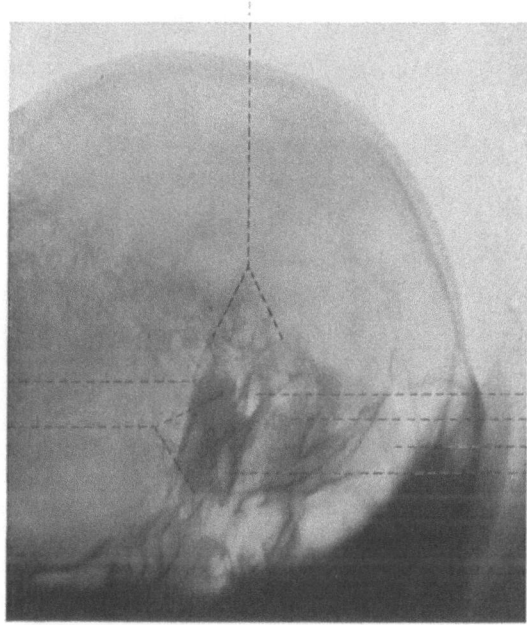

Abb. 58. Einseitig schräg-axiale Schläfenbeinaufnahme nach E. G. MAYER. Normaler Befund.

schen Mittelohrentzündungen und deren Komplikationen, vorwiegend bei der *Mastoiditis*, aufschlußreich. Die Einschmelzung des Knochens bei der Mastoiditis macht sich zunächst in einem *Unscharfwerden* der wabigen, normalerweise scharf gezeichneten Knochenstruktur und später im *Verschwinden der Zellwände* mit der Bildung unscharfer *Einschmelzungsherde* geltend. Umgekehrt kann sich das *Cholesteatom* durch eine *Aufhellung* im spongiösen oder kompakten Warzenfortsatz zu erkennen geben. Bei der Entzündung des Warzenfortsatzes findet eine Luftverdrängung in den Hohlräumen durch Exsudat und geschwollene Schleimhaut statt, die sich in einer zunehmenden *Verschleierung* äußert, verursacht durch den Wasserschatten. Besonders wichtig sind diese Veränderungen in der *Felsenbeinspitze* bei der *Petrositis*, die nur der Röntgenuntersuchung direkt zugänglich ist.

Bei einem *Schläfenbeinbruch* ist das Röntgenbild eindeutig, wenn die Frakturlinie sichtbar ist, doch schließt ihr Fehlen den Bruch nicht aus, da die Brüche infolge einer atypischen Richtung und dem gewundenen Verlauf nicht immer zur

Darstellung gelangen. CHAUSSÉ hat für diese Fälle spezielle Aufnahmerichtungen angegeben.

Die *Erkrankungen des Innenohres* können durch die Röntgenuntersuchung am wenigsten erfaßt werden, immerhin läßt sich beispielsweise eine knöcherne Obliteration des Labyrinthes nachweisen.

Die *Deutung der Röntgenbilder* kann auch bei technisch einwandfreien Aufnahmen in Anbetracht der vielfachen Überschneidungen und der Vielgestaltigkeit der im Schläfenbein enthaltenen Hohlräume schwierig sein und zu Fehlschlüssen führen. Das Nebeneinanderliegen von Lufträumen und Knochen mit den sich daraus ergebenden scharfen Kontrasten fällt ebenfalls erschwerend ins Gewicht.

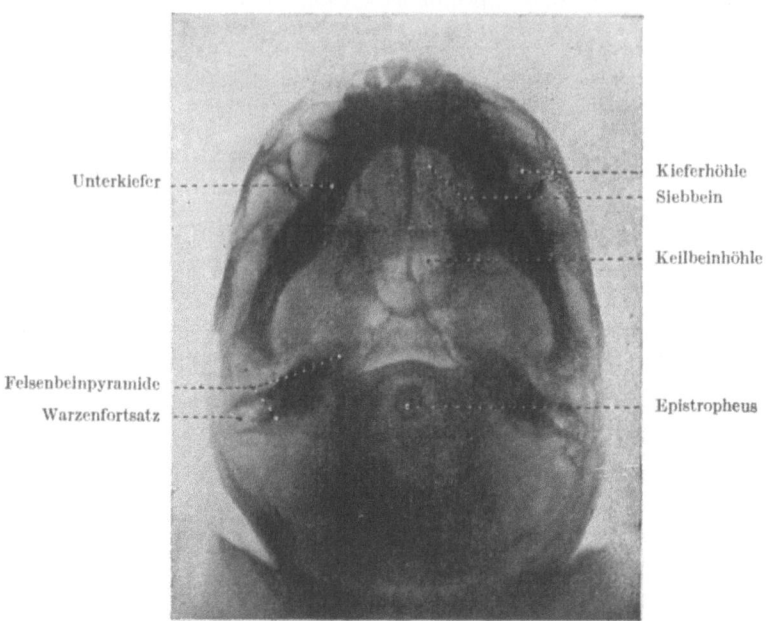

Abb. 59. Axiale Übersichtsaufnahme des Schädels. Normaler Befund.

Das Röntgenbild muß daher stets im Rahmen des gesamten klinischen Befundes gewertet werden.

Die *eingehende Beschreibung* der Röntgenbilder der verschiedenen Erkrankungen findet sich in den Kapiteln der betreffenden Krankheiten.

C. Funktionsprüfung des Ohres

Die funktionelle Prüfung des Gehörorgans umfaßt die Hörprüfung als Funktionsprüfung des akustischen Apparates und die Vestibularisprüfung als Funktionsprüfung des Vestibularapparates.

Die *Hörprüfung* oder Cochlearisprüfung stützt sich auf subjektive Empfindungen und Wahrnehmungen von *Schallreizen* und ist daher eine rein subjektive Methode, die vom Geprüften Sinnesurteile verlangt und der alle Fehlerquellen einer solchen Methode anhaften. Bei der *Vestibularisprüfung* lassen sich *reflektorisch ausgelöste Reaktionen objektiv* beobachten, die dem Willen des Patienten größtenteils entzogen sind. Die dabei zugleich auftretenden Bewegungs- und Gleichgewichtsempfindungen spielen nur eine sekundäre Rolle.

1. Prüfung des akustischen Apparates (Hörprüfung, Cochlearisprüfung)

Der Hörprüfung fällt die Aufgabe zu, *mittels Schallreizen den Grad und den Sitz sowie die Art einer Hörstörung* festzustellen. Ihr Resultat ist gemeinsam mit der Otoskopie für die Diagnose, Behandlung und Prognose wegleitend, bei normalem otoskopischem Befund sogar allein ausschlaggebend. Außerdem erteilt sie Auskunft über Besserungen und Verschlimmerungen eines Ohrenleidens.

a) Die Untersuchungsgrundsätze der Hörstörungen und die funktionelle Pathologie der Schwerhörigkeit

Die meisten Ohrkrankheiten rufen eine Funktionsstörung des akustischen Apparates hervor, deren auffälligstes Zeichen die Abnahme der *Hörschärfe* bzw. die *Schwerhörigkeit* ist. Daneben können aber noch andere krankhafte Erscheinungen bestehen, wie eine Störung der Unterschiedsempfindlichkeit für Tonhöhen und Tonintensitäten, ein- oder beiderseitiges Doppelhören (Diplakusis), Ohrgeräusche und so weiter. Einzelne dieser Veränderungen, wie beispielsweise die Zunahme der Lautstärke überschwelliger Töne bei steigender Tonintensität (Lautstärke-ausgleich), die Unterschiedsschwelle für Tonintensitätsänderungen, die Ermüdbarkeit durch Tonreize und die Adaptation des Ohres beginnen diagnostische Bedeutung zu erlangen. Je nach dem Sitz und der Art der Ohrerkrankung sind die funktionellen Auswirkungen verschieden.

Zur Prüfung dieser Funktionsstörungen wird die *Prüfung mit der Sprache* und die *Prüfung mit reinen Tönen* herangezogen. Die Prüfung mit der Sprache gibt Auskunft über das *Sprachgehör*, welches für den Menschen von größter praktischer Wichtigkeit ist und zudem mehr oder weniger die gesamte funktionelle Leistung des Ohres in Anspruch nimmt. Das *Sprachgehör* ist daher ein gutes *Maß für die Leistungsfähigkeit des Gehörs* und der *Grad der Schwerhörigkeit* wird für alle praktischen Zwecke an der Beeinträchtigung des Sprachgehörs bewertet. Dagegen läßt sich die Art und der Sitz der Schwerhörigkeit am Verhalten des Sprachgehörs mit den bisherigen klassischen Prüfungsmethoden nur vermuten, aber nicht sicher feststellen. Erst die *Sprechaudiometrie* führt hier in einem gewissen Sinn weiter. Eine *feinere qualitative Analyse* der Hörstörung vermittelt die Prüfung des *Tongehörs*, welche die *Hörfähigkeit* für *reine Töne der verschiedenen Frequenzen* mißt. Neben der Bestimmung der Hörfähigkeit über die *Luftleitung* schließt sie auch die Hörfähigkeit über die *Knochenleitung* ein, deren Verhalten als solche und im Verhältnis zur Luftleitung topisch-diagnostisch wichtig ist. Die Prüfung des Tongehörs erlaubt daher, außer der Feststellung des Grades der Schwerhörigkeit für die verschiedenen Frequenzen, Rückschlüsse auf die *Art und den Sitz der Schwerhörigkeit.*

Grad der Schwerhörigkeit

Wie ich bereits erwähnt habe, läßt sich der Grad der Schwerhörigkeit sowohl am Sprachgehör, wie am Tongehör (s. Tonaudiometrie) beurteilen. Jedoch steht die Sprache und damit die *Prüfung des Sprachgehörs* für den Menschen praktisch bei weitem im Vordergrund. Jeder Schwerhörige bewertet sein Gehör in erster Linie am Sprachgehör, obwohl ihm auch das Nichthören gewisser Geräusche, z. B. der Haus- und Telephonklingel, des Weckers usw., auffällt. So richtet sich auch die Erwerbseinbuße bei Gehörschäden nach dem Sprachgehör. Nur bei bestimmten akustisch besonders qualifizierten Berufen, wie Funkern, Uhrmachern, Telephon- und Telegraphenbeamten, spielt neben dem Sprachgehör auch das Tongehör eine wichtige Rolle. Das Sprachgehör gibt auch in einfacher Weise über Verbesserungen oder Verschlimmerungen des Ohrenleidens und damit über den Erfolg der Behandlung Auskunft.

Das Sprachgehör unterscheidet sich wesentlich vom einfachen Tongehör. Während das Tongehör nur einzelne reine Töne aufnehmen muß, umfaßt das Sprachgehör den ganzen verwickelten Schalleindruck der Sprache. Die elektroakustische Frequenzanalyse von Worten und Sätzen (FLETCHER) zeigt dabei äußerst komplizierte Klangbilder, die sich aus einem Gemisch von Klängen und Geräuschen eines großen Teiles des Tonbereiches zusammensetzen, allerdings mit Bevorzugung der mittleren Frequenzen, und welche teils gleichzeitig, teils in rascher Folge ertönen. Beim gleichzeitigen Zusammenklingen von verschiedenen Tönen und Geräuschen geht die Schwerhörigkeit nicht nur auf ein *Schlechterhören*, sondern, wie bei einer unzulänglichen Rundfunkübertragung, auf ein *verzerrtes Fehlhören* zurück, wenn die einzelnen Tonhöhen, was meistens der Fall ist, in verschiedenem Grad betroffen sind. Die Sprache wird durch die ungleichmäßige Beeinträchtigung der einzelnen Vokale und Konsonanten, trotz ausreichender Schallstärke, schwer- oder unverständlich, klingt verzerrt und entstellt. Dazu kommt bei den Störungen des peripheren nervösen Apparates des Ohres eine Verschiebung der Lautstärke überschwelliger Schallreize infolge des Lautstärkeausgleiches (S. 106), wodurch die Lautstärken der verschiedenen Töne und Klänge der Sprache zueinander nicht mehr im gewohnten Verhältnis stehen. Auch ändert sich teilweise die Adaptation (S. 43). Selbst die gewohnten Assoziationen und Kombinationen, die dem Normalhörenden helfen, einer fortlaufenden Rede auch dann zu folgen, wenn er, wie z. B. am Telephon, nicht jeden einzelnen Sprachlaut versteht, werden kaum mehr möglich. Dadurch leidet das Sprachgehör, je nach der Art der Schwerhörigkeit, auch bei im ganzen gleich starkem Hörverlust, in verschiedenem Ausmaß. Gegenüber den einfachen Sinnesurteilen bei reinen Tönen verlangt zudem die Sprachprüfung eine wesentlich *höhere und vielfältigere psychische Leistung*. Infolgedessen bedeutet jede Prüfung mit der Sprache eine gewisse Intelligenzprüfung, bei welcher es nicht allein auf das *Hören*, die *Perzeption*, sondern auf das *Verstehen der Sprache*, bzw. der einzelnen Sprachlaute, die *Apperzeption*, ankommt. Der Intelligente und Gewandte wird dabei durch „eklektische Kombination" bei gleicher Hörfähigkeit die Sprache besser verstehen als der Unintelligente und Unbeholfene. Aus diesem Grunde wurden zuerst von BEZOLD *zweistellige Zahlwörter* verwendet, welche jedem Erwachsenen und selbst schon Kindern in genügender Weise bekannt und geläufig sind.

Als *Maß für die Hörschärfe* dient die *Hörweite für Flüsterzahlen*, d. h. diejenige Distanz, über die der Patient *sämtliche geflüsterten zweistelligen Zahlwörter* (11 bis 99) noch einwandfrei nachspricht. Die „*normale*" Hördistanz für die Flüstersprache nach der Methode von BEZOLD wird von den meisten Autoren mit 20 bis 25 m angegeben, von einzelnen Autoren für *leiseste Flüstersprache* mit 5 bis 8 m. Unter bestimmten Bedingungen werden Flüsterzahlen von jugendlichen Normalhörenden bis über 90 m gehört (BEZOLD). Die Hörweite für die Flüstersprache hängt, abgesehen von der Art des Flüsterns, weitgehend von der *Akustik des Raumes* und vom *Störlärm* ab.

Bei einer Hörweite von etwa 20 bis 25 m beim Normalhörenden gelten die folgenden Distanzen:

Leichter Grad der Schwerhörigkeit: Flüsterzahlen 4 m — normal
Mittlerer „   „   „   „   1 m — 4 m
Hoher   „   „   „   „   unter 1 m
Praktische Taubheit: Verlust des Satzgehörs, Hörreste, Hörinseln.

Bei einer Hörweite von 5 bis 8 m beim Normalhörenden (leiseste Flüstersprache) beginnt die Schwerhörigkeit leichten Grades bereits nach etwa 2 m.

Wenn ein Patient im mittleren Alter die Flüsterzahlen über mehr als 6 m versteht, kann sein Gehör für alle nicht akustisch hochqualifizierten Berufe als ausreichend betrachtet werden.

Gegen die Beurteilung der Schwerhörigkeit an der Hörweite für Flüsterzahlen wurde verschiedentlich der Einwand erhoben, daß die Flüstersprache im täglichen Leben unwichtig sei und für praktische Zwecke, vor allem für die Einschätzung der Erwerbseinbuße, einzig die Hörweite für Umgangssprache in Betracht kommt. Dieser Einwand ist gerechtfertigt, trotzdem konnte sich die hauptsächliche Heranziehung der Umgangssprache nicht einbürgern. Einerseits dürfte dies auf technische Schwierigkeiten zurückzuführen sein (Fehlen von genügend großen Räumen), anderseits ist die Heranziehung der Flüstersprache nicht so abwegig, wie es zunächst erscheint. Denn bei der ohrenärztlichen Hörprüfung wird ein zweiter, praktisch ebenfalls wichtiger Faktor außer acht gelassen, nämlich der äußere Störlärm, der unter den gewöhnlichen Umständen des täglichen Lebens zum Teil sehr erheblich ist und der die Hörfähigkeit gegenüber dem ruhigen Raum, in welchem der Ohrenarzt prüft, in hohem Maße beeinflußt. Bei gleicher Schwerhörigkeit im schalldichten Raum werden Mittelohrschwerhörige im Störlärm scheinbar wesentlich weniger, Innenohrschwerhörige dagegen bedeutend stärker schwerhörig. Umgekehrt erscheint der Mittelohrschwerhörige im schalldichten Raum, beurteilt an der Umgangssprache, stärker schwerhörig als der Innenohrschwerhörige bei gleicher Hördistanz für Flüsterzahlen. Die beiden Abweichungen der ohrenärztlichen Prüfung von den Erfordernissen des täglichen Lebens an das Gehör gleichen sich daher einigermaßen aus und die Hörweite für Flüsterzahlen im schallarmen bzw. ruhigen Raum gibt deshalb verhältnismäßig zutreffende Anhaltspunkte für das Verhalten der Umgangssprache im Störlärm.

Wenn die Flüsterzahlen nicht verstanden werden, ist die Hörweite für die gewöhnliche *Umgangssprache* maßgebend. Die Hörreste bei hochgradigster Schwerhörigkeit lassen sich durch *lautes Sprechen direkt in das Ohr* ermitteln. Außerdem ist bei beiderseitiger hochgradiger Schwerhörigkeit die *binaurale Hörfähigkeit* mit beiderseits offenen Ohren für Umgangssprache und Sprachsätze praktisch wichtig.

Neben den Flüsterzahlen, die das am leichtesten verständliche Prüfungsverfahren darstellen, wird auch die *Prüfung* mit zum Teil *sinnlosen Silben, Worten* und *Sätzen* verwendet. In letzter Zeit wurden solche Prüftabellen vor allem für die englische Sprache angewandt, zusammen mit der audiometrischen Prüfung des Sprachgehörs. Nach der sogenannten Wechsellautmethode unterscheiden sich die Silben und Worte teilweise nur durch einzelne Konsonanten oder Vokale und gestatten in dieser Weise eine Verfeinerung der Untersuchung.

Zweckmäßig wäre es, die Hörfähigkeit bzw. das Verstehen der Umgangssprache in einem *mittleren Störlärm* oder demjenigen der *normalen Arbeitsbedingungen* zu untersuchen, wie das zum Teil bei Fliegerprüfungen geschieht. Im allgemeinen gewinnt der Arzt schon während der Unterhaltung mit dem Patienten einen recht guten Überblick über dessen Hörfähigkeit bezüglich der Umgangssprache und deren Verwendungsmöglichkeit im täglichen Leben.

Um eine möglichst gleichmäßige Sprachintensität zu gewährleisten, werden in neuerer Zeit auch zur Prüfung des Sprachgehörs elektroakustische Einrichtungen, z. B. als Grammophon-Audiometer, benutzt, welche eine Bestimmung des Sprachgehörs im Dezibelmaß erlauben (S. 111). Diese Sprechaudiometrie (S. 111) hat, wie die Tonaudiometrie (S. 96), in den letzten Jahren außerordentlich an Bedeutung gewonnen und beginnt die bisherige Prüfung des Sprachgehörs zu verdrängen.

Eine *Prüfung* des Grades der Schwerhörigkeit mit der *Taschenuhr*, wie sie vom Allgemeinpraktiker zuweilen noch vorgenommen wird, ist so gut wie wertlos, da je nach der Uhr Stärke und Tonhöhe des Tickens verschieden sind und sich deshalb die Resultate verschiedener Uhren nicht vergleichen lassen. Auch wird nur ein umschriebenes Frequenzgebiet geprüft, gleich wie bei den verschiedenen *geräuscherzeugenden Hörmessern* (Akumeter nach POLITZER usw.).

Sitz und Art der Schwerhörigkeit

Mit dem Sitz und der Art der Schwerhörigkeit befaßt sich die *topisch-funktionelle Diagnostik*, deren Grundlage hauptsächlich auf der *Prüfung des Tongehörs* beruht. Gewisse Unterscheidungen läßt auch die Prüfung des Sprachgehörs mit der Sprechaudiometrie zu, während die früher übliche Untersuchung des Sprachgehörs keine sicheren diagnostischen Schlüsse erlaubte.

Jeder Schallreiz hat eine bestimmte Energiemenge bzw. einen bestimmten Schalldruck und die geringste Energiemenge bzw. der geringste Schalldruck, der bei einer bestimmten Schwingungsfrequenz noch wahrgenommen wird, ist der *Schwellenwert* (s. Physiologie, S. 36). Jede Schwerhörigkeit bzw. jeder Hörverlust bedeutet eine *Erhöhung der Schwellenwerte*, d. h. der geringste eben hörbare Schalldruck ist größer als normal.

Je nach der Art und dem Sitz der Hörstörung wechselt die *Verteilung des Hörverlustes über den Hörbereich* und ändern sich *untere und obere Tongrenze* in bestimmter Weise. Besonders wichtig ist das Verhalten der *Knochenleitung* als solcher und im *Verhältnis zur Luftleitung*. Die Gesamtheit dieser Störungen, welche durch die Prüfung des Tongehörs festgestellt wird, erlaubt eine topische und zuweilen auch ätiologische Diagnose zu stellen.

Nicht alle Schwerhörigen, welche eine erhöhte Hörschwelle aufweisen, hören auch *überschwellige laute Töne* leiser als der Normalhörende. Im Gegenteil nimmt die Lautstärke bei einer großen Gruppe von Innenohrschwerhörigkeiten bzw. Schallempfindungsschwerhörigkeiten rascher zu als beim Normalen, so daß derartige vorwiegend „Schwellenwertschwerhörige" laute Töne ebenso laut wie der Normalhörende wahrnehmen. Diese eigentümliche, zuerst von FOWLER, STEINBERG und GARDNER entdeckte Tatsache wird als *recruitment phenomenon* (FOWLER), *Regression* (HUIZING) oder *Lautstärkeausgleich* (LÜSCHER) bezeichnet und spielt in der topischen Diagnostik eine wesentliche Rolle (S. 106).

Zur Erzeugung der reinen Töne werden *Stimmgabeln, Klangstab, Monochord oder Audiometer* verwendet.

Je nach dem Sitz und der Art der Hörstörung zerfallen die Schwerhörigkeiten funktionell in zwei große Gruppen, die Störungen des schalleitenden Apparates, die *Schalleitungsschwerhörigkeiten*, und die Störungen des nervösen Apparates, die sogenannten *Schallempfindungsschwerhörigkeiten*. Das gleichzeitige Vorkommen beider Arten wird als kombinierte oder *gemischte Schwerhörigkeit* bezeichnet. Die Schalleitungsstörung kann die Ohrmuschel, den Gehörgang, das Trommelfell, den Mittelohrapparat oder das Innenohr bis zu den Sinneszellen betreffen, die Störung des nervösen Apparates die Sinneszellen, den Hörnerv oder die zentralen Hörbahnen bis zur Hörrinde.

Nach der heutigen, noch in allen maßgebenden Lehrbüchern vertretenen Lehrmeinung werden die Schalleitungsstörungen den Mittelohrschwerhörigkeiten und die Schallempfindungsstörungen den Innenohr- oder Nervenschwerhörigkeiten gleichgesetzt. Diese Definition ist ungenau, denn der Schalleitungsapparat greift bis zum Cortischen Organ in das innere Ohr über, so daß ein Teil der Schalleitungsstörungen zu den Innenohrschwerhörigkeiten gehört und anderseits die Mittelohrschwerhörigkeiten nicht alle Schalleitungsstörungen umfassen. Ebenso trifft der Ausdruck Schallempfindungsstörungen für die Innenohr- und peripheren Nervenschwerhörigkeiten nicht zu, da sich die Schallempfindung erst in den höheren Zentren, hauptsächlich der Hirnrinde, vollzieht (s. Physiologie, S. 44). Entsprechend der Einteilung in die Schalleitungsstörungen und Schallempfindungsstörungen wurden bis vor kurzem auch nur zwei funktionelle Hörprüfungsbilder voneinander unterschieden.

Einer verfeinerten Diagnostik entspricht in Anlehnung an die Physiologie des Ohres (S. 35) die folgende von mir vorgeschlagene *Einteilung der Hörstörungen*:

Tabelle 2. Einteilung der Hörstörungen

A. Störungen des mechanischen Apparates (Schalleitungsschwerhörigkeit).

   1. Störungen des äußeren Ohres.

      a) Veränderungen an der Ohrmuschel.

      b) Veränderungen im Gehörgang.

   2. Störungen des Mittelohrapparates (Mittelohrschwerhörigkeit).

      a) Trommelfellveränderungen.

      b) Veränderungen der Schalleitungskette einschließlich der Stapesfußplatte.

      c) Druckunterschiede zwischen Gehörgang und Mittelohr.

      d) Flüssigkeit in den Mittelohrräumen.

      e) Störungen der Binnenohrmuskeln.

      f) Veränderungen am runden Fenster.

   3. Störungen der Schalleitung im inneren Ohr.

      a) Hydrodynamische Störungen des Labyrinthwassers.

      b) Veränderungen der Basilarmembran.

      c) Veränderungen der mechanischen Funktion des Cortischen Organs.

B. Störungen des nervösen Apparates.

   1. Störungen des peripheren Umwandlers (Sinneszellen).

   2. Störungen des Hörnerven.

   3. Zerebrale Hörstörungen.

      a) Störungen der zentralen Hörbahnen und der subkortikalen Zentren.

      b) Kortikale Hörstörungen.

C. Gemischte Hörstörungen, vorwiegend Kombinationen von Schalleitungsstörungen und Störungen des nervösen Apparates.

D. Psychogene Hörstörungen.

Neben dieser Einteilung in zwei bzw. vier große funktionelle Gruppen von Hörstörungen behält jedoch die alte anatomische Unterteilung in *Mittelohrschwerhörigkeiten* und *Innenohr-* bzw. *retrolabyrinthäre Schwerhörigkeiten* ihre klinische Bedeutung. Deren Grenze liegt an der Stapesfußplatte.

Unsere *bisherige funktionelle Diagnostik*, wie ich sie im folgenden beschreiben werde, bezieht sich vor allem auf die *Unterscheidung zwischen Mittelohr- und Innenohrschwerhörigkeiten* einschließlich der retrolabyrinthären Störungen und gibt in erster Linie Auskunft, ob die Störung diesseits oder jenseits der Stapesfußplatte liegt. Dies gilt besonders für das Verhalten der Knochenleitung in den klassischen Versuchen von SCHWABACH, RINNE und WEBER. Anderseits ist die übliche Methodik nicht imstande, eine Störung des mechanischen Apparates mit Sicherheit von einer solchen des nervösen Apparates abzutrennen, weil sich die Schalleitungsstörungen des Innenohres gleich verhalten können wie die Störungen des nervösen Apparates. Erst neueste Untersuchungen, denen spezielle Eigenschaften des nervösen Apparates zugrunde liegen, wie der Lautstärkeausgleich und die Ermüdbarkeitsbestimmungen, erlauben die Störungen des nervösen Apparates direkt zu untersuchen.

Die folgenden Ausführungen über die Hörprüfung halten sich noch an die klassische Ansicht der Unterscheidung zwischen Mittelohrschwerhörigkeiten und

Innenohrschwerhörigkeiten, wobei die erstere Bezeichnung auch die Hörstörungen durch Veränderungen im äußeren Ohr, die letztere auch die retrolabyrinthären Hörstörungen einschließt. Ich vermeide dabei absichtlich die fehlerhafte Gleichsetzung der Mittelohrschwerhörigkeit mit den Schalleitungsstörungen und der Innenohrschwerhörigkeit mit den sog. Schallempfindungsstörungen. Dagegen geht meine Besprechung noch von der bis jetzt üblichen funktionellen Zweiteilung entsprechend Mittel- und Innenohrschwerhörigkeit aus, trotzdem diese in mancher Beziehung revisionsbedürftig ist und nur in beschränktem Umfang zutrifft. Ich werde auf die hauptsächlichsten Abweichungen, wie sie sich aus den audiometrischen Untersuchungsmethoden ergeben, hinweisen.

Die *Mittelohrschwerhörigkeit* unterscheidet sich nach klassischer Auffassung von der *Innenohrschwerhörigkeit in zweifacher Hinsicht*: 1. durch das gegensätzliche Verhalten der Knochenleitung als solcher und im Verhältnis zur Luftleitung, 2. durch die Verteilung des Hörverlustes über den Hörbereich.

Das Verhalten der Knochenleitung als solcher und im Verhältnis zur Luftleitung. Die normale Zuleitung des Schalles durch den Schalleitungsapparat (äußeres Ohr, Trommelfell, Gehörknöchelchen, Perilymphe) wird als *Luftleitung* bezeichnet. Der Schall kann aber auch über den Schädelknochen durch die sogenannte *Knochenleitung* zum Innenohr gelangen. Die Luftschwingungen versetzen den Schädel kaum in Mitschwingung (indirekte Knochenleitung), wird jedoch ein Schwingungskörper (Stimmgabel, Knochenhörer) auf den Schädel aufgesetzt, so gerät dieser in stehende Schwingungen, die je nach der Frequenz eine bestimmte Form annehmen (direkte Knochenleitung). Diese Knochenschwingungen erreichen auf verschiedenen Wegen, teils mittelbar über das Trommelfell und das Mittelohr (osteo- oder kraniotympanale Leitung), teils unmittelbar durch die Labyrinthkapsel (osteale oder kraniale Leitung) die häutige Schnecke, die dadurch zur Mitschwingung gebracht wird. Das Verhältnis der beiden Zuleitungsarten ist bisher nicht genau bekannt, jedenfalls aber weist die weitgehende Hörverbesserung bei der Fixation des Steigbügels des Otosklerotikers durch Knochenhörer auf eine fast völlige Umgehung des Schalleitungsapparates hin. Für die Diagnostik steht damit der direkte Weg zur Innenohrprüfung offen, ebenso wie die Schallwellen unter Umgehung der Luftleitung zur Hörverbesserung direkt dem Innenohr zugeleitet werden können.

Während *jede Schwerhörigkeit* die *Luftleitung* beeinträchtigt, wird die *Knochenleitung* nur durch die *Innenohrschwerhörigkeit herabgesetzt*, durch *Mittelohrschwerhörigkeiten* jedoch für die tiefen und mittleren Frequenzen sogar *verbessert* (SCHWABACHscher Versuch). Bei einseitiger Schwerhörigkeit wird daher der Ton einer auf den Scheitel aufgesetzten Schallquelle in das *gesunde Ohr lokalisiert*, sofern es sich um eine *Innenohrschwerhörigkeit* handelt, in das *kranke Ohr*, wenn eine *Mittelohrschwerhörigkeit* vorliegt (Versuch nach WEBER).

Die *Verschlechterung der Knochenleitung* bei Schallempfindungsstörungen ist ohne weiteres verständlich, da in diesem Fall der erkrankte und funktionsgestörte Schallempfindungsapparat für die Hörstörung maßgebend ist, gleichgültig, ob ihn die Schallwellen über Luft- oder Knochenleitung erreichen. Umgekehrt ist es klar, daß die Knochenleitung, für welche der Schalleitungsapparat unwesentlich ist, durch Schalleitungsstörungen nicht herabgesetzt wird, auffällig und nicht ohne weiteres erklärlich ist jedoch die *Verbesserung der Knochenleitung*. Diese Verbesserung ist theoretisch noch nicht einwandfrei abgeklärt. Im gewöhnlichen Raum spielt der *äußere Störlärm*, welcher innerhalb der Stadt auch in einem sogenannten ruhigen Raum um 30 Dezibel beträgt, eine wesentliche Rolle. Bei intakter Schalleitung maskiert er den Prüfton, welcher durch den Knochen zugeleitet wird durch Herabsetzung der Empfindlichkeit des Innenohres. Gelangt der Störlärm infolge einer Schalleitungsstörung nicht oder nur noch teilweise zum Innenohr, so wird die Hörschwelle des Knochenleitungstones nicht beeinträchtigt und die Knochenleitung erscheint daher besser. Deshalb sind die geschilderten Abweichungen der Knochenleitung von der Norm im schall-leeren Raum wesentlich kleiner, bleiben aber grundsätzlich bestehen. Die Verbesserung der Knochenleitung bei Schalleitungsstörungen wird dabei auf eine Art *Schallstauung* hinter dem Hindernis der Schalleitungskette zurückgeführt, jedoch ist diese Erklärung nicht sicher bewiesen und dürften noch andere zur Zeit ungeklärte Vorgänge mitspielen. Jedenfalls aber handelt es sich um eine wirkliche Verbesserung der Schallzuleitung zum Cortischen Organ, während die Verschlechterung der Knochenleitung bei der Schallempfindungsstörung nicht auf eine Beeinträchtigung der Schallleitung durch den Schädelknochen, sondern auf eine Abnahme der Empfindlichkeit der Schallempfindung zurückgeht.

Auf einer Beeinflussung der Knochenleitung beruht auch der *Versuch nach* Gellé. Wird ein Politzerballon luftdicht in den Gehörgang eingesetzt und durch Zusammendrücken des Ballons der Druck im äußeren Gehörgang gesteigert, dann nimmt die Tonstärke der auf den Schädel aufgesetzten Stimmgabel ab. Diese Verschlechterung der Knochenleitung ist offenbar eine Folge der Spannung der Schalleitungskette und eventuell einer intralabyrinthären Drucksteigerung, welche durch das Einwärtsdrängen des Trommelfelles und damit der Stapesfußplatte entsteht. Die auf diese Weise verursachte Behinderung der Schwingungsfähigkeit des Labyrinthwassers bedingt eine Hörstörung auch für die Knochenleitung. Ist die Stapesfußplatte wie bei der Otosklerose fixiert, so tritt keine Abnahme der Tonstärke ein. Die Zuverlässigkeit und der Wert dieses Versuches sind umstritten.

Das Verhalten der Knochenleitung bei Mittelohrschwerhörigkeiten besteht aber nach den neueren audiometrischen Untersuchungen, wie übrigens schon der Gellésche Versuch zeigt, nicht immer in einer Verbesserung der Knochenleitung. Je nach den Veränderungen in der Paukenhöhle kann die Knochenleitung für bestimmte Frequenzgebiete besser, aber auch schlechter werden. Bei der Otosklerose beträgt die Verschlechterung für die mittleren Frequenzen unter Umständen 20 bis 30 Dezibel (s. S. 337).

Zwischen *Luft- und Knochenleitung* besteht normalerweise ein *bestimmtes Verhältnis*, das durch die Funktion des schalleitenden Apparates und die Schwingungseigenschaften des Schädels bestimmt wird. Eine vor das Ohr gehaltene Stimmgabel wird vom Normalhörenden erheblich stärker und länger gehört als beim Aufsetzen auf den Warzenfortsatz oder den Scheitel. Ebenso zeigen die audiometrischen Prüfungen, daß die Energiemengen des Schwellenwertes für Knochen- und Luftleitung normalerweise in einem bestimmten konstanten Verhältnis stehen und größere Energiemengen für den Knochenhörer als für den Lufthörer benötigt werden. Diese Tatsache wird damit erklärt, daß die *Luftleitung normalerweise besser ist als die Knochenleitung*, weil der Schalleitungsapparat, welcher die Luftleitung bestimmt, die Schallwellen dem Innenohr mit dem geringsten Energieverlust zuleitet.

Die Folgerung „Luftleitung besser als Knochenleitung" ist jedoch an Hand dieses Verhaltens nicht ohne weiteres zulässig. Vor allem zeigt sich, daß das Verhältnis schon durch geringen äußeren *Störlärm* sehr stark beeinflußt wird. Im schalleeren Raum sichern sich Luft- und Knochenleitung weitgehend, weil die Vertäubung der Knochenleitung durch den Störlärm dahinfällt und sie daher besser wird. Außerdem wird im Stimmgabelversuch der *Zinkenton der Stimmgabel* (Luftleitung) mit dem *Stielton der Stimmgabel* (Knochenleitung) verglichen, deren Schwingungsart und Intensität verschieden und daher nicht ohne weiteres vergleichbar sind. Bezold hat allerdings durch eine besondere Anordnung versucht, die Überlegenheit der Luftleitung nachzuweisen. Dazu wird die Stimmgabel A auf den Scheitel einer ersten Versuchsperson aufgesetzt, welche den Ton durch Knochenleitung hört. Unmittelbar nach deren Verklingen ist deren Ton für eine zweite Versuchsperson immer noch hörbar, wenn diese den Schädel der ersten Versuchsperson am Hinterhaupt mittels eines Stetoskops abhorcht. Auch dieser Versuch ist nicht beweisend, da der Schädel nicht an allen Stellen in gleicher Stärke schwingt. Theoretisch ist einzig zu folgern, daß bei der Luftleitung über den *Schalleitungsapparat die geringste Masse* in Schwingung versetzt werden muß, um die Basilarmembran mitschwingen zu lassen und daher geringere

Energiemengen nötig sein dürften als bei der Knochenleitung. Nach audiometrischen Bestimmungen von v. BÉKÉSY beträgt der Unterschied um 50 Dezibel (s. S. 92).

Durch *Mittelohrschwerhörigkeiten* wird das *Verhältnis zwischen Luft- und Knochenleitung gestört*, und zwar wird die *Knochenleitung relativ besser* und *überwiegt* schließlich *die Luftleitung* (Versuch nach RINNE). Zu diesem Verhalten trägt in erster Linie die Schwächung der Luftleitung durch die Störung des Schalleitungsapparates, in zweiter Linie die beschriebene Verbesserung der Knochenleitung bei. Eine auf den Warzenfortsatz aufgesetzte Stimmgabel wird daher bei starker Schalleitungsstörung länger gehört als vor dem Ohr. Umgekehrt bleibt bei der *Innenohrschwerhörigkeit* das *normale Verhältnis zwischen Luft- und Knochenleitung gewahrt*, weil der intakte Schalleitungsapparat die Schwingungen dem erkrankten Innenohr in normaler Weise zuführt.

Bei der Prüfung mit dem Audiometer werden Luft- und Knochenleitung für das normale Gehör gewöhnlich in Übereinstimmung gebracht. *Mittelohrstörungen* zeigen die Knochenleitung der Hörverlustkurve über der Luftleitung, *Innenohrschwerhörigkeiten* lassen Luft- und Knochenleitung in gleicher Weise herabgesetzt erscheinen oder die Knochenleitung verläuft unter der Luftleitung.

Die *Deutung der Resultate der Knochenleitungsprüfungen* jeder Art wird durch die ausgezeichnete *Überleitung des Tones* durch den Schädelknochen in das nicht zu prüfende *Gegenohr* erschwert. Das gegenseitige Innenohr wird dadurch praktisch ebenso stark in Schwingung versetzt, wie das Prüfohr, weshalb sich die Ergebnisse im allgemeinen auf das durch Knochenleitung besser hörende Ohr beziehen. Bei der audiometrischen Hörprüfung läßt sich das Gegenohr *akustisch ausschalten*, was bei einseitiger Schwerhörigkeit die gesonderte Prüfung jedes Ohres ermöglicht.

Die Verteilung des Hörverlustes über den Hörbereich

Die verschiedenen Hörstörungen führen in der Regel nicht zu einem gleichmäßigen Hörverlust über alle hörbaren Frequenzen, sondern die *Mittelohrschwerhörigkeiten ergeben einen vorwiegenden Hörverlust für die tiefen Töne mit einer Erhöhung der unteren Tongrenze, die Innenohrschwerhörigkeiten eine hauptsächliche Hörverminderung bei den hohen Tönen mit einer Senkung der oberen Tongrenze.* Die gemischte Schwerhörigkeit zeigt eine entsprechende Kombination.

Diese allgemeine Regel trifft allerdings nach den tonaudiometrischen Ergebnissen nur noch in sehr bedingtem Umfang zu. Insbesondere zeigt sich, daß fast alle Schalleitungsstörungen bzw. Mittelohrschwerhörigkeiten mit einer wesentlichen Hörverminderung auch der mittleren und hohen Frequenzen einhergehen. Eine gleichmäßige Herabsetzung für alle Tonhöhen kommt bei ihnen häufig vor, öfters sogar eine vorwiegende Beeinträchtigung der hohen Frequenzen. Im ganzen sind die mittleren und hohen Frequenzen gegen Störungen aller Art am empfindlichsten. Eine topische Diagnose aus der Verteilung des Hörverlustes allein zu stellen, ist in der Regel unmöglich (S. 104).

Es werden auch bei der Prüfung des Sprachgehörs nicht alle Zahlwörter gleich gut verstanden und oftmals besteht ein großer Unterschied zwischen *dunklen Silben* (55, 88, 45) und *hellen Silben* (36, 76, 77), von denen bei der *Innenohrschwerhörigkeit* vorwiegend die letzteren, infolge ihrer höheren Tonlage, ausfallen, während umgekehrt bei der *Mittelohrschwerhörigkeit* die dunklen Silben stärker betroffen werden. Der Unterschied beträgt mitunter mehrere Meter. Aus demselben Grund hängt das Verhältnis der *Hörweite für Flüstersprache* zur *Hörweite für Umgangssprache* von der Art der Schwerhörigkeit ab. Die Flüstersprache hat einen höheren Klangcharakter als die Umgangssprache. Infolgedessen wird die Flüstersprache bei einer *Innenohrschwerhörigkeit* verhältnismäßig schlecht gehört und der Unterschied in der Hörweite für Flüstersprache

und Umgangssprache ist sehr groß. So werden bisweilen Flüsterzahlen nur am
Ohr, dieselben Zahlwörter in Umgangssprache dagegen über mehrere Meter gehört. Umgekehrt hört der *Mittelohrschwerhörige* die Umgangssprache verhältnismäßig schlecht und die Hörweite für Flüstersprache nähert sich derjenigen
für Umgangssprache. Flüstersprache wird beispielsweise über 1 m, Umgangssprache über 2 bis 3 m verstanden. Dieser sogenannte Index vocalis hängt aber
auch vom *Lautstärkeausgleich* ab.

In der folgenden Tabelle sind die Unterschiede zwischen den *Mittelohrschwerhörigkeiten* und den *Innenohrschwerhörigkeiten* einander gegenübergestellt.

Tabelle 3. *Die wichtigsten Eigenschaften der Mittelohrschwerhörigkeiten und der
Innenohrschwerhörigkeiten*

Mittelohrschwerhörigkeiten		*Innenohrschwerhörigkeiten*
relativ gut gehört	Flüsterzahlen	relativ schlecht gehört
relativ schlecht gehört	Umgangssprache	relativ gut gehört
erhöht	untere Tongrenze	normal (oder erhöht)
normal (oder herabgesetzt)	obere Tongrenze	herabgesetzt (oder normal)
verlängert	Knochenleitung (SCHWABACH)	verkürzt
verkürzt oder negativ	$\dfrac{\text{Luftleitung}}{\text{Knochenleitung}}$ (RINNE)	normal positiv
nach dem kranken Ohr	Lateralisation (WEBER)	nach dem gesunden Ohr

b) Ausführung der Hörprüfung ohne Audiometer

Der Hörprüfung hat eine *Otoskopie* vorauszugehen, gegebenenfalls auch eine
Reinigung des Gehörganges von Cerumen, Eiter usw. (s. S. 130). Nach der Hörprüfung ist eine *Tubendurchblasung* durch Katheterisieren oder die Luftdusche
nach POLITZER angezeigt, mit nachfolgender erneuter Bestimmung der Hörweite.
Damit erhält der Arzt Auskunft über einen zuweilen im Hörprüfungsresultat
nicht klar zutage tretenden Anteil einer Mittelohrkomponente bzw. eines Tubenverschlusses an der Schwerhörigkeit.

Auch abgesehen von beabsichtigten Simulations- und Aggravationsversuchen
spielt die Konzentrationsfähigkeit und die willige Mithilfe des Patienten eine
gewisse Rolle. Sofern zu Vergleichszwecken *mehrere Hörprüfungen* notwendig
sind, sollen sie vom gleichen Arzt ausgeführt werden.

Bei *Kleinkindern* ist eine genaue Hörprüfung nicht möglich. Selbst die Feststellung beiderseitiger Taubheit und deren Unterscheidung von groben Intelligenz-
defekten ist oft in den ersten Lebensjahren schwierig (s. S. 99). In der Regel
läßt sich eine eingehende Hörprüfung erst vom siebenten bis zehnten Lebensjahr
an vornehmen (ALEXANDER), jedoch kann die Hörweite für Flüsterzahlen und
Umgangssprache meist schon vor dem Schuleintritt zwischen dem fünften und
sechsten Lebensjahr festgestellt werden. Erst in den letzten Jahren ist eine
spezielle Methodik zur Hörprüfung des Kleinkindes ausgearbeitet worden (s. S. 99).

Für die Hörprüfungen braucht es einen *ruhigen Raum genügender Größe*, denn
jeder äußere *Störlärm erhöht die Hörschwelle* und fälscht die Resultate.

Die Hörprüfung beginnt mit der Prüfung des Sprachgehörs für Flüsterzahlen und Umgangssprache. Anschließend erfolgt die Prüfung des *Tongehörs*.
Diese besteht in der Vornahme der Versuche nach SCHWABACH, RINNE
und WEBER mit Stimmgabeln, der Bestimmung der unteren Tongrenze mit
belasteten Stimmgabeln, der oberen Tongrenze mit dem Monochord und gegebenenfalls der Prüfung mit dem Klangstab c^5. Die Prüfung des ganzen Ton-

bereiches mit der kontinuierlichen Tonreihe nach BEZOLD-EDELMANN ist so zeit-
raubend, daß sie auch früher nur in einzelnen Fällen vorgenommen wurde.

Prüfung des Sprachgehörs für Flüsterzahlen und Umgangssprache
(Bestimmung des Grades der Schwerhörigkeit)

Die Prüfung des Sprachgehörs besteht in der *Bestimmung der Hörweite für
Flüsterzahlen und für die Umgangssprache* in einem Raum von mindestens
6 m Länge. Beim Abwenden vom Patienten und Sprechen in entgegengesetz-
ter Richtung werden der Hördistanz 2 bis 3 m beigefügt, die sich noch einmal
um dieselbe Distanz vermehren läßt, wenn der Patient umgedreht wird und das
nicht zu prüfende Gegenohr dem Arzt zuwendet. In dieser Weise kann in einem
Raum von 6 m Länge die Hörweite über 10 bis 12 m geprüft werden. Durch
Nachsprechenlassen kann sich der Arzt von der Richtigkeit der Angaben des
Patienten überzeugen, was in dieser Weise bei der Prüfung des Tongehörs
nicht möglich ist.

Es wird jedes Ohr für sich geprüft, das bessere Ohr zuerst. Um das Ablesen
vom Mund auszuschließen, stellt sich der Arzt seitlich vom Patienten auf, das
zu prüfende Ohr ihm zugekehrt. Durch Abdecken der Augen mit der an der
Schläfe angelegten Hand einer Hilfsperson, die zugleich den Verschluß des
Gegenohres übernimmt, oder durch Verbinden der Augen wird vermieden,
daß der Patient die Entfernung des Arztes und seine Bewegungen beobachten
kann. Sehr wichtig ist der *zureichende Ausschluß des Gegenohres*.

Ein einfaches Zuhalten des nicht zu prüfenden Ohres mit der Hand durch
den Untersuchten ist auf alle Fälle ungenügend. Eine Hilfsperson hat einen
angefeuchteten Wattepfropf mit der Fingerkuppe in den Eingang des Gehörganges
zu drücken. Auch dieser Verschluß ist bei einseitiger Taubheit oder hochgradiger
Schwerhörigkeit ·und normal oder annähernd normal hörendem Gegenohr un-
zureichend, denn in einem solchen Fall hört das gesunde Ohr trotz Verschluß
mit und die Flüstersprache wird mindestens direkt am geprüften Ohr, die Umgangssprache unter Umständen über mehrere Meter durchgehört. Das Gegenohr
muß deshalb akustisch ausgeschaltet werden, was am einfachsten durch die
Schüttelausschaltung nach WAGENER erfolgt. Zu diesem Zweck führt die Hilfsperson mit dem Zeigefinger über dem angefeuchteten Wattepfropf rasche gleichmäßig schüttelnde Bewegungen aus, deren Geräusch das nicht zu prüfende
Gegenohr akustisch vertäubt. Bei einseitiger Taubheit ist einzig die Ausschaltung
durch die *Báránysche Lärmtrommel* zuverlässig, jedoch verdeckt deren intensiver
Lärm wesentliche Hörreste des geprüften Ohres.

Die Prüfung beginnt mit *Flüsterzahlen*, indem der Arzt zweistellige Zahlwörter, und zwar eine ganze Reihe, vorflüstert und vom Untersuchten nachsprechen läßt. Um eine annähernd stets gleich intensive Flüstersprache zu
erhalten, soll mit der sogenannten *Reserveluft*, d. h. mit der nach einer gewöhnlichen Ausatmung noch in der Lunge vorhandenen Luft, geflüstert werden.

Durch Messung der Lautstärke der Sprache ist erwiesen, daß der ungeübte Prüfende
die Neigung hat, mit zunehmender Entfernung vom Prüfling lauter zu sprechen
und dabei zuweilen die Entfernung sogar überkompensiert. Auch pflegt er sich dem
Störlärm anzupassen. Ein immer annähernd gleich lautes Flüstern läßt sich jedoch
erlernen.

Es ist zweckmäßig, entfernt vom Patienten zu beginnen und leise näher zu
schreiten, bis der Untersuchte *sämtliche Zahlwörter* richtig nachspricht. Diese
Distanz gilt als *Hörweite* oder *Hördistanz*. Die Prüfung wird einige Male wiederholt.

Wie bereits früher erwähnt, werden nicht alle Zahlwörter gleich gut verstanden. Mittelohrschwerhörige hören Wörter mit tiefen Frequenzen (98, 54 usw.)

schlechter, solche mit hohen Frequenzen (36, 77 usw.) besser, der Innenohrschwerhörige verhält sich umgekehrt. Aber auch beim gleichen Zahlwort kommen gewisse Schwankungen und Unsicherheiten vor.

Nach der Prüfung mit Flüsterzahlen wird in derselben Weise die Hörweite für *Umgangssprache* bestimmt und die Hördistanz für diese festgestellt. Außer bei hochgradig Schwerhörigen langt dafür allerdings eine Zimmerlänge von 6 m nicht aus, immerhin wird dadurch für spätere Vergleichsuntersuchungen festgestellt, daß die Hörfähigkeit mehr als 6 m bzw. 12 m beträgt. Zur *Untersuchung von Hörresten* bei ganz hochgradig Schwerhörigen dient direktes lautes Sprechen in das Ohr und die Bestimmung der *binauralen Hörfähigkeit* bei beiderseits offenen Ohren, sofern die Schwerhörigkeit beiderseitig ist. Eine genaue Beschreibung dieser auch mit andern Wörtern und einfachen Sätzen vorzunehmenden Untersuchung erübrigt sich.

Die hauptsächlichste *Fehlerquelle* in der Bestimmung der Hörweite ist die *ungenügende Ausschaltung* des Gegenohres, insbesondere bei der Prüfung der Umgangssprache. Durch den *Versuch* nach LUCAE-DENNERT läßt sich das Hören durch das Gegenohr leicht feststellen. Zunächst wird die Hörweite des kranken Ohres in üblicher Weise bestimmt und hierauf das geprüfte Ohr auch noch verschlossen. Hört der Patient bei diesem beiderseitigen Verschluß nicht mehr in derselben Hördistanz, so entspricht die bestimmte Hörweite dem geprüften Ohr, hört er in unverminderter Distanz, so wurde übergehört und die Hörprüfung muß mit einer besseren Ausschaltung wiederholt werden.

Prüfung des Tongehörs mit Stimmgabeln, Monochord und Klangstab
(Bestimmung des Sitzes und der Art der Hörstörung)

Die Prüfung des Tongehörs erfordert in ihrer einfachsten Form *drei Stimmgabelversuche*, den *Versuch nach* SCHWABACH, RINNE und WEBER, die am besten mit den beiden Stimmgabeln A (110 Hz) und a¹ (440 Hz) oder auch mit c¹ (261 Hz) ausgeführt werden. Die Stimmgabeln müssen möglichst obertonfrei sein und eine lange Schwingungsdauer haben. Jede Stimmgabel hat ihre bestimmte *Abklingdauer*, die am Normalhörenden ermittelt werden muß.

In der Beurteilung einfach sind annähernd symmetrische reine Mittelohr- oder Innenohrschwerhörigkeiten, welche bereits durch diese drei Versuche festgestellt werden können. Dagegen verlangen gemischte Schwerhörigkeiten und starke Seitenunterschiede eine vollständige Hörprüfung, hauptsächlich auch die tonaudiometrische Untersuchung.

Die Stimmgabeln werden auf den *Daumenballen* oder mit einem *Gummihammer* angeschlagen, die großen auf der *Muskulatur oberhalb des Knies*, niemals aber auf einem festen Gegenstand (Tischkante), da sonst zahlreiche Obertöne mitschwingen. Zur Prüfung der Luftleitung wird die Stimmgabel in 1 cm Entfernung entweder mit dem Zinkenzwischenraum oder mit der breiten Fläche einer Zinke *gerade* vor das Ohr gehalten, ohne die Ohrmuschel zu berühren. In schräg seitlicher Richtung zu den Zinken besteht eine Indifferenzzone mit Auslöschen der Schallwellen. Zur Prüfung der Knochenleitung wird die Stimmgabel mit dem Stiel fest auf den Schädel aufgesetzt. Durch Handheben gibt der Patient an, wann er die Stimmgabel nicht mehr hört, womit die Abklingdauer bestimmt ist. Um das Ohr nicht zu ermüden und die Angabe der Hörschwelle zu erleichtern, soll die Stimmgabel in regelmäßigen kurzen Intervallen vom Ohr entfernt werden, bis sie verklungen ist. Die *Abklingdauer* und ihre Differenzen sind *in Sekunden* anzugeben.

Schwabachscher Versuch. (Vergleich der Knochenleitung von Patient und Normalhörendem) (Abb. 60, 61). Die Stimmgabel a[1] (oder A) wird abwechslungsweise auf das Mastoid des Patienten und des (normalhörenden) Arztes aufgesetzt und dabei festgestellt, welcher von beiden sie länger und wieviel Sekunden er sie länger hört. Der Normalhörende hört sie gleich lang wie der Arzt (Schwabach ± 0). Bei einer „Innenohrschwerhörigkeit" klingt sie auf dem Warzenfortsatz des Patienten rascher ab als beim Arzt (Schwabach negativ bzw. verkürzt), bei einer „Mittelohrschwerhörigkeit" wird sie vom Patienten gleich lang oder länger gehört als von Arzt (Schwabach positiv bzw. verlängert).

Dieser Versuch gibt bei Innenohrschwerhörigen oft ohne weiteres Auskunft und ist von den drei Versuchen der zuverlässigste. Es besteht allerdings eine ziemlich große normale Schwankungsbreite von 10 bis 12 Sekunden. Außer-

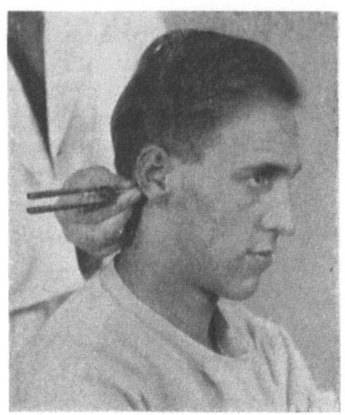 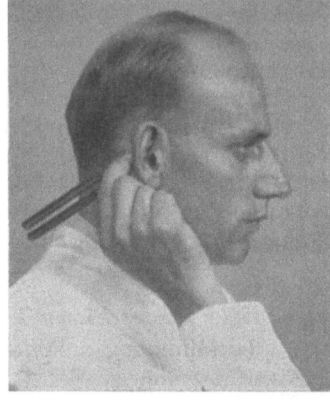

Abb. 60.   Abb. 61.

Schwabachscher Versuch. Vergleich der Knochenleitung von Patient (Abb. 60) und (normalhörendem) Arzt (Abb. 61).

dem ist die Überleitung der Knochenleitung nach dem Gegenohr so gut, daß es nicht gelingt, jedes Ohr für sich zu prüfen und sich der festgestellte Wert, besonders bei größeren Seitenunterschieden, auf das durch die Knochenleitung besser hörende Ohr bezieht.

Nach Bezold setzen viele Ohrenärzte die Stimmgabel beim Schwabachschen Versuch nicht auf das Mastoid, sondern, wie beim Weberschen Versuch, auf die Mitte des Scheitels auf, unter bewußtem Verzicht auf die Untersuchung jedes Ohres für sich. Nach unseren audiometrischen Ergebnissen weist diese Methode verschiedene, bei der Stimmgabelprüfung allerdings praktisch nicht in das Gewicht fallende Vorteile auf.

Rinnescher Versuch (Vergleich der Luftleitung mit der Knochenleitung am Patienten) (Abb. 62, 63). Die Stimmgabel A (oder a[1]) wird zur Prüfung abwechslungsweise auf das Mastoid aufgesetzt und vor das Ohr gehalten. Normalerweise wird sie vor dem Ohr länger gehört als auf dem Mastoid aufgesetzt (Rinne positiv). Ebenso verhält sich die Innenohrschwerhörigkeit während sich bei der Mittelohrschwerhörigkeit die Knochenleitung der Luftleitung nähert und schließlich die Knochenleitung überwiegt (Rinne verkürzt, ± 0 oder negativ).

Da der Unterschied in der Abklingdauer von Luft- und Knochenleitung bei verschiedenen Stimmgabeln verschieden ist, muß die Differenz beim normalen Gehör für die verwendete Stimmgabel bekannt sein. Bei unserer Stimmgabel A beträgt sie für den Normalen 30 bis 50 Sekunden, für a[1] 20 bis 30 Sekunden.

WEBERscher Versuch. (Lateralisation des „Scheiteltons") (Abb. 64). Die Stimmgabel A (oder a[1]) wird an der Haargrenze auf die Mitte des Scheitels aufgesetzt. Der Ohrgesunde lokalisiert den Ton in beide Ohren oder in die Mitte des Kopfes. Bei einseitiger Mittelohrschwerhörigkeit rückt der Ton ins kranke Ohr, während er bei Innenohr-

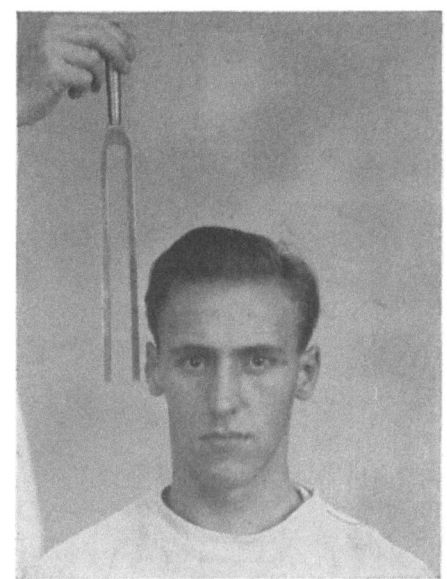

Abb. 62.

schwerhörigkeit im gesunden oder besser hörenden Ohr wahrgenommen wird.

Dieser Versuch ist nicht zuverlässig und erfordert vom Patienten ein erhebliches Maß von objektiver Beobachtungsgabe. Er wird natürlich geneigt sein, den Ton stets ins gesunde Ohr zu lokalisieren und macht daher bei einer Mittelohrschwerhörigkeit oft unwissentlich falsche Angaben.

Durch Zuhalten eines Ohres kann der Patient allerdings darauf aufmerksam gemacht werden, daß der Ton in das verschlossene Ohr rückt, jedoch ist damit eine unzweckmäßige Beeinflussung des Patienten verbunden.

Prüfung der unteren und oberen Tongrenzen. Die Bestimmung der *unteren Tongrenze* erfolgt mit großen belasteten Stimmgabeln, die praktisch obertonfrei sind. Die normale untere Grenze liegt bei zirka 16 Hz bzw. bei C_2. Da sich bei diesen tiefsten Tönen Hörempfindung und Tastempfindungen mit dem Gefühl von Tonstößen mischen, hält es für den Untersuchten schwer, eine genaue Grenze der Hörempfindung anzugeben. Für praktisch diagnostische Zwecke sind aber nur wesentliche Erhöhungen der Tongrenze verwertbar, die sich leicht feststellen lassen. Die Prüfung beginnt mit der normalen unteren Tongrenze und geht die Tonskala hinauf, bis der zu Untersuchende angibt, den Ton zu hören. Die

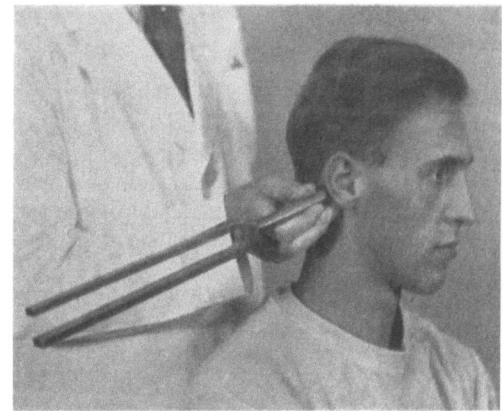

Abb. 63.

Rinnescher Versuch. Vergleich der Luftleitung (Abb. 62) mit der Knochenleitung (Abb. 63) des Patienten.

Erhöhung der unteren Tongrenze weist, außer bei hochgradiger Schwerhörigkeit, mit wenigen Ausnahmen auf eine *Mittelohrschwerhörigkeit* hin.

Die *obere Tongrenze*, die beim Kind und beim Jugendlichen bei 20000 Hz liegt und mit zunehmendem Alter bis auf 13000 Hz absinkt, wird mit dem *Monochord nach* STRUYCKEN bestimmt. Früher durch die Galtonpfeife. Das Monochord besteht aus einer gespannten Metallsaite, die durch Reiben mit einem in Alkohol angefeuchteten Gazeläppchen in Longitudinalschwingungen versetzt wird. Der Bestimmung haften große Fehlerquellen an und sie vermittelt daher nur einen ungefähren Begriff von der oberen Tongrenze.

Die *Herabsetzung der oberen Tongrenze* weist vorwiegend auf eine *Innenohrschwerhörigkeit* hin, jedoch ist das Verhalten der oberen Tongrenze weniger eindeutig als dasjenige der unteren Hörgrenze.

Die *Untersuchung des ganzen Tonbereiches* wurde erstmals von BEZOLD mit

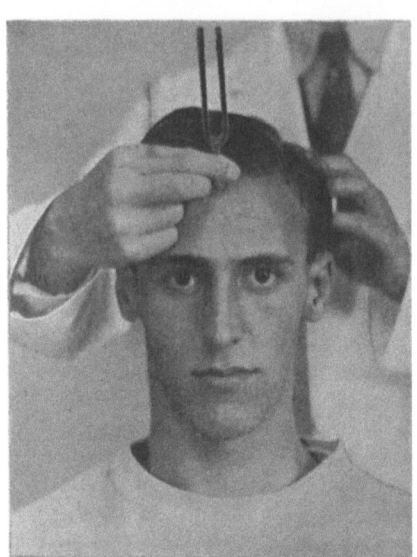

Abb. 64. Weberscher Versuch. Lateralisation des Scheiteltones.

der sogenannten kontinuierlichen Tonreihe nach BEZOLD-EDELMANN, bestehend aus belasteten und unbelasteten Stimmgabeln, für den unteren und mittleren Tonbereich, zwei gedackten Pfeifen und der Grenztonpfeife (c^5 bis e^8) nach GALTON durchgeführt. Dabei gelang es, in qualitativer Hörprüfung den ganzen Hörbereich (bei Taubstummen mit seinen Tonlücken und Toninseln) zu untersuchen und mit den Stimmgabeln, sowie einem diesen entsprechenden Klangstab c^5, auch eine quantitative Hörprüfung der verschiedenen Töne vorzunehmen. Aus dem quantitativen Vergleich der Abklingdauer der Stimmgabeln beim Schwerhörigen mit derjenigen beim Normalhörenden konnten die relativen Hörschwellen als *Hörrelief* (OSTMANN) bzw. *Hörbilder* (HARTMANN u. a.) kurvenmäßig dargestellt werden. Diese quantitative Stimmgabelprüfung ist jedoch durch die Audiometrie mit ihren übersichtlichen Audiogrammen überholt. Einzig die Bestimmung der Abklingdauer einer *langschwingenden c^5-Stimmgabel* (25 bis 30 Sekunden Abklingdauer) oder des *Klangstabes c^5* (40 bis 55 Sekunden Abklingdauer) wird zur Prüfung des besonders empfindlichen Tongebietes von 4000 Hz stichprobenweise herangezogen. Eine normal lange Abklingdauer läßt auf eine normale Hörfähigkeit im hohen Tonbereich schließen. Die gewöhnliche Stimmgabel c^5 der Bezold-

Tabelle 4. *Beiderseitige Mittelohrschwerhörigkeit*

	Rechts	Links
Flüsterzahlen	3 bis 5 m	0
Nach Luftdusche		
Umgangssprache	> 10 m	20 bis 30 cm
Nach Luftdusche..............		
Untere Tongrenze (Stimmgabel)	60	> 150
Obere Tongrenze (Monochord)	c^7	h^6
RINNE $\;$ A ($+ 30''$ bis $+ 50''$)	$- 60''$	$- 70''$
$\qquad$ a^1 ($+ 15''$ bis $+ 20''$)	$-- 10''$	$- 20''$
WEBER $\;$ A	⟶	
$\qquad$ a^1	⟶	
SCHWABACH $\;$ A	$+ 10''$	$+ 10''$
$\qquad\;$ a^1	$+ 0''$	$+ 0''$
Klangstab c^5 ($40''$ bis $55''$)	$25''$	$20''$

Tabelle 5. *Beiderseitige Innenohrschwerhörigkeit*

	Rechts	Links
Flüsterzahlen	10 bis 30 cm	20 bis 30 cm
Nach Luftdusche................		
Umgangssprache	6 m	6 m
Nach Luftdusche................		
Untere Tongrenze (Stimmgabel)	< 24	24
Obere Tongrenze (Monochord)	d^6	e^6
RINNE A (+ 30'' bis + 50'')	+ 45''	+ 50''
a^1 (+ 15'' bis + 20'')	+ 25''	+ 30''
WEBER A		
a^1	↑	↑
SCHWABACH A	− 50''	− 35''
a^1	− 20''	− 15''
Klangstab c^5 (40'' bis 55'')	12''	15''

Edelmannschen Tonreihe ist infolge ihrer kurzen Abklingdauer von nur 5 bis 10 Sekunden ungenau.

Die Ergebnisse der geschilderten Hörprüfungen werden wie in Tab. 4 und Tab. 5 festgehalten.

c) Die Audiometrie

Die Grundlage jeder Hörprüfung sind *quantitative Bestimmungen der Hörfähigkeit* für Luft- und Knochenleitung, und je einfacher und genauer diese Messungen ausgeführt werden können, desto eindeutigere und umfassendere Resultate sind von der Hörprüfung zu erwarten. Erst die neuere Entwicklung der elektroakustischen Technik brachte in dieser Beziehung einen wesentlichen Fortschritt und eröffnete auch grundsätzlich neue Möglichkeiten. Durch den Bau einwandfreier Tongeneratoren und damit auch zuverlässiger *elektroakustischer Hörprüfungsgeräte* gelang es, die quantitativen Bestimmungen der Hörprüfung unter Vereinfachung der Methodik erheblich zu verbessern. Die neuen Hörprüfungsapparate werden als *Audiometer* (Abb. 65), die Methodik als *Audiometrie* bezeichnet.

Die Audiometer erzeugen *ungedämpfte reine Töne großer Konstanz*, deren *Frequenz* beliebig zu wählen ist und deren *Intensität* von der Hörschwelle bis zu lauten Tönen variiert werden kann. Die Audiometer umfassen beinahe den *gesamten Hörbereich* nach Frequenz und Intensität. Dank einfacher Meßeinrichtungen läßt sich die Tonintensität und damit die Hörschärfe direkt in dem heute allgemein üblichen *Tonstärkemaß*, dem *Dezibel*, bestimmen, wodurch die *audiometrische Hörprüfung zu einer genauen quantitativen Meßmethode* ausgearbeitet werden konnte.

Die Audiometer bezwecken in erster Linie die *Ermittlung der Schwellenwerte reiner Töne*, die sogenannte *Tonaudiometrie* bzw. *Schwellenwertaudiometrie*, deren graphische Darstellung die übersichtlichen *Audiogramme* (Schwellenwertkurven, Hörkurven und Hörverlustkurven, s. S. 100) ergibt. Ergänzt werden diese Ergebnisse durch *spezielle Untersuchungsmethoden mit überschwelligen Tönen*, wie die Bestimmung des *Lautstärkeausgleiches*, der *Unterschiedsschwelle für Tonintensitätsänderungen*, der *Ermüdbarkeit* und der Adaption, der Verdeckungseffekte mit der *Geräuschaudiometrie*, die für eine feinere funktionelle Diagnostik mehr oder weniger unentbehrlich geworden sind. Sie dienen weiter zur *Prüfung des Sprachgehörs* (Sprechaudiometrie), zur *Anpassung von Hörhilfen* und für verfeinerte Aggravationsprüfungen.

Wenn auch die Entwicklung der Audiometer noch keineswegs als abgeschlossen betrachtet werden kann, beispielsweise fehlt eine einfache Intensitätseichung und deren Kontrolle, so ist die Audiometrie bereits in ihrer heutigen Form in der Praxis der Ohrenheilkunde und für die wissenschaftliche Forschung unentbehrlich geworden.

Gegenüber der Stimmgabelprüfung hat die Audiometrie in quantitativer Beziehung u. a. *drei große Vorteile*, die *Konstanz* des einmal eingestellten ungedämpften *Audiometertons*, die *Messung der Tonstärke* bzw. der Hörfähigkeit in *Dezibel* und die *Ausdehnung* der Untersuchungen auf das *hohe Tongebiet*. Der Stimmgabelton klingt ohne komplizierte Zusatzeinrichtungen mehr oder weniger rasch ab, seine Stärke wird daher dauernd schwächer, wodurch ein störender Zeitfaktor in die Messung hineingebracht wird, während der Audiometerton unabhängig von der Zeit beliebig variiert

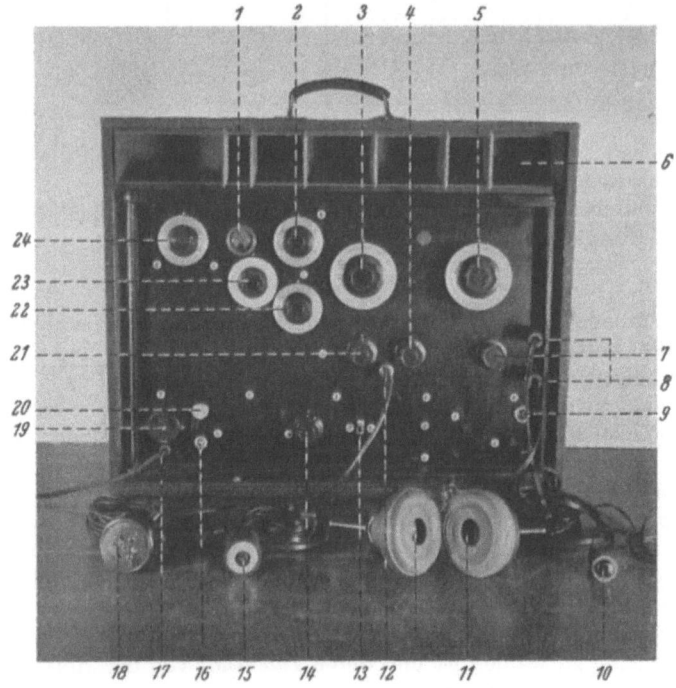

Abb. 65. Audiometer für klinische und wissenschaftliche Zwecke nach ZWISLOCKI (Basel).

1. „Kontrollauge" für die Sprechintensität, die Tonintensität und einige wichtigste Audiometerteile, *2* Wähler für die Modulation der Tonintensität mit Skala (in %), *3* Frequenzwähler mit Skala von 128 bis 16000 Hz, *4* Umschalter von Luft- zu Knochenleitungsprüfung, *5* Intensitätswähler für den Prüfton mit synchroner Regelung des Maskierungsgeräusches bzw. des Vergleichtons beim Lautstärkeausgleich (mit Skala in 5 Dezibelstufen), *6* Einer der 6 Räume für die Zubehörteile, *7* Umschaltung von einem Hörer zum anderen bzw. von einem Ohr zum anderen, und Zusammenschaltung beider Hörer, *8* Höreranschlüsse, *9* Signallampe des Patienten, *10* Signalschalter des Patienten, *11* Doppelhörer (rot und blau) mit Kopfbügel, *12* Mikrophonanschluß, *13* Tonunterbrecher und Ausschalter der Modulation der Tonintensität, *14* Umschalter vom Maskierungsgeräusch zum Vergleichston für den Lautstärkevergleich, *15* Knochentelephon, *16* Netzschalter, *17* Netzanschluß, *18* Mikrophon, *19* Netzspannungswähler, *20* Signallampe zum Netzschalter, *21* Umschalter vom Prüfton zur Sprachprüfung, *22* Intensitätswähler des Maskierungsgeräusches bzw. des Vergleichstones beim Lautstärkevergleich (mit Skala in 5 Dezibel), *23* Amplitudenwähler für die Schallstärkemessung, *24* Umschalter für das „Kontrollauge".

werden kann, bis die Hörschwelle gefunden ist. Diese Schwierigkeit läßt sich bei der einfachen Schwellenwertbestimmung noch einigermaßen überwinden, macht aber besonders überschwellige Messungen beinahe unmöglich. Die Bestimmung der Intensität des Stimmgabeltones in Dezibel ist derartig umständlich, daß die übliche Hörprüfung darauf verzichtet. An ihrer Stelle wird die Abklingdauer angegeben, diese ist jedoch kein Tonstärkemaß und hängt infolgedessen mit der in der Technik gebräuchlichen Messung der Tonstärke in Dezibel nur indirekt zusammen. Die Stimmgabel, welche ein qualitativ ausgezeichnetes Instrument mit fast obertonfreien reinen Tönen darstellt, ist hauptsächlich aus diesen Gründen für genaue quantitative Messungen ungeeignet. Außerdem reichen die Stimmgabeln bzw. der ähnliche Klangstab nur bis 4000 Hz, während das Audiometer quantitative Bestimmungen fast bis zur oberen Tongrenze erlaubt.

Die Grundsätze der Audiometrie und der Bau der Audiometer

In den Audiometern als elektroakustischen Tongeneratoren erfolgt die Tonbildung auf dem Umweg über *ungedämpfte elektrische Schwingungen bzw. Wechselströme* von reiner Sinusform, welche in akustische Schwingungen bzw. reine Töne umgesetzt werden. Sie enthalten daher einen elektrischen und einen elektroakustischen Teil. Die elektrische Vorrichtung besteht grundsätzlich aus einem Generator elektrischer Schwingungen und einem Verstärker, der elektroakustische Teil aus einem elektroakustischen Wandler (Telephon, Lautsprecher, Knochenhörer), der die elektrischen Schwingungen in Schall umwandelt.

Die *elektrischen Schwingungsgeneratoren* sind entweder Schwebungs- bzw. *Überlagerungssummer* oder erzeugen die tonfrequenten Schwingungen direkt, wie z. B. die sogenannten *RC-Generatoren*. Bei den ersteren werden zwei hochfrequente elektrische Schwingungen miteinander zur Interferenz gebracht, wodurch eine Differenzschwingung niedriger Frequenz im hörbaren Tonbereich entsteht. Der RC-Generator zeichnet sich durch große Stabilität und Verzerrungsfreiheit aus. Beide Generatorarten verdanken ihre Entwicklung der elektrischen Nachrichtentechnik und beruhen auf der *Anwendung von Elektronenröhren*, auch Radioröhren genannt, die eine genaue Meßmethodik ermöglichen. Außerdem bilden sie den Hauptbestandteil des Verstärkers der elektrischen Schwingungen. Der Apparat erhält seine elektrische Energie durch das Lichtnetz, nur bei wenigen Audiometern durch mehrere Batterien.

In den elektrischen Schwingungskreis ist ein *Frequenzwähler* und ein *Intensitätsregler* eingebaut, mit denen die Frequenz und die Intensität innerhalb gegebener Grenzen eingestellt werden kann.

Sämtliche Frequenzen des hörbaren Tonbereiches und alle Tonintensitäten können bis zur Schmerzgrenze auf elektroakustischem Weg hervorgebracht werden, doch erfordern die tiefsten und höchsten Töne komplizierte und kostspielige Einrichtungen. Auch ist es nicht notwendig, die Lautstärke bis zur Schmerzgrenze von 130 bis 140 Dezibel zu steigern. Deshalb umfassen die Audiometer für praktische Zwecke nur ein mittleres Gebiet des Hörfeldes, welches so groß gewählt wird, daß die Stellung einer topischen Diagnose möglich und die Leistungsfähigkeit des Gehörs im täglichen Leben zu beurteilen ist. Ich beschränke mich im folgenden auf die Beschreibung dieser für die Praxis gebauten Audiometer, während für wissenschaftliche Untersuchungen z. T. Sonderkonstruktionen nötig sind.

Die einzelnen Länder stellen an ein brauchbares Audiometer gewisse *Standardbedingungen*, die grundsätzlich miteinander übereinstimmen, in den Einzelheiten aber noch vielfach voneinander abweichen. Eine internationale Regelung ist, namentlich hinsichtlich der Intensitätseichung, dringend wünschenswert.

Die Frequenz. Der Frequenzwähler ändert den Widerstand, die Kapazität oder die Induktivität des elektrischen Schwingungskreises. Die Frequenzskala läßt bei den meisten Audiometern die Zahl der Doppelschwingungen pro Sekunde bzw. die Hertz (Hz), wie auch die Stufen der Tonleiter ablesen. Für praktische Zwecke genügt ein Frequenzbereich von 125 bis 8000 Hz, verschiedene neuere Audiometer besitzen aber einen wesentlich größeren Frequenzumfang. Eine Ausdehnung bis mindestens 10000 Hz ist jedenfalls für die Luftleitung vorteilhaft. Da der Frequenzgang der üblichen im Handel befindlichen dynamischen Telephone bereits oberhalb 6000 Hz stark abzufallen beginnt und die Verhältnisse der Schallabgabe kompliziert werden, ist es nicht möglich, mit den genauen Messungen wesentlich über 10000 Hz hinauszugehen, immerhin kann

die obere Tongrenze ohne genaue quantitative Angaben bis 20000 Hz festgestellt werden. Absolut notwendig ist dies nach den amerikanischen Erfahrungen
nicht, weshalb nur wenige Audiometer bis zur oberen Tongrenze gehen.

Ob sich das tiefe Tongebiet unter 125 Hz in Zukunft als so wichtig erweisen wird,
daß neben der Bestimmung der unteren Tongrenze auch dessen quantitative Untersuchung als notwendig erscheint, ist zur Zeit noch nicht abgeklärt.

Die *Bestimmung der unteren Tongrenze,* sofern sie unter 64 Hz bzw. 125 Hz
liegt, wird besser mit einer der praktisch obertonfreien belasteten Stimmgabeln
vorgenommen. Die üblichen Telephone sind für diese tiefen Frequenzen zu
wenig obertonfrei. Da die Empfindlichkeit des Gehörs mit steigender Frequenz
rasch zunimmt, kann ein schwacher Oberton hörbar werden, während der Grundton noch unter der Schwelle liegt. Der *Klirrfaktor,* d. h. der Gehalt an Obertönen,
soll im übrigen so klein sein, daß der erste Oberton 25 bis 30 db (USA., England)
schwächer ist als der Grundton bzw. unter 2 bis 4% (Schweiz, Deutschland)
desselben beträgt.

Die Frequenz läßt sich entweder kontinuierlich oder in festen Stufen ändern.
Nach allgemeiner Erfahrung genügen bis 2000 Hz Oktavstufen, nämlich 125,
250, 500, 1000, 2000, 4000 und 8000 Hz bzw. entsprechende Tonleiterstufen.
Oberhalb 2000 Hz ist es angezeigt, Halboktavstufen einzuschalten, da bei den
hohen Frequenzen enge Tonlücken oder Tonsenken vorkommen, die einer
Prüfung in Oktavstufen größtenteils entgehen können.

Die Tonstärke und die Lautstärke. Die *Tonstärke* oder Tonintensität ist eine
physikalische Größe, während mit „*Lautstärke*" die subjektive Lautheit eines
Tones bezeichnet wird. Die Lautstärke nimmt in der Regel mit der Tonstärke
zu, ist aber entsprechend der physiologischen Schwellenwertkurve und den
sone-Kurven auch von der Frequenz des Tones abhängig.

Die Tonstärke kann in *Tonintensität* (Erg/qcm sec oder Watt/qcm) oder in
Schalldruck (Dyn/qcm bzw. Bar oder Mikrobar) angegeben werden. Aus diesen
Größen leitet sich das heute allgemein gebräuchliche Schallstärke- bzw. Ton-
stärkemaß, das Dezibel, ab.

Das *Dezibel* ist zunächst eine rein physikalische Maßeinheit, übernommen
aus der Telephontechnik und bedeutet den Verlust an elektrischer Energie längs
einer Leitung, ausgedrückt in Schallintensität. Es ist deshalb eine Verhältnis-
zahl, dargestellt durch die Formel:

$$J db = 10 \log \frac{J}{J_0} = 20 \log \frac{p}{p_0},$$

wobei: $\quad$ J $\;$ = Tonintensität
$\qquad\quad$ J_0 = Bezugsintensität
$\qquad\quad$ p $\;$ = Schalldruck entsprechend J
$\qquad\quad$ p_0 = Schalldruck entsprechend p_0 (Bezugsschalldruck).

Wird als J_0 die Intensität des normalen Schwellenwertes bzw. als p_0 der
Schalldruck dieses Wertes für 1000 Hz mit 10^{-16} Watt oder $2,10^{-4}$ Mikrobar
eingesetzt, so gewinnt das Dezibel eine absolute Größe vom Schwellenwert von
1000 Hz an gerechnet.

Aus der logarithmischen Formel geht hervor, daß die Tonintensität in Dezibel
ausgedrückt, entsprechend dem Logarithmus der Schallenergie bzw. des Schalldruckes ansteigt, womit das Dezibel auch eine physiologische Bedeutung als Maß
der Lautstärke erlangt. Nach dem *Weber-Fechnerschen Gesetz* nimmt die Stärke
einer Sinnesempfindung nicht proportional der Intensität des einwirkenden
Sinnesreizes, sondern proportional dessen Logarithmus zu. Auf das Ohr angewendet, bedeutet diese Regel, daß die Lautstärke eines Schalles nicht pro-

portional der Schallintensität, sondern proportional dessen Logarithmus ansteigt, d. h. proportional der Dezibelzahl. Das Weber-Fechnersche Gesetz kann allerdings nur als Annäherung an die tatsächlichen Verhältnisse betrachtet werden, immerhin entspricht das Dezibelmaß bei den mittleren Frequenzen ungefähr der subjektiven Lautstärke. Es wird deshalb von der anglo-amerikanischen Schule auch als *sensation unit*, d. h. *Empfindungseinheit* bezeichnet, die mit der Empfindungseinheit von FECHNER einigermaßen übereinstimmt. Im Gegensatz zum normalen Ohr verhalten sich gewisse Nervenschwerhörigkeiten ganz anders (S. 106).

Um den Unterschied zwischen Tonstärke und Lautstärke auch in der Maßeinheit zum Ausdruck zu bringen, ist es zweckmäßiger, das Dezibel nur auf die Tonstärke anzuwenden, für die Lautstärke dagegen das *Phon* heranzuziehen. Für 1000 Hz stimmen Dezibel und Phon miteinander überein, bei den übrigen Frequenzen bedeutet das Phon die Zunahme der subjektiven Lautstärke über der Hörschwelle mit zunehmender Tonintensität. In letzter Zeit wird als Maß der Lautstärke auch das amerikanische sone gebraucht, wobei 1 *sone* der Lautstärke von 40 Phon oder 40 Dezibel bei 1000 Hz entspricht, d. h. ungefähr der Lautstärke beim Sprechen. Die Kurven gleicher Lautstärke der verschiedenen Frequenzen lassen sich in Phon oder sone angeben.

Das logarithmische Maß des Dezibel und des Phon ist gleichfalls für die Aufzeichnung, namentlich die graphische Darstellung von Schallintensitäten, geeignet. Infolge des außerordentlich großen Unterschieds in der Schallenergie des Schwellenwertes und der Schmerzgrenze bei den mittleren Frequenzen, welche 10 bis 100 Billionen beträgt, ebenso wie des Empfindungsunterschiedes zwischen tiefsten und höchsten gegenüber den mittleren Frequenzen, ist die Angabe in Schallenergie bzw. Schalldruck kompliziert und die graphische Darstellung erschwert. Durch das Dezibelmaß reduziert sich die Differenz auf 130 bis 140 Dezibelstufen. Das Analogon einer solchen logarithmischen Aufzeichnung ist die p (H) als logarithmischer Index des Säurewertes (H).

Der *Intensitätsregler* des Audiometers, der *Atenuator*, betätigt ein Potentiometer, welches die elektrischen Schwingungen bis unter die normale Hörschwelle abschwächen läßt. Eine Skala zeigt die Luftleitung an, eine zweite die Knochenleitung. In den Telephonkreis ist zudem ein von Hand zu betätigender *Tonunterbrecher* eingebaut, mit welchem der Ton beliebig unterbrochen werden kann.

Für praktische Zwecke sind bei den meisten heutigen Audiometern Frequenz und Intensität derart aufeinander abgestimmt, daß die *normale Hörfähigkeit* für alle Frequenzen durch eine *Gerade* dargestellt wird. Die *Nullinie* als Abszisse entspricht der normalen Schwellenwertkurve. Die Kurve des Schwerhörigen verläuft als *Hörverlustkurve* unter der Nullinie und der Hörverlust kann direkt in Dezibel abgelesen werden. Zu diesem Zweck muß sowohl die stark frequenzabhängige Hörkurve mit ihrer größten Empfindlichkeit bei 1000 bis 4000 Hz, wie auch der Frequenzgang des Hörers kompensiert werden. Deshalb gehört zu jedem Audiometer ein bestimmter Hörer, der nicht ohne weiteres ausgewechselt werden darf. Die Kompensation erfolgt entweder automatisch durch Koppelung von Frequenz und Intensität oder durch eine für jede Frequenz verschiedene Ableseskala. Für wissenschaftliche Zwecke ist zuweilen die *unkompensierte Hörkurve* gegenüber der Hörverlustkurve aufschlußreicher.

Der *Tonstärkebereich* der meisten heutigen Audiometer erstreckt sich bei den mittleren Frequenzen und für die Luftleitung von 10 bis 20 Dezibel unter der Hörschwelle bis 100 bis 110 Dezibel über der Hörschwelle. Bei den tiefsten und höchsten Tönen sind die maximalen Intensitäten kleiner. Bis zu der Schmerz-

grenze von 130 bis 140 Dezibel zu gehen ist zwecklos und auch für den praktisch
Tauben bei einer Nervenschwerhörigkeit infolge des Lautstärkeausgleiches
schmerzhaft. 100 bis 110 Dezibel kommen nahe an die Grenze des sogenannten
totalen Hörverlustes heran.

Als *Tonstärkestufe* für die praktischen Prüfungen haben sich allgemein 5 Dezibel eingebürgert, d. h. die Hörschwelle wird bis auf 5 Dezibel genau festgestellt. Unter Laboratoriumsbedingungen läßt sich die Genauigkeit im schall-
leeren Raum bis auf 1 bis 2 Dezibel steigern, unter den üblichen Verhältnissen
der laufenden Hörprüfung betragen die Schwankungen jedoch 5 bis 10 Dezibel,
und es hat deshalb keinen Wert, unter 5 Dezibel herunterzugehen. Die *Skalen-
einteilung* beträgt daher bei fast allen Audiometern *5 Dezibel*.

Bei einzelnen Audiometern läßt sich an Stelle des konstanten Tones ein Ton
mit *automatischer Intensitätsmodulation*, d. h. in der Lautstärke variierend,
einschalten, was die Ermittlung der Schwellenwerte wesentlich erleichtert.

Zur *Prüfung der Luftleitung* werden als *elektroakustische Wandler* hauptsächlich *Telephone* bzw. *Kopfhörer* verwendet, die gegenüber den *Lautsprechern*
den Vorteil haben, daß sie von der Raumakustik unabhängig sind und zugleich
eine gewisse akustische Isolierung des geprüften Ohres von ungefähr 10 bis
15 Dezibel gewähren. Für wissenschaftliche Zwecke kommt unter Umständen
die Prüfung im freien Schallfeld mit Lautsprechern in Frage. Kopfhörer und
Lautsprecher sind vorwiegend *elektrodynamische Wandler*, die gegenüber den
piezoelektrischen Hörern, den sogenannten *Kristallhörern*, eine größere Intensität, einen besseren Frequenzgang, eine größere Stabilität und eine geringere
Empfindlichkeit gegen Überbeanspruchung aufweisen. Die Hörer werden von
Hand an das Ohr gehalten oder sind an einem Kopfbügel befestigt.

Zur *Prüfung der Knochenleitung* dienen *Knochenhörer* oder *Vibratoren*, die
auf das Mastoid oder auf den Scheitel bzw. die Stirn, aufgesetzt werden
und ihre Vibrationen direkt dem Knochen mitteilen. Es sind meistens *elektro-
magnetische Wandler*, in welchen die elektrischen Schwingungen zunächst
magnetische Schwankungen hervorrufen, die ihrerseits die mechanische Vibra-
tion bewirken. Die *Schwierigkeiten und Fehlerquellen* sind bei der Untersuchung der Knochenleitung größer als bei der Luftleitung, da die Grundlagen
theoretisch weniger gut als bei der Luftleitung bekannt sind und zudem die
Knochenhörer für den Techniker akustischer Apparate nur geringes Interesse
haben. Die Knochenleitungshörer befinden sich daher noch in der Entwicklung
und verschiedene im Handel erhältliche Modelle befriedigen nicht ganz. Die
Frequenzkurven verlaufen ungünstiger als bei den Telephonen. Es zeigt sich,
daß die zugeführte elektrische Energie in Dezibel umgerechnet ungefähr 30 bis
40 Dezibel größer sein muß, um mit dem Knochenhörer die Hörschwelle zu
erreichen. Luft- und Knochenleitungskurven werden dabei so kompensiert,
daß dieses Verhältnis für alle Frequenzen zutrifft und deshalb die Knochen-
leitungsskala gegenüber der Luftleitungsskala im ganzen um diesen Wert ver-
schoben ist. Damit gelangen die Luft- und Knochenleitungskurven zur Deckung.

Untersuchungen in unserem akustischen Laboratorium (ZWISLOCKI, LINK)
ergaben, daß das Aufsetzen des Knochenhörers auf den Scheitel bzw. die Stirn
statt auf den Warzenfortsatz verschiedene Vorteile aufweist. Namentlich überwiegt von der Stirn aus die reine Knochenleitung zum Innenohr, im Gegensatz
zu der den Mittelohrapparat in erhöhtem Maß beanspruchenden osteotympanalen
Knochenleitung.

Das Verhältnis zwischen Luft- und Knochenleitung hängt in erster Linie von der
relativen Leistungsfähigkeit des Telephons und Knochenhörers ab und der Anpassung
an die kleine Impedanz der Luftleitung und die große Impedanz der Knochenleitung.

Der Luftleitungshörer schwingt mit großer Amplitude und kleiner Kraft, der Knochenleitungshörer mit kleiner Amplitude und großer Kraft. Es kann daher aus der Differenz von 30 bis 40 Dezibel nicht der Schluß gezogen werden, daß die Luftleitung 30 bis 40 Dezibel besser ist als die Knochenleitung. Nach v. Békésy beträgt die Überlegenheit der Luftleitung bei den mittleren Frequenzen um 50 db.

Entsprechend dem Verhältnis von Luft- zur Knochenleitung ist der Intensitätsbereich der Knochenleitung kleiner als derjenige der Luftleitung, wobei die meisten Knochenhörer nicht einmal das praktisch mögliche Maximum erreichen.

Weitere Fehlermöglichkeiten ergeben sich aus dem Aufsetzen des Knochenhörers auf den Schädel, da die Übertragung der Vibrationen auf den Schädelknochen, die den ganzen Schädel in stehende Schwingungen mit Maxima und Minima versetzen, vom *Ort des Aufsetzens, der Fläche des Vibrators* und *dem Druck abhängt*, mit welchem der Vibrator angepreßt wird (s. S. 98).

Äußerer Störlärm macht sich bedeutend mehr geltend als bei der Prüfung der Luftleitung, weshalb zuverlässige Kochenleitungskurven außer bei erheblicher Schwerhörigkeit nur in der s c h a l l e e r e n K a m m e r aufgenommen werden können. Der Vibrator verursacht zudem ein *taktiles Vibrationsgefühl*, das über die verschiedenen Frequenzen geprüft, eine *Fühlkurve* ergibt. Für den hochgradig Schwerhörigen, namentlich aber den praktisch Tauben bzw. den Taubstummen ist es nicht leicht, dieses Vibrieren von der Tonempfindung zu unterscheiden, und die Fühlkurve kann daher eine Hörkurve vortäuschen. Auch ruft jeder Knochenhörer bei großen Tonintensitäten schließlich *starke Luftschwingungen* hervor und wirkt als Luftleitungshörer. Dies bewirkt keinen Fehler, wenn die Tonintensität zwischen dem auf das Mastoid aufgesetzten Hörer und dem vom Mastoid abgehobenen Hörer mindestens 10 Dezibel beträgt, weshalb die Tonintensität bei abgehobenem Hörer mindestens um 10 Dezibel kleiner sein muß (British Medical Research Council).

Die Genauigkeit der Knochenleitungsprüfung erreicht aus diesen verschiedenen Gründen in der Regel nicht diejenige der Luftleitungsprüfung. Trotzdem sind die *Knochenleitungskurven* im Sinne des *Schwabachschen Versuches* diagnostisch gut verwertbar und übertreffen die Bestimmung der Knochenleitung mit der Stimmgabel noch wesentlich. Denn für die Stimmgabeluntersuchung gelten im ganzen dieselben Fehlerquellen und kommen noch weitere hinzu. In letzter Zeit wurden zudem wesentliche Fortschritte in der audiometrischen Bestimmung der Knochenleitung gemacht.

Auch der Vergleich der Luftleitung mit der Knochenleitung, der dem Rinneschen Stimmgabelversuch entspricht, begegnet denselben Schwierigkeiten wie die Knochenleitung als solche.

Die gute Überleitung der Knochenleitung durch den Schädel auf das Gegenohr hat zudem zur Folge, daß bei unvertäubtem Gegenohr die Lautstärke der Knochenleitung rascher anzusteigen scheint als diejenige der Luftleitung, wenn die Tonintensität wesentlich über den Schwellenwert gesteigert wird. Die Erscheinung ist der Summation der Lautstärke bei binauralem Hören zuzuschreiben. Dem binaural gehörten Knochenleitungston steht der monaural gehörte Luftleitungston gegenüber. Die Diskrepanz verschwindet, sofern dafür gesorgt wird, daß Knochenleitungston und Luftleitungston entweder beide monaural oder beide binaural gehört werden. Auch aus diesem Grund ist die Vertäubung des Gegenohres bei der Untersuchung der Knochenleitung stets notwendig. In diesem Fall bleibt das Verhältnis von Luftleitung zu Knochenleitung für alle Tonintensitäten praktisch konstant. Werden daher die Schwellenwerte zur Deckung gebracht, so stimmen auch die überschwelligen Werte miteinander überein (Zwislocki).

Die Eichung der Audiometer. Einwandfreie Resultate der audiometrischen Messungen setzen eine richtige Eichung des Audiometers nach Frequenz und Intensität voraus, von der insbesondere die Vergleichbarkeit der Ergebnisse verschiedener Audiometer abhängt.

Die *Frequenzeichung* ist nicht schwierig. Durch Beobachtung der Schwebungen kann der Audiometerton leicht in Übereinstimmung mit dem Ton eines kalibrierten Tongenerators gebracht werden. Die Frequenz bleibt selbst nach häufigem und langem Gebrauch des Audiometers konstant, außer bei Schwebungssummern, bei denen die Frequenz vor jeder Untersuchung nachgestellt werden muß.

Dagegen ist die *Intensitätseichung* ein schwieriges und nicht einwandfrei gelöstes Problem, genügt aber in der jetzigen Form für praktische Zwecke. Als Bezugsschwelle für die Luftleitung wird allgemein für den Nullwert der Dezibelskala eine Tonintensität von 10^{-16} Watt/qcm bei 1000 Hz angenommen und den anderen Frequenzen die Schwellenwertkurve des normalen Gehörs, z. B. nach SIVIAN und WHITE, die der früheren Kurve von FLETCHER und MUNSON fast gleichkommt, zugrunde gelegt. Diese Werte gelten für das freie Schallfeld. Für den ausgesetzten Telephonhörer ergibt sich eine größere Intensität, bei 1000 Hz von zirka 7 db. Für die Eichung der Knochenleitung ist auch für 1000 Hz noch kein Standardwert festgesetzt, sondern sie erfolgt rein empirisch an normalhörenden Menschen oder einem sogenannten künstlichen Warzenfortsatz.

Auf die technische Ausführung der Eichung mittels eines sogenannten künstlichen Ohres gehe ich nicht näher ein. Vorläufig sind nur die *Audiometer der USA.* nach den Vorschriften einer *staatlichen Kontrollstelle*, dem Bureau of Standards in Washington einheitlich geeicht. Eigene Vergleichsuntersuchungen an drei der besten amerikanischen Audiometer haben eine genügende Übereinstimmung ergeben, wogegen HALLPIKE (britischer Medical Research Council) bei lange gebrauchten Audiometern ziemliche Abweichungen feststellte. Die Eichung erwies sich zudem in Übereinstimmung mit unseren eigenen Erfahrungen im schalleeren Raum, besonders für die tiefen und mittleren Töne, sowie für 8000 Hz als etwas zu laut. Eine internationale Standardisierung ist dringend zu wünschen.

Wie jeder elektrische Apparat, besonders jeder Apparat mit Elektronenröhren, ist auch das Audiometer *Störungen* ausgesetzt. In der Regel kommt es jedoch nicht zu einer langsamen und unmerklichen Veränderung der Eichung, sondern das Audiometer setzt plötzlich aus oder funktioniert derartig schlecht, daß die Störung ohne weiteres auffällt. Trotzdem ist eine *regelmäßige Kontrolle* der Intensitätseichung alle paar Monate, mindestens aber halbjährlich, notwendig. Außer bei einigen wenigen neuesten Audiometern fehlt ein Kontrollinstrument für die Intensität, während Instrumente mit Überlagerungssummern eine spezielle Frequenzeinstellung besitzen. Zur *Intensitätsprüfung* wird die Schwellenwertkurve einer normalhörenden geübten Versuchsperson zwischen 20 bis 30 Jahren aufgenommen, deren Hörkurve bereits bekannt ist. Stimmt die Schwellenwertkurve, so dürfen auch die überschwelligen Werte als richtig betrachtet werden. Dieses rein empirische Vorgehen reicht für die laufenden Untersuchungen in der Praxis aus. Ratsam ist es, das Audiometer alljährlich von der *Herstellerfirma*, deren *Vertretung* oder einer *Prüfstelle* zur eventuellen *Nachkalibrierung kontrollieren zu lassen.*

Die akustische Vertäubung (Maskierung) des Gegenohres. Hörstörungen sind selten genau symmetrisch, meistens besteht rechts und links ein unterschiedliches Hörvermögen bis zum normalen Gehör auf der einen Seite und Taubheit auf der anderen Seite. Die *diagnostische Hörprüfung* gewinnt ganz bedeutend an Wert, wenn es ihr gelingt, die *Hörfähigkeit jedes Ohres für sich zu bestimmen*, was aber nicht ohne besondere Ausschaltung des Gegenohres möglich ist, weil der dem einen Ohr zugeführte Schall durch die Luft und durch den Schädelknochen auf das andere Ohr übergeleitet wird. Bei der Prüfung der Luftleitung steht die Überleitung durch die Luft auf die andere Kopfseite, bei der Prüfung der Knochenleitung diejenige durch den Schädel im Vordergrund. Dabei ist bei der *Prüfung der Knochenleitung* die Überleitung so gut, daß der Ton im Gegenohr häufig gleich stark oder sogar stärker wie im Prüfohr wahrgenommen wird, jedenfalls aber der Unterschied, außer bei hohen Frequenzen, nicht mehr als *10 bis 15 Dezibel* beträgt. In der *Luftleitung* entsteht auf dem Gegenohr eine sogenannte *Schattenkurve*, die bei den mittleren Frequenzen der Hörkurve des Prüfohres ungefähr parallel, aber *60 bis 65 Dezibel unter ihr* verläuft. Das Gegenohr kann einzig durch *Vertäubung* bzw. eine *akustische Maskierung* vom Mithören ausgeschlossen werden. Während die frühere Hörprüfung diese akustische Ausschaltung auf die Prüfung des Sprachgehörs beschränkte, ist es einer der großen Fortschritte der Audiometrie, daß die Vertäubung auch bei der topisch-diagnostischen Prüfung reiner Töne angewendet werden kann. *Die Audiometrie verhält sich in dieser Beziehung zur früheren Hörprüfung ähnlich wie die kalorische Reizprüfung jedes Labyrinths für sich zur Drehreizprüfung beider Labyrinthe zusammen.*

Eine *Vertäubung bei der Prüfung der Luftleitung* ist notwendig, wenn der *Seitenunterschied mehr als 30 bis 40 Dezibel* beträgt, bei der *Prüfung der Knochenleitung* ist sie in *jedem Fall* vorzunehmen. Selbst bei einseitiger Taubheit können die Knochenleitungsaudiogramme beider Ohren ohne Vertäubung identisch ausfallen.

Bei der Prüfung der Luftleitung mit Kopfhörern kommt hinzu, daß die Überleitung auf das Gegenohr nicht nur durch den Schädel erfolgt, sondern die Schallwellen zum Teil bereits bei einem Seitenunterschied von ungefähr 40 bis 50 Dezibel um den Kopf herum durch die Luft übertragen werden, da die Kopfhörer nicht schalldicht auf das Ohr aufgesetzt werden können.

Die *Art und Intensität des Vertäubungsschalles* ergibt sich aus dem Verhalten der akustischen Maskierung eines Tones durch eine Schalleinwirkung. Sie beruht darauf, daß ein Ton seine eigene Frequenz und die Nachbartöne insbesondere eine größere Strecke der anschließenden höheren Frequenzen bis zu einem gewissen Grad verdeckt und damit unhörbar macht. Der Vertäubungsschall muß deshalb entweder aus einem aus Einzeltönen zusammengesetzten Klang oder einem Geräusch bestehen, welches die zu bestimmende Prüffrequenz umfaßt.

Als ein *Vertäubungsgeräusch*, das *alle Frequenzen* des audiometrisch bestimmbaren Tonumfanges und daher auch alle Sprachfrequenzen einschließt, hat sich das verstärkbare und meßbare thermische *Elektronengeräusch* in einem elektrischen Leiter oder das Geräusch eines turbulenten Luftstromes, z. B. ein *Düsenausströmegeräusch*, als geeignet erwiesen, wenn, wie z. B. bei der *Sprechaudiometrie*, das ganze Tongebiet vertäubt werden soll. Diffuse Geräusche, die aus allen hörbaren Frequenzen in ungefähr gleicher Stärke zusammengesetzt sind, werden als „white noise“, d. h. weißes Geräusch, bezeichnet, in Analogie zum weißen Licht, das sich aus dem Zusammentreffen aller Lichtfrequenzen ergibt. Für die *Tonaudiometrie* haben aber diese diffusen Geräusche den Nachteil, daß sie eine sehr hohe Lautstärke erreichen und bei der Vertäubung der mittleren und hohen Frequenzen können im Fall eines erheblichen Hörverlustes die tiefen Geräuschkomponenten die Schmerzgrenze erreichen. Zudem ist es unzweckmäßig, wenn das Geräusch die Prüffrequenz enthält, da eine Summation mit dem Audiometerton eintreten kann. ZWISLOCKI hat daher eine Vertäubungsart eingeführt, die als *schmales Geräuschband* die zu vertäubende *Prüffrequenz umschließt*, aber *diese selbst nicht enthält*. Dies dürfte zur Zeit die beste Vertäubungsart sein. Die Schwierigkeiten für eine gute Vertäubung sind sehr groß, weshalb die einfachen eingebauten elektroakustischen Geräuschvorrichtungen der Audiometer von unterschiedlicher Güte sind.

Die *Intensität des Vertäubungsgeräusches* muß sich nach dem Seitenunterschied des Gehörs richten und um so größer sein, je mehr der Seitenunterschied beträgt. Viele Audiometer haben daher ein in der Stärke variables Vertäubungsgeräusch, doch fehlen in der Regel genaue Angaben für die Vertäubungsintensität. Eine zu intensive Vertäubung ist für den Prüfling unangenehm und es kann infolge der langen Dauer einer Audiometerprüfung eine langanhaltende Ermüdung des Ohres eintreten, sogar eine akustische Schädigung ist nicht ausgeschlossen. Außerdem beeinträchtigt sie durch „*gekreuzte Maskierung*" die Hörfähigkeit des Prüfohres. Die Báránysche Lärmtrommel verdeckt beispielsweise wesentliche Hörreste des Prüfohres und setzt die Hörschwelle der mittleren Frequenzen um etwa 35 Dezibel herauf (SPARREVOHN). Der Maskierungseffekt beträgt für einen Ton mittlerer Frequenz und 80 Dezibel etwa 60 Dezibel, d. h. ein Ton von 60 Dezibel derselben Frequenz wird unhörbar. Vielfach werden 70 Dezibel als geeignetste Intensität angegeben, jedoch ist die durch eine solche konstante Intensität erzielte Vertäubung keineswegs immer ausreichend. Zweckmäßiger ist eine *mit dem Prüfton des Audiometers automatisch zunehmende Stärke des Vertäubungstones*, die sich stets etwa 10 bis 15 Dezibel über dem Prüfton hält (v. BÉKÉSY). Besteht eine schlechte Luftleitung, die die Zuleitung des Vertäubungstones zum Innenohr entsprechend behindert, so muß die Vertäubungsintensität um die Differenz zwischen Luft- und Knochenleitung gesteigert werden. Das Audiometer muß deshalb neben der automatischen Verstärkung noch eine zusätzliche Steigerung der Vertäubungsstärke von Hand erlauben (Audiometer von ZWISLOCKI).

Mit einer derartigen, dem Prüfton bzw. der Sprache nach Stärke und Frequenz angepaßten Vertäubung läßt sich für die Prüfung der Luftleitung, selbst bei einseitiger Taubheit, eine vollständige Vertäubung des Gegenohres ohne Erhöhung der Hörschwelle im Prüfohr erzielen. Dagegen ist die gekreuzte Maskierung des Prüfohres bei der Prüfung der Knochenleitung nicht immer ganz auszuschließen. Bei großen Seitenunterschieden und normaler oder annähernd normaler Knochenleitung des Prüfohres kann dessen Hörschwelle um 5 bis 10 Dezibel ansteigen, wenn das Gegenohr vollständig ausgeschaltet wird. Ob die Vertäubung gelungen ist, kann durch den Kontrollversuch nach ZWISLOCKI festgestellt werden.

Zusatzeinrichtungen der Audiometer

Die meisten Audiometer verfügen durch den Einbau eines Mikrophons über eine *Mikrophon-Telephonapparatur*, welche die Verständigung des Untersuchers mit dem Patienten erlaubt und zudem zur *Prüfung des Sprachgehörs* herangezogen werden kann. Die Sprechintensität läßt sich dabei im Dezibelmaß verstärken oder abschwächen. Über die Anwendung s. S. 111.

Zusatzvorrichtungen, die zum Teil eingebaut sind, gestatten *Simulations- und Aggravationsprüfungen*. Sie besitzen einen zweiten Intensitätsregler, so daß die Tonintensität für beide Ohren unabhängig voneinander variiert werden kann. Mit derselben Einrichtung läßt sich der *Lautstärkevergleich* (loudness balance) für die beiden Ohren vornehmen. Auch ist mit einzelnen Audiometern die diagnostisch wichtige Bestimmung der Unterschiedsschwelle für Tonintensitätsänderungen möglich.

Methodik der tonaudiometrischen Schwellenwertbestimmung
(einfache tonaudiometrische Hörprüfung)

Der *Untersuchungsraum* für die Tonaudiometrie muß *möglichst ruhig* sein, was sich durch die Wahl des Zimmers (kein nach der Straße gelegenes) und durch bestimmte akustische Abdichtungen, Doppeltüren, Doppelfenster usw.

bis zu einem gewissen Grad auch in der Stadt erzielen läßt. Für wissenschaftliche Zwecke ist ein *schalleerer Raum* erforderlich. Jeder Störlärm maskiert den Audiometerton nach Maßgabe seiner Intensität, und zwar vor allem die niedrigen und mittleren Frequenzen, die im üblichen Störlärm hauptsächlich enthalten sind. In der *Stadt* kann der *Lärmspiegel* auf *30 bis 40 Dezibel oder mehr* ansteigen, er reduziert sich, wenn außerhalb geführte Gespräche und Schreibmaschinengeklapper nicht gehört werden, und die Kopfhörer bieten eine zusätzliche akustische Isolierung von 10 bis 15 Dezibel. Leichte Schwerhörigkeiten können trotzdem der Feststellung entgehen. Dies spielt aber praktisch keine Rolle, weil erst bei einem Hörverlust von 20 bis 30 Dezibel für die mittleren Frequenzen eine merkbare Beeinträchtigung des Gehörs beginnt.

Die *Aufnahme zuverlässiger Audiogramme* ist zwar nicht schwierig, verlangt aber doch Übung. Erst wenn der Untersucher mit dem Audiometer genügend vertraut ist, kann er sich mit den Reaktionen des Patienten beschäftigen, ohne durch die Bedienung des Apparates abgelenkt zu sein.

Der Prüfling wird über die *Untersuchung genau aufgeklärt*. Er muß wissen, daß ihm Töne verschiedener Tonhöhe zugeleitet werden und daß es sich darum handelt, den leisesten Ton, den er eben noch hört, festzustellen. Dies kann der Prüfling dem Untersucher ohne wesentliche Geräuschbildung auf zwei Arten mitteilen: 1. durch ein vom Audiometer ausgehendes *Lichtsignal*, 2. durch einfaches *Aufheben der Hand*. Das letztere fällt, als eine beinahe reflektorische Reaktion, vielen Patienten leichter, da sie ihre ganze Konzentration dem Ton zuwenden können. Verschwindet der Ton, dann wird der Druckknopf des Lichtsignals losgelassen oder die Hand gesenkt. Selbstverständlich soll der Prüfling nicht mit „ja" oder „nein" Auskunft geben. Bequemes Sitzen, am besten in einem *Lehnstuhl*, erleichtert das „Lauschen". Damit die Manipulationen am Audiometer den Prüfling nicht beeinflussen, wird er mit dem *Rücken gegen den Apparat* gesetzt.

Die meisten Menschen können heutzutage mit einem Telephonhörer umgehen und begreifen deshalb die Untersuchung durch den Telephonhörer des Audiometers sehr schnell. Allerdings gehört noch eine *willige Mithilfe* und *Konzentration* seitens des Patienten zum Gelingen einer audiometrischen Untersuchung. Schwankungen in der Konzentration kommen immer vor. Bei schwerkranken, müden oder abgespannten Patienten kann die fehlende Aufmerksamkeit bzw. Müdigkeit eine genaue Bestimmung erschweren oder gar unmöglich machen. Die kleinen Pausen, die durch die Aufzeichnung der Resultate jedes Tones durch den Untersucher entstehen, helfen die Müdigkeit zu überwinden und erlauben dem Patienten, sich wieder zu sammeln.

Die *Untersuchung beginnt* mit der *Prüfung der Luftleitung*. Der Telephonhörer wird durch den Patienten selbst an die Ohrmuschel gehalten oder mit einem Kopfbügel aufgesetzt. Beinahe jeder Mensch weiß vom Telephonieren her, wie und in welcher Weise er den Hörer am besten an das Ohr anlegt. Luftdichtes Anpressen ist unrichtig. Die Befestigung durch einen *Kopfbügel* ist nur bei Doppelhörern praktisch, weil die heutigen Hörer recht schwer sind. Bei den hohen Frequenzen bilden sich zuweilen *stehende Wellen* mit Maxima und Minima, die je nach der Lage des Hörers die Tonstärke um 5 bis 10 Dezibel ändern können.

Zuerst wird das *bessere Ohr* geprüft, wodurch der Prüfling die Methodik kennenlernt und ihm die Angaben beim schlechter hörenden Ohr leichter fallen. Töne mittlerer Frequenz sind am besten zu beurteilen, weshalb die *Untersuchung mit 1000 Hz* bzw. mit 1024 Hz (c³) *beginnt*, und zwar mit einer Tonstärke, die wesentlich (20 bis 25 db) über der Schwelle liegt, so daß der Prüfling den Ton deutlich wahrnimmt. Dann wird der Ton durch Drehen des Intensitätsreglers schnell stark abgeschwächt, bis er verschwindet und nun der Schwellenwert durch wiederholtes rasches Verstellen des Intensitätsreglers um 10 bis 15 db von der über- und unterschwelligen Seite her „eingefangen". Die Schwelle erweist sich als etwas niedriger von der überschwelligen Seite her, d. h. wenn der Ton bis zum Verschwinden abgeschwächt wird, als etwas höher von der unterschwelligen Seite her, d. h. wenn der Ton bis zum Wiedererscheinen verstärkt wird. Die letzte feine Einstellung mit einer Genauigkeit von 5 bis 10 db erfolgt mittels des Tonunterbrechers. Gibt der Prüfling an, den Ton eben noch zu hören, dann wird dieser mehrmals mit dem Unterbrecher in unregelmäßigen (nicht rhythmischen) Intervallen unterbrochen. Dabei darf der Ton nicht zu kurz dargeboten werden. Stimmen die Signale des Prüflings (Lichtzeichen oder Handheben) mit dem Darbieten des Tones überein, so hat er den Ton mit Sicherheit gehört. Hierauf wird der Intensitätsregler um je 5 db schwächer gestellt, bis die Signale des Prüflings ausbleiben. Die um 5 db höhere Stufe ist die Hörschwelle der betreffenden Frequenz.

Die Bestimmung der Schwelle wird durch einen *Prüfton mit automatischen Intensitätsschwankungen* wesentlich erleichtert und erheblich sicherer. Das „Einfangen" der Schwelle durch rasche Drehungen des Intensitätsreglers fällt dahin, es bleibt nur die Prüfung der Angaben des Prüflings durch den Handunterbrecher.

Nach der Bestimmung des Schwellenwertes für 1000 Hz wird die Hörschwelle für die *rasch ermüdbaren höheren Töne* festgestellt und abschließend diejenige für die *tieferen Töne*.

Die *Genauigkeit und Sicherheit* in der Angabe der Hörschwelle schwankt wesentlich von einem Prüfling zum anderen. Der Schwellenwert ist allerdings stets von einer Unsicherheitszone umgeben, in der jeder Prüfling bald richtig, bald falsch angibt. Nach der üblichen sinnespsychologischen Methodik gilt streng genommen derjenige Wert als Schwellenwert, bei dem 50% der Antworten das Hören des Tones richtig angeben. In den laufenden Untersuchungen kann dies nur schätzungsweise berücksichtigt werden, zumal die geforderte Genauigkeit von 5 bis 10 Dezibel diese Unsicherheitszone bereits überschreitet. Einzelne Menschen sind in ihren Aussagen sehr bestimmt, andere haben auch mit der 5-Dezibel-Grenze noch Mühe und antworten nur zögernd. Nicht selten sind es gerade die intelligenten Patienten, die möglichst genau antworten wollen, deren Angaben stark schwanken. Die Aufforderung, nur das *deutliche* Hören des Tones anzuzeigen, hilft in der Regel weiter. Widersprüche kommen trotzdem vor. *Starke Schwankungen von mehr als 10 bis 15 Dezibel* bei wiederholter Untersuchung ein und derselben Frequenz lassen im allgemeinen einen Fehler am Apparat, in der Untersuchungstechnik oder wissentlich falsche Angaben vermuten. Nur in Ausnahmefällen ist eine genaue Audiometrie unmöglich. Die Streuung und die *Fehlergrenzen der Audiometrie* halten sich demnach innerhalb *5 bis 10 Dezibel in der laufenden Untersuchung*, wogegen die *individuellen Schwankungen 20 bis 25 Dezibel betragen*.

Differieren die beiden Ohren in ihrer Hörfähigkeit für die *Luftleitung* um mehr als *30 bis 40 Dezibel*, dann muß das bessere Ohr vertäubt, d. h. maskiert werden. Dazu wird das Vertäubungstelephon während der Untersuchung des schlechteren Ohres auf das bessere Ohr aufgesetzt.

Der Prüfling wird zunächst mit dem Vertäubungsgeräusch bekannt gemacht und genau unterrichtet, nur den reinen Audiometerton anzugeben. Meist fällt ihm die Unterscheidung von Ton und Geräusch nicht schwer, insbesondere von einem Prüfton mit automatischer Intensitätsmodulation.

Zur *Prüfung der Knochenleitung* wird der Knochenhörer entweder mit der Hand oder durch einen Kopfbügel an das *Planum mastoideum* oder auf die *Stirn* fest angepreßt. Als *Standarddruck* für das Anpressen gilt *ein Pfund* (500 g). Einzelne Knochenhörer haben einen gefederten Vibrator, dessen Federdruck automatisch 500 g entspricht oder lassen sich auf diesen Druck einstellen. Im weiteren erfolgt die Untersuchung der Knochenleitung gleich wie diejenige der Luftleitung, doch ist die *Vertäubung des Gegenohres stets notwendig.* Die Bestimmung der Hörschwelle ist für die Knochenleitung schwieriger als für die Luftleitung. Wie bereits hervorgehoben wurde, muß besonders der Störlärm berücksichtigt werden, ebenso können das Vibrationsgefühl und die Luftschwingungen des Knochenhörers bei größeren Intensitäten zu falschen Schlüssen führen (s. S. 92).

Zur Hörprüfung des Kleinkindes. Das Kleinkind, das über die Bedeutung der Hörprüfung nicht aufgeklärt werden kann, reagiert nur rein reflektorisch (auro-palpebraler, psychogalvanischer Reflex) oder auf Schallreize, die affektbetont oder von bestimmter Bedeutung sind und daher seine Aufmerksamkeit erregen. Die experimentell-psychologische Erforschung der Reaktionsweise des Kleinkindes auf Schallreize, insbesondere die Untersuchungen von J. und A. Ewing, hat je nach dem Lebensalter ganz bestimmte Reaktionen ergeben, die abhängig von der Art des Schallreizes, von den einfachen, teils rein reflektorischen Reaktionen (Augen schließen, Zusammenfahren, Fingerbewegungen) zur Lokalisation der Schallquelle (Augendrehen, Umdrehen) bis zur bewußten Antwort durch Greifen oder Selbstausführen (Trommeln, Trompetenblasen) übergehen. Die Reaktionen differenzieren sich mit zunehmendem Alter immer mehr, womit auch die Stärke des Schallreizes gegenüber seiner Affektbetonung oder Bedeutung zurücktritt. Diese Beobachtungen schaffen die Grundlagen für eine Hörprüfung des Kleinkindes. Bis zu einem Jahr sind allgemeine und lokalisierende Reaktionen auf die Stimme der Mutter, tönende Spielzeuge und affektbetonte Geräusche (Anschlagen der Saugflasche, Rascheln von Papier) festzustellen, die dem schwerhörigen Kind fehlen oder unbestimmt ausfallen. Zwischen ein bis drei Jahren werden diese Prüfungen am spielenden Kind durchgeführt und es lassen sich bereits einfache sprechaudiometrische Untersuchungen (Kantzer) vornehmen. Ein Kind von zwei Jahren, das auf den Anruf seiner Mutter nicht reagiert, ist hochgradig schwerhörig oder taub. Für diese Altersstufe kommt auch schon die Heranziehung des psychogalvanischen Reflexphänomens nach der Methodik von Bordley und Hardy in Betracht (s. S. 111). Zwischen drei bis sieben Jahren sind bereits tonaudiometrische Prüfungen zur Aufnahme der Hörverlustkurven möglich, die u. a. nach Dix und Hallpike als *Guckkastenprüfung* unter Bildung von bedingten Reflexen in folgender Weise zur Durchführung gelangen:

Das Kind sitzt vor einem dunklen Guckkasten, in welchem bei Druck auf einen Kontaktknopf auswechselbare Bilder beleuchtet werden, die das Kind belustigen. Durch eine Hilfsperson wird das Kind angelehrt, jedesmal auf den Knopf zu drücken, wenn ein Lichtsignal im Guckkasten aufleuchtet, und den Knopf loszulassen, wenn das Lichtsignal verschwindet. Mit dem Lichtsignal ist ein intensiver Audiometerton gekoppelt, der dem Kind durch einen Lautsprecher zugeführt wird. Hört das Kind den Ton, so bildet sich bereits nach einigen Wiederholungen ein bedingter Reflex zwischen Lichtsignal, Audiometerton und Druck auf den Knopf aus. Der kleine Prüfling reagiert nun auf den Audiometerton allein und drückt auf den Knopf, auch wenn das Lichtsignal verdeckt wird. Nachdem sich der Untersucher vom regelmäßigen Eintreten des Reflexes beim Ertönen des Audiometertones überzeugt hat, wird dieser so lange geschwächt, bis das Kind nicht mehr reagiert und hierauf durch Schwächen und Verstärken des Tones die Hörschwelle für jede Frequenz, d. h. die Hörverlustkurve festgestellt. Um das Kind in keiner Weise von dem vermeintlichen Spiel abzulenken, soll es weder die Apparatur noch den Arzt sehen und gar nicht merken, daß eine Hörprüfung vor sich geht. Es ist die Aufgabe der Hilfsperson, das Vertrauen des Kindes zu gewinnen und die Prüfung mit ihm in spielerischer Weise vorzunehmen.

Vom sechsten bis achten Altersjahr an erreicht die geistige Entwicklung des normalhörenden oder nur mäßig schwerhörigen Kindes eine Stufe, die die übliche ton- und sprechaudiometrische Hörprüfung des Erwachsenen zuläßt. Hochgradig schwerhörige Kinder bleiben allerdings, auch bei spezieller Schulung, zwei bis drei Jahre hinter der normalen geistigen Entwicklung zurück und sind entsprechend zu prüfen.

Die Aufzeichnung der tonaudiometrischen Ergebnisse

Die Resultate der audiometrischen Hörschwellenbestimmung werden in Tabellen mit der jeder Frequenz zugeordneten Intensität des Schwellenwertes eingetragen. Deren graphische Aufzeichnung mit den Frequenzen bzw. Tonhöhen als Abszisse und den Tonintensitäten als Ordinate ergibt die *Schwellenwertkurven* (Hörkurven) oder *Audiogramme*. Die funktionelle Auswirkung einer Hörstörung kommt darin sehr anschaulich zum Ausdruck.

Die meisten Audiometer sind so gebaut, daß sie Hörverlustkurven geben. Es entspricht die *Nullordinate* bzw. *Abszissenachse der normalen Hörfähigkeit*. Das Audiogramm des Schwerhörigen wird als *Hörverlustkurve* eingetragen, welche unter der Nullinie verläuft und den Hörverlust gegenüber dem Normalhörenden direkt in *Dezibel* ablesen läßt.

Die Luftleitung des rechten Ohres wird auf dem Audiogramm mit einem *Kreis* (○), *des linken Ohres* mit einem *Kreuz* (×) gekennzeichnet; bei Verwendung verschiedener Farben weist eine *rote Kurve* auf das rechte Ohr, eine *blaue Kurve* auf das linke Ohr hin. Eine *ausgezogene Kurve* bedeutet „Luftleitung", eine *gestrichelte Kurve* „Knochenleitung".

Für die Knochenleitung finden sich verschiedene Zeichen (Ⴀ, ◖). Die neue amerikanische Standardisierung verwendet für die Knochenleitung des rechten Ohres das Zeichen >, für die Knochenleitung des linken Ohres das Zeichen <. Die verschiedenen für die Vertäubung gebrauchten Symbole sind unzulänglich, da die Maskierungsstärke mit angegeben werden muß. Nach dem Vorschlag von WATSON ist es daher zweckmäßiger, die Maskierung und ihre Stärke neben dem Audiogramm zu vermerken (Abb. 66).

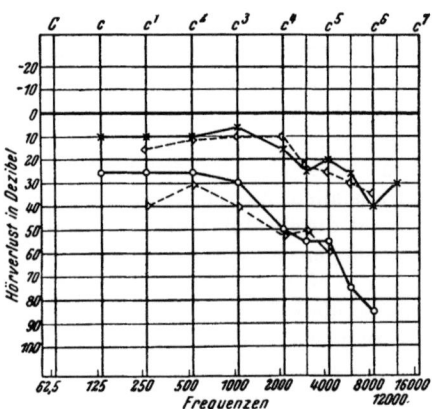

Abb. 66. Audiogramme der Luft- und Knochenleitung als Hörverlustkurven dargestellt (beiderseitige Innenohrschwerhörigkeit verschiedenen Grades). Die Nullordinate bzw. die Abszissenachse entspricht der normalen Hörfähigkeit. Die Audiogramme der Schwerhörigkeit verlaufen als Hörverlustkurven darunter und geben den Hörverlust in Dezibel an.

Um den *zeitlichen Verlauf einer Schwerhörigkeit* oder therapeutische Resultate übersichtlich zu verfolgen, werden die Ergebnisse der verschiedenen Zeitpunkte in eine gemeinsame Tabelle eingetragen oder entsprechende Zeitkurven mit der Abszisse als Zeitverlauf und der Ordinate als Hörverlust für jede Frequenz angelegt.

Die Wiedergabe der audiometrischen Ergebnisse als Hörverlustkurven geht auf die anglo-amerikanische Schreibweise zurück, welche die stark gekrümmte normale

Schwellenwertkurve (siehe S. 91) zur Geraden kompensiert. Das deutsche Oto-audion, eines der ersten Audiometer, und die französischen Audiometer waren un-kompensiert und gaben als Schwerhörigenaudiogramme *unkompensierte Schwellen-wertkurven* (Abb. 67). Diese wurden zur normalen Schwellenwertkurve in Beziehung gebracht. Für praktische Zwecke sind die Hörverlustkurven übersichtlicher, weil der Hörverlust für jede Frequenz direkt in Dezibel abgelesen werden kann. Anderseits bringen die unkompensierten Schwellen-wertkurven die Formveränderung, z. B. die Verschiebung des Maximums der Hör-fähigkeit, besser zum Ausdruck und sind daher, wie erwähnt, für wissenschaftliche Zwecke zuweilen günstiger. Die Umrech-nung von der einen zur anderen Schreib-weise ist an Hand der normalen Schwel-lenwertkurve einfach.

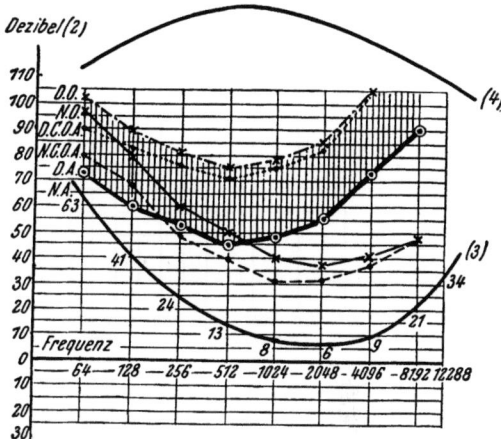

Der Begriff des Hörverlustes in den Hörverlustkurven bedarf einer näheren Erläuterung. Ein Hörverlust von bei-spielsweise 30 Dezibel bedeutet für alle Frequenzen, daß die physikalische Tonintensität 30 Dezibel größer sein muß als beim Normalhörenden, damit der Schwerhörige den Ton eben noch hört. Etwas ganz anderes ist der *pro-zentuale Hörverlust*. Dazu muß die *Kurve des sogenannten totalen Hör-verlustes* bekannt sein. Bei einer ge-wissen hohen Tonintensität tritt nach FLETCHER neben dem Hören eine *tak-tile Empfindung* auf, welche etwas unter der beschriebenen Schmerzgrenze liegt. Hört der Schwerhörige Toninten-sitäten, die unter dieser Grenze liegen, nicht mehr, so wird von einem totalen Hörverlust gespro-chen. Diese Kurve ist in vielen Audiogrammformularen einge-zeichnet. Der prozentuale Hör-verlust berechnet sich für jede einzelne Frequenz aus dem Ver-hältnis des Hörverlustes in Dezi-bel zum totalen Hörverlust. Es zeigt sich nach Abb. 68 ohne weiteres, daß der prozentuale Hörverlust für 30 Dezibel bei den tiefen und hohen Frequenzen viel größer ist als bei den mitt-leren Frequenzen. Er beträgt z. B. für 128 Hz zirka 40%, für 1024 Hz aber nur zirka 25%.

Abb. 67. Luft- und Knochenleitungsaudiogramme beider Ohren bei Innenohrschwerhörigkeit, als un-kompensierte Hörkurven dargestellt. *NA (3)*: Normale Luftleitung (Courbe aérienne normale). *NO*: Normale Knochenleitung (Courbe osseuse normale). *DA*: Luftleitung des kranken Ohres. *DO*: Knochenleitung des kranken Ohres. *NCOA*: Normale absolute Knochenleitung. *DCOA*: Absolute Knochenleitung des kranken Ohres. Ge-strichelte Zone entspricht dem audiometrisch festge-stellten Rinneschen Versuch. *(4)*: Schmerzgrenze (nach PORTMANN).

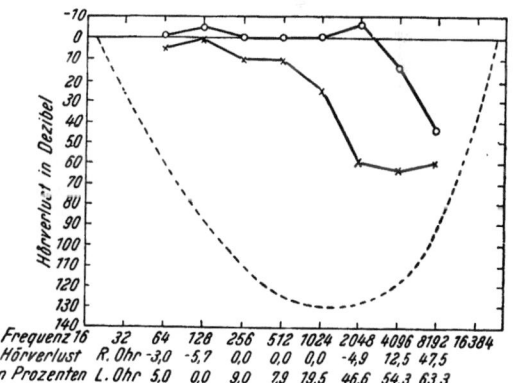

Frequenz	16	32	64	128	256	512	1024	2048	4096	8192	16384
Hörverlust R. Ohr		-3,0	-5,7	0,0	0,0	0,0	-4,9	12,5	47,5		
in Prozenten L. Ohr		5,0	0,0	9,0	7,9	19,5	46,6	54,3	63,3		

Abb. 68. Hörverlustkurven des rechten (○) und des linken Ohres (×) im Vergleich zur Kurve des totalen Hörver-lustes (-------). Berechnung des prozentualen Hörverlustes für die einzelnen Frequenzen (aus STEVENS and DAVIS).

Eine ähnliche Überlegung gilt für die *subjektive Lautstärke* der Töne. Ein Ton von 30 Dezibel wird entsprechend den Kurven gleicher Lautheit bei den tiefen und hohen Frequenzen viel lauter gehört als bei den mittleren Frequenzen. Bei einem gleichmäßigen Hörverlust von 30 Dezibel über die ganze Tonreihe fallen deshalb für den Schwerhörigen ziemlich laute hohe und tiefe Töne aus, während er im mittleren Bereich noch verhältnismäßig leise Töne wahrnimmt. *Verlustkurven für die Lautstärke* sehen deshalb anders aus als Hörverlustkurven in Dezibel (MYGIND). Die Umrechnung ergibt sich aus den Kurven gleicher Lautstärke, den Phon- oder sone-Kurven.

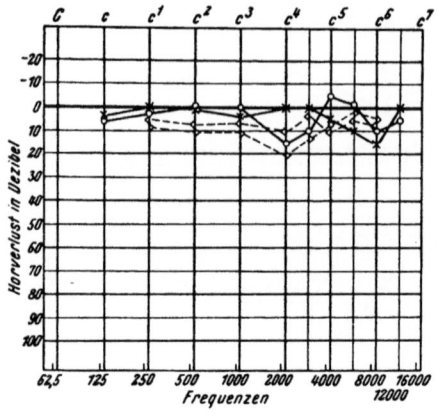

O, > *Rechtes Ohr,*   ×, < *Linkes Ohr,*
—— *Luftleitung,* ----- *Knochenleitung.*

Abb. 69. Hörverlustkurve für Luft- und Knochenleitung eines „Normalhörenden".

Es kann weder die eine noch die andere Darstellung als richtig bzw. falsch bezeichnet werden. Alle drei, die Hörverlustkurven, die Angabe des prozentualen Hörverlustes und diejenige in Lautstärken sind richtig, aber in ihrer Bedeutung verschieden. Die Hörverlustkurven in Dezibel gehen aber von den einfachsten Voraussetzungen aus und dürften daher als Grundlage der Audiometrie am geeignetsten sein.

Der topisch-diagnostische Wert der Tonaudiogramme

Das *normale individuelle Audiogramm* zeigt auch bei genauester Messung kleine Schwankungen um die gleichmäßige Kurve der Mittelwerte einer größeren Zahl normalhörender Menschen (Abb. 69). Zusammen mit der erwähnten Streuung von 5 bis 10 Dezibel ergeben sich entsprechende Abweichungen von der Nullabszisse nach oben und unten. Eine Hörverlustkurve, welche zwischen ± 10 Dezibel verläuft, ist normal, 15 Dezibel berühren die Fehlergrenze. Die individuellen Schwankungen betragen für einzelne Frequenzen ± 20 bis 25 Dezibel.

Die *Hörverlustkurven der Luftleitung* verlaufen außerordentlich mannigfaltig. Es lassen sich formal fünf Haupttypen von Kurven unterscheiden. 1. Kurven mit einem vorwiegenden Verlust der hohen Frequenzen bzw. einem Abfall von links nach rechts. 2. Kurven mit einem gleichmäßigen Hörverlust für alle Frequenzen bzw. einem horizontalen Verlauf. 3. Kurven mit einem vorwiegenden Verlust der tiefen und mittleren Frequenzen bzw. einem Anstieg von links nach rechts. 4. Kurven mit einem überwiegenden Verlust der mittleren Frequenzen bzw. nach unten ausgebogene Kurven. 5. Vollständig regellose Kurven. Innerhalb dieser Gruppen gibt es wieder zahlreiche Verlaufsformen, insbesondere unregelmäßige Kurven mit Spitzen und Senken.

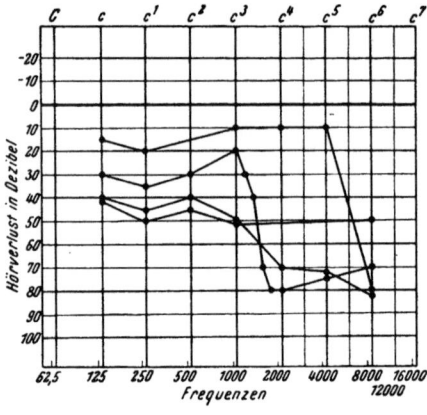

Abb. 70. Hörverlustkurven für Luftleitung mit Abfall von links nach rechts (Gruppe 1) bei verschiedenen Arten von Störungen des nervösen Apparates des Ohres („Nervenschwerhörigkeiten").

Am *häufigsten ist die Gruppe 1* mit *Abfall von links nach rechts,* d. h. einem *relativ größeren Hörverlust bei den hohen als bei den tieferen Frequenzen.* Der Abfall vollzieht sich entweder gleichmäßig oder es findet sich ein scharfer Abbruch bei einer bestimmten Frequenz (Abb. 70).

Die *Kurven mit scharfem Abfall,* meistens oberhalb 1000 Hz, sind mit einzelnen Ausnahmen charakteristisch für eine *Störung des Innenohres* bzw. des nervösen Apparates des Ohres und weisen in der Regel auf umschriebene Ausfälle des Cortischen Organs hin (GUILD). Dazu gehören auch die sehr typischen Kurven mit einer sogenannten c⁵-Senke, d. h. einer Tonsenke bei 4000 Hz. Oberhalb des scharfen Tonabfalles wird die Hörfähigkeit wieder besser, erreicht allerdings bei stärkeren Störungen die Norm nicht mehr, jedoch kann die obere Tongrenze normal sein. Zuweilen liegt die Senke tiefer oder höher als 4000 Hz. Derartige Kurven treten vor allem nach akustischen Traumen auf (Abb. 78), und zwar sowohl als Ausdruck der Lärmschwerhörigkeit, wie auch nach akuten akustischen Schädigungen, wie beispielsweise durch den Mündungsknall kleinkalibriger Feuerwaffen, ebenso nach Hirn- bzw. Innen-ohrerschütterungen. Andere, zum Teil unbekannte Ursachen der c⁵-Senke kom-men ebenfalls vor, was auf eine be-sondere Empfindlichkeit des Gehörs bzw. Innenohres um 4000 Hz herum zurück-geführt wird. Reine Mittelohrschwer-hörigkeiten mit einem solchen Kurven-verlauf sind nicht bekannt.

Kurven mit einem mehr oder weniger stetigen Abfall von den tiefen zu den hohen Frequenzen entsprechen in der Regel einer Innenohrschwerhörigkeit, wenn die tiefen Frequenzen kaum oder gar nicht betroffen sind, wie das z. B. bei nicht zu hochgradiger Presbyakusis oder endogenen Innenohrschwerhörig-keiten der Fall ist. Letztere weisen zu-dem oftmals eine strenge Symmetrie

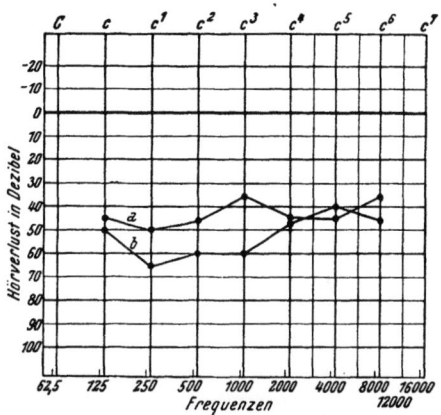

Abb. 71. Hörverlustkurven für Luftleitung mit horizontalem Verlauf (Gruppe 2). *a* Ménièresche Krankheit, *b* Otosklerose.

auf beiden Ohren auf. Doch können auch ausgesprochene Schalleitungsstörun-gen mit einer normalen oder übernormalen Knochenleitung von links nach rechts abfallende Kurven zeigen. Im allgemeinen sind dabei auch die tiefen Frequenzen erheblich eingeschränkt. Diese, von der alten klassischen Auffassung abweichenden Kurven finden sich bei gewissen Typen von chronischer Mittel-ohreiterung, bei akuten Mittelohrentzündungen, sowie bei der Verstopfung des äußeren Gehörganges durch Cerumen oder einen künstlichen Verschluß. Ebenso hat die experimentelle Belastung des Trommelfelles mit einem Flüssig-keitstropfen (Wasser, Quecksilber) einen stärkeren Verlust der hohen Frequen-zen zur Folge (LÜSCHER). Auch bessert sich beim Verschluß einer Trommel-fellperforation durch ein künstliches Trommelfell und bei der Fenestration der Otosklerose nach dem Audiogramm nicht nur die Hörfähigkeit für die tiefen, sondern auch für die hohen Töne (S. 188, Abb. 146).

Die *Kurven der 2. Gruppe* ergeben *horizontalverlaufende Hörverlustkurven*, also einen gleichmäßigen Verlust für alle Frequenzen (Abb. 71). Viele Mittel-ohrschwerhörigkeiten weisen derartige Kurven auf. Insbesondere verlaufen die Audiogramme der Otosklerose in einem langdauernden mittleren Stadium in dieser Weise, nicht selten auch chronische Mittelohreiterungen oder deren Residuen. Aber auch Innenohrschwerhörigkeiten können diesem Typus ent-sprechen, z. B. die Schwerhörigkeit bei Ménièrescher Krankheit, gelegentlich auch bei „endogenen" Innenohrschwerhörigkeiten unbekannter Ursache.

Seltener sind die *Hörverlustkurven der 3. Gruppe* mit *Anstieg von links nach rechts*, d. h. einem stärkeren Hörverlust für die tiefen und mittleren Frequenzen (Abb. 72). Ein solches Hörbild läßt sich experimentell durch Überdruck im äußeren Gehörgang bzw. Unterdruck im Mittelohr, also durch eine künstliche Trommelfelleinziehung bzw. Trommelfellspannung herbeiführen und kommt dementsprechend bei der Trommelfelleinziehung des Tubenverschlusses vor. Mitunter verläuft auch die Kurve der Otosklerose, hauptsächlich in den Anfängen, oder die einer chronischen Mittelohreiterung in solcher Weise. Im allgemeinen entspricht daher dieser Kurvenverlauf einer Mittelohrschwerhörigkeit, aber in seltenen Fällen liegt eine Innenohrstörung zugrunde (NILSEN).

Die *Gruppe 4* mit den nach unten *ausgebogenen Kurven* gemäß einem hauptsächlichsten Verlust der mittleren Frequenzen, sind Ausnahmen in einzelnen Fällen von Innenohrstörungen. Auch die *Gruppe 5* mit regellosem Verlauf ist selten.

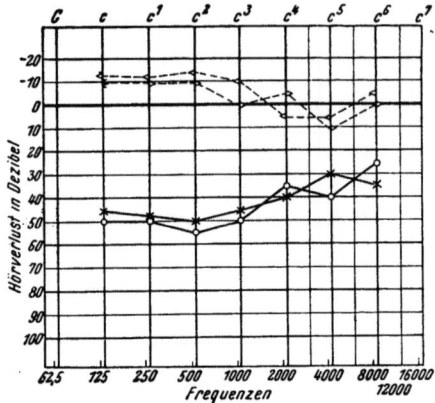

Abb. 72. Hörverlustkurven für Luftleitung mit Anstieg von links nach rechts (Gruppe 3) bei Mittelohrschwerhörigkeit (beiderseitige Mittelohrresiduen).

O, > rechtes Ohr,   ×, < linkes Ohr.
——— Luftleitung,   ‧‧‧‧ Knochenleitung.

Der *Verlauf der Hörverlustkurven der Luftleitung* kann demnach über die *Art und den Sitz der Schwerhörigkeit* nur bedingt Auskunft geben. Einzig die Kurven mit einer c^5-Senke sind sicher einer Innenohrstörung bzw. dem nervösen Apparat zuzuschreiben. Die frühere Auffassung einer Baßtaubheit bei den Mittelohrschwerhörigkeiten bzw. den Schalleitungsstörungen und einer Diskanttaubheit bei den Innenohrschwerhörigkeiten bzw. den Schallempfindungsstörungen hat deshalb nach den audiometrischen Ergebnissen nur eine beschränkte Gültigkeit. Vielmehr erscheinen die mittleren und hohen Frequenzen gegen alle Arten von Störungen besonders empfindlich.

Die *Hörverlustkurven der Knochenleitung* weisen im ganzen dieselben Verschiedenheiten wie die Luftleitungsaudiogramme auf. Einzelne Kurven wie die c^5-Senke oder der scharfe Abbruch nach den hohen Frequenzen sind ebenfalls charakteristisch für bestimmte Arten von Innenohrschwerhörigkeiten. Die Bestimmung der Knochenleitung entspricht dem Schwabachschen Stimmgabelversuch und auch die Deutung ist die nämliche. *Jede Beeinträchtigung der Knochenleitung gilt als Zeichen einer Innenohrschwerhörigkeit, jede Verbesserung als Ausdruck der Mittelohrstörung.* Das Verhalten der Knochenleitung ist deshalb eindeutiger als dasjenige der Luftleitung, da jeder Hörverlust in Knochenleitung unabhängig vom speziellen Verlauf der Hörverlustkurve auf eine Innenohrstörung hinweist. Allerdings können nach neueren Untersuchungen auch Mittelohrstörungen eine Verschlechterung der Knochenleitung bewirken. Auffällig gegenüber der Stimmgabelprüfung ist die Tatsache, daß bei der Stimmgabelprüfung auch die tiefen und mittleren Frequenzen verkürzt erscheinen, auch wenn diese bei der Audiometerprüfung, was häufig der Fall ist, normal sind.

So haben besonders neuere Untersuchungen (v. BÉKÉSY u. a.) bei der Otosklerose gezeigt, daß ein Hörverlust der Knochenleitung für die mittleren Frequenzen um 1000 Hz bis zu 20 bis 30 Dezibel durch die Fixation der Stapesfußplatte und die dadurch ausfallende Wirkung der Gehörknöchelkette bedingt werden kann.

Das *Verhältnis von Luftleitungs- zu Knochenleitungsaudiogramm* läßt sich in derselben Weise auswerten wie der Rinnesche Stimmgabelversuch. Bei normalem Verhältnis von Luft- und Knochenleitung decken sich die Audiogramme für Luft- und Knochenleitung bzw. werden durch eine entsprechende Verschiebung der Skala zur Deckung gebracht.

Bei einer *Mittelohrschwerhörigkeit* verläuft dann die Hörverlustkurve für die Knochenleitung oberhalb derjenigen für die Luftleitung. Kleine Unterschiede bis 10 Dezibel sind nicht zu verwerten, eine Differenz von 20 Dezibel weist auf eine Verkürzung im Rinneschen Versuch hin, 30 Dezibel Unterschied sind das sichere Zeichen einer erheblichen Mittelohrstörung.

Innenohrschwerhörigkeiten jeder Art zeigen öfters einen identischen Verlauf der Luftleitungs- und Knochenleitungsaudiogramme, nicht selten liegt die Knochenleitung unterhalb der Luftleitung, zuweilen mit einem streng parallelen Verlauf. Häufig ist die obere, zuweilen auch die untere Tongrenze in Knochenleitung stärker eingeschränkt als in Luftleitung. Gelegentlich wird die Knochenleitung überhaupt nicht wahrgenommen.

Vergleich zwischen ,,Stimmgabelprüfung'' und Tonaudiometrie

Sowohl die Stimmgabelprüfungen wie die einfache tonaudiometrische Schwellenwertbestimmung beruhen auf der Feststellung von Schwellenwerten reiner Töne bestimmter Frequenzen und lassen daher hinsichtlich Art und Sitz der Schwerhörigkeit grundsätzlich dieselben topisch-diagnostischen Schlüsse zu. Die Ausdehnung der audiometrischen Untersuchung auf das hohe Tongebiet hat keine prinzipiell neuen Gesichtspunkte gebracht. Dementsprechend ist die Stimmgabelprüfung, ergänzt durch das Monochord, bei einfacher symmetrischer Hörstörung auch in der Lage, zwischen Mittel- und Innenohrschwerhörigkeit zu unterscheiden und der Vergleich beider Methoden gibt in dieser Hinsicht im allgemeinen übereinstimmende Resultate.

Doch zeigt sich die Überlegenheit der Audiometrie sofort, wenn ein näherer Einblick in die Art der Hörstörung verlangt wird. So vermittelt der Kurvenverlauf bei den Innenohrschwerhörigkeiten nicht selten ätiologische Anhaltspunkte, z. B. durch symmetrischen Verlauf auf beiden Ohren mit stetigem Abfall von den tiefen zu den hohen Frequenzen bei endogener Innenohrschwerhörigkeit oder eine c^5-Senke beim akustischen Trauma oder bei Innenohrerschütterungen. Dazu trägt wesentlich bei, daß die Audiometrie auch das hohe Tongebiet, selbst was die Knochenleitung anbelangt, genauer beurteilen läßt als die frühere instrumentelle Hörprüfung, welche bei Innenohrschwerhörigkeiten mit normaler oberer Tongrenze öfters unsicher ausfiel. Je komplizierter die Schwerhörigkeit ist, desto mehr machen sich die Vorteile der Audiometrie geltend. Ganz besonders, wenn es sich um einseitige Schwerhörigkeiten oder große Seitenunterschiede in der Hörschärfe handelt. In solchen Fällen erlaubt die Audiometrie jedes Ohr für sich zu prüfen.

Zu dieser Überlegenheit in qualitativer Hinsicht kommt eine ganz bedeutende quantitative Verfeinerung der Hörprüfung hinzu. Die Audiometrie eignet sich deshalb sehr gut zum Verfolgen des Verlaufes einer Schwerhörigkeit, ebenso zur Beurteilung von therapeutischen Resultaten und für Begutachtungen, welche eine genaue Aufklärung und Aufzeichnung der Schwerhörigkeit verlangen. Auch ist sie in der Lage, Hördefekte aufzufinden, welche der üblichen Hörprüfung infolge ihrer Ungenauigkeit entgehen. So ist beispielsweise ihr Wert für die *Frühdiagnose* und *Prophylaxe* bei den durch Tubenverschluß bedingten Mittelohrschwerhörigkeiten von Crowe, Hughson u. a. erwiesen worden.

Einzig die Bestimmung der unteren Tongrenze läßt sich mit den Stimmgabeln, wie bereits erwähnt, besser vornehmen.

Um einen raschen Überblick über eine Hörstörung zu erhalten, genügt die frühere instrumentelle Hörprüfung. Die Stimmgabeln haben neben ihrer Billigkeit in der

Anschaffung noch den Vorteil, daß sie leicht an das Krankenbett mitgenommen werden können.

Grundsätzlich neue Ergebnisse brachten die überschwelligen tonaudiometrischen Prüfungen, die sich mit der früheren instrumentellen Hörprüfung überhaupt nicht durchführen lassen.

Überschwellige tonaudiometrische Untersuchungen

Der Lautstärkevergleich überschwelliger Töne. Mit *zunehmender physikalischer Tonintensität* steigt die *subjektive Lautstärke* in einem bestimmten Grad, der durch die besprochenen Kurven gleicher Lautstärke charakterisiert ist. Hörstörungen, welche den nervösen Apparat intakt lassen, also *Schalleitungsstörungen*, ändern den *Grad des Lautstärkeanstieges nicht.* Wird jedoch der *nervöse Apparat geschädigt,* so zeigt sich, daß die *Lautstärke* in vielen Fällen, z. B. bei endogener Innenohrschwerhörigkeit, nach akustischen Traumen usw., *rascher ansteigt als bei normalem Gehör.* Deshalb werden trotz einer erhöhten Hörschwelle *hohe Tonintensitäten ebenso laut wie vom normalen Ohr* empfunden, während bei Schalleitungsstörungen der Ton keine maximale Lautstärke erreicht. Nervenschwerhörige sind deshalb in einem solchen Fall „*vorwiegend Schwellenwert-Schwerhörige*". Diese Eigenheit vieler Nervenschwerhörigkeiten wird als recruitment phenomenon (FOWLER, STEINBERG und GARDNER u. a.), als Regression (HUIZING) oder als Lautstärkeausgleich (LÜSCHER) bezeichnet. Die Erscheinung erklärt, warum viele Nervenschwerhörige durch laute Töne ebensosehr, zum Teil in sogar noch höherem Grade belästigt werden, als der Normalhörende, wie sich beispielsweise bei der Prüfung mit dem Klangstab c^5 (KOBRAK) oder lauten Audiometertönen ohne weiteres feststellen

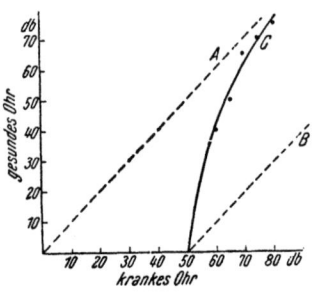

Abb. 73. Lautstärkeausgleich (recruitment phenomenon). Darstellung für eine einzelne Frequenz. Die Kurven geben an, welche Tonintensitäten in Dezibel von beiden Ohren als gleich laut empfunden werden. *A*: Normales Gehör beiderseits. *B*: Einseitige Mittelohrschwerhörigkeit *ohne* Lautstärkeausgleich bei 50 Dezibel Hörverlust an der Hörschwelle. *C*: Einseitige Innenohrschwerhörigkeit *mit* Lautstärkeausgleich bei 50 Dezibel Hörverlust an der Hörschwelle.

läßt, während der Mittelohrschwerhörige nicht zu diesen subjektiv unangenehmen Lautstärken gelangt.

DIX, HALLPIKE und HOOD haben jedoch neuerdings nachgewiesen, daß der Lautstärkeausgleich bei Akustikustumoren meistens ganz oder teilweise fehlt. Es scheint demnach, daß sich der Lautstärkeausgleich auf den peripheren Rezeptor bzw. die Sinneszellen bezieht und dessen Störungen kennzeichnet.

Die audiometrische Methode des Lautstärkevergleiches läßt den Lautstärkeausgleich quantitativ bestimmen.

Die Prüfung ist verhältnismäßig einfach, sofern eine *einseitige Schwerhörigkeit* einen *binauralen Lautstärkevergleich* zuläßt. In diesem Fall kann die Lautstärke eines Tones im gesunden Ohr mit der Lautstärke eines Tones derselben Frequenz im kranken Ohr verglichen werden. Dazu wird die Tonintensität im gesunden Ohr stufenweise gesteigert und für jede Intensitätsstufe im gesunden Ohr diejenige Intensität im kranken Ohr aufgesucht, bei welcher der Ton im kranken Ohr gleich laut wie im gesunden Ohr erscheint. Nach FOWLER sen. wird der Ton abwechslungsweise in kurzen Stößen dem gesunden und kranken Ohr dargeboten (alternate binaural loudness balance). Es werden zwei voneinander unabhängige Intensitätsregler am Audiometer oder zwei Audiometer gebraucht. ZANGEMEISTER u. a. bestimmen den Lautstärkeausgleich durch Messung der

Dezibelspanne zwischen Schwellenwertkurve und Schmerzgrenze, die bei vorhandenem Lautstärkeausgleich kleiner ausfällt als normal.

Die *graphische Aufzeichnung* erfolgt am einfachsten durch Eintragung der Werte des guten Ohres auf der Ordinate, des kranken Ohres auf der Abszisse für je eine bestimmte Frequenz. Es ergeben sich die Kurven der Abb. 73.

Bei den Schalleitungsstörungen bleibt der Abstand in der Lautstärke beider Töne für alle Tonintensitäten gleich, während die Kurve des kranken Ohres bei Störungen des nervösen Apparates steiler ansteigt und mit zunehmender Tonintensität schließlich die Kurve des normalen Ohres erreicht.

Der Lautstärkevergleich läßt sich auch in die gewöhnlichen Audiogramme in nebenstehender Weise eintragen (Abb. 74).

Sehr viel schwieriger ist die *monaurale Ausführung* des Lautstärkevergleiches, wie sie bei symmetrischen Hörstörungen notwendig wird. Entweder müssen verschiedene Frequenzen in ihrer Lautstärke verglichen werden, was erhebliche Schwierigkeiten bereitet, oder der Lautstärkevergleich ist aus Maskierungskurven zu errechnen.

Ein solches Verfahren ist auch die *Geräuschaudiometrie* nach LANGENBECK, welche auf der Verdeckung reiner Töne durch ein Geräusch bestimmter Zusammensetzung beruht.

Die Unterschiedsschwelle für Tonstärkeänderungen. Änderungen der Tonstärke müssen ein gewisses Ausmaß erlangen, damit sie

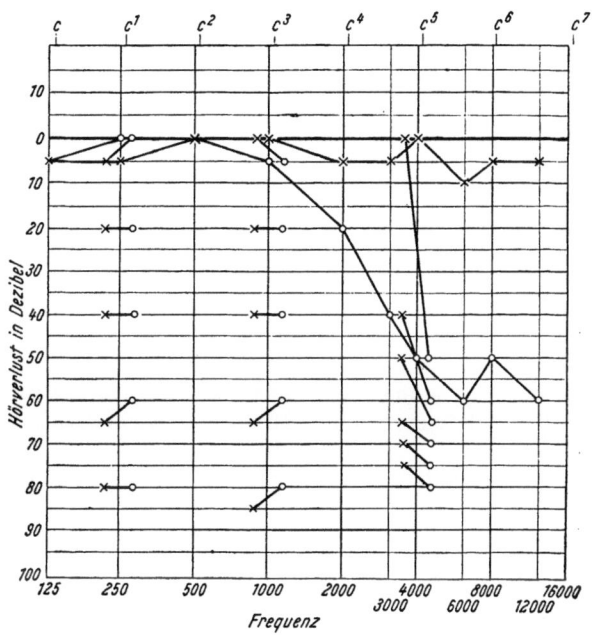

O rechtes Ohr, × linkes Ohr.

Abb. 74. Lautstärkevergleich (loudness balance) bei akustischem Trauma des rechten Ohres mit Lautstärkeausgleich (recruitment phenomenon) in die Hörverlustkurven eingezeichnet. Die geraden Striche verbinden diejenigen Tonintensitäten, die von beiden Ohren als gleich laut empfunden werden. Zum Beispiel besteht für 4000 Hz an der Hörschwelle ein Unterschied zwischen links und rechts von 50 Dezibel, wogegen der Unterschied bei 80 Dezibel über der Hörschwelle nur 5 Dezibel beträgt.

vom Ohr als eine *Änderung der Lautstärke* empfunden werden. Beim normalen Gehör hängt diese Unterschiedsschwelle für Tonstärkeänderungen von der absoluten Tonstärke und bei schwachen Tönen auch von der Frequenz ab. Mit steigender Tonstärke wird sie immer kleiner; so beträgt sie bei 20 Dezibel 19 bis 30%, bei 80 Dezibel nur 3 bis 4% des Grundschalldruckes (LÜSCHER und ZWISLOCKI).

Es war zu erwarten, daß bei einem übernormalen Lautstärkeanstieg, also beim *Vorliegen des Lautstärkeausgleiches* die *Unterschiedsschwelle kleiner ausfallen* würde *als normal,* eine Annahme, die sich durch direkte Bestimmungen bestätigt hat. Nach den Untersuchungen von v. BÉKÉSY sowie von LÜSCHER und ZWISLOCKI verhält sich die Unterschiedsschwelle bei Schalleitungsstörungen normal, wogegen sie bei Störungen des nervösen Apparates (s. S. 348) mit dem Lautstärkeausgleich abnorm kleine Werte annimmt. Die *Größe der Unterschiedsschwelle ist somit ein Maß des Lautstärkeausgleiches.*

Technisch ist die Feststellung der Unterschiedsschwelle wesentlich einfacher als die direkte Prüfung des Lautstärkeausgleiches. Gegenüber der letzteren hat sie den großen Vorteil, daß die *Bestimmung monaural* erfolgt und vom Verlauf des Audiogramms unabhängig ist.

Es stehen zwei Methoden der Bestimmung der Unterschiedsschwelle zur Verfügung.

1. *Methode von* v. Békésy: Es wird dazu ein von v. Békésy konstruiertes Audiometer benutzt. Ein Antriebsmotor ändert bei diesem automatisierten Audiometer die Frequenz automatisch und kontinuierlich im Laufe der Zeit, und zwar durchläuft der Apparat in etwa 20 Minuten die ganze Frequenzskala von den tiefen zu den hohen Tönen. Der Prüfling drückt auf eine Taste, was eine stetige Zunahme der Tonstärke bewirkt. Er drückt so lange, bis er den Ton hört. In diesem Augenblick läßt er die Taste los, wodurch der Ton wieder schwächer und schließlich unterschwellig wird. Sobald der Ton verschwindet, bringt ihn ein neuer Druck wieder zur Zunahme über die Hörschwelle. Dieses abwechslungsweise Drücken und Loslassen der Intensitätstaste wird wiederholt, bis der Prüfling seine ganze Hörkurve selbst aufgenommen hat. Sie erscheint als gezackte, um den Schwellenwert schwankende Kurve, deren Zacken beim Normalhörenden ungefähr 15 bis 20 Dezibel betragen. Bei Mittelohrschwerhörigkeiten bzw. bei Schalleitungsstörungen verhält sich die Höhe der Zacken wie beim Normalen, während sie bei Schallempfindungsschwerhörigkeiten bzw. bei Störungen des nervösen Apparates wesentlich kleiner ausfällt. Dieses neue Audiometer von v. Békésy zeichnet daher nicht nur die Hörverlustkurve auf, sondern gleichzeitig die Unterschiedsschwelle.

2. *Methode von* Lüscher *und* Zwislocki. Die Unterschiedsschwelle ist in einfacher Weise durch eine *Amplitudenmodulation* zu messen, d. h. ein gegebener Ton wird periodisch verstärkt bzw. abgeschwächt. Die *Intensitätsschwankungen werden solange verkleinert, bis sie der Wahrnehmung eben entgehen* und der Ton daher gleichförmig erscheint. Damit ist die Unterschiedsschwelle bestimmt.

Die Apparatur besteht aus einem gewöhnlichen Audiometer mit einem eingebauten Amplitudenmodulator, der den Ton zwei- bis dreimal pro Sekunde periodisch verstärkt. Die Verstärkung ist in Prozenten des Grundschalldruckes meßbar und direkt abzulesen. Die Messung wird zweckmäßigerweise bei mindestens 40 Dezibel über der jeweiligen Hörschwelle vorgenommen, weil bei diesen Tonstärken die Unterschiedsschwelle für alle Frequenzen gleich bleibt und leichter zu bestimmen ist als an der Hörschwelle. Der Prüfling wird aufgefordert, so lange die Hand zu erheben, als er Lautstärkeschwankungen wahrnimmt, und die Hand zu senken, sobald er den Ton gleichförmig hört. Der Patient begreift die Untersuchung im allgemeinen leicht und die Angaben fallen auffällig konstant aus.

Es zeigte sich, daß bei dieser Messung die Unterschiedsschwelle beim Normalhörenden bei einer Tonstärke von 40 Dezibel über der Hörschwelle 8 bis 20 % des Grundschalldruckes beträgt. Schalleitungsstörungen ergeben dieselben Werte. Bei bestimmten Störungen des nervösen Apparates mit Lautstärkeausgleich sinkt die Unterschiedsschwelle unter 8%, sofern der Hörverlust mehr als 20 bis 30 Dezibel beträgt (Abb. 75 bis 80).

Es steht noch nicht fest, bei welcher Tonintensität die Unterschiedsschwelle am zweckmäßigsten bestimmt wird. Die Bestimmung in der Nähe der Hörschwelle scheint am unsichersten zu sein, da nach den Untersuchungen von Davis, Morgan, Hawkins, Galambos und Smith der Lautstärkeanstieg, jedenfalls beim akustischen

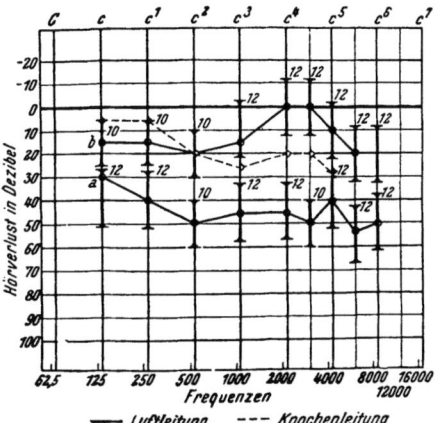

Abb. 75. Tubenverschluß. *a* vor Katheterismus,
b nach Katheterismus. Unterschiedsschwelle
normal.

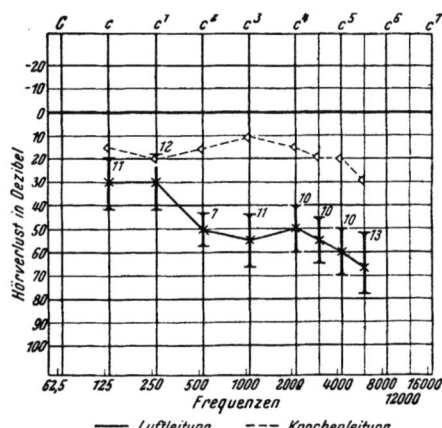

Abb. 76. Akute Mittelohreiterung. Unterschiedsschwelle normal.

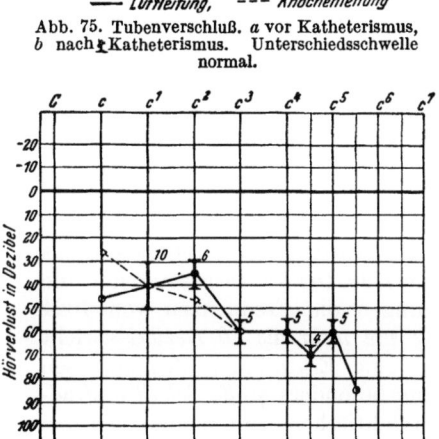

Abb. 77. Endogene Innenohrschwerhörigkeit.
Unterschiedsschwelle herabgesetzt.

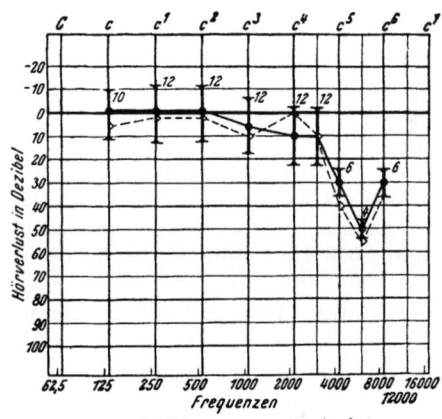

Abb. 78. Akustisches Trauma. Unterschiedsschwelle herabgesetzt.

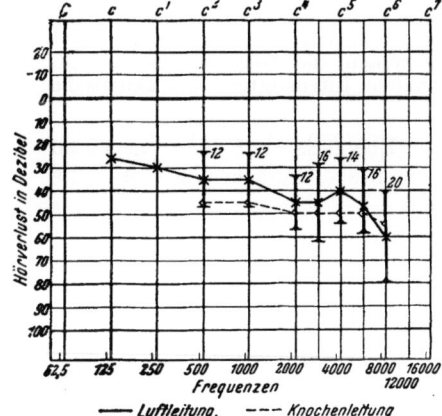

Abb. 79. Mumpsschwerhörigkeit. Unterschiedsschwelle normal.

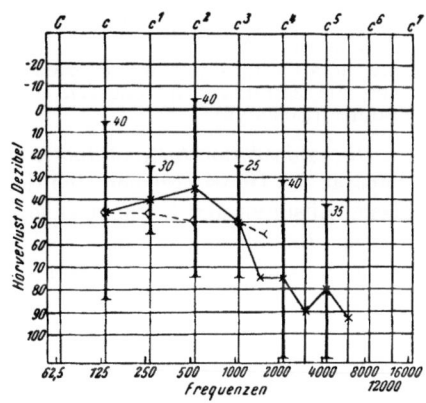

Abb. 80. Psychogene Schwerhörigkeit. Unterschiedsschwelle erhöht.

Abb. 75 bis 80. Unterschiedsschwelle für Tonintensitätsänderungen in Prozenten des Grundschalldruckes
bei verschiedenen Arten von Schwerhörigkeiten im Vergleich zu den Hörverlustkurven (nach LÜSCHER und
ERMANNI).

Trauma, an der Hörschwelle sehr verschieden ausfällt. Wahrscheinlich wird die Messung bei 80 Dezibel oder mehr über der Normalschwelle, wie wir sie in letzter Zeit vornehmen, am sichersten sein, denn bei dieser hohen Intensität ist der Lautstärkeausgleich sicher maximal erfolgt.

Zur anschaulichen Darstellung kann die Unterschiedsschwelle als senkrechter Stab in das Audiogramm eingetragen werden, dessen Länge die Größe der Unterschiedsschwelle darstellt und damit ohne weiteres auf die Art der Schwerhörigkeit hinweist (Abb. 75 bis 80).

Über die *topisch-diagnostische Bedeutung* des Lautstärkeausgleiches und der Unterschiedsschwelle s. S. 348.

Die audiometrischen Ermüdbarkeitsbestimmungen. Durch eine *Schalleinwirkung hoher Intensität* tritt nach einiger Zeit eine zunächst *reversible Erhöhung der Hörschwelle* ein, welche sich nicht nur auf die betreffende Frequenz beschränkt, sondern auch die Nachbarfrequenzen, besonders aber die höheren Frequenzen erfaßt. Diese Erscheinung wird als „*Ermüdung*" bezeichnet und geht auf den *nervösen Apparat des Ohres* zurück.

Bei einer Störung des nervösen Apparates ist die Ermüdung gesteigert und macht sich schon nach kürzerer Zeit geltend als bei normalem Ohr, während die Schalleitungsstörung das Innenohr vor Ermüdung mehr oder weniger schützt. *Ermüdbarkeitsbestimmungen* lassen deshalb zwischen *Schalleitungsstörungen und Störungen des nervösen Apparates* unterscheiden.

Nach HUGHSON wird zunächst die normale Hörschwelle festgestellt, dann das Ohr *5 bis 10 Minuten lang einem Ton von 80 bis 90 Dezibel* ausgesetzt und die Hörschwelle sofort wieder gemessen. Es genügen die Frequenzen von 1024 und 2048 Hz. Eine *Erhöhung der Hörschwelle um mehr als 10 Dezibel* spricht für eine Steigerung der Ermüdung, also für eine Erkrankung des nervösen Apparates. Auch läßt sich in dieser Weise eine besonders *große Schallempfindlichkeit* der Ohren feststellen, was zu prophylaktischen Untersuchungen bei Lärmarbeitern Verwendung findet (PEYSER).

Die Methodik ist noch zu wenig angewendet und untersucht worden, um sichere Schlüsse zuzulassen. PEYSER, SCHUBERT u. a. geben weitere Verfahren an und letzterer weist auf die noch ungenügend bekannten Fehlerquellen hin.

Auch die theoretischen Grundlagen sind noch ungenügend geklärt. Das Gehör erleidet unter Schalleinwirkungen eine funktionelle Zustandsänderung, die sich vor allem in einer Herabsetzung der Empfindlichkeit, d. h. einem Ansteigen der Hörschwelle äußert, woran drei Prozesse beteiligt erscheinen: die Adaptation an Schallreize, die Ermüdung im engeren Sinn und bei hohen Intensitäten, das akustische Trauma (LÜSCHER).

Die Adaptationsbestimmungen des Ohres. Ebenfalls auf den nervösen Apparat des Ohres beziehen sich die Adaptationsuntersuchungen von GÖRAN DE MARÉ, LÜSCHER und ZWISLOCKI sowie GARDNER.

Die Bestimmung von Ohrgeräuschen nach Frequenz und Intensität. Ohrgeräusche sind in der Regel rein subjektive Sinnesempfindungen, die sich zwar nicht objektiv kontrollieren lassen, welche aber für den Patienten meistens einen bestimmten Charakter nach Tonhöhe und Intensität aufweisen. Namentlich bei einseitigen Ohrgeräuschen ist daher der Patient gewöhnlich in der Lage, einen Audiometerton im anderen Ohr mit dem Geräusch in Übereinstimmung zu bringen. Der Kopfhörer wird auf das gegenseitige Ohr aufgesetzt und Frequenz sowie Intensität werden so lange variiert, bis der Patient subjektives Geräusch und Audiometerton als identisch erklärt. Wiederholte Prüfungen zeigen, daß die „Lokalisation" des Geräusches im allgemeinen konstant und genau ausfällt. Bestimmte Angaben sprechen gegen eine Simulation.

Audiometrische Prüfung von akustisch ausgelösten Reflexen

Um die Hörprüfung von den Aussagen des Patienten unabhängig zu machen und damit bis zu einem gewissen Grad zu objektivieren, können akustisch ausgelöste Reflexe herangezogen werden. Von den verschiedenen derartigen Reflexen (Kontraktion der Binnenohrmuskeln, akustischer Lidreflex, otogener Pupillenreflex) ist bis jetzt nur das *psychogalvanische Reflexphänomen* zu praktischer Bedeutung gelangt. Es besteht darin, daß der Hautwiderstand durch psychische Wirkungen, unter anderem auch solche, die durch Tonreize ausgelöst werden, in der Regel abnimmt. Dieses zuerst von VERAGUTH beobachtete Verhalten ist in neuerer Zeit namentlich von BORDLEY und HARDY zur Bestimmung der Hörschwelle bei Kleinkindern und bei Aggravanten bzw. Simulanten ausgearbeitet worden.

Die audiometrische Prüfung des Sprachgehörs (Sprechaudiometrie)

Obschon zwischen *Tongehör und Sprachgehör keine einfache Beziehung* besteht und gleiche Hörverlustkurven mit wesentlich verschiedenem Sprachgehör einhergehen können, sind doch einige allgemeine Abhängigkeiten des Sprachgehörs vom Tongehör festzustellen. Für die Sprache sind die *vier Oktaven zwischen 250 und 4000 Hz maßgebend*, vor allem die Frequenzen von 500 bis 2000 Hz. Hält sich der Hörverlust für diese Frequenzen innerhalb von 10 Dezibel, so ist das Sprachgehör praktisch normal, mit 20 Dezibel macht sich eine gewisse Einbuße geltend, aber selbst bis zu einem Hörverlust von 30 Dezibel besteht ein brauchbares Sprachgehör. Gelingt es, eine Schwerhörigkeit, z. B. durch die Fenestration bei Otosklerose bis zu dieser Grenze zu bessern, dann ist damit ein guter Erfolg erreicht. Bei 40 bis 50 Dezibel liegt eine erhebliche Schwerhörigkeit vor, bei 50 bis 70 Dezibel wird nur noch laute Sprache in zirka 1 m vom Ohr verstanden. 90 bis 100 Dezibel bedeuten einen vollständigen Verlust des Sprachgehörs.

Die verschiedenen Umrechnungen von Tongehör in Sprachgehör bzw. in prozentualen Hörverlust an Sprachgehör beruhen darauf, *daß sich für jedes Frequenzband und jede Intensitätsstufe von 5 Dezibel Hörverlust ein mittlerer prozentualer Anteil am Sprachgehör errechnen läßt.* Die folgenden Angaben beziehen sich auf die englische Sprache, für welche die genauesten Umrechnungen vom Tongehör zum Sprachgehör vorliegen. Ein totaler Verlust der Oktave 1024 bis 2048 Hz bedeutet einen Verlust von 35% des Sprachgehörs, derjenigen von 512 bis 1024 Hz einen solchen von 30%, derjenigen von 2048 bis 4096 Hz einen solchen von 20% und derjenigen von 256 bis 512 Hz einen Verlust von 15%. Es läßt sich auf diese Weise ein *Annäherungswert aus der Hörverlustkurve*, sowohl für das *monaurale*, wie für das *binaurale Sprachgehör* errechnen, der aber keineswegs für alle Fälle zutrifft und daher die direkte Bestimmung des Sprachgehörs nicht ersetzen kann.

Die *audiometrische Bestimmung des Sprachgehörs*, die Sprechaudiometrie, erfolgt mit der *Mikrophon-Telephon-Einrichtung* des Audiometers, dessen Intensitätsregler die Sprache im Dezibelmaß allmählich schwächen läßt, bis der Schwellenwert für die Sprache gefunden ist. Die Lautstärke der Sprache läßt sich für praktische Zwecke genügend konstant halten, indem der Sprechende seine Sprechintensität dauernd mit einem Lautmesser (in der Regel im Audiometer eingebaut) kontrolliert. Um die Schwankungen der Intensität der Sprache des Prüfenden weitgehendst auszuschalten und die Untersuchung vom Arzt unabhängig zu machen, kann ein *Grammophonaudiometer* verwendet werden, dessen Platte die gewünschten Prüfwörter in abnehmender Stärke vorspielt. Die zu Prüfenden schreiben die Prüfwörter auf, solange sie diese bei der stetig abnehmenden Stärke verstehen. Derartige Grammophonaudiometer eignen sich besonders auch für Reihenuntersuchungen, um Schwerhörige rasch herauszufinden, wie beispielsweise zur Untersuchung von Schulkindern. Alle Kinder mit einem Hörverlust sollten eingehend otologisch untersucht werden. Genauer als Grammophonapparate sind die auch im Tonfilm verwendeten *Stahldraht-* und *Stahlbandapparate*, die sich durch eine sehr getreue Wiedergabe der Sprache, geringste Nebengeräusche und große Konstanz auszeichnen. So verwenden wir an der Klinik ein Stahldrahtdiktaphon in Verbindung mit einem gewöhnlichen Audiometer. Da solche Apparate ohne weitere Vorrichtungen angesprochen werden können, läßt sich auch in einfacher Weise regionalen Dialekten der Sprache Rechnung tragen.

Die Sprechaudiometrie befindet sich zur Zeit in voller Entwicklung und wird besonders in den angloamerikanischen Ländern bereits viel gebraucht.

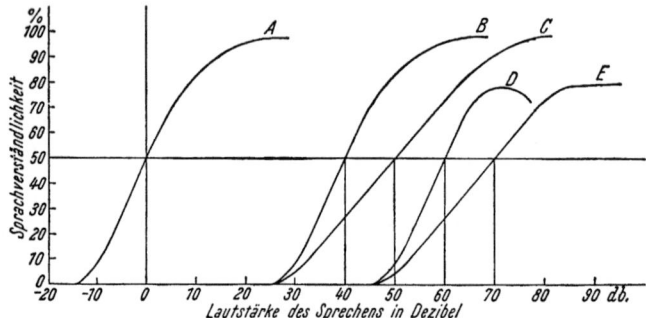

Abb. 81. Sprechaudiogramme. Zunahme der Sprachverständlichkeit mit in Dezibel zunehmender Sprechintensität. 50% richtiger Antworten bei 0 Dezibel gelten als normales Gehör. *A* normales Gehör, *B* Schalleitungsstörung, *C* bis *E* Störungen des nervösen Apparates des Ohres.

Die Messungen sind unter Anwendung der *sinnespsychologischen Methodik bis 1 bis 2 Dezibel genau*. Es wird dabei die prozentuale Anzahl zutreffender Antworten mit steigender Lautstärke der Sprache ausgerechnet. Deren Auswertung ergibt, daß die *Zahl der richtigen Antworten* bei normalem Gehör *innerhalb* einer kleinen Intensitätsspanne von *10 bis 15 Dezibel von 0 auf praktisch 100% ansteigt*. Die kurvenmäßige Darstellung (Abb. 81) mit Intensität in Dezibel als Abszisse und den Prozenten der richtigen Antworten als Ordinate zeigt dementsprechend für das *normale Gehör eine steil ansteigende Kurve*. Bei *Schalleitungsstörungen* verschiebt sich die Kurve bei im wesentlichen *gleichbleibender Form nach einer höheren Intensität*, bei *Störungen des nervösen Apparates* wird die Kurve zudem *flacher* und *erreicht 100% zum Teil nicht* mehr. Bei vorhandenem Lautstärkeausgleich erscheint oft bei einer gewissen Intensität ein Optimum.

Als *Prüfwörter* haben wir zunächst die üblichen *zweistelligen Zahlwörter* nach Bezold angewendet, jedoch zeigte sich, daß die Verständlichkeit bei genügender Verstärkung der Tonintensität auch bei den Störungen des nervösen Apparates mit vorhandenem Lautstärkeausgleich stets auf 100% ansteigt. Zahlwörter sind zu leicht zu erraten und geben daher wohl für praktische Zwecke, nicht aber für feinere Prüfungen des Sprachgehörs einen genügenden Einblick in die Hörstörung. Zur Zeit werden von Meister für die *deutsche Sprache* eine *Reihe von Prüfwörtern* nach ihren Frequenzspektren aufgestellt, wie auch unser akustisches Laboratorium mit der Auswahl geeigneter Testwörter beschäftigt ist. Für die *englische Sprache* bestehen Reihen von allgemein gebrauchten (Listen des psychoakustischen Laboratoriums der Harvard University [Cambridge, USA.] u. a.)

ausgewählten Testwörtern und Testsätzen, ebenso wie für die *französische Sprache* CHAVASSE, FALCONNET und FOURNIER solche Prüfwörter zusammengestellt haben.

Die Sprechaudiometrie dürfte, sofern einmal einfache und zuverlässige Apparate zur Verfügung stehen, die einfache Hörprüfung mit der Feststellung der Hördistanz verdrängen. Sie ist unabhängig von den akustischen Eigenschaften des Prüfraumes und von der Sprache des Arztes, sofern eine registrierte Sprache verwendet wird. Die Resultate sind deshalb genauer und ohne Rücksicht auf die speziellen Verhältnisse bei der Prüfung miteinander vergleichbar. Auch wird der Arzt in Zukunft mit demselben Audiometer Tonaudiometrie und Sprechaudiometrie durchführen können.

Die Audiometrie bei der Wahl und Anpassung von elektrischen Hörhilfen

Es wird sowohl die *Tonaudiometrie* wie die *Sprechaudiometrie* herangezogen.

Die *Tonaudiometrie* klärt durch ihre Hörverlustkurven darüber auf, inwieweit der Hörverlust für die einzelnen Frequenzen verschieden ist und deshalb für die Sprache ein *Fehlhören* und nicht nur eine allgemeine Einbuße an Hörschärfe besteht. Infolge dieses Fehlhörens wird die Sprache verzerrt und unverständlich (S. 74). Die *Hörverlustkurve der Schwellenwerte* ist aber *nicht ohne weiteres maßgeblich*, weil die Sprache sich aus *überschwelligen Lautstärken* zusammensetzt und für diese schon normalerweise eine andere Frequenzkurve zutrifft als für die Schwellenwerte. Noch komplizierter sind die Verhältnisse, wenn eine Schwerhörigkeit mit dem *Lautstärkeausgleich* vorliegt. Deshalb gibt die Hörverlustkurve für die Anpassung der Hörhilfen wohl gewisse Anhaltspunkte, nach welchen die elektrische Hörhilfe durch selektive Verstärkung gewisser Frequenzgebiete eingestellt werden kann, ist aber keineswegs allein ausschlaggebend. Neben dem Verhalten der überschwelligen Lautstärken mögen dabei auch noch andere Faktoren mitspielen, die das Sprachgehör vom Tongehör unterscheiden (S. 74).

Die *Sprechaudiometrie* ist bei der Auswahl von Hörhilfen und deren Einstellung *unentbehrlich*. Sie zeigt vor allem, bis zu welchem Grad der Schwerhörige die gleichmäßig verstärkte Sprache besser versteht. Zugleich wird festgestellt, welche Verstärkung er am angenehmsten empfindet und ob ein genügend großer *Intensitätsbereich zwischen Schwellenwert und Schmerzgrenze* vorhanden ist, um die für das Sprachverständnis notwendige Abstufung der Lautstärken zuzulassen. · Diese Intensitätsspanne ist bei vorhandenem Lautstärkeausgleich mehr oder weniger stark eingeengt. Durch die Sprechaudiometrie ohne und mit Hörapparat läßt sich der *Nutzen eines Hörapparates* genau feststellen und damit der *zweckmäßigste Hörapparat* und dessen *beste Einstellung* herausfinden.

d) Prüfung auf Taubheit

Taubheit bedeutet die *vollständige Aufhebung der Hörfähigkeit* für Schallreize jeder Art. *Praktisch* gilt aber der Mensch schon dann als *taub*, wenn er nicht mehr in der Lage ist, die *Sprache zu verstehen*, auch wenn er noch für das Sprachgehör belanglose Hörreste aufweist. Diese annähernde Taubheit ist häufiger als die absolute Taubheit, die eine vollständige Zerstörung des Cortischen Organs, bzw. völlige Unterbrechung der Hörbahnen voraussetzt. Mit zunehmender Schwerhörigkeit verschwindet bei der Sprechaudiometrie zunächst das *Vokalgehör*, dann das *Wortgehör* und das *Satzgehör*, trotzdem noch einzelne Töne und Geräusche (Schallgehör) wahrgenommen werden. Eine *praktische Taubheit* liegt bei *Verlust des Satzgehörs für laute Umgangssprache* am Ohr vor.

Eine beiderseitige praktische Taubheit läßt sich durch die Prüfung des Sprachgehörs leicht feststellen, sofern der Prüfling richtige Angaben macht (über

Simulation und Aggravation s. S. 127). Auch der Nachweis einer einseitigen annähernden Taubheit ist nicht schwierig. Dazu wird das nicht zu prüfende Gegenohr mit der Bárányschen Lärmtrommel ausgeschaltet, wogegen der einfache Verschluß des Gegenohres oder dessen Vertäubung mit dem Schüttelversuch nach WAGENER nicht genügt. Versteht der Prüfling bei eingesetzter Bárányscher Lärmtrommel laute Umgangssprache am Ohr nicht mehr, so darf er als praktisch taub gelten.

Sehr viel schwieriger ist die *Feststellung einer absoluten Taubheit*, d. h. des völligen Fehlens des Tongehörs. Eine beiderseitige Taubheit findet sich fast nur bei Taubstummen, die stets als Kleinkind ertaubt sind und daher die Schallempfindung kaum bewußt kennen gelernt haben. Infolgedessen fällt ihnen die Unterscheidung von Schallempfindung und Vibrationsempfindung schwer (s. Taubstummenuntersuchung, S. 369). Beim Erwachsenen liegt fast immer nur eine einseitige Taubheit vor, z. B. nach einer Labyrinthektomie. Das Gegenohr muß in einem solchen Fall akustisch vertäubt werden, und zwar gerade so stark, daß es vollständig ausgeschaltet ist, ohne daß das Prüfohr beeinträchtigt wird. Diese Forderung erfüllen die einfachen Vertäubungsmethoden nicht. So ist der Wagenersche Schüttelversuch zu schwach, die Báránysche Lärmtrommel jedoch zu stark. Sie verdeckt wesentliche Hörreste des Prüfohrs, die der Bestimmung des Tongehörs entgehen. Bei Labyrinthitis wird zwar aus dem Nichthören der Stimmgabel a¹ in Luftleitung bei festverschlossenem Gegenohr auf Taubheit geschlossen, jedoch kann diese einfache Methode keinen Anspruch auf Genauigkeit erheben. Durch die Überleitung der Töne nach dem Gegenohr auf dem Wege der Luft- oder Knochenleitung entsteht bei absoluter Taubheit allerdings im Gegenohr ein angenähertes Spiegelbild der Hörkurve des gesunden Ohres, das schon von BEZOLD bei seinen Stimmgabeluntersuchungen als Ausdruck der Taubheit betrachtet wurde, aber das Verfahren ist ebenfalls unsicher. Die Prüfung läßt sich mit dem Audiometer sehr viel genauer ausführen. Das taube Ohr weist eine *Schattenkurve* des Audiogramms des gesunden Ohres bzw. des nichttauben Gegenohres auf, die infolge der Überleitung auf das „gesunde" Ohr höchstens 60 bis 65 Dezibel bei den mittleren Frequenzen unter dessen Kurve liegt. Erst mit den neuesten audiometrischen Vertäubungsmethoden, z. B. nach J. ZWISLOCKI (s. S. 96), ist eine praktisch einwandfreie Ausschaltung des Gegenohres bei der Tonaudiometrie auch für die Knochenleitung möglich.

Die Prüfung auf Taubheit beim Kleinkind wird im Kapitel Audiometrie, S. 99, und im Kapitel Taubstummheit, S. 369, besprochen.

2. Prüfung des statischen Apparates
(Vestibularisprüfung)

In der Pathogenese der Vestibularisstörungen spielen die *zentralen Bahnen und Zentren des Vestibularapparates* bzw. des N. vestibuli gegenüber denen des Cochlearapparates eine wesentlich größere Rolle und fast alle Symptome des peripheren Labyrinthes können von den zentralen Vestibularisbahnen und -zentren ausgehen. Die meisten Prüfungsmethoden des peripheren Labyrinthes prüfen gleichzeitig die Funktion des zentralen *Gleichgewichtsapparates*, weshalb sie sich auch auf Erkrankungen des Zentralnervensystems, vor allem des Hirnstammes und des Kleinhirns, beziehen. Dadurch wird die Deutung der Prüfungsresultate erschwert.

Im Gegensatz zur Cochlearisprüfung stützt sich die *Vestibularisprüfung* hauptsächlich auf *objektive Resultate* und ist von subjektiven Angaben des

Patienten und bewußter Beeinflussung zum großen Teil unabhängig. Deshalb geben die Prüfungen bei forensischen und versicherungsgutachtlichen Beurteilungen eine verhältnismäßig sichere Basis.

Die Vestibularisprüfung bezweckt die *Feststellung der Ausschaltung oder Reizung des Vestibularapparates* und die Bestimmung der *Erregbarkeit beider Labyrinthe* bzw. beider Vestibularapparate. Sie umfaßt die Prüfung der *Spontansymptome* und die *experimentellen Reizprüfungen*.

a) Prüfung auf Spontansymptome

Die beiden Vestibularapparate vermitteln die Lage- und Bewegungsempfindung und werden normalerweise durch dauernden Reizzufluß in ständige Erregung gebracht (normaler Tonus). Sie wahren, wie gleichgespannte Zügel, im Rahmen des gesamten Regulationsmechanismus das Gleichgewicht durch reflektorische Körperbewegungen (s. Physiologie, S. 44). Bei *einseitiger Labyrinthausschaltung* oder Labyrinthreizung treten infolge der Störung des Gleichgewichtes zwischen den zwei Vestibularisapparaten *Dekompensationserscheinungen* in Form von einer Reihe von *Spontansymptomen* auf, die durch das Überwiegen des Labyrinthtonus der gesunden Seite entstehen. Ihre *Intensität* hängt von der *Plötzlichkeit der Vestibularisstörung* ab. Je rascher sie einsetzt, desto heftiger sind die Erscheinungen, während eine langsame schleichende Labyrintherkrankung mehr oder weniger latent bleiben kann. Eine *beiderseitige symmetrische Vestibularis-* bzw. *Labyrinthstörung* macht sich nur bei bestimmten Prüfungen bemerkbar, bei welchen die übrigen Gleichgewichtsregulationsmechanismen nicht ausreichen (z. B. Stehen auf einer schiefen Ebene bei geschlossenen Augen [v. STEIN]).

Die Vestibularisstörung ruft subjektive und objektive Symptome hervor. *Subjektiv* stellt sich der sogenannte *Ohrschwindel oder vestibulärer Schwindel* ein, der dem kranken Menschen die Funktion des Labyrinthes zugleich mit Vagussymptomen (Übelkeit und Erbrechen) eindrucksvoll zum Bewußtsein bringt. *Objektiv* kommt es zu *Nystagmus, Gleichgewichtsstörungen* und *unbewußten Körperbewegungen*, die sich in Gangabweichungen und Fallneigung äußern und den ganzen Körper nach der einen Seite ziehen. Bei *Ausschaltung eines Labyrinthes* fällt der Patient nach der kranken Seite, beim Blindgang weicht er mit Fallneigung nach derselben Seite ab, die beiden ausgestreckten Arme bewegen sich langsam nach der kranken Seite, ebenso wie die Augen, an denen ein vestibulärer Spontannystagmus nach der Gegenseite zu beobachten ist. Die *Labyrinthreizung* jeder Art löst diese Bewegungen nach der Gegenseite aus.

Das Gefühl des Schwindels ist schwer zu definieren. LEIDLER bezeichnet den Schwindel als „Gemütsbewegung spezifischen Charakters, welcher immer mit Bewegungswahrnehmungen bzw. -empfindungen oder -vorstellungen verbunden ist und in den meisten Fällen Unlust, seltener Lustcharakter aufweist". Im allgemeinen spricht ein Patient von Schwindel, wenn durch gewisse äußere oder innere Faktoren die Erhaltung des Gleichgewichtes in Ruhe und Bewegung gestört ist oder bedroht erscheint.

Die gleichen Erscheinungen wie die *Labyrinthzerstörung* hat die Erregung des Labyrinthes durch die *Kaltspülung des Ohres* zur Folge, der *Sog am Labyrinthwasser* bei der Labyrinthfistel und die *Anode der Galvanisation* der Ohren. Umgekehrt entspricht der *Labyrinthreizung* die *Heißspülung*, der *Druck auf das Labyrinthwasser* über eine Labyrinthfistel und die *Kathodenerregung*.

Alle diese Erscheinungen können auch von den zentralen Vestibularisbahnen ausgelöst werden, weshalb allgemein von *vestibulärem Schwindel* oder *vestibulären Symptomen* gesprochen wird. Gehen sie auf ein erkranktes Labyrinth zurück, so werden sie als *Labyrinthschwindel* bzw. *Labyrinthsymptome* bezeichnet.

8*

Subjektive Symptome

Der *vestibuläre Schwindel* oder Ohrschwindel ist in seiner ausgesprochenen Form ein echter *Drehschwindel* mit dem Empfinden einer Scheindrehung um sich selbst oder einer Scheindrehung der Umgebung, dessen Richtung der Patient häufig angeben kann. Oftmals hat der Kranke nur unbestimmte, nicht näher definierbare Empfindungen einer Scheinbewegung *(Schwankschwindel)* oder es handelt sich um einen *Liftschwindel* (Otolithenschwindel) (Gefühl wie beim raschen Anfahren eines Fahrstuhles), der auf den Otolithenapparat zurückgeführt wird. Scheinbewegungen jeder Art sprechen stets für eine vestibuläre Genese des Schwindels. Am heftigsten tritt der Ohrschwindel bei plötzlicher Ausschaltung des Labyrinthes durch eine eitrige Labyrinthitis, Labyrinthverletzung, eine Bogengangfistel bei Cholesteatom, bei luetischen Innenohrerkrankungen und bei der sogenannten Ménièreschen Krankheit auf, gemildert, aber manchmal auch in großer Stärke bei Erkrankungen des Zentralnervensystems, besonders bei Kleinhirnerkrankungen, also bei Störungen des zentralen Vestibularapparates. Über Schwindel als Krankheitssymptom s. S. 51.

Starker Schwindel ist immer mit *Vagusreizsymptomen* verbunden, die sich in *Übelkeit, Erbrechen, kaltem Schweiß und Vasomotorenstörungen* äußern, indem die Erregung der zentralen Vestibularisbahnen auf vegetative Zentren, vorwiegend des Vagusgebietes, überspringt. Dieselben Erscheinungen können durch experimentelle Labyrinthreizung hervorgebracht werden.

Vom vestibulären Schwindel sind eine Reihe von *Unsicherheitsgefühlen und unangenehmen Empfindungen nicht labyrinthären Ursprungs* zu unterscheiden, die der Patient ebenfalls als Schwindel zu bezeichnen pflegt. Dazu gehören der Höhenschwindel, das Schwachwerden und das Schwarzwerden oder Flimmern vor den Augen, zuweilen als Einleitung einer Ohnmacht, Benommenheit bei Kopfschmerzen und anderen Erkrankungen, die Unsicherheit bei Ataxie (Tabes dorsalis), die Desorientierung bei Augenmuskellähmungen mit Doppelbildern in bestimmten Richtungen oder bei stärkerem Nystagmus jeden Ursprungs. Dieser optische Schwindel verschwindet mit dem Augenschluß. Die *Unterscheidung des vestibulären vom nicht vestibulären Schwindel* an Hand der Schilderung des Patienten ist aber nicht immer möglich, da nicht alle Menschen bei vestibulärer Reizung, z. B. der kalorischen Prüfung (McNally und Stuart), eine Scheinbewegung empfinden. Namentlich kann dieses Gefühl bei leichtem Schwindel fehlen.

Die *Gleichgewichtsstörungen* äußern sich subjektiv vor allem als Unsicherheit beim Stehen und Gehen, „es zieht den Patienten nach einer Seite".

Objektive Symptome

Der **Spontannystagmus** ist das wichtigste, mit wenigen Ausnahmen dem Willen entzogene und am leichtesten zu beurteilende objektive Labyrinthsymptom.

Unter vestibulärem Nystagmus wird ein eigentümliches *rhythmisches Augenzucken* beider Augen verstanden, das sich aus einer langsamen Hinbewegung der Augen, der *langsamen Komponente* und der raschen ruckartigen Rückbewegung, der *raschen Komponente* zusammensetzt (Rucknystagmus). Die langsame Komponente geht von einer Labyrinthwirkung aus, die rasche Komponente ist eine Funktion des Hirnstammes und bringt das Auge in die Normalstellung zurück. Die *Richtung des Nystagmus* wird nach der raschen Komponente benannt, weshalb der Nystagmus entgegengesetzt den übrigen labyrinthär bedingten Körperbewegungen schlägt. Jeder Bogengang löst bei Reizung einen Nystagmus in seiner Ebene aus. Bei Labyrinthreizung schlägt er zur Seite der Reizung, bei

Labyrinthausschaltung, z. B. eitrige Labyrinthitis durch Überwiegen des gesunden Labyrinthes zur gesunden Seite.

Der Nystagmus wird *um so stärker*, je mehr die *Augen in die Nystagmusrichtung* blicken, *um so schwächer*, je mehr sich der *Blick nach der entgegengesetzten Seite* richtet. Es lassen sich daher *drei Grade von Nystagmus* unterscheiden. Von Nystagmus ersten Grades wird gesprochen, wenn der Nystagmus nur in der Blickrichtung der schnellen Komponente besteht, von Nystagmus zweiten Grades auch beim Blick geradeaus, von Nystagmus dritten Grades, wenn er selbst beim Blick nach der langsamen Komponente vorhanden ist.

Die *Richtung der verschiedenen Augenbewegungen* werden als horizontal, vertikal (meistens zentral bedingt), diagonal (in der Regel zentral bedingt) rotatorisch oder als eine Kombination (z. B. horizontal-rotatorisch) bezeichnet. Der Nystagmus kann, je nach der *Größe seiner Ausschläge*, fein-, mittel- oder grobschlägig sein, beurteilt nach seiner *Schnelligkeit*, rasch oder langsam.

Zuweilen ist die Vestibularisstörung zu gering, um einen dauernden Spontannystagmus zu verursachen, jedoch besteht eine *latente Nystagmusbereitschaft* nach einer Seite, welche auf Lockerungsmaßnahmen den *latenten Nystagmus* hervortreten läßt. Zu den *Lockerungsmaßnahmen* gehören Kopfschütteln (Kopfschüttelnystagmus), rasches Bücken, Druck auf die Halsgefäße, Schmerzreize, ebenso wie die experimentellen Reizungen des Labyrinthes, deren Nystagmus nachher längere Zeit bestehen bleibt. Dabei wird der Nystagmus in der Richtung des latenten Nystagmus verstärkt, in der Gegenrichtung abgeschwächt und schließlich tritt der Nystagmus nur noch in einer Richtung auf, was im allgemeinen auf eine *zentrale Vestibularisstörung* hinweist (BARRÉ).

Neben dem Nystagmus vestibulären Ursprunges kommen verschiedene Nystagmusarten vor, welche gleich aussehen wie der vestibuläre Nystagmus, aber *nicht vestibulär* bedingt sind. Nur die wenigsten Menschen sind imstande, einen Nystagmus *willkürlich* zu erzeugen oder einen bestehenden Nystagmus zu beeinflussen. Dagegen zeigt auch der Gesunde in Endstellung der Augen nach der Seite nystagmusartige Zuckungen, den *Endstellungsnystagmus*, der meist nach einigen Sekunden aufhört, dann aber wieder als *Ermüdungsnystagmus* (UFFENORDE) einsetzen kann. Beim Wenden des Blickes macht sich bisweilen ein kurzdauernder *Einstellungsnystagmus* geltend.

Reflektorisch optisch bedingt ist der *optokinetische Nystagmus* (Eisenbahnnystagmus, nach BÁRÁNY), welcher bei Auto- oder Eisenbahnfahrten auftritt, wenn die vorüberziehenden Gegenstände fixiert werden. Er ist ein *Fixationsnystagmus*, indem die Augen dem fixierten Gegenstand folgen und plötzlich zurückschnellen. Bei den *Bergleuten* wird der *Ohmsche Nystagmus* beobachtet, der auf eine Störung des optischen Tonus zurückgeht.

Vom vestibulären Nystagmus leicht zu unterscheiden sind angeborene *unwillkürliche Augenbewegungen* des *Schwachsinnigen*, bei dem sich keine langsame und schnelle Komponente nachweisen läßt, sondern nach *beiden Seiten gleichmäßige* undulierende *Pendelbewegungen der Augen* bestehen. Die *unregelmäßigen Augenbewegungen* bei *Amblyopen* beschränken sich manchmal bei einseitiger Blindheit auf das betreffende Auge. Nystagmusartige Zuckungen können durch *Augenmuskellähmungen* hervorgerufen werden. Ein *hereditärer* Nystagmus kommt meistens nur zusammen mit Sehstörungen oder anderen Anomalien vor.

Prüfung auf Nystagmus. Starker Spontannystagmus ist so auffällig, daß er leicht festgestellt werden kann. Er ist beispielsweise bei der Labyrinthfraktur eines der ersten objektiven Symptome und fehlt nur in tiefer Bewußtlosigkeit. Bei starkem Nystagmus genügt es, den in verschiedenen Stellungen (rechts, links, oben, unten) in etwa 1 m vor den Augen gehaltenen Zeigefinger fixieren zu lassen. Dabeï darf der Patient nicht extrem nach der Seite blicken, da sonst der erwähnte Endstellungsnystagmus auftritt, der häufig irrtümlicherweise als Spontannystagmus gewertet wird.

Zur feineren Prüfung müssen Konvergenz und Fixieren, die den Nystagmus abschwächen oder aufheben, durch starke Konvexgläser (*Bartelsbrille* oder Frenzelsche Leuchtbrille) ausgeschaltet werden. Die *Leuchtbrille nach* FRENZEL ist vorzuziehen, weil sie gleichzeitig ein gutes Betrachten der beleuchteten Bulbi erlaubt. Der Blick des Patienten muß auch unter der Leuchtbrille in die Weite gerichtet sein. Zuerst wird beim Blick geradeaus untersucht. Undeutliche Augenzuckungen verstärken sich, wenn der Patient in der Richtung der schnellen Komponente blickt.

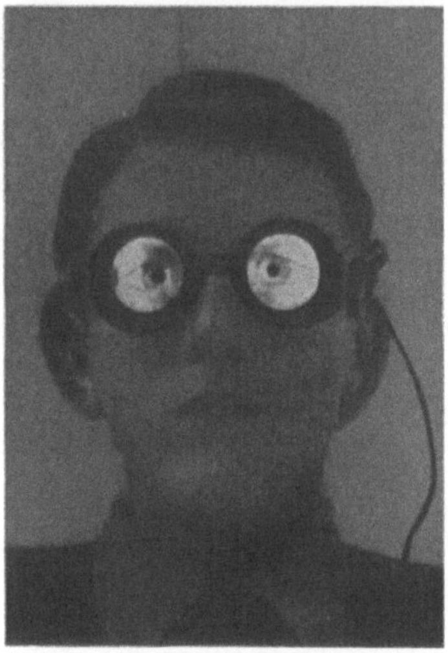

Abb. 82. Frenzelsche Leuchtbrille zur Prüfung des Nystagmus. Untersuchung im Dunkelzimmer (aus FALK).

Zur graphischen Registrierung und damit genaueren Beobachtung des Nystagmus werden sogenannte *Nystagmographen* verschiedener Art oder Filmaufnahmen verwendet.

Zur Prüfung auf latenten Nystagmus werden die erwähnten Lockerungsmaßnahmen (S. 117) vorgenommen.

Die vestibulären Gleichgewichtsstörungen. Im *Stehen* bewirkt der ungleiche Labyrinthtonus eine Fallneigung nach der Seite des ausgeschalteten Labyrinthes, die Labyrinthreizung einen Fall nach der Gegenseite. Beim *Drehen des Kopfes* geht die Fallrichtung mit, d. h. der Kranke fällt bei rechtsseitiger Labyrinthausschaltung und gerade gehaltenem Kopf nach rechts, bei Kopfdrehung nach rechts fällt er nach hinten, bei Kopfdrehung nach links nach vorn. Die Fallneigung aus zentraler Ursache (Kleinhirnerkrankungen) bleibt von der Kopfstellung unabhängig.

Prüfung durch den Rombergschen Versuch (mit parallel gestellten geschlossenen Füßen und geschlossenen Augen, Fuß-Augenschluß). Der Normale steht ruhig oder macht kleine Schwankungen nach allen Richtungen. Der Labyrinthkranke schwankt nach einer Seite stärker oder fällt nach der Seite.

Prüfung mit dem Lot nach BARRÉ. Beim Normalen zeigt das Lot von der Nasenspitze in die Mitte der geschlossenen Füße. Der Labyrinthkranke steht jedoch nicht senkrecht, sondern mehr oder weniger nach der Seite geneigt, weshalb das Lot nach der Seite abweicht.

Schwierige Gleichgewichtsprüfungen, die zuweilen auch dem Normalen Mühe bereiten, sind das *Stehen auf einem Bein* und auf einer schiefen Ebene. In der Regel kann der Normale auf einer *schiefen Ebene* bis etwa 30° in jeder Stellung ruhig aufrecht stehen, wogegen der Labyrinthkranke schon bei einem kleineren Winkel fällt.

Gangabweichungen. Im *Blindgang* (Gehen mit geschlossenen Augen) vorwärts und rückwärts weicht der Labyrinthkranke von der Geraden ab, und zwar bei Labyrinthausschaltung nach derselben Seite, bei Labyrinthreizung nach der Gegenseite. Der Gang ist unsicher und taumelnd, mit Fallneigung nach der Seite der Abweichung. Die Unsicherheit und Fallneigung verstärken sich, wenn die Füße voreinander gesetzt werden *(Strichgang)*. Nicht selten versucht der Kranke nach kurzer Zeit zu kompensieren und weicht dabei nach der entgegengesetzten Seite ab. Störungen des *Flankenganges* sind zentraler Natur.

Die Fallneigung beim Stehen und die Gangabweichungen können leicht *willkürlich vorgetäuscht* werden und sind daher mitunter simuliert oder durch unbewußte psychische Überlagerung bedingt. Es ist in solchen Fällen notwendig, den Patienten während des Versuches abzulenken (Aufsetzen der Frenzelbrille, gleichzeitige Hörprüfung usw.). Die Versuche werden durch Paresen der Muskulatur oder Gelenkerkrankungen beeinflußt.

Auf einem Tonusunterschied der beiden Körperhälften beruht auch der „*Tretversuch*" nach UNTERBERGER. Beim Treten am Ort unter der Frenzelbrille dreht sich der Labyrinthgestörte unwillkürlich und unbewußt um seine Achse.

Vorbeizeigen. Der unsymmetrische Tonus der Körpermuskulatur kommt an den Armen im „Zeigeversuch" nach BÁRÁNY zum Ausdruck.

Der Kranke sitzt vor dem Untersucher und wird aufgefordert, mit geschlossenen Augen und mit gerade gestrecktem Arm den vorgehaltenen Zeigefinger des Arztes in langsamem Heben und Senken des Armes vom Knie bis Schulterhöhe mehrmals hintereinander zu berühren. BÁRÁNY prüft jeden Arm für sich, GRAHE beide Arme zugleich. Der Normale trifft genau, der Kranke zeigt bei Labyrinthausschaltung nach der kranken Seite vorbei, und zwar mit beiden Armen in gleichem Grad.

Vorbeizeigen erfolgt auch bei Kleinhirnerkrankungen, dann aber meist nach der kranken Seite (also nicht entgegengesetzt dem Nystagmus) und oft nur mit dem Arm der erkrankten Seite.

Der Versuch ist sehr empfindlich und kann durch mannigfache Umstände (Kopfhaltung, sensible Reize, willkürliche Kompensation) beeinflußt und daher leicht gestört werden. Es lassen sich deshalb nur grobe Abweichungen diagnostisch verwerten.

Nach einigen Wochen oder Monaten der *peripheren Labyrinthausschaltung* gehen die Spontansymptome zurück und verschwinden schließlich durch *Kompensation* vollständig, zuerst der Spontannystagmus, später auch die Gleichgewichtsstörungen. Nur bei schwierigen Gleichgewichtsprüfungen (Hüpfen auf einem Bein, Stehen auf der schiefen Ebene usw.) versagt die Kompensation dauernd.

Störungen des zentralen Vestibularapparates können jahrelang bestehen bleiben.

b) Experimentelle Reizprüfungen des Labyrinthes

Die Labyrinthreaktionen lassen sich durch Reizung des Labyrinthes mittels *adäquater Reize* (Drehprüfung, Lageprüfung) oder mittels *inadäquater Labyrintherregungen* (kalorische, galvanische und bei Labyrinthfisteln mechanische Reize) *künstlich hervorrufen.* Auf diese Weise ist die *Erregbarkeit der Labyrinthe* bzw. des Vestibularapparates feststellbar. Drehung, kalorische, galvanische und mechanische Reizung bei Labyrinthfisteln ermitteln die besonders wichtigen Reaktionen von Seiten der Bogengänge, die Lageprüfung durch verschiedene Lagerung des Kopfes im Raum diejenigen des Vorhof- bzw. Otolithenapparates.

Bei zentralen Vestibularisstörungen können die Reizreaktionen (außer bei mechanischer Reizung) in verschiedener Hinsicht abnorm ausfallen.

Bogengangprüfungen

Die Drehprüfung. Die experimentelle Drehung des Patienten, die in der Regel um seine Vertikalachse erfolgt, ruft den adäquaten Drehreiz der Bogengangserregung hervor, wie er in der Physiologie geschildert wurde (S. 45).

Beim *Andrehen* bleibt die Endolymphe infolge ihrer Trägheit zunächst hinter der Labyrinthwand bzw. der Sinnesendstelle zurück, beim *Aufhören der Drehung* dagegen setzt sie sich noch fort, wenn die Labyrinthwand bereits stillsteht. Durch diese Endolymphströmung gegenüber der Labyrinthwand werden die Sinnesendstellen in den Bogengängen erregt, und zwar beim Andrehen in umgekehrtem Sinn wie beim Aufhören der Drehung.

Es geraten durch die Drehung *beide Labyrinthe* gleichzeitig *in Erregung* und ergeben einen Nystagmus in derselben Richtung, d. h. ihre Wirkung summiert sich. Jedoch wird das eine Labyrinth *stärker erregt* als das andere, und zwar bei Rechtsdrehung das linke Labyrinth, sogenanntes *vorangehendes Labyrinth*, bei Linksdrehung das rechte Labyrinth. Fällt daher der Nystagmus bei der Drehung nach rechts stärker aus als bei der Drehung nach links, so darf auf eine vorwiegende Störung des rechten Labyrinthes geschlossen werden und umgekehrt.

Diese Tatsache erklärt sich aus physikalischen Gründen, da die Endolymphströmung vom engen Schenkel des Bogenganges nach der weiten Ampulle stärker ausfällt als von der Ampulle nach dem Schenkel.

In jedem Labyrinth werden *alle drei Bogengänge erregt*. Die Erregung fällt aber um so stärker aus, je mehr die Drehebene sich der Ebene des Bogenganges nähert und erreicht ein Maximum, wenn Drehebene und Bogengangsebene zusammenfallen. So liegen bei einer Kopfneigung von 30° nach vorn die beiden „horizontalen" Bogengänge in der *Optimumstellung* der üblichen Drehung um die Vertikalachse des Patienten bzw. einer horizontalen Drehung. Durch geeignete Kopfstellungen lassen sich auch die anderen Bogengänge paarweise in die Drehebene bringen und dadurch auch die vorderen vertikalen und die hinteren vertikalen Bogengänge prüfen. Die verschiedenen Stellungen sind teilweise noch umstritten.

Die während der Drehung bzw. beim Andrehen auftretenden Reaktionen lassen sich nur bei gleichzeitiger Mitdrehung untersuchen und kommen für die praktische Prüfung nicht in Frage. Untersucht werden die *Nachwirkungen* nach plötzlichem Anhalten der Drehung, die denjenigen während der Drehung entgegengesetzt sind. Am konstantesten ist der *Nachnystagmus*, welcher der Drehrichtung entgegengesetzt schlägt, daneben besteht Fallneigung, Gangabweichung und Vorbeizeigen in der Drehrichtung. Die *Dauer des Nachnystagmus* zeigt große individuelle Unterschiede. Häufige, z. B. rasche berufsmäßige Drehbewegungen bei Tänzern, Eisläufern, Fliegern usw. verkürzen den Nachnystagmus bedeutend. Ebenso kann der Unterschied in der Dauer zwischen der Links- und Rechtsdrehung bei demselben Menschen wesentlich variieren.

Übrigens folgen sich mehrere Serien von Nachnystagmus, von denen jede folgende der vorhergehenden entgegengesetzt ist und schwächer ausfällt (FISCHER und WODAK, DODGE), wahrscheinlich als Ausdruck eines periodischen zentralen Reizablaufes (DUSSER DE BARENNE).

In einem gewissen Sinne ist auch jeder *rasche Lagewechsel des Kopfes* im Raum, sofern sich der Körper nicht vom Ort bewegt, eine Drehbewegung (Neigung des Kopfes nach vorwärts, rückwärts, seitwärts, rasches Aufsitzen, Niederliegen usw.). Erfahrungsgemäß tritt bei Vestibularisstörungen verschiedener Art, besonders auch bei Schädigung der zerebralen Bahnen, öfters Schwindel und Nystagmus auf. Diese Reaktionen stehen zwischen den Drehreaktionen und den Lagereaktionen (S. 124) und werden von einzelnen Forschern ganz zu den letzteren gerechnet. Ihre Prüfung gehört zu jeder vollständigen Vestibularisuntersuchung, trotzdem ihre Entstehung und Bedeutung noch weiterer Aufklärung bedarf, jedenfalls spielen Drehbewegung, neue Lage, Halsreflexe und bei Körperbewegungen auch Zirkulationsstörungen mit. Eine scharfe Trennung von gewissen *Lockerungsmaßnahmen* zur Auslösung eines latenten Nystagmus ist nicht möglich.

Die übliche Drehprüfung wird als *Drehstarkreizprüfung* durchgeführt, der gegenüber die *Drehschwachreizprüfung* nur eine nebensächliche Rolle spielt.

Ausführung der Drehprüfung (Starkreizprüfung). Der Kranke sitzt angeschnallt aufrecht auf einem von Hand oder durch einen elektrischen Motor gedrehten Drehstuhl, zur Prüfung der *horizontalen Bogengänge* mit einer Kopfneigung des gerade gehaltenen Kopfes um 30° nach vorn. Er wird mit geschlossenen Augen zehnmal in 20 Sekunden gleichmäßig gedreht und plötzlich angehalten. Der auftretende Nachnystagmus ist horizontal der Drehung entgegengesetzt und dauert 20 bis 50 Sekunden. Die Seitenunterschiede liegen normalerweise innerhalb 5 Sekunden (GRAHE). Eine Verkürzung unter 10 bis 20 Sekunden bedeutet eine Unterregbarkeit; bei beiderseitigem Labyrinthausfall, z. B. gewissen Taubstummen, fehlt jede Reaktion. Einseitiger Labyrinthausfall wird nach kurzem kompensiert.

Vorbeizeigen, Fallneigung und Gangabweichung sind meistens deutlich. Das Schwindelgefühl bzw. das Gefühl einer andauernden Scheindrehung ist oft stark und unangenehm. Bisweilen kommt es zu Übelkeit und Erbrechen.

Durch Kopfneigung um 90° nach vorn gelangen die *vorderen vertikalen Bogengänge* in die Horizontale und lösen einen rotatorischen Nystagmus aus, Kopfneigung nach der Schulter bringt die *hinteren vertikalen Bogengänge* in Optimumstellung mit einem vertikalen Nystagmus.

Ausführung der Drehschwachreizprüfung (nach GRAHE). Der Kopf des Patienten wird einige Male hin- und hergedreht. Der dadurch hervorgerufene schwache, durch die geschlossenen Augenlider palpable Nystagmus ist schwer zu beurteilen.

Prüfung des Lagewechsel-Nystagmus. Unter der Frenzelbrille wird der Patient angewiesen, die Kopflage rasch zu wechseln, sei es durch alleinige Bewegung des Kopfes oder des ganzen Körpers. Nicht selten weiß der Patient, daß er z. B. bei raschem Aufrichten oder Sichbücken Schwindel bekommt, Bewegungen, die auf Nystagmus besonders zu prüfen sind.

Die kalorische Prüfung. Sie ist von großer Wichtigkeit, weil auf diese Weise *jedes Labyrinth für sich* geprüft und deshalb eine *einseitige Unerregbarkeit* des Labyrinthes mit Sicherheit festgestellt werden kann.

Jedoch setzt jedes Labyrinth den zerebralen Vestibularapparat *beider* Seiten in Erregung, so daß im zentralen Vestibularapparat eine strenge Trennung der Seiten nicht möglich ist, auch wenn die Erregung nur von *einem* Labyrinth aus erfolgt (BARRÉ).

Die *Bogengänge* geraten durch *Kälte- oder Wärmereize in Erregung*, beispielsweise durch Einspritzen von kaltem oder warmem Wasser in den Gehörgang. Wie bei der Drehung beruht die Reizung wahrscheinlich auf einer Endolymphströmung. Die Temperaturunterschiede werden vom Gehörgang durch den Knochen und das Mittelohr auf das Labyrinth bzw. die Bogengänge geleitet. Durch die Abkühlung oder Erwärmung des peripherer liegenden Schenkels des Bogenganges, dessen anderer Schenkel zunächst die Körpertemperatur beibehält, entsteht eine *thermisch bedingte Strömung*, indem die kältere Endolymphe im einen Schenkel schwerer wird als die wärmere im anderen Schenkel und daher absinkt. Ein Optimum wird erreicht, wenn der untersuchte Bogengang vertikal steht und die Schweredifferenzen der Endolymphe am stärksten zur Auswirkung gelangen (Abb. 83, 84). Da die thermische Überleitung einige Zeit erfordert, setzen die Reaktionen erst nach einer gewissen Latenzzeit ein.

Am *einfachsten* ist der am meisten lateral liegende *horizontale Bogengang* zu prüfen. *Kaltes Wasser* bzw. solches unter Körpertemperatur bewirkt eine ampullo-

fugale Strömung mit einem *Horizontalnystagmus nach der Gegenseite* und Fallneigung, Gangabweichung sowie Vorbeizeigen nach der gleichen Seite, *warmes
Wasser* bzw. solches über Körpertemperatur eine ampullopetale Strömung mit
einem *Nystagmus nach der gleichen Seite* und Fallneigung, Gangabweichung
und Vorbeizeigen nach der Gegenseite.

Ausführung der kalorischen Prüfung. Bei der heute fast allgemein üblichen
kalorischen Schwachreizprüfung (KOBRAK) werden 5 bis 10 ccm Wasser von 27°
(10° unter Körpertemperatur) bzw. 47° innerhalb von 5 Sekunden in den äußeren
Gehörgang gespritzt. Um den *horizontalen Bogengang* senkrecht zu stellen und
damit in die für die thermische Strömung optimale Lage zu bringen, wird der Kopf

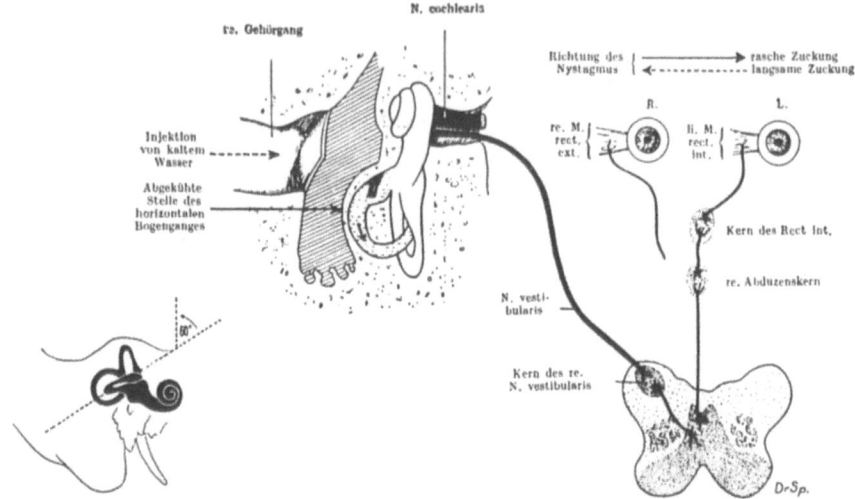

Abb. 83. Lage des horizontalen Bogenganges bei horizontal gehaltenem Kopf mit einer Neigung von 30°
nach hinten. Der Winkel von 60° zeigt die Drehung
des Bogenganges in die (Senkrechte) Optimumstellung
für den kalorischen Nystagmus (aus FALK).

Abb. 84. Schema des kalorischen Kaltnystagmus für
das rechte Ohr. Horizontaler Bogengang in Optimumstellung. Endolymphbewegung (aus FALK).

um 60° nach hinten gebeugt (Abb. 85). *Bei normaler Labyrintherregbarkeit* wird
nach einer Latenz von 10 bis 30 Sekunden ein horizontaler Nystagmus von 1 bis
3 Minuten Dauer ausgelöst, bei *Kaltspülung*, wie erwähnt, *nach der Gegenseite*,
bei *Warmspülung nach der gleichen Seite*. Für jede feinere Prüfung muß der
Nystagmus durch die *Frenzelsche Leuchtbrille* beobachtet werden. Die Nystagmus-
dauer ist nicht auf Sekunden genau anzugeben, weil der Nystagmus sehr allmählich mit seltener werdenden Zuckungen aufzuhören pflegt. Der *Seitenunterschied* des Nystagmusbeginnes beträgt nach GRAHE normalerweise nicht
mehr als 5 Sekunden, des Endes nicht mehr als 30 Sekunden.

Die beschriebene Kopfstellung ist die Stellung I nach BRÜNINGs für den horizontalen Bogengang. Wird der Kopf gleichzeitig um 45° nach der Schulter des gespülten
Ohres geneigt, so steht der *horizontale Bogengang* in noch günstigerer Stellung und der
Nystagmus bleibt gleich gerichtet (Stellung II), wird der Kopf dagegen um 45°
nach der entgegengesetzten Schulter geneigt, so geraten die *vorderen vertikalen Bogengänge* mit einem rotatorischen Nystagmus in Erregung (Stellung III).

Ist die Labyrintherregbarkeit für Wasser von 27° zu gering, so wird Wasser
von 15° oder Eiswasser angewendet. Erregen 27° keinen Nystagmus, so ist eine
Untererregbarkeit anzunehmen, während sich die *Übererregbarkeit* durch abnorm
starken, fast sofort einsetzenden Nystagmus mit stärkerem Schwindel anzeigt.

Sehr empfindlichen Patienten (meistens vegetativ Stigmatisierte) kann es übel werden, wogegen beim Normalen subjektive Empfindungen fehlen oder gering sind. Wenn 20 ccm *Eiswasser keinen Nystagmus* erzeugen, gilt das *Labyrinth als unerregbar.*

Die *Stärke der Erregung* hängt unter anderem von der Wärmeleitung ab. So bedingen große atrophische Narben im Trommelfell, oder die freiliegende Labyrinthwand bei Mittelohreiterungen mit großem Defekt einen stärkeren Nystagmus, wogegen er durch Cerumen (Ausspritzen), Granulationen im Mittelohr oder Cholesteatommassen abgeschwächt wird.

Unter bestimmten Umständen (Spontannystagmus oder Nystagmusbereitschaft nach einer Seite [meist zentral bedingt]), gibt nur die *Kombination von Kalt- und Warmspülung* über den Zustand des Labyrinthes Auskunft. In solchen Fällen läßt sich der Nystagmus nur nach einer Seite auslösen (BARRÉ, VOGEL).

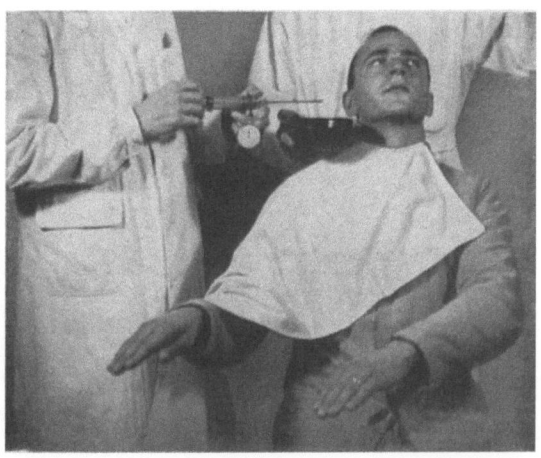

Abb. 85. Kalorische Schwachreizprüfung des rechten Labyrinthes. (Frenzelbrille weggelassen.) Kaltspülung: 5 ccm Wasser von 27°. Nystagmus nach der Gegenseite, Vorbeizeigen nach der gespülten Seite.

Die früher gebrauchte *kalorische Starkreizprüfung* mit Zuleitung von Wasser von 15° so lange, bis Nystagmus auftrat (Ohrspritze, Otokalorimeter nach BRÜNINGS), hatte selbst bei normaler Labyrintherregbarkeit einen äußerst unangenehmen und langdauernden Schwindel, bei empfindlichen Patienten mit Übelkeit und sogar Erbrechen zur Folge. Unerregbarkeit wurde angenommen, wenn 1 Liter Wasser keine Reaktionen auslöste. Die Verwendung von Eiswasser bei der Schwachreizmethode macht die Starkreizung auch für den Nachweis der Unerregbarkeit überflüssig.

Die kalorische Prüfung wird mit *Einblasen von kalter Luft* vorgenommen, wenn bei *trockenem Trommelfelldefekt* kein Wasser eingespritzt werden darf (Gefahr einer Infektion des Mittelohres mit nachfolgender Mittelohreiterung). Am einfachsten läßt sich die Kaltreizung durch Einführen eines Paukenröhrchens bis in die Paukenhöhle oder dicht an das Trommelfell vornehmen, durch welches mit der Saugpumpe die Zimmerluft durchgesogen wird. Bei großen Trommelfelldefekten oder nach einer Radikaloperation läßt sich die Labyrinthwand durch einen mit *Äther getränkten Wattetampon* abkühlen (UFFENORDE). Diese Prüfung ist von Bedeutung, um während Mastoidoperationen bei Verdacht auf Labyrinthitis den Zustand des Labyrinthes beurteilen zu können und damit über den Eingriff am Labyrinth selbst zu entscheiden.

Da weder die Starkreiz- noch die Schwachreizprüfung ganz befriedigt, liegen eine ganze Reihe von Vorschlägen zur Verfeinerung der kalorischen Prüfung vor, so z. B. von HALLPIKE, von v. EGMONT (Cupulogramm) u. a.

Die mechanische Prüfung (Prüfung des Fistelsymptoms). Besteht eine Fistel in der knöchernen Labyrinthkapsel, eine sogenannte *Labyrinthfistel* oder *Bogengangfistel*, so wird das Labyrinthinnere mit dem häutigen Bogengang äußerem Druck und Sog zugänglich. Druckänderungen im äußeren Gehörgang pflanzen sich direkt auf das häutige Labyrinth fort und erregen die Sinnesendstellen auf dem Wege einer Endolymphströmung wie im Ewaldschen Tierversuch oder direkt (UFFENORDE) (Abb. 86). Das Fistelsymptom ist in diesem Fall positiv.

Labyrinthfisteln sitzen fast immer am *horizontalen Bogengang*, dessen Kuppe an der medialen Mittelohrwand vorragt und durch ein Cholesteatom arrodiert. werden kann. Solche Patienten klagen nicht selten über spontane Schwindelanfälle. Ebenfalls am horizontalen Bogengang wird die Fistel bei der *Fenestration der Otoskleroseoperation* angelegt. Derartig Operierte haben gewöhnlich ein positives Fistelsymptom. Das Fistelsymptom hat in dieser Beziehung eine wesentliche Bedeutung erlangt, da der positive Ausfall beweist, daß das Fenster sich nicht knöchern verschlossen hat.

Prüfung des Fistelsymptoms. Es wird ein mit einer Glasolive verbundener Politzerballon luftdicht in den äußeren Gehörgang eingesetzt. Druckerhöhung

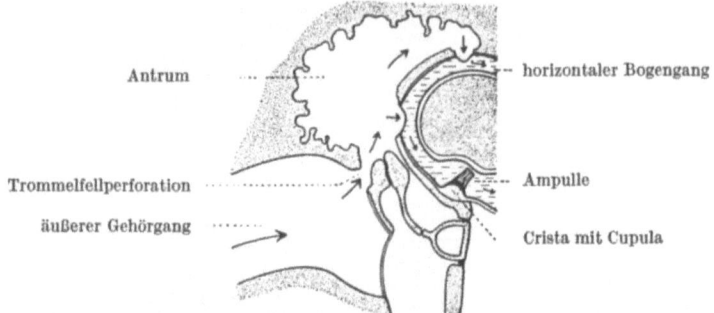

Abb. 86. Schema zum Kompressionsnystagmus. Zwei Fisteln im horizontalen Bogengang. Die Pfeile zeigen die Druckwirkung und die Endolymphbewegung an. Cupula entsprechend der Lymphbewegung abgebogen (aus FALK).

durch Kompression des Ballons bewirkt Schwindel und einen Nystagmus nach derselben Seite, den *Kompressionsnystagmus*, Sog durch Ausdehnung des vorher komprimierten Ballons einen Nystagmus nach der Gegenseite, ebenfalls mit Schwindel verbunden, den *Aspirationsnystagmus*. Die Richtung kann auch umgekehrt sein, klinisch wichtig ist nur der positive Ausfall. Manchmal genügt auch Druck auf den Tragus, ebenso wie das Austupfen des Mittelohres bei großen Trommelfelldefekten oder nach der Fenestration des Mittelohres unabsichtlich einen sofortigen heftigen Schwindelanfall auslösen kann.

Der positive Ausfall ist beweisend, während der negative Ausfall eine Fistel nicht ausschließt, da diese z. B. durch Cholesteatommassen verlegt sein kann.

In seltenen Fällen, hauptsächlich als *Hennebertsches Symptom bei Syphilis*, fällt das *Fistelsymptom* auch *ohne Labyrinthfistel* positiv aus.

Die **galvanische Prüfung** benutzt die Labyrintherregung durch einen galvanischen Strom, welcher durch den Kopf und damit durch das Labyrinth geleitet wird. Die elektrische Reizung erstreckt sich neben den Sinnesendstellen auch auf den Stamm des N. statoacusticus. Beim Normalen genügen Stromstärken von ungefähr 1 bis 3 MA. Der Nystagmus schlägt nach der Kathode. Praktisch wird die galvanische Prüfung wenig benutzt, was nach BARRÉ nicht ihrer Bedeutung entspricht.

Vorhofprüfungen (Lageprüfungen)

Die Lageprüfungen beschäftigen sich mit den *Reaktionen auf bestimmte Lagen des Kopfes* oder *des ganzen Körpers im Raum* (DE KLEYN, GRAHE, GÜTTICH,

NYLEN). Es gelingt gelegentlich, durch bestimmte Lagen *(Schwindellage)*, Labyrinthsymptome als *Lageschwindel* oder *Lagenystagmus* hervorzurufen.

Diese Lagereaktionen wurden früher dem *Otolithenapparat* zugeschrieben bzw. der Funktion des Utriculus, nachdem VERSTEGH, BENJAMINS und HUIZINGA nachgewiesen haben, daß die Zerstörung der Sacculusfunktion die Reaktionen nicht aufhebt. Zur Zeit wird von einem, nach der einen Seite überwiegenden vestibulären Tonus gesprochen (NYLEN), der nur bei gewissen Lagen hervortritt, während er beim Spontannystagmus in allen Stellungen des Kopfes vorhanden ist. Jedenfalls können die Reaktionen peripher oder zentral ausgelöst werden und spielen Zirkulationsstörungen ebenso wie abnorme Zusammensetzung des Blutes oder der Zerebrospinalflüssigkeit (Toxine, Salze, Hormone, Vitamine usw.) und die Druckverhältnisse im Gehirn eine Rolle (NYLEN).

Der Lagenystagmus behält entweder in allen Kopflagen seine Richtung bei *(richtungsgebundener Lagenystagmus)* oder er wechselt die Richtung mit der Lage *(richtungswechselnder Lagenystagmus)* oder er verhält sich in der Richtung regellos *(regelloser Lagenystagmus)*. Die Lagereaktionen beginnen in der neurologischen Untersuchung des N. statoacusticus einen wichtigen Platz einzunehmen, da es sich um eine sehr feine Prüfungsmethode handelt, insbesondere sind abnorme Lagereaktionen bei *zentralen Störungen des Vestibularapparates* in Form eines *vertikalen* oder *diagonalen Nystagmus* zuweilen das einzige objektive Zeichen der Vestibularisschädigung und deshalb in der Beurteilung Schädelverletzter von Wichtigkeit. Richtungswechselnder oder regelloser Nystagmus spricht für eine zentrale Läsion, richtungsgebundener Nystagmus kann labyrinthär oder retrolabyrinthär verursacht sein (NYLEN). Der Nystagmus dauert dabei in der Regel während der ganzen Zeit der „Schwindellage" an, seltener nur einige Sekunden.

Neben dem Lagenystagmus treten *andere Lagereaktionen* klinisch vorläufig noch zurück, wie Raddrehung der Augen, Vertikalempfindung, Kopfstellreflexe, Spontanhaltung des Kopfes (GRAHE). Deren Prüfung erfordert größtenteils besondere Lagetische (DE KLEYN, GRAHE u. a.).

Prüfung des Lagenystagmus. Mit aufgesetzter Frenzelbrille wird zunächst bei aufrecht sitzenden Patienten in den verschiedenen Kopfhaltungen (Rückwärtsneigung, Vorwärtsneigung und Seitenneigung) untersucht, wobei vor allem auch eine eventuelle Schwindellage zu berücksichtigen ist. Dann erfolgt die Prüfung in Rückenlage mit normal gehaltenem Kopf und in der besonders wichtigen Position des nach hinten überhängenden Kopfes, sowie in Bauchlage und Seitenlage des Patienten. Die Prüfung muß zuweilen mehrmals wiederholt werden, bis sie positiv ausfällt (R. FLETCHER).

Der Lagenystagmus kann durch *Halsreflexe* beeinflußt werden, sofern der Lagewechsel des Kopfes mit einer Stellungsveränderung des Kopfes zum Rumpf verbunden ist. Infolgedessen bedeutet die Prüfung mit einem Lagewechsel des ganzen Körpers eine eindeutigere Prüfung. Häufig aber ergeben beide Prüfungsarten dasselbe Resultat. Bei einem Lagewechsel muß berücksichtigt werden, daß die *Bewegung*, die zur neuen Lage führt, einen Nystagmus auslösen kann. Voraussetzung dafür ist aber eine gewisse Geschwindigkeit, weshalb der Lagewechsel langsam vollzogen werden muß (NYLEN), Übrigens betrachten einzelne Untersucher auch den durch den Lagewechsel hervorgerufenen Nystagmus als Lagenystagmus (FLETCHER), was aber im Sinne eines eigentlichen Lagenystagmus nicht richtig ist. In den Einzelheiten sind die Lageprüfungen noch nicht standardisiert.

Deutung der Ergebnisse der Vestibularisprüfung

Im Rahmen eines Lehrbuches konnte nur auf die wichtigsten Arten der Ausführung der verschiedenen Vestibularisprüfungen hingewiesen werden. In den Einzelheiten besteht eine verwirrende Fülle der Durchführung der verschiedenen Reaktionen, ohne daß die eine oder andere Form als allgemeingültig angesehen wird. Eine gewisse

Standardisierung wäre dringend wünschenswert. Diese Unsicherheit macht sich auch in der Deutung der Resultate geltend, wo, abgesehen von einigen Grundtatsachen, viele feinere Prüfungsergebnisse noch angefochten sind. Jedenfalls muß der Untersucher seine eigenen Prüfungsmethoden von Grund aus beherrschen, um verwertbare Resultate zu erhalten und sie zudem in jedem Zweifelsfall wiederholt nachkontrollieren. Eine vollständige Vestibularisprüfung ist eine sehr zeitraubende und mühsame Untersuchung.

Der Umfang der Prüfung richtet sich nach den klinischen Erfordernissen. Gilt es, das Verhalten des Labyrinthes bei einer *peripheren Ohrenerkrankung* zu untersuchen, beispielsweise bei einer akuten oder chronischen Mittelohreiterung, so kann sich die Prüfung oft auf die Spontansymptome und einzelne experimentelle Reizprüfungen beschränken, wie die kalorische Prüfung und die Untersuchung des Fistelsymptoms.

In der Regel aber handelt es sich darum, *unbestimmte Vestibularissymptome*, Klagen über Schwindel und Gleichgewichtsstörungen, aufzuklären und festzustellen, ob es sich um eine *periphere* oder eine *zentrale* Störung handelt, in welcher *Höhe des Zentralnervensystems* sie zu lokalisieren ist und welche *Art von Erkrankung* vorliegt. Dazu ist fast immer eine vollständige Vestibularisprüfung notwendig, meistens auch die Untersuchung neurologischer Begleitsymptome.

Das *periphere vestibuläre Syndrom*, verursacht durch eine Labyrintherkrankung, zeichnet sich durch die Übereinstimmung aller Vestibularisprüfungen im Sinne einer Unerregbarkeit oder Untererregbarkeit aus, seltener Übererregbarkeit des einen oder beider Labyrinthe. Es besteht eine *vestibuläre Harmonie*. Stärkerer Schwindel wird meist als Drehschwindel beschrieben. Der Spontannystagmus ist in der Regel horizontal oder horizontal-rotatorisch, fast nie diagonal oder vertikal. Der Lagenystagmus ist richtungsgebunden. Bei Kopfdrehungen geht im Rombergschen Versuch die Fallneigung mit der Drehung mit. Nystagmusbereitschaft nach einer Seite ist seltener als bei zentralen Störungen. Fast immer besteht eine gleichseitige Hörstörung, wogegen andere Hirnnerven nicht beteiligt sind, außer dem Fazialis (Schläfenbeinbrüche).

Das *zentrale vestibuläre Syndrom*, hervorgerufen durch Erkrankungen der zerebralen Vestibularisbahnen, zeigt oft keine Übereinstimmung der Resultate der verschiedenen Vestibularisprüfungen, die einander zum Teil zu widersprechen scheinen, zum Teil normal ausfallen. Dabei kommen die verschiedensten Kombinationen vor, so daß bald von einer *vestibulären Disharmonie* (BARRÉ), einer *vestibulären Dissoziation* (CAMBRELIN), partiellen Nystagmusreaktionen und anderen Abweichungen gesprochen wird. Der Schwindel läßt öfters das Gefühl der Drehung vermissen und ist weniger stark als bei peripherer Genese, dafür aber dauernd vorhanden. Der Spontannystagmus und der Lagenystagmus sind nicht selten diagonal oder vertikal. Der letztere ist sicher zentral, wenn er richtungswechselnd ist (NYLEN), während der richtungsgebundene Lagenystagmus auch peripher sein kann. Die Kopfstellung hat keinen Einfluß auf die Fallneigung. Nystagmusbereitschaft nach einer Seite ist häufig. Eine Hörstörung kann fehlen oder ist gegenseitig bzw. beiderseitig. Oft bestehen Symptome von Seiten weiterer Hirnnerven.

Eine gewisse Zwischenstellung nimmt das *periphere atypische radikuläre Syndrom* nach AUBRY bei Schädigung des Hörnerven durch Akustikustumoren oder Arachnitis im Kleinhirnbrückenwinkel ein.

In vielen Fällen gibt die Vestibularisprüfung als solche keine bestimmte Auskunft über peripheren oder zentralen Sitz, noch weniger über die Höhe der Läsion im Zentralnervensystem und die Art der Erkrankung, so daß an Hand der *Begleitsymptome* geurteilt werden muß (LEVY und O'LEARY 1947). Wichtig kann die Beachtung der *Art der Hörstörung* bezüglich des Lautstärkeausgleichs bzw. der Unterschiedsschwelle sein. Bei peripheren Schwerhörigkeiten ist der Lautstärkeausgleich vorhanden, bzw. die Unterschiedsschwelle gesenkt, bei retrolabyrinthären Hörstörungen fehlt der Lautstärkeausgleich meistens ganz oder teilweise bzw. bleibt die Unterschiedsschwelle normal. Ebenso wichtig sind die übrigen *zerebralen Erscheinungen*, z. B. die Störungen der Kleinhirnfunktion bei Kleinhirnerkrankungen, wie Adiadochokinese, Kleinhirnataxie usw., wie auch in Zweifelsfällen die Ergebnisse der *gesamten neurologischen Untersuchungstechnik* (Lumbalpunktion, Enzephalographie usw.). Vieles ist aber noch ungesichert, so daß es oft schwierig fällt, eine topische oder ätiologische Diagnose zu stellen. Trotzdem hat die Vestibularisprüfung im Rahmen der neurologischen Untersuchung bei zerebralen Erkrankungen einen großen diagnostischen Wert erlangt.

3. Prüfung auf Simulation und Aggravation

In der *heutigen Zeit der vielen Versicherungen* in jeder Form nehmen die Fälle von Aggravation, seltener Simulation, immer mehr zu. Eine einseitige, besonders aber die doppelseitige Schwerhörigkeit wird mit einer erheblichen Erwerbseinbuße eingeschätzt, weshalb die Vortäuschung (Simulation) oder die Übertreibung (Aggravation) einer Schwerhörigkeit finanziell lohnend ist. Es ist nicht die Aufgabe des praktischen Arztes, derartige Täuschungen zu entlarven. *Ungeschickte Entlarvungsversuche* oder *ungeprüfte Hinnahme der Angaben des Patienten erschweren* nur die nachfolgende Untersuchung durch den Facharzt. Wenn der Arzt den Eindruck einer Übertreibung hat, sollte er in seinem Bericht erwähnen, daß keine Simulationsprüfungen vorgenommen wurden.

Schon das Verhalten bei der gewöhnlichen Hörprüfung gibt dem erfahrenen Untersucher zahlreiche Anhaltspunkte für richtige und falsche Angaben. Unsichere und stark schwankende Befunde, Bewegen der Lippen ohne lautes Nachsprechen, Nachsprechen nur einer Ziffer der zweistelligen Zahlwörter oder Danebensprechen (z. B. 31 statt 32, 76 statt 75), ebenso wie Unstimmigkeit der einzelnen Prüfungen (Sprachgehör, Stimmgabeluntersuchungen, Audiometerkurve) sind wichtige Verdachtsmomente. Es bestehen eine ganze Reihe eigentlicher Simulationsprüfungen, die zum Teil auf Überrumpelungsversuchen, zum Teil auf Täuschungsmanövern beruhen, indem der Patient bei einseitiger Taubheit im Glauben gelassen wird, das gesunde Ohr sei offen, wenn es verschlossen ist, oder umgekehrt. Auch das Mithören des gesunden Ohres, womit der Patient besonders bei der Prüfung der Knochenleitung nicht rechnet, beweist gegebenenfalls falsche Angaben.

Von den vielen speziellen Simulations- bzw. Aggravationsprüfungen bei einseitiger „Taubheit" und gegenseitig normalem Gehör seien die folgenden angeführt:

1. Bei einfachem Zuhalten des gesunden Ohres mit der flachen Hand muß der Patient die Umgangssprache mit dem gesunden Ohr noch über mehrere Meter verstehen. Auch beim üblichen Verschluß mit einem eingepreßten feuchten Wattepfropf wird die Umgangssprache noch über mindestens 50 cm, Flüstern unmittelbar am Ohr verstanden. Verneint der Patient dieses Mithören des gesunden Ohres, dann sind seine Angaben falsch.

2. Die Knochenleitung pflanzt sich durch den Schädel stets auf beide Ohren fort. Behauptet nun der Patient bei einseitiger Taubheit beim Versuch nach RINNE oder SCHWABACH, die auf das Mastoid des „tauben" Ohres aufgesetzte Stimmgabel nicht zu hören, so ist seine Behauptung unrichtig. Ebenso, wenn er eine auf den Scheitel aufgesetzte Stimmgabel, deren Ton der Simulant

stets in das gesunde Ohr lokalisiert, bei dessen Verschluß nicht mehr zu hören vorgibt.

3. Prüfung nach MARX. Das gesunde Ohr wird mit der Lärmtrommel ausgeschaltet und der Patient, der glaubt, es handle sich um eine Prüfung des gesunden Ohres, wird gefragt, ob er den Lärm höre. Der Simulant antwortet gelegentlich mit ja, der Taube hört die Frage nicht und gibt keine Antwort. Der Versuch läßt sich in der Weise modifizieren, daß das gesunde Ohr unter Ablenkung des Patienten mit dem Wagenerschen Schüttelversuch ausgeschaltet wird. Beantwortet der Patient trotzdem die an ihn gestellten Fragen, so ist er überführt.

4. Lombardscher Leseversuch. Wird ein Normalhörender durch beiderseits eingesetzte Bárányische Lärmtrommeln oder besser das audiometrische Vertäubungsgeräusch plötzlich vertäubt, dann verliert er die akustische Kontrolle seiner Stimme und spricht unwillkürlich lauter. Beim einseitig Tauben genügt die Vertäubung des gesunden Ohres. Zur Prüfung soll der Patient zählen oder vorlesen, wobei das Lärmgeräusch plötzlich ein- und ausgeschaltet wird. Der Taube erhebt die Stimme jedesmal während des Lärms, der Simulant spricht in normaler Stärke weiter.

5. Prüfung mit durchbohrtem Ohrverschluß. Das gesunde Ohr wird mit einer durchbohrten Glasolive oder einem durchbohrten Stopfen verschlossen. Der Simulant glaubt an einen vollständigen Verschluß und spricht bei der Hörprüfung nicht mehr nach. Die Prüfung nach TSCHUDI verfeinert die Methode durch die Anwendung von vier Ohrtrichtern, die mit einem Stück Gummischlauch am Ende überzogen, dicht in den Gehörgang eingesetzt werden können. Zwei der Trichter sind mit Wachs verschlossen, zwei davon offen. Es lassen sich damit beide Ohren verschließen, beide Ohren offenhalten oder ein Ohr verschließen und ein Ohr offenlassen, ohne daß der Patient beurteilen kann, welches Ohr jeweils verschlossen ist. Infolgedessen wird er falsche Angaben machen.

6. Prüfung nach COURTADE mit gekreuzten Hörschläuchen. Von einem gemeinsamen Schalltrichter führen zwei gekreuzte Schläuche nach beiden Ohren. Eine vor den Schalltrichter gebrachte Stimmgabel darf nur so stark angeschlagen werden, daß sie bei zugeklemmten Schläuchen nicht gehört wird. Der einseitig Taube gibt sie in diesem Falle auch dann nicht an, wenn nur der zum gesunden Ohr führende Schlauch zugehalten wird, der Simulant hört sie mit dem „tauben" Ohr weiter.

7. Prüfung nach STENGER. Der Versuch nach STENGER beruht auf der folgenden Erscheinung:

Wird dem einen Ohr ein Ton bestimmter Intensität, z. B. von 40 Dezibel, zugeleitet, so nimmt das andere Ohr einen Ton gleicher Tonhöhe erst wahr, wenn er lauter ist als 40 Dezibel. Bei einseitiger Taubheit bzw. Schwerhörigkeit fällt diese Beeinflussung des Gegenohres selbstverständlich aus. Der Stengersche Versuch wurde ursprünglich mit Stimmgabeln vorgenommen, er läßt sich jedoch viel feiner audiometrisch ausführen, sofern ein Audiometer mit zwei unabhängigen Intensitätskreisen zur Verfügung steht. Sonst sind zwei Audiometer zu verwenden.

Durchführung des Stengerschen Versuches: Zuerst wird die Hörschwelle des gesunden bzw. weniger schwerhörigen Ohres festgestellt. Nun wird dem angeblich tauben Ohr ein Ton mittlerer Höhe, z. B. von 1000 Hz und 40 Dezibel, oder mehr zugeleitet. Erweist sich die Hörschwelle auf dem gesunden Ohr unter diesen Umständen als unverändert, so darf das Gegenohr als taub gelten. Muß jedoch die Tonintensität über diejenige im tauben Ohr gesteigert werden, so hört der Patient mit dem angeblich tauben Ohr. Behauptet der Patient trotz dieser Steigerung des Tones überhaupt nichts zu hören, so sind seine Angaben falsch. Zuweilen gelingt es, den Ton auf dem gesunden Ohr wegzunehmen, ohne daß der Patient dies bemerkt, und in dieser Weise die Hörschwelle des angeblich tauben Ohres festzustellen. Ist der Arzt mit der Technik des Versuches gut vertraut, so wird der Patient öfters derart verwirrt, daß er schließlich nicht mehr weiß, mit welchem Ohr er hört, und deshalb überführt werden kann.

8. Wiederholt aufgenommene Audiogramme dürfen innerhalb von Stunden, eventuell Tagen im Mittel nicht mehr als 5 bis 15 Dezibel differieren (Tubenverschlüsse ausgenommen). Abweichungen von 15 bis 20 Dezibel sprechen für Simulation. Immerhin gibt es einzelne Menschen mit sehr gutem Tonintensitätsgedächtnis, die stets wieder dieselbe Kurve simulieren können (Lüscher).

9. Vergleich von Tonaudiometrie und Sprechaudiometrie (H. Davis). Im allgemeinen entspricht eine Verständlichkeit von 50% in ihrem Hörverlust in Dezibel bei der Sprechaudiometrie (s. S. 111) dem mittleren Hörverlust des Schwellenwertes von 500, 1000 und 2000 Hz. Der Aggravant hat die Neigung, bei der Sprechaudiometrie einen geringeren Hörverlust als bei der Tonaudiometrie anzugeben, weil die Sprache verhältnismäßig eine größere gesamte Lautstärke aufzuweisen scheint. Eine wesentliche Differenz zwischen Sprechaudiometrie und Tonaudiometrie in diesem Sinn spricht für Aggravation.

10. Psychogalvanische Untersuchung des Hörvermögens (Bordley und Hardy u. a.). Über deren Grundlagen s. S. 111. Die Herabsetzung des Hautwiderstandes durch einen Tonreiz erfolgt reflektorisch und ist dem Willen des Patienten entzogen. Infolgedessen tritt sie unabhängig von den Behauptungen des Patienten auf, sobald der Ton gehört wird und daher eine psychische Reaktion auslöst. Nach Bordley und Hardy sind die Resultate eindeutig, jedoch kann der Versuch bei hysterischer Taubheit negativ ausfallen (Hardy).

11. Der Doerfler-Stewart-Test (nach L. Doerfler und K. Stewart) beruht auf der Erscheinung, daß der organisch Schwerhörige in seinem Sprachverständnis durch ein Geräusch erst dann gestört wird, wenn das letztere die Sprechintensität an Lautstärke überwiegt, während bei psychogener Schwerhörigkeit oder bei Aggravation die Sprache bereits nicht mehr verstanden wird, wenn sich der Lärmspiegel der Sprechintensität nähert. Der Test läßt sich nur mit der Sprechaudiometrie durchführen und ist nicht immer zuverlässig.

Die *Entlarvung einer nur einseitig vorgetäuschten hochgradigen Schwerhörigkeit bzw. Taubheit* ist im Gegensatz zur doppelseitigen Schwerhörigkeit meistens *nicht schwierig*. Es wird aus diesem Grunde stets zuerst das bessere Ohr bzw. das gesunde Ohr geprüft. Mit dem Nachweis der normalen Funktion des einen Ohres ist die Entlarvung so gut wie gewonnen.

Die Simulation einer *beiderseitigen Schwerhörigkeit* oder Taubheit nachzuweisen, bereitet erhebliche Schwierigkeiten und erfordert große Erfahrung. Außer *Überrumpelung* durch plötzliches unerwartetes Ansprechen des Patienten mit affektbetontem Inhalt kommt hauptsächlich eine *kürzere oder längere Spitalbeobachtung* in Betracht, wobei das Verhalten des Patienten seiner Umgebung gegenüber und wiederholte Hörprüfungen schließlich zu Widersprüchen führen. Von den speziellen Simulationsprüfungen lassen sich die vier letztbeschriebenen Methoden auch zur Entlarvung einer beiderseitigen simulierten Taubheit oder Schwerhörigkeit heranziehen. Gerissene Aggravanten wissen gelegentlich alle Versuche der Entlarvung zu durchkreuzen.

Die Vorspiegelung einer hochgradigen einseitigen Schwerhörigkeit kann in derselben Weise entlarvt werden, wie diejenige einer Taubheit. Mittlere und leichte Grade von Aggravation nachzuweisen, ist viel schwieriger, aber bezüglich der Erwerbseinbuße, außer bei akustisch qualifizierten Berufen, belanglos.

Alle Simulationsprüfungen können irreführen und lassen daher nur in ihrer Gesamtheit einen sicheren Schluß zu. Sie erfordern viel Übung und

Gewandtheit von Seiten des Untersuchers, vor allem, wenn es sich um einen klugen und geistesgegenwärtigen Simulanten handelt, der unter Umständen die Versuche bereits kennt (bekanntlich wurden im letzten Krieg genaue Anweisungen für Simulanten herausgegeben). Auch wenn die Überführung gelingt, ist damit die Hörfähigkeit des angeblich tauben Ohres noch nicht festgestellt. In einzelnen Fällen macht allerdings der überführte Simulant oder Aggravant nun richtige Angaben, andernfalls muß die Hörfähigkeit manchmal erst durch oft wiederholte langdauernde Hörprüfungen ermittelt werden. Durch möglichst leises Wechseln des Abstandes des Untersuchers oder auch durch zwei Untersucher in verschiedenen Abständen (deren Sprache jedoch möglichst identisch sein muß) gelingt es zuweilen, den Aggravanten über die geprüfte Hördistanz im unklaren zu lassen und die Hörweite auf diese Weise zu bestimmen.

Die Vorspiegelung einer *Taubstummheit* gelingt meistens nur so mangelhaft, daß sie für den Geübten unschwer zu erkennen ist (s. S. 366). Schon die Nachahmung der typischen Schwerhörigensprache ist für den Simulanten unmöglich, weshalb eine solche Simulation ausschließt.

Dagegen ist die Beurteilung vorgetäuschter *vestibulärer Störungen*, vor allem die Angabe von Schwindel, nicht immer leicht, denn ein normaler objektiver Befund kann trotz Schwindel vorkommen.

Schwierig ist oftmals die *Unterscheidung zwischen bewußter Aggravation und unbewußter psychogener Überlagerung bzw. hysterischer Schwerhörigkeit oder entsprechenden vestibulären Störungen.* Hier kann nur der übrige neurologische Befund weiterhelfen, wie überhaupt in dieser Beziehung die Mithilfe des Neurologen bzw. Psychiaters herangezogen werden sollte.

Die *Verheimlichung einer Schwerhörigkeit* läßt sich, sofern das Ablesen durch Verdecken der Augen ausgeschaltet wird, durch eine einfache Prüfung des Sprachgehörs leicht feststellen. Daß der Taube bei entsprechender Übung Flüsterzahlen über 6 m und mehr nur durch Absehen vom Munde des Sprechenden ohne Zögern und richtig nachsagen kann, ist zu wenig bekannt.

IV. Allgemeine Therapie des Ohres

Die Anordnungen des Arztes für die Selbstbehandlung durch den Patienten müssen auch in scheinbar nebensächlichen Kleinigkeiten genau sein.

Reinigung des Gehörganges. Bei der leichten Verletzbarkeit und Empfindlichkeit des Gehörganges und des Trommelfelles, erschwert durch die nur monokulare Betrachtung, ist die Anwendung von Instrumenten (Pinzetten, Küretten usw.), von weniger geübter Hand einzig im äußeren Teil des Gehörganges erlaubt. Der Gehörgang wird durch *Ausspülen bzw. Ausspritzen* oder *Austupfen* mit einem Wattetupfer gereinigt.

Der Reinigungssucht vieler Menschen, ihren Gehörgang mit Ohrlöffel, Ohrschwämmchen oder durch Ausspritzen zu mißhandeln, soll der Arzt entgegentreten. Der Gehörgang reinigt sich von selbst und Ohrschmalzpfröpfe lassen sich durch übertriebene Reinigung nicht verhindern. Im Gegenteil, sie bilden sich infolge der Reizung nur noch rascher und daneben besteht die Gefahr einer Gehörgangsentzündung.

Die **trockene Reinigung des Gehörganges** erfolgt mit einem, auf einen dünnen Watteträger aufgedrehten Wattetupfer, nach Ohrspülungen um den Gehörgang auszutrocknen, um kleine Mengen von Exsudat oder Ohrschmalzklümpchen zu entfernen oder zur Beurteilung von Exsudat.

Erfahrungsgemäß fällt dem Ungeübten das richtige Aufdrehen der Watte auf die Schraube des Watteträgers schwer. Ein guter Wattetupfer muß ein aufsaugfähiges,

leicht bauschiges Ende haben und die Watte vorn am Watteträger etwas hervor-
ragen. Die linke Hand hält die Watte (direkt oder um einen sterilen Tupfer zu erhalten
mit einer Pinzette) am Watteträger fest, die rechte Hand dreht den Watteträger, um
die Watte aufzudrehen.

Der Watteträger wird wie ein Bleistift in der rechten Hand gehalten. Während
des Austupfens darf der Watteträger nicht gedreht, sondern es soll der Gehörgang mit leichter Hand ausgetupft werden. Dadurch lassen sich unnötige
Schmerzen vermeiden.

Ausspülung bzw. das Ausspritzen des Ohres (Abb. 88).   Bei reichlichem
Ohrschmalz (Zeruminalpfropf), bei starker Eiterung oder Fremdkörper wird
ausgespült bzw. ausgespritzt. Jede Spülung bzw. jedes Ausspritzen des Ohres
kann *bei frischen Verletzungen und trockenen Trommelfelldefekten* (nach früheren

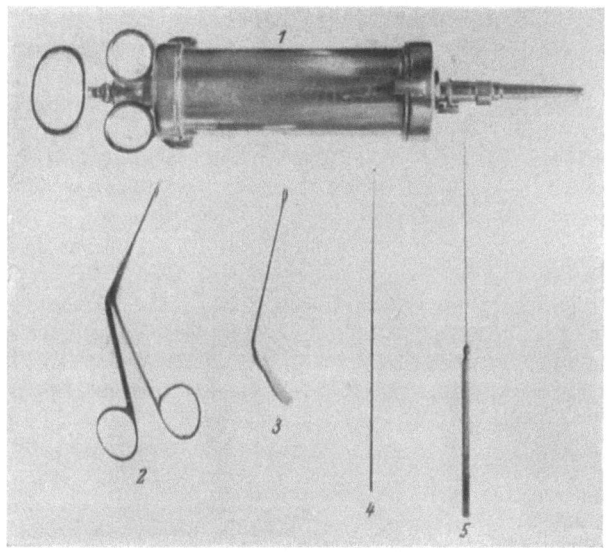

Abb. 87. Ohrinstrumente zur Reinigung und Untersuchung des Ohres. *1* Ohrspritze (100 ccm), *2* Ohrzängelchen,
3 Ohrkürette, *4* Hakensonde, *5* Watteträger.

Ohrkrankheiten fragen), eine Mittelohreiterung hervorrufen und ist deshalb
streng kontraindiziert. Das richtige Ausspülen bzw. Ausspritzen des Ohres erfordert *Übung und muß erlernt werden*. Zu kräftiges Ausspritzen und falsche
Technik können einen Trommelfelldefekt und damit fast immer eine Mittelohreiterung verursachen, was trotz sachgemäßem Ausspritzen bei feinen Atrophien
vorkommen kann, in ganz seltenen Fällen auch bei normalem Trommelfell.

Der Arzt benutzt für seine Spülungen eine Ohrspritze von 100 ccm Inhalt
aus Metall (Glas ist bruchgefährlich), deren stumpfe Ansätze aufschraubbar oder
mit Bajonettverschluß aufsteckbar sind (Abb. 87). Einfache aufgesetzte Spitzen
können durch den Druck beim Spritzen in den Gehörgang geschleudert werden
und das Trommelfell sowie das Mittelohr verletzen. Es ist auch darauf zu achten,
daß die Spritze den Gehörgang nicht *verschließt* und die Spülflüssigkeit wieder
gut *zurückfließen* kann.

Die Schulter des Patienten wird mit einem Gummischurz geschützt. Zum
Auffangen der Spülflüssigkeit dient eine unterhalb des Ohrläppchens an den
Hals des Patienten gepreßte *Nierenschale*. Der Gehörgang wird mit der linken

Hand durch Zug an der Ohrmuschel gestreckt, wie bei der Otoskopie, während die rechte Hand vorsichtig den Spritzenansatz $^1/_2$ bis 1 cm in den Gehörgang vorschiebt. Der Daumen der linken Hand liegt zwischen Spritze und Ohr, wodurch die Spritze arretiert wird und sich ein unbeabsichtigtes zu weites Eindringen der Spritze (unwillkürliche Kopfbewegungen des Patienten!)

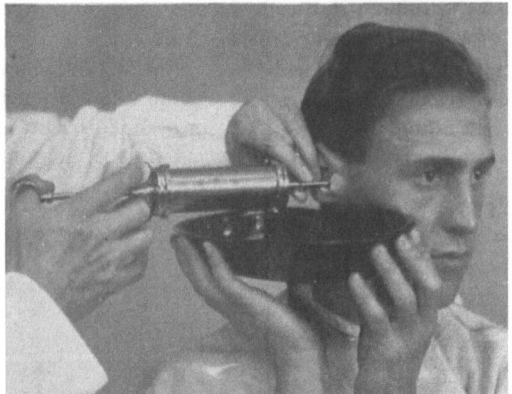

Abb. 88. Ausspritzen des rechten Ohres.

verhindern läßt (Abb. 88).

Alle *Spülflüssigkeiten* sind annähernd auf *Körpertemperatur* zu bringen, da sonst eine kalorische Reizung des Innenohres mit unangenehmem Schwindel einsetzt. Ebenso muß die *Luft aus der Spritze* vorher *vollständig entfernt werden*, denn bei gleichzeitigem Einspritzen von Luft und Flüssigkeit entstehen lästige Geräusche und Druckstöße.

Gespült wird bei Ohrschmalz mit Wasser, bei entzündlichen Prozessen zur Entfernung von Eiter oder anderem flüssigen Inhalt mit 2 bis 3% Borlösung oder isotoner Kochsalzlösung. Für Kinder eignet sich auch verdünnter Kamillenextrakt bzw. Kamillosan. Der *Ohrschmalzpfropf*, der mitunter vorher mit 3% Wasserstoffperoxyd aufgeweicht werden muß, und der *Fremdkörper* verlangen eine besondere Technik, indem der Wasserstrahl in kurzen kräftigen Stößen der oberen Gehörgangswand entlang gerichtet wird, in dieser Weise mit geringstem Widerstand am „Fremdkörper" vorbei in die Tiefe geht, am Trommelfell umdreht und den Ohrschmalzpfropf oder den Fremdkörper im Rückstrom aus dem Gehörgang mitnimmt (Abb. 89). Nach erfolgter Spülung muß die restliche Spülflüssigkeit bei seitlich geneigtem Kopf ausgeschüttelt werden. Trocknen des Ohres mit dem Wattetupfer, Otoskopie, Hörprüfung und für einige Stunden Watte ins Ohr.

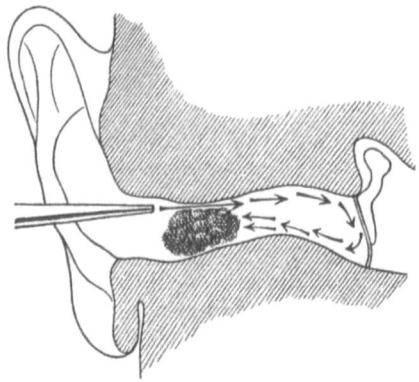

Abb. 89. Wirkung des Rückstoßes der Spülflüssigkeit beim Ausspritzen von Cerumen oder Fremdkörpern.

Nur bei Ohreiterungen darf der Patient das Ausspritzen des Ohres selber vornehmen, und zwar mit einer kleinen runden oder birnenförmigen Gummispritze, deren Spitze ebenfalls aus Gummi besteht. Allerlei andere, mit harten Ansätzen versehene Spritzen sind ungeeignet und gefährlich (den Patienten auf das Anwärmen der Spülflüssigkeit und Luftauspressen aus der Spritze aufmerksam machen).

Beim *Cholesteatom* genügen *einfache Spülungen nicht*. Die dicken Cholesteatommassen müssen durch direktes Eingehen in die Paukenhöhle mit dem *Paukenspülröhrchen nach* HARTMANN (Abb. 204) ausgespült werden. Die Handhabung des Paukenröhrchens ist Sache des Facharztes und wird im Kapitel „Cholesteatom" näher beschrieben.

Um die Spülflüssigkeit besser beurteilen zu können, wird sie in einer dunklen Schale aufgefangen. Sie ist trübe milchig bei reinem Eiter, mit Flocken durchsetzt bei schleimiger Beimischung des Eiters, weißlicher Schilfer spricht für ein Cholesteatom.

Einträufeln von Ohrtropfen. Die Ohrtropfen können gleichzeitig als Ohrbäder verwendet werden. Ohrtropfen werden gebraucht zum Aufweichen von Cerumen oder Epidermispfröpfen (3% Wasserstoffperoxyd, 1% Sodalösung, Öl, Glyzerin), als schmerzstillende Tropfen bei akuter Mittelohrentzündung (Otalgan, 2 bis 3% Borglyzerin oder Carbolglyzerin), zur Reinigung bei akuter und chronischer Ohreiterung (3% Resorzinlösung oder -spiritus, 3% Wasserstoffperoxyd, 1% Salizylspiritus usw.). Die Tropfen sind vor Gebrauch durch Einstellen des Tropffläschchens in Warmwasser auf Körpertemperatur zu bringen. Der Patient hält seinen Kopf seitlich, das kranke Ohr nach oben und die angewärmten Tropfen (vorher probieren, ob nicht zu warm) werden langsam, bei gestrecktem Gehörgang in die Ohrmuschelvertiefung eingetropft, von wo sie in den Gehörgang fließen. Bei direktem Eintropfen in den Gehörgang können die Tropfen auf das schmerzempfindliche Trommelfell fallen. Etwa acht Tropfen füllen den normalen Gehörgang.

Das **Einstäuben von Pulvern** geschieht mit dem Pulverbläser. Der Unerfahrene stäubt leicht zuviel ein, wodurch der Gehörgang verstopft wird. Zum Einstäuben eignen sich u. a. Borsäure, Vioform-, Sulfonamid- oder Penicillinpulver (z. B. Penicillin-Cibazolpuder).

Wärme- und Kälteanwendung. Heiße Umschläge, Heizkissen, Kataplasmen, Auflegen von Antiphlogistin oder einem Ersatzpräparat, die Licht-Wärmestrahlen der Solluxlampe oder anderer Wärmestrahlen bezwecken die Förderung der eitrigen Einschmelzung von Ohrfurunkeln und sind bei einer akuten diffusen Gehörgangseiterung, zum Teil auch bei akuten Mittelohrentzündungen angezeigt.

Als *Kälteapplikation* eignet sich der Eisbeutel. Die größeren Eisbeutel, in denen das Eis nicht so rasch schmilzt, sind den kleinen Ringbeuteln vorzuziehen. Über das Ohr wird ein dünnes Flanelltuch gelegt, darauf der Eisbeutel, der seinerseits mit einem Flanelltuch umgebunden wird. Praktisch ist ein Flanellsack mit Haltebändern, der auf der Innenseite an der Stelle des Ohres mit nur dünnem Flanell versehen ist. Die Kälteanwendung soll die Einschmelzung des Knochens bei der Mastoiditis zurückhalten (s. S. 218). Zur Zeit verwende ich an ihrer Stelle *Alkoholumschläge*.

Lufteinblasungen in die Ohrtrompete s. S. 66.

Kleine endaurale Eingriffe. Nur die *Parazentese* darf vom nicht speziell ohrenärztlich ausgebildeten Allgemeinpraktiker ausgeführt werden. Schon die Paukenröhrchenspülungen beim Cholesteatom, besonders aber Polypenextraktionen aus dem Mittelohr und Fremdkörperentfernungen nach Versagen des Ausspritzens verlangen besondere Kenntnisse. Das *Einlegen* kleiner, *mit Flüssigkeit getränkter Gazestreifen* (3% essigsaure Tonerde, 3% Resorzinlösung, Alkohol, Penicillin usw.) oder mit 5% Präzipitat-, Naphthalan-, Sterosansalbe usw. bei Entzündungen des Gehörganges kann mit der Ohrpinzette vom Allgemeinpraktiker vorgenommen werden.

Die **Ätzung von Granulationen** im Gehörgang und im Mittelohr ist besser dem Facharzt zu überlassen. Dagegen sind die Ätzungen in der Nachbehandlung einer Radikaloperation oder der Mastoidektomie relativ harmlos und einfach. Für die *Nachbehandlung von Ohroperierten* s. die jeweiligen Kapitel.

Zur **Lokalanästhesie des intakten Trommelfelles** wird die Bonainsche Mischung benutzt, die durch ihren Gehalt an Karbolsäure das Trommelfellepithel genügend anätzt, um das Anästhetikum eindringen zu lassen (Menthol, Cocain muriat. Acid. carbolic. aa).

Bei *Trommelfelldefekten* kann die Mittelohrschleimhaut mit 20% Kokainlösung und Adrenalinzusatz (1:1000, 4 Tropfen auf 1 ccm Lösung) durch ein Ohrbad von 15 bis 20 Minuten unempfindlich gemacht werden.

Ohrverbände. Ein schlecht sitzender Verband ist eine Plage für den Patienten.

Der *Ohrverband nach* KÖRNER (Abb. 90 und 91) läßt den Hals frei und beschränkt sich auf die Ohrgegend. Zunächst wird die Ohrmuschel unterpolstert, wozu nach

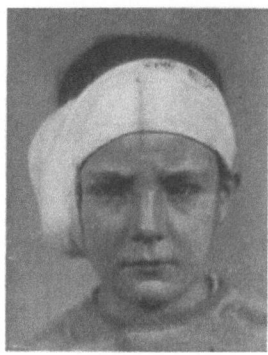 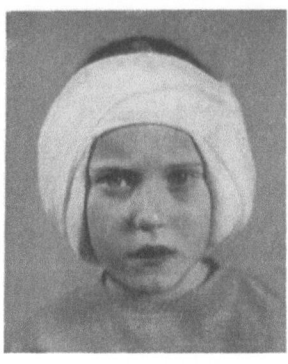 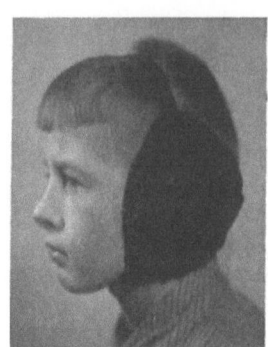

Abb. 90. Einseitiger Ohrverband nach KÖRNER.   Abb. 91. Beiderseitiger Ohrverband nach KÖRNER.   Abb. 92. Ohrenkappe.

Aufmeißelungen des Mastoides die hinter das Ohr gelegte Vioformgaze genügt. Keinesfalls darf der Verband die Ohrmuschel umklappen. Dann werden ein bis drei offene Gazen, eventuell noch ein Wattepolster über die Ohrgegend gelegt. Die Fixierung erfolgt mit einer 6 cm breiten Binde von 5 bis 10 m. Die Bindentouren werden, auf das kranke Ohr bezogen, stets von hinten nach vorn gewickelt. Es wird mit einer horizontalen Tour über das Ohrpolster und die Stirn begonnen und mit jeder Tour zuerst tiefer um den Verband herum und höher über die Stirn gewickelt, um schließlich wieder in umgekehrter Folge horizontal zu enden (Abb. 90). Mit Zellstoff und Papierbinden läßt sich der Verband ebenfalls ausführen. Der Ohrverband ist auch beiderseitig gut anlegbar (Abb. 91).

Im weiteren Verlauf der Abheilung wird der Verband durch eine Ohrkappe (Abb. 92) mit Gaze und Watteeinlage ersetzt, später genügt ein Heftpflaster- oder ein Mastisolverband.

Die Erkrankungen des äußeren Ohres

I. Mißbildungen und Krankheitsrückstände des äußeren Ohres

1. Mißbildungen und Abnormitäten der Ohrmuschel

Angeborene Mißbildungen. Die angeborenen Mißbildungen sind meistens erbbedingt und familiär. Ohrmuschel und Gehörgang entwickeln sich, wie die Paukenhöhle und die Ohrtrompete, aus dem ersten Kiemengang, die Ohrmuschel aus sechs Höckern, die manchmal nicht ganz verschmelzen.

Von der *normalen Variationsbreite* in Stellung, Größe und Form der Ohrmuschel gibt es eine ganze Reihe Übergänge bis zu *entstellenden Mißbildungen*.

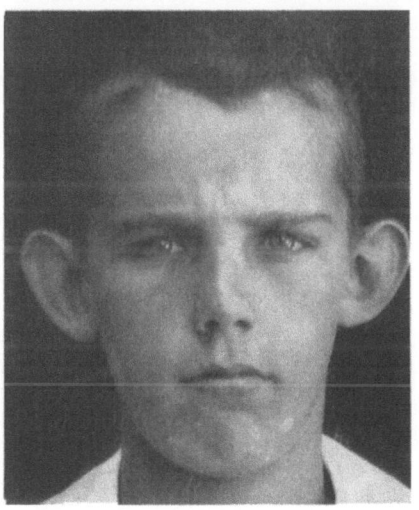 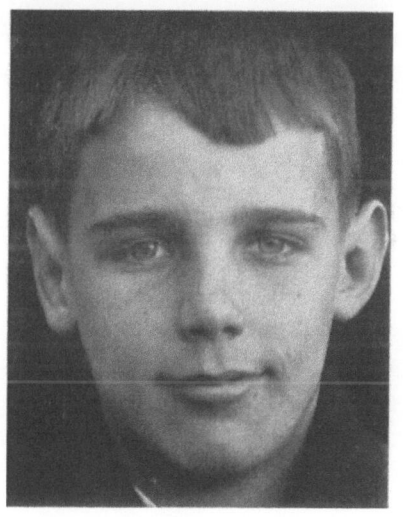

Abb. 93. Vor der Korrektur.   Abb. 94. Nach der Korrektur.

Abb. 93 und 94. Abstehende Ohrmuscheln.

Eine der häufigsten Anomalien sind die *abstehenden Ohren* (Abb. 93 und 94), die bei gleichzeitiger abnormer Größe als *Eselsohren* bezeichnet werden. Allseitige Vergrößerung führt zu der auffälligen *Makrotie*, mitunter findet nur eine teilweise abnorme Vergrößerung, z. B. des Ohrläppchens, statt. Umgekehrt bestehen alle Übergänge zu abnorm kleinen Ohren (Mikrotie), die die verschiedensten Verkümmerungen (Abb. 95) mit sich bringen und bei denen lediglich einige getrennte häutige und knorpelige Rudimente (Abb. 96) übrig bleiben oder es fehlt als sehr seltene Anomalie die Ohrmuschel völlig (Anotie). Ausnahmsweise können *mehrere Ohrmuschelansätze* vorhanden sein (Polyotie). Oft ist zugleich mit den stärkeren Mißbildungen ein *Verschluß des äußeren Gehörganges* (Atresie) verbunden, manchmal mit einem rudimentären Mittelohr.

Das *Ohrläppchen* kann fehlen, angewachsen sein (Abb. 97) oder es liegt eine *Spaltung* (Kolobom, Abb. 98) vor, die angeboren oder eine Folge des Durchschneidens von Ohrringen ist.

Bei der *Hemiatrophia facialis* atrophiert auch die Ohrmuschel.

Zahlreiche geringe Formanomalien (abnorme Ohrspitzen, *Darwinsche Spitze*, geringe Veränderungen des Reliefs usw.) bleiben in der Regel wenig auffällig, während das *Wildermuthsche Ohr*, das *Stahlsche Ohr* (Abb. 100), das *Katzenohr* oder *Klappohr* (Abb. 101), das *Makakusohr* (Abb. 102) u. a. (Abb. 103) bereits eine stärkere Deformität darstellen.

In der Umgebung der Ohrmuschel, hauptsächlich vor dem Tragus, kommen angeborene und vererbte sogenannte *Aurikularanhänge* (Abb. 104) in Form von Hautzapfen mit knorpeliger Unterlage vor, die eine beträchtliche Größe erreichen können. Gleichzeitig damit gehen vielfach *angeborene Ohrfisteln* (Fistula auris congenita) (Abb. 105) einher, die auf eine mangelhafte Verschmelzung der Ohrhöckerchen zurückzuführen sind. Es handelt sich um kurze, feinste, blind endigende, oft nässende Fistelgänge, besonders vor dem Helixansatz oder vor dem Tragus, die sich bei Verhaltungen zu kleinen Zysten ausweiten und bisweilen rezidivierend vereitern. Lange durchgehende Fisteln, die am Hals endigen, sind äußerst selten (VIRCHOW, OPPIKOFER jun.).

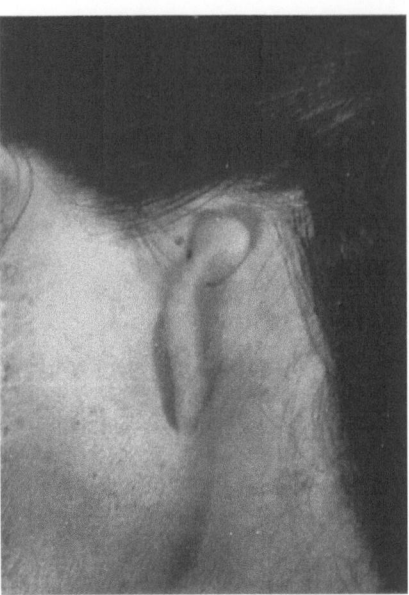

Abb. 95. Mikrotie zweiten Grades, Ohrfistel und Gehörgangsatresie.

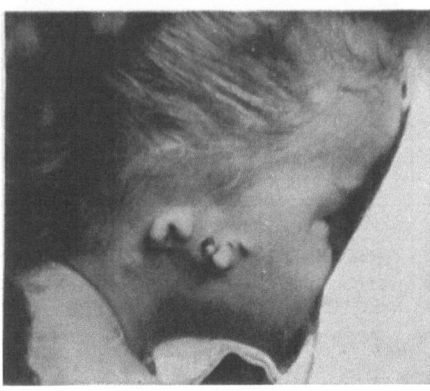

Abb. 96. Mikrotie dritten Grades und Gehörgangsatresie.

Krankheitsrückstände an der Ohrmuschel. Leichtere Formveränderungen bis zu hochgradigen Verkrüppelungen der Ohrmuschel können nach Verletzungen, Erfrierungen („angenagte" Ohrmuschelränder), nach Othämatomen oder geschwürigen Erkrankungen, vor allem einer Perichondritis zurückbleiben. Völliges Fehlen der Ohrmuschel geht auf eine akzidentelle Abtrennung oder eine operative Abtragung zurück.

Durch häufiges Liegen auf der Ohrmuschel sollen beim Säugling und Kleinkind verdickte, gerollte Ohrmuscheln („Hundeohren") entstehen.

Die **Diagnose** ergibt sich aus dem geschilderten Befund.

Behandlung. Die Mehrzahl der *Formanomalien* bzw. Abnormitäten sind klinisch bedeutungslos und erfordern keine Behandlung.

Abstehende Ohren lassen sich durch teilweises Annähen der medialen Ohrmuschelfläche an den Kopf in ihrer Stellung korrigieren.

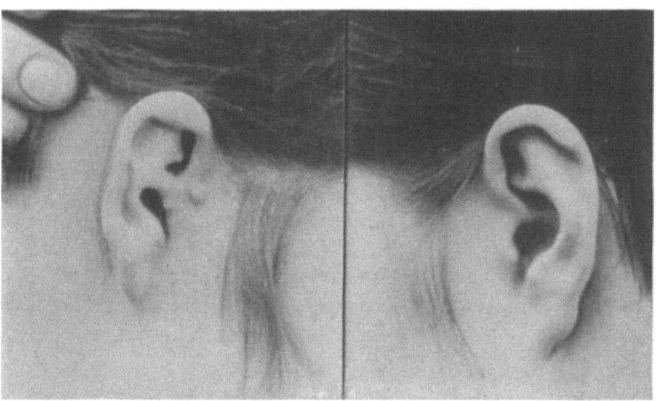

Abb. 97. Angewachsenes Ohrläppchen und Mißbildung der Ohrmuschel.

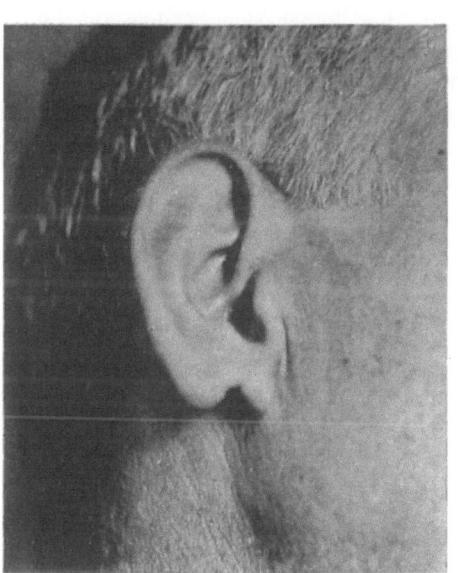

Abb. 98. Gespaltenes Ohrläppchen.

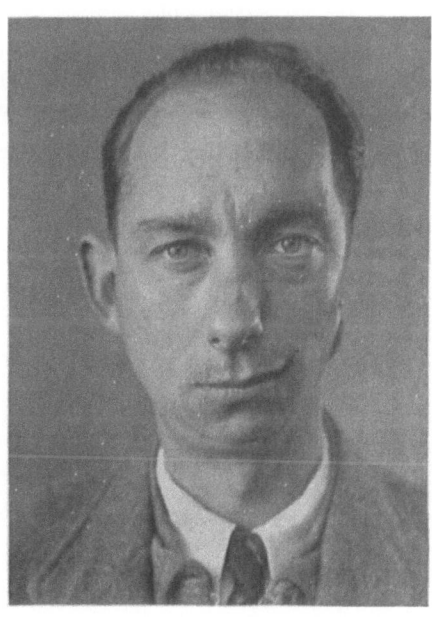

Abb. 99. *Hemiatrophia facialis* mit Mißbildung der Ohrmuschel.

Die verschiedenen Operationen bestehen grundsätzlich darin, daß die zwischenliegende Haut beiderseits des Ohransatzes exzidiert und der Hautrand an der medialen Ohrmuschelfläche mit demjenigen am Kopf vernäht wird. Neben der einfachen spitzovalen Exzision ist die Lappenplastik von RUTTIN (Abb. 106) zu empfehlen, die eine gute Adaptation der Hautränder gewährleistet. Bei hartem Knorpel muß ein Knorpelstreifen der Concha mit exzidiert werden. Ohrdruckverband für mehrere Wochen.

Zu *große Ohren* sind durch *Keilexzisionen* zu verkleinern.

Gespaltene Ohrläppchen werden entsprechend Abb. 107 angefrischt und genäht.

Die großen Fortschritte der plastischen Chirurgie haben auch die Resultate

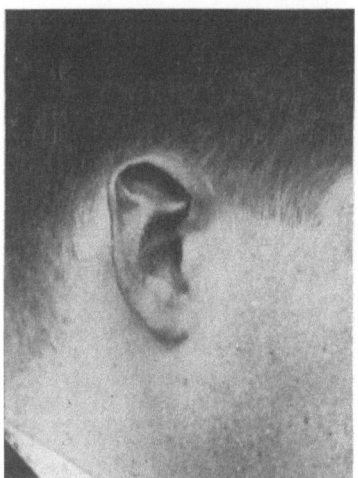

der kosmetischen Korrektur von *Ohrmuschel-verkrüppelungen* und *Defekten* bedeutend verbessert. Ein *vollständiger* plastischer *Ersatz der Ohrmuschel* läßt aber immer noch zu wünschen übrig, wogegen eine *Ohrprothese* aus plastischem Material die Ohrmuschel täuschend ersetzen kann.

Ohrfisteln sind nur dann zu behandeln, wenn sie infolge von zystischer Vereiterung Beschwerden verursachen. Die notwendige tiefe Exzision, teilweise durch Elektrokoagulation des Fistelganges ersetzbar, hat sich bis auf den Knorpel zu erstrecken und schützt trotzdem nicht sicher vor Rückfällen.

Abb. 100. Stahlsches Ohr.

2. Stenose und Atresie des Gehörganges

Der *angeborene und vererbbare Gehörgangsverschluß* (Atresia auris congenita) kann ein- oder beiderseitig sein, er bezieht sich fast stets auch auf den knöchernen Gehörgang, vor welchem mehr oder weniger tiefe Reste des häutig-knorpeligen Gehörganges blind endigen. Oft gehen die angeborenen oder vererbten Gehörgangsatresien

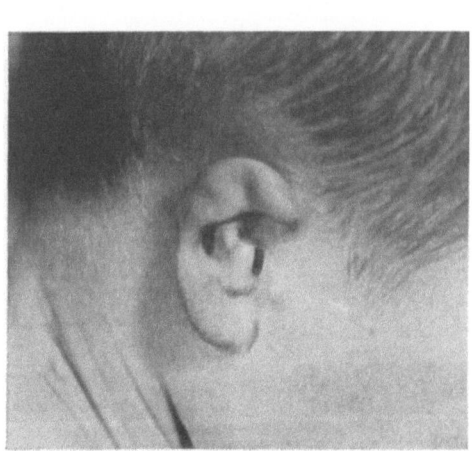

Abb. 101. Katzenohr oder Klappohr.

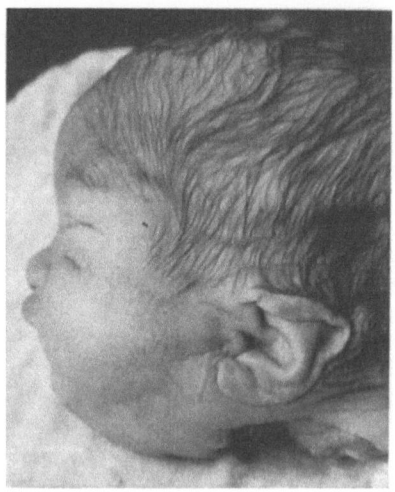

Abb. 102. Makakusohr.

mit Mißbildungen der Ohrmuschel und des Mittelohres einschließlich der Gehörknöchelchen einher. Die Atresie hat eine erhebliche Schwerhörigkeit zur Folge, aber auch bei Beiderseitigkeit keine Taubstummheit.

Von geringer klinischer Bedeutung sind *angeborene enge* Gehörgänge wie auch die öfters bei alten Leuten anzutreffende *spaltförmige Gehörgangsverengerung*.

Die erworbenen Stenosen und Atresien des Gehörganges sind als Narbenstenosen in der Regel auf Gehörgangsverletzung zurückzuführen, wie Schußverletzungen mit Zertrümmerungen der Umgebung, Verletzungen des Ohr-

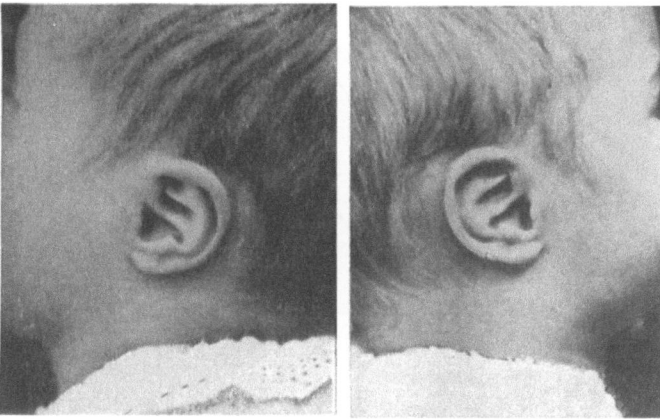

Abb. 103. Mißbildung beider Ohrmuscheln.

einganges und Einbruch des Kieferköpfchens durch Stoß auf den Unterkiefer.
Sie können sich aber auch nach einer Mastoidektomie, hauptsächlich bei starker
Abtragung der hinteren Gehörgangswand bei der Mastoidektomie, ebenso wie

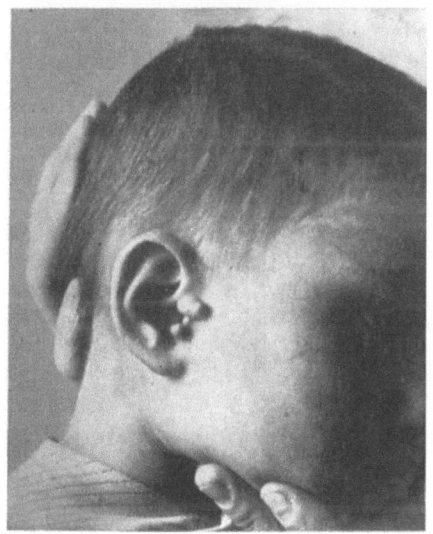
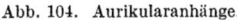

Abb. 104. Aurikularanhänge.

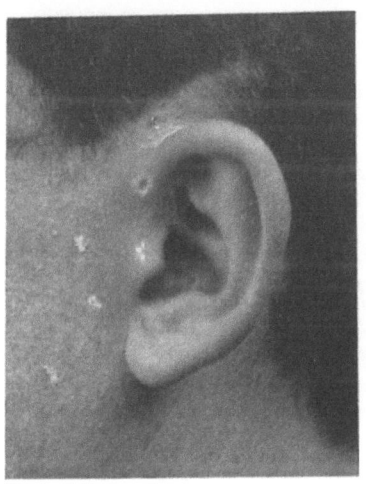

Abb. 105. Angeborene Ohrfistel.

nach Verbrühungen oder tief geschwürigen Erkrankungen einstellen. Die
erworbenen Stenosen und Gehörgangsatresien beschränken sich, im Gegensatz
zu den angeborenen, vorwiegend auf den häutigen Teil des Gehörganges.
    Die *häutigen Atresien und Stenosen* werden *gefährlich*, sobald sich im hinteren
offenen Teil des Gehörganges Ohrschmalz und Hautschuppen ansammeln, aus

denen sich ein Cholesteatom des Gehörganges bilden kann, das schließlich das Trommelfell zerstört, ins Mittelohr einbricht und damit die gleichen Folgen wie ein Cholesteatom des Mittelohres nach sich zieht (s. S. 268). Bei akuter Mittelohrentzündung ist der natürliche Eiterabfluß durch den Gehörgang infolge der Stenose oder Atresie erschwert oder unmöglich und deshalb die Gefährdung groß.

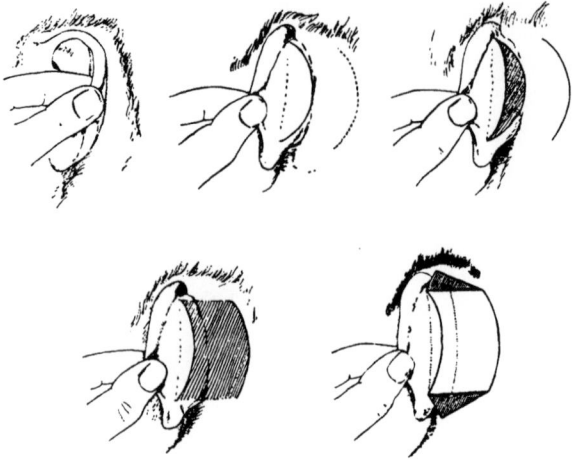

Behandlung. Eine Erweiterung bzw. Öffnung des Gehörganges wird besonders dann notwendig, wenn es hinter einer Verengerung des häutigen Gehörganges zu einer Ansammlung von Ohrschmalz und Schuppen kommt oder eine Mittelohreiterung vorliegt.

Verengerungen lassen sich zuweilen durch eingeführte eingefettete Plastikrohre oder Laminariastifte allmählich erweitern.

Abb. 106. Plastik zur Korrektur abstehender Ohrmuscheln nach RUTTIN.

Membranöse Verschlüsse werden kreuzweise inzidiert und die Lappen abgeschnitten. Bei fibrösen Verengerungen oder Stenosen größerer Länge muß das Narbengewebe exzidiert und die Wundfläche mit Thiersch-Lappen epidermisiert oder durch dünn geschnittene Hautlappen aus dem Gehörgang oder der Ohrumgebung gedeckt werden.

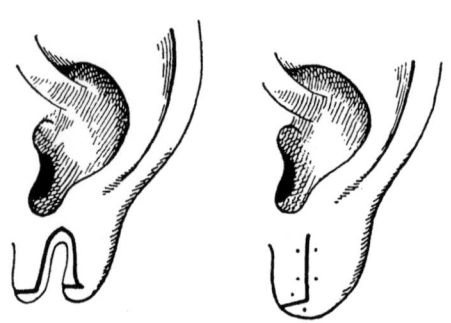

Nicht selten ist eine größere plastische retroaurikuläre Operation mit Vorklappen der Ohrmuschel und sorgfältigem Ausschneiden der Narben, gegebenenfalls mit Erweiterung des knöchernen Gehörganges erforderlich. Aus dem Gehörgangsschlauch oder Hautlappen der Ohrumgebung wird ein plastisch erweiterter Gehörgang hergestellt. Bei jeder Art der Operation besteht die Neigung zur Wiederverengerung durch Narbenzug, der durch langdauernde Einlage von Plastikröhrchen begegnet werden muß. Bei angeborener knöcherner Atresie mit

Abb. 107. Naht des gespaltenen Ohrläppchens (nach KNAPP).

hochgradiger Schwerhörigkeit, röntgenologisch normalem Mittelohr und funktionell normalem Innenohr kommt eine vollständige Neubildung des Gehörganges in Betracht (Haut-Schlauchplastik nach RUTTIN, Operation nach OMBRÉDANNE [mit Aufbau der Ohrmuschel] u. a.). Der Erfolg ist fraglich, weshalb sich die Operation bei nur einseitigem Verschluß und gutem Gehör auf dem Gegenohr höchstens aus kosmetischen Gründen empfiehlt.

Neuerdings liegen Versuche vor, auch bei Mißbildung des Mittelohres das Gehör durch eine Fenestration wie bei der Otosklerose zu verbessern (MOULONGUET, OMBRÉDANNE, VOGEL).

II. Der Ohrschmalz- und Epidermispfropf im äußeren Gehörgang

Ohrschmalzpfropf (Zeruminalpfropf)

Ursache und Entstehung. Der äußere Gehörgang enthält normalerweise stets etwas Ohrschmalz (Cerumen), das beim Kind meistens reichlicher vorhanden ist als beim Erwachsenen. Infolge der Selbstreinigung des Gehörganges sind verstopfende Ansammlungen selten, da das Cerumen eintrocknet und in krümeligen Brocken aus dem Gehörgang herausfällt, an dessen Eingang es durch die von innen nach außen wachsende Epidermis gebracht wird. Eine tiefe Reinigung des Gehörganges unter Zuhilfenahme von allerlei Instrumenten (Ohrlöffel, Ohrschwämmchen, Haarnadeln, Streichhölzern, Wattetampons usw.), wie sie der Laie gern anwendet, ist zwecklos, sie reizt höchstens die Gehörgangshaut zur vermehrten Bildung von Ohrschmalz. Aus noch nicht näher bekannten Gründen verbleibt gelegentlich das Cerumen im Gehörgang und bildet schließlich einen *verstopfenden Pfropf*, oft in Form eines 2 bis 3 cm langen vollständigen Gehörgangsausgusses (Cerumen obturans), gelegentlich mit Abdruck des Trommelfelles. Diese Pfröpfe bestehen aus *Ohrschmalz, abgeschilferter Epidermis, Haaren* und *eindringendem Staub* bzw. Schmutzteilchen. Enge und weite, gerade und gewundene Gehörgänge sind in gleichem Maße betroffen, nur bei eigentlicher weit außen liegender Stenose oder sehr reichlichen Haaren können rein mechanische Faktoren für die Ansammlung des Ohrschmalzes verantwortlich gemacht werden. Neben einer Überproduktion, z. B. durch übertriebene Reinigung, Fremdkörperreize oder Verschmutzung, ist offenbar die Konsistenz und Klebrigkeit des Cerumens für das Verbleiben im Gehörgang ausschlaggebend. Daß dabei konstitutionelle Einflüsse mitspielen, beweist die Rezidivneigung der Ohrschmalzpfröpfe bei einzelnen Menschen, die in regelmäßigen Zeitabständen den Pfropf immer wieder entfernen lassen müssen.

Symptome. Der Ohrschmalzpfropf verursacht, solange er den Gehörgang nicht völlig verstopft, keine Beschwerden. Erst der Verschluß der letzten kleinen Öffnung führt zu *hochgradiger Schwerhörigkeit*, vielfach verbunden mit *Ohrensausen und Dröhnen*, seltener mit einem gewissen „Schwindelgefühl". Dieses Ereignis tritt *plötzlich* ein, beispielsweise, wenn Waschwasser in den Gehörgang läuft und den Pfropf zum Aufquellen bringt, beim Schwitzen oder wenn sich der Ohrpfropf durch Kaubewegungen verschiebt. Auch Katarrhe können mitunter den Gehörgang plötzlich völlig verschließen. Der Patient wird daher nicht, entsprechend einer zunehmenden Einengung des Gehörganges, allmählich schwerhörig, sondern schlagartig und dann sofort hochgradig. *Schmerzen* entstehen nur, wenn der Pfropf, öfters nach ungeschickten Entfernungsversuchen, das Trommelfell berührt. Selten wird durch den Ohrpfropf der Ramus auricularis vagi gereizt und ein *reflektorischer „Ohrhusten"* ausgelöst. Manchmal werden große, nicht obturierende Pfröpfe zufälligerweise bei der Otoskopie gefunden.

Diagnose. In vielen Fällen bringt der Patient die Diagnose mit, weil er die Ohren in kürzeren oder längeren Intervallen regelmäßig ausspritzen lassen muß. Die otoskopische Feststellung eines Zeruminalpropfens ist gewöhnlich leicht. Der Gehörgang erscheint von einer bräunlich-schwärzlichen, bei alten Pfröpfen harten Masse ausgefüllt, während gelbe und hellbraune ölige Pfröpfe oder weißliche Epidermispfröpfe seltener sind. Sofern der Pfropf vom Patienten nicht nach innen gestoßen wurde, sitzt er nahe dem Eingang. Je nach der Farbe kann der Ohrschmalzpfropf mit *eingetrocknetem Blut* oder mit altem, bräunlich gewordenem, eingedicktem, *eitrigem Exsudat verwechselt werden*. Eine

Verwechslung mit Blut nach Schädelunfällen ist schwerwiegend, da sie einen Schädelgrundbruch annehmen läßt und daher eine falsche Auffassung der Unfallfolgen gibt (Ausspritzen kontraindiziert!). Die Verwechslung von Cerumen und Exsudat klärt sich mit dem ohnehin notwendigen Ausspritzen auf. Kleine Fremdkörper, wie tief in den Gehörgang eingeführte Wattekugeln, sind öfters derartig in Cerumen eingebettet, daß sie erst nach dem Ausspritzen otoskopisch oder im Spülwasser gefunden werden.

Behandlung. Der Ohrschmalzpfropf wird durch *Ausspritzen* nach den auf S. 132 angegebenen Regeln entfernt. Jeder trockene Trommelfelldefekt und jede Ohrverletzung bedeuten eine *strenge Gegenanzeige* gegen das Ausspritzen, weshalb sich der Arzt vorher durch eine eingehende Aufnahme der Vorgeschichte soweit als möglich von der Intaktheit des Trommelfelles überzeugen muß. Im Zweifelsfalle, beispielsweise nach durchgemachten Ohreiterungen, ist das Ausspritzen mit Wasser zu unterlassen und der Patient dem Facharzt zur instrumentellen Entfernung des Pfropfens, eventuell Ausspritzen mit Alkohol, zuzuweisen.

Harte und alte Pfröpfe werden vor dem Ausspritzen aufgeweicht durch Einträufeln von 3% Hydrogenium peroxydatum oder 1% Sol. natr. carbon. täglich drei- bis viermal acht Tropfen während zwei bis drei Tagen, meistens genügt aber ein einmaliges Ohrenbad von 15 bis 20 Minuten mit Wasserstoffperoxyd unmittelbar vor dem Ausspritzen.

Nach dem Ausspritzen muß der Gehörgang vorsichtig bis zum Trommelfell getrocknet werden, denn ein kleiner, im Sinus meatus am Trommelfell zurückgelassener Wassertropfen verursacht bereits eine wesentliche Schwerhörigkeit. Hierauf wird das Trommelfell inspiziert und die Hörfähigkeit festgestellt. Bestehen keine weiteren pathologischen Veränderungen, so erscheint das Trommelfell, außer einer reflektorischen Hyperämie am Hammergriff, normal, auch steigt die Hörfähigkeit sofort nach dem Ausspritzen wieder zur Norm an. Das feuchte Ohr wird für einige Stunden mit einer Watteeinlage vor zu starker Abkühlung geschützt.

Die *instrumentelle Entfernung des Zeruminalpfropfens* gehört in die Hand des Facharztes, der gewohnt ist, Fremdkörperhaken und Ohrkürette zu handhaben. Selbst wenn bei ungeschickten und meist erfolglosen Versuchen kein größerer Schaden entsteht, genügt schon eine leichte, aber stets schmerzhafte Gehörgangsverletzung mit einer anschließenden, manchmal unverhältnismäßig lang dauernden Blutung, um den Patienten von derartigen ärztlichen Reinigungskünsten in Zukunft fernzuhalten.

Prophylaxe. Die Patienten erschrecken oft über die Menge des entfernten Ohrschmalzes und entschuldigen sich, im Glauben, daß mangelnde Reinlichkeit der Grund sei. Sie sind darüber aufzuklären, daß Ohrschmalz vom Patienten ohne Verletzungsgefahr nicht selbst entfernt werden kann, da die Ceruminalbildung zu weit innen vor sich geht und im Gegenteil jede tiefe Reinigung mit Küretten, Haarnadeln, Handtuchzipfeln usw. infolge Reizung des Gehörganges nur zu einem rascheren Entstehen des nächsten Pfropfes führt. Neubildungen der Pfröpfe sind nicht zu verhüten.

Epidermispfropf

Entstehung und Ursache. Sehr viel seltener als Cerumen sammeln sich *Epidermisschuppen* der Gehörgangshaut im Gehörgang zu kompakten, weißlichen oder durch Beimengung von Cerumen bräunlichen Pfröpfen an, die sich entweder durch Abschuppung des Gehörganges bilden oder als Ausläufer des Mittelohrcholesteatoms in den Gehörgang hineinragen. Mit der Zeit wird der

Gehörgang, im Gegensatz zum harmlosen Zeruminalpfropf, der die Gehörgangswand nicht angreift, durch diese sogenannten Gehörgangscholesteatome usuriert und erweitert. Sie haften meistens den angefressenen Gehörgangswänden stark an und lassen sich daher nicht ohne weiteres ausspritzen. Auch ein Aufweichen mit Sodalösung genügt in der Regel nicht.

Behandlung. In mühsamen Einzelsitzungen muß der Pfropf durch Spritzen, Absaugen und instrumentelle Reinigung entfernt werden, was dem Facharzt zu überlassen ist. Die klinisch wichtige Unterscheidung der einfachen Ansammlung von Epidermisschuppen im Gehörgang bei intaktem Trommelfell von den Gehörgangsausläufern eines Mittelohrcholesteatoms läßt sich oft erst nach erfolgter Reinigung des Gehörganges treffen. Zuweilen ist das Mittelohrcholesteatom auf dem Röntgenbild direkt zu erkennen oder es zeigt doch den, mit dem Cholesteatom des Mittelohres häufig zusammen vorkommenden zellarmen Warzenfortsatz.

III. Fremdkörper im äußeren Gehörgang

Fremdkörper gelangen relativ häufig *absichtlich* oder *zufällig* in den Gehörgang. Der kindliche Trieb, möglichst in jede Öffnung einen Gegenstand zu zwängen, veranlaßt das Kind, bei sich oder seinen Spielgefährten *glatte rundliche Gegenstände*, wie Knöpfe, Glasperlen, Erbsen, Kirschkerne, Weidenkätzchen, Papierkügelchen, Steinchen usw. in den Gehörgang einzuführen. Beim Erwachsenen bleiben bisweilen *Wattekugeln*, die teils als Schutz gegen Lärm oder Kälte, teils gewohnheitsmäßig in den Gehörgang gebracht werden oder gegen Lärm und Wasser schützende *Wachspfropfen* im Gehörgang stecken. Einzelne Patienten suchen nach alter Volksmeinung ihre Ohr- oder Zahnschmerzen durch Einführung von quellbaren, auf den Gehörgang drückenden Knoblauch-, Zwiebel- oder Kartoffelstücken zu dämpfen. Gelegentlich brechen zum Reinigen bestimmte „Instrumente", wie *Ohrlöffel* oder zur Bekämpfung des Juckreizes benutzte *Bleistifte, Streichhölzer, Zahnstocher* usw. im Gehörgang ab. Bei *bestimmten Berufen* (Land- und Waldarbeiter) dringen Fremdkörper (Getreidegrannen, Baumästchen, Tannennadeln usw.) zufällig in den Gehörgang oder er wird bei entsprechenden Berufen verstaubt und verschmutzt, wobei größere Steinchen oder Kohleteilchen im Gehörgang liegenbleiben können. In vielen Fällen sind es den Gehörgang fast oder ganz ausfüllende, oft dazu noch rundliche und harte, daher schwer faßbare Gegenstände, die sich nicht leicht entfernen lassen. *Steckschüsse* oder andere, durch die Wand einbrechende Fremdkörper sind, außer in Kriegszeiten, eine Seltenheit. Ausnahmsweise verirren sich *lebende Insekten* in den Gehörgang, wie Küchenschaben, Flöhe, Wanzen, Käfer, Motten oder der Ohrwurm, der aber, entgegen seinem Namen, fast nie gefunden wird. Bei alten vernachlässigten Ohreiterungen können sich *Fliegenmaden* ansiedeln.

Symptome und Verlauf. *Mineralische und metallische kleinere Gegenstände* können, sofern sie den Gehörgang nicht ganz verschließen und dadurch keine Schwerhörigkeit auftritt, *jahrelang symptomlos* bleiben. Mit der Zeit umgeben sie sich völlig mit Cerumen. *Vegetabilische Fremdkörper* verursachen früher oder später durch chemische Reizung und bakterielle Infektion eine *Gehörgangsentzündung*, ebenso *spitze Fremdkörper*, die den Gehörgang verletzen. Bei *größeren oder quellenden Fremdkörpern* (Erbsen) können sich *Druckgefühl, Schwerhörigkeit* und *Ohrgeräusche*, unter Umständen auch Reizhusten (Haare) und Schwindel einstellen. *Lebende Tiere* pflegen bis zum Trommelfell vorzudringen und rufen durch dessen Berührung *unerträgliche Ohrgeräusche* hervor, bis sie sterben oder getötet werden.

Durch *unsachgemäße Extraktionsversuche* mit Haarnadeln und dergleichen von seiten des Patienten und leider zuweilen auch von Ärzten mit *ungeeigneten Instrumenten* werden die meisten vorn im Gehörgang und verhältnismäßig günstig liegenden Fremdkörper in die *Tiefe des Gehörganges gestoßen* oder sogar das *Trommelfell perforiert* und der *Fremdkörper dringt in das Mittelohr* ein. Dabei wird nicht selten der Gehörgang verletzt und zerfetzt, mit anschließender Blutung und diffuser Gehörgangsentzündung. Das Eindringen des Fremdkörpers in das Mittelohr kann eine Mittelohreiterung verursachen, die in diesen Fällen vielfach eine Mastoiditis, ja selbst eine intrakranielle Kompli-

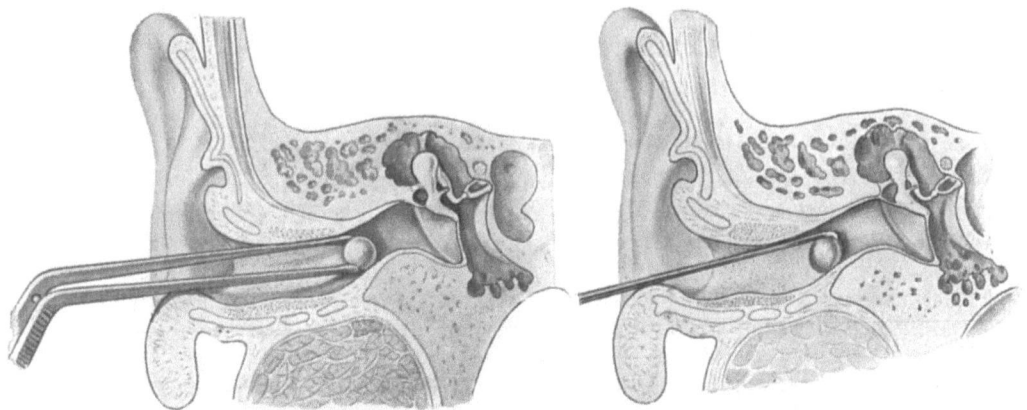

Abb. 108. Ungeeigneter Extraktionsversuch eines harten Fremdkörpers aus dem Gehörgang mit einer einfachen Pinzette. Der Fremdkörper gleitet ab und rutscht tiefer.

Abb. 109. Sachgemäße Extraktion eines Fremdkörpers aus dem Gehörgang mit dem Fremdkörperhaken.

kation nach sich zieht. Wird das Innenohr ebenfalls verletzt, dann ist in der Regel eine Meningitis die Folge.

Diagnose. Auf die Vorgeschichte ist kein unbedingter Verlaß. Sie versagt oftmals beim Kleinkind, aber auch der Erwachsene verschweigt mitunter absichtlich den Fremdkörper oder dieser ist ohne sein Wissen eingedrungen, während anderseits Fremdkörper vermutet werden, wo keine sind. Die Otoskopie bringt meistens schnelle Aufklärung, sofern der Fremdkörper vor dem Isthmus im knorpeligen Gehörgang liegt. Nur kleine Fremdkörper in der tiefen Ausbuchtung (Sinus meatus) vor dem Trommelfell können bei hohem Bodenwulst der Sicht entgehen, wie auch der in Ohrschmalz oder in Granulationen eingebettete Fremdkörper. Manchmal wird ein Fremdkörper bei einer aus anderen Gründen vorgenommenen Ohruntersuchung erst zufällig entdeckt oder von einem Ohrschmalzpfropf umgebener Fremdkörper mit ausgespritzt.

Behandlung. Die Erfahrung zeigt, daß der Allgemeinpraktiker, wenn er ohne Sachkenntnis handelt, *zwei grobe und nicht entschuldbare Fehler* begeht: 1. *blinde Extraktionsversuche ohne Otoskopie* und 2. *zwar unter Sicht, aber unzweckmäßige instrumentelle Extraktionsversuche.* In beiden Fällen kann es zu schweren Verletzungen des Gehörganges, des Trommelfelles, sowie des Mittel- und Innenohres kommen, besonders wenn ein Fremdkörper blind gesucht wird, der gar nicht vorhanden ist. *Untauglich* sind Extraktionsversuche mit *einfachen Pinzetten,* an deren Branchen die oft rundlichen harten Fremdkörper abgleiten und immer tiefer nach innen gelangen (Abb. 108). Zuweilen gibt dabei der Arzt seine Versuche nicht eher auf, bis der Fremdkörper im Mittelohr landet und im Blut verschwindet. Am häufigsten geschieht dies beim Kleinkind, das sich wehrt und von der Hilfsperson nicht richtig gehalten werden kann, was bei der recht schmerzhaften Prozedur schwer ist. Im allgemeinen hat der Arzt den Eindruck, eine Narkose für diesen einfachen Eingriff nicht zu benötigen und scheut sich, dem Patienten oder den Eltern gegenüber die Schwierigkeiten einzugestehen. So kann aus einem harmlosen Ereignis durch *falsches Verhalten des Arztes eine lebensgefährliche Mittelohrverletzung mit allen Komplikationsmöglichkeiten* entstehen. Da es sich vielfach um versicherte Unfälle handelt, sind gerichtliche Auseinandersetzungen naheliegend, bei denen der Arzt nicht selten verurteilt wurde.

Die *Behandlung* beginnt mit einer *sorgfältigen Otoskopie*, die das Vorhandensein, die Art und die Lage des Fremdkörpers feststellt. Die *Mehrzahl der Fremdkörper* lassen sich durch *Ausspritzen entfernen* (s. S. 132). Es ist das *einzige Verfahren*, das vom *Allgemeinpraktiker angewendet werden darf*. Nur spitze und hülsenartige Fremdkörper, die durch den Wasserstrahl nach innen geschleudert werden und das Trommelfell verletzen können, sollen nicht ausgespritzt werden. Quellbare Fremdkörper, z. B. Linsen und Erbsen, Weidenkätzchen, die sich infolge der Quellung im Gehörgang festklemmen, sind durch Einträufeln von 90% Alkohol oder Glyzerin in zwei bis drei Tagen zum Schrumpfen zu bringen, wodurch das *Ausspritzen erleichtert oder auch erst möglich wird*. In derselben Weise sind lebende Insekten zunächst abzutöten.

Alles, was sich nicht ausspritzen läßt, muß *instrumentell entfernt werden, wozu die Übung des Facharztes unerläßlich ist*. Je nach der Art des Fremdkörpers wird dieser mit dem *Fremdkörperhaken* oder *Fremdkörperzangen* gefaßt. *Unter Sicht* wird der Fremdkörperhaken an der Gehörgangswand entlang hinter den Fremdkörper geschoben und das Häkchen so gedreht, daß es den Fremdkörper vor sich nimmt. Nun wird das Häkchen samt dem Fremdkörper aus dem Gehörgang herausgezogen (Abb. 109). Beim Kleinkind ist dabei eine Narkose meistens nicht zu umgehen, wogegen ein retroaurikulärer Schnitt und das Eingehen von hinten durch die gespaltene Gehörgangswand nur selten notwendig werden.

Der Fremdkörperhaken bzw. die Hakensonde eignet sich besonders für harte rundliche Gegenstände, die verschiedenen Fremdkörperzangen für weiche oder hülsenartige Fremdkörper.

Hat der Patient schon mißglückte Extraktionsversuche von „hilfreichen" Angehörigen oder von ärztlicher Seite hinter sich, so gehört er zum Facharzt. *Ausspritzen* ist in solchen Fällen *streng kontraindiziert*, da bereits eine Trommelfellperforation vorhanden sein kann. Mitunter muß zuerst die Gehörgangsentzündung und Schwellung mit Ohrtropfen und feuchten Umschlägen behandelt werden, bis es möglich ist, den Fremdkörper mit dem Fremdkörperhaken zu entfernen, wenn nicht ein sofortiger Eingriff angezeigt erscheint. Bei jeder Trommelfellverletzung oder gar Mittelohreiterung wird durch die Gefahr schwerer intrakranieller Verwicklungen strenge Beobachtung unter Penicillinprophylaxe, unter Umständen im Spital, notwendig.

Prognose. Die Fremdkörper sind mit wenigen Ausnahmen und sofern sie nicht mit Verletzungen einhergehen, harmlos. Ihre Entfernung kann schwierig sein, ist aber bei richtigem Verhalten des Arztes nicht gefährlich. Erst durch ungeschickte und unvorsichtige Extraktionsversuche können sie zu einer lebensbedrohlichen Erkrankung führen.

IV. Verletzungen, Erfrierungen, Verbrennungen und Verätzungen des äußeren Ohres

1. Verletzungen der Ohrmuschel

Die Ohrmuschel ist entsprechend ihrer exponierten Lage Gewaltwirkungen stark ausgesetzt, trotzdem sind *scharfe Verletzungen* durch Hieb, Stich, Schnitt oder Biß recht selten, wogegen schwere Schädelverletzungen bei Unfällen durch Schlag oder Fall häufig mit *Ohrprellungen* einhergehen. Im Krieg wird die Ohrmuschel durch reine *Ohrmuschelschüsse, Schädeltangentialschüsse* oder *Explosionen* verletzt. Von der einfachen Schürfung über die schwere Zerfetzung bis zum vollständigen Abriß finden sich alle Übergänge. Die Mitbeteiligung des Knorpels, besonders bei Bissen, zieht leicht eine *Perichondritis* und *Knorpelnekrose* mit Verkrüppelung der Ohrmuschel nach sich.

Die **Behandlung** verlangt zur Verhütung der Perichondritis und des Wunderysipels eine sorgfältige Wundversorgung mit Penicillin lokal und intern. Der Eingang des Gehörganges muß wiederhergestellt und durch eine dilatierende Salbenbehandlung offengehalten werden.

An der Ohrmuschel kommen zudem einige besondere Verletzungsarten vor.

a) Abtrennung der Ohrmuschel

Die *Ohrmuschel* kann durch Schnitt, durch Abriß oder durch Abscherung infolge tangentialer Gewalt bei schweren Kopfverletzungen (Überfahrenwerden, Maschinenverletzungen) oder durch Biß (Pferdebiß) *teilweise oder vollständig abgetrennt* werden. Infolge der guten Heilneigung von Kopfverletzungen tritt häufig, sofern noch eine Hautbrücke vorhanden ist, nach sorgfältiger Naht eine primäre Heilung ein. Auch bei vollständiger Abtrennung besteht bei raschem Wiederannähen noch einige Aussicht auf Erfolg. Große Sorgfalt ist auf die Naht des querdurchtrennten Gehörganges zu legen, der sonst stenosiert oder atresiert. Fehlende Ohrmuscheln werden durch kosmetische Operationen oder besser durch eine Prothese ersetzt (s. S. 138).

b) Tragen von Ohrgehängen

Die Ohrmuschel ist der einzige Körperteil, der auch vom Europäer *zum Tragen von Schmuck durchbohrt* wird und dessen Läppchen Gehänge zu tragen hat. Nach dem Volksglauben werden dadurch skrofulöse Augenkrankheiten verhütet.

Seit es in den letzten Jahren Ohrclips gibt, nimmt allerdings das Durchstechenlassen des Ohrläppchens immer mehr ab, zumal sich chronische Eiterungen des Ohrläppchens an das Durchstechen anschließen oder schwere Ohrgehänge mit der Zeit das Ohrläppchen durchreißen können. Auch können sich Keloide entwickeln, ebenso wie Impftuberkulosen vorkommen.

Die **Behandlung** richtet sich nach der Folgekrankheit. ,,Kolobome'' werden geeignet genäht (Abb. 107), Keloide exzidiert und mit Radium bestrahlt, Tuberkulosen je nach der Ausdehnung koaguliert, exzidiert oder bestrahlt.

c) Das Othämatom

Ursache und Entstehung. Durch *tangentiale Abscherung* bei stumpfen Verletzungen werden gelegentlich die wenig verschieblich miteinander verbundenen Schichten der Fossa triangularis der Ohrmuschel teils zwischen Haut und Perichondrium, hauptsächlich aber zwischen Perichondrium und Ohrknorpel, gelöst. In die dadurch entstehenden Spalten ergießt sich eine *seröse zitronengelbe Flüssigkeit*, die durch *Blutbeimengung* mehr oder weniger rötlich wird und zu einer weichen, kissenartigen Schwellung führt. Starke Gewalteinwirkungen können den *Knorpel brechen* und größere Gefäße zerreißen. In solchen Fällen entsteht ein eigentlicher *Bluterguß*, der sich mit der Zeit in eine bräunlich seröse Flüssigkeit umwandelt. Diese bereits im Altertum bekannte Erkrankung ist, entsprechend ihrer Genese als *Berufskrankheit* bei Schwingern, Ringern und Faustkämpfern anzutreffen oder auch bei Lastträgern, welche Säcke und andere Lasten auf der Schulter tragen. In manchen Fällen, besonders bei *Geisteskranken*, ist eine traumatische Ursache nicht nachweisbar, trotzdem darf die traumatische Entstehung als gesichert gelten (Voss). Dazu genügt zuweilen ein einziges

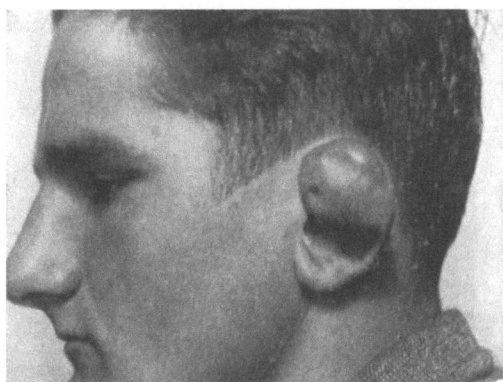

Abb. 110. Frisches Othämatom des linken Ohres (nach Schweizer „Schwingen").

Trauma, meist aber handelt es sich um wiederholte, manchmal geringfügige Einwirkungen, wie beispielsweise vieles Liegen auf dem umgeklappten Ohr.

Das *klinische Bild* ist unverkennbar. Die pralle, oft bläulich durchschimmernde Geschwulst (Ohrblutgeschwulst) sitzt vorwiegend im oberen Drittel der Außen-

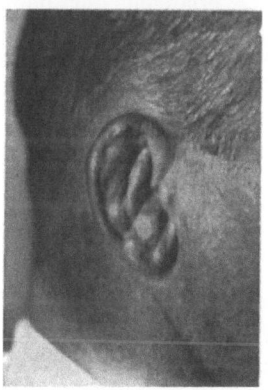
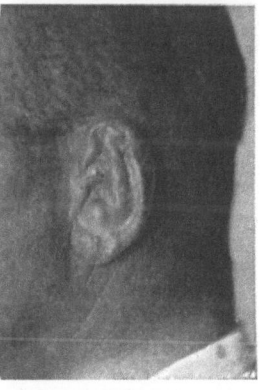

Abb. 111 a und b. Alte vernarbte Othämatome (Ohrmuscheln des Ringerkönigs L.).

seite der Ohrmuschel und verwandelt diesen schließlich in einen unförmlichen kissenartigen Klumpen, dem unten der unveränderte Teil mit dem Ohrläppchen anhängt (Abb. 110).

Bei langsamer Entstehung bereitet die Geschwulst *keine Schmerzen*, nach stärkeren Gewalteinwirkungen dagegen steht der Erguß unter schmerzhafter Spannung und ist druckdolent. Der Erguß kann vereitern und zur *Perichondritis* führen. Unbehandelt bewirkt jeder größere Erguß eine narbige Schrumpfung unter Neubildung von Knorpel, teils auch Knochen und Verkalkung, wodurch es zu hochgradiger derber *Verkrüppelung der Ohrmuschel* kommt (Boxer- oder Schwingerohr, Abb. 111 a und b).

Behandlung. Kleine Ergüsse können sich unter Solluxbestrahlung, Diathermie oder einer Röntgenreizdosis resorbieren. Größere Schwellungen lassen
sich durch eine Punktion mit anschließendem Druckverband beseitigen, jedoch
besteht die Gefahr einer Vereiterung.

Große Othämatome müssen inzidiert werden, namentlich wenn eine Entzündung eingetreten ist.

Von einem langen Schnitt entlang dem oberen vorderen Rand der Helix, der eine
kaum sichtbare Narbe hinterläßt, wird der flüssige Inhalt mit den Granulationen
ausgesogen und ausgelöffelt, lose Knorpelstücke werden entfernt. Unter lokaler
und interner Penicillinanwendung läßt
sich eine Primärnaht nach sorgfältigem
Anlegen der Haut vornehmen, mit
oder ohne Drainage. Die Wiederent-
stehung des Ergusses muß durch einen
kräftigen Druckverband verhindert
werden.

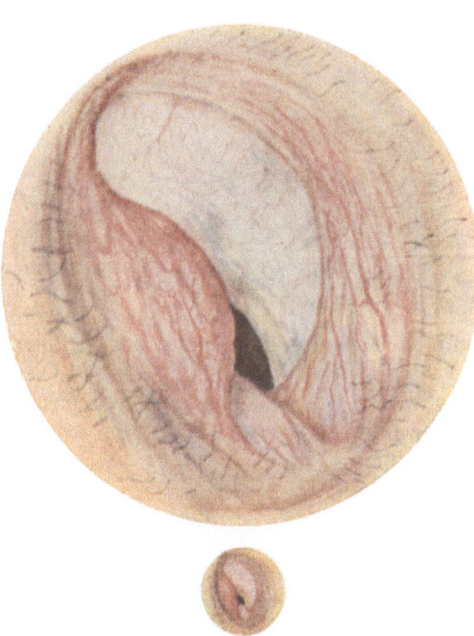

Abb. 112. Einbruch des Kieferköpfchens in die vordere
untere Gehörgangswand des linken Ohres beim Sturz auf
das Kinn.

2. Verletzungen des Gehörganges

Kleine Weichteilverletzungen des
Gehörganges werden besonders bei
Pruritus vom Patienten durch Bohren und Herumstochern in den
Ohren verursacht, selten durch
Fremdkörper oder von ärztlicher
Hand (Reinigung, Parazentese). Sie
erlangen nur dann eine klinische
Bedeutung, wenn sich eine sekundäre Entzündung mit einem Gehörgangsfurunkel oder ein Erysipel
entwickelt. Zuweilen bleibt der ver-
letzende Fremdkörper ganz oder ab-
gebrochen in der Gehörgangswand
stecken.

Grobe Zerreißungen des Eingangs
begleiten oft entsprechende Verletzungen der Ohrmuschel.

Brüche des knöchernen Gehörganges erfordern starke Gewalteinwirkungen
und entstehen bei *Schädelgrundbrüchen*, beim *Einbrechen des Gelenkköpfchens des
Unterkiefers* in den Gehörgang oder bei *Schußverletzungen*. Während Schüsse
vielfach eine Zertrümmerung zur Folge haben, beschränken sich die Ausläufer
eines Schädelgrundbruches gewöhnlich auf feine Spalten unmittelbar vor dem
Trommelfell mit Einbruch des Anulus tympanicus, besonders hinten-oben, zum
Teil aber auch an anderen Stellen. Bei heftigem Stoß auf den Unterkiefer nach
hinten durch Schlag oder Sturz auf das Kinn wird das Unterkieferköpfchen in
den knöchernen Gehörgang getrieben, was zur *Fraktur der Vorderwand* des
Gehörganges in mittlerer Tiefe vorn unten führt (Abb. 112). Die Fraktur kann
subkutan bleiben oder hat eine Splitterung in den Gehörgang zur Folge. Im
letzteren Falle blutet das Ohr, wie bei einem Schädelgrundbruch. Der Bruch
kann mit oder ohne Unterkieferbruch ein- oder doppelseitig sein. Die *Haupt-
gefahr* bei allen Gehörgangsverletzungen ist die *Narbenstenose* oder *Narbenatresie*.

Diagnose. *Kleinere Weichteilverletzungen* lassen sich otoskopisch leicht feststellen, bei *gröberen Zerreißungen* aber hält es schwer, die Ausdehnung der Ver-

letzung sicher zu erkennen, zumal ein Ausspritzen des Gehörganges zur Entfernung des angesammelten Blutes, sowie auch sonstige gründliche Reinigungsversuche verboten sind. Ein *Bruch* ist in solchen Fällen nur an den Schmerzen beim Kauen, Druck auf das Kinn, druckschmerzhafter Schwellung vor dem Ohr zu vermuten, sofern die Bruchstücke nicht in den Gehörgang hineinragen. Es ist deshalb auch schwierig, eine gleichzeitige Mittelohrverletzung auszuschließen.

Bei stärkerer Blutung aus dem Ohr muß vor allem die *Differentialdiagnose* zwischen Schädelgrundbruch und Einbruch des Gehörganges durch das Kieferköpfchen geklärt werden, die infolge der Blutfüllung und Schwellung des Gehörganges kurz nach dem Unfall schwierig ist. Meist wird von vornherein der sehr viel häufigere Schädelgrundbruch angenommen. Bei diesem ist der äußere Teil des Gehörganges normal, die Schwellung sitzt unmittelbar vor dem Trommelfell im oberen Teil, während bei einem Einbruch des Kieferköpfchens eine Verletzung und Schwellung vorn-unten etwa 0,5 bis 1 cm hinter dem Ohreingang erfolgt. Bei einem subkutanen Bruch fehlt die Blutung und der Befund zeigt lediglich eine druckschmerzhafte Schwellung. Stoß auf das Kinn und das Kauen sind ebenfalls schmerzhaft. Ein normales Gehör schließt einen Schädelgrundbruch aus. In Zweifelsfällen ist die Röntgenuntersuchung heranzuziehen.

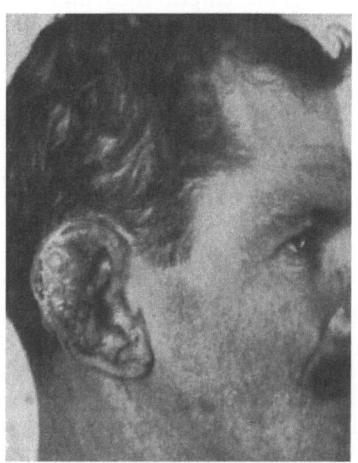

Abb. 113. Erfrierung dritten Grades der rechten Ohrmuschel.

Behandlung. In erster Linie ist auf die Möglichkeit einer Mittelohr- bzw. Innenohrverletzung Rücksicht zu nehmen. Eine chirurgische Behandlung der Gehörgangsverletzung als solche ist nur notwendig, wenn Fremdkörper in der Gehörgangswand stecken, freie Knochensplitter oder ein Geschoß im Gehörgang liegen, die unter Umständen durch retroaurikulären Schnitt entfernt werden müssen, oder bei starker Zerfetzung oder Verschmutzung (Penicillineinlagen). Im übrigen genügt ein steriler Watteverschluß und nachher eine sorgfältige dilatierende Salbenbehandlung (Lebertransalbe) bis zur Wundheilung (Penicillin intern). Ausspritzen (mit Borsäurelösung) ist nur bei Vereiterung erlaubt. Spätere Plastiken sind nicht immer zu vermeiden (S. 138).

3. Erfrierungen

Infolge ihrer Lage ist die Ohrmuschel der Kälte stark ausgesetzt und ihre Dünne macht sie trotz guter Zirkulation stark kälteempfindlich, weshalb nicht selten, und hauptsächlich am Rand der Ohrmuschel, der dritte Grad der Erfrierung erreicht wird.

Das Eintreten der Erfrierung verursacht zunächst nur geringes Brennen und Beißen, so daß der Zustand manchmal subjektiv überhaupt nicht auffällt und nur das Weißwerden der Ohrmuschel auf die Erfrierung hinweist. Erst beim „Auftauen" kommt es zu heftigen Schmerzen, die rasch wieder zurückgehen, wenn der erste Grad der Erfrierung mit einfacher Hyperämie nicht überschritten wird, welche aber noch zunehmen, wenn die Blasenbildung des zweiten

Grades mit der häufigen Sekundärinfektion einsetzt oder sogar die Nekrosen der Weichteile und des Knorpels des dritten Grades nachfolgen (Abb. 113). Die direkte Kältewirkung, namentlich aber auch die Sekundärinfektion, läßt den Ohrknorpel teilweise perichondritisch zerfallen. Es entstehen dabei, vor allem am Ohrmuschelrand, einzelne kleine Nekrosen, die den Rand dünn und unregelmäßig machen, zudem den Knorpel mit der Haut fest verwachsen lassen und ihm nach der Abheilung ein angenagtes und angefressenes Aussehen verleihen. Stärkere Grade verunstalten die ganze Ohrmuschel durch narbige, teilweise verknöchernde Verdickungen und Verziehungen. Gelegentlich bleibt die Haut dauernd ekzematös mit präkanzerösen Veränderungen, die zur späteren krebsigen Entartung neigen. Die einmal geschädigte Ohrmuschel ist schon gegen geringe Kältegrade empfindlich und reagiert mit Brennen und Rötung.

Behandlung. Im Anfang sind Wärmeapplikationen schädlich, leichte Massage und Reiben mit Schnee stellt bisweilen die Zirkulation wieder her. Gefäßerweiternde Mittel helfen den Gefäßkrampf überwinden. Später muß die Infektion durch Pinseln mit 5%iger Tanninlösung oder Umschläge mit Lebertransalbe, neuerdings durch Aufpudern von Sulfonamiden oder Antibiotica bzw. deren Kombination, von den wunden Stellen ferngehalten werden. Die Abstoßung nekrotischer Teile wird unter Trockenverbänden sich selbst überlassen.

Gegen die lästige Spätfolge der Kälteempfindlichkeit werden heiße Bäder, Wärmestrahlen oder Quarzlicht empfohlen, der Juckreiz wird mit stillenden Salben (Kalmitol, Panthesinsalbe) bekämpft. Vor Kälte muß das Ohr dauernd gut geschützt werden.

4. Verbrennungen, Verbrühungen und Verätzungen

die teilweise die Ohrmuschel und den Gehörgang, teilweise nur diesen allein oder auch das Trommelfell und das Mittelohr betreffen, sind verhältnismäßig selten. Im allgemeinen handelt es sich um Berufsverletzungen, die durch Unfälle entstehen. Die Ursache können Alkalien, Säuren, Explosionen, ausströmende Dämpfe sein, glühende Schlacke, flüssiges Eisen und anderes Metall sowie Warmwasserflaschen, Kataplasmen, Solluxlampen, Höhensonne-, Radium- oder Röntgenbestrahlungen. Verwechslungen von Ohrtropfen mit ätzenden Flüssigkeiten oder irrtümliches Eingießen von zu heißen Ohrtropfen können ebenfalls den Gehörgang verätzen oder verbrennen, was in den meisten Fällen mit einem Trommelfelldefekt einhergeht. Behauptet der Patient, von einem derartigen Vorfall nichts zu wissen, so liegt bisweilen eine Selbstverstümmelung vor, wozu häufig das Ohr gewählt wird. Die bezweckte Zerstörung des Trommelfelles mit nachfolgender Ohreiterung wird in der Regel erreicht.

Die Veränderungen sind je nach dem Grad der Verletzung sehr mannigfaltig und führen von der einfachen Hyperämie über die Blasenbildung bis zur tiefen Nekrose und Verkohlung mit vollständiger *Zerstörung der Ohrmuschel*. Stärkere Schädigungen mit Beteiligung des Knorpels hinterlassen eine verkrüppelte Ohrmuschel. Die Gefahr einer *Gehörgangsstenose* oder *Atresie* mit ihren Folgen im Verlauf der narbigen Abheilung liegt nahe.

Die **Behandlung** der Ohrmuschel erfolgt nach denselben Grundsätzen wie Verbrennungen an der äußeren Haut. Die Verletzungen des Trommelfelles und Schädigungen des Mittel- und Innenohres werden im Abschnitt „Direkte Verletzungen und Schädigungen des Mittel- und Innenohres", S. 181, besprochen.

Das Entstehen von Gehörgangsstenosen läßt sich durch dilatierende Salbenbehandlung (Lebertransalbe) und Ätzung der aufschießenden Granulationen vielfach verhindern. Andernfalls sind spätere Plastiken notwendig (S. 138).

V. Banale Entzündungen des äußeren Ohres

1. Ohrekzeme

Entstehung und Ursache. Die Ohrmuschel, namentlich aber die empfindliche Haut des äußeren Gehörganges sind eine *Prädilektionsstelle der verschiedenen Ekzemformen*, die allein auf das eine oder beide Ohren lokalisiert vorkommen können. Das Ekzem ist hier dieselbe komplexe und sprunghafte Erkrankung wie an der übrigen Haut, bei welcher allgemeine und konstitutionelle Faktoren, sowie lokale äußere Reize eine Rolle spielen. Die *Behandlung muß den ursächlichen Faktoren Rechnung tragen.* Eine besondere Ekzembereitschaft besteht bei der *exsudativen Diathese im Kindesalter*, hauptsächlich beim skrophulösen Kind mit dem gleichzeitigen Ekzem an den Naseneingängen und den Ohren. Gelegentlich kommen Nährschäden und, als äußerer Reiz, Kopfläuse hinzu. Die Ätiologie der *endogenen Ekzeme* der Erwachsenen ist in mancher Hinsicht unklar; *Stoffwechselkrankheiten* (Diabetes, Gicht, Hypothyreoidismus), *Verdauungsstörungen*, zum Teil auch das *Alter* schaffen eine gewisse Disposition. Mitunter ist in solchen Fällen das Ohrekzem nur die Teilerscheinung eines generalisierten Ekzems der äußeren Haut oder des behaarten Kopfes. Häufig sind es *Kontaktekzeme*, oftmals ausgesprochen allergischer Natur. Von den äußeren Reizwirkungen steht die Reinigung des Gehörganges mit Wasser und Seife bei empfindlicher Haut im Vordergrund, die in der Regel um so energischer vorgenommen wird, je mehr Ekzemmassen sich im Gehörgang ansammeln. Eine die Ohren deckende Haartracht, Haarwasser, Kosmetika, Kratzen mit allerlei Instrumenten gegen den Juckreiz unterhält den Reizzustand. Daneben kommen vielerlei mechanische, thermische, aktinische und chemische Reize in Frage, teilweise als Berufskrankheiten, wie Radio- und Telephonkopfhörer, berufliche Stoffe bei Ärzten, Zahnärzten, Apothekern usw., Arzneimittel (Jod, Jodoform, Orthoform, Sublimat, Borsäure, Wasserstoffperoxyd, Antibiotica und andere). Gerade bei den *Gewerbeekzemen* ist oft das echte Ekzem schwer von toxischen und einfach entzündlichen Reizzuständen zu trennen. Das chronische Ekzem hinter der Ohrmuschel ist als *intertriginöses Ekzem* zu den *parasitären Ekzemen* zu rechnen, ebenso wie die Gehörgangsekzeme, die durch ausfließenden Mittelohreiter entstehen, wozu die ganz geringe Sekretion einer Kuppelraumeiterung genügen kann. Als talgreiche Hautstelle neigen die Ohrmuschel und der Gehörgang zu den parasitären Ekzemen nahestehenden *seborrhoischen Ekzemen*. Endlich findet sich, vor allem im Gehörgang, auch die *Neurodermatitis* mit ihrem äußerst heftigen Pruritus und leichter Schuppung. Ein derartig primär schuppendes Ekzem wird bei hyperplastischer Schleimhaut des Mittelohres und Adhäsivprozessen beobachtet.

Das Ekzem kommt in seinen beiden Hauptformen als *nässendes Ekzem* mit Blasen- und nachfolgender Exsudat- und Borkenbildung oder als *trockenes, schuppendes und juckendes Ekzem* vor. Beim *akuten Ekzem* geht gewöhnlich das erste in das zweite Stadium über, während beim *chronischen Ekzem* die beiden Formen vielfach selbständig auftreten. Stärkere, hauptsächlich nässende Ekzeme, verursachen eine *Schwellung der regionären*, meistens der retroaurikulären Lymphknoten.

Symptome und Verlauf. Das Ekzem verursacht einen starken Juckreiz und Brennen, besonders bei der trockenen Form. Akute Schübe gehen mit Schmerzen einher, jedoch nie so heftig wie bei der Otitis externa diffusa oder beim Ohrfurunkel. Der Ausfluß aus dem Ohr ist oft fötid. Wenn der Gehörgang durch Schwellung und Ekzemmassen verstopft ist, kommen Schwerhörigkeit und Ohrensausen hinzu. Der Allgemeinzustand wird, außer bei Sekundärinfektionen, nicht wesentlich beeinträchtigt, doch kann durch den Juckreiz der Schlaf gestört werden.

Das Ohrekzem (Abb. 114 und 115) gibt, je nach Ausbreitung, Grad und Art, verschiedene klinische Bilder. Bei dem häufigen nässenden Ekzem der Ohrmuschel ist diese gerötet sowie verdickt und zeigt neben hochroten nässenden Stellen, neben Bläschen und Pusteln (impetiginisiertes Ekzem) dicke, borkige, gelbliche Auflagerungen, und vorwiegend in der Ohrfalte und im Gehörgangseingang leicht blutende Rhagaden. Sehr hartnäckig kann es als *intertriginöses Ekzem* in der Ohrfalte sein. Der Gehörgang ist mit schmierigen, fast stets stinkenden, weißlichgrauen oder gelblichen Massen angefüllt, nach deren Entfernung eine hochrote Gehörgangshaut zum Vorschein kommt. Am Trommelfell sind manchmal die Zeichen einer schuppenden Myringitis vorhanden, in anderen Fällen ist es aber auch ganz normal. Das chronische Ekzem hat ver-

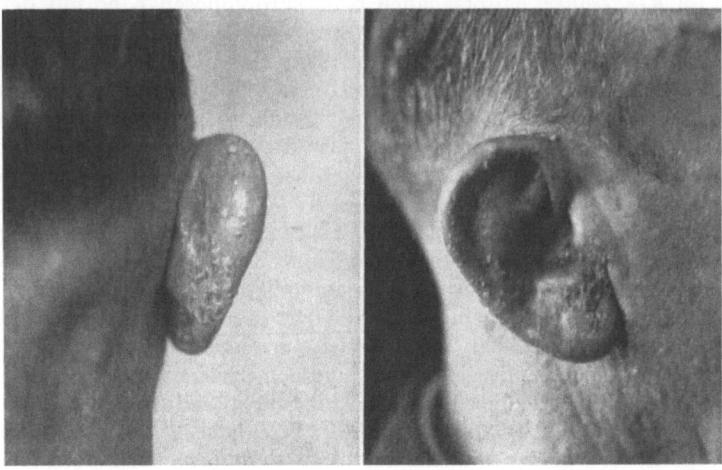

Abb. 114. Mediale Fläche.   Abb. 115. Laterale Fläche.
Abb. 114 und 115. Akutes nässendes Ekzem der rechten Ohrmuschel.

schiedentlich eine dauernde Verdickung und Verunstaltung der Ohrmuschel zur Folge. Der Gehörgang kann während des Heilungsprozesses durch Verdickung der Weichteilauskleidung hochgradig eingeengt werden, selten schließt sich eine narbige Stenose an.

Diesem auffälligen und unverkennbaren Befund gegenüber steht das trockene, isolierte Ekzem des Gehörganges (Übergänge zur Neurodermatitis), bei welchem, als Grund des unerträglichen Juckreizes, ein zerumenfreier Gehörgang mit leicht schuppender, blasser, oftmals etwas atrophischer Haut gefunden wird.

Diagnose. An der Ohrmuschel ist die Erkennung der nässenden und der trockenen Form des Ekzems leicht. Im Gehörgang sieht das akute nässende Ekzem ähnlich aus wie die Otitis externa diffusa, bereitet aber weniger Schmerzen. Bei stark verschwollenem und engem Gehörgang kann die Entscheidung, ob gleichzeitig eine Mittelohreiterung vorliegt, schwierig sein. Hauptsächlich versteckt sich die nicht selten als Ursache vorkommende Kuppelraumeiterung mit einem kleinen Defekt in der Membrana Shrapnelli hinter dem geschwollenen Gehörgang und dem ekzematisierten Trommelfell. Schleimiger oder pulsierender Eiter beweisen stets die Mittelohrbeteiligung, auch wenn das Trommelfell nicht sichtbar ist. Im Zweifelsfalle ist bei der Beurteilung Vorsicht geboten. *Differentialdiagnostisch* wäre die Gehörgangsdiphtherie zu erwähnen, die besonders beim Kind einem Ekzem gleicht, sowie ein Ekzem hervorrufen kann. Beim Ekzem der Ohrmuschel kommt auch ein Lupus in Frage.

Die Diagnose hat sich auf die *mögliche Ursache zu erstrecken*, deren Auffindung nicht immer gelingt (Läppchenprobe).

Behandlung. Es ist stets eine ursächliche und nicht nur symptomatische Behandlung durch Besserung der Ekzembereitschaft und Fernhalten der äußeren Reize anzustreben, deren Ausschaltung häufig schon zur Abheilung genügt.

Unter den lokalen Reizen müssen vor allem drei schädliche Dinge vermieden werden, das Waschen mit Wasser und Seife („das Ekzem scheut das Wasser"), Kratzen im Ohr und bei der Frau die Reizwirkung des Haares.

Als *Ursache* ist an eine Mittelohreiterung zu denken, an Kopfläuse bei Kindern, an berufliche Stoffe bei Ärzten, Zahnärzten, Apothekern, Bäckern (Mehl), Textilarbeitern, Chemikern usw., an Überempfindlichkeit auf Medikamente (Jod, Jodoform, Orthoform, Sublimat, Wasserstoffperoxyd, Antibiotica und andere, Borsäure selten bei Mittelohreiterung), sowie an mechanische Reizwirkungen, wie Radio- und Telephonkopfhörer.

Bei skrofulösen Kindern, bei Verdauungsstörungen der Erwachsenen, bei Stoffwechselstörungen (Diabetes) kann schon die *Allgemeinbehandlung* mit Regelung der Diät (eventuell eine Hungerkur) und der Lebensweise eine Heilung erzielen. Unter Umständen sind Badekuren in Schwefelbädern oder in Kurorten mit alkalischen Wässern das richtige. Auch die Darreichung von Sulfur. colloidal. 0,01 bis 0,02, ein- bis dreimal täglich kann Erfolg haben. Vor allem bei Kontaktekzemen allergischer Natur sind Antihistaminpräparate zu versuchen, die besonders den Juckreiz nehmen.

Zur *Lokalbehandlung* verfügt die Dermatologie über eine große Auswahl von Medikamenten mit zahlreichen Spezialpräparaten, von denen keines mit Sicherheit zum Ziel führt. Ein bestimmtes Schema läßt sich nicht einhalten, vielmehr ist die Therapie dem einzelnen Fall anzupassen. Immerhin genügt manchmal schon die Anwendung einiger weniger Medikamente, während in hartnäckigen Fällen ein Dermatologe mitbehandeln muß.

Akute und nässende Ekzeme werden, nach Aufweichen der Borken durch Olivenöl, mit Abschlußumschlägen (Leinenlappen unter wasserundurchlässigem Stoff) mit Kamillentee oder 3% Resorzinlösung, 1% Borsäurelösung, „Bleiwasser" (2% Aqua plumbi = Plumbum subaceticum), 5 bis 10% essigsaure Tonerde bis zum Auftrocknen behandelt. Stark erodierte Stellen sind mit 3% Silbernitratlösung zu bestreichen. In den Gehörgang werden die Mittel nach sorgfältigem Ausspritzen mit 3%iger Borlösung und Auftrocknen eingeträufelt. Namentlich bei starken Reizwirkungen sollte Amylumpuder oder 2%ige Resorzinsalbe versucht werden. Bei *trockenem Ekzem* des Gehörganges eignet sich Pasta refrigerans borata, Pasta zinci evtl. mit 6% Tumenolammon, 5% Ung. praecipitatum album, 10% Ung. naphthalani oder Sterosansalbe, ein- bis zweimal täglich in den Gehörgang eingestrichen. Gegen starkes Jucken verwende ich Tropfen von 3% Resorzinlösung, 2% Resorzinsalbe, Calmitol- oder Panthesinsalbe. Ebenso ist Pinseln mit 5 bis 10% Silbernitrat zu empfehlen. Während der Behandlung müssen die Ohrmuschel und die Ohrumgebung durch Gazeschutzverbände vor den Haaren geschützt werden. Kleinkinder erhalten Kartonmanschetten bis zu den Ellbogen, um sie am Kratzen zu verhindern. Hartnäckige Fälle beider Ekzemformen werden mit der Quarzlampe oder Röntgen bestrahlt.

Bei der Neurodermatitis und reinen Pruritusformen kommen neben Antihistaminica Sedativa in Frage, sowie Psychotherapie eventuell mit Milieuwechsel.

Prognose. Akute Schübe heilen oft leicht. Chronische Ekzeme dagegen können sich als äußerst hartnäckig erweisen und werden unter vorübergehender Besserung stets wieder rückfällig. Die Beseitigung der Ursachen ist ausschlaggebend, aber nicht immer zu erreichen.

2. Banale Entzündungen der Ohrmuschel

In einem *gewissen Gegensatz zum Ekzem*, das nur die Haut erfaßt und bei welchem die bakterielle Infektion eine mehr sekundäre und untergeordnete Rolle spielt (sekundäre Pyodermisierung der Haut), stehen die eigentlichen *bakteriellen Entzündungen*, die auch das Unterhautzellgewebe ergreifen und vorwiegend als Staphylokokken-, seltener als Streptokokken- oder Pyozyaneusinfektion auftreten. Hiervon wird hauptsächlich der Gehörgang (Furunkel oder diffuse Entzündung), seltener die Ohrmuschel (Erysipel, Perichondritis usw.) betroffen.

a) Erysipel

Ursache und Entstehung. Das primäre Erysipel (Wundrose) an der Ohrmuschel ist relativ häufig, aber im ganzen keine gefährliche Erysipelform. Im Gegensatz zu der Phlegmone beschränkt sich die Entzündung der Haut beim Erysipel auf die oberflächlichen Schichten. Es nimmt seinen Ausgang in der Regel von kleinen Schrunden und Verletzungen, die beim Gehörgangsekzem durch Kratzen verursacht werden oder schließt sich an eine Ohroperation an. Von der Ohrmuschel kann das Erysipel auf das Gesicht übergreifen oder umgekehrt ein wanderndes Gesichtserysipel auf die Ohrmuschel und sich über den Gehörgang und das Trommelfell bis zum Mittelohr ausbreiten. Nur ausnahmsweise wird die Ohrmuschel vom Rachen her durch die Tube, das Mittelohr und den Gehörgang erreicht.

Symptome und Verlauf. Die Erkrankung verläuft wie an anderen Körperstellen. Unter hohem Fieber, öfters mit Schüttelfrost verbunden, schwillt die Ohrmuschel mit flammender Rötung diffus an und es wird bald der auf die Umgebung wandernde, *scharf abgegrenzte Erysipelwall* erkennbar. Verschiedentlich bilden sich auf der geröteten Ohrmuschel mit ihrer ödematösen Schwellung kleine Bläschen (Erysipelas bullosum). Selten sind phlegmonöse Erysipele mit Abszeßbildung, eine Perichondritis und zuweilen eine Sepsis.

Die **Diagnose** ist, bis sich das typische lokale Bild entwickelt hat, schwierig. Bei bestehender Mittelohreiterung läßt die hohe Temperatur an eine intrakranielle Komplikation denken, die Schwellung und Rötung hinter dem Ohr an eine Mastoiditis. Ebenso kann das Erysipel zunächst mit einem Othämatom, mit einer Perichondritis, einem Ekzem oder einer einfachen Hautentzündung verwechselt werden. Vom in der Regel indolenten Othämatom unterscheidet es sich u. a. durch seine Spontan- und Druckschmerzen.

Behandlung. Die Erysipele reagieren oftmals ausgezeichnet auf Sulfonamide oder Penicillin. Über die Technik der üblichen Behandlung s. S. 217. Wunderysipele nach Mastoidoperationen pflegen jedoch erheblich hartnäckiger zu sein. Die Lokalbehandlung begnügt sich mit Einpudern oder feuchten Umschlägen mit Alkohol oder 2 bis 3% Plumbum subaceticum. In resistenten Fällen sind Röntgen- oder Quarzlampenbestrahlungen angezeigt.

b) Knorpelhautentzündung (Perichondritis)

Ursache und Entstehung. Die Knorpelhautentzündung schließt sich gewöhnlich als Sekundärinfektion einer Ohrknorpelverletzung an, wie sie bei akzidentellen Ohrmuschelverletzungen, beim Othämatom, bei Verbrennungen und Erfrierungen, ausnahmsweise durch den Knorpelschnitt bei der Gehörgangsplastik der Radikaloperation des Mittelohres zustande kommen kann. Seltener geht sie von einer Dermatitis, einem Ekzem, einem Furunkel oder syphilitischen Geschwür der Ohrmuschel oder des Gehörganges aus. Schwere Allgemeinerkrankungen, Unterernährung, Stoffwechselstörungen unterstützen das Auftreten.

Fast immer findet sich in der Mischinfektion auch der anaerobe *Bacillus pyocyaneus*, der durch die blaugrüne Verfärbung des Eiters und des Verbandes auffällt und zudem einen typischen Geruch verbreitet.

Symptome und Verlauf. Anfänglich gleicht die Perichondritis einem Erysipel und ruft auch die gleichen allgemeinen, aber weniger akuten Krankheitserscheinungen hervor. Jedoch wird die starke und druckempfindliche Verdickung und Anschwellung der Ohrmuschel rasch unregelmäßig unter Bildung von großen, zunächst derben, später fluktuierenden Höckern, entsprechend der Abszeßbildung. Das Relief der Ohrmuschel verschwindet, nur das Ohrläppchen bleibt mehr oder weniger verschont (Abb. 116). Der Inhalt der Schwellungen

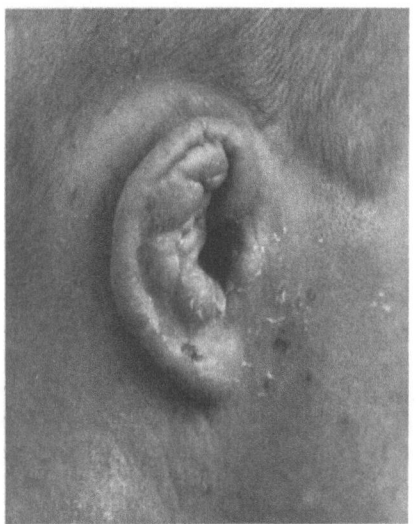

Abb. 116. Perichondritis der rechten Ohrmuschel.

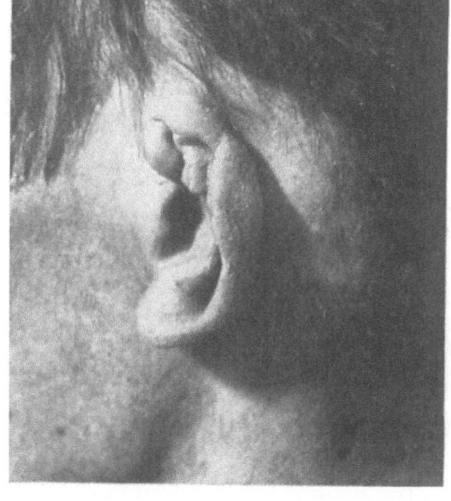

Abb. 117. Verkrüppelung der linken Ohrmuschel nach Perichondritis.

ist bei der Perichondritis zuerst serös, später eitrig, beim Othämatom serös-blutig. Gelegentlich nimmt die Perichondritis als hypovirulente Infektion einen mehr schleppenden Verlauf ohne Eiterbildung. Die meist ausgedehnten Nekrosen des Ohrknorpels mit Abstoßung von Knorpelsequestern hinterlassen nach der Abheilung eine mitunter stark verkrüppelte Ohrmuschel (Abb. 117).

Die **Diagnose** ist nach voller Ausbildung leicht. Vom Othämatom unterscheidet sich die Perichondritis durch ihre heftigen Schmerzen bei jeder Berührung der Schwellungen, durch stärkere Rötung und Hitzeempfindung. Während die Schwellungen beim Othämatom nur die laterale Fläche der Ohrmuschel einnehmen, breiten sich die fluktuierenden Schwellungen der Perichondritis über die ganze Ohrmuschel aus.

Behandlung. Soweit die Schwellung nicht unter feuchten Umschlägen mit Kamillentee, essigsaurer Tonerde, Borsäure oder Alkohol oder unter Röntgen-Reizbestrahlung zurückgeht, sind breite Inzisionen mit Auslöffeln der Granulationen und sparsamer Ausräumung des nekrotischen Knorpels notwendig. Antibiotica lokal und intern unterstützen die Behandlung bedeutend. Gegen den B. pyocyaneus (Pseudomonas aesuginosa) wird als Spezificum Borsäure angewendet, sicherer wirkt gegen diese penicillinresistenten Erreger Streptomycin lokal und intern. Die Erkrankung ist oft hartnäckig.

c) Der Wasserkrebs (Noma)

Ursache und Entstehung. Ausnahmsweise entwickelt sich an der Ohrmuschel, hauptsächlich von kachektischen Kleinkindern, der Wasserkrebs, der auch an der Wange und bei Erwachsenen in der Mundhöhle vorkommt. Die Erkrankung ist durch eine tiefe gangränöse Entzündung gekennzeichnet, der alle Gewebe zum Opfer fallen. Unter rascher Zerstörung der Ohrmuschel breitet er sich auf die Umgebung aus, zerfrißt auch den Knochen und erfaßt das Mittel- und Innenohr, mit der Fazialislähmung als auffälligstem Zeichen (Abb. 118).

Bakteriologisch finden sich Spirillen und fusiforme Stäbchen, die Ätiologie ist aber unklar.

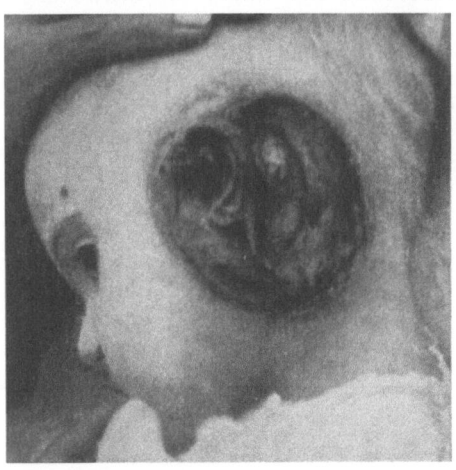

Abb. 118. Noma (Wasserkrebs) der linken Ohrgegend (nach HOFFMANN).

Die Gangrän gibt sich an der grünlich-schwärzlichen Verfärbung des abgestorbenen Gewebes und dem Verwesungsgeruch schon früh zu erkennen und die ausgedehnten Geschwüre lassen ebenfalls nicht an der Art der Erkrankung zweifeln.

Die **Diagnose** ist nur in den ersten Anfängen gegenüber gutartigeren Entzündungen fraglich.

Behandlung. Die sofortige elektrochirurgische Exzision der beginnenden Gangrän, ebenso wie die spätere Abtragung von nekrotischem Gewebe ist zu empfehlen, hält aber die Ausbreitung nicht auf. Sulfonamide, Antibiotica und Antigangränserum in hohen Dosen und kombiniert angewendet sind stets zu versuchen.

Die **Prognose** ist sehr schlecht. Die meisten Kinder sterben an allgemeiner Sepsis, Toxinresorption oder Pneumonie. Durch die Chemotherapie wird sie etwas gebessert.

d) Andere banale Entzündungen (Phlegmone, Abszesse)

Phlegmonöse Weichteilentzündungen schließen sich hauptsächlich als Sekundärinfektionen den Verletzungen an. So kann es durch Ohrringe zu diffuser oder auf den Stichkanal beschränkter Entzündung kommen. Furunkel sind selten und sitzen dann meist an der medialen Ohrmuschelseite.

Nekrotisierende Entzündungen sind ebenfalls selten und befallen hauptsächlich kachektische Kleinkinder. Unter den verschiedenen, nur zum Teil bekannten Ursachen spielen mechanische Druckstellen, z. B. unter Verbänden, eine Rolle. Entweder sind es kleine umschriebene Nekrosen (Ecthyma des Säuglings) oder es kommt zum ausgedehnten brandigen Zerfall.

Die **Diagnose und die Behandlung** unterscheiden sich bei diesen verschiedenen Weichteilerkrankungen nicht von denjenigen an anderen Körperstellen.

3. Banale Entzündungen des Gehörganges

a) Ohrfurunkel (Otitis externa circumscripta)

Entstehung und Ursache. Der Furunkel ist die weitaus häufigste Form der Gehörgangsentzündung, oftmals in zeitlicher Abwechslung mit Furunkeln an anderen Körperstellen oder als Teilerscheinung allgemeiner Furunkulosen, z. B.

bei Stoffwechselstörungen (Diabetes). Da er von den Hautanhängen, namentlich den Haarbälgen mit ihren Talgdrüsen ausgeht, bleibt er auf den knorpeligen äußeren Teil des Gehörganges beschränkt, sitzt also dicht am Eingang. Eine der unmittelbaren *Ursachen* ist das *Kratzen* infolge von Juckreizen oder unzweckmäßige *Reinigungsversuche* des Patienten mit Haarnadeln, Ohrlöffeln, Streichhölzern, insbesondere bei Gehörgangsekzem oder Mittelohreiterungen, wodurch die Bakterien in die Hautanhänge oder kleine, dadurch gesetzte Verletzungen eingerieben werden. Auch in gewissen Berufen (Bäcker, Zementarbeiter), in chemischen Betrieben und bei übermäßigem Genuß von rohem Obst (Kohlehydrate?) ist die Neigung zur Gehörgangsfurunkulose vorhanden. In der Badesaison kommt sie, vor allem beim Baden in Schwimmbassins, in vermehrtem Maße vor (Badeotitis).

Im Gegensatz zu den Streptokokkeneiterungen des Mittelohres beruht der Ohrfurunkel fast immer auf einer *Staphylokokkeninfektion*.

Symptome und Verlauf. Heftige pulsierende Schmerzen im äußeren Teil des Ohres, die nach der Schläfe, dem Scheitel oder in die Zähne ausstrahlen, beherrschen das klinische Bild. Die *starken Schmerzen* erklären sich durch die große Gewebespannung im straffen Gewebe der Gehörgangsweichteile. Jede Berührung und Bewegung des Gehörganges oder Liegen auf dem erkrankten Ohr, sowie *Ziehen an der Ohrmuschel* und *Druck auf den Tragus* ist schmerzhaft, weshalb zuerst ohne Ohrtrichter untersucht werden muß. Der Furunkel an der Vorderwand des äußeren Gehörganges bereitet auch beim Kauen und Sprechen heftige Schmerzen. Bei in der Regel wenig gestörtem Allgemeinzustand kann die Erkrankung afebril oder subfebril verlaufen, gelegentlich kommt es auch bei einem unkomplizierten Verlauf zu stärkerem Temperaturanstieg.

Otoskopisch zeigen sich schon bald nach dem Einsetzen der Schmerzen im oder *nahe dem Gehörgangseingang* eine oder mehrere umschriebene Schwellungen, die auf der diffus geröteten Gehörgangshaut zu kegelförmigen oder halbkugeligen *Höckern* anwachsen, welche bei Berührung mit dem Ohrtrichter oder beim Austupfen äußerst druckdolent sind. Entwickeln sich mehrere Furunkel gleichzeitig, so können sie sich in ihrer Form beeinflussen und sich gegenseitig abplatten. Es entstehen dann mehr diffuse Infiltrate, selten aber größere entzündliche einheitliche Abszesse.

Nach drei bis vier Tagen ist der Furunkel reif und bricht in den Gehörgang durch. Auf der Kuppe des Furunkels bildet sich eine kleine Fistel, aus der, besonders bei Druck, Eiter austritt. Der Ausfluß ist anfänglich blutig-eitrig, dann rahmig-eitrig. Bei großen Furunkeln kann sich ein nekrotischer Furunkelpfropf ausstoßen. Wenn der Gehörgang durch Schwellung und Exsudat völlig verschlossen ist, wird der Patient schwerhörig, sonst kann die Hörweite für Flüsterzahlen oft während der ganzen Erkrankung mehr als 6 m betragen.

Mit dem Durchbruch des Furunkels verschwinden die Schmerzen. Manchmal schließt sich über mehrere Wochen ein Furunkel an den anderen an oder die Erkrankung *rezidiviert* in größeren Zeitabständen. Mitunter bleibt längere Zeit ein hartnäckiger Juckreiz zurück.

Komplikationen. Nur ausnahmsweise nimmt die Entzündung den Weg in die Tiefe und greift über den Gehörgang hinaus mit zunächst periaurikulärem, vorwiegend retroaurikulärem Ödem (Durchbruch durch die Santorinischen Spalten), das bisweilen in eine Phlegmone übergehen und abszedieren kann. Die entsprechende *periaurikuläre Schwellung* sitzt unmittelbar an der fast stets ebenfalls angeschwollenen Ohrmuschel. In vereinzelten Fällen breitet sich das Ödem auf das Gesicht und die Augenlider aus. Die Schwellung ist als Ödem teigig, weich und nicht schmerzhaft, als Phlegmone und Abszeß wird sie derber, schließlich fluktuierend und druckschmerzhaft. Oftmals schwellen die regionären Lymphknoten vor und hinter dem Ohr, sowie im Kieferwinkel an, die auch abszedieren können. In diesen Fällen wird der Furunkel zu einer hochfieberhaften Erkrankung mit stark gestörtem Allgemeinzustand, während bei dem meistens unkomplizierten Verlauf die heftigen Schmerzen in einem auffälligen Gegensatz zum guten Allgemeinzustand stehen.

Ein Durchbruch durch das Trommelfell nach dem Mittelohr findet nur bei dem sehr seltenen Übergang in eine diffuse Gehörgangsphlegmone statt.

Diagnose. Außer im Beginn, wo die Schwellung im Gehörgang noch nicht deutlich ausgeprägt ist, läßt sich der Ohrfurunkel in der Regel leicht feststellen (Schmerzen beim Zug an der Ohrmuschel und Druck auf den Tragus, druckempfindliche Schwellung im äußeren Gehörgangsteil, normales, höchstens leicht gereiztes trübes Trommelfell, normale Hörweite).

Differentialdiagnostisch wird zuweilen die umschriebene *Senkung der hinteren oberen Gehörgangswand* bei einer Mastoiditis als Furunkel angesehen. Der *Furunkel* befindet sich im *äußeren Teil des Gehörganges*, die Senkung dagegen unmittelbar vor dem Trommelfell hinten oben.

Der therapeutisch und prognostisch wichtige *Ausschluß der öfters mit dem Ohrfurunkel vorkommenden Mittelohreiterung* fällt schwer oder wird unmöglich, wenn der schmerzhafte Gehörgang auch für den kleinsten Ohrtrichter nicht mehr durchgängig ist oder ein reichlicher Ohrfluß das Trommelfell mit einem dicken schmierigen Eiter bedeckt. Nichtpulsierender Staphylokokkeneiter von rein rahmigem Charakter und ein normales Gehör sprechen für den Gehörgangsfurunkel, während pulsierender fadenziehender Eiter aus dem Mittelohr stammt.

Schwierig kann die Unterscheidung zwischen *retroaurikulärer Schwellung beim Furunkel* (Pseudomastoiditis) und der retroaurikulären Schwellung der *Mastoiditis* sein, sofern eine Kombination von Ohrfurunkel und Mittelohrentzündung vorliegt oder sich die letztere nicht sicher ausschließen läßt. Eine die Umschlagsfalte einnehmende teigige, weiche, nicht schmerzhafte, auf Fingerdruck eine Delle hinterlassende Schwellung kennzeichnet den Furunkel, während eine druckschmerzhafte derbere Infiltration sowohl bei der Mastoiditis, wie beim Furunkel vorkommen kann. Ein neben der Schwellung noch palpabler indolenter Warzenfortsatz spricht gegen die Mastoiditis. Diese Merkmale sind aber vielfach unsicher, weshalb in jedem Zweifelsfall das *Röntgenbild* des Warzenfortsatzes herangezogen werden muß. Der *Allgemeinpraktiker* ist für die wichtige Entscheidung *nicht zuständig*, zumal die Behandlung einer Mastoiditis als Furunkeldurchbruch eine unter Umständen folgenschwere Unterlassung der rechtzeitigen Ausräumung des Warzenfortsatzes bedeutet. Selbst für den Facharzt bringt in einzelnen Fällen erst die Inzision des Abszesses und die Revision der Mastoidoberfläche den sicheren Aufschluß.

Weichteilentzündungen der Nachbarschaft, die *Parotitis*, entzündliche *Mastoid-* oder *Halsdrüsen* und *Geschwülste* können auch *periaurikuläre Schwellungen* verursachen. Ein normaler Gehörgang weist auf die Umgebung hin. Bricht jedoch ein Parotisabszeß in den Gehörgang durch, so wird die Deutung schwer.

Behandlung. Als *Abortivbehandlung* kann eine Pinselung mit Jodtinktur oder eine Einlage mit in Alkohol getränkten Gazestreifen versucht werden. Wenn die Bildung des Furunkels schon zwei bis drei Tage zurückliegt, ist der Versuch einer Abortivbehandlung zwecklos. Im Gegenteil, es soll durch Wärmeanwendung, die gleichzeitig die Schmerzen lindert, die Reifung des Furunkels und damit der Durchbruch beschleunigt werden. Als *Wärmebehandlung* kommen Kataplasmen, Wärmekissen, besser aber Solluxlampe, Infrarotlampe, Kurzwellen oder ein Antiphlogistinumschlag in Betracht. Der Gehörgang ist mit

Ohrbädern von 3% Resorzinspiritus, 2% essigsaurer Tonerde oder Penicillinlösung (1000 bis 2000 O. E. pro ccm) zu behandeln, was nach der Perforation des Furunkels den Gehörgang reinigt. Die Einführung von Gazestreifen, die mit diesen Lösungen getränkt werden, dient demselben Zweck. Durch Auftropfen sind sie ständig feucht zu halten und erfordern nach dem Eiterdurchbruch eine häufige Erneuerung.

Die äußerst schmerzhafte Inzision der Furunkel erübrigt sich meistens. Jedenfalls ist sie erst nach völliger Reifung angezeigt. Periaurikuläre Abszesse erfordern die breite Eröffnung der Schwellung.

Zur Bekämpfung der heftigen Schmerzen und um dem Patienten eine ausreichende Nachtruhe zu verschaffen, sind hohe Dosen von Analgetica notwendig, am besten Mischpulver (Treupeltabletten, drei- bis viermal täglich, Cibalgintabletten, Saridon und andere, selten Opiate parenteral).

Penicillin intern kürzt die Krankheitsdauer erheblich und ist in allen schweren Fällen, insbesondere bei periaurikulärer Ausbreitung anzuwenden (Depotpenicillin 1 ccm mit 300000 O. E. pro die zwei- bis dreimal tägliche Injektion). Diabetes (Urinuntersuchung) verlangt die Behandlung der Grundkrankheit. Auch sonst empfiehlt sich, eine übermäßige Kohlehydratzufuhr, z. B. durch Obst, zu unterlassen. Andauernde Rezidive sind durch Autovakzine zu unterbrechen.

Zehn bis vierzehn Tage nach dem Ablauf wird der Gehörgang mit Borlösung sauber ausgespritzt und während weiteren zwei bis drei Wochen mit 10% Ung. naphthalani täglich eingesalbt. Bei starkem Juckreiz bringen Pinselungen mit 2% bis 5% Silbernitratlösung, Ohrbäder mit 3% Resorzinspiritus oder 1% Salizylspiritus oder Kalmitol- bzw. Panthesinsalbe Erleichterung.

Prognose. Der Gehörgangsfurunkel ist mit wenigen Ausnahmen ungefährlich und hinterläßt keine Schädigungen. Er ist aber durch seine starke Schmerzhaftigkeit und die Neigung zu Rückfällen sehr lästig.

Prophylaxe. Um Rezidive zu verhüten, muß jede mechanische Bearbeitung des Gehörganges von seiten des Patienten, hauptsächlich das Kratzen, vermieden werden. Es ist deshalb das oft zugrunde liegende juckende Ekzem zu behandeln.

Die Neigung zur Furunkelbildung läßt sich neben der Behandlung disponierender Allgemeinerkrankungen (Diabetes, Verstopfung) durch eine Hefe- oder Schwefelkur (Sulfur colloidal. 0,01 bis 0,02 einmal täglich während 30 Tagen), Kuren in Schwefelbädern oder Desensibilisierung mit Autovakzine bzw. mit einer Staphylokokkenstockvakzine herabsetzen.

b) Diffuse banale Gehörgangsentzündung (Otitis externa diffusa)

Neben der häufigen Furunkulose kommen seltenere *diffuse banale Entzündungen des ganzen Gehörganges* vor, welche auch oder sogar vorwiegend den knöchernen Teil betreffen. Manchmal sind es oberflächliche leichte Hautentzündungen, in anderen Fällen tiefgreifende Phlegmonen mit Zerstörungen des Trommelfelles und osteomyelitisch-nekrotischen Erkrankungen des Knochens, der sich unter Sequesterbildung abstößt. Die Ätiologie und damit auch die Erreger sind nicht einheitlich. Fast immer sind es sekundäre Entzündungen, z. B. eines allgemeinen Gehörgangsekzems, eines syphilitischen Geschwüres, nach Verletzungen, bei Fremdkörpern, Verätzungen, Verbrühungen oder es breitet sich eine nekrotisierende Mittelohreiterung auf den Gehörgang aus. Schwere Infektionskrankheiten begünstigen die Entstehung, ebenso neigen schwächliche Kleinkinder in reduziertem Allgemeinzustand zu diffusen banalen Entzündungen des Gehör-

ganges. Verhältnismäßig häufig führen Badeotitiden zu diffuser Gehörgangsentzündung. Übergänge vom Furunkel zu leichter diffuser Phlegmone finden sich
gelegentlich, auch läßt sich keine scharfe Grenze zum nässenden Ekzem ziehen.
Strahlennekrosen nach der Starkbestrahlung bösartiger Geschwülste im Gebiete
des Ohres, des Nasenrachens oder der Nasennebenhöhlen mit Röntgen- oder
Radiumstrahlen verursachen besonders hartnäckige, sekundär infizierte Geschwüre, die mit einer langdauernden Sequesterbildung des knöchernen Gehörganges einhergehen.

Der Gehörgang erscheint diffus geschwollen und mit einem meist fötiden
eitrigen Exsudat ausgefüllt. Mitunter entstehen schmutzig-weißliche fibrinöse
Membranen, die zu vollständigen Ausgüssen des Gehörganges anwachsen können
(Otitis externa fibrinosa). Die Ausheilung kann narbige Stenosen und Atresien
des Gehörganges hinterlassen.

Wesentlich häufiger sind banale akute und subakute diffuse Gehörgangsentzündungen in den Tropen und wurden besonders bei den in den Tropen stationierten
angloamerikanischen Truppen beobachtet (SYVERTON, HESS, KRAFSCHUK, SEN-
TURIA). Als Erreger fanden sich teilweise Pilze (Aspergillus, Actinomyces), teilweise
verschiedene Bakterien (Pseudomonas aeruginosa [Pyozyaneus], Klebsiella ozaenae,
Staph. aureus haemolyticus, Proteus, Monilia tropicalis).

Die **Diagnose** ergibt sich aus dem beschriebenen Befund mit ähnlichen differentialdiagnostischen Erwägungen wie beim Gehörgangsfurunkel. Jedoch ist
auch an spezifische Entzündungen, wie Diphtherie, Tuberkulose, Syphilis usw.
zu denken.

Die **Behandlung** richtet sich gegen die Grundkrankheit und muß zudem
darnach trachten, die Sekundärinfektion zu verhüten. Leichte Fälle erfordern
dieselben Maßnahmen wie ein akutes Ekzem oder Gehörgangsfurunkel, schwere
Fälle mit Knochenzerstörung und Sequesterbildung eine sorgfältige Wund-
reinigung und Bekämpfung der Gehörgangsstenose. Penicillin ist in der Regel
wenig oder unwirksam, Erfolge mit den übrigen Antibiotica sind noch nicht
bekannt. Oft ist die Erkrankung sehr hartnäckig.

c) Diphtherische Gehörgangsentzündung

Die Infektion des Gehörganges mit dem Diphtheriebazillus hat entweder
ein *gewöhnliches Ekzem* zur Folge oder bildet eigentliche *fibrinöse Beläge*. Die
Übertragung auf den Gehörgang findet öfters von einer primären Mittelohrdiphtherie aus statt, die ihrerseits auf dem Boden einer chronischen Mittelohreiterung entstehen kann.

Für die **Diagnose** ist der bakterielle Nachweis des Löfflerschen Diphtheriebazillus ausschlaggebend.

Behandlung. Neben der internen Serum- und Penicillintherapie werden
nach der Reinigung des Gehörganges durch Borspülungen Penicillin- oder Jodo-
forminsufflationen angewendet.

d) Bullöse Gehörgangsentzündung (Otitis externa bullosa sive haemorrhagica)

Sie zeichnet sich durch mehr oder weniger hämorrhagische schmerzhafte
Blasen aus, die gelegentlich den Gehörgang hochgradig einengen und in der
Tiefe des Gehörganges sitzen, vielfach mit ähnlichen Blasen auf dem Trommelfell.
Diese Erkrankung wird meistens bei Influenza angetroffen, in der Regel mit
einer Mittelohrentzündung zusammen. Sie ist harmlos, sofern sie ohne Mittelohr-
beteiligung auftritt, kann aber zwei bis drei Wochen dauern.

Behandlung. Wärmeanwendung. 3% Resorzinlösung zum Eintropfen.

VI. Dermatosen, Herpes und Otomykosis des äußeren Ohres

Von den verschiedenen Hauterkrankungen sind große *Komedonen* im Gehörgangseingang häufig und führen zuweilen zu kleinen *Aknepusteln*. Die *Impetigo contagiosa* kann sich neben anderen Stellen im Gesicht, auch auf die Ohrmuschel ausbreiten. Der *Herpes simplex* weist an der Ohrmuschel die gleiche typische Gruppenbildung von Bläschen auf, wie überall. Eine Reihe von anderen Dermatosen können ebenfalls auf die Ohrmuschel übergreifen (Pemphigus, Psoriasis, Pityriasis versicolor usw.).

Die Ohrmuschel, insbesondere der Rand der Helix, ist nicht selten der Sitz von *Hyperkeratosen*, die sich namentlich unter der langdauernden Einwirkung ungünstiger Witterungseinflüsse bis zur Erfrierung ausbilden. Sie gehen häufig in *präkanzeröse Veränderungen* über.

Der **Herpes zoster oticus** oder **Herpes zoster cephalicus** ist von besonderer Bedeutung, weil dabei der Nervus statoacusticus und der Nervus facialis betroffen sein können und daher die Erscheinungen von seiten des Hörnerven bzw. des Fazialis klinisch im Vordergrund stehen. Er wird deshalb bei den Innenohrerkrankungen (S. 351) besprochen.

Otomykosis. In feuchten Wohnungen, unter schlechten hygienischen Verhältnissen können sich *Schimmelpilze* (Aspergillus, Mucor-, Penizillium- und Verticillium-Arten nach den Untersuchungen SIEBENMANNs) im Gehörgang ansiedeln, eine diffuse Gehörgangsentzündung hervorrufen und mit ihrem Myzel ganze Gehörgangsausgüsse bilden. Die Entstehung des Myzels wird durch häufiges Baden, organische Fremdkörper, die Schimmelpilze enthalten, und feuchtes Klima begünstigt und es kann sich auch auf der feuchten Haut des nässenden Gehörgangsekzems entwickeln, jedoch sozusagen nie in der Paukenhöhle bei Mittelohreiterungen. *Aktinomykose* ist äußerst selten.

Otoskopisch zeigt sich eine mehr oder weniger ausgedehnte, schmutzig-weißliche, feuchte Auflagerung im Gehörgang, namentlich in dessen Tiefe, mit fleckweiser schwärzlicher, grünlicher oder gelblicher Verfärbung, je nach Art des Pilzes. Unter der Lupe sind die *Pilzfäden des schmutzig-weißlichen Myzels* manchmal auch die *Fruchtköpfchen mit den Sporen* (schwärzlich bei Aspergillus niger, graugrün bei Aspergillus fumigatus und gelb bei Aspergillus flavus) zu erkennen. Die harmlose Erkrankung verursacht Jucken, bisweilen etwas Schmerzen, Völlegefühl und mitunter eine gewisse Schwerhörigkeit. Bei geeigneter Behandlung heilt sie in der Regel in wenigen Tagen ab.

Ernsthafter sind die Pilzerkrankungen in den Tropen, wo sie zu schweren diffusen Gehörgangsentzündungen führen (S. 159).

Diagnose. Schon der otoskopische Lupenbefund und das Aussehen des im Spülwasser zusammenhängenden schmutzigen Belages, gelegentlich als handschuhförmiger Ausguß des Gehörganges, ist typisch. Im Glyzerinzupfpräparat läßt sich der Pilzrasen mikroskopisch leicht nachweisen.

Behandlung. Ausspritzen mit 3% Borsäure und Eintropfen von Acid. salicyl. 0,25, Alkohol 90% 25,00 täglich dreimal acht Tropfen.

VII. Chronische Infektionskrankheiten des äußeren Ohres

1. Tuberkulose

In der Regel tritt die Tuberkulose als Lupus auf, der von der Umgebung auf die Ohrmuschel und den Gehörgang übergeht, wobei die Ohrmuschel bis zum Totalverlust zerfressen und der Gehörgang narbig stenosiert werden kann. Erfrierungen und Verbrennungen bereiten den Boden vor. Der *primäre Lupus* ergreift hauptsächlich das *Ohrläppchen*, welches sich bei *Lupus hypertrophicus*

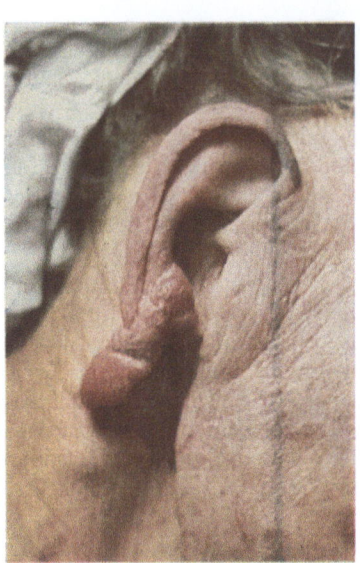

Abb. 119. Lupus hypertrophicus des rechten Ohrläppchens.

in ein höckriges, stellenweise erodiertes Gewächs umwandelt (Abb. 119). Seltener ist der *Lupus vulgaris*, eine große Ausnahme der *Lupus pernio*.

Die Tuberkulose im engeren Sinne ist am äußeren Ohr nur sehr vereinzelt anzutreffen. Beim kachektischen Phthisiker finden sich in diesen Fällen Geschwüre, besonders am Eingang des Gehörganges, oder die *Mittelohrtuberkulose* greift auf den knöchernen Gehörgang über. Bei der *Haugschen Knotentuberkulose* wird das Ohrläppchen zu einem großen blauroten, derben und umgrenzten Tumor mit normaler Haut aufgetrieben. Wahrscheinlich liegt hierbei eine primäre Ohrtuberkulose auf Grund kleiner Verletzungen, namentlich von Ohrringdurchstechungen vor, womit das fast ausschließliche Auftreten bei Frauen erklärt wird.

Diagnose. Der Lupus ist im allgemeinen leicht zu erkennen, kann aber auch einem banalen Ekzem gleichen. Der Verdacht muß durch die Biopsie erhärtet werden. Die Knotentuberkulose gibt zur Verwechslung mit einem Tumor Anlaß, sofern dem Arzt das seltene Bild nicht bekannt ist.

Behandlung. Der gut abgegrenzte Krankheitsherd bei Haugscher Tuberkulose erlaubt eine radikale chirurgische Exzision, sonst eignet sich neben der Behandlung nach CHARPY bei hypertrophischen Formen mit gutem Abwehrzustand die Röntgen- oder Radiumbestrahlung. Im übrigen gelten die internen (Streptomycin) und dermatologischen Behandlungsgrundsätze.

2. Syphilis

Alle drei Stadien der Syphilis sind am äußeren Ohr eine Seltenheit.

Der *Primäraffekt* der Ohrmuschel ist meistens die Folge einer syphilisinfizierten Wunde oder eines Ekzems, z. B. durch den kratzenden Finger. Die torpide Ulzeration wird vorwiegend beim Auftreten von indolenten Kieferwinkellymphknoten verdächtig und ist durch den Spirochätennachweis im Dunkelfeld zu diagnostizieren.

Die verschiedenen Effloreszenzen des *Sekundärstadiums* sitzen mit Vorliebe in der Umgebung des Gehörgangseinganges und im Gehörgang. Von trockenen, schuppenden Papeln führen alle Übergänge zu nässenden Kondylomen und tieferen Geschwüren. Gegenüber der banalen Otitis externa diffusa entscheidet im Zweifelsfall die Blutuntersuchung und der Spirochätennachweis, die die Diagnose stets zu sichern haben.

Das *tertiäre Stadium* kann an der Ohrmuschel oder in deren Umgebung auftreten (Abb. 120). Die *Differentialdiagnose* des intakten oder zerfallenden Gummas gegen tuberkulöse Geschwüre oder eine bösartige Geschwulst ergibt sich aus der Biopsie und den serologischen Reaktionen der Syphilis.

Die **Behandlung** aller drei Stadien erfolgt nach den üblichen Regeln der Luesbehandlung.

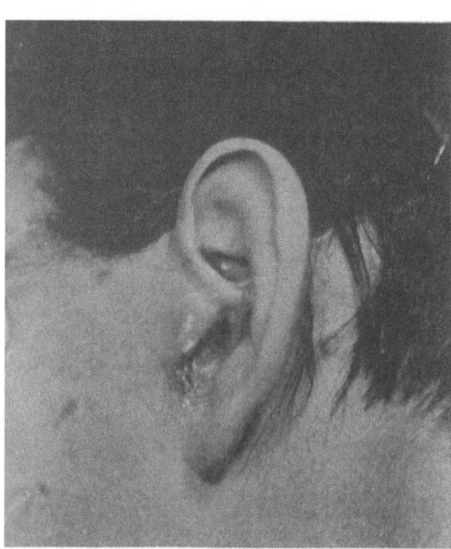

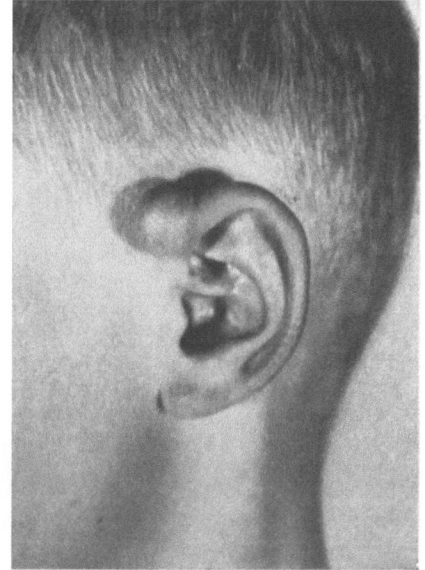

Abb. 120. Tertiäres Syphilid des linken Gehörgang-
einganges.

Abb. 121. Atherom an der linken Ohrmuschel.

VIII. Geschwülste des äußeren Ohres

1. Gutartige Geschwülste

a) Ohrmuschel

An der Ohrmuschel kommen dieselben gutartigen Geschwülste mit den gleichen Erscheinungen wie an der übrigen Körperoberfläche vor. Sie können von jedem der Gewebe, Epidermis, Bindegewebe, Gefäße, Drüsen oder Knorpel ausgehen.

Balggeschwülste (Atherome) sind nicht selten und sitzen meistens am Ohrläppchen oder der medialen Seite der Ohrmuschel (Abb. 121). Wenn sie vereitern, können sie sehr schmerzhaft werden. Gelegentlich bildet sich spontan eine Fistel mit schmierig-eitrigem, stinkendem Sekret.

Behandlung. Sie lassen sich samt ihrem Balg ohne Schwierigkeit ausschälen, sofern es nicht kleine infizierte dünnwandige Säcke sind. Nach breiter Inzision muß die Epithelauskleidung in diesen Fällen elektrochirurgisch zerstört werden.

Die **Narbenkeloide** (Abb. 122) entstehen an der Stelle von Ohrringdurchstechungen des Ohrläppchens oder nach retroaurikulären Operationsschnitten und erlangen mitunter eine außerordentliche Dicke. Ihnen liegt hier wie an anderen Stellen eine bestimmte, öfters familiäre Disposition zugrunde. Sie haben auch nach radikaler Exzision große Neigung zum Rückfall, die sich mit Radiumbestrahlung erfolgreich bekämpfen läßt.

Hämangiome und **Lymphangiome**, vielfach am Ohrläppchen, zeigen das gewohnte Aussehen und werden je nach ihrer Größe nur radiotherapeutisch oder in Kombination mit elektrochirurgischer Zerstörung behandelt.

Dermoide, Fibrome, Papillome, Keratome, Lipome, Nävi usw. sind an der Ohrmuschel gleichfalls bekannt. Ebenso können *Chondrome* vorkommen und zuweilen führt die aus verschiedenen Ursachen eintretende Verknöcherung

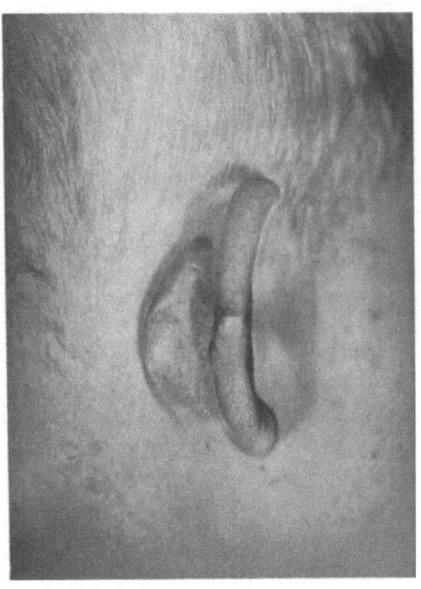

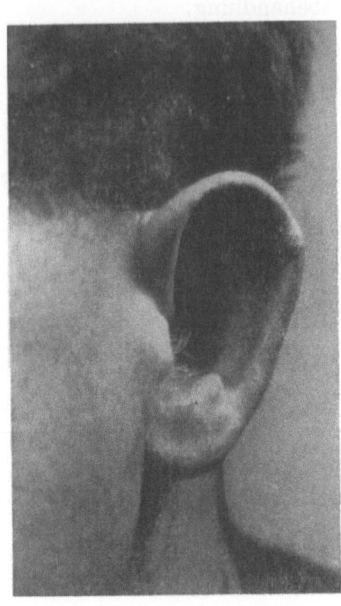

Abb. 122. Retroaurikuläres Narbenkeloid nach
Mastoidektomie.

Abb. 123. ,,Schmerzhaftes Ohrknötchen‘‘
am Rand der linken Ohrmuschel.

gewisser Ohrmuschelstellen (senile Veränderungen, Erfrierungen, Othämatom, Perichondritis) zu kleinen *Osteomen*.

Die **Diagnose** ist im allgemeinen einfach.

Eine **Behandlung** durch Exzision ist nur bei kosmetisch störenden größeren Geschwülsten erforderlich oder, wenn ein rascheres Wachstum zu befürchten ist.

Von den echten Geschwülsten ist das nicht so seltene, gutartige **schmerzhafte Ohrknötchen** der Helix (Abb. 123) zu trennen. Es sitzt als linsengroßes, blasses, derbes Knötchen im oberen Teil der lateralen Seite der Helix. Bei diesem Knötchen handelt es sich um eine entzündliche Geschwulst, eine *Chondrodermatitis nodularis circumscripta chronica helicis*, die dem Träger trotz ihrer Kleinheit große Schmerzen bei Berührung bereitet und das Schlafen auf dem kranken Ohr unmöglich macht. Durch diese Druckdolenz unterscheidet es sich von den Anfangsstadien des Krebsknötchens bzw. präkanzeröser Veränderungen. Mittels Exzision kann es dauernd beseitigt werden.

b) Gehörgang

Echte Weichteilgeschwülstchen sind, außer kleinen *Fibroepitheliomen* im äußeren Gehörgang, noch seltener als an der Ohrmuschel. Sie können zu einer chronischen Gehörgangsentzündung führen oder den Gehörgang stenosieren und damit zu Verhaltungen von Cerumen bzw. Eiter bei Mittelohreiterungen Anlaß geben.

Eine eigene Gruppe stellen die durch ein Virus hervorgerufenen *multiplen Papillome* des äußeren Gehörganges dar, die als blumenkohlartige Gewächse mehr oder weniger große Teile der Gehörgangszirkumferenz einnehmen (Abb. 124). Sie lassen sich durch Elektrokoagulation zerstören, wachsen aber gern wieder nach.

Typisch für den äußeren Gehörgang und praktisch wichtig sind die

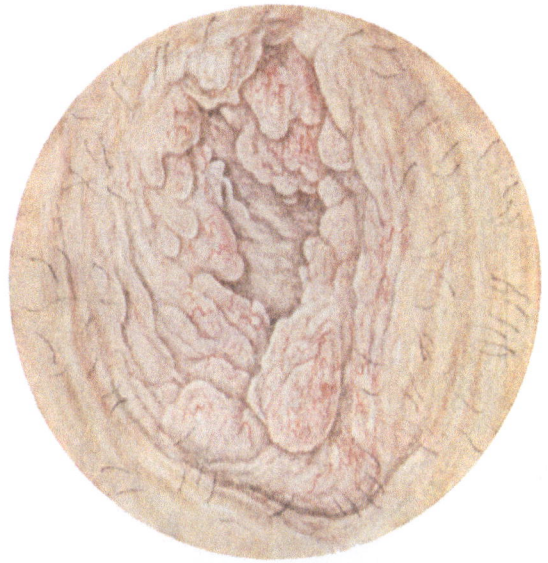

Hyperostosen und Exostosen

Die **Hyperostosen** des knöchernen Gehörganges sind keine echten Geschwülste, sondern Hyperplasien, bei deren Entstehung äußere Reize, wie Entzündung oder kaltes Wasser (van Gilse) eine wesentliche Rolle spielen. Aus letzterem Grunde sollen sie bei Tauchern und Schwimmern besonders häufig angetroffen werden. Es sind diffuse

Abb. 124. Multiple Papillome des rechten Gehörganges.

Knochenwucherungen, welche im inneren Teil des Gehörganges breite, mitunter hinten und vorn unten sitzende Höcker bilden, meistens beiderseits, die den Gehörgang dreieckig und schließlich spaltförmig erscheinen lassen.

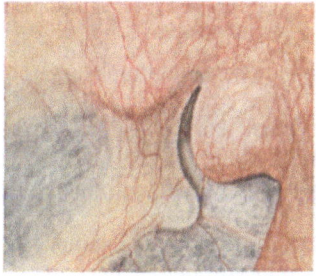
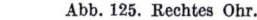
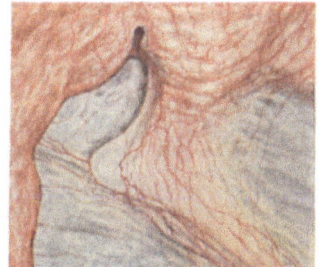

Abb. 125. Rechtes Ohr.   Abb. 126. Linkes Ohr.
Abb. 125 und 126. Exostosen beider Gehörgänge, dem Os tympanicum entsprechend.

Die **Exostosen** stehen zwischen den echten Geschwülsten und Mißbildungen, weshalb die Erbanlage wesentlich beteiligt ist. Sie sind fast immer familiär, viel häufiger beim Mann und bevorzugen bestimmte Gebiete und gewisse Rassen (alte amerikanische und ozeanische Bevölkerung). Sie entwickeln sich von den Ossifikationszentren des Os tympanicum bzw. des Anulus tympanicus aus und befinden sich entweder am äußeren Rand des Os tympanicum oder dicht vor dem Trommelfell, vorwiegend im oberen Teil, nicht selten hinten und vorn oben, entsprechend den oberen inneren Enden des Os tympanicum. Manchmal besteht eine ausgesprochene Symmetrie beider Seiten (Abb. 125, 126). Sie sind halbkugelig oder länglich, breitbasig oder dünngestielt und wachsen von Stecknadelkopf- bis Kirschkerngröße. Der Gehörgang kann dadurch ganz verlegt werden.

Hyperostosen und Exostosen zeigen einen ähnlichen histologischen Aufbau aus spongiösem Knochen mit einer äußeren Knochenschale.

Symptome. Oft sind Hyperostosen und Exostosen ein Zufallsbefund der Ohruntersuchung, da sie erst Beschwerden verursachen, wenn der Gehörgang fast ganz verlegt wird und sich hinter der verengten Stelle Ohrschmalz oder Epidermisschuppen ansammeln (Gehörgangscholesteatom), was zu plötzlicher Schwerhörigkeit führt.

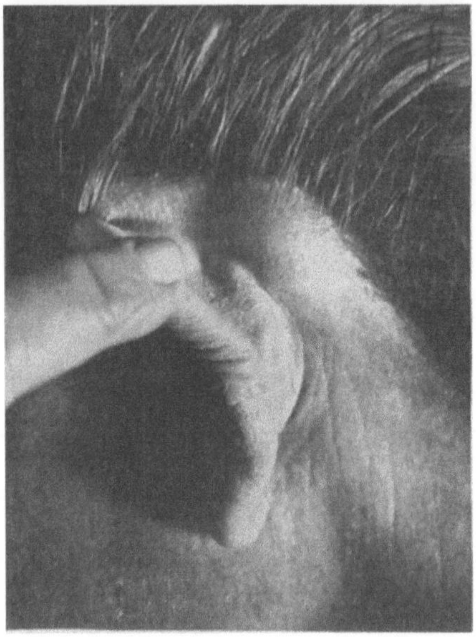

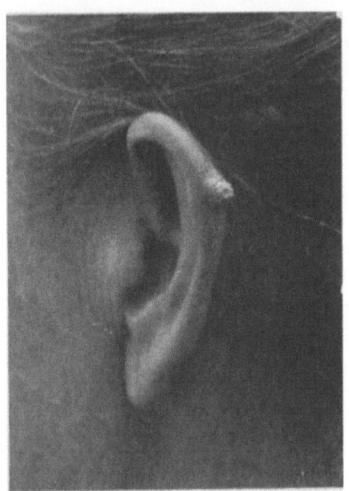

Abb. 127. Retroaurikuläre Hyperostose des linken Ohres.

Abb. 128. Kankroid an der linken Helix.

Gefährlich kann die durch die Stenose bewirkte Abflußbehinderung bei Mittelohreiterungen werden.

Die **Diagnose** der Exostosen ist otoskopisch an dem typischen Bild der reizlosen Vorwölbungen des Gehörganges leicht zu stellen. Vor der Verwechslung mit entzündlicher Schwellung oder Ohrpolypen schützt ihre knochenharte Konsistenz und die Indolenz bei Berührung mit der Ohrsonde.

Behandlung. Kleine Exostosen können unbehandelt bleiben. Stärkere Verengerungen zwingen zum Ausspritzen des angesammelten Zerumens, das sich in kurzer Zeit wieder anzuhäufen pflegt.

Hochgradige Stenosen oder der völlige Verschluß des Gehörganges erfordern die Abtragung der Knochenvorsprünge. Gestielte Exostosen sind mit einer Kürette ohne Gefahr abzubrechen. Breit aufsitzende Höcker müssen abgemeißelt oder besser abgefräst werden, was beim Sitz in der Nähe des Trommelfelles bei unzweckmäßigem Vorgehen die Gefahr einer Trommelfellverletzung, ja selbst einer Fazialislähmung mit sich bringt. Einfaches Abmeißeln durch den Gehörgang ist gefährlich. Entsprechend einer Radikaloperation des Mittelohres wird der knöcherne Gehörgang von einem retroaurikulären oder endauralen Schnitt aus freigelegt und nach Abschieben der Weichteile lassen sich die Knochenhöcker abmeißeln oder besser mit dem Zahnarztbohrer abflachen.

Ausgehend vom Schläfenbein kommen *retroaurikuläre Hyperostosen* bzw. *Osteome* vor (Abb. 127), die bei den Mittelohrgeschwülsten (S. 372) näher beschrieben sind.

2. Bösartige Geschwülste

a) Ohrmuschel

Epitheliome befallen die Ohrmuschel ziemlich häufig und werden in ihrer Bösartigkeit nicht selten unterschätzt.

Ursache und Entstehung. Der primäre Ohrmuschelkrebs entsteht oft auf dem Boden von Reizzuständen, wie Ekzeme, Narben nach Verletzungen, Erfrierungen oder Verbrennungen oder einer senilen Hyperkeratose, die zunächst zu einem langdauernden präkanzerösen Stadium führen. Ältere Männer sind daher besonders disponiert. Sehr gefürchtet ist das *Lupuskarzinom*. Es bilden sich hauptsächlich *Kankroide*, in etwa 30% Basalzellenkarzinome. Sekundär kann der Krebs von der krebserkrankten Parotis oder dem Gehörgang und Mittelohr auf die Ohrmuschel übergreifen.

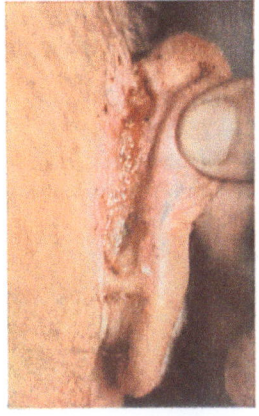

Abb. 129. Plattenepithelkrebs in der linken Ohrmuschelfalte.

Symptome und Verlauf. Die Beschwerden beschränken sich im Anfang auf leichtes Jucken und Stechen, an das sich der Patient bereits von dem prä-

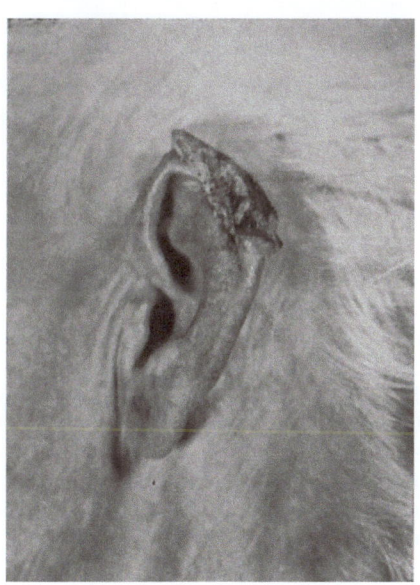
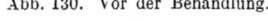
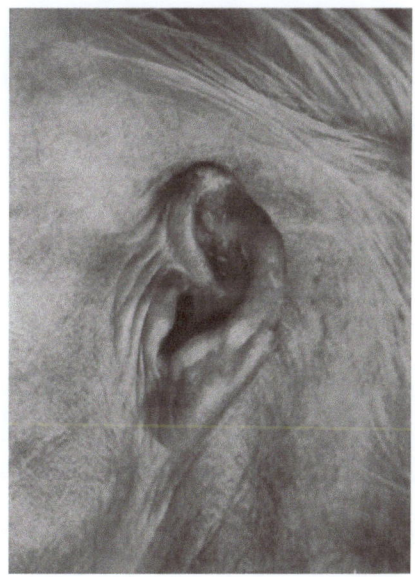

Abb. 130. Vor der Behandlung.   Abb. 131. Zehn Monate nach der Keilexzision.
Abb. 130 und 131. Ausgedehntes Kankroid an der linken Helix.

kanzerösen Stadium her gewöhnt hat. Im allgemeinen wird deshalb der Arzt erst bei rascherem Wachstum und geschwürigem Zerfall aufgesucht, doch in der Regel zeitig genug für einen radikalen Eingriff.

Meistens beginnt der primäre Krebs als kleines, zunächst langsam wachsendes, krustendes Knötchen (Abb. 128) oder Geschwürchen mit unterminierten Rändern, das vorwiegend an der Helix sitzt, aber auch jede andere Stelle einnehmen kann (Abb. 129). Fast plötzlich kommt es dann zu raschem Wachstum und um sich greifendem geschwürigem Zerfall mit ausgedehnter Knorpelzerstörung. Durch den Gehörgang dringt der Krebs in das Schläfenbein, das samt Mittel- und Innenohr zerstört wird. Die oft verhältnismäßig frühe Fazialislähmung weist auf die rasche Wucherung in die Tiefe hin. Auffällig bald treten Metastasen in den Halslymphknoten auf, die sich schnell zu großen Geschwülsten entwickeln. Aus diesem Grund ist das Ohrmuschelkarzinom eines der bösartigsten Hautkarzinome.

Diagnose. Jedes langdauernde schuppende Knötchen oder Geschwürchen an der Ohrmuschel ist krebsverdächtig und muß histologisch untersucht werden.

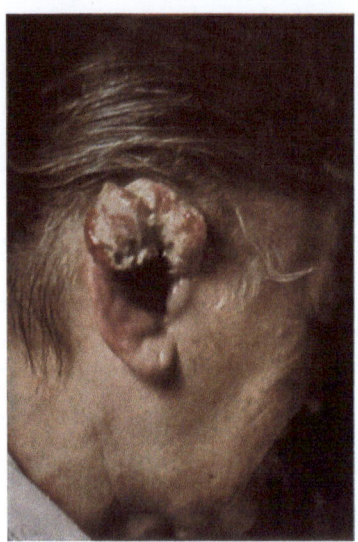 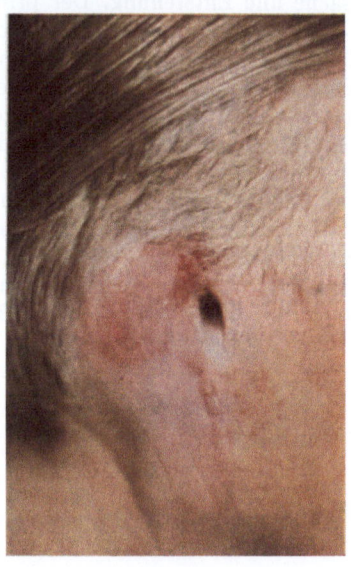

Abb. 132. Vor der Behandlung. Abb. 133. Sechs Wochen nach Abtragung
der Ohrmuschel.

Abb. 132 und 133. Karzinom der rechten Ohrmuschel.

Spätbefunde sind nicht zu verkennen. Im Beginn kommen hauptsächlich das „schmerzhafte Ohrknötchen" und das Ekzem *differentialdiagnostisch* in Frage, später tuberkulöse oder syphilitische Geschwüre.

Behandlung. Dauerheilungen lassen sich nur mit radikalen Maßnahmen erzielen, die auf die Kosmetik keine Rücksicht nehmen. Die radikale Keilexzision mit dem Diathermieschnitt (Abb. 130, 131) oder die Abtragung der ganzen Ohrmuschel (Abb. 132, 133) ist der Strahlenbehandlung, im Gegensatz zu anderen Hautstellen, vorzuziehen. Nur bei den Basaliomen oder beim Kankroid im Eingang des Gehörganges kommt die Elektrokoagulation mit energischer Radium- oder Röntgennachbestrahlung in Betracht. Die abgetragene Ohrmuschel wird am besten durch eine Prothese ersetzt.

Die *elektrochirurgische Abtragung der Ohrmuschel* ist eine einfache Operation, die in Lokalanästhesie vorgenommen wird, auffällig wenig blutet und deren Defekt sich sofort weitgehend decken läßt. Der Gehörgang kann, sofern er nicht erkrankt ist, offengehalten werden, was die Hörfähigkeit praktisch unbeeinträchtigt läßt. Die Rückwirkungen auf den Allgemeinzustand sind gering.

Prognose. Solange sich das Karzinom auf die Ohrmuschel beschränkt, ist die Prognose bei radikalem Vorgehen sehr gut. Sie wird rasch schlechter, wenn die vermeintliche Gutartigkeit des Hautkarzinoms zu ungenügenden Maßnahmen und daher zu Rezidiven führt.

Sarkome der Ohrgegend sind eine Seltenheit. Sie beginnen fast nie an der Ohrmuschel, sondern greifen von der Umgebung über, sind bösartig und verhalten sich klinisch ähnlich wie die Epitheliome.

b) Gehörgang

Von einer ganz besonderen Bösartigkeit sind die seltenen *Karzinome des äußeren Gehörganges*, die in der Regel vom Mittelohr auf den Gehörgang übergreifen und nur ausnahmsweise im Gehörgang primär entstehen. Auch das scheinbar nur kleine und umschriebene Gehörgangsepitheliom erfordert eine radikale Exzision des Gehörgangschlauches von einem retroaurikulären Hautschnitt aus.

Trotz energischer Nachbestrahlung bleibt die **Prognose** ungünstig.

Die Erkrankungen des mittleren Ohres, des inneren Ohres und der zentralen Hörbahnen

I. Mißbildungen und Krankheitsrückstände des Mittel- und Innenohres

Gleichzeitige Mißbildungen des Mittel- und Innenohres sind selten. Die meistens erblichen *Mißbildungen des mittleren Ohres* gehen vielmehr mit denen des *äußeren Ohres* einher, da sich äußeres und mittleres Ohr zusammen aus der ersten Kiemenspalte entwickeln. Deshalb liegt in der Regel neben einer mehr oder minder schweren Fehlbildung des Mittelohres auch eine Atresie des knöchernen Gehörganges vor. Die Mißbildungen wechseln von einer knöchernen Atresieplatte an Stelle des Trommelfelles mit Mißbildungen der Gehörknöchelchen und Verkleinerung der Paukenhöhle bis zum völligen Fehlen der Mittelohrräume. Aber selbst bei *doppelseitigen Entwicklungsstörungen des Mittelohres* reicht das Gehör in der Regel, wie schon bei der Gehörgangsatresie betont wurde, so weit aus, daß *die von Geburt an betroffenen Kinder nicht taubstumm werden.*

Die größtenteils *erblichen Mißbildungen des Innenohres* treten im allgemeinen isoliert auf und bestehen im Fehlen und in Verbildungen teils der knöchernen Labyrinthkapsel, teils des häutigen Labyrinths (s. auch Taubstummheit). Besonders die letzteren lassen sich oft schwer von Krankheitsrückständen oder degenerativen Innenohrveränderungen unterscheiden. Die klinischen Auswirkungen äußern sich in Schwerhörigkeit bis Taubheit.

Krankheitsrückstände des Trommelfelles und in der Paukenhöhle sind nach entzündlichen Erkrankungen und nach Verletzungen häufig und werden unter Mittelohrresiduen beschrieben.

II. Fremdkörper des Mittel- und Innenohres

Ohne Verletzungen gelangen Fremdkörper nur ganz selten vom Rachen her in die Ohrtrompete und von dort in die Paukenhöhle. Hierzu gehören Grannen sowie Spulwürmer, wovon die letzteren beim Erbrechen in das Mittelohr geraten können, oder abgebrochene Bougies, die bei der Sondierung in der Tube zurückbleiben. In der Mehrzahl der Fälle dringen die Fremdkörper, manchmal infolge unsachgemäßer Extraktionsversuche, *unter Durchbohrung des Trommelfelles* in das Mittelohr ein und können *bis zum Labyrinth* vorstoßen. *Steckschüsse* und *Granatsplitter* bleiben oftmals im Mittel- oder Innenohr, besonders im Warzenfortsatz, stecken. Für die unter äußerer Gewalt ins Mittel- und Innenohr eindringenden Fremdkörper s. Abschnitt „Direkte Verletzungen und Schädigungen", S. 181.

Jeder Mittelohrfremdkörper birgt die Gefahr einer *akuten Mittelohreiterung* mit den entsprechenden Verwicklungen in sich, die bei Verletzungen des Innenohres besonders leicht entstehen. Kleine Fremdkörper in der Tube werden öfters durch Würgen wieder in den Nasenrachen befördert oder sie wandern in die Paukenhöhle, wo sie eine Mittelohrentzündung hervorrufen.

III. Verletzungen und Schädigungen des Mittel- und Innenohres

Neben den gewöhnlichen mechanischen Verletzungen durch stumpfe und spitze Traumen treten am Ohr durch Luftdruckschwankungen Schädigungen und Verletzungen auf, die für das Gehörorgan charakteristisch sind. Es lassen sich demnach *zwei große Gruppen von Ohrverletzungen* unterscheiden, diejenige durch *stumpfe und spitze Gewalten* ohne Luftdruckwirkungen und diejenigen durch *Luftdruckwirkungen* verschiedener Art und Ursprunges. Die *erste Gruppe zerfällt in indirekte und direkte Verletzungsarten.* Bei der indirekten Verletzung wirkt sich die Gewalt indirekt durch die Schädelknochen auf das Gehörorgan aus (Schädelbrüche und Schädelerschütterungen), bei den direkten Verletzungen handelt es sich um Stiche, Eindringen von Fremdkörpern, Verbrühungen, Verbrennungen, Schußverletzungen usw., die das Mittel- oder Innenohr direkt treffen. Die zweite Gruppe umfaßt sämtliche *Luftdruckwirkungen* bzw. die Wirkung von *Lufterschütterungen*, welche von langsamen Luftdruckänderungen über grobe Luftstöße (Explosionen) bis zu den Schallwellen alle Übergänge zeigen. Sie werden als *indirekte Verletzungen* bezeichnet, da sich die mechanische Energie auf dem Wege von Luftdruckänderungen auf das Gehörorgan überträgt.

Ebenso können *Kombinationen* der verschiedenen Verletzungen vorkommen. Ein heftiger Schlag auf die Ohrgegend kann zugleich durch die Schädelerschütterung und durch Luftstoß schädigen, die Explosion einer Bombe durch ihre Sprengstücke, den Explosionsdruck und die Schallwelle.

Für den praktischen Arzt ist eine *gründliche Kenntnis der Ohrverletzungen* notwendig, weil sie häufig durch schwere Unfälle bedingt sind, bei denen er die erste ärztliche Hilfe zu leisten hat. Wenn auch von *sämtlichen Unfällen* nur $2,5^0/_{00}$ auf Ohrverletzungen fallen, erhält diese relativ kleine Zahl doch eine Bedeutung, da besonders bei den Straßenunfällen, welche in Anbetracht der gesteigerten Verkehrsgeschwindigkeit ständig im Zunehmen begriffen sind, die schweren Kopfverletzungen mit Schädelgrundbrüchen in 25% einen *dauernden Ohrschaden* hinterlassen. In vielen Fällen bildet die Schädigung eines oder beider Gehörorgane den einzigen bleibenden Nachteil, entweder als Hörstörung, häufiger als Schwindel.

Heutzutage, wo fast alle Verletzungen in irgend einer Form versichert sind, erhebt sich meistens die Frage nach dem ursächlichen *Zusammenhang des Schadens mit dem Unfall* bzw. der Verletzung und nach deren *Einfluß auf die Erwerbsfähigkeit.* So leicht diese Beurteilung mitunter im Anfang fällt, so schwer kann sie nach abgelaufener Heilung werden, denn es läßt sich beispielsweise einige Zeit nach der Verletzung eine alte Mittelohreiterung von einer Trommelfellverletzung mit nachfolgender Eiterung kaum oder nicht mehr unterscheiden. Außerdem nimmt nicht selten im Laufe der Zeit die Begehrlichkeit des Versicherten zu und der vielfach ohnehin unklare Tatbestand wird noch wesentlich verschleiert. Eine möglichst *frühzeitige Ohruntersuchung, besonders nach Schädelunfällen*, ist daher *außerordentlich wichtig*, und die Feststellungen des erstbehandelnden Arztes unmittelbar nach dem Unfall und sein Anfangszeugnis sind für eine spätere gutachtliche Beurteilung oft von ausschlaggebender Bedeutung.

Der *ärztliche Anfangsbericht* sollte bei allen Ohrverletzungen und bei jeder schweren Schädelverletzung die folgenden Angaben enthalten:

1. Blutung und Liquorfluß aus den Ohren bzw. Blut oder Hirnsubstanz im Gehörgang (cave Verwechslung mit Cerumen),

2. Fazialisparese,

3. beiderseitiger otoskopischer Befund, soweit das Trommelfell ohne die verbotene Reinigung des Gehörganges beurteilt werden kann: Gehörgangsverletzungen, Trommelfellzerreißung und Blutungen im Trommelfell, Hämatotympanon,

4. Hörweite für Flüsterzahlen bzw. für Umgangssprache für *beide* Ohren (Angabe der Hörweite für Uhrticken ist so gut wie wertlos),

5. Vestibularissymptome: Schwindel, Übelkeit, Erbrechen, Spontannystagmus,

6. nach früheren Ohrkrankheiten fragen: Nach allgemeiner Erfahrung werden diese Fragen unmittelbar nach dem Unfall viel wahrheitsgetreuer beantwortet als später.

In den *Zwischenberichten* äußert sich der behandelnde Arzt häufig über die Hörfähigkeit, wobei er ohne weiteres die Angaben des Verunfallten als wahrheitsgetreu voraussetzt. Die unter Umständen vorhandene Aggravation wird dadurch erheblich fixiert und gibt zu ärztlichen Kontroversen Anlaß. Im Gegensatz zur *ersten Untersuchung* ist es daher besser, wenn der Allgemeinpraktiker *spätere Hörprüfungen unterläßt* oder beifügt „ohne Simulationsprüfung". Dasselbe gilt für die in den Zeugnissen oftmals zu findende Erwähnung von *Trommelfellnarben*, die fast immer in degenerativen Trommelfellveränderungen bestehen, welche mit einer Verletzung nichts zu tun haben. Die abschließende Begutachtung ist Sache des Facharztes.

A. Verletzungen durch stumpfe und spitze Gewalteinwirkungen und lokale Schädigungen anderer Art

1. Indirekte Verletzungen bei Kopfprellungen

Entstehung und Ursache. Der größte Teil *schwerer Ohrverletzungen* ist auf *stumpfe Gewalteinwirkungen* zurückzuführen, sei es durch Aufschlag des Schädels bei schweren Stürzen (Verkehrs- und Sportunfälle) oder umgekehrt durch Schlag und Stoß auf den Schädel (Arbeitsunfälle, Mißhandlungen), durch Aufprallen und Sprengwirkungen von Geschossen, Quetschungen, aber auch durch die Kombination verschiedener Gewalteinwirkungen, bei Überfahrenwerden und dergleichen. Dabei überträgt sich die Gewalt *indirekt durch die Schädelknochen auf das Gehörorgan*. Kommt es zu einer *Schädelfraktur*, dann können zwei Arten von Brüchen auftreten: die *Biegungsbrüche* (Impressionsbruch) und die *Berstungsbrüche*. Bei den Brüchen des Schädelgrundes, gewöhnlich Berstungsbrüche, zieht die Bruchlinie meistens als Schläfenbein- bzw. Felsenbeinbruch durch das

Gehörorgan, während schwere *Schädelerschütterungen* auch *ohne Knochenver-*
letzung zu einer *Schädigung des häutigen Innenohres oder des Hörnerven* führen
können (Innenohrerschütterung). Oft werden durch eine Commotio und Contusio
cerebri auch die *zerebralen Bahnen des Gehörorganes*, insbesondere die Vestibularisbahnen, geschädigt. Häufig ist das Ohr der verletzten Schädelseite stärker oder
allein geschädigt. Für die schweren Kriegsverletzungen, die vielfach durch die
gleichzeitige Einwirkung direkter und indirekter Gewalt, sowie eines akustischen
Traumas entstehen, verweise ich auf die spezielle Literatur.

a) Der Schläfenbeinbruch

Durch die beiden sich kreuzenden Hohlraumsysteme des Gehörorganes
(Abb. 2) werden im Schläfenbein bzw. im Felsenbein *zwei Richtungen geringen*

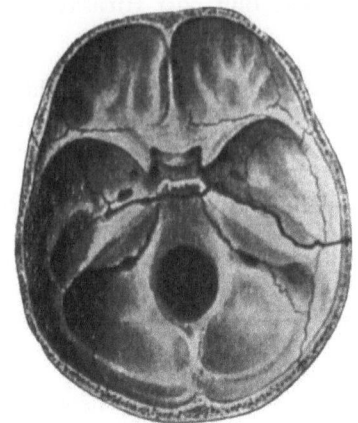 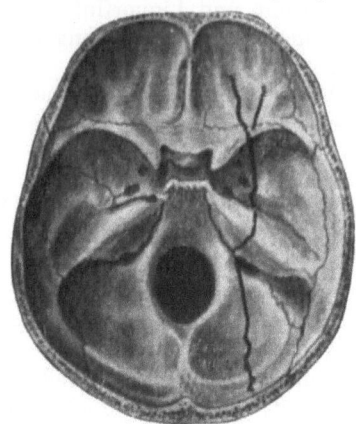

Abb. 134. Felsenbeinlängsbruch bei Querbruch des   Abb. 135. Felsenbeinquerbruch bei Längsbruch des
Schädelgrundes.   Schädelgrundes.

Abb. 134 und 135. Halbschematische Darstellung der Haupttypen der Schläfenbeinbrüche (aus MARX).

Widerstandes gebildet, denen die *Berstungsfrakturen des Schädelgrundes* mit
besonderer Vorliebe folgen. In der *Längsrichtung der Felsenbeinpyramide* verlaufen die *pneumatischen Hohlräume des Mittelohres*, in der *Querrichtung innerer*
Gehörgang und inneres Ohr. Infolgedessen lassen sich *Längsbrüche* und *Quer-*
brüche des Felsenbeines unterscheiden, die auch kombiniert (kombinierte Fraktur
der Pyramide) vorkommen können (Abb. 134, 135). Manchmal sind es nur feine,
nicht durchgehende Fissuren, manchmal breite Spalten mit Dislokation der Fragmente oder Splitterungen (Dach der Paukenhöhle und des Antrums), *selten*
isolierte Zertrümmerungen des Innenohres oder *isolierte Warzenfortsatzbrüche*.
Die Ausheilung der Spalten erfolgt teilweise nur bindegewebig, weshalb die
Bruchlinien noch jahrelang auf dem Röntgenbild nachweisbar sind und dementsprechend eine Mittelohrentzündung selbst nach Jahren durch die Bruchspalten zum Endokranium geleitet werden kann.

Felsenbeinlängsbruch

Dieser ist am häufigsten. Die Frakturlinie verläuft durch das Dach der
Ohrtrompete bzw. des Canalis musculo-tubarius, der Paukenhöhle und eventuell
des Antrums, von wo er in der Regel nach außen in die Schläfenbeinschuppe
umbiegt und dabei den Gehörgang erreicht, oder er endet an der Außenfläche
des Mastoides. Dies führt zur Knickung des Anulus tympanicus, namentlich
vorn und hinten oben oder bei stärkerer Dislokation der Fragmente zur Stufen-

bildung des normalerweise gleichmäßig ovalen bzw. runden Gehörganges. Durch den Bruch des Anulus tympanicus wird das Trommelfell, fast stets in seinem oberen Teil, zerrissen. Ebenso kann die Gehörknöchelchenkette verletzt, der Amboß luxiert und der Steigbügel gebrochen werden. Dagegen zieht der Bruch im allgemeinen an der knöchernen Labyrinthkapsel vorbei, ohne sie zu verletzen (Abb. 136).

Diesem *vorderen Längsbruch* steht der *hintere Längsbruch* gegenüber, der der Hinterkante der Pyramide folgt, dabei aber weder das Mittel- noch das Innenohr verletzt. Ausnahmsweise wird die ganze Pyramide ausgesprengt.

Schnecke   N. facialis   Bruchspalte

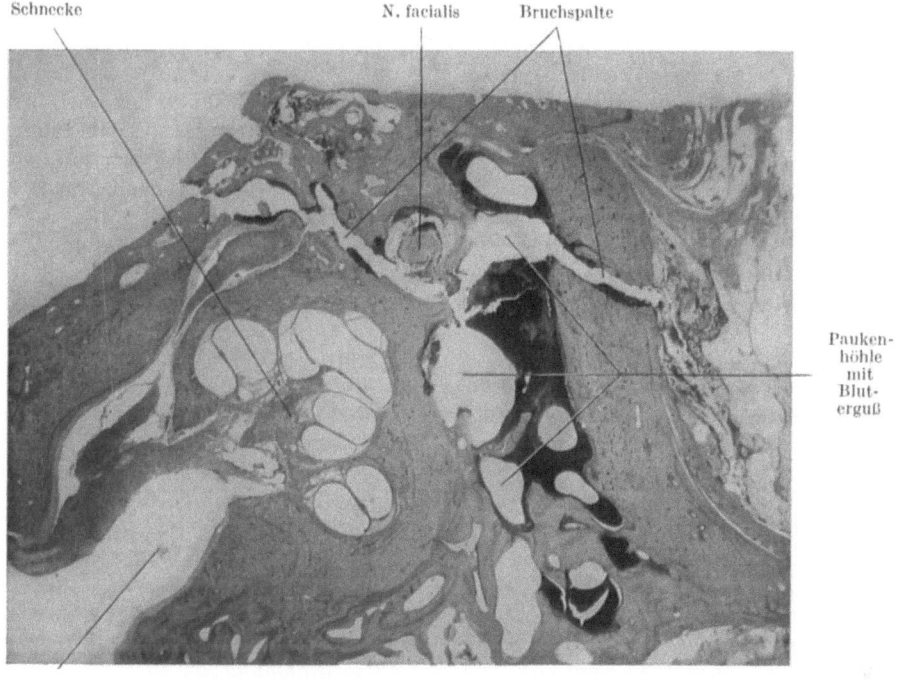

Pauken-
höhle
mit
Blut-
erguß

Abb. 136. Atypischer frischer Felsenbeinlängsbruch.
Die Bruchspalte zieht schräg durch den oberen Teil der Felsenbeinpyramide von der Hinterfläche gegen den Gehörgang. Die Schnecke ist verschont, der Fazialkanal eröffnet.

Symptome und Verlauf des Längsbruches. Die Symptome der *Mittelohr-verletzung* stehen im Vordergrund. Das auffälligste Zeichen ist die *starke Blutung aus dem Ohr*, die sofort nach dem Unfall einsetzt und auch im ersten Stadium, wenn die Hirnsymptome mit tiefer Bewußtlosigkeit noch überwiegen, nicht nur auf den Schädelgrundbruch, sondern auf die Ohrverletzung hinweist. Das gleiche trifft für den seltenen *Liquorabfluß* zu, der einen Durariß voraussetzt. Der *Anulus tympanicus und die Gehörgangswand* erleiden die beschriebene *Knickung* oder *Stufenbildung*, das *Trommelfell* die erwähnte *Zerreißung im oberen Teil* (randständige Perforation). Über dem Mastoid kann sich ein Bluterguß bilden oder es finden sich feinere Suggilationen. Nach Ablauf der Bewußtlosigkeit fällt eine Schwerhörigkeit vom Charakter der *Schalleitungsstörung* auf, ohne Vestibularsymptome. Eine Fazialislähmung ist selten, etwa 10%, meistens tritt sie erst einige Tage nach dem Unfall ein (Blutung in den Fazialiskanal). Zu diesen reinen Mittelohrläsionen, die für die Längsfraktur typisch sind, gesellen sich nur dann Erscheinungen von seiten des Innenohres, wenn gleichzeitig, was ziemlich häufig ist, eine *Innenohrerschütterung* bzw. eine Schädigung der zentralen Bahnen vorliegt. Die Ausheilung hinterläßt *narbige Residuen* an den mehr oder minder dislozierten Fragmenten des Gehörganges, sowie am Trommelfell und im Mittelohr. Trotzdem stellt sich das *Gehör oft wieder vollständig ein*, andernfalls bleibt eine Mittelohrschwerhörigkeit zurück.

Der seltenere, aber schwerere

Felsenbeinquerbruch

verläuft senkrecht zur Pyramidenachse, im allgemeinen durch den inneren Gehörgang und das Innenohr, verschont jedoch fast immer das Trommelfell und den äußeren Gehörgang. Nach ULRICH ist kein mikroskopisch untersuchter Fall von reiner Labyrinthfraktur mit Trommelfellzerreißung bekannt. Oftmals zieht die Frakturlinie zwischen Schnecke und Bogengängen durch das Vestibulum und entlang dem Fazialiskanal in die laterale Innenohr- bzw. die mediale Paukenhöhlenwand, in der Gegend der Fensternischen endigend oder das Promunturium absprengend. Das häutige Innenohr wird teils durch Zerreißung, teils durch den Bluterguß in das Innenohr schwer geschädigt bzw. zerstört.

Nur ausnahmsweise wird die Pyramidenspitze abgesprengt (Schädigung des N. trigeminus und des N. abducens).

Symptome und Verlauf des Querbruches. Die *Schädigung des Innenohres* beherrscht das klinische Bild. Eine *Blutung* aus dem Ohr erfolgt in diesen Fällen gewöhnlich nicht, weshalb die im übrigen nur funktionellen Symptome von seiten des zerstörten Innenohres sowie ein eventueller Liquorabfluß aus der Bruchspalte durch die Labyrinthkapsel zunächst ganz hinter den schweren Hirnsymptomen, der Hirnerschütterung mit tiefer Bewußtlosigkeit und späterer Bewußtseinstrübung zurücktreten. Hirn- und Ohrerscheinungen gehen nicht immer parallel, wie auch schwere Schädelgrundbrüche ohne Bewußtlosigkeit vorkommen.

Bereits in der Bewußtlosigkeit wird der *Ausfall des Vestibularis* durch eine konjugierte Deviation der Augen nach der kranken Seite oder in langsamen Bewegungen bemerkbar, die der langsamen Komponente des Nystagmus entsprechen, während die rasche Komponente infolge der Ausschaltung des Bewußtseins fehlt. Schon bald zeigt sich auch die *Fazialislähmung*, die in etwa 50% der Fälle vorhanden ist. Erlangt der Patient das Bewußtsein wieder, dann fallen in erster Linie die Taubheit infolge des *Innenohrausfalles* auf und die heftigen *Vestibularisausfallserscheinungen* (Drehschwindel, Nystagmus, Gleichgewichtsstörungen mit Vagusreizsymptomen [Übelkeit, Erbrechen]). Sehr selten wird nur die Schnecke oder nur der Vorhofbogengangapparat von der Bruchspalte getroffen, wobei dann die Funktion des einen oder anderen Teiles aussetzt. Bei *geschlossener Fraktur* ist der otoskopische Befund *normal*. Bei *offener Fraktur* der medialen Paukenhöhlenwand ergießt sich das Blut in die Paukenhöhle und verursacht bei *intaktem Trommelfell ein Hämatotympanon*, das tiefblau durch das meistens etwas vorgewölbte Trommelfell durchschimmert. Nach Abheilung ist das otoskopische Bild, auch der offenen Fraktur, wieder völlig normal, dagegen bleiben die *Taubheit* und die *Unerregbarkeit des Labyrinths dauernd bestehen*, während die *Spontansymptome des Vestibularisausfalles* in der Regel nach einiger Zeit *kompensiert werden und verschwinden*. Die Labyrinthhohlräume füllen sich mit Bindegewebe und Knochen aus, und die Sinnesendstellen degenerieren (Abb. 137).

Lähmungen des N. abducens und des N. trigeminus kommen bei beiden Bruchrichtungen vor, sofern der Knochenriß die Gegend der Pyramidenspitze durchzieht.

Eine *schwere Komplikation* bedeutet bei allen Frakturen des Schläfenbeines die Sekundärinfektion mit ihrer nachfolgenden akuten Mittelohrentzündung oder eine bereits vorhandene chronische Mittelohreiterung. Die offenen Bruchspalten stellen einen gefährlichen Überleitungsweg der Entzündung zu den Hirnhäuten dar, weshalb rasch eintretende Meningitiden häufig sind. Die Querfraktur mit der Überleitung durch das zerstörte Labyrinth auf den inneren Gehörgang ist besonders bedrohlich. Durch den teilweise nur bindegewebigen Verschluß der Bruchspalten kann sich noch nach Jahren (in einem eigenen

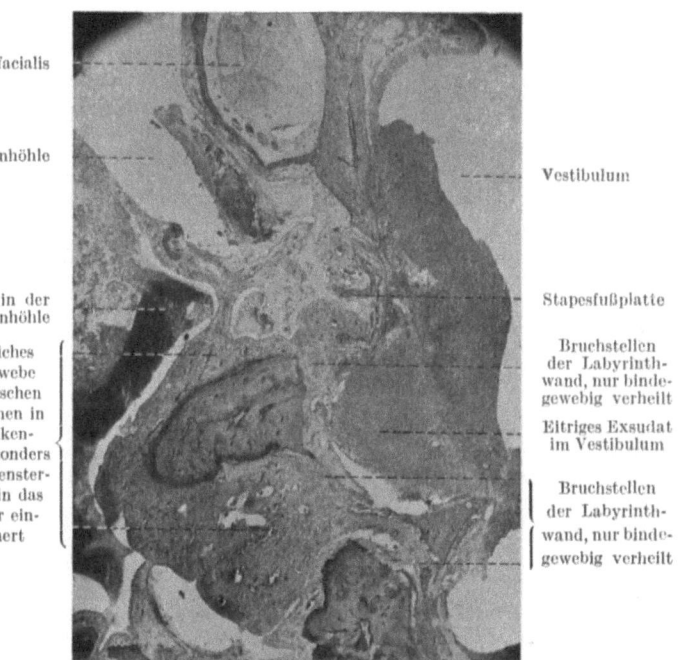

Abb. 137. Residuen einer Labyrinthzertrümmerung 16 Jahre nach einem Schädelgrundbruch. Akute Pneumokokkenotitis. Tod an Meningitis (nach SCHLITTLER).

Fall nach 37 Jahren) aus einer zufälligen akuten Mittelohrentzündung bei der Querfraktur eine *Spätmeningitis* entwickeln, wofür allerdings fast nur die Querfraktur in Frage kommt.

Brüche des Warzenfortsatzes

Selten verläuft der Bruch durch die äußere Corticalis des Warzenfortsatzes, z. B. bei direktem Schlag auf das Mastoid, und ist an der Außenfläche abtastbar. Es entstehen Blutergüsse in die Weichteile oder Luftemphyseme.

Diagnose des Schläfenbeinbruches. So gut wie beweisend für einen Schädelgrundbruch in Form eines *Längsbruches* des Felsenbeines ist die *stärkere Blutung* aus dem Ohr. Zuweilen fließt das Blut von äußeren Verletzungen der Ohrumgebung in den Gehörgang und täuscht eine Blutung aus dem Gehörgang vor. Der isolierte *Bruch des äußeren Gehörganges durch Einstoßen des Unterkieferköpfchens*, ein nicht häufiges Ereignis, kann ebenfalls zur Blutung aus dem Ohr führen. Bleibt das Blut eingetrocknet im Gehörgang liegen, so ist die Verwechslung mit dunklem Cerumen möglich und forensisch folgenschwer. Die Entfernung eines kleinen Stückes mit der Ohrkürette oder durch Auswischen

(Ausspritzen ist kontraindiziert!) läßt Blut und Cerumen unterscheiden. Liquor-abfluß (wasserklarer, dünner Ausfluß), der oft längere Zeit anhält, macht auf den gefährlichen Durariß aufmerksam. Die Diagnose der Längsfraktur ist daher selbst ohne genauen otoskopischen Befund im allgemeinen leicht zu stellen. Eine *Reinigung des Gehörganges* von Blut, insbesondere das *Ausspritzen* zum Zwecke einer genauen Besichtigung der Tiefe, ist *auch noch nach einigen Wochen streng verboten*, da dadurch die gefürchtete Sekundärinfektion verursacht werden kann. Auch wenn eine Otoskopie möglich ist, würde sich unmittelbar nach dem Unfall doch kein klares Bild ergeben, weil die Gehörgangsknickung sowie

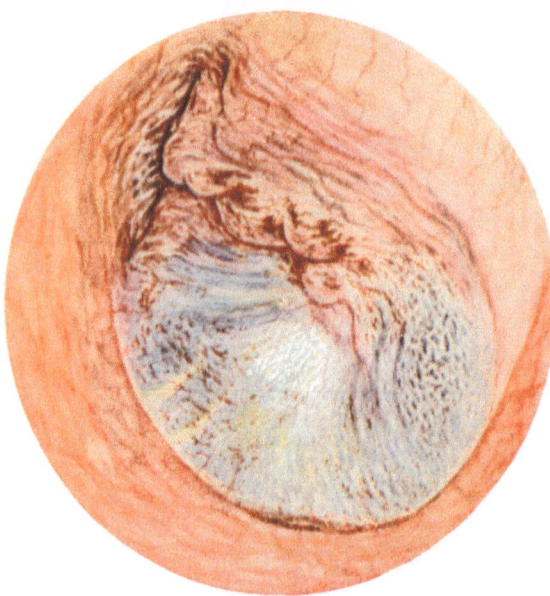

der Trommelfellriß durch Schwellung und Blutkru-sten verdeckt werden. Diese letzteren weisen allerdings mit großer Wahrschein-lichkeit auf einen Bruch hin (Abb. 138). Vielfach besteht zugleich eine In-nenohrerschütterung. Die narbigen Residuen im Trommelfell treten erst nach der Abheilung deut-lich hervor, ebenso wie der Gehörgangsbruch an der Knickung des Anulus tym-panicus bzw. an der Stufen-bildung oder an nur binde-gewebig verschlossenen Fissuren noch nach Jahren zu erkennen ist (Abb. 139). Viel *weniger auffällig* und deshalb leicht uner-kannt bleibt in der ersten Zeit nach dem Unfall die

Abb. 138.   Schädelgrundbruch mit Felsenbeinlängsbruch.   Linkes Trommelfell. 3 Tage nach dem Unfall.

Querfraktur. Eine Blutung oder Liquorfluß aus dem Ohr fehlt gerade bei dieser gefährlichen Verlaufsrichtung des Bruches fast immer. Der Allgemein-arzt pflegt daraus in irriger Weise auf einen intakten Schädelgrund zu schließen und denkt nicht daran, daß ein *Felsenbeinbruch auch ohne Blutung aus dem Ohr, ja selbst ohne jede otoskopische Veränderung* vorhanden sein kann. Nicht selten zeigt die Ohruntersuchung das tiefblaue Hämatotympanon. Oft wird die Diagnose erst gestellt, wenn der Patient nach dem Erwachen aus der Bewußtlosigkeit seine einseitige Taubheit bemerkt und damit zur richtigen Deutung seines Schwindels und Erbrechens verhilft. Die konjugierte Deviation der Augen wird manchmal übersehen, ebenso wie der Nystagmus gesucht werden muß. Die Reizprüfung des Labyrinths ergibt dessen Unerregbarkeit, und diese ist zusammen mit der Taubheit und unter Umständen mit der Fazialislähmung das Hauptanzeichen des Labyrinthquerbruches. *Differentialdiagnostisch* ist die Labyrintherschütterung in Erwägung zu ziehen, die aber in der Regel keine völlige Taubheit zur Folge hat. Gegenüber dem postkommotionellen Symptomen-komplex fällt die Unterscheidung an Hand der Labyrinthunerregbarkeit und der Taubheit nicht schwer (s. auch S. 363).

In einem gewissen Prozentsatz gelingt es, die Felsenbeinfraktur auf dem *Röntgenbild* nach Art und Verlauf nachzuweisen, weshalb die Röntgenuntersuchung in allen Zweifelsfällen heranzuziehen ist. Auf den gewöhnlichen Schädelübersichtsaufnahmen, wie sie vorzugsweise zur Untersuchung des Schädeldaches dienen, wird die Bruchlinie nur selten sichtbar. Meistens werden *Spezialaufnahmen des Felsenbeines notwendig*, und zwar bei vermuteter Querfraktur die Aufnahmerichtung nach STENVERS (Abb. 140), bei Längsfraktur diejenige nach MAYER (Abb. 141). Eine Reihe besonderer Aufnahmerichtungen mit einer entsprechenden Röntgenapparatur hat CHAUSSÉ angegeben. Das Stereobild leistet dabei ausgezeichnete Dienste. Einwandfreie

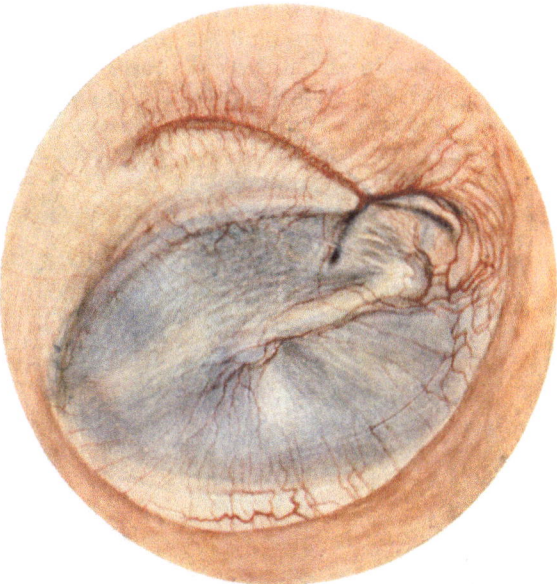

Abb. 139. Ausgeheilter Schädelgrundbruch mit Felsenbeinlängsbruch. Rechtes Trommelfell. 11 Monate nach dem Unfall.

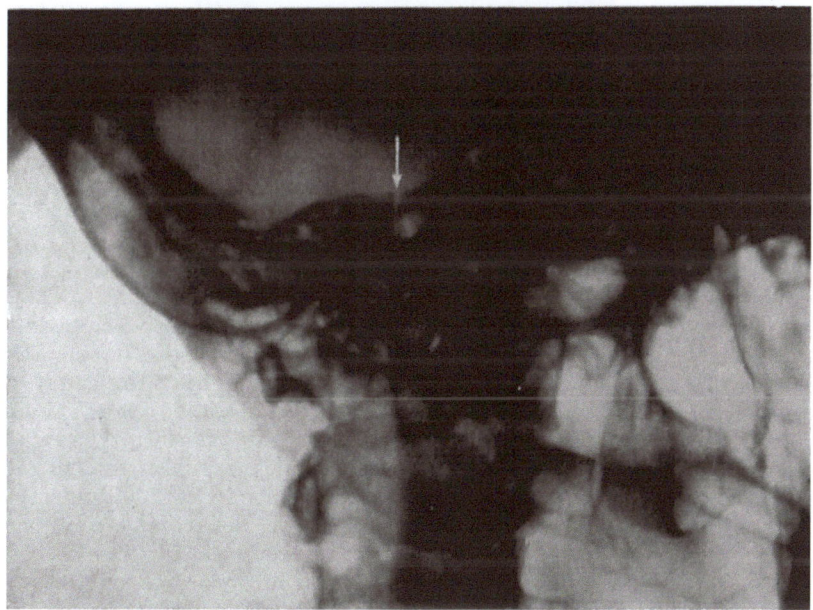

Abb. 140. Felsenbeinquerbruch (Aufnahme nach STENVERS).

Technik und erfahrene Deutung sind unumgängliche Voraussetzungen. Trotzdem hat das Fehlen einer Frakturlinie im Röntgenbild keine Beweiskraft.

Behandlung. *Der frische Felsenbeinbruch braucht Ruhe. Jeder Reinigungsversuch, vor allem das Ausspritzen des Gehörganges, ist auf das strengste kontra-*

indiziert. Bei entzündungsfreiem Mittelohr beschränkt sich die Therapie auf einen sterilen Watteverschluß des Gehörganges mit Schutzverband und Schneuzverbot, um die Infektion, sowohl vom Gehörgang wie von der Tube her, zu verhindern. Bis zur Abheilung der Trommelfellverletzung muß das Ohr streng vor dem Eindringen von Bade- und Waschwasser geschützt werden (Badeverbot, Verstopfung des Gehörganges mit öl- oder vaselingetränkter Watte beim Reinigungsbad und Kopfwaschen).

Oft erfordern auch anderweitige schwere Verletzungen eine prophylaktische Chemotherapie.

Bei schon bestehender chronischer Mittelohreiterung oder bei sekundär infiziertem Mittelohr erlaubt eine energische Behandlung mit *Sulfonamiden* und *Anti-*

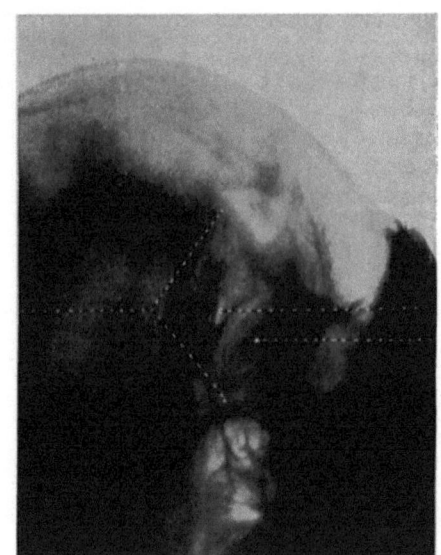

Bruchspalte   Paukenhöhle   Kieferköpfchen

Abb. 141. Felsenbeinlängsbruch (Aufnahme nach E. G. MAYER).

biotica eine unter strenger klinischer Kontrolle abwartende konservative Therapie. Treten jedoch Zeichen einer Mastoiditis auf oder besteht der Verdacht einer beginnenden Meningitis (Lumbalpunktion), so wird ein operatives Vorgehen notwendig. Häufig genügt eine einfache Ausräumung des Warzenfortsatzes, gelegentlich ist eine Radikaloperation und bei Querbrüchen eine Labyrinthektomie erforderlich. Bei Trümmerbrüchen werden die Knochenfragmente ausgeräumt. Allgemein muß bei Querbrüchen früher eingegriffen werden als bei Längsbrüchen. Sulfonamide und Penicillin bzw. Antibiotica sind zudem lokal und intern in hohen Dosen anzuwenden. Für die Behandlung einer gleichzeitigen Innenohrerschütterung s. S. 180.

Mit Rücksicht auf die übrigen oft schweren Verletzungen, besonders des Gehirns, führt die Gesamtbehandlung im allgemeinen der Chirurg durch. Doch ist bei den geringsten Verdachtsmomenten auf Komplikationen, hauptsächlich bei einer einsetzenden Mittelohreiterung, der Ohrenarzt zu konsultieren, damit die Ohroperation rechtzeitig vorgenommen werden kann. Aber auch bei konservativer Behandlung, die keine besondere fachärztliche Erfahrung braucht, ist die möglichst frühzeitige Zuziehung des Ohrenarztes ratsam, da oftmals nach der Abheilung ein Dauerschaden von seiten des Ohres zurückbleibt, dessen Beurteilung durch frühzeitige fachärztliche Untersuchung wesentlich erleichtert oder überhaupt erst ermöglicht wird. Der Patient muß darauf aufmerksam gemacht werden, daß *jede spätere Mittelohrentzündung gefährlich ist* und sofortige fachärztliche Behandlung verlangt.

Prognose. Die Sterblichkeit der Schädelgrundbrüche beträgt um 50%, teils durch direkte Hirnverletzung, teils durch nachfolgende Infektionen. Bei den letzteren handelt es sich zuweilen um eine otogene Meningitis. Das Bindeglied ist stets eine akute oder schon bestehende Mittelohreiterung. Meist schließt sich die Meningitis rasch an den Unfall an, als sogenannte Spätmeningitis kann sie aber auch noch nach Jahren auftreten. *Querfrakturen sind viel gefährlicher als Längsfrakturen.*

Die Aussichten für die Wiederherstellung des Gehörs sind bei der Längsfraktur bedeutend besser als bei der Querfraktur. Die Längsfraktur mit ihrer Blutung aus dem Ohr sieht daher zunächst schlimm aus, endet aber in der Mehrzahl der Fälle mit einem normalen oder fast normalen Gehör, während die Querfraktur erst harmlos erscheint, jedoch im allgemeinen eine völlige dauernde Taubheit und Unerregbarkeit des Labyrinths hinterläßt. Zur Kompensation und zum Rückgang der Vestibulariserscheinungen braucht es Wochen oder Monate, mitunter bleiben einzelne Störungen dauernd bestehen.

b) Die Innenohrerschütterung (Commotio labyrinthi)

Entstehung und Ursache. Erfahrungsgemäß können starke Erschütterungen des Schädels bzw. Kopfprellungen auch *ohne grobmakroskopisch erkennbare Verletzungen* des Gehörorgans zu *funktionellen Schäden des Innenohres* mit mehr oder weniger hochgradiger, dauernder Schwerhörigkeit führen. Diese funktionellen Störungen des Innenohres bei normalem otoskopischem Befund und ohne daß ein Labyrinthbruch vorliegt, werden als *Innenohr- oder Labyrintherschütterungen* bezeichnet. Die Kombination mit einer Felsenbeinlängsfraktur ist nicht selten. Sie sind von den retrolabyrinthären Schädigungen des zentralen Hör- und Vestibularisapparates durch die Hirnerschütterung und Hirnquetschung nicht scharf zu trennen. Zerebrale Hörstörungen sind zwar selten (immerhin scheinen Untersuchungen über die Unterschiedsschwelle von LÜSCHER und ERMANNI doch in vermehrtem Maß darauf hinzudeuten), dagegen kommt die Schädigung der zerebralen Vestibularisbahnen durch schwere Schädelverletzungen häufig vor. 38% aller Schädelverletzten geben Schwindel an (H. BRUN), wovon ein guter Teil zentral bedingt sein dürfte.

Daß die feinen, in Flüssigkeit suspendierten Strukturen des Innenohres durch starke Erschütterungen leiden können, ist nicht verwunderlich, doch sind die anatomischen Auswirkungen noch wenig geklärt. Teils wurden Blutungen im Innenohr gefunden, teils scheint es sich um Zerreißungen des Cortischen Organs, Abscherungen oder Zerrungen des Hörnerven zu handeln, teils sind auch die Erschütterungsfolgen, wie bei der Hirnerschütterung, histologisch nicht faßbar. In einzelnen Fällen lassen sich unter dem Ohrmikroskop feinste Blutungen auch im Trommelfell nachweisen.

Symptome und Verlauf. Die Innenohrerschütterung setzt eine heftige Gewalteinwirkung gegen den Schädel voraus, so daß eine *Innenohrerschütterung ohne Hirnkommotion nicht anzunehmen ist*, es sei denn, das Trauma habe direkt die Ohrgegend getroffen. Häufig *geht die Innenohrerschütterung mit der Felsenbeinlängsfraktur einher.* Die funktionelle Prüfung ergibt entweder eine reine Innenohrschwerhörigkeit mit einem scharfen Abfall zu den hohen Frequenzen oder zuweilen einer c^5-Senke im Audiogramm (Abb. 142) oder eine gemischte

Schwerhörigkeit. Die Hörstörung beschränkt sich öfters auf die betroffene Kopfseite oder ist doch auf dieser stärker. Als Reizerscheinung des Cochlearapparates stehen Ohrgeräusche im Vordergrund. Ebenso treten, hauptsächlich im Anfang, Reiz- und Ausfallserscheinungen von seiten des Vestibularapparates auf, die sich subjektiv in Drehschwindel, objektiv in Spontannystagmus, Vorbeizeigen und Gleichgewichtsstörungen äußern. Hierbei mischen sich periphere Labyrinthschädigungen und Schäden des zentralen Vestibularisapparates bzw. Gleichgewichtsapparates (BEYER), der durch eine Hirnerschütterung oder Hirnquetschung in seinen Kerngebieten fast regelmäßig in Mitleidenschaft gezogen wird (STIER) (Nystagmusneigung nach einer Seite, richtungswechselnder und regelloser Lagennystagmus, vertikaler, diagonaler oder rotatorischer Nystagmus).

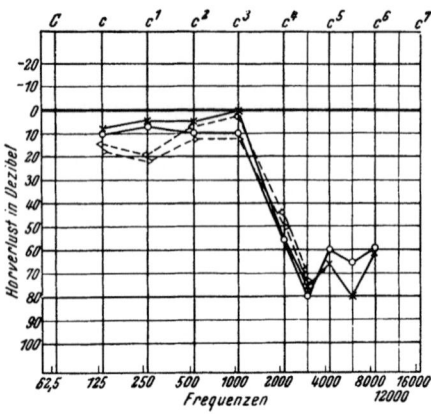

○, > rechtes Ohr,   ×, < linkes Ohr,
—— Luftleitung,   ----- Knochenleitung.

Abb. 142. Hörverlustkurven nach Kopfprellung mit Hirn- und Innenohrerschütterung.

Ebenso gehören Vestibulariserscheinungen fast regelmäßig zum postkommotionellen neurasthenischen Syndrom, welches auf eine Schädigung des Zwischenhirns bzw. der subthalamischen Region zurückgeführt wird. Auch bei den Vestibularisreizprüfungen zeigen sich mannigfache Abweichungen von der Norm (Über- und Untererregbarkeit des Labyrinths, Fehlen des Reaktionszeigens im Arm der gereizten Seite) usw. Bei retrolabyrinthären zentralen Störungen haben die Vestibularisuntersuchungen mit ihren objektiv kontrollierbaren Resultaten bei Klagen über Schwindel und Unsicherheit nach Kopfverletzungen eine große praktische Bedeutung erlangt. Über psychogene posttraumatische Hörstörungen s. S. 363.

Die Folgen der Innenohrerschütterung sind nur teilweise reversibel, weshalb sich gewöhnlich die anfängliche Schwerhörigkeit wohl bessert, aber nicht ganz verschwindet. In einzelnen Fällen findet sogar eine nachträgliche weitere Abnahme des Gehörs statt. Die Ohrgeräusche erweisen sich im allgemeinen als sehr hartnäckig. Während die peripheren Vestibularissymptome im Laufe der Zeit kompensiert werden und zurückgehen, können die zentralen Vestibularisstörungen jahrelang in unvermindertter Stärke bestehen bleiben (BEYER).

Die Diagnose stützt sich auf den Nachweis einer reinen oder einer gemischten Innenohrschwerhörigkeit, oft mit typischer Hörverlustkurve, bei normalem otoskopischem Befund und normalem Röntgenbild. Bei Taubheit ist die sichere Abgrenzung gegen die Labyrinthfraktur nur möglich, wenn die Bruchlinie im Röntgenbild nachgewiesen ist, bei mäßiger Schwerhörigkeit dagegen ist ein Querbruch von vornherein unwahrscheinlich. Gegenüber dem regelwidrigen Verhalten der verschiedenen Hörprüfungsresultate der psychogenen Hörstörung und bewußter Aggravation zeichnet sich die organisch bedingte Labyrintherschütterung durch ihren gesetzmäßigen Hörprüfungsbefund aus. Bei psychischer Überlagerung hält es aber oft schwer, den Anteil der organischen Komponente festzustellen. Bei den Vestibularissymptomen kann die Unterscheidung zwischen peripherer Labyrinthschädigung und postkommotionellen Schäden des zentralen Vestibularisapparates schwierig oder unmöglich sein.

Die Behandlung deckt sich mit derjenigen der Hirnerschütterung (Ruhe, Eisblase, eventuell Lumbalpunktion, intravenöse hypertonische Traubenzuckerinjektionen, Sedativa in Form von Belladenal, Bellergal, Atropin usw.), die Erleichterung bringt, ohne aber den endgültigen Zustand wesentlich zu beeinflussen.

Prognose. In der Regel kann mit einer gewissen Besserung der sofort nach dem Trauma vorhandenen Symptome gerechnet werden, jedoch kann auch eine nachträgliche Verschlimmerung eintreten. Die Erreichung des endgültigen Zustandes dauert Monate und die zentralen Vestibularisstörungen können sich sogar über Jahre hinziehen.

2. Direkte Verletzungen und Schädigungen

Der enge und gewundene Gehörgang schützt das Trommelfell, die Paukenhöhle und das Innenohr gegen die meisten direkten Verletzungen von außen. Nur kleinere oder spitze Fremdkörper gelangen bis zum Trommelfell und von dort unter Umständen bis zum Labyrinth.

Entstehung und Ursache. Durch *Herumstochern im Gehörgang* mit Streichhölzern, Haarnadeln, Zahnstochern und dergleichen, wie sie unter Fremdkörper des äußeren Ohres und Gehörgangsverletzungen besprochen wurden, entstehen verschiedentlich *Trommelfelldefekte*, auch als *Berufsverletzungen* durch Einschleudern von Kohle- oder Steinsplitterchen, Eindringen von Baumästchen, Strohhalmen, Schilfstengeln usw. Eine weitere Ursache sind mitunter unvorsichtige *Fremdkörperextraktionsversuche*, bei denen entweder mit dem Fremd-

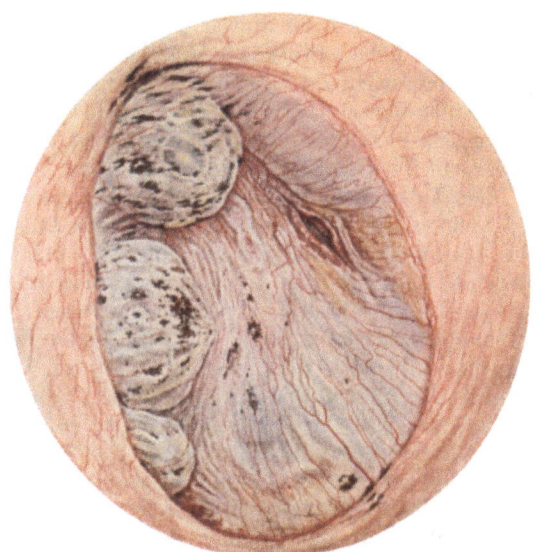

Abb. 143. Frische Verbrennungen im linken Trommelfell durch Schweißmetall.

körper selbst oder dem Instrument das Trommelfell durchstoßen und verletzt wird. Spitze Fremdkörper, wie Stricknadeln, Brillenbügel und ähnliches können unter Luxieren des Steigbügels bis in das Labyrinth vordringen. Messerstichverletzungen erreichen das Mittelohr im allgemeinen nicht, wird aber die Labyrinthwand getroffen, dann in der Regel auch der in ihr verlaufende Fazialis. Durch unsachgemäßes Ausspritzen der Ohren, ganz selten bei sorgfältigem Ausspritzen, wobei allerdings gewöhnlich eine Atrophie zugrunde liegt, kann ebenfalls ein Trommelfelldefekt gesetzt werden. Das Katheterisieren oder Bougieren der Tube führt bisweilen zu einer Verletzung der Tubenmündung, aus der sich bei einer Luftdusche in vereinzelten Fällen ein Luftemphysem entwickelt. Bei Ohroperationen sind *Verletzungen des Innenohres* in Form einer Stapesluxation oder Eröffnung des Vorhoffensters, sowie eine Verletzung des oberhalb der Antrumschwelle durchziehenden horizontalen Bogenganges eine äußerste Seltenheit, während *postoperative Fazialislähmungen* (s. S. 320), wenn auch selten, vorkommen.

Verbrühungen, Verbrennungen und Verätzungen

durch ausströmenden Dampf, kochendes Wasser, chemische Mittel, glühende Schlacke, Schweißmetall (Abb. 143) usw., sind mehrheitlich Berufsverletzungen. Sie gehen fast immer mit Verbrühungen, Verätzungen oder Verbrennungen des *Gehörganges, ausgedehnten Trommelfellzerstörungen* und *Nekrose der Mittelohrschleimhaut* einher. Auch irrtümliches Eingießen von zu heißen Ohrtropfen oder Verwechslungen von Ohrtropfen mit ätzenden Flüssigkeiten können Trommelfelldefekte verursachen. Bei frischen Trommelfelldefekten, von denen der Patient angibt, nichts zu wissen, muß an eine *Selbstverstümmelung* gedacht werden.

Symptome und Verlauf. Wenn nur das Trommelfell durchstochen wird, dann spürt der Betroffene beim Durchstechen einen momentanen heftigen und stechenden Schmerz. Im übrigen treten dieselben Erscheinungen auf, wie bei der Trommelfellruptur durch Luftdruck (S. 187). Stärkere Verletzungen des Mittelohres haben Blutungen aus dem Ohr und eine Schwerhörigkeit zur Folge. Die Verletzungen des Innenohres bringen je nach Verletzungsart verschiedene Symptome hervor (Labyrinthschwindel, Übelkeit, Erbrechen, Taubheit, manchmal Ausfluß von Liquor cerebrospinalis, Spontannystagmus usw.), sie bergen außerdem die Gefahr einer intrakraniellen Komplikation in sich.

Der Untersuchungsbefund am Trommelfell ist grundsätzlich derselbe wie bei den indirekten Verletzungen durch Luftdruck, nur kann die Zerfetzung des Trommelfelles und die Blutung auf und im Trommelfell stärker sein. Der Befund hängt von der Art der Verletzung ab.

Verbrühungen und Verätzungen zeigen, sofern nicht sofort ein großer Trommelfelldefekt entsteht, ein diffus oder fleckweise aufgelockertes glanzloses Trommelfell ohne Gefäßzeichnung, unter Umständen mit eingeschleuderten schwärzlichen Metallteilchen (Abb. 143). Unter Bildung großer Defekte fallen die nekrotischen Trommelfellabschnitte rasch heraus und meist schließt sich eine Mittelohreiterung an.

Komplikationen. Während die einfache Trommelfellverletzung meistens ohne Sekundärinfektion des Mittelohres ausheilt, ziehen stärkere Verletzungen der Paukenhöhle, besonders auch Verbrennungen und Verätzungen, oftmals eine akute Mittelohreiterung nach sich, welche zu weiteren Komplikationen führen oder in eine chronische Ohreiterung übergehen kann. Besonders gefährlich sind die Labyrinthverletzungen mit nachfolgender Labyrinthitis.

Für die Diagnose gilt das gleiche wie für die Zerreißungen des Trommelfelles durch Luftdruck. Gröbere Verletzungen des Mittel- und Innenohres sind in ihrer Ausdehnung oftmals schwer zu beurteilen.

Behandlung. Jede Manipulation im Gehörgang oder Behandlung ist, sofern kein Fremdkörper entfernt werden muß, zu unterlassen. Das Ausspritzen, das rasch zu einer bösartigen Mittelohreiterung führen kann, gilt als Kunstfehler. Ein steriler Watteverschluß des Gehörganges und ein Schneuzverbot suchen die hier besonders drohende Mittelohrinfektion zu verhüten, gegebenenfalls unterstützt durch internen Penicillinschutz. Tritt eine Mittelohreiterung auf, so wird sie wie jede andere akute Mittelohreiterung behandelt, doch muß mit einem schweren und verwickelten Verlauf gerechnet werden. Bleibt ausnahmsweise die Spontanheilung des Trommelfelldefektes aus, dann wird der Rand des Defektes mit Trichloressigsäure geätzt. Vielfach schließt sich der Defekt auf diese Weise.

Prognose. Die direkten Trommelfellzerreißungen sind stets ernsterer Natur als die indirekten Rupturen durch Luftdruck, da sich leicht eine Infektion des

Mittelohres anschließt. Trotzdem können selbst schwere Verletzungen des Mittel- und Innenohres ohne Komplikationen ausheilen.

Durch plötzliche

starke Blutdrucksteigerungen

infolge von heftigen Hustenstößen (Pertussis), starkem Pressen, Schneuzen oder Ertrinken, Erhängen, Erdrosseln sowie Geburtstraumen, können in der Pauken- höhle Gefäße platzen und sich das Blut bei intaktem Trommelfell in die Pauken- höhle ergießen. Der Bluterguß in die Paukenhöhle *(Hämatotympanon)* schim- mert durch das meist etwas vorgewölbte Trommelfell durch und gibt sich an dessen tiefblauer Verfärbung zu erkennen.

Schußverletzungen

Die Art des Geschosses, dessen lebendige Energie und die Schußrichtung bewirken verschiedene Verletzungen des Gehörorgans, die mitunter das äußere, das mittlere und das innere Ohr zugleich erfassen. Kleine Geschoßsplitter von Minen- und Handgranaten- explosionen können auch nur das Trommelfell durchlöchern. Für die Kriegsverletzungen siehe die spezielle Literatur.

Bei den mit leichteren Revolvern oder Flobertpisto- len in selbstmörderischer Ab- sicht in das Ohr abgegebenen Schüssen wird die Kugel ge-

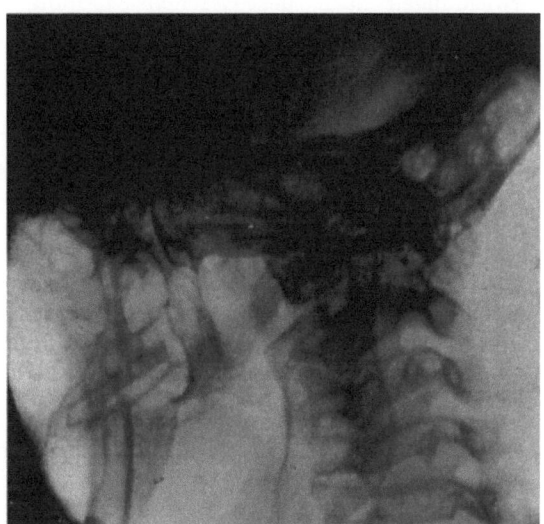

Abb. 144. Steckschuß in der linken Ohrgegend. Suicidversuch mit Taschenrevolver und Bleigeschoß.

wöhnlich von der Kante des Os tympanicum bzw. vom knöchernen Gehörgang abgelenkt und gerät am Labyrinth vorbei in das pneumatische System des Warzenfortsatzes oder in die Weichteile. Derartige Schüsse sind daher nur selten tödlich. Die häufig geplatzte Kugel bleibt als Steckschuß im Mastoid oder in den Weichteilen der Ohrumgebung liegen (Abb. 144). In der Regel heilen die Geschoßteile im Mastoid nicht reaktionslos ein, sondern geben zu nachträglichen Eiterungen Anlaß.

Bei kriegsmäßigen Waffen haben größere Geschoßsplitter und ganze Geschosse im allgemeinen ausgedehnte Zertrümmerungen zur Folge oder verursachen in weiter Umgebung des Schußkanals Fissuren. Vielfach kommen Steckschüsse vor. Auch können sich Innenohrerschütterungen einstellen. Die Verletzungen sind oft so schwerer Art, daß rasch der Tod eintritt. Schädel- und Halsschüsse können zu den seltenen schweren Tubenverletzungen führen, die nach ihrer Abheilung einen narbigen Tubenverschluß zurücklassen. Entsprechend der Lage der Tube werden bei diesen Verletzungen fast stets lebenswichtige Teile getroffen und sie nehmen einen tödlichen Ausgang.

Die **Diagnose** als solche ist in den meisten Fällen schon durch die Vorgeschichte gegeben. Die Aufnahme des Befundes im einzelnen kann dagegen ziemlich schwierig sein, weil die Gehörgangsverletzung den Einblick in die Tiefe des Gehör- ganges unmöglich macht. Um steckengebliebene und versprengte Geschoßteile festzustellen und zu lokalisieren, sind eine oder mehrere Röntgenaufnahmen unerläßlich (Abb. 144).

Behandlung. Wenn kein Steckschuß vorliegt, ist eine möglichst abwartende Behandlung angezeigt. Bei Beteiligung der hinteren Gehörgangwand, des Paukenhöhlendaches und Innenohres wird die Radikaloperation erforderlich. Steckengebliebene Geschosse und Geschoßteile werden, soweit sie nicht nur in den Weichteilen sitzen, entfernt. Dazu sind oftmals große retroaurikuläre Eingriffe notwendig, deren Art und Ausdehnung sich nach der Lage des Geschosses oder der Geschoßteile richtet. Gelegentlich bereitet die Auffindung trotz Lokalisation auf dem Röntgenbild große Schwierigkeiten. Spätere Verwicklungen nach der Geschoßentfernung lassen sich nicht mit Sicherheit ausschließen. Unter allen Umständen ist ein Penicillinschutz angezeigt.

B. Verletzungen und Schädigungen durch Luftdruckwirkung

Als Aufnahmeorgan für die Schallwellen, die mit periodischen Druckschwankungen der Luft einhergehen, *reagiert das Ohr auf Luftdruckschwankungen aller Art* und kann durch diese verletzt oder geschädigt werden, sofern die Druckschwankungen die physiologische Reizstärke der Schallwellen wesentlich überschreiten. Von den verhältnismäßig langsamen Luftdruckänderungen im Flugzeug oder in Überdruckkammern über die raschen Luftstöße und Stoßwellen bei Schlägen auf das Ohr oder bei Explosionen führen alle Übergänge zu den eigentlichen Schallwellen, welche bei exzessiver Intensität ebenfalls eine schädigende Wirkung haben.

Die dadurch verursachten Verletzungen und Schädigungen beschränken sich im allgemeinen auf das Ohr und sind für das Gehörorgan charakteristisch. Meistens ist nur der Cochlearapparat betroffen, entweder in seiner Gesamtheit oder allein der Schalleitungs- bzw. der nervöse Apparat, nur schwere Explosionen erfassen auch den Vestibularapparat, neben Schädigungen des Gehirnes (Hirnerschütterungen und Hirnquetschungen), sowie Lungenzerreißungen durch den übermäßigen Druck und Sog.

Eine Reihe von *Schutz- und Regulationseinrichtungen* (Enge und Biegungen des Gehörganges, Öffnungsmechanismus der Ohrtrompete, mechanische Sperreinrichtungen der Gehörknöchelchen und Änderung ihrer Schwingungsform, acustico-cochleare Reflexe der Binnenohrmuskeln und Umstimmung des Innenohres, wie im Abschnitt Physiologie näher erörtert wurde) schützen das Ohr bei übermäßiger Beanspruchung weitgehend. Infolgedessen erträgt das Ohr, welches bei maximaler Empfindlichkeit beinahe die Molekularbewegung der Luft „hört", selbst den Abschußknall moderner Feuerwaffen oft ohne Schädigung und leidet bei Explosionen mitunter keinen Schaden, auch wenn deren Macht Fensterscheiben zerschlägt und Mauern zum Einstürzen bringt. Die Intensität oder langdauernde Wiederholung der Luftdruckwirkungen im weiteren Sinne und das Vorliegen von ungünstigen Umständen mit Versagen der Schutzeinrichtungen können aber schließlich Verletzungen und Schädigungen hervorrufen.

1. Schädigungen durch Luftdruckänderungen (Barotrauma)

Langsam erfolgende *Luftdruckänderungen*, wie beim Bergsteigen, werden durch den Mechanismus der automatischen Öffnung der Ohrtrompete beim Schlucken und bei Unterkieferbewegungen fortlaufend zwischen äußerem Gehörgang und Paukenhöhle ausgeglichen und deshalb schadlos ertragen. Unser motorisiertes Zeitalter setzt dagegen den Menschen raschen und starken Luftdruckschwankungen aus, die zu großen Druckdifferenzen zwischen äußerem Gehörgang und Paukenhöhle führen können und denen der Tubenmechanismus nur teilweise gewachsen ist.

Treten beim *Sturzflug* oder bei allzu beschleunigtem *Ein-* und *Ausschleusen in Unter-* oder *Überdruckkammern* die *Luftdruckschwankungen sehr rasch* ein, so kommt es zu Trommelfellzerreißungen oder nur zu Blutungen in das Trommelfell, sowie Blutungen in die Paukenhöhle (Hämatotympanon) (Abb. 145). Im ganzen sind es ähnliche Verletzungen wie bei den Luftstößen.

Bei den *weniger raschen Luftdruckänderungen* ist das Gewebe elastisch genug, um ohne Verletzung nachzugeben, jedoch führt die Druckdifferenz zwischen Mittelohr und äußerem Gehörgang, sofern der normale Druckausgleich durch die Tube versagt, zu leichteren oder auch schweren und langdauernden Schädigungen des Mittelohrapparates. Im Zivilflug, bei Bergfahrten in der Bahn oder im Auto sind derartige Störungen selten, im Kampfflugzeug oder bei der Selbstrettung aus gesunkenen Unterseebooten dagegen häufig. *Die Gefährdung erfolgt fast nur im Abstieg des Flugzeuges.* Beim Aufstieg entweicht der im Mittelohr entstehende Überdruck ohne aktive Tubenöffnung von selbst, und zwar jeweils nach etwa 200 m Höhenzunahme. Im Gegensatz dazu kann im Abstieg die Luft nur bei aktiver Öffnung der Ohrtrompete in das Mittelohr einströmen, ein Vorgang, der durch Schlucken, Unterkieferbewegungen oder Gähnen ermöglicht wird.

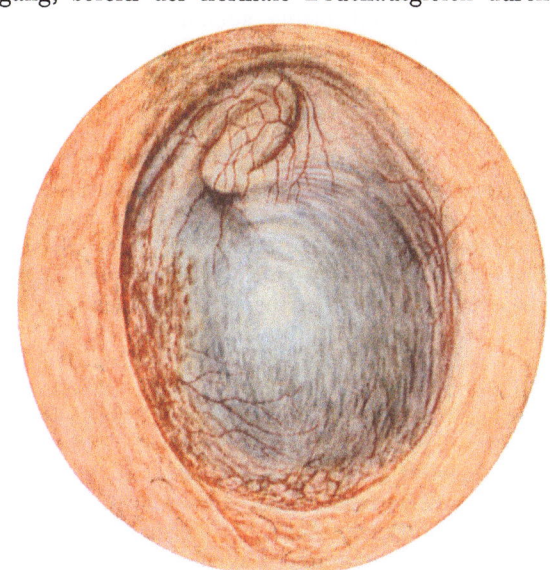

Abb. 145. Barotrauma nach Sturzflug. Hämatotympanon hinter dem linken Trommelfell.

Normalerweise schluckt der Mensch alle 60 bis 70 Sekunden unwillkürlich, wodurch sich die Tube regelmäßig automatisch öffnet. Bleibt jedoch die Öffnung der Tube aus irgendwelchen Gründen über mehr als 1000 m Abstieg aus, so bewirkt der Überdruck im Nasenrachen einen „Ventilverschluß" am Eingang der Ohrtrompete, indem die Weichteile der Tubenmündung durch den Überdruck in deren Öffnung hineingepreßt werden, der sich beim Schlucken nicht mehr öffnet (ARMSTRONG und HEIM). Der Druckausgleich kann nur noch durch forcierte Lufteinblasung (Valsalva, Politzern oder Katheterismus) erzielt werden. Dauert aber der Verschluß länger als ein bis zwei Stunden, so helfen auch diese Maßnahmen nicht, und der hohe Unterdruck im Mittelohr läßt sich nicht mehr ausgleichen. Es entsteht das Krankheitsbild der *Aero-* oder *Barootitis.*

Symptome und Verlauf. Durch den Unterdruck in der Paukenhöhle wird das Trommelfell hochgradig eingezogen, injiziert und zeigt zuweilen kleine Blutungen. In der Paukenhöhle kann sich ein seröser Erguß bilden, mitunter durch Blutaustritt ein Hämatotympanon (Abb. 145). Die Folge sind heftige Ohrschmerzen, die die Flugsicherheit beeinträchtigen, und Schwerhörigkeit.

In leichten Fällen kann auf Tubenkatheterismus rasche Wiederherstellung eintreten, wogegen sich schwerere Schäden über Wochen hinziehen.

Die **Diagnose** geht aus der Vorgeschichte und dem otoskopischen Befund hervor.

Die **Behandlung** besteht in Tubenkatheterismus, Wärmeanwendung und eventuell Parazentese.

Prophylaxe. Während stärkerer Katarrhe darf nicht geflogen werden. In raschem Abstieg im Flugzeug ist durch häufiges Schlucken und Bewegen des Unterkiefers (Kaugummi), eventuell durch Valsalva für eine regelmäßige Öffnung der Tube zu sorgen. Bei Fliegern, welche zum Tubenverschluß neigen, müssen Nasenkrankheiten, die die Nasenatmung behindern, behoben werden. Nicht selten sind kleine adenoide Reste im Nasenrachen daran schuld, die nach englisch-amerikanischen Erfahrungen im letzten Weltkrieg durch Radiumeinlage beseitigt werden können.

Caissonkrankheit

Ursache und Entstehung. Die Caissonkrankheit ist eine seit langem bekannte Berufserkrankung bei Arbeitern unter mehrfachem Atmosphärendruck, z. B. im Senkkasten bei Unterwasserarbeiten. Sie beruht nur zum kleinen Teil auf der direkten mechanischen Wirkung der Luftdruckänderung, in der Hauptsache und in ihren gefährlichen Formen geht sie auf eine Gasentwicklung im Blut bei der Dekompression zurück.

Beim Einschleusen, das heißt unter der Wirkung des mehrfachen Atmosphärendruckes, nimmt das Blut eine erhebliche Menge von Luft in Lösung auf, darunter auch den schwer löslichen Stickstoff, der entsprechend der Zusammensetzung der Luft etwa 80% beträgt. Während zu raschem Ausschleusen wird der Stickstoff in Form von Gasblasen im Blut frei und führt zu Gasembolien in den „Endarterien" des Innenohres. Dadurch werden hochgradige Zirkulationsstörungen im Innenohr verursacht mit oft plötzlicher funktioneller Ausschaltung. In schweren Fällen können sich aber auch an anderen Stellen im Gewebe Gasblasen entwickeln, vor allem im zentralen und peripheren Nervensystem, was eine gefährliche, zuweilen tödliche Erkrankung zur Folge hat.

Symptome und Verlauf. Bezüglich des gesamten Krankheitsbildes verweise ich auf das einschlägige Schrifttum. Von seiten der Ohren bestehen die Erscheinungen in einem ménièreartigen Syndrom mit heftigem Schwindel, Erbrechen und Schwerhörigkeit bis völliger Taubheit und setzen erst nach einer Latenz von Minuten bis Stunden oder noch später nach dem Ausschleusen ein. In der Regel bessert sich der Zustand nach kürzerer oder längerer Zeit, doch kann auch eine dauernde Taubheit zurückbleiben.

Neben dieser Caissonkrankheit im engeren Sinne treten beim Ein- und Ausschleusen, sofern die normale Öffnung der Ohrtrompete versagt, große Druckunterschiede zwischen äußerem Gehörgang und Mittelohr auf, deren Wirkung auf S. 184 besprochen wurde. Gleich wie beim raschen Abstieg im Flugzeug kommen Schäden besonders beim Einschleusen vor.

Behandlung. Sofortiges Wiedereinschleusen (Sanitätsschleuse) und Sauerstoffinhalationen (SCHRÖTTER) oder Heliuminhalationen können die Erscheinungen in frischen Fällen zum Rückgang bringen.

Prophylaxe. Auswahl der beschäftigten Arbeiter (keine Katarrhe, keine Innenohrschwerhörigkeiten, keine alten Leute) und langsames Ein- und Ausschleusen sind ein sicherer Schutz. Die Ersetzung des Luftstickstoffes durch das im Blut leichtlösliche Helium verleiht weitgehende Sicherheit.

2. Verletzungen durch Luftstöße und Explosionsschäden

Ursache und Entstehung. Der Gehörapparat hat zwei mechanisch schwache Stellen, das Trommelfell und die häutige Schnecke, welche von Luftstößen besonders leicht geschädigt werden. In erster Linie fängt der Mittelohrapparat die Luftstöße auf, und geringe Luftdruckwirkungen bleiben meistens auf das Trommelfell beschränkt.

Trotzdem das Trommelfell nach ZALEWSKI normalerweise erst bei einem Überdruck von ein bis zwei Atmosphären einreißt, genügt, sofern ein luftdichter Abschluß erfolgt, doch schon ein leichter Schlag auf das Ohr, um das Trommelfell durch die Steigerung des Luftdruckes im Gehörgang oder durch den Sog (Abheben der Hand bei der Ohrfeige) zum Platzen zu bringen. Weitaus am häufigsten ist die Ohrfeigenzerreißung. Auch bei mißglückten Kopfsprüngen in das Wasser kann das Trommelfell perforieren. Selbst ein Kuß auf das Ohr soll gelegentlich dieselben üblen Folgen haben. In solchem Fall ist allerdings, wie bei Zerreißung durch Luftduschen anzunehmen, daß eine atrophische Narbe die Widerstandsfähigkeit der Trommelfellmembran vermindert hat.

Heftige plötzliche Druckstöße, z. B. einer Explosion, können das Trommelfell förmlich herausschlagen und übertragen sich mit großer Gewalt durch die Schalleitungskette und die Labyrinthfenster auf das Innenohr, dessen häutige Schnecke mitunter direkt zertrümmert wird (WITTMAACK). Am seltensten sind Verletzungen der Gehörknöchelchen in Form von Frakturen und Luxationen.

Jede *Explosion*, sei es die freie Explosion von Sprengstoffen oder Explosionsgasen, die Explosion von Granaten, Bomben, Minen usw., oder der Mündungsknall von Feuerwaffen, hat eine *verwickelte Vielheit verschiedener Luftdruckschwankungen* zur Folge, die sich teils als Luftstöße, aber auch als Sog, teils als Wellen vom Explosionsherd fortpflanzen und mit steigender Entfernung eine weitgehende Änderung erfahren. Je nach der Art der Explosion, der Stellung zum Explosionsherd, der Entfernung usw. tritt bald diese, bald jene Wirkung in den Vordergrund. Fast immer kommen zudem durch Reflexion auf dem Boden, an Häusern, Schwingungen des Geschützes, Bewegungen der Explosionskörper usw. noch weitere sekundäre Luftdruckänderungen, besonders in Form von Wellen vor, welche das Explosionsereignis akustisch komplizieren und verlängern.

Grundsätzlich unterscheiden sich die *verschiedenen Explosionen nicht voneinander* und der Mündungsknall einer kleinkalibrigen Feuerwaffe verhält sich physikalisch gleich wie eine Explosion im engeren Sinne größten Ausmaßes (FURRER), dagegen bestehen bedeutende quantitative Unterschiede.

Der eigentliche *Luftstoß der Explosion*, der sich als *Staudruck* vom Explosionsherd ausbreitet, wirkt nur in der Richtung seiner Fortpflanzung und kommt einem *grobmechanischen Stoß* gleich. Er nutzt sich mit steigender Entfernung rasch ab und ist bei kleineren Detonationen, z. B. dem Abschuß großer Kanonen nur in nächster Nähe zu spüren, wogegen er sich bei den gewaltigen Explosionskräften neuzeitlicher Bomben über einen weiteren Umkreis geltend macht.

Die *Explosionswelle* zeichnet sich durch einen *äußerst steilen Druckanstieg* aus, dem ein flacherer Abfall mit einem gewissen Unterdruck nachfolgt (WOLFF, FURRER). Das Maximum der *Druckamplitude* und die *akustische Energie* ist außerordentlich viel größer als bei gewöhnlichen akustischen Vorgängen. Die Welle erscheint *stark gedämpft* und macht nur wenige Schwingungen. Unmittelbar am Explosionsherd liegt ihre *Geschwindigkeit* wesentlich über der Schallgeschwindigkeit, auf welche sie aber rasch herabsinkt und sich damit immer mehr einer Schallwelle nähert. Allerdings verschärft sich der Druckanstieg noch weiter, aber die *Druckamplitude* nimmt rasch ab. Die Größe der Explosion bestimmt vor allem die *Zeitdauer des Druckstoßes*, welche bei einer Explosion heftigen Ausmaßes viel länger ist als bei einem Pistolenschuß. Bei starken Explosionen liegt das Maximum des im ganzen breiten *Frequenzspektrum* bei den tiefen Frequenzen, bei geringen Explosionen verschiebt es sich nach den mittleren Frequenzen.

Diese verschiedenen Luftdruckschwankungen erklären, warum sich die *Explosionsschäden* je nach ihrer Größe und je nach der Entfernung vom Explosionsherd teils als grobmechanische Wirkungen, teils als akustische Traumen geltend machen. Der *Luftstoß der Explosion*, aber auch die *Explosionswelle* in ihrer vollen Wucht *zerreißt* mit ihrer enormen Gewalt unterschiedslos die mechanisch schwächsten Teile des Ohres, das *Trommelfell* und das *Cortische Organ*, während sich die Explosionswelle bei ihrem weiteren Fortschreiten in ihren funktionellen Wirkungen immer mehr der Schallwelle nähert, welche den Schalleitungsapparat intakt läßt und nur diejenigen *Teile des Innenohres schädigt*, die hauptsächlich auf sie *abgestimmt* sind. Eine scharfe Trennung zwischen den Explosionswellen und den Schallwellen im eigentlichen Sinn läßt sich weder physikalisch, noch in ihren Auswirkungen auf das Gehörorgan ziehen und von den eigentlichen *Explosionsschäden* führen *alle Übergänge* zu den *Abschußschäden großkalibriger Geschütze*, dem *Knalltrauma kleinkalibriger Waffen* zum eigentlichen akuten akustischen Trauma.

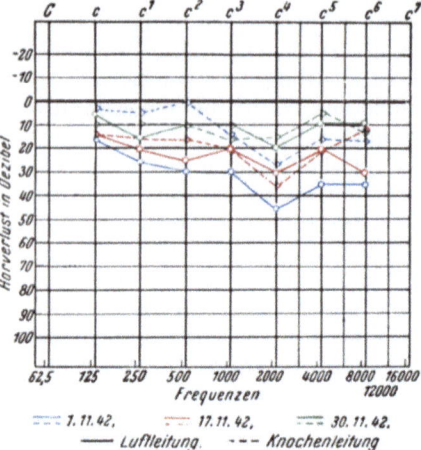

Abb. 146. Hörverlustkurven nach Zerreißung des rechten Trommelfelles durch Ohrfeige. Zunehmender Hörverlust in Luftleitung mit steigender Frequenz. Nach Abheilung horizontale Normalkurve.

Symptome und Verlauf. Im Augenblick einer Trommelfellzerreißung durch leichten Schlag wird gewöhnlich nur ein kleiner Knall und nachfolgend etwas Schwindel und Ohrensausen verspürt. Späterhin besteht ein dumpfes Gefühl, aber eigentliche Schmerzen wie beim Durchstechen des Trommelfelles fehlen und sind, wenn sie nachträglich auftreten, stets das Zeichen einer sekundären Entzündung. Selbst bei großen Defekten ist die Hörfähigkeit für die Sprache kaum herabgesetzt. Die Hörprüfung ergibt eine reine oder vorwiegende Schalleitungsstörung (Abb. 146).

Die Hörverlustkurve (Abb. 146) zeigt dabei, daß entgegen der früheren Ansicht die mittleren und hohen Frequenzen stärker betroffen werden als die tiefen und daß sich mit zunehmender Abheilung die Hörfähigkeit für sämtliche Frequenzen, am meisten aber für die mittelhohen und hohen Töne, bessert. Die Knochenleitung erscheint für die tiefen Frequenzen zunächst besser, für die mittleren Frequenzen jedoch schlechter als nach der Abheilung.

Bei den starken Luftdruckänderungen von Explosionen überwiegen zuweilen die Wirkungen auf das Innenohr. Oft sind der Cochlear- und der Vestibularapparat betroffen. Es kommt zur hochgradigen, vielfach beiderseitigen Schwerhörigkeit oder sogar Taubheit sowie Schwindel, Nystagmus und Gleichgewichtsstörungen. Das Audiogramm zeigt einen vorwiegenden Verlust der hohen Frequenzen, teils mit scharfem Abfall, teils mit allmählicher Abnahme, aber ohne ausgesprochene c^5-Senke. Dabei handelt es sich teilweise um zentrale Schäden, da schwere Explosionen nicht nur Hirnerschütterungen, sondern sogar Hirnkontusionen (SEIFERTH) verursachen können. Ist das Trommelfell zerrissen und der Mittelohrapparat geschädigt, so kommen die Zeichen der Schalleitungsstörung hinzu.

Untersuchungsbefund. Der *Trommelfelldefekt* hat in der Regel eine erhebliche Größe, die bei Explosionen bis zum Totaldefekt geht. Seine Form ist verschieden, gelegentlich rundlich oder längsoval wie ein entzündlicher Defekt, öfters aber doch mehr eckig oder rißförmig, mit teilweise unregelmäßigem Rand. Typisch

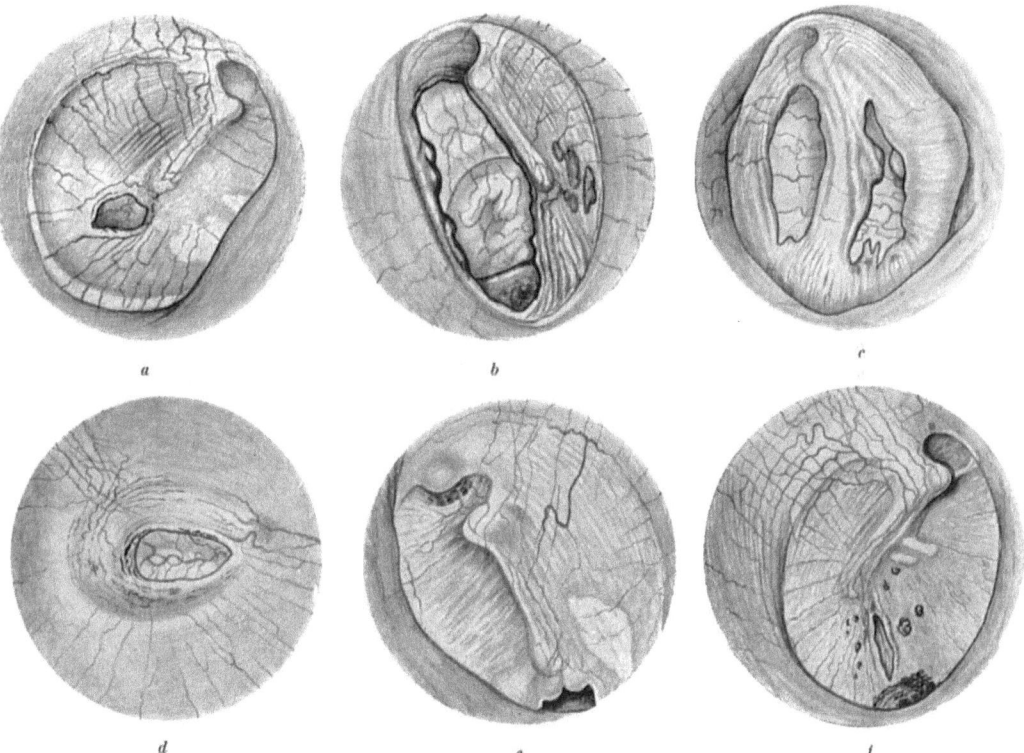

Abb. 147. Verschiedene Trommelfellzerreißungen.
a bis *c* durch Ohrfeige, *d* durch den Schlag eines Gänseflügels, *e* durch Kopfsprung beim Baden, *f* durch Flakschuß (7,5 cm).

sind *Blutungen am Defektrand* und in der Umgebung, manchmal etwas Blut am Boden des Gehörganges. Ein kleiner Defekt wird mitunter von einer Blutkruste verdeckt, deren Entfernung weder durch Ausspritzen, noch Auswischen erlaubt ist. Zwei Defekte sind selten. Die Ruptur kann an jeder Stelle des Trommelfelles entstehen, sie bevorzugt jedoch die unteren Partien als zentrale Perforation und verschont die Pars flaccida (Abb. 147). In den meisten Fällen ist das Trommelfell ungereizt und zeigt höchstens einige injizierte Radiärgefäße (Abb. 148).

Die Verletzungen der Gehörknöchelchen sind zum Teil zu sehen (abgebrochener Hammergriff, abnorme Stellung des kurzen Fortsatzes), zum Teil verbergen sie sich hinter dem Trommelfell.

Die Trommelfellzerreißungen haben eine *große Heilneigung.* Selbst ausgedehnte Defekte pflegen — wenn sie in Ruhe gelassen werden, nach einigen

Wochen unter beinahe unsichtbarer Narbenbildung zuzuheilen. Außer bei Explosionswirkungen wird auch die Hörfähigkeit fast stets wieder vollständig normal (Abb. 146). Nur *ausnahmsweise* oder bei falscher Behandlung schließt sich eine *akute Mittelohreiterung* an, die dann allerdings fast stets einen bösartigen Verlauf nimmt und öfters über die Mastoiditis rasch zur Meningitis weiterschreitet. Wird nach längeren Eiterungen schließlich eine Abheilung erzielt, so bleibt häufig ein Trommelfelldefekt zurück.

Die Schäden des Innenohres sind teilweise reversibel, so daß sich die Schwerhörigkeit nicht selten wieder weitgehend bessert. Es kann aber auch ein Dauer-

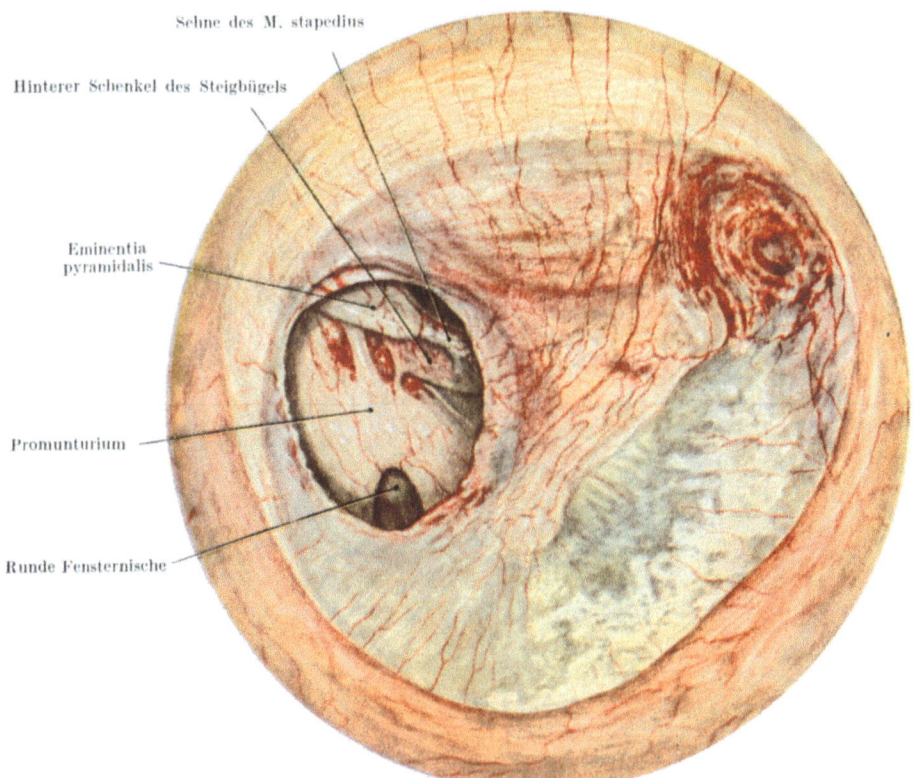

Abb. 148. Zerreißung des rechten Trommelfelles durch Ohrfeige vier Tage nach der Verletzung. Alte Kalk-einlagerungen vorn und unten (nach Lüscher).

schaden von leichterer Schwerhörigkeit bis zur Taubheit zurückbleiben. Auch die Gleichgewichtsstörungen und der Schwindel verschwinden nicht immer (zentrale Genese).

Diagnose. Charakteristisch ist der Trommelfelldefekt mit blutigen Rändern bei sonst reizlosem Trommelfell. Während kleine Defekte als dunklere, scharf begrenzte Stellen ohne weiteres auffallen, werden gerade die großen Defekte gelegentlich übersehen, weil die Promunturialwand dieselbe Farbe wie das Trommelfell aufweist. Es ist daher nach dem scharfen Defektrand zu suchen, was durch die *Ohrlupe* erleichtert wird.

Den Defekt als solchen festzustellen, genügt nicht, denn forensisch wichtig ist die Unterscheidung zwischen einer traumatischen und einer alten entzündlichen Trommelfellperforation. Eckige Form, namentlich aber Blutungen in der

Umgebung, bei im übrigen reizlosem Trommelfell sprechen für eine traumatische Entstehung. Jeder Reinigungsversuch zum Zwecke einer sicheren Diagnose ist verboten!! Bei bereits eingetretener Mittelohreiterung ist die Unterscheidung oft nicht mehr sicher möglich.

Behandlung. Grundsätzlich ist die Behandlung dieselbe, wie bei den direkten Trommelfellverletzungen. Da eine Infektion des Mittelohres durch den Luftstoß nicht verursacht wird und das Trommelfell von selbst abheilt, wenn keine Mittelohreiterung hinzukommt, hat die Behandlung nur für die Vermeidung der Infektion zu sorgen (steriler Watteverschluß des Gehörganges, Schneuzverbot). Schutz vor Badewasser usw., wie bei den Felsenbeinbrüchen (S. 177). Jede weitere Behandlung ist zuviel, insbesondere ist das *Ausspritzen ein Kunstfehler*, da gerade dadurch das Mittelohr infiziert wird und sich im allgemeinen eine bösartige Mittelohreiterung anschließt. Nachfolgende Mittelohreiterungen werden wie üblich behandelt. Das seltene Ausbleiben der spontanen Trommelfellheilung erfordert ein Anätzen der Ränder mit Trichloressigsäure. Über die Behandlung der Innenohrstörungen siehe akutes akustisches Trauma S. 192.

3. Schallschädigungen

Übermäßig intensive Schallwellen, zu denen auch die Explosionswellen in einer gewissen Entfernung vom Explosionsherd zu rechnen sind, können durch *einmalige kurzdauernde Einwirkung* (akutes akustisches Trauma), besonders aber bei *Wiederholung und längerer Dauer* (chronisches akustisches Trauma, Lärmschwerhörigkeit) zu schweren Schädigungen des Innenohres führen.

a) Akutes akustisches Trauma

Die grobmechanischen Wirkungen der Explosionswelle auf das Mittelohr und das Innenohr in Form von Trommelfellzerreißungen, Verletzungen der Schalleitungskette und Schädigungen des inneren Ohres wurden bereits im Abschnitt „Verletzungen durch Luftstöße" besprochen. Die Schäden am Innenohr lassen sich von denen des gleichzeitigen akustischen Traumas nicht scharf trennen.

Beim *akuten akustischen Trauma*

wird das Cortische Organ durch einmalige oder kurzdauernde, übermäßig starke Schallwirkungen ganz oder teilweise außer Funktion gesetzt. Histologisch werden im Tierversuch in erster Linie Veränderungen und Zerstörungen an den äußeren Haarzellen des Cortischen Organs gefunden, die sich vom Ende der ersten bis in die zweite Windung erstrecken. Das Mittelohr erleidet nur leichte und rasch vorübergehende Störungen.

Ursache und Entstehung. Unter den Ursachen der Schädigungen des akuten akustischen Traumas stehen neben Explosionen bei Unglücksfällen, Sprengungen in Bergwerken und Steinbrüchen, die Knalltraumen bei Abschüssen von Feuerwaffen an erster Stelle. Karabiner, Maschinengewehre, Infanteriekanonen, Tankbüchsen, Flakgeschütze sind am gefährlichsten. Ein einziger Schuß, selbst ein einmaliger Nietschlag eines Setzhammers (PEYSER), ebenso ein Blitzschlag in das ungeschützte Telephon während des Telephonierens können genügen, um eine Schädigung herbeizuführen. Die Wirkung von unerwarteten plötzlichen Schallstößen ist besonders groß, da das Ohr nicht vorbereitet ist und keine Zeit hat, sich anzupassen (LÜSCHER). Infolge der verschiedenen Empfindlichkeit der einzelnen Menschen kann schon das Schießen mit einer leichten Schußwaffe aus normaler Stellung eine Schädigung nach sich ziehen. In der Regel sind aber gewisse ungünstige Umstände notwendig, wie Schießen am Ohr vorbei, Widerhall in Bunkern und dergleichen.

Symptome und Verlauf. Unter *hochgradigem Ohrensausen* tritt eine mehr oder weniger vollständige *Vertäubung für die Sprache und zunächst für sämtliche Töne*, hauptsächlich für Frequenzen über 2000 Hz ein. Meistens jedoch erholen sich nach verhältnismäßig kurzer Zeit die tieferen Frequenzen und der Frequenzausfall im Audiogramm beginnt sich durch eine Senke bei 4000 Hz, sogenannte c^5-Senke, zu charakterisieren. Die Senke kann aber von 1000 Hz aufwärts auch bei einer anderen Frequenz (Abb. 149, 150) liegen oder das Audiogramm zeigt, wie hauptsächlich nach Explosionen, einen scharfen Abbruch gegen die hohen Frequenzen ohne Wiederanstieg. In diesen Fällen ist die obere Tongrenze herabgesetzt, während sie beim Vorliegen einer Senke unverändert bleibt. Die Knochenleitung ist stark verkürzt. Der Lautstärkeausgleich ist vollständig

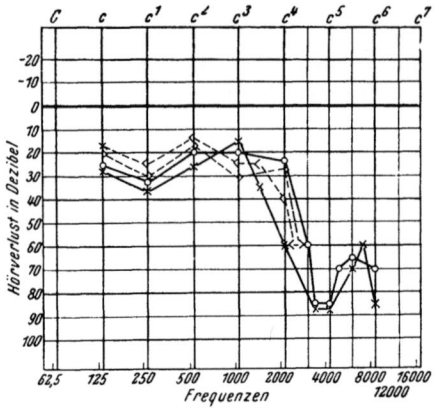 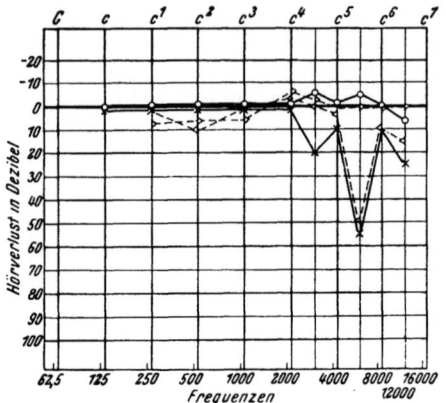

O, > rechtes Ohr, ×, < linkes Ohr,

...... Luftleitung, ----- Knochenleitung.

Abb. 149. Hörverlustkurven eines beiderseitigen Knalltraumas (Karabiner).

O, > rechtes Ohr, ×, < linkes Ohr,

——— Luftleitung, ----- Knochenleitung.

Abb. 150. Hörverlustkurven eines linksseitigen akuten akustischen Traumas. Gehör rechts normal.

bzw. die Unterschiedsschwelle für Tonintensitätsänderungen ist stark erniedrigt (Lüscher und Ermanni).

Der otoskopische Befund ist nach leichteren Einwirkungen normal, nach Knallwirkungen besteht vielfach eine Einziehung des Trommelfelles mit Injektion am Hammergriff als Überleitung zu den schwereren Verletzungen heftiger Explosionswellen. Zuweilen sind mit dem Ohrmikroskop auch feinste Trommelfellblutungen zu finden.

Die **Diagnose** ergibt sich aus dem geschilderten otoskopischen und funktionellen Befund (Audiogramm) und der erfolgten übermäßigen Schalleinwirkung. Die Vorgeschichte läßt die Schallschädigung von Innenohrschwerhörigkeiten anderer Ursache abgrenzen. Nach Explosionseinwirkungen im Kriege ist an eine psychogene Hörstörung zu denken. Völlige doppelseitige Taubheit spricht für die letztere.

Eine wirksame **Behandlung** ist bisher nicht bekannt. Oftmals stellt sich das Gehör im Verlaufe einiger Wochen oder Monate von selbst wieder her. Die Besserung vollzieht sich namentlich in den ersten sechs Monaten, ist aber auch noch später möglich. Inwieweit nachträgliche Verschlimmerungen vorkommen, ist nicht sicher entschieden. Unangenehmes Ohrensausen kann allerdings monatelang oder dauernd bestehen bleiben. Mitunter sind hier, wenigstens im Anfang, Luftduschen von Nutzen.

Prophylaxe. Die Prophylaxe bereitet insofern gewisse Schwierigkeiten, als jeder schützende schalldichte Ohrverschluß (plastische Ohrpfropfen, Fingerkuppe), das Sprachgehör beeinträchtigt. Immerhin läßt sich durch die neueren Hörschutzgeräte (s. S. 194) ein fast völliger Schutz vor Explosions- und Knallwirkungen trotz erhaltenem Sprachgehör erzielen.

b) Lärmschwerhörigkeit (chronisch-akustisches Trauma)

Öfters und durch wesentlich geringere Schallstärken als das akute akustische Trauma geben *wiederholte und langdauernde Schallreize* als chronisch-akustische Traumen zu hochgradigen Dauerschäden des Innenohres Anlaß.

In tierexperimenteller Untersuchung (SIEBENMANN, HÖSSLI, v. EICKEN, WITTMAACK, RÜEDI, FURRER u. a.) hat sich gezeigt, daß, je nach der Frequenz der Schallwellen, bestimmte Bezirke im Cortischen Organ, und zwar in erster Linie die äußeren Haarzellen, zur Degeneration gebracht werden. Dabei sind die hohen Töne der Schneckenbasis, die tiefen Töne der Schneckenspitze zugeordnet. Die Befunde stimmen mit den Ergebnissen der histologischen Untersuchungen der Felsenbeine von Nervenschwerhörigen überein. Trommelfell und Mittelohr weisen keine Veränderungen auf.

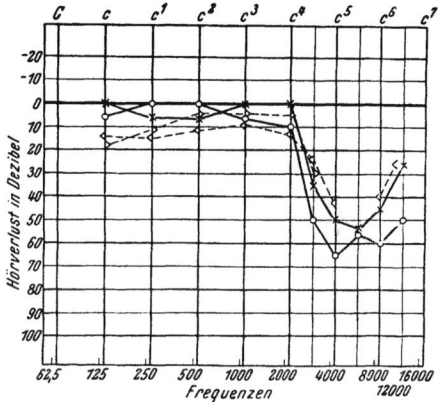

O, > rechtes Ohr, ·, < linkes Ohr,
––– Luftleitung, ····· Knochenleitung.

Abb. 151. Hörverlustkurven einer beiderseitigen chronischen Lärmschwerhörigkeit (Bandsäge).

Das chronisch-akustische Trauma führt zur *Lärmschwerhörigkeit*, die hauptsächlich als *Berufsschwerhörigkeit* in allen Berufen mit starkem, dauerndem Lärm über 80 bis 100 Dezibel auftritt (Lärmarbeiter). In diese Kategorie gehören vor allem: Kesselschmiede, mechanische Schreinerei (Bandsägen und Fräsen), Metallbearbeitung, Motorenprüfstände, Preßlufthämmer, Preßluftnieten, Flüge in Kampfflugzeugen (besonders Düsenflugzeugen) usw. Der Lärm kann mit Schallmessern nach Frequenz und Stärke festgestellt werden. Der Industrielärm weist im allgemeinen ein sehr breites Frequenzspektrum auf, in welchem die mittleren und hohen Töne in beinahe derselben Stärke vertreten sind.

Die folgende Tabelle gibt einen Begriff von der Lautstärke verschiedener Geräuscharten (V. ZWICKY).

0 Phon	Beginn der Hörempfindung; nur unter bestimmten Bedingungen meßbar.
10 Phon	Schall, den man im üblichen Sinn als gerade eben hörbar bezeichnet.
20 Phon	Leises Blätterrauschen.
40 Phon	Leise Unterhaltungssprache.
50 Phon	Normale Unterhaltungssprache.
60 Phon	Geklapper einer einzelnen Schreibmaschine.
70 Phon	Geräusch mehrerer Schreibmaschinen im Abstand von 1 m.
80 Phon	Sehr verkehrsreiche Straße.
90 Phon	Werkstatt mit Drehbänken und Automaten.
100 Phon	Lärm in einer Baumwoll- oder Seidenweberei.
110 Phon	Preßluft-Niethammer in der Kesselschmiede.
120 Phon	Verstemmen von Schweißnähten mit Preßlufthämmern bei 2 m Standortentfernung.
130 Phon	Schwere Artillerie aus nächster Nähe. (Hier beginnt der Hörschmerz, da die sogenannte Schmerzschwelle überschritten ist.)

Bei Düsenflugzeugen kann die Schallstärke 140 Dezibel weit überschreiten.

Zwischen akutem akustischem Trauma und Lärmschwerhörigkeit bestehen eine ganze Reihe von Abstufungen, zu denen der langdauernde wiederholte Gebrauch von Feuerwaffen bei Jägern, Schützen und Artilleristen zu rechnen ist.

Die *Empfindlichkeit des Ohres* gegenüber diesen Lärmschädigungen unterliegt großen individuellen Schwankungen. Sogar das Klappern von Schreibmaschinen soll gelegentlich schon genügen, um eine Schädigung zu verursachen (MAUTHNER). Die *Schwerhörigkeit* betrifft in der Regel *beide Ohren* in ungefähr gleichem Ausmaße, setzt ganz allmählich und zunächst unmerklich ein, oft verbunden mit *Ohrensausen*. Sie entspricht dem Befund einer chronisch zunehmenden Innenohrschwerhörigkeit und kann bis zur praktischen Taubheit vorschreiten. Besonders empfindlich ist der Frequenzbereich um 4000 Hz, so daß sich zunächst eine c^5-Senke ausbildet, welche mit der Zeit immer tiefer und breiter wird (Abb. 151). Die Unterschiedsschwelle ist, entsprechend einem vollständigen Lautstärkeausgleich, stark erniedrigt (LÜSCHER und ERMANNI). Endlich, in der Regel erst nach langen Jahren, leiden die mittleren und tiefen Frequenzen und der Lärmschwerhörige beginnt auch das Sprachgehör immer mehr zu verlieren. Oft kombiniert sich schließlich die Lärmschwerhörigkeit mit einer Presbyakusis.

Bei der Einwirkung von reinen Tönen zeigt sich, daß die Schädigung mit steigender Tonhöhe stark zunimmt und die tiefen Töne fast ohne Einfluß sind. Die Hauptschädigung tritt etwa eine halbe bis eine Oktave oberhalb der schädigenden Frequenz auf (PERLMAN, H. DAVIS und Mitarbeiter, RÜEDI und FURRER), an einer Stelle der Schnecke, an welcher der Hauptanteil der akustischen Energie der Schallwellen aufgebraucht wird (ZWISLOCKI). Gleichzeitig mit der Erhöhung der Hörschwelle ist eine Verschiebung der Tonhöhe verbunden.

Diagnose. Neben der reinen Innenohrschwerhörigkeit und dem normalen otoskopischen Befund ist die Vorgeschichte mit dem Nachweis der länger dauernden Lärmarbeit maßgebend, wodurch sich die Lärmschwerhörigkeit von anderen progressiven Innenohrschwerhörigkeiten unterscheiden läßt. Zur Altersschwerhörigkeit kommen alle Übergänge vor.

Die **Behandlung** ist infolge der Degeneration des Cortischen Organs aussichtslos, jedoch tritt beim Aussetzen der Lärmarbeit oft noch spontan eine erhebliche Besserung ein oder bleibt der Zustand zum mindesten stationär.

Die **Prophylaxe** erhält daher eine wesentliche Bedeutung. Ob neben dem Luftschall die in Fabrikbetrieben gleichzeitig vorhandene Bodenerschütterung in direkter Zuleitung durch den Körper zum Gehörorgan eine schädigende Wirkung ausübt, ist unwahrscheinlich. Nach LANGENBECK schädigt die Bodenerschütterung lediglich durch den starken Luftschall, welchen sie hervorruft. Deshalb ist der Nutzen einer Ausschaltung der Bodenerschütterung durch Filzpantoffeln, Filzmatten usw. fraglich. Ein wirksamer individueller Hörschutz gegen den Luftschall des Industrielärmes ist bedeutend schwieriger als gegen Explosions- und Knallwirkungen und ist nur bis zu einem gewissen Grad von Lärmstärken möglich. Trockene Watte ist zwecklos, luftdichtes Verstopfen des äußeren Gehörganges mit plastischen Ohrpfropfen schützt allerdings weitgehend, behindert jedoch, entsprechend der Lärmdämmung, auch das Sprachgehör in wesentlichem Maß. Deshalb wurden schon im ersten Weltkrieg spezielle Hörschutzgeräte, sogenannte Antiphone, konstruiert, mit vorwiegender Abdämmung der hohen Frequenzen, aber unter Erhaltung der Sprachfrequenzen (GUILD), die im und nach dem zweiten Weltkrieg wieder aufgenommen wurden. Solche Schutzgeräte stellen aber stets einen Kompromiß zwischen Schutz und Sprachverständlichkeit dar und gewähren keinen absoluten Schutz, sobald der Lärm eine gewisse Intensität überschreitet (Düsenflugzeuge). Die verschiedenen

Anforderungen der Lärmbetriebe verlangen ein dem Lärm und dem erforderlichen Gehör angepaßtes Hörschutzgerät. Dafür kommen veränderliche Tiefpaßfilter in Betracht, die mit verschieden großen Durchlaßöffnungen ein entsprechendes Frequenzgebiet der das Cortische Organ vorwiegend schädigenden hohen Töne abdämmen, oder sich auch als vollständiger Ohrverschluß tragen lassen. Zweckmäßig sind Einsteckpfropfen mit eingebautem Tiefpaßfilter, deren Größe und Form dem äußeren Gehörgang angepaßt sind. Einige der neuesten, im Handel befindlichen Hörschutzgeräte erfüllen diese Anforderungen mehr oder weniger ausreichend. Es wird sich erst nach Jahren zeigen, ob solche Hörschutzgeräte das Sprachgehör in hochgradigen Lärmbetrieben schützen. Für die Flieger von Kampfflugzeugen wird der Hörschutz in den Fliegerhelm eingebaut. Damit jüngere und lärmempfindliche Arbeiter durch frühzeitigen Berufswechsel vor Schäden bewahrt werden, sind Einstellprüfungen unter Umständen mit Lärmbelastung (PEYSER) und regelmäßige Hörprüfungen in Lärmbetrieben angezeigt. Die Hauptsache ist eine möglichste Lärmbekämpfung.

IV. Die Erkrankungen der Ohrtrompete

Fast immer führen die Erkrankungen der Tube zu einer *Verengerung des Lumens der Ohrtrompete*, einer *Tubenstenose* bzw. einem *Tubenverschluß*, nur selten zu einem *dauernden Offenstehen*.

A. Der Tubenverschluß und der Tubenmittelohrkatarrh

Das *Ausbleiben der regelmäßigen automatischen Öffnung* der sonst verschlossenen Ohrtrompete beim Schlucken und bei Bewegungen des Unterkiefers wird als *Tubenverschluß* (v. BEZOLD) oder als *Tubenstenose* (KÜMMEL) bezeichnet.

Der *Tubenverschluß* hebt die normale, durch die Ohrtrompete stattfindende Ventilation der Mittelohrräume auf, und infolgedessen werden die Mittelohrräume zu einem vom äußeren Luftdruck dauernd abgeschlossenen Hohlraumsystem. *Es resorbiert sich* aus ihnen, wie bei einem Pneumothorax (KÖRNER) *die Luft* mit ziemlicher Geschwindigkeit, vorwiegend der Sauerstoff, wodurch in der Paukenhöhle ein *Unterdruck* von *35 bis 50 mm Wasser* entsteht (HOLMGREN), der ungefähr der Gasspannung des Blutes entspricht. Durch den auf dem Trommelfell von außen lastenden Überdruck wird das Trommelfell samt der Gehörknöchelchenkette nach der Paukenhöhle eingepreßt bzw. durch den Unterdruck „eingezogen", die Schalleitungskette verliert ihre normale Schwingungsfähigkeit und es kommt zu einer mehr oder weniger hochgradigen Mittelohrschwerhörigkeit.

Die Genese der Trommelfelleinziehung scheint jedoch nicht immer dieselbe zu sein. Steht die Gehörknöchelchenkette in einer abnormen Gleichgewichtslage mit eingedrehtem Hammergriff oder wird der Hammergriff durch einen Krampf des M. tensor tympani nach innen gezogen, so kommt es zu einer Einziehung, hauptsächlich des Umbo, mit einer Verstärkung der Trichterform des Trommelfelles.

Die *Einziehung des Trommelfelles mit ihren Folgen* verleiht allen Erkrankungen, die mit einer Tubenstenose einhergehen, ein besonderes Gepräge, welches sie zu einer *klinischen Einheit* zusammenfassen läßt.

Pathogenetisch kommen jedoch *wesentlich verschiedene Ursachen* in Frage. Mit ihrer pharyngealen Mündung im Nasenrachen wird die Tube oft von *Nasenrachenerkrankungen* betroffen, während sie anderseits als offenes Verbindungsstück zwischen Nasenrachen und Paukenhöhle oft gemeinsam zusammen mit der letzteren erkrankt. Neben verhältnismäßig seltenen *nichtentzündlichen* Affektionen, z. B. Nasenrachengeschwülsten, Narbenresiduen im Nasenrachen oder der Tube selbst, sind es weitaus am häufigsten *entzündliche Erkrankungen*, welche vom Nasenrachen auf die Tubenschleimhaut übergreifen und entweder auf das Tubenostium beschränkt bleiben, z. B. öfters bei einfacher Rachenmandelhyperplasie, oder schließlich die ganze Tube und die Paukenhöhlenschleimhaut erfassen. Je nachdem wird zwischen *einfachem Tubenverschluß* und *Tubenmittelohrkatarrh* unterschieden.

Von den eigentlichen exsudativen Mittelohrentzündungen lassen sich diese katarrhalischen Entzündungen nicht scharf abgrenzen und sind vielfach nur deren leichteste Grade, jedoch treten die Symptome des Tubenverschlusses stärker hervor. Der Begriff des *Tubenkatarrhs* und *Tubenmittelohrkatarrhs* hat sich hauptsächlich aus der Praxis ergeben und schon die unklare Definition weist auf die Schwierigkeiten hin, die sich einer scharfen Trennung und weiterer Einteilung entgegenstellen. MARX betont mit Recht, daß die Bezeichnung Tubenmittelohrkatarrh unlogisch ist, da die Tube auch zum Mittelohr gehört. Verstanden wird darunter eine *Tubenpaukenhölenentzündung*, ich behalte aber den alteingebürgerten Ausdruck *Tubenmittelohrkatarrh* bei. In den Lehrbüchern werden verschiedene Einteilungen vorgenommen und dementsprechend ist auch die Nomenklatur keineswegs einheitlich. Am zweckmäßigsten erscheint mir die Unterteilung in akute und chronische Krankheitszustände, trotzdem sie bei diesen leichten Mittelohrentzündungen oftmals ineinander übergehen.

1. Der akute einfache Tubenverschluß und der akute Tubenmittelohrkatarrh

Ursache und Entstehung. Die häufigste Ursache des akuten Tubenverschlusses und des akuten Tubenmittelohrkatarrhs ist die *akute Rhinopharyngitis* im Verlauf einfacher oder grippöser Katarrhe. In manchen Fällen beschränkt sich die Entzündung auf das pharyngeale Ende der Tube, in anderen Fällen greift sie mehr oder weniger in die Tube hinein oder breitet sich als akuter Paukenhöhlenkatarrh auf die Paukenhöhle aus. Zur exsudativen Mittelohrentzündung bestehen alle Übergänge. Der Tubenmittelohrkatarrh stellt deren leichteste Form dar. Die Entzündung äußert sich vorwiegend als Schwellung der Schleimhaut, als ein seröser Erguß in die Mittelohrräume oder bildet ein zähes schleimiges Exsudat in geringer Menge. Ein akuter Tubenverschluß kann auch durch eine *hintere Nasentamponade*, hauptsächlich bei unrichtiger Ausführung oder durch den „*Ventilverschluß*" bei *raschem Abstieg im Flugzeug* (Barotrauma) (s. S. 184) verursacht werden.

Symptome und Verlauf. Im Vordergrund steht die *Schwerhörigkeit*, welche hohe Grade erreicht und beim Kind oftmals das einzige Symptom bleibt, während der Erwachsene gleichzeitig ein *Druck-* und *Völlegefühl* im Ohr („Watte", „Wasser im Ohr") verspürt, meistens mit tiefem Ohrenrauschen. Eigentliche Schmerzen, außer gelegentlichen Stichen, fehlen. Nicht selten klagen die Patienten über *knackende Geräusche im Ohr* beim Schlucken. Ein kurzes, einmaliges Knacken beim Öffnen und Schließen der Tube ist normal. Beim Tubenverschluß dagegen nimmt dieses Geräusch eine unangenehme Stärke an und wird zu einer Serie von Rasseln, besonders wenn sich Flüssigkeit in der Tube oder in der Paukenhöhle bewegt. Krämpfe der Tubenöffner können ähnliche Erscheinungen hervorrufen.

Häufig verschwinden alle Symptome mit dem Abklingen der akuten Rhinopharyngitis, zuweilen aber überdauert der Tubenmittelohrkatarrh die primäre

Erkrankung und kann sich subakut und selbst chronisch werdend, über längere Zeit hinziehen.

Der *Untersuchungsbefund* zeigt die typischen Merkmale der *Trommelfell-einziehung* (s. S. 200). Bei einem einfachen Tubenverschluß hat die Membran ihr normales perlmuttergraues Aussehen, beim akuten Tubenmittelohrkatarrh weist mitunter eine leichte *Injektion der Hammergriffgefäße* und eine *durchschimmernde Hyperämie der Paukenhöhlenschleimhaut* auf die Mitbeteiligung der Paukenhöhle hin. Der *seröse Erguß* ist an den auf S. 201 beschriebenen Transsudatlinien erkennbar.

Die **Diagnose** ergibt sich aus der plötzlich einsetzenden Mittelohrschwerhörigkeit und dem otoskopischen Bild des eingezogenen Trommelfelles. Von den leichten Formen der akuten exsudativen Mittelohrentzündung unterscheidet sich der Tubenverschluß durch das Fehlen von Schmerzen und stärker entzündlichen Veränderungen am Trommelfell. Die primäre akute Nasenrachenentzündung ist in der Regel offensichtlich.

Behandlung. Die Behandlung richtet sich *gegen die akute Rhinopharyngitis*. Der einfache akute Tubenverschluß bedarf im allgemeinen keiner besonderen Lokalbehandlung, da sich die normale automatische Öffnung der Tube nach Ablauf der Nasenrachenentzündung von selbst wieder herstellt. *Luftduschen während der akuten Entzündung* zur Erleichterung des unangenehmen Völlegefühles im Ohr sind mit Rücksicht auf die Gefahr der Keimverschleppung in die Paukenhöhle *nicht erlaubt*. Auch starkes Schneuzen ist zu vermeiden. Der Tubenverschluß stellt einen gewissen Schutz gegen das Vordringen der Keime dar, der nicht gestört werden soll. Bleibt die Hörfähigkeit nach der akuten Entzündung weiterhin vermindert, so helfen oft eine oder wenige Luftduschen zur endgültigen Beseitigung des Tubenverschlusses.

Nähert sich ein akuter Tubenmittelohrkatarrh der leichten akuten exsudativen Mittelohrentzündung, dann wird das Ohr wie bei der letzteren behandelt. Über die Behandlung seröser Ergüsse s. S. 204.

Die **Prognose** ist in jeder Beziehung gut.

2. Der chronische einfache Tubenverschluß, der chronische Tubenmittelohrkatarrh und die Adhäsivprozesse des Mittelohres

Eine sehr viel größere klinische Bedeutung als dem akuten Verschlusse der Ohrtrompete kommt den chronischen Erkrankungen zu. Die dadurch bedingte Schwerhörigkeit ist *eine der häufigsten Hörstörungen* und steht im *Schulalter sogar an erster Stelle*. Durch *frühzeitige Behandlung* kann sie in der Regel *vollständig behoben* werden, während bei Vernachlässigung irreparable Veränderungen des Schalleitungsapparates mit einer dauernden und oft hochgradigen Schwerhörigkeit eintreten. Die schulärztliche Überwachung sieht sich daher vor eine dankbare Aufgabe gestellt und der behandelnde Kinder- und Ohrenarzt erzielt ausgezeichnete therapeutische Erfolge.

Ursache und Entstehung. Der einfache chronische Tubenverschluß kommt hauptsächlich im Kindesalter als Folge der häufigen *Rachenmandelhyperplasie* vor. Ähnlich wirken *entzündliche Erkrankungen des Nasenrachens*, vielfach durch *Nasenerkrankungen* hervorgerufen (chronische Nasen- und Nasennebenhöhlenentzündungen, stark vergrößerte hintere Enden der unteren Muscheln, Ozaena), *Narbenstenosen* nach *tuberkulösen, luetischen, diphtherischen* oder *skarlatinösen Geschwüren*. Ausnahmsweise entwickeln sich Narbenstenosen der Tube nach *Schädelgrundbrüchen* oder direkten Stich- oder Schußverletzungen der Ohrtrompete. *Geschwülste des Nasenrachens*, Nasenrachenfibrome und Sarkome beim

Jugendlichen, Karzinome beim älteren Menschen, oder Störungen der Muskelwirkung des Tensor und Levator veli palatini beim Wolfsrachen sind seltenere Ursachen.

Die Wirkungen auf das Mittelohr können *jahrelang reversibel* bleiben und sofort verschwinden, wenn der Druckausgleich zwischen Paukenhöhle und äußerem Gehörgang durch Lufteinblasung hergestellt wird, namentlich dann, wenn, wie bei der Rachenmandelhyperplasie, der Verschluß nicht ein vollständiger ist und sich die Tube zeitweise öffnet. Bei langdauerndem völligem Verschluß stellen sich aber im Laufe der Zeit *sekundäre, öfters irreparable Veränderungen* in den Mittelohrräumen ein. Dabei handelt es sich einerseits um mechanische Wirkungen des Tubenverschlusses bzw. der Druckbelastung des Schalleitungsapparates, andererseits um das Weiterkriechen der Entzündung bis in die Paukenhöhle, weshalb nun von einem *chronischen Tubenmittelohrkatarrh* bzw. einer *Otitis media chronica simplex* gesprochen wird. In einzelnen Fällen steht die Entzündung ganz im Vordergrund und fehlt eine Tubenstenose. Die Entzündung verläuft hypovirulent, verursacht daher keine Schmerzen und führt ganz allmählich zu degenerativen Verdünnungen und Verdickungen des Trommelfelles und zu Narbensträngen zwischen Trommelfell, Gehörknöchelchen und Mittelohrwänden, ebenso zu Narbenpolstern in den Fensternischen, den sogenannten *Adhäsivprozessen*, wie sie auch nach perforativen Mittelohreiterungen zurückbleiben können.

Mitunter bildet sich ein *seröser oder schleimiger Erguß in der Paukenhöhle*, der entweder die Mittelohrräume ganz ausfüllt oder als kleinere Flüssigkeitsmenge beweglich in der Paukenhöhle liegt. Diese Ergüsse sind vorwiegend bei dem vollständigen Tubenverschluß durch bösartige Geschwülste anzutreffen, sowie bei sehr starkem Unterdruck, beispielsweise bei raschem Abstieg im Flugzeug, wenn sich die Tube nicht mehr automatisch öffnet und ein sogenannter „Ventilverschluß" der Tube eingesetzt hat. In letzterem Fall entstehen die Ergüsse in kürzester Zeit. Gelegentlich führt auch eine leichte Entzündung ohne Tubenstenose zu einer serösen Otitis (sekretorischer Mittelohrkatarrh). Demnach kann das *Transsudat eines Hydrops ex vacuo* oder das *Exsudat einer hypovirulenten Entzündung* vorhanden sein, meistens aber wirken beide Faktoren zusammen. Vermutlich spielen auch *allergische Faktoren* mit oder andere Umstände, die den Wasserhaushalt in den Geweben betreffen (kardiovaskuläre Störungen, Vasolabilität). Auch soll die chemotherapeutische Behandlung der akuten Mittelohrentzündung dazu führen können (HOOPLE). Die Flüssigkeit ist *serös-gelblich* und enthält nur wenige Leukozyten, ist aber *stark eiweißhaltig* und *gewöhnlich steril*. Luftduschen zersprengen die Ergüsse zu Schaum (Abb. 155).

Dem chronischen Tubenmittelohrkatarrh liegen dieselben Voraussetzungen zugrunde, wie der einfachen chronischen Schleimhauteiterung des Mittelohres (s. S. 259), und auch hier hängt die Entwicklung des chronischen Tubenmittelohrkatarrhs weitgehend von der *Allgemeinkonstitution* und der *lokalen Schleimhautdisposition* ab. Angenommen wird, daß die Schleimhaut infolge einer biologischen Minderwertigkeit gegen hypovirulente Infekte empfindlich ist und zu einem chronischen Entzündungsverlauf neigt. Auch spielen wahrscheinlich *allergische Reaktionen* eine gewisse Rolle. Bei eineiigen Zwillingen kommt die konstitutionelle Bedingtheit degenerativer Veränderungen in der überraschenden Übereinstimmung der mannigfachen verschiedenartigen leichteren und stärkeren degenerativen Trommelfellveränderungen deutlich zum Ausdruck (LÜSCHER) (Abb. 152).

Der chronische Tubenmittelohrkatarrh beginnt daher häufig im *frühen Kindesalter*, oft bei exsudativen Kindern, und prägt sich mit den Jahren mehr und mehr aus. Durch ihre Anfälligkeit leiden diese Kinder in der Regel auch an wiederholten leichten und schweren akuten Mittelohrentzündungen oder langdauernden chronischen Mittelohreiterungen. Die schwereren Entzündungen hinterlassen vielfach stärkere Narben, die zu den narbigen Residuen perforativer Mittelohreiterungen überleiten (s. Mittelohrresiduen, S. 322). Beim *Erwachsenen* kommen alle Faktoren, die einen chronischen Katarrh der oberen Luftwege begünstigen, in Betracht.

Der in der Praxis gebräuchliche Begriff des chronischen *Tubenmittelohrkatarrhs umfaßt demnach eine Reihe verschiedener, teils rezidivierender akuter, teils chronischer Erkrankungen* des Mittelohrs (mechanische Wirkungen des Tubenverschlusses, wiederholte akute Mittelohrkatarrhe und schwere Mittelohrentzündungen, chronische

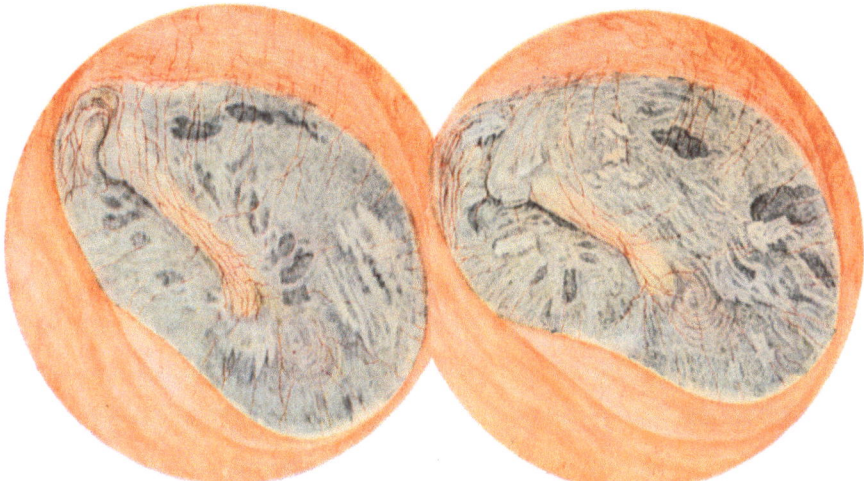

Abb. 152. Degenerative Veränderungen der linken Trommelfelle von eineiigen Zwillingen (Margrit und Hanni R., 14jährig). Die auffällige Gleichartigkeit der degenerativen Prozesse weist auf erbliche Faktoren hin (nach Lüscher).

Mittelohrkatarrhe und Rückstände chronischer Mittelohreiterungen), die in längerem Krankheitsverlauf nacheinander und nebeneinander auftreten.

Pathologische Anatomie. Die Adhäsivprozesse in der Paukenhöhle bestehen aus *Bindegewebswucherungen*, welche sich als *narbige Stränge zwischen den Gehörknöchelchen* selbst und *zwischen ihnen und den Paukenhöhlenwänden* hinziehen oder als *bindegewebige Polster* namentlich die *Fensternischen* ausfüllen. Als Zeichen der Entzündung finden sich rundzellenhaltige Exsudatreste. Die Narbenzüge bedeuten zwar eine Abheilung der Entzündung, doch behindern sie, je nach ihrer Lage und ihrer Ausdehnung, die Schwingungsfähigkeit des Schalleitungsapparates, was eine dauernde Mittelohrschwerhörigkeit bewirkt. Ob die Adhäsivprozesse als Residuen einer perforativen Mittelohreiterung aufzufassen sind oder sich schleichend im Verlauf eines Tubenmittelohrkatarrhs gebildet haben, kann am Befund im allgemeinen nicht beurteilt werden (Abb. 217).

Symptome und Verlauf. Die Erkrankung hat eine *Schwerhörigkeit* zur Folge, vom Typus einer *Schalleitungsstörung* mit vorwiegender Hörverminderung am unteren Ende der Tonreihe, negativem Rinne, Verlängerung der Knochenleitung und Lateralisation des Scheiteltones in das kranke Ohr. Die Schwerhörigkeit wird zunächst als Verschleierung des Gehörs empfunden, ist später oft hochgradig und betrifft beide Ohren, vielfach in verschiedenem Maß. Wie beim akuten Tubenverschluß hat der Erwachsene das Gefühl der *Völle* *und des Druckes* im Ohr, wogegen, außer gelegentlichem Stechen, Schmerzen fehlen. Bei einem serösen Erguß spürt der Patient ein *Plätschern und Glucksen* im Ohr, hauptsächlich beim Schlucken und bei der Luftdusche. Nicht selten bestehen *Ohrgeräusche*, häufig in Form eines tiefen Rauschens, im Gegensatz zu dem helleren Klangcharakter des Ohrensausens der Innenohrstörung. Die *eigene Stimme* kann in unangenehmer Weise *widerhallen*, die Sprache verzerrt erscheinen. Ausnahmsweise soll auch *Schwindel* vorkommen.

Beim *einfachen Tubenverschluß*, besonders wenn eine Rachenmandelhyperplasie zugrunde liegt, sind *rasche und starke Schwankungen in der Hörfähigkeit* auffallend, die den akuten Katarrhen nicht selten parallel gehen. Auch bemerkt der Patient eine Besserung der Erscheinungen nach Schneuzen oder bestimmten Bewegungen des Unterkiefers. Hängt das Gehör von der Kopflage ab, so handelt es sich in der Regel um einen serösen Erguß, der sich bei Änderungen der Kopflage in der Paukenhöhle verschiebt. Im Gegensatz zum einfachen Tubenverschluß nimmt die Schwerhörigkeit beim *Tubenmittelohrkatarrh langsam, aber dauernd zu*, allerdings unter kürzeren und längeren Remissionen. Der seröse Erguß kann sehr hartnäckig sein und jahrelang andauern.

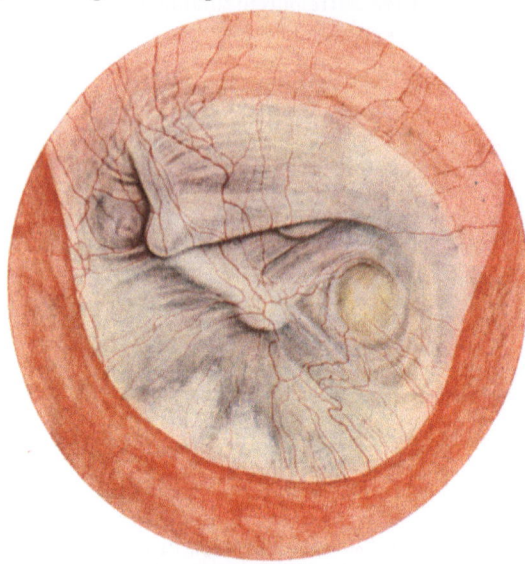

Abb. 153. Starke Einziehung des linken Trommelfelles bei Tubenverschluß.

Der **Untersuchungsbefund** zeichnet sich durch die *Einziehung des Trommelfelles* (Abb. 153) aus, die zu einer charakteristischen Veränderung seines Reliefs führt. Der *Hammergriff* dreht sich mit dem Umbo nach innen und erscheint im otoskopischen Bild in *stärkerer perspektivischer Verkürzung mehr horizontal* gestellt, der *kurze Fortsatz* ragt *schnabelartig* vor. Die Trommelfellmembran ist in ausgesprochenen Fällen wie ein nasses Tuch an den kurzen Fortsatz und den Hammerhals angeklatscht und am Anulus tympanicus abgeknickt. Vom kurzen Fortsatz nach hinten zur Peripherie ziehend, entsteht eine scharfe *hintere Falte*, während der *dreieckige Reflex* infolge der Vertiefung des Trommelfelltrichters vom Umbo und der Peripherie abrückt, strichförmig wird und schließlich ganz verschwindet. Dafür treten *atypische Reflexe* am kurzen Fortsatz, der Pars flaccida und an der Randknickung des Trommelfelles auf. Nach der Luftdusche kann das Trommelfell seine normale Stellung wieder erlangen oder wird vorgewölbt, wobei große Atrophien direkt sackförmig in den Gehörgang hineinragen.

Beim *chronischen Tubenmittelohrkatarrh* sind diese Kennzeichen der Einziehung besonders hochgradig und außerdem kommen noch *degenerative Veränderungen* hinzu, teils *Atrophien*, die in Anbetracht der größeren Transparenz dunkler erscheinen, teils *Verdickungen und Trübungen* von weißlicher Tönung, die diffus, streifen- oder fleckförmig die verschiedensten Bilder aufweisen

(Abb. 152 und 154). Schließlich kann sich das Trommelfell allen Konturen der medialen Paukenhöhlenwand anlegen, was als *Trommelfellkollaps* (v. BEZOLD) bezeichnet wird. Nur selten bleibt das Trommelfell normal oder beinahe normal. Zuweilen ist namentlich die *Pars flaccida tief beutelartig und fixiert eingezogen*, mit feinsten, scharf begrenzten Atrophien, die wie schwarze Löcher wirken. Es sind dies die Vorstufen zum genuinen Kuppelraumcholesteatom. Weder die Einziehung des Trommelfelles, noch seine degenerativen Veränderungen lassen einen sicheren Rückschluß auf den Grad der Hörstörung zu, der größtenteils von den Adhäsivprozessen in der Paukenhöhle selbst abhängt. Ein gewisses Urteil erlaubt die Beweglichkeit mit dem Siegleschen Trichter.

Zuweilen erscheinen während *subakuten Schüben kleine, runde, gelbliche, scharf umschriebene, meist multiple Flecken* in der *Pars tensa*, zu welchen von der Peripherie her erweiterte Gefäße ziehen. Die übrige Trommelfellmembran ist reizlos oder zeigt einen rötlichen Schimmer. Die Natur dieser Flecken ist nicht geklärt, es dürfte sich um lokalisierte Verdickungen des Trommelfelles, eventuell der Schleimhautschicht handeln (LOOSER).

Durch einen *serösen Erguß* in der Paukenhöhle bei sekretorischem Katarrh erhält das Trommelfell einen *feuchten Glanz*, wird mehr gelblich

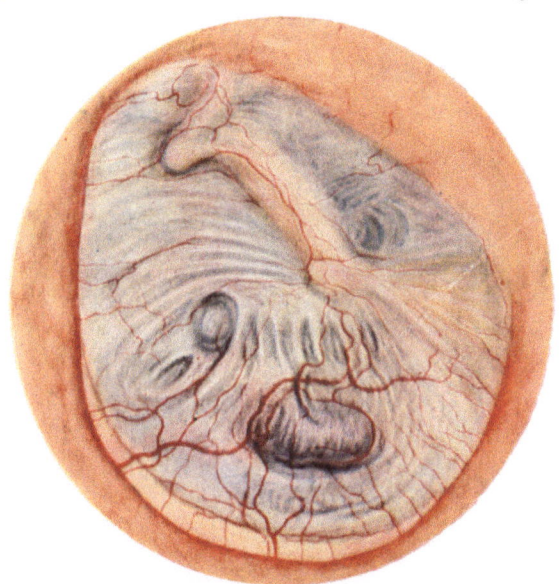

Abb. 154. Unregelmäßige Einziehung des linken Trommelfelles mit degenerativen Veränderungen bei „Tubenmittelohrkatarrh" mit Adhäsivprozessen.

(bernsteinfarbig) und durchsichtig (wie Ölpapier). Besteht ein Flüssigkeitsspiegel, so schimmert eine haarscharfe, je nach der Beleuchtung goldgelbe oder dunkle, vielfach nach oben konkave, am Umbo geknickte *Niveaulinie* durch. Der Flüssigkeitsschaum, z. B. nach einer Luftdusche, äußert sich in *dunklen* oder *hellgelben Ringen* (Abb. 155), oder aber, wenn sich die Blasen gegenseitig abplatten, in Spaltlinien. Durch Kapillarität kann zwischen Umbo und Promunturium ein hängender Tropfen festgehalten werden. Nach Luftduschen und Kopfbewegungen ändern die Transsudat- bzw. Exsudatlinien ihren Verlauf.

Die *Durchgängigkeit der Ohrtrompete* bei der Lufteinblasung ist mit wenigen Ausnahmen reiner Adhäsivprozesse in der Paukenhöhle *behindert* oder *aufgehoben*. Das Einströmegeräusch bleibt daher aus oder aus dem normalen Einströmegeräusch (vom Charakter des Bronchialatmens) wird ein *scharfes Stenosengeräusch*, bei Exsudat mit *feuchtem Rasseln* (s. S. 67).

Das Pneumophon (v. DISHOECK) ergibt einen Unterdruck in der Paukenhöhle. Der *Warzenfortsatz* zeigt häufig eine *mangelhafte* oder *fehlende Pneumatisation*.

Diagnose. Die Häufigkeit geringer klinisch belangloser degenerativer Veränderungen und Stellungsanomalien des Trommelfelles verleitet leicht bei einer Schwerhörigkeit nicht entzündlicher Ursache ohne eingehende Ohruntersuchung einen Tubenmittelohrkatarrh anzunehmen und Innenohrstörungen oder Otosklerosen zu übersehen.

Die Diagnose stützt sich neben dem Trommelfellbefund auf die Untersuchung der Tubendurchgängigkeit und das Vorliegen einer Mittelohrschwerhörigkeit.

Die für den Tubenverschluß charakteristische *Einziehung des Trommelfelles* ist bei höheren Graden leicht zu erkennen (verkürzter horizontal gestellter Hammergriff, vorspringender kurzer Fortsatz, hintere Falte, veränderter Dreieckreflex), wogegen die geringe und mäßige Einziehung mit einem stark schräggestellten Trommelfell verwechselt werden kann. Die degenerativen Trommelfellveränderungen des Tubenmittelohrkatarrhs fallen ohne weiteres auf, werden aber in ihrer funktionellen Bedeutung öfters überschätzt. Auch sind sie nur dann von den Residuen einer perforativen Mittelohreiterung zu unterscheiden, wenn ein Trommelfelldefekt oder wenn Kalkeinlagerungen auf die überstandene Eiterung hinweisen. Demgegenüber erfordern die feinen Niveaulinien des serösen Mittelohrergusses eine genaue Beobachtung. Besonders schwierig ist die Beurteilung bei völlig mit Flüssigkeit gefüllter Paukenhöhle, unmöglich wird sie bei trübem verdicktem Trommelfell. Durch Punktion der Paukenhöhle ist der seröse Inhalt direkt feststellbar.

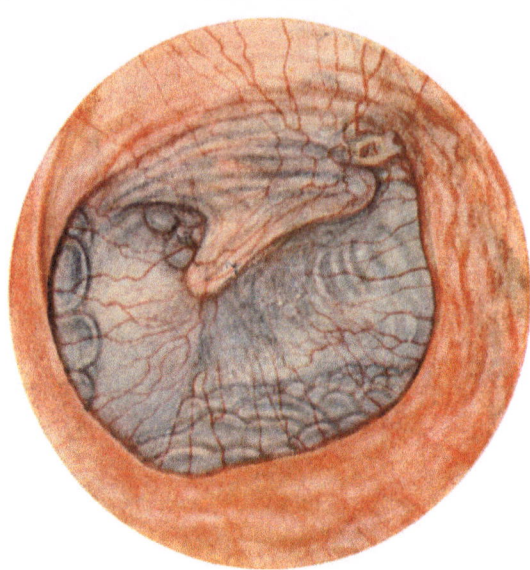

Abb. 155. Transsudatblasen in der rechten Paukenhöhle, durch das Trommelfell durchschimmernd.

Einen wichtigen, beim einfachen Tubenverschluß entscheidenden Hinweis gibt die *Wirkung der Luftdusche*. Wird nach der Luftdusche oder dem Katheterismus die Hörfähigkeit sofort wieder normal, so ist damit der Tubenverschluß erwiesen und die Hörstörung aufgeklärt. Durch Auskultation des Einströmegeräusches läßt sich auch die Weite der Tube bis zu einem gewissen Grad beurteilen.

Nicht selten hört der Patient das Einströmegeräusch selbst und kann dem Arzt angeben, ob die Tube durch die Luftdusche geöffnet wurde. Dies ist namentlich für den Allgemeinpraktiker wichtig, der die Lufteinblasung mit dem Politzerballon vornimmt, weil das Einströmegeräusch bei dieser Form der Luftdusche oft nicht gut abzuhören ist (s. Untersuchung der Ohrtrompete, S. 65).

Die *Differentialdiagnose* hat verschiedene Arten von chronischer, nicht entzündlicher Schwerhörigkeit zu berücksichtigen. Die sofortige und vollständige Wiederherstellung des Gehörs durch Lufteinblasung schließt *Innenohrschwerhörigkeiten, Otosklerose, Adhäsivprozesse* sowie *stärkere Tubenmittelohrkatarrhe* aus und spricht für einen *einfachen Tubenverschluß* (z. B. bei Rachenmandelhyperplasie). Bessert sich die Hörfähigkeit nur teilweise und bestehen degenerative Trommelfellveränderungen, dann ist die Annahme eines Tubenmittelohrkatarrhs gerechtfertigt. In diesem Fall, wie auch, wenn die Hörfähigkeit unbeeinflußt bleibt, muß eine vollständige Hörprüfung den Charakter der Schwerhörigkeit aufklären. Ergibt sich dabei eine Innenohrschwerhörigkeit, ist die Diagnose klar, bei einer Mittelohrschwerhörigkeit und geringen Trommelfellveränderungen erhebt sich die manchmal auch für den Facharzt schwierige Entscheidung zwischen Otosklerose und Tubenmittelohrkatarrh bzw. Adhäsivprozessen. Gute Pneumatisation des Warzenfortsatzes läßt auf eine Otosklerose, fehlende Zellbildung auf einen chronischen Tubenmittelohrkatarrh schließen.

Der Ohruntersuchung folgt die *Untersuchung des Nasenrachens* und der Nase. Jeder Tubenverschluß und jeder Tubenmittelohrkatarrh weist auf eine Erkrankung des Nasenrachens oder der Nase hin, deren Diagnose zur kausalen Behandlung des Ohrenleidens unerläßlich ist. Beim Kind ist vor allem auf die *Rachenmandelhyperplasie* zu achten, beim älteren Menschen mit einseitigem Tubenverschluß ist dieser oft das erste Symptom eines *Nasenrachenkrebses*. Hauptsächlich die Nasenrachengeschwulst wird häufig längere Zeit übersehen und das vermeintliche Ohrenleiden lange Zeit mit Luftduschen behandelt. Doch selbst der kindliche Mundatmer wartet zuweilen vergeblich auf die Entfernung der Rachenmandel oder die Radiumbestrahlung des Nasenrachens.

Behandlung. Der einfache Tubenverschluß erfährt durch die *Lufteinblasung* eine unmittelbare, aber im allgemeinen nur vorübergehende Besserung oder Wiederherstellung des Gehörs. Der Dauererfolg hängt ganz oder zum großen Teil von der *Beseitigung der ursächlichen Nasenrachen-* oder *Nasenerkrankung* ab (Entfernung der Rachenmandel, Behandlung einer chronischen Nasen- oder Nasennebenhöhlenentzündung, Abtragung von Nasenpolypen, Radiumbestrahlung des Nasenrachens usw.). Gelingt es, die Ursache zu beheben, dann erübrigt sich öfters jede weitere Ohrbehandlung oder es genügen wenige Luftduschen. Besonders dankbar ist in dieser Hinsicht die Adenotomie im Schulalter, bei welcher auch die Tubenwinkel berücksichtigt werden müssen. Um chirurgisch nicht erreichbares lymphatisches Gewebe zum Rückgang zu bringen, empfiehlt CROWE schwache Radiumbestrahlungen des Nasenrachens, womit ich gute Erfolge erzielt habe.

Nach Oberflächenanästhesie wird ein gestielter Radiumträger durch die Nase in den Nasenrachen eingeführt, und zwar für jede Tubenöffnung durch die entsprechende Seite, wobei ein Heftpflasterzug am Stiel die Radiumkapsel an die Tubenöffnung anpreßt. Die Dosis beträgt pro Nasenseite bei einer Filterung von 1 mm Monelmetall zirka 10 bis 15 mgr Stunden, gegebenenfalls in drei- bis vierwöchigen Abständen zwei- bis dreimal wiederholt.

Die Lufteinblasung wird beim Kind bis zu zwölf Jahren mittels der Luftdusche nach POLITZER vorgenommen, beim Erwachsenen mittels des *Tubenkatheterismus*, sofern die Verhältnisse im Naseninnern diesen gestatten. Zuweilen gelingt die Lufteinblasung nach POLITZER auch beim Erwachsenen besser als durch Katheterisieren. Die *Luftduschen sind zu unterlassen*, wenn akut entzündliche Erscheinungen im Nasenrachen oder im Mittelohr bestehen, ebenfalls in den ersten zwei bis drei Wochen nach einer Adenotomie. Sonst werden sie drei- bis viermal wöchentlich wiederholt, bis die Hörfähigkeit normal ist oder sich nicht mehr bessert. Der Kranke ist davor zu warnen, durch die Valsalvasche Lufteinblasung, deren einfache Ausführung den Patienten zu ständiger Wiederholung verleitet, eine Besserung erzwingen zu wollen und damit das Trommelfell schließlich zu überdehnen.

Die Behandlung des vielfach *konstitutionell bedingten Tubenmittelohrkatarrhs* stößt auf erheblich größere Schwierigkeiten. In erster Linie wird auch hier der Nasenrachen behandelt. Gleichzeitig sucht eine roborierende Allgemeinbehandlung eine Verminderung der Katarrhe und damit der akuten Rezidive im Ohr zu erreichen. Die ungünstige Wirkung des Tubenverschlusses läßt sich durch regelmäßige zwei- bis dreimal wöchentliche Luftduschen bekämpfen. Oftmals genügt die Luftdusche nach POLITZER nicht und es muß der Tubenkatheterismus, unter Umständen mit Tubenbougierung und medikamentöser Behandlung der Tube herangezogen werden.

Zur *Sondierung bzw. Bougierung der Tube* kommen feine Sonden aus Silber oder Zelluloid zur Anwendung, die sich durch den im Tubenostium liegenden Katheter einführen und in die Tube vorstoßen lassen. Die Sonden sind in Zentimetermaß gezeichnet, wodurch ein zu weites Vordringen mit Verletzung der Paukenhöhle oder des Trommelfelles vermieden werden kann (Tubenlänge 3,5 cm). Durch angedrehte feinste Wattetampons läßt sich die Tubenschleimhaut mit Medikamenten behandeln (z. B. Arg. nitric. 2%).

Das Einbringen von Medikamenten in die Tube durch Einleiten von Dämpfen oder Einspritzen durch den Katheter hat sich im ganzen nicht bewährt. Über Lösungen oder Aerosole von Antibiotica liegen noch wenig Erfahrungen vor.

Seröse Ergüsse resorbieren sich manchmal unter regelmäßigen *Lufteinblasungen* in kurzer Zeit. *Allgemeine Schwitzprozeduren* und *lokale Wärmebehandlung* (Solluxlampe, Wärmestrahler, Kurzwellen) unterstützen die Aufsaugung. Gelegentlich bleibt aber der Erguß über Wochen und Monate bestehen und muß durch eine zuweilen wiederholte *Parazentese* mit nachfolgender Luftdusche ausgeblasen oder durch eine *Punktion* entleert werden.

Die Parazentese ist bei reizlosem Trommelfell schmerzlos und läßt sich deshalb ohne Anästhesie ausführen.

Die Behandlung will mit diesen Maßnahmen einer Zunahme der Narbenbildung in der Paukenhöhle vorbeugen. Schon vorhandene Adhäsivprozesse, ebenso wie die klinisch weniger wichtigen degenerativen Veränderungen des Trommelfelles lassen sich durch die Lokalbehandlung nicht mehr rückgängig machen. Inwieweit die von verschiedener Seite empfohlene *Pneumomassage* die Beweglichkeit der versteiften Gehörknöchelchenkette wieder herstellen kann, ist sehr fraglich. Auch der Erfolg der Wärmebehandlung ist nicht sichergestellt. Die *operative Lösung der Narben* hat sich als nutzlos erwiesen, da die Neigung zur Narbenbildung bleibt und neue Narben entstehen. Das Anlegen einer *Dauerperforation* im Trommelfell, um den fehlenden Druckausgleich zwischen Gehörgang und Paukenhöhle zu erzielen, mißlingt, weil nicht entzündliche Trommelfelldefekte rasch wieder zuheilen. Dagegen ist, wie bei der Otosklerose, eine Fenestration des horizontalen Bogenganges zu erwägen, deren Erfolg allerdings noch unsicherer ist als bei der Otosklerose. Denn die Fenestration ist mehr oder weniger nutzlos, wenn die Adhäsivprozesse auch die Schwingungsfähigkeit der runden Fenstermembran einschränken, was sich vor der Operation nicht sicher entscheiden läßt.

Erweist sich die Schwerhörigkeit als unheilbar, so kommen alle Maßnahmen in Frage, welche die Schwerhörigkeit sozial und beruflich möglichst erträglich machen (s. S. 385).

Die **Prognose** ist um so besser, je mehr sich die Erkrankung einem reinen Tubenverschluß nähert. Bei *Adhäsivprozessen* ist die Erkrankung kaum zu beeinflussen und schreitet meistens bis zur *hochgradigen Schwerhörigkeit*, ja *praktischen Taubheit* weiter. Deshalb läßt sich die Voraussage im allgemeinen erst im Verlauf der Behandlung und nur mit Vorbehalt stellen.

B. Das Offenstehen der Ohrtrompete

Im Gegensatz zum Tubenverschluß ist das dauernde Offenstehen der Tube selten. Es kommt hauptsächlich bei stark abgemagerten Menschen infolge von

Schwund des peritubaren Fettpolsters vor. Die dadurch verursachte *Autophonie* führt zu einem äußerst *lästigen Dröhnen und Widerhallen der eigenen Stimme* im Ohr. *Einblasen einer Mischung von Borsäure und Salizylsäure 4 : 1* durch den Tubenkatheter (v. Bezold) oder *Tubenbougierung* (Zöllner) bringt wenigstens vorübergehend Erleichterung.

V. Die entzündlichen Erkrankungen des Mittel- und Innenohres und ihre Verwicklungen

Die entzündlichen Erkrankungen des Mittelohres erlangen ihre klinische Bedeutung durch ihre Häufigkeit und die immer drohende Gefahr schwerer lebensbedrohlicher Verwicklungen.

Als meistens sekundäre Erkrankungen begleiten sie in einem hohen Prozentsatz die fieberhaften katarrhalisch-infektiösen Krankheiten der oberen Luftwege und die verschiedenen akuten Infektionskrankheiten. Sie nehmen daher in der täglichen Praxis nicht nur des Ohrenarztes, sondern jedes Allgemeinpraktikers und insbesondere des Kinderarztes einen großen Raum ein.

Ihre Gefährlichkeit ergibt sich fast ausschließlich aus der engen Nachbarschaft zum Schädelinnern, da dadurch der verhältnismäßig kleine Eiterherd im Mittelohr den Zugang zum Schädelinhalt findet, und keine andere Krankheit geht mit so vielen intrakraniellen Folgekrankheiten einher. Einer der bedeutendsten Fortschritte der Ohrenheilkunde liegt in der Verhütung und Behandlung dieser Verwicklungen und äußert sich eindeutig im Sinken der Mortalität. So betrug die Sterblichkeit aller Ohrkrankheiten vor dem Jahre 1884 nach Bürkner 0,3%, ging durch den Ausbau der operativen Behandlung der Mittelohrentzündungen allein bei diesen in den Jahren 1925 bis 1930 auf 0,22% (Schlittler) zurück und hat durch die systematische Anwendung der Sulfonamide in den letzten Jahren noch einmal auf ein Drittel abgenommen (Lüscher und Iselin). Durch die Antibiotica haben sich die Behandlungsresultate noch weiter gebessert. Trotzdem sind die Mittelohrentzündungen auch heute noch als eine nicht ungefährliche und vielfach heimtückische Erkrankung anzusehen und nur deren gründliche Kenntnis schützt vor Überraschungen. Die Verantwortung des Arztes ist um so größer, als eine zweckentsprechende Behandlung mit wenigen Ausnahmen zur Abheilung führt.

A. Entzündungen des Trommelfelles

Eine isolierte Trommelfellentzündung gibt es nicht. Die Myringitis ist entweder ein Ausläufer der Otitis externa, welche auf die Epidermisschicht des Trommelfelles übergreift, oder das Trommelfell entzündet sich als Folge einer Mittelohrentzündung. Nur ausnahmsweise stehen dabei die Erscheinungen von seiten des Trommelfelles im Vordergrund.

B. Die akut-exsudativ-entzündlichen Erkrankungen des Mittelohres und über ihre Verwicklungen

1. Die akute Mittelohrentzündung (Otitis media acuta)

Ätiologie und Pathogenese. Die akute Entzündung des Mittelohres ist eine infektiöse Erkrankung, die meistens durch *banale Eitererreger* verursacht wird. An erster Stelle stehen die verschiedenen Streptokokkenarten, besonders der Streptococcus aureus haemolyticus und der Streptococcus mucosus bzw. Pneumococcus Typ III, bei der Kinderotitis oftmals der Pneumococcus Typ I und II. Staphylokokken kommen besonders in Mischinfektion mit Streptokokken vor. Seltener sind andere Bakterien, wie der Friedländersche Pneumobazillus, Influenza-, Diphtherie- und Typhusbazillen, Bacterium coli, der Meningococcus intracellularis und die Plaut-Vincentsche Symbiose, während der Bacillus pyocyaneus (Pseudomonas aeruginosa) und Pseudodiphtheriebazillen mehr saprophytisch wuchern. Die Bedeutung der Virusinfektion, z. B. bei der banalen

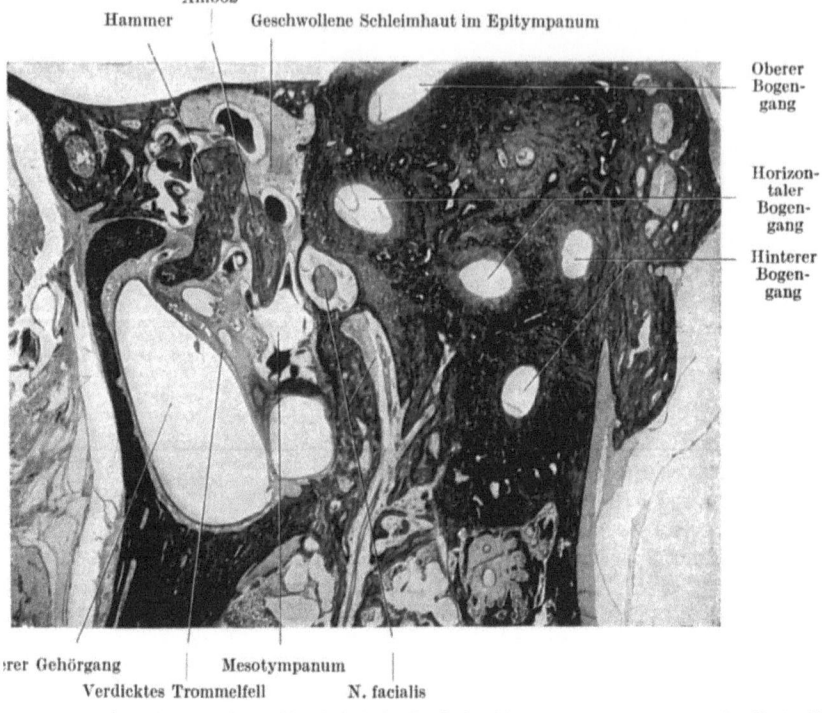

Abb. 156. Akute Mittelohrentzündung. Vertikalschnitt durch den hinteren Teil der Paukenhöhle. Fast völlige Ausfüllung des Epitympanum durch die geschwollene, zellig infiltrierte Schleimhaut. Trommelfell entzündlich verdickt. Exsudat in der Paukenhöhle.

akuten Rhinopharyngitis, bei Grippe und Masern, ist noch nicht geklärt, jedoch dürfte sie in solchen Fällen häufig die Entzündung einleiten und die nachfolgende bakterielle Invasion begünstigen.

Da das *Mittelohr* normalerweise *keimfrei* ist, müssen die *Erreger eingeschleppt* werden, was tubogen, hämatogen oder, bei offenem Trommelfelldefekt, durch den äußeren Gehörgang erfolgen kann. Ausnahmsweise gelangt die Entzündung bei der Meningokokkenmeningitis von den Meningen über das Labyrinth zum Mittelohr. In der Regel wird das Mittelohr *durch die Ohrtrompete infiziert* und die häufigste Ursache der akuten Mittelohrentzündung ist eine akute Nasenrachenentzündung bzw. ein akuter Katarrh der oberen Luftwege, im Kindesalter die hyperplastische Rachenmandel mit ihren vielen akut entzündlichen Schüben (Rhinopharyngitis acuta). Dabei handelt es sich wohl hauptsächlich um eine rasche Ausbreitung der Entzündung in der Schleimhaut, wie sie in den oberen Luftwegen bekannt ist, und weniger um ein direktes Eindringen der Erreger durch das offene Lumen der Tube. Des weiteren sind es Rhinitiden im Verlauf akuter Infektionskrankheiten (Scharlach, Masern, Diphtherie, Grippe), Pharyngitiden, Nebenhöhlenentzündungen und seltener akute Anginen. Durch unzweckmäßiges Schneuzen, starkes Niesen, Luftduschen und Husten kann die Verschleppung durch die normalerweise geschlossene Tube, trotz dem Schutz, den der nach dem Rachen gerichtete Flimmerstrom bietet, begünstigt werden. Während des Tauchens oder durch unsachgemäße Nasenduschen dringt mitunter keimhaltiges Wasser in das Mittelohr ein.

Bei *offenem Trommelfelldefekt* gelangen die Erreger durch Wasch- und Badewasser, Ausspritzen von Cerumen oder Fremdkörpern sowie durch Ohrspülungen in das Mittelohr und haben oftmals besonders heftige und zu Komplikationen neigende Entzündungen zur Folge. Dasselbe gilt für die Ohrenentzündungen nach frischen Trommelfellrissen.

Als dritte Möglichkeit kann bei Infektionskrankheiten (Grippe, Pneumonie, Sepsis, Masern, Scharlach, Typhus usw.) die Mittelohrschleimhaut auf dem *Blutweg* erreicht werden. Über die Otitis bei Infektionskrankheiten s. S. 250.

Diesen *sekundären Mittelohrentzündungen* steht die *primäre genuine Mittelohrentzündung* ohne vorgängige Erkrankung und ohne ersichtlichen Infektionsmodus gegenüber.

Pathologische Anatomie. In unverwickelten Fällen erstreckt sich die Entzündung nur auf die Schleimhaut, während die knöcherne Unterlage intakt bleibt und auch der Bandapparat der Labyrinthfenster nicht angegriffen wird. Deshalb werden die Grenzen des Mittelohres, trotz der dünnen Knochenwände, nur selten überschritten. Im *Warzenfortsatz* findet dagegen eine *lakunäre Resorption des Knochens* mit Durchbruch in die Umgebung öfters statt (Mastoiditis). Die in der Regel enorme entzündliche Schwellung (Abb. 156) der normalerweise sehr dünnen Schleimhaut der Mittelohrräume erklärt die Verhaltungen, hauptsächlich in dem von Bändern und Falten unterteilten Kuppelraum. Neben der Hyperämie, ödematösen Durchtränkung und Rundzelleninfiltration bestehen kleine Epitheldefekte und das niedrige Epithel wandelt sich in kubisches oder Zylinderepithel um. Die Exsudation ist zunächst serös oder serös-blutig, später eitrig; ihre Druckwirkungen sind für eine Reihe der Symptome verantwortlich. Im Gegensatz zu diesen einfachen exsudativen Mittelohrentzündungen stehen die *nekrotisierenden Entzündungen*, welche die Schleimhaut und den unterliegenden Knochen zu nekrotischem Zerfall bringen. Sie kommen bei spezifischen Infektionen (Scharlach) oder mangelnder Abwehrkraft (Agranulozytose) vor.

Allgemeiner Krankheitsverlauf. Der Verlauf der akuten Mittelohrentzündung ist von Fall zu Fall *außerordentlich verschieden* und bietet von leichten lokalen Beschwerden ohne Allgemeinstörung und nur einigen Tagen Dauer bis zur schweren, lebensgefährlichen Erkrankung mit Fieber und wochenlanger Eiterung alle Übergänge. Sprunghafter Wechsel im Krankheitsverlauf ist nichts Außergewöhnliches und mit *Komplikationen* ist stets zu rechnen. Am häufigsten ist die Einschmelzung des Warzenfortsatzes (Mastoiditis), viel seltener sind die intrakraniellen Verwicklungen (Epiduralabszeß, Sinusphlebitis, Meningitis, Hirnabszeß), die tympanogene Labyrinthitis oder die Lähmung des N. facialis.

Von Einfluß sind die *Art und die Virulenz der Erreger.* So verläuft die Mukosusotitis in der Regel schleichend, aber bösartig, während die Pneumokokkenotitis des Kindesalters durch ihren stürmischen Verlauf auffällt. Auch die Grippeinfektion mit den Blutblasen auf dem Trommelfell zeigt ihre Besonderheiten. Anderseits können verschiedene Erreger, wie z. B. die Kolibazillen und Streptokokken, dasselbe Krankheitsbild hervorbringen und gleich verlaufen. Die bakteriologische Diagnose spielte deshalb früher, mit Ausnahme der Mukosusotitis, prognostisch und therapeutisch nur eine untergeordnete Rolle. Seit der Einführung der Sulfonamidpräparate und der Antibiotica hat sich dies geändert,

da deren spezifische Wirkung die Kenntnis des Erregers zur sachgemäßen Be
handlung voraussetzt.

Der *Genius epidemicus*, der zeitweise in Form besonders schwerer und häufiger
Mastoiditiden hervortritt, macht auf die Bedeutung der Virulenz des Erregers
aufmerksam, die auch in der meistens *heftigen Mittelohreiterung* bei *Streptokokken-
erkrankung* zum Ausdruck kommt.

Dem Krankheitserreger gegenüber stehen die *Disposition* und *Reaktions-
fähigkeit des Patienten*, die ihrerseits den Krankheitsablauf weitgehend bestimmen.
Gleichzeitige akute Infektionskrankheiten, wie Scharlach, Masern, Typhus usw.
mit ihrer allgemeinen Resistenzverminderung, lassen einen ernsteren Verlauf
als beim sonst Gesunden erwarten, ebenso wie schwere Allgemeinerkrankungen
(Diabetes, Nephritis, Lues, Tuberkulose, Blutkrankheiten usw., bei Kleinkindern exsudative Diathese) die Heilneigung herabsetzen.

Konstitutionelle Einflüsse äußern sich in der auffälligen Häufung von leichteren
und schwereren Otitiden in einzelnen Familien, wo jeder Katarrh der oberen
Luftwege mit einer Mittelohrentzündung einhergeht. Diese alte Erfahrung hat
sich durch Familien- und Zwillingsforschung (ALBRECHT und SCHWARZ) bestätigt.
Neben der konstitutionell bedingten Abwehrkraft und dem besonderen Bau des
Mittelohres von der Weite und Länge der Tube bis zum Aufbau des Mastoides
wird dabei heutzutage der *lokalen Schleimhautkonstitution des Mittelohres* die
größte Bedeutung beigemessen. Die Untersuchung über die individuellen Verschiedenheiten der Pneumatisation des Warzenfortsatzes hat zur Ansicht von
biologisch verschiedenen Typen der Mittelohrschleimhaut geführt. Der normale
Zustand ist die Voraussetzung einer normalen Pneumatisation und bedeutet
zugleich eine normale Abwehrkraft gegen Infekte, während eine gewisse Minderwertigkeit die Pneumatisation hemmt oder ausbleiben läßt und gleichzeitig eine
verminderte Abwehrkraft mit sich bringt. Inwieweit hier rein genotypische
Unterschiede (ALBRECHT, SCHWARZ) oder durch latente Säuglingsotitiden
bedingte Schleimhautveränderungen (WITTMAACK) vorliegen, wird bei der
Besprechung der chronischen Mittelohreiterung näher erörtert. Während die
Bedeutung für die chronische Mittelohreiterung außer Frage steht, sind die
Wechselbeziehungen zwischen der lokalen Schleimhautkonstitution und dem
verschiedenen Ablauf der akuten Otitis in manchen Punkten noch nicht sicher
abgeklärt.

Je nach der vermutlichen *Hauptlokalisation* unterscheiden KÜMMEL und andere
eine *retro-epitympanale* von einer *tubo-mesotympanalen Form*, wovon die erstere
einen schwereren Verlauf mit häufigeren Komplikationen nimmt. MARX betont
mit Recht, daß eine Deutung des Trommelfellbefundes in dieser Hinsicht oft
kaum möglich ist, wie es sich überhaupt fragt, ob die kleinen räumlichen Verhältnisse bei einer schweren Entzündung des Mittelohres derart abgegrenzte
Entzündungsherde zulassen.

Auch unter Berücksichtigung aller dieser Faktoren sind die Gründe für den
unterschiedlichen Verlauf nicht immer ersichtlich und bieten in vielen Fällen keine
befriedigende Erklärung, weshalb in der Voraussage stets Vorsicht geboten ist.

Einteilung der akuten Mittelohrentzündung. Die verschiedenen Einteilungs-
prinzipien nach Entstehung (genuine und sekundäre Otitis), Art des Erregers usw.
haben klinisch nur einen bedingten Wert. Über die Einteilung in tubo-meso-
tympanale und epi-retrotympanale Eiterung s. oben. Den *klinischen Verhältnissen* dürfte die Einteilung in eine *leichte* und *eine schwere Form* am besten
entsprechen, wobei natürlich auch hier alle Übergänge vorkommen. Die leichte
Form verläuft gewöhnlich ohne Trommelfellperforation. In diesem Fall wird
von einer *Otitis media acuta simplex* gesprochen, die der schwereren *Otitis media*

acuta perforativa sive purulenta mit Trommelfelldurchbruch gegenübersteht. Beides sind nur graduelle, nicht aber prinzipielle Unterschiede.

Die leichte Form der akuten Mittelohrentzündung

Leichte Mittelohrentzündungen sind oftmals die *Begleiterscheinung akuter oder subakuter Kinderkatarrhe* oder seltener von *Erkältungserkrankungen Erwachsener*, deren Anfälligkeit sich auch auf die Mittelohrschleimhaut ausdehnt. Oft sind sie die akute Exazerbation eines chronischen Tubenmittelohrkatarrhs. Eine scharfe Grenze zwischen akutem Tubenmittelohrkatarrh und leichter akuter Mittelohrentzündung existiert nicht. Nach den Ansichten WITTMAACKS liegt dieser Anfälligkeit eine hyperplastische Schleimhaut des Mittelohres zugrunde.

Symptome und Verlauf. Oft tritt die Ohrerkrankung hinter der primären Erkrankung zurück, oder die *Allgemeinerscheinungen* (Fieber) *fehlen* bzw. *sind gering.* Die lokalen Beschwerden beschränken sich auf ein Völlegefühl im Ohr oder steigern sich bis zu eigentlichen Ohrschmerzen, die aber in der Regel einen mäßigen Grad nicht überschreiten. Beim Kind allerdings können initial auch heftige Schmerzen entstehen, die das Kind mitten in der Nacht weinend zum Erwachen bringen (Ohrzwang) (s. Säuglingsotitis). Im allgemeinen bessert sich der Zustand unter raschem Rück-

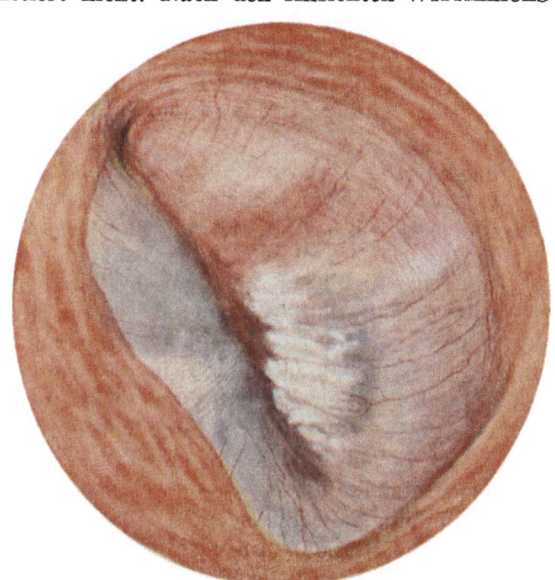

Abb. 157. „Leichte" akute Mittelohrentzündung links ohne Trommelfelldurchbruch.

gang der Beschwerden schon nach wenigen Tagen, mitunter kann sich aber der Verlauf über Wochen hinziehen, besonders wenn ein Katarrh der oberen Luftwege für dauernde Reinfektion sorgt. Nicht zu vergessen ist, daß auch *ohne Trommelfelldurchbruch eine schwere akute Mittelohrentzündung vorliegen kann.* Bei der leichten Form findet ein Übergreifen der Entzündung auf den Warzenfortsatz fast nie statt und sind Verwicklungen kaum zu befürchten, jedoch bleiben nach wiederholten Schüben schließlich Rückstände im Sinne des chronischen Tubenmittelohrkatarrhs zurück.

Die *Hörprüfung* ergibt eine relativ erhebliche *Schalleitungsstörung.*

Das *Trommelfell* ist radiär injiziert, mit starker Rötung entlang dem Hammergriff (Hammergriffinjektion) und leicht diffus gerötet oder läßt die diffus gerötete Mittelohrschleimhaut durchschimmern (Abb. 157). Da eine wesentliche Schwellung fehlt, bleiben Hammergriff und kurzer Fortsatz erkennbar. Nur der dreieckige Reflex verliert, infolge einer gewissen Trübung und Mattheit der Membran, an Glanz, oder er verschwindet völlig. Die meisten Fälle verlaufen ohne Trommelfellperforation als Otitis media acuta simplex. Erfolgt ein Trommelfelldurchbruch (Otitis media acuta perforativa sive purulenta), dann kommt es entweder nur zu einer dünnflüssigen Sekretion von kurzer Dauer, oder diese geht in einen langanhaltenden schleimig-eitrigen, fadenziehenden Ausfluß über, der zuweilen als einfache chronische Mittelohreiterung bzw. als chronischer Tubenfluß monate- und jahrelang bestehen bleibt. Derartige Durchbrüche sind vorwiegend auf eine Einschmelzung atrophischer Trommelfellnarben nach wiederholten Mittelohreiterungen zurückzuführen und verursachen oftmals große Trommelfelldefekte.

Eine eigenartige Form der Trommelfellentzündung ist, entsprechend ihrer Harmlosigkeit, ebenfalls hierher zu rechnen, die *Myringitis bullosa*, die bereits bei den Gehörgangsentzündungen S. 160 beschrieben wurde. Die dadurch bedingten hochgradigen Veränderungen am Trommelfell, sowie die heftigen Schmerzen stehen im auffälligen Gegensatz zum guten Allgemeinzustand ohne Fieber und zu der geringen Schwerhörigkeit. Nach Platzen der Blasen kann deren Entleerung einen leichten Mittelohrfluß vortäuschen. Die Entzündung heilt in wenigen Tagen aus. Anderseits geht auch die schwere Grippeotitis häufig mit einer bullösen hämorrhagischen Trommelfellentzündung einher.

Diagnose. Auf Grund der allgemeinen Symptome und des Trommelfellbefundes ist die Diagnose nicht schwer zu stellen, doch ist *differentialdiagnostisch* die Mukosusotitis (s. S. 248) oder eine beginnende Mittelohrtuberkulose in Erwägung zu ziehen, die sich aber beide durch ihren wochenlang schleppenden Verlauf mit allmählicher Zunahme der Trommelfellveränderungen und der hochgradigeren Schwerhörigkeit von der leichten Mittelohrentzündung unterscheiden. Bei einem gleichzeitigen Furunkel oder einem nässenden Ekzem spricht schleimiges oder schleimig-eitriges Exsudat für eine daneben noch bestehende Mittelohreiterung. Der normale otoskopische Befund schützt bei der Otalgia e dente oder bei einer Rachenerkrankung (Peritonsillärabszeß, Pharyngitis lateralis), deren Schmerzen in das Ohr ausstrahlen, vor einer Verwechslung mit einer Mittelohrentzündung.

Behandlung. In erster Linie ist der ursächliche Nasenrachenkatarrh zu bekämpfen (s. S. 203). Im übrigen ist die Behandlung grundsätzlich gleich wie bei der schweren Otitisform (s. S. 217), jedoch erübrigt sich die Chemotherapie mit Sulfonamiden und Penicillin.

Zur Schmerzlinderung sind beim Erwachsenen und älteren Kind Ohrtropfen von 3 bis 5% Karbolglyzerin (Acid. carbolic. 0,3 bis 0,5, Glyzerin ad 10,0 täglich dreimal sechs bis acht Tropfen für 5 bis 10 Minuten) oder Otalganohrtropfen angezeigt. Bei Kleinkindern ist Karbolglyzerin zu vermeiden.

Bei *fließendem Ohr* darf Karbolglyzerin nicht angewendet werden. Gereinigt wird der Gehörgang durch Ausspritzen mit 3% Borsäurelösung, Eintropfen von 3% Resorzinlösung oder 3% Wasserstoffperoxyd.

Viele Kliniker empfehlen zur Beschleunigung der Heilung die Bestrahlung mit der Solluxlampe oder speziellen Ohrenlampen.

Nach Ablauf der akut entzündlichen Erscheinungen im Nasenrachen und im Ohr läßt sich die Hörfähigkeit, sofern sich ein Tubenverschluß anschließt, durch einige Luftduschen gewöhnlich rasch wiederherstellen.

Prophylaxe. Gerade die leichteren Formen in allen Abstufungen, von kurztägiger Erkrankung bis zu längerem Ohrfluß, pflegen sich bei anfälligen Kindern mit häufigen Katarrhen immer zu wiederholen. Durch eine roborierende Allgemeinbehandlung und Befreiung des Nasenrachens, selbst von nur kleinen Rachenmandeln durch Adenotomie und eventuell Radiumbestrahlung gelingt es oftmals, die Anfälle zum Verschwinden zu bringen oder doch bedeutend herabzusetzen.

Die schwere Form der akuten Mittelohrentzündung

Im Gegensatz zur leichten Form kommt die schwere Mittelohrentzündung manchmal als selbständige Erkrankung ohne eine vorgängige Krankheit und ohne ersichtliche Ursache als *genuine Mittelohrentzündung* vor. In der Mehrzahl der Fälle aber tritt sie als sekundäre Mittelohrentzündung bei *akuten Infektionskrankheiten* auf, hauptsächlich bei der Grippe, oder nach einem einfachen vorherigen Katarrh. *Infektionen vom Gehörgang* her nehmen öfters einen schweren Verlauf.

Bei der einfachen Erkältung und bei der Grippe beherrschen in der Regel die allgemeinen und lokalen Erscheinungen in Kürze die ursächliche Erkrankung, und die Mittelohrentzündung steht im Vordergrund. Mit der schweren Form ist fast immer ein starker eitriger Ohrfluß verbunden, sie ist also eine *akute perforierende Mittelohreiterung*

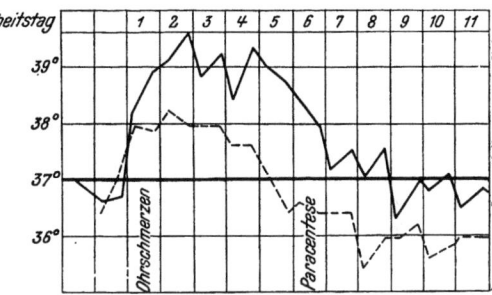

Abb. 158. Temperatur und Pulsverlauf bei schwerer akuter Mittelohreiterung.

(Otitis media acuta perforativa sive purulenta). Die Tatsache, daß auch *ohne Trommelfelldurchbruch* und daher *ohne Ohrfluß* die Mittelohreiterung einen *schweren Verlauf* nehmen kann, ist besonders dem Allgemeinarzt zu wenig bekannt. Ein *intaktes Trommelfell schützt keineswegs vor schweren Komplikationen.*

Bei der schweren Mittelohrentzündung spielt sich die Entzündung nicht nur in der Paukenhöhle ab, die sich diagnostisch als Einblicksort in den Vordergrund drängt, sondern umfaßt von Anfang an die Schleimhaut der gesamten pneumatischen Hohlräume des Mittelohres von der Ohrtrompete bis zu den Mastoidzellen. Dadurch bildet sie einen *langgestreckten Eiterherd an der Schädelbasis*, der auf seinem ganzen Verlauf schwere Komplikationen des Schädelinhaltes verursachen kann. Jede schwere Mittelohrentzündung schließt daher eine *Mastoidschleimhautentzündung* ein.

Symptome und Verlauf. Wie alle exsudativ-eitrigen Entzündungen — als einfachstes Beispiel diene der Furunkel — durchläuft die akute Mittelohreiterung *drei Stadien von verschiedener klinischer Bedeutung.* Im *Anfangsstadium* (Stadium der diffusen Entzündung) besteht eine diffuse Entzündung ohne Abgrenzung gegen die Umgebung und ohne allgemeine Immunität. Durch den Einsatz der natürlichen allgemeinen und lokalen Heilvorgänge geht die Otitis in das zweite Stadium, das *Stadium des reifen Abszesses* bzw. Empyems über, mit der Bildung eines umschriebenen, abgegrenzten Eiterherdes, der sich entweder auf die Mittelohrräume beschränkt oder zur Knocheneinschmelzung des Warzenfortsatzes weiterschreitet. Gewöhnlich schließt sich das dritte Stadium, das *Stadium der Abheilung* ohne Knochenerkrankung an.

Das *Anfangsstadium* (Stadium der diffusen Entzündung) ist vor allem durch die *Allgemeinerscheinungen* charakterisiert, wobei die Temperatur in wenigen Stunden bis auf 39° bis 40° ansteigen kann, beim Erwachsenen gelegentlich durch einen Schüttelfrost eingeleitet (Abb. 158). Dieselbe stark toxische Wirkung der Infektion macht sich auch in der wesentlichen *Beschleunigung der Blutsenkung*, die selbst in unverwickelten Fällen um 100 mm in der ersten Stunde erreichen kann, und der Leukozytose geltend. Beim Kind können zugleich bedrohlich aussehende *Hirnsymptome* mit Erbrechen, Nackenstarre, positivem KERNIG, Lichtscheu, Somnolenz und Konvulsionen auftreten, die als *Meningismus* bezeichnet werden (s. Kapitel: Die akute Mittelohrentzündung im Säuglings- und Kindesalter). Perakuter Beginn in der Nacht aus scheinbarem Wohlbefinden ist keine Seltenheit. Zu den allgemeinen Krankheitserscheinungen kommen *Ohrschmerzen* hinzu, die sich rasch vom Völlegefühl bis zu den rasendsten *pulsierenden klopfenden, nächtlichen Ohrschmerzen* steigern, oder sie wecken den Patienten in voller Intensität aus dem Schlaf (Ohrzwang bei Kindern). Die Ohrschmerzen werden teils nur in die Tiefe des Ohres lokalisiert, teils strahlen sie aus, wobei die Stirnschmerzen aus später zu erörternden Gründen zu besonderer Vorsicht mahnen. Aus noch unbekannten Gründen lassen die Ohrschmerzen tagsüber nach, was eine Besserung vortäuschen kann, die sich in der nächsten Nacht als trügerisch erweist. Auch stellen sich unangenehme, *pulsierende Ohrgeräusche* ein. Der *Warzenfortsatz* ist oft schon in den ersten Stunden *druckempfindlich*, als Zeichen der ebenfalls bereits bestehenden Entzündung der Warzenfortsatzschleimhaut, die durch die anfangs mangelnde Abgrenzung zur schmerzhaften Periostitis führt. Nicht selten trägt eine *leichte Labyrinthreizung* mit Unsicherheit und *Schwindel* zum allgemeinen Krankheitsgefühl bei.

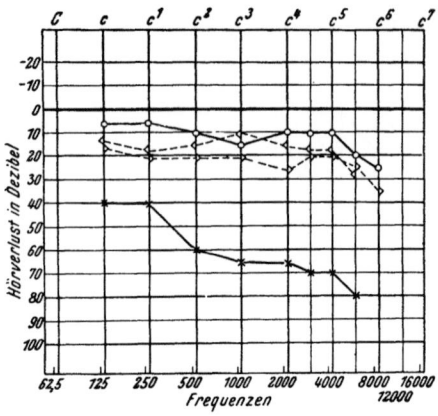

○, > rechtes Ohr, ×, < linkes Ohr,

—— Luftleitung,   ----- Knochenleitung.

Abb. 159. Hörverlustkurve bei linksseitiger akuter Mittelohreiterung. Vorwiegende Höreinbuße in Luftleitung bei den mittleren und hohen Frequenzen.

Die *Schwerhörigkeit* erreicht durch die rasche Exsudatbildung in Kürze hohe Grade. Die *Hörprüfung* ergibt eine *Schalleitungsstörung* mit normaler, verlängerter oder herabgesetzter Knochenleitung, negativem Rinneschen Versuch und Lateralisation in das kranke Ohr. Die Hörverlustkurven zeigen, daß häufig auch die hohen Frequenzen, nicht selten sogar stärker als die tiefen Töne, betroffen sind und auch die Knochenleitung bei den hohen Frequenzen Einbußen erleidet (Abb. 159). Das Verhalten der normal bleibenden Unterschiedsschwelle weist darauf hin, daß hierbei nicht eine gemischte Schwerhörigkeit, sondern öfters eine reine Schalleitungsstörung vorliegt. Ihre Untersuchung ist wichtig, da eine zunehmende Verkürzung der Knochenleitung und eine Lokalisation in das gesunde Ohr auf ein Übergreifen der Mittelohrentzündung auf das Innenohr hinweist. Taubheit ist bekanntlich nie allein mittelohrbedingt.

Der *otoskopische Befund* zeigt in rascher Folge die einfache *Hyperämie* mit der *radiären Gefäßzeichnung* und dem roten Gefäßband entlang dem Hammergriff bis zur *diffusen satten Rötung des Trommelfelles.*

Infolge der reichlichen Gefäßversorgung des Trommelfelles, dessen dichtes Kapillarnetz aber normalerweise durch Kontraktion fast ganz geschlossen ist, kann sich die Blutbahn innerhalb kürzester Zeit durch den entzündlichen Reiz gewaltig erweitern und der Blutstrom enorm zunehmen. Deshalb erscheint das Trommelfell oft schon nach einigen Stunden diffus hochrot.

Die seröse Durchtränkung der Trommelfellmembran kann zu einer feuchten Trübung der Oberfläche führen und durch Zerreißung und Abschuppung der Hautschicht zu feinfleckigen, grauweißen Auflagerungen, die sich als „*schollige*

Trübung" scharf vom roten Trommelfellgrund abheben. Glanz und dreieckiger Reflex verschwinden. Gleichzeitig *schwillt das Trommelfell entzündlich an* und verliert sein Relief im Trommelfell (kurzer Fortsatz und Hammergriff). Die Schwellung ist fast nie gleichmäßig, sondern es entstehen mehr oder weniger ausgesprochene Höcker (Abb. 160), manchmal auch kleine Abszesse oder blutige Blasen im Trommelfell (Grippeotitis). Dazu gesellt sich die *Vorwölbung* des Trommelfelles durch den Exsudatdruck im Mittelohr, so daß das Trommelfell seine trichterförmige Gestalt verliert und schließlich, hauptsächlich mit seinem oberen Teil, sack-

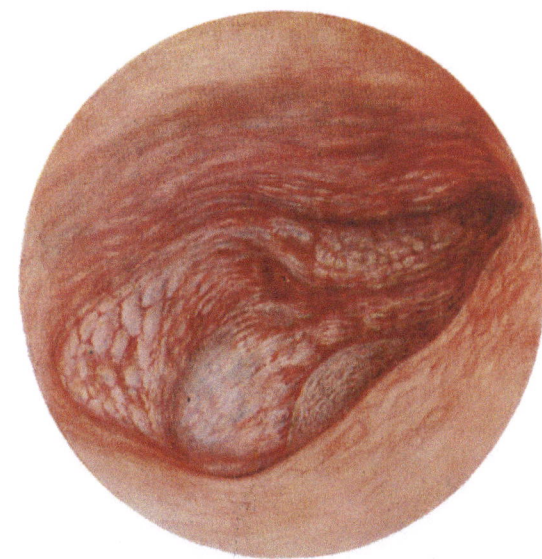

Abb. 160. „Schwere" akute Mittelohrentzündung rechts mit höckriger Schwellung des Trommelfelles vor dem Durchbruch.

förmig in den Gehörgang hineinhängt. Besonders prägnant ist die Schwellung und Vorwölbung des Trommelfelles im hinteren oberen Teil, der dem Kuppelraum naheliegt (epitympanale Entzündung nach KÜMMEL). Hier sind die anatomischen Verhältnisse durch die Bänder und Falten ausnehmend ungünstig, weshalb es leicht zu Verhaltungen kommt. Mitunter läßt sich eine Trommelfellpulsation beobachten (s. S. 215).

Die Pulsation des Trommelfelles ist indirekt leicht erkennbar, wenn ein Flüssigkeitstropfen in den Sinus meatus gebracht wird, auf welchen sich die Pulsation überträgt und die Lichtreflexe des Tropfens in Bewegung versetzt.

Eine starke Entzündung greift auch auf die angrenzende Haut des *Gehörganges* über, die besonders hinten oben anschwillt und sich rötet. Infolgedessen verwischt sich die Grenze zwischen Trommelfell und Gehörgang und der Gehörgangsabschluß wird verengt, was den Trommelfellschnitt zuweilen erschwert.

Vorwiegend beim Kind können die *regionären Lymphknoten* auf dem Mastoid und im Kieferwinkel anschwellen und an der Halsseite ein großes, selten abszedierendes Lymphknotenpaket bilden (Abb. 161).

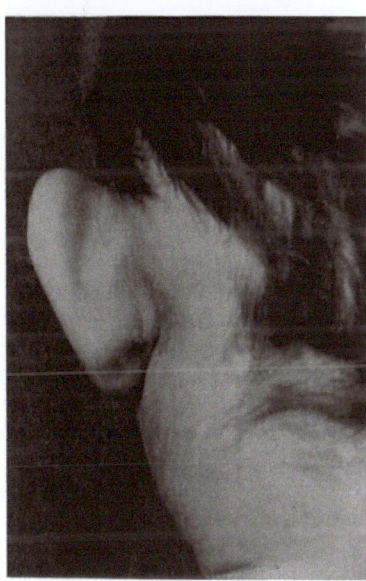

Abb. 161. Akute Lymphadenitis der Halslymphknoten bei akuter Mittelohreiterung des Kindes.

Nach ein bis mehreren Tagen geht das Anfangsstadium in dasjenige des reifen Empyems über, kann aber auch während der ganzen Krankheitsdauer das Bild beherrschen (diffuse phlegmonöse Streptokokkenotitis). Die diffuse, noch nicht

14 a

begrenzte Entzündung bedeutet die *erste Gefahrenzeit* einer akuten Mittelohreiterung, in der mit plötzlichen, überraschenden Verwicklungen von seiten der
Nachbarorgane, besonders des Schädelinnern, zu rechnen ist. Die *intrakraniellen
Frühverwicklungen* (otogene Sepsis, Meningitis) haben eine *schlechtere Prognose*
als die Spätverwicklungen. Die otogene Fazialislähmung findet sich vor allem
im Anfangsstadium.

   Das Stadium des reifen Empyems. Damit wird die Mittelohreiterung zu einer
abgegrenzten Lokalerkrankung, die nur bei Verhaltungen im Eiterfluß Allgemeinerscheinungen hervorruft. Häufig deckt sich der Übergang vom ersten zum zweiten
Stadium mit dem *Eiterdurchbruch des Trommelfelles*, womit die *Temperatur* in

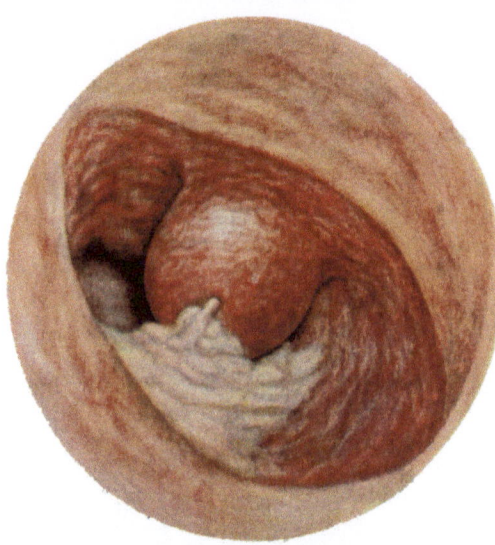

zwei bis drei Tagen zur *Norm*
zurückkehrt (Abb. 158), die
spontanen Ohrschmerzen und die
*Druckschmerzen über dem Warzen-
fortsatz aufhören* und nur noch
die stark beschleunigte Blutsenkung und die Leukozytose auf
die allgemein toxischen Wirkungen hinweist. Die Spontanperforation kann schon nach wenigen
Stunden eintreten, in der Mehrzahl der Fälle aber erfolgt sie
erst nach ein bis mehreren Tagen.
Zuweilen bleibt sie aus und die
Zeichen der Retention erfordern
den   Trommelfellschnitt,   die
Parazentese.

   Kommt es zu einem *Spontandurchbruch des Trommelfelles*, so
handelt es sich nicht um einen
eigentlichen   Trommelfelldefekt,
sondern um einen *feinen Fistel-*

Abb. 162. „Schwere" akute Mittelohreiterung links mit
         Trommelfellzitze und Durchbruch.

gang, der im otoskopischen Bild als solcher höchstens an einer nadelstichfeinen
Öffnung meistens hinten oder hinten oben zu erkennen ist, dessen genaue
Lage aber im allgemeinen nur an dem in pulsierenden Stößen austretenden
Eiter festgestellt werden kann. Ausnahmsweise wird die Pars flaccida durchbrochen. Ein *größerer Defekt* gehört nicht zum Bild der gewöhnlichen Mittelohrentzündung und weist, abgesehen von später zu besprechenden Sonder-
fällen, auf eine chronische Ohreiterung, eine vorher schon vorhandene atrophische Narbe oder einen alten Trommelfelldefekt hin. Mitunter liegt die
Perforation auf der Höhe einer umschriebenen kegelförmigen Trommelfellschwellung, einer sogenannten *Trommelfellzitze* (Abb. 162), die weit in den
Gehörgang hineinragen kann und aus deren Spitze der Eiter ausströmt. Wird
diese zu einem größeren „Polypen", so hemmt sie den Eiterfluß.

   Der *Ausfluß* geht aus dem serös-dünnflüssigen oder hämorrhagischen Exsudat
rasch in´dicken, mit der Zeit *schleimigen, fadenziehenden Eiter* über, kann aber
auch dauernd serös bleiben. Der Eiter pulsiert meistens. Abgesehen von der
seltenen nekrotisierenden Otitis ist er *geruchlos* bzw. hat nur den faden Geruch
von frischem Eiter, im Gegensatz zum fötiden Exsudat des Cholesteatoms. Er
zeichnet sich öfters durch den hauptsächlich aus der Ohrtrompete stammenden
Schleimgehalt aus. Bei der Mastoiditis wird der Eiter rahmig, aber auch ein
Ohrfurunkel kann rahmigen Eiter absondern. Die für eine akute Entzündung

charakteristische Pulsation des Eiters erlaubt ohne weiteres eine Unterscheidung von der nicht pulsierenden Eiterung des äußeren Gehörganges. Sie ist ein *untrügliches Zeichen der Mittelohreiterung.*

Die Pulsation des Eiters ist auf die entzündliche aktive Hyperämie zurückzuführen, die die Dicke bzw. das Volumen der Mittelohrschleimhaut mit jeder Pulswelle steigert. Dadurch verkleinert sich das freie Lumen des Mittelohres pulsrhythmisch, weil dessen starre Wände der Volumzunahme der Schleimhaut nicht nachgeben können, und der Eiter in pulsrhythmischen Stößen aus der Paukenhöhle herausgeschleudert wird.

Die *Menge des Ausflusses* ist oftmals überraschend groß und weist in solchen Fällen auf die ausgedehnte Innenfläche des eiternden Warzenfortsatzes hin.

Mitunter verursacht der ausfließende Eiter eine *akute Gehörgangsentzündung* bzw. ein akutes Ekzem, das beim Kind auch auf die Ohrmuschel übergreifen kann. Dadurch wird der Gehörgang eingeengt, die Otoskopie erschwert und der Eiterabfluß behindert.

Dieses *zweite Stadium* dauert gewöhnlich zwei bis drei Wochen und bietet *relativ wenig Gefahren.* Selbst wenn es zur Einschmelzung des Warzenfortsatzes kommt, braucht die Eiterung im allgemeinen ungefähr drei Wochen, um bis zum Schädelinnern vorzudringen und dort eine Kontaktinfektion des Endokraniums zu setzen.

Das Stadium der Abheilung. Sein Eintritt kündigt sich in erster Linie durch die *Abnahme des eitrigen Ausflusses* an, der entweder *dünnflüssig-seröser* oder, infolge starker Sekretion der tubaren Schleimdrüsen, *immer schleimiger* wird. Zugleich hört, als Zeichen der Abnahme der aktiven Hyperämie, die Pulsation auf. Das Trommelfell macht nun rückläufig die verschiedenen, vorher beschriebenen Stadien durch, das *Relief erscheint wieder*, die diffuse Rötung wird zur *radiären Injektion* und die meist *feine Fistel schließt sich rasch.* Die Stelle der Fistel ist nach kurzer Zeit nicht mehr zu erkennen. Nur größere Trommelfelldefekte werden durch atrophische oder bindegewebige Narben verschlossen oder bleiben dauernd offen. Gleichzeitig bilden sich bindegewebige Narben (Adhäsivprozesse) im Mittelohr, die zu stärkeren Schalleitungsstörungen führen. Mit Ausnahme dieser seltenen Fälle wird die Hörfähigkeit wieder normal, so daß eine *völlige Wiederherstellung* ohne Rückstände die Regel ist. Das Stadium der Abheilung erfordert durchschnittlich etwa ein bis zwei Wochen.

Für den *ganzen Verlauf* einer unverwickelten schweren Mittelohrentzündung sind daher durchschnittlich *drei bis vier Wochen* zu rechnen, wobei sich spätestens *nach drei Wochen deutliche Zeichen der Abheilung* bemerkbar machen sollen. Eine Verzögerung der Ausheilung bedeutet einen gestörten Ablauf, dem entweder eine Einschmelzung des Warzenfortsatzes, eine besondere Art der Mittelohrentzündung (Mukosus-, Scharlachotitis) oder eine „biologische Minderwertigkeit" der Mittelohrschleimhaut zugrunde liegt, erkennbar im Röntgenbild am zellfreien oder zellarmen Warzenfortsatz. Die *Röntgenuntersuchung* zeigt im ersteren Falle die Verschleierung und Einschmelzung des Mastoides, im letzteren die mangelhafte Pneumatisation des Warzenfortsatzes, welche auf die fehlende Abwehrkraft der Mittelohrschleimhaut hinweist. Nicht selten geht dabei die akute Mittelohreiterung direkt in die chronische Mittelohreiterung mit großem Trommelfelldefekt über.

Störungen im normalen Verlauf und Komplikationen können jederzeit auftreten. Ein trockenes Ohr und Fieberfreiheit schließen Verwicklungen nicht aus. Zu den Störungen gehören *Fieberanstiege nach anfänglichem Abfall*, besonders wenn keine Verhaltung vorliegt, das *Wiederauftreten von klopfenden Ohrschmerzen* oder *Kopfschmerzen, Erbrechen, vermehrter Ausfluß, Abnahme der Hörfähigkeit oder Wiedererscheinen des Mastoiddruckschmerzes*, ebenso wie eine *Verschlechterung des Allgemeinzustandes*. Diese Symptome sind in der Regel die Vorboten bzw. *die ersten Anzeichen* einer Verwicklung. Die häufigste Komplikation ist die *Mastoiditis*, viel seltener sind die lebensgefährlichen *intrakraniellen Folgekrankheiten* (Epiduralabszeß, Hirnabszeß, Meningitis, Thrombophlebitis des Sinus sigmoides und Septikopyämie), die tympanogene *Labyrinthitis* oder die *Fazialislähmung*.

Diagnose. *Vorgeschichte und Befund* sind in der Mehrzahl der Fälle so eindeutig, daß Zweifel an der akuten Entzündung des Mittelohres nicht aufkommen. Wie bei der leichten Form ist es nicht zulässig, allein aus den Ohrschmerzen ohne Otoskopie auf eine Mittelohrentzündung zu schließen, da diese auch von anderen Stellen als dem Ohr ausgehen können (s. S. 380). Die Otoskopie ist manchmal bei einem abnorm engen Gehörgang, z. B. bei Exostosen, schwierig, die Erkennung des Trommelfelles gelegentlich sogar unmöglich. *Beim Kleinkind*, das seine Ohrschmerzen nicht angeben kann, muß bei jeder fieberhaften, unklaren Allgemeinerkrankung nach der Ohrentzündung gesucht werden.

Im Hinblick auf die spezifische Chemotherapie ist heute die akute Mittelohrentzündung, wie jede andere akute Infektion, zu einem vorwiegend bakteriologischen Problem geworden, so daß eine sofortige bakteriologische Untersuchung des Eiters unerläßlich ist, sobald das Ohr fließt, eventuell unter Zusatz von Penicillinase, sofern bereits Penicillin gegeben wurde.

Differentialdiagnostisch kommt bei fließendem Ohr die *Otitis externa acuta* in Frage, die gewöhnlich leicht festzustellen ist (s. S. 156). Gelegentlich aber besteht gleichzeitig eine Mittelohreiterung, die sich schwer nachweisen läßt, da der stark verschwollene Gehörgang eine genaue Otoskopie nicht erlaubt. Ob der ausfließende Eiter aus dem Mittelohr stammt, kann im allgemeinen an *zwei Zeichen* festgestellt werden. Das eine ist der *fadenziehende Schleimgehalt des Eiters*, das zweite und wichtigste Symptom ist *die Pulsation des Exsudats*. Diese ist in Zweifelfällen ausschlaggebend, weshalb der eitrige Inhalt des Gehörganges stets vor dem Auswischen auf das Pulsieren hin genau betrachtet werden muß. Das Pulsieren gibt sich an den tanzenden Lichtreflexen auf dem Eiter zu erkennen, jedoch ist öfters ein längeres geduldiges Beobachten notwendig, um die pulsierenden Bewegungen wahrzunehmen. Nichtpulsieren des Eiters und Fehlen der Schleimbeimischung schließen aber eine Mittelohreiterung nicht aus.

Die Unterscheidung zwischen einer Mittelohreiterung in einem vorher gesunden Ohr und einem „*akuten Rezidiv*" in alten Residuen bzw. dem Aufflammen einer chronischen Mittelohreiterung kann schwer sein, ist aber klinisch wichtig, da akute Rezidive anders zu bewerten sind als eine frische Mittelohrentzündung. Die Vorgeschichte und der otoskopische Befund haben darüber Klarheit zu schaffen. Großer Trommelfelldefekt, fötider Eiter und mangelhafte Pneumatisation des Warzenfortsatzes weisen, außer bei der seltenen nekrotisierenden Mittelohreiterung bei Scharlach oder anderen Infektionskrankheiten, auf eine chronische Ohreiterung bzw. Residuen hin, wie unter „akutem Rezidiv", S. 247, näher besprochen wird.

Die Untersuchung hat sich auch auf die *Komplikationen* zu erstrecken. In erster Linie auf die *Mastoiditis*, dann auf die weiteren Verwicklungen (*intrakranielle Verwicklungen* [Meningitis, Sinusphlebitis, Hirnabszeß], *Labyrinthitis*, *Fazialislähmung*, *Abduzenslähmung*). Die Beurteilung wird schwierig, wenn gleichzeitig eine schwere Allgemeinerkrankung (Pneumonie, Grippe, Scharlach, Masern usw.) einen hochfieberhaften Zustand mit seinen Folgen unterhält. Der fehlende Durchbruch des Trommelfelles sowie ein relativ gutes Hörvermögen sind zwar beruhigend, die Gefahr einer Verwicklung ist aber doch vorhanden. Blutsenkungsgeschwindigkeit und Leukozytose sind wichtige Anhaltspunkte, über eine beginnende Meningitis schafft die Lumbalpunktion Klarheit.

Behandlung. *Solange keine Zeichen einer Verwicklung vorliegen, bleibt die Behandlung konservativ.* Druckempfindlichkeit des Warzenfortsatzes in den ersten Tagen bedeutet keine Verwicklung und ist keine Anzeige zur Operation.

Der *fieberhafte diffus-entzündliche Beginn* erfordert, wie jede bakterielle Infektionskrankheit, eine entsprechende *Allgemeinbehandlung.* Vor allem Bettruhe, auch wenn Fieber fehlt, leichte Diät, genügend Vitamine (Fruchtsäfte) und reichlich Flüssigkeit (Lindenblüten-, Kamillentee), dagegen kein Kaffee, Tee und Alkohol, die durch Zirkulationssteigerung die Beschwerden vermehren.

Gegen die Ohrschmerzen helfen in verschiedenem Maße hohe Dosen von *Analgetica* (Pyramidon bzw. Aspirin oder am besten Mischpulver, wie Cibalgin oder Treupel, gegebenenfalls als Suppositorien, selten Opiate).

Die Frage der Behandlung der unkomplizierten Mittelohreiterung mit Sulfonamiden und Antibiotica, besonders mit Penicillin wird nicht einheitlich beantwortet. Während die einen Kliniker ihre grundsätzliche Anwendung bei jeder schweren Mittelohrentzündung empfehlen, halten andere die Chemotherapie nur bei schweren Komplikationen für angezeigt. Die frühzeitige und systematische Anwendung einer energischen Chemotherapie hat sich aber zur Zeit fast allgemein durchgesetzt. Weitaus die meisten Erreger der akuten Mittelohrentzündung sind sulfonamid- und penicillinempfindlich und nach verschiedenen größeren Zusammenstellungen (HAMBERGER, HORAN und FRENCH, BAGER, BRAUN und BIGLER) schränkt schon die frühzeitige Darreichung von Sulfonamiden in genügender Dosis die Verwicklungen, besonders die operationsbedürftige Mastoiditis und die schweren intrakraniellen Folgekrankheiten ein und kürzt die Krankheitsdauer ab. Unsere eigenen Erfahrungen an der Basler Klinik stehen damit in Einklang. Nach LÜSCHER und ISELIN ist die Operationsfrequenz der Mastoidektomien seit der systematischen Anwendung der Sulfonamide an der Basler Ohrenklinik um 32% zurückgegangen und dieser Rückgang darf wohl zum großen Teil der heilenden Wirkung der Sulfonamide zugeschrieben werden. Zugleich haben die intrakraniellen Komplikationen von 10,5% auf 4,2% abgenommen, wobei der Rückgang allerdings fast ausschließlich die Epiduralabszesse betrifft, während die schweren übrigen intrakraniellen Komplikationen gleichgeblieben sind. Die Anwendung von Penicillin hat die Mastoidektomie noch weiter eingeschränkt und schwere Komplikationen werden kaum mehr beobachtet. Es empfiehlt sich daher bei *allen schweren fieberhaften Mittelohrentzündungen möglichst frühzeitig mit einer kräftigen Sulfonamid- oder Penicillinbehandlung einzusetzen.* Da das Ohr in diesem Stadium meistens noch nicht fließt, kann der Erreger zunächst nicht festgestellt werden. Erweist er sich bei der sofort vorzunehmenden Untersuchung des durchbrechenden Exsudats als sulfonamidresistenter Keim, so wird mit dem Sulfonamid aufgehört und das entsprechende Antibioticum gegeben. An *Sulfonamiden* verwende ich zur Zeit hauptsächlich Elkosin und Diazyl. Die notwendige Blutkonzentration beträgt 5 bis 10 mg% Elkosin, d. h. dieselbe Tagesdosis in Grammen beim Erwachsenen, beim Kind 0,1 bis 0,2 g pro Kilogramm Körpergewicht, in üblicher Weise gleichmäßig über 24 Stunden verteilt. Von den anfänglichen kurzen Stößen sind wir zu einer Dauerbehandlung bis zum Fieberabfall und zum Verschwinden heftiger akuter Erscheinungen (Schmerzen, Mastoiddruckempfindlichkeit, starke Eiterpulsation) übergegangen, worauf die Behandlung unter täglicher Reduktion in vier bis fünf Tagen beendigt wird. Die Besserung soll spätestens in vier bis fünf Tagen einsetzen, sonst nehmen wir eine *Sulfonamid-* bzw. *Penicillin-resistenz* an. Trotzdem die verwendeten Dosen nur ausnahmsweise Neben-erscheinungen verursachen, sind die üblichen Vorsichtsmaßregeln jeder energischen Sulfonamidbehandlung einzuhalten.   Eine genaue Beobachtung während der auf die Sulfonamidbehandlung folgenden Tage ist unerläßlich, da zuweilen die Erkrankung wieder erneut aufflammt bzw. in Erscheinung tritt.

Die Art und Dosierung der *Penicillinbehandlung* richtet sich nach der Schwere der Erkrankung und dem Erreger. Zur raschen und energischen Wirkung werden beim Erwachsenen Tagesdosen von 500000 bis 1000000 Oxford-Einheiten in wässeriger Lösung intramuskulär in drei- bis vierstündlichen Intervallen gegeben, wobei die erstere Dosis einer schweren Otitis ohne besonders heftige Erscheinungen entspricht. In diesem Fall läßt sich auch von Anfang an Depotpenicillin ver-abreichen (zwei- bis dreimal täglich 300000 O. E.), zu dem ich nach einigen Tagen stets übergehe, wenn die entzündlichen Erscheinungen abzunehmen beginnen. Auch bei der Penicillinbehandlung ist nicht nur ein kurzer Stoß durchzuführen, sondern die Behandlungsdauer hat sich in abnehmender Stärke nach dem Ablauf der Entzündung zu richten. Mit der peroralen Penicillinbehandlung fehlen mir eigene Erfahrungen. Auch nach dem Aussetzen der Penicillinbehandlung kann ein rascher Rückfall eintreten.

Bei speziellen Infektionen sind die neueren Antibiotica, evtl. nach Resi-stenzprüfung, heranzuziehen, so *Streptomycin* bei Bacillus pyocyaneus, B. coli und and., *Chloromycetin, Terramycin, Aureomycin* bei penicillinresistenten Staphylokokken, bestimmten Virusarten und gramnegativen Bakterien. Er-fahrungen darüber liegen allerdings erst vereinzelt vor.

Ein wesentlicher *Nachteil der Sulfonamid- und Penicillinbehandlung* ist die Verschleierung des Krankheitsbildes. Unter der Wirkung der Chemotherapie bzw. der Antibiotica bessert sich der Allgemeinzustand oft sofort, das Fieber fällt ab, Schmerzen und Ausfluß lassen nach, wodurch eine Abheilung vorgetäuscht wird, während der Krankheitsprozeß schleichend weiterschreiten kann und sich ohne oder mit nur geringen Anzeichen eine Mastoiditis entwickelt oder schwere intrakranielle Folgekrankheiten vorbereiten. „Latente" Mastoiditiden sind daher häufiger geworden. Auch für den Facharzt hält es ausnahmsweise schwer, den Krankheitsverlauf richtig zu beurteilen. Diese Verschleierung kann sich ver-hängnisvoll auswirken, wenn eine bereits länger dauernde Mittelohreiterung oder eine beginnende Mastoiditis chemotherapeutisch zur Besserung gebracht werden soll, weshalb von einer Chemotherapie im späteren Verlauf einer Mittelohreiterung entschieden abzuraten ist (s. auch Mastoiditis, S. 231), außer unter strenger klinischer Beobachtung.

Lokalbehandlung vor dem Trommelfelldurchbruch. Beim Erwachsenen und älteren Kind wird körperwarmes 3- bis 5% Karbolglyzerin eingetropft (sechs bis acht Tropfen), Otalgan oder ähnliche Präparate. Beim Kleinkind ist wegen der ätzenden Wirkung Karbolglyzerin zu vermeiden. Durch Auflockerung und Abschuppung wird dabei allerdings das Trommelfellbild mehr oder weniger verwischt und von einer scheinbaren Abblassung darf sich der Arzt nicht täuschen lassen, jedoch bringen diese Tropfen vielfach eine wesentliche Beruhi-gung der oft äußerst quälenden Schmerzen.

Eine direkte Beeinflussung des Entzündungsprozesses und die Unterstützung der Ausheilung bezweckt die *Wärme- oder Kälteapplikation* auf die Ohrgegend.

Eigentümlicherweise besteht auch heute noch keine Einigkeit, welche der Methoden vorzuziehen ist. Die Anhänger der Kälteanwendung mittels eines dauernd aufgelegten Eisbeutels (NAGER u. a.) schreiben der Kältewirkung eine Abschwächung der Ent-zündung und damit eine Einschränkung der Mastoiditis zu und sind der Meinung, daß die Wärme den Einschmelzungsprozeß im Mastoid fördert. Fast alle Otologen, wie MARX, WESSELY, STEURER, LAURENS, BALLENGER, LEDERER, sprechen sich jedoch in neuerer Zeit für Wärmeanwendung durch Solluxlampen, Wärmestrahler, Wärmkissen usw. aus. Es dürfte daraus hervorgehen, daß die Befürchtungen der Anhänger der Kälteapplikation nicht gerechtfertigt sind, jedenfalls ist die Überlegenheit der Kälte gegenüber der Wärme statistisch nie nachgewiesen worden. Ob überhaupt eine dieser Methoden den Krankheitsverlauf wesentlich beeinflußt und mehr als eine Linderung der Schmerzen erzielt wird, ist fraglich.

Subjektiv wird zuweilen die Wärmeanwendung, zuweilen die Kälte angenehmer und schmerzlindernder empfunden, so daß sich einzelne Kliniker nach dem

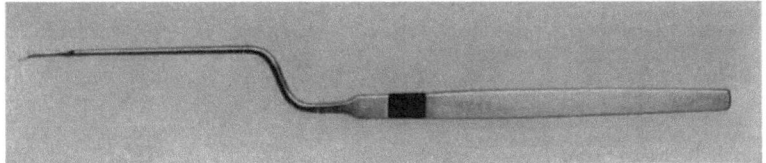

Abb. 163. Parazentesemesser.

Wunsche des Patienten richten. An der Basler Ohrenklinik lasse ich die schweren Otitiden mit *Alkoholumschlägen* behandeln.

Erfolgt der Durchbruch des Trommelfelles trotz heftiger lokaler Symptome nicht innerhalb zwei bis drei Tagen von selbst, so ist der *Trommelfellschnitt,* die *Parazentese,* vorzunehmen. Deren Ausführung vor Ablauf von 24 bis 48 Stunden bringt im allgemeinen keine Entlastung, weil sich die Entzündung im Anfang vorwiegend nur auf die Schleimhautschwellung beschränkt und der „Abszeß" noch nicht „reif" ist.

Als *Anzeige für die Parazentese* gelten:

1. starke Vorwölbung des Trommelfelles,
2. andauernd hohes Fieber und heftige Schmerzen,
3. ungenügende Spontanperforation,
4. Zeichen einer Verwicklung (intrakranielle Komplikation, Labyrinthitis, Fazialislähmung), soweit nicht die sofortige Warzenfortsatzeröffnung indiziert erscheint.

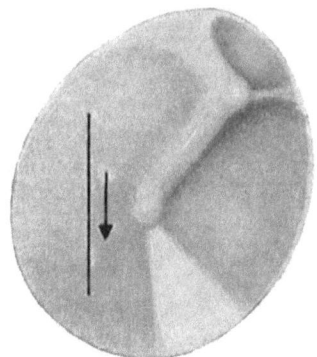

Abb. 164. Schnittrichtung bei der Parazentese des rechten Trommelfelles.

Ausführung der Parazentese. Der Trommelfellschnitt wird mit einem winklig oder bajonettförmig abgebogenen Parazentesemesser (Abb. 163) durch einen senkrechten Schnitt im hinteren Teil des Trommelfelles, etwa 2 mm von der hinteren Trommelfellumrandung vorgenommen. Damit wird in der Regel die Stelle der stärksten Vorwölbung (Abb. 164) und der günstigste Ort, die Mitte zwischen Umbo und Trommelfellrand, wo die Paukenhöhle am tiefsten ist, getroffen. Ebenso werden die radiären und zirkulären Fasern des Trommelfelles zugleich durchschnitten und ein genügendes Klaffen des Schnittes erreicht. Beim bettlägrigen Patienten ist es am besten, den seitlich gedrehten Kopf von einer Hilfsperson fest in das Kissen drücken zu lassen. Der Eingriff wird unter Sicht durch den Ohrtrichter des Auriskopes ausgeführt. Er ist sehr schmerzhaft und verlangt entweder eine Lokalanästhesie oder einen Ätherrausch, was nur bei Kleinkindern unterlassen werden kann. Die örtliche Betäubung geschieht durch Einlegen eines kleinen Wattetampons für 5 bis 10 Minuten mit der Bonainschen Lösung (Acid. carbolic. liquefact., Cocain. muriat., Menthol zu gleichen Teilen). Nach einigen Minuten verfärbt sich die anästhesierte Stelle weißlich und wird damit mehr oder weniger unempfindlich. Die Anästhesie mit einem einfachen Oberflächenanästheticum, wie Cocain, Pantocain usw., ist nicht möglich. Die Epidermisschicht des Trommelfelles muß durch die übrigens ebenfalls anästhesierende Karbolsäure zuerst angeätzt werden.

Der Widerstand des Trommelfelles ist beim Durchstechen deutlich fühlbar, erfordert aber zur Überwindung nur einen kurzen geringen Druck, weshalb für die Parazentese eine leichte Hand notwendig ist. Sobald die Spitze des Messers die Membran durchstochen hat, wird auf eine Länge von 3 bis 4 mm von oben nach unten geschnitten. Dabei ist die Schrägstellung des Trommelfelles zu berücksichtigen und der Schnitt nach unten etwas tiefer zu führen.

Die Parazentese ist durchaus nicht immer leicht. Sie erfordert vor allem eine gute Beleuchtung des Blickfeldes und Übung im Umgang mit dem Ohrtrichter bzw. dem Auriskop. Bei starker Schwellung des Trommelfelles und der anliegenden Gehörgangswand wird die Grenze zwischen Trommelfell und Gehörgang unkenntlich und zudem der Zugang eng, was sich insbesondere bei dem ohnehin engen Gehörgang des Kleinkindes ungünstig auswirkt. Die Wahl der Schnittstelle wird dadurch wesentlich erschwert, und nicht so selten erfolgt durch den Ungeübten ein *Einstich in die obere Gehörgangswand* anstatt in das Trommelfell. Auch ist ein *einfacher Einstich* des Parazentesemessers ohne eigentlichen Schnitt ungenügend.

Zufälle (Verletzung eines vorgelagerten Bulbus venae jugularis mit profuser Blutung [sofortige starke Tamponade des Gehörganges, Facharzt!] oder Luxation des Steigbügels [starker Schwindel]) sind eine große Seltenheit.

Bei der im richtigen Zeitpunkt ausgeführten Parazentese quillt der seröse oder eitrige Ausfluß umgehend vor, bei frühem Trommelfellschnitt können noch Stunden vergehen, bis die Eiterung einsetzt. Um ein Verkleben des Schnittes in dieser Zeit zu verhindern, empfiehlt es sich, stündlich 3% Wasserstoffperoxyd einzuträufeln. In den Ohreingang wird etwas sterile Watte gelegt.

Selten wird eine Wiederholung der Parazentese oder die Abtragung einer polypenartigen Zitze mit dem Polypenschnürer notwendig.

Nach dem Trommelfelldurchbruch bezweckt die Behandlung, den *Gehörgang vom Exsudat zu befreien* und damit dem Eiter aus dem Mittelohr ungehemmten Abfluß zu verschaffen. Eine Reinigung und medikamentöse Behandlung der Mittelohrräume scheitert an der üblichen Feinheit der Trommelfellperforation, nur bei den seltenen großen Trommelfelldefekten wird die Paukenhöhle direkt erreicht. Der Arzt reinigt den Gehörgang namentlich bei reichlichem dickem Eiter, der zunächst mit Cerumen und abgestoßenen Epithelien einen Brei bilden kann, durch langsames vorsichtiges *Ausspülen* mit körperwarmer *3%iger Borsäurelösung* mit der Ohrspritze (s. S. 131) oder durch sorgfältiges Aussaugen mit dem Paukenröhrchen oder Austupfen. Während eine trockene Trommelfellperforation eine absolute Gegenanzeige von jedem Ausspülen bedeutet, ist beim eiternden Ohr auch bei großem Defekt eine Verschleppung der Infektion im Zellsystem der Mittelohrräume durch vorsichtige Spülung nicht zu befürchten. Von seiten des Patienten ist regelmäßiges *Eintropfen* und Ausschütteln (Technik, s. S. 133) der folgenden Lösungen am zweckmäßigsten: Resorzin 3%, 20,0 täglich drei- bis viermal acht Tropfen oder Hydrogen. peroxydat. 3%, 20,0 täglich drei- bis viermal acht Tropfen, zwei- bis dreimal hintereinander wiederholt.

Resorzin reizt den Gehörgang nur wenig und bewahrt ihn vor Infektion. Wasserstoffperoxyd reinigt gut, kann aber eine stärkere Reizung mit Abschuppung des Trommelfelles und der Gehörgangshaut zur Folge haben, weshalb ich es beim Kind bis zu fünf bis sechs Jahren vermeide. Kein Karbolglyzerin bei fließendem Ohr. Der *Ohreingang* soll beim Kind durch Zinkpaste vor einer Infektion durch den ausfließenden Eiter geschützt werden.

Um die Reizwirkung des Wasserstoffperoxyds auszuschalten, wurde verschiedentlich ein Glyzerinzusatz empfohlen. Glyzerin als Alkohol reduziert jedoch Wasserstoffperoxyd zu Wasser und macht ihn dadurch unwirksam.

Einführen von trockenen Gazestreifen in den Gehörgang halte ich nicht für empfehlenswert, da der leere Gehörgang den besten Drain bildet. Auch sehe ich keinen Nutzen im Einblasen von Borsäurepulver.

Nur bei sehr reichlichem Ausfluß eines dicken, zähen Eiters ist ein sanftes und vorsichtiges Ausspritzen mit einer Birnenspritze aus Gummi (s. S. 132) durch den Patienten selbst notwendig, und zwar mit 2- bis 3%iger Borlösung nach folgendem Rezept: Acid boric 10,0, zwei Eßlöffel auf 1 l Wasser.

Mit dem Nachlassen der Eiterung werden die Ohrreinigungen seltener vorgenommen und schließlich ganz ausgesetzt.

Bleibt die *Hörfähigkeit* nach Ablauf der entzündlichen Erscheinungen und Aufhellung des Trommelfelles vermindert, so läßt sie sich meist durch einige Luftduschen mit dem *Politzerballon* wiederherstellen. Luftduschen während der akuten Entzündung sind meines Erachtens nutzlos, wenn nicht sogar durch Aufrühren der akuten Entzündung schädlich.

Die Behandlung der seltenen *Residuen* gehört in die Hand des Facharztes.

Während des *ganzen Krankheitsverlaufes* ist eine *sorgfältige Überwachung* mit regelmäßiger Temperaturkontrolle, Otoskopie und Prüfung auf Mastoiddruckschmerz notwendig, damit Verwicklungen rechtzeitig erkannt werden. Dies ist ebenso wichtig wie die eigentliche Behandlung. Jede Störung ist alarmierend (Temperaturanstieg, Verschlechterung des Allgemeinzustandes, vermehrte klopfende Ohrschmerzen oder Kopfschmerzen, Erbrechen, vermehrter Ausfluß, Druckempfindlichkeit des Mastoides). Hauptsächlich muß auf die Zeichen intrakranieller Komplikationen geachtet werden und der Patient ist anzuweisen, bei Verschlechterung des Zustandes sofort den Arzt zu benachrichtigen. Besonders schwierig ist die Beurteilung, wenn das fieberhafte Anfangsstadium die Trommelfellperforation überdauert und Temperatur und Ohrschmerzen bestehen bleiben oder wenn eine schwere gleichzeitige Primärerkrankung das Krankheitsbild kompliziert. Die Anzeige zur Operation kann sich dann von einer Stunde zur anderen stellen. In allen Zweifelsfällen ist der *Facharzt zuzuziehen*, vor allem, *wenn die Eiterung die dritte Woche überschreitet* und damit in ein gefährliches Stadium eintritt.

Prognose. Statistisch betrachtet ist die Mittelohrentzündung eine gutartige Erkrankung, die mit seltenen Ausnahmen keine Rückstände hinterläßt. Trotzdem ist jede schwere Mittelohrentzündung als eine ernste Krankheit aufzufassen und die *Prognose auch in scheinbar leichteren Fällen mit allem Vorbehalt zu stellen.* Vor Komplikationen ist der Kranke nie sicher. Heftige allgemeine und lokale Anfangserscheinungen mit stark druckempfindlichem Warzenfortsatz und abundanter Eiterung lassen die Notwendigkeit einer Warzenfortsatzausräumung befürchten. Allerdings hat die akute Mittelohrentzündung durch die Behandlung mit Sulfonamiden und Antibiotica viel von ihrem Schrecken verloren.

2. Die akuten Knochenentzündungen des Schläfenbeines

Akute Entzündungen im Schläfenbein mit Knocheneinschmelzung sind die häufigste Verwicklung der akuten Mittelohrentzündung, welche sich je nach dem Grad der Pneumatisation mehr oder weniger weit im Schläfenbein ausbreitet. Beschränkt sich die Pneumatisation auf den Warzenfortsatz und dessen nähere Umgebung, so kommt es zur *Mastoiditis*, d. h. einer Entzündung des Warzenfortsatzes, zu der auch die Eiterung in den Schuppen- und Zygomatikumzellen gerechnet wird. Die recht seltene Pneumatisation der Felsenbeinpyramide bis zu deren Spitze fügt der Mastoiditis die Symptome der Spitzeneiterung bzw. der *Petrositis* bei, die in mancher Beziehung von der einfachen Mastoiditis zu unterscheiden ist. Nur in Ausnahmefällen greift die Entzündung von den pneumatischen Zellen auf die Diploe über und entsteht eine eigentliche *Osteomyelitis* des Schläfenbeines. *Nekrosen* des Knochens kommen hauptsächlich bei der nekrotisierenden Scharlachotitis vor und werden mit dieser besprochen.

a) Die akute Knochenentzündung des Warzenfortsatzes (Mastoiditis)

Wie öfters hervorgehoben, nimmt bei jeder stärkeren akuten Mittelohrentzündung das Mukoperiost der gesamten Warzenfortsatzzellen bzw. des gesamten pneumatischen Systems des Mittelohres an der Entzündung teil. Die *Mastoidschleimhautentzündung* gehört daher zum klinischen Bild der schweren akuten Mittelohrentzündung und erfordert keine besonderen therapeutischen Maßnahmen, d. h. keinen operativen Eingriff am Warzenfortsatz. Sie wurde zusammen mit der akuten Mittelohrentzündung besprochen.

Die Erkrankung des Warzenfortsatzes erlangt erst dann ihre selbständige klinische Bedeutung, wenn die Knochenwände der pneumatischen Zellen und

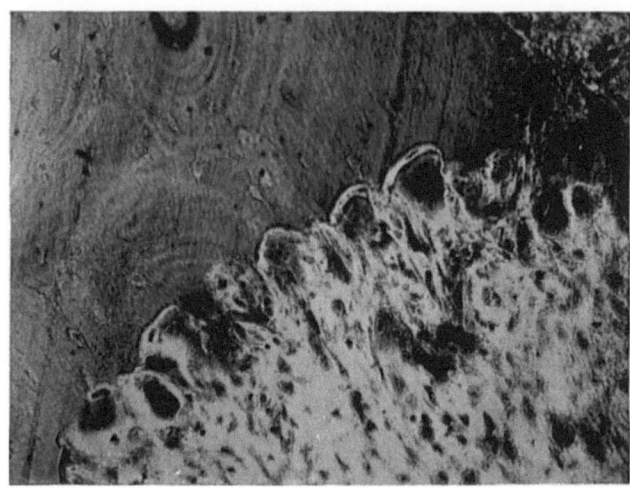

Abb. 165. Mastoiditis mit konsekutiver Sinusthrombose und Septikopyämie. Osteoklastensaum mit lakunärer Arrosion des Knochens in einer pneumatischen Zelle.

die Knochenschale des Mastoids von der Entzündung ergriffen werden und zur Einschmelzung gelangen. Für die Praxis ist es zweckmäßig, erst bei einer solchen *Mastoidknochenentzündung* (Ostitis mastoidea) bzw. einem Knochenabszeß, von einer Mastoiditis zu sprechen.

Die Bezeichnung der Warzenfortsatzentzündung ist im Schrifttum und auch in den gebräuchlichen Lehr- und Handbüchern verwirrend. Die Namen Mastoidismus, Otomastoiditis, Mitbeteiligung des Mastoids, Empyem des Warzenfortsatzes und Mastoiditis werden teilweise für die Schleimhautentzündung, teilweise für die Knocheneinschmelzung gebraucht, wodurch die Beurteilung unnötig erschwert wird. Pathologisch-anatomisch ist es zweifellos richtig, auch die Schleimhautentzündung der pneumatischen Zellen in den Begriff der Mastoiditis einzuschließen, zumal eine scharfe Grenze zwischen Schleimhaut- und Knochenentzündung nicht gezogen werden kann, aber klinisch ist eine Unterscheidung von Mastoidschleimhautentzündung und Mastoidknochenentzündung bzw. Knochenabszeß unerläßlich.

Entstehung. Die Mastoidschleimhautentzündung heilt in der Regel aus. Weshalb sie in vereinzelten Fällen zur *Knocheneinschmelzung* führt, ist *nur teilweise aufgeklärt*. Selbst bei sachgemäßer Spitalbehandlung vom ersten Beginn der akuten Mittelohrentzündung an kann sie diesen ungünstigen Verlauf nehmen. Neben *der Art* (Streptococcus mucosus) und der *Virulenz des Erregers* (Genius epidemicus) sowie *Konstitution und Abwehrkraft des Patienten* (Diabetes, Grippe) spielen anatomisch *ungünstige Resorptions- und Abflußverhältnisse* eine Rolle. So liegt bei unregelmäßiger Pneumatisation mit großer Spitzenzelle ein Mißverhältnis zwischen deren Eitervolumen zur Schleimhautfläche und zu den Abflußwegen durch die kleinen Zellen vor. In der Regel ist der Warzenfortsatz bei der Mastoiditis gut oder sogar ausgedehnt pneumatisiert; die normale Schleimhautkonstitution, die als Voraussetzung der normalen Pneumatisation gilt, schützt also keineswegs vor der Knocheneinschmelzung.

Pathologisch-anatomisch besteht die *Ostitis mastoidea* in einer *osteoklastischen herdförmigen Knocheneinschmelzung* (Abb. 165), die von der entzündeten Mukosa und den Knochengefäßen ihren Ausgang nimmt. Die konfluierenden Ein-

schmelzungsherde bilden schließlich eine oder mehrere große Abszeßhöhlen (Abb. 166). Daneben kommt es zu produktiver osteoplastischer Ostitis (Abb. 168). Abbau und Anbau laufen oft nebeneinander her. Es ist eine auffällige und nicht ohne weiteres erklärliche Tatsache, daß die Knochenentzündung an den Grenzen der pneumatischen Zellen haltmacht und mit ganz seltenen Ausnahmen (Osteomyelitis des kindlichen Schläfenbeines) sich keine fortschreitende Osteomyelitis entwickelt. Dadurch bleibt es bei einem auf das pneumatische System und die angrenzenden Knochenwände beschränkten Abszeß.

Anderseits führt die *Einschmelzung der Kortikalis des Mastoids* zu einem Übergreifen der Entzündung auf die Weichteile der Nachbarschaft oder den Schädelinhalt. Die Ausbreitung der Entzündung durch die Knochenschale des Mastoids vollzieht sich entweder durch den makroskopisch intakten Knochen den Gefäßen entlang oder durch größere Knochendurchbrüche. Der

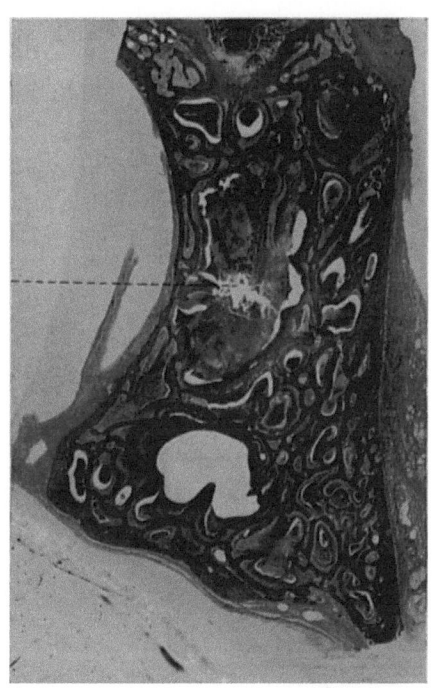

Abb. 166. Mastoiditis. Hochgradige entzündliche Schwellung der Schleimhaut in allen pneumatischen Zellen des Warzenfortsatzes mit starker Einengung des Zellumens. Die meisten Zellen von teils serösem, teils eitrigem Exsudat ausgefüllt.

Durchbruch erfolgt aus dem Hauptzellsystem oder vorgeschobenen Zellgruppen (Zellen über dem Epitympanum, im Zygomatikum, in der Warzenfortsatzspitze, in der Pyramidenspitze, perisinuöse Zellen) und kann nach der Außenfläche, dem Gehörgang, dem Schädelinneren oder der Schädelbasis stattfinden.

Infolge dieses *Übergreifens der Entzündung* wird die Mastoiditis von der *dritten bis vierten Woche* an die weitaus *häufigste und wichtigste Mittlerin der intrakraniellen Komplikationen* (Epiduralabszeß, Sinusthrombose, Meningitis, Hirnabszeß). Ebenso können tiefliegende Zellen in den Fazialiskanal einbrechen und den N. facialis lähmen. Auch treten *Nachbarschaftserkrankungen an der Außenseite des Mastoids* auf. Es ist interessant, daß der Durchbruch nach innen selten direkt von der Paukenhöhle ausgeht, trotzdem die Knochenwände hier nicht dicker sind als im Warzenfortsatz (Abb. 14 und 19).

Die *Einschmelzung braucht Zeit*, so daß sie in klinisch wichtigem Umfange *selten vor der dritten bis vierten Woche* erkennbar wird. Nur bei rapidem Zusammenbruch durch Nekrose, bei schweren Infektionskrankheiten oder schlechtem Allgemeinzustand sind die Zeichen des Durchbruches nach außen oft bereits in der ersten bis zweiten Woche vorhanden.

Symptome und Verlauf. Der Übergang der Schleimhauteiterung in die Knocheneinschmelzung der Mastoiditis kündigt sich im allgemeinen durch das *Ausbleiben der normalen Abheilung* der Mittelohrentzündung an. Die Symptome gehen entweder nur unvollständig zurück oder das Krankheitsbild bleibt unverändert weiterbestehen, es können aber auch, was häufig der Fall ist, alle Erscheinungen wieder zunehmen.

Nur ausnahmsweise heilt die Paukenhöhle aus, und der otoskopische Befund sowie die Hörfähigkeit werden trotz Fortschreitens der Mastoiditis wieder normal.

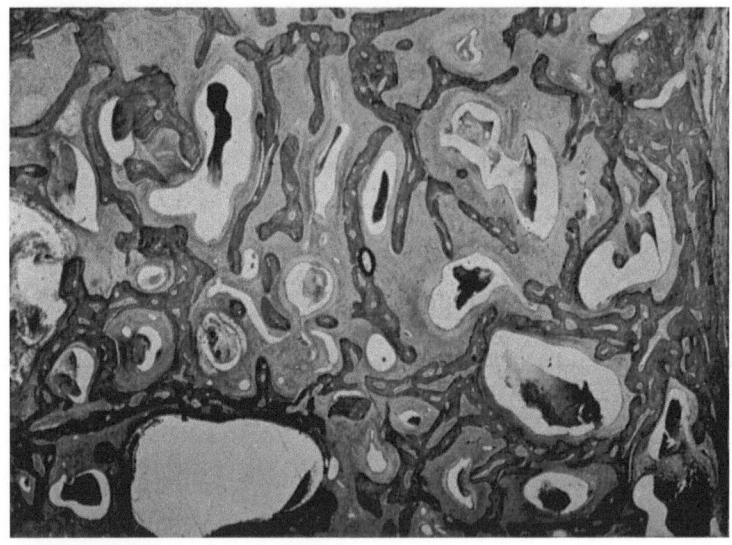

Abb. 167. Mastoiditis (starke Vergrößerung). Hochgradige Schwellung der Schleimhaut. Zellen teilweise mit Exsudat ausgefüllt.

Solche Beobachtungen haben zur Annahme einer *primären Mastoiditis* geführt, deren Vorkommen jedoch fraglich ist.

Der *Allgemeinzustand verschlechtert sich,* ohne einen besonders schwerkranken Eindruck zu erwecken. Immerhin sehen namentlich Kinder bleich und leidend aus, werden aber dessenungeachtet vielfach zum Arzt in die Sprechstunde gebracht, „weil sie ja kein Fieber hätten". *Die Temperatur kann normal sein,* ist aber bei genauer Kontrolle meistens *unregelmäßig subfebril* oder zeigt einen ausgesprochenen *Fieberanstieg* (zweigipflige Fieberkurve der akuten Mittelohreiterung), der vorwiegend beim Kind in wiederholten Schüben die Regel ist. Rascher Puls. *Hohe oder septische Temperaturen weisen auf Komplikationen hin.* Dagegen ist die *Blutsenkung auch ohne Komplikationen stark beschleunigt* und Werte über 100 mm in der ersten Stunde sind keine Seltenheit. Ebenso besteht eine neutrophile Leukozytose mit Linksverschiebung.

Die *Ohrschmerzen* dauern an, nehmen wieder zu oder erscheinen von neuem, und es tritt, selbst bei freiem, mitunter sehr reichlichem Eiterfluß, ein *schmerzhaftes nächtliches Klopfen* auf. Der eigentliche Schmerz ist dabei gewöhnlich nicht so heftig wie im Beginn der akuten Mittelohreiterung, auch wird er von schmerzfreien Intervallen unterbrochen, aber er wird tiefer und mehr in die Mastoidgegend lokalisiert und strahlt auch über die ganze Kopfseite bis ins

Hinterhaupt oder nach vorn in die Stirne und Zähne aus. Der Patient steht unter dem *beängstigenden Eindruck eines tiefliegenden Entzündungsherdes.*

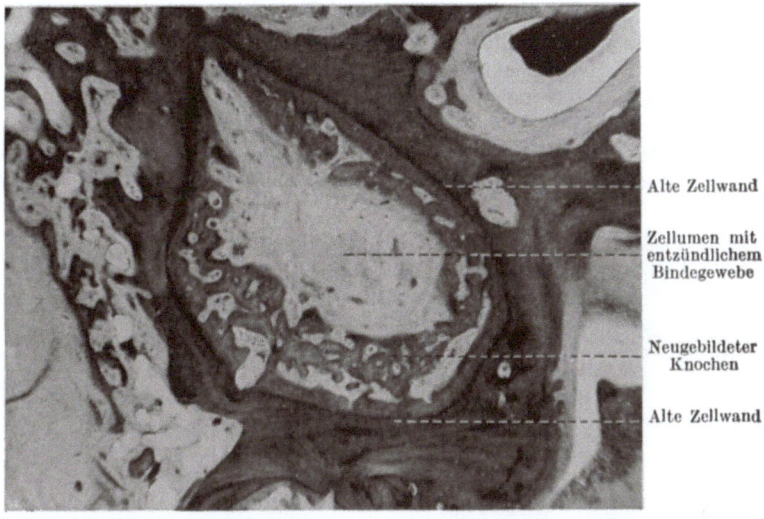

Abb. 168. Mastoiditis ossificans. Pneumatische Zelle des Warzenfortsatzes mit neugebildetem Knochen.

Der *Ausfluß ist dickrahmig* ohne Schleimbeimengung und zuweilen *außerordentlich reichlich,* so daß der Gehörgang schon kurze Zeit nach der Reinigung sich wieder füllt (Zeichen eines Eiterreservoirs). Der Eiter pulsiert stark, da er, was bei der Warzenfortsatzeröffnung sichtbar wird, unter erheblichem Druck steht. Wie bei der einfachen Otitis ist er geruchlos (Pus bonum et laudabile). Geringer Ausfluß oder sogar ein *trockener Gehörgang schließen jedoch die Mastoiditis nicht aus.*

Im otoskopischen Befund zeigt das *Trommelfell* in der dritten und vierten Woche keine Neigung zur Abheilung, sondern ist eher noch stärker geschwollen, verliert dagegen seine hochrote Farbe und wird mehr blaßrot (Abb. 169). Eine eigentliche Abblassung erfolgt aber nicht und „das Trommelfell hellt sich nicht auf"

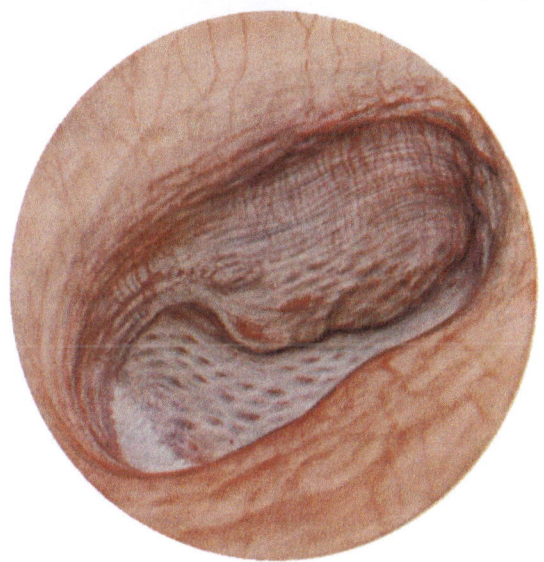

Abb. 169. Mastoiditis. Starke blaßrote Schwellung des rechten Trommelfelles.

(SCHEIBE). Verdächtig ist das Bestehenbleiben oder Auftreten einer Trommelfellzitze, namentlich beim Erwachsenen, während sie sich beim Kleinkind leichter bildet. Ein eindeutiges Trommelfellbild der Mastoiditis gibt es allerdings nicht.

Das *Gehör* ist meistens stark vermindert. Eine zunehmende Verschlechterung im späteren Verlauf der Otitis weist auf den fortschreitenden Entzündungsprozeß hin.

Zu diesen Symptomen, die auf eine Knocheneinschmelzung im Mastoidinnern schließen lassen, können im weiteren Verlauf die *Zeichen* des drohenden und erfolgten *Durchbruches durch die Kortikalis in die Umgebung* kommen.

Am häufigsten ist der *Druckschmerz über dem Mastoid* (Fossa mastoidea, Spitze, hinterer Rand), dessen Wiederauftreten oder Stärkerwerden im späteren Verlauf der Otitis, besonders nach der dritten bis vierten Woche, eine viel *wichtigere Bedeutung erlangt als in den ersten Tagen und als sicheres Zeichen der*

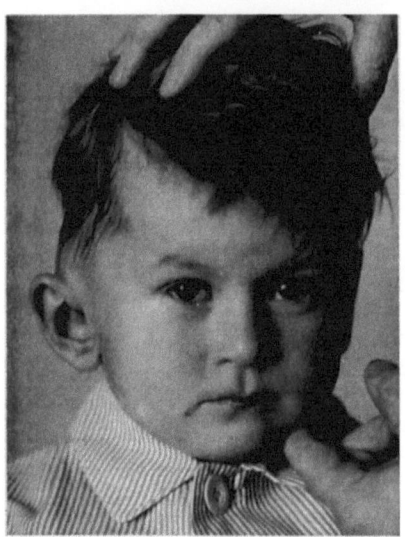 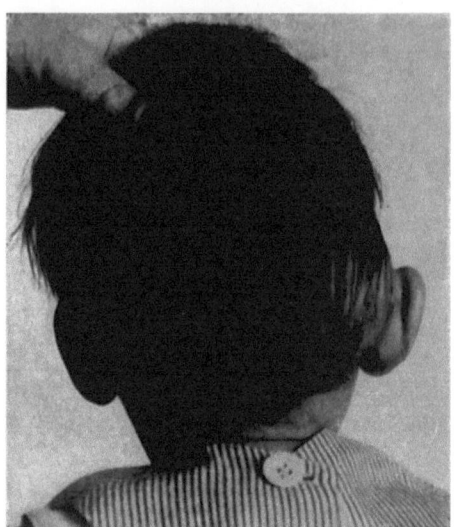

Abb. 170 und 171. Akute Mittelohreiterung rechts. Mastoiditis mit Durchbruch nach außen und Bildung eines retroaurikulären subperiostalen Abszesses. Abstehende Ohrmuschel.

Mastoiditis gewertet werden kann. Zugleich spürt manchmal der tastende Finger (s. bimanuelle Palpationstechnik, S. 52) schon eine geringe *retroaurikuläre Schwellung des Periostes* über der Fossa mastoidea, die bei weiterem Abwarten zum *Ödem* und oftmals rasch zum fluktuierenden *retroaurikulären subperiostalen Abszeß* wird. Die Schwellung ist prall gespannt, derb und schmerzhaft; der Fingerdruck hinterläßt im allgemeinen keine Delle. Da sich der Eiter unter dem Periost ausbreitet, wird die *Ohrmuschel* an ihrem Ansatz abgehoben und *steht* in typischer Weise *vom Kopfe ab* (Abb. 170 und 171). In der Regel sitzt die Schwellung in mittlerer Höhe hinter dem Ohr, sie kann aber jede Stelle hinter und über dem Ansatz der Ohrmuschel einnehmen. Ausnahmsweise befindet sie sich ohne abstehendes Ohr weiter hinten am Schädel oder bei einer Schuppenpneumatisation höher über dem oberen Ansatz der Ohrmuschel. Beim Kind umzieht die Schwellung häufig den oberen Ansatz der Ohrmuschel (s. Kinderotitis, S. 241) oder es entsteht, ausgehend von den Jochbogenzellen, ein über dem Jochbogen lokalisierter *Jochbogenabszeß*, der eine Schwellung der ganzen Gesichtsseite mit einem Lidödem verursachen kann (Abb. 172).

Dieses klassische Bild der retroaurikulären bzw. periaurikulären Mastoidschwellung entspricht dem gewöhnlichen Durchbruchsort nach der *Außenfläche des Mastoids,* und zwar hauptsächlich nach der Fossa mastoidea, welche mit den zahlreichen perforierenden Gefäßen in der Umgebung der beim Kleinkind noch offenen Fissura petrosquamalis den geringsten Widerstand bietet.

Die Mastoiditis kann auch zur *Schwellung der retroaurikulären*, auf dem Mastoid gelegenen *Lymphknoten* führen, die als bohnengroße, verschiebliche, meist ebenfalls druckdolente Schwellungen leicht von der Periostschwellung und dem retroaurikulären Abszeß zu unterscheiden sind.

Ebensooft greift die *Entzündung* vom Antrum mastoideum oder den periantralen Zellen auf die *hintere obere Gehörgangswand* über, die durch reichliche Gefäße mit dem Antrum in Verbindung steht. Es kommt zur periostitischen Schwellung oder zum subperiostalen Abszeß, der aber nur selten durch die Weichteile des Gehörganges durchbricht und zur eiternden Fistel führt. Die Schwellung des Gehörganges hat die diagnostisch wichtige *Senkung der hinteren oberen Gehörgangswand* unmittelbar vor dem Trommelfell zur Folge. Der Gehörgang erleidet dadurch eine typische Abflachung vor dem Trommelfell und kann schließlich bis auf eine Spalte eingeengt werden. Ausnahmsweise bilden sich ein Durchbruch und eine granulierende Fistel weiter außen im knöchernen Gehörgang.

Diese Durchbrüche nach außen gehen fast immer dem Durchbruch nach dem Schädelinnern zeitlich voran, so daß sich die Knocheneinschmelzung in den meisten Fällen feststellen läßt, bevor die Entzündung auf das Schädelinnere übergegriffen hat. Über die Folgen des Durchbruches nach der mittleren und hinteren Schädelgrube siehe intrakranielle Komplikationen S. 293.

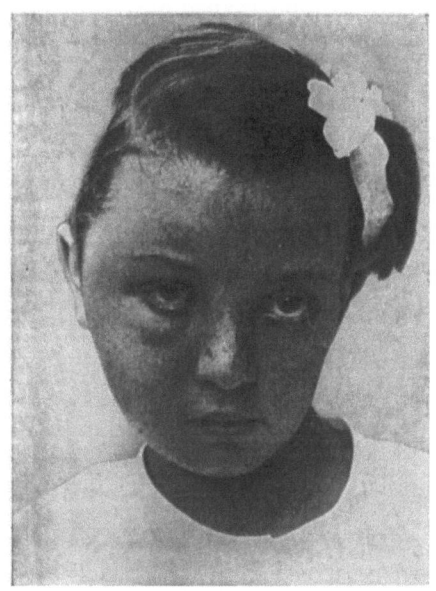

Abb. 172. Akute Mittelohreiterung rechts. Mastoiditis mit präaurikulärem Durchbruch nach außen und Bildung eines Jochbogenabszesses.

Sehr viel seltener führt der *Durchbruch in die Fossa musculi biventeris* bzw. die Incisura mastoidea an der Innenseite des Ansatzes des M. sternocleidomastoideus, M. splenius und M. longissimus capitis sowie der „großen" Halsfaszie. Bei dieser sogenannten *Bezoldschen Mastoiditis*, die in Anbetracht des Fehlens der Spitzenzellen im Kindesalter praktisch nur beim Erwachsenen vorkommt, entstehen von der Mastoidspitze aus große *Senkungsabszesse*. Sie breiten sich unter der Nacken- und Halsmuskulatur aus und gelangen bis ins Mediastinum. Der sicht- und tastbaren, sehr druckempfindlichen Schwellung der seitlichen Halsgegend beim Senkungsabszeß geht ein schmerzhafter Schiefhals voran, dessen schräge Kopfhaltung vom Patienten zur Entlastung des Eiterdruckes auch nach der Abszeßbildung beibehalten wird.

Selten bahnt sich der Eiter von der Fossa digastrica einen Weg nach innen und bildet einen *peritubaren, retropharyngealen* oder *peritonsillären Abszeß* im Rachen. Solche Durchbrüche nach innen gehen häufiger von einer Pyramidenspitzeneiterung aus.

Sind eines oder mehrere der oben beschriebenen Zeichen vorhanden, profuser Eiterfluß, Nichtaufhellen des Trommelfelles, retroaurikuläre Schwellung, Senkung der oberen Gehörgangswand, pulsierende Nachtschmerzen und Druckschmerzen über dem Mastoid, so wird von *manifester Mastoiditis* gesprochen.

Die Mastoiditis kann jedoch von Beginn an bis zum Eintritt von Verwicklungen *symptomenarm* bleiben. Das Trommelfell braucht in solchen Fällen nicht zu perforieren und das Ohr bleibt dauernd trocken. Der Druckschmerz über dem Mastoid und jede Temperaturerhöhung kann fehlen (Abb. 173). Allerdings läßt sich meistens bei genauer Untersuchung das eine oder andere Symptom nachweisen und eine eigentliche *latente Mastoiditis* ist eine Seltenheit. Immerhin können aber sogar unter klinischer Beobachtung intrakranielle Komplikationen überraschend einsetzen. Ein derartiger Verlauf findet sich bei der *Mukosusotitis* und besonders bei *einem zellarmen Warzenfortsatz*, wo die äußere Kortikalis so dick ist, daß die Erkrankung nirgends an die Oberfläche gelangt und der relativ kleine Eiterherd keine wesentliche Exsudatmenge absondert (Abb.193).

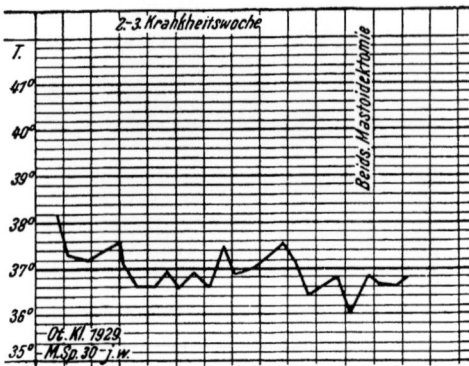

Abb. 173. Temperaturkurve bei latenter Mastoiditis.

Bei einem *zellarmen Warzenfortsatz* (Röntgenbild!) ist daher die akute Mittelohreiterung eine *heimtückische Erkrankung*, bei der stets mit Überraschungen gerechnet werden muß („gefährliche Warzenfortsätze" [STEURER]) (Abb. 193).

Auch durch die Sulfonamid- und Penicillinbehandlung wird die Mastoiditis symptomenärmer, es erfolgt eine *Verschleierung des Krankheitsbildes* und dementsprechend entstehen, als Nachteil der Chemotherapie, diagnostische Schwierigkeiten (Blutbefund, Röntgenbild!).

Sich selbst überlassen endet die Mastoiditis oftmals mit einer tödlichen Komplikation. *Spontanheilungen* kann es geben, sei es durch Entleerung des Abszesses durch das Mittelohr oder durch einen Spontandurchbruch und langdauernde Fistelbildung an der Mastoidoberfläche.

Diagnose. *Mit Rücksicht auf die Gefahr intrakranieller Verwicklungen darf die Diagnose nicht erst gestellt werden, wenn die Mastoiditis die volle Ausbildung erlangt hat, sondern die Einschmelzung des Warzenfortsatzes muß schon in ihren Anfängen erkannt werden.* Dabei ist die *Dauer der Mittelohrentzündung* von großer Bedeutung. Allgemeine und lokale Krankheitserscheinungen, die im Beginn der Mittelohrentzündung zum gewöhnlichen Bilde gehören, sprechen nach zwei bis drei Wochen für die einsetzende Mastoiditis.

Als *Frühsymptome*, die auf die Einschmelzung im Mastoidinnern hinweisen, sind zu beachten: die Zunahme der allgemeinen und lokalen Krankheitserscheinungen nach anfänglicher Besserung oder deren unveränderte Fortdauer über die dritte Krankheitswoche hinaus, pulsierende nächtliche Kopfschmerzen, abundanter rahmiger Eiterfluß und Nichtaufhellen des Trommelfelles. *Gesichert wird die Diagnose* durch die Zeichen des drohenden Durchbruches: Druckempfindlichkeit des Mastoides und Senkung der hinteren oberen Gehörgangswand. Was die erstere anbelangt, so ist namentlich der Druckschmerz über der Fossa mastoidea typisch, also in der Höhe des Gehörganges, während Druck über der Mastoidspitze, d. h. dem Sehnenansatz des Kopfnickers, bei empfindlichen Menschen auch normalerweise schmerzhaft sein kann (s. S. 53, über die Technik der Abtastung siehe auch S. 52). Die voll entwickelte

Mastoiditis mit der Symptomentrias: *Ohreiterung, Druckschmerzen über dem Mastoid und retroaurikuläre Schwellung mit abstehendem Ohr* läßt kaum diagnostische Zweifel zu.

Dagegen können die Symptome, wie schon betont, bei der „latenten Mastoiditis" größtenteils fehlen (keine Mastoiddruckschmerzen, kein Ohrfluß, kein Fieber). Eine erheblich beschleunigte *Blutsenkung* und eine *starke Leukozytose* weisen auf den fortschreitenden Eiterherd hin.

Das *Röntgenbild* ist eine wichtige, teilweise unersetzliche diagnostische Ergänzung (Technik s. S. 69). Die *Beurteilung* des Röntgenbefundes erfordert *große Erfahrung* und kann nur im Rahmen des ganzen klinischen Bildes gewertet

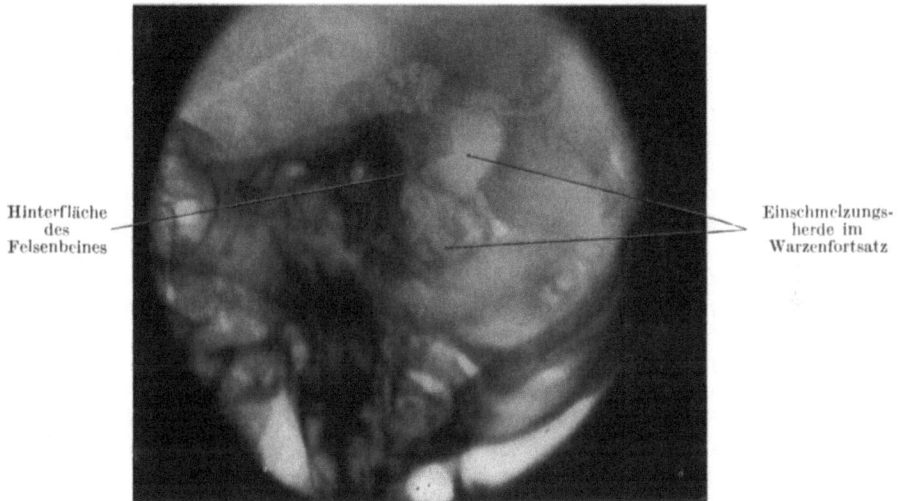

Abb. 174. Mastoiditis mit zwei großen Einschmelzungsherden mit Epiduralabszeß in der Gegend des oberen Sinusknies bei normaler Pneumatisation. Aufnahme nach SCHÜLLER.

werden. Die Zuweisung derartiger Patienten vom Allgemeinarzt an den Röntgenologen mit der Bitte um Auskunft über das Vorliegen einer Mastoiditis und deren Operationsreife kann deshalb zu folgenschweren diagnostischen und therapeutischen Irrtümern führen.

Geeignet sind die Aufnahmerichtungen nach SCHÜLLER und nach STENVERS, besonders im Stereobild.

Der Röntgenbefund orientiert eindeutig über den *Grad der Pneumatisation* (Abb. 192, 193 und 202). Eine *normale Pneumatisation* läßt einen *normalen Ablauf der Mastoiditis* mit den deutlichen äußeren Anzeichen der Knocheneinschmelzung (Druckempfindlichkeit, Senkung der Gehörgangswand) erwarten. Zellausläufer erklären Durchbrüche an abnormen Stellen. Die *teilweise Pneumatisationshemmung* mit der dicken äußeren Kortikalis und dem in die Tiefe gesunkenen Zellsystem weist auf den *gefährlichen Warzenfortsatz* mit einer entsprechend *symptomenarmen Mastoiditis* hin. Beim völligen *Fehlen der Zellen* in einem spongiösen oder kompakten Warzenfortsatz kann sich eine *Mastoiditis nicht entwickeln*, dagegen ist mit einem über Wochen *schleppenden Verlauf der Mittelohreiterung* infolge der minderwertigen Mittelohrschleimhaut zu rechnen. Eine Mastoidektomie ist, außer bei Komplikationen, in diesem Fall zwecklos, das Ohr eitert trotzdem weiter und gelegentlich bleibt dazu noch eine schleimig-eitrige, sezernierende retroaurikuläre Fistel bestehen.

Die *Entzündung des Mastoids* läßt sich an der Abnahme der *Röntgen-durchlässigkeit und dem Unscharfwerden der feineren Knochenstruktur* beurteilen. Die Füllung der lufthaltigen Zellen mit geschwollener Schleimhaut oder mit Eiter führt zur *Verschleierung* und später zur *Verschattung* des Zellsystems. Die Entkalkung der Knochenbälkchen bzw. ihre Einschmelzung äußert sich zuerst in einer *verschwommenen unscharfen Zeichnung* der normalerweise scharf begrenzten Zellwände, bis die Knochenbälkchen schließlich ganz verschwinden und ein eigentlicher aufgehellter oder verschatteter *Einschmelzungsherd* auftritt, ohne Wabenzeichnung der Zellen (Abb. 174). Der Nachweis derartiger Herde ist vor allem in der *Pyramidenspitze* von Wichtigkeit (s. S. 237). Infolge der sehr starken Variationen im Bau des Warzenfortsatzes und seiner unregelmäßigen Struktur sind *Täuschungen* in der einen oder anderen Richtung nicht so selten, hauptsächlich bei den schlecht pneumatisierten Warzenfortsätzen, bei welchen die Aufklärung besonders wichtig wäre.

Differentialdiagnose. Bei retroaurikulärer Schwellung kommt hauptsächlich der retroaurikuläre Durchbruch des Gehörgangsfurunkels in Betracht, dessen Unterscheidung von der Mastoiditis auf S. 158 eingehend erörtert wurde. Geschwollene retroaurikuläre Lymphknoten sind in der Regel so umschrieben, daß sie zu keiner Verwechslung Anlaß geben. Sie sind bei vorhandener Mittel-ohreiterung übrigens fast stets ein Zeichen der Mastoiditis, können aber auch von irgendwelchen Entzündungsherden der Kopfhaut (Kopfläuse) ausgehen. Nicht einfach wird die Unterscheidung bei einem der seltenen Lymphknotenabszesse. Ausnahmsweise liegt ein nach hinten durchbrechendes *Cholesteatom* vor (s. S. 276). *Gutartige Geschwülste* der Mastoidgegend und *Gummen* sind als umschriebene Schwellungen unschwer zu erkennen, wogegen durchgebrochene *bösartige Geschwülste* des Schläfenbeines ähnlich wie eine Mastoiditis aussehen können.

Die *Senkung der hinteren oberen Gehörgangswand*, die als eine umschriebene Schwellung erscheint, wird öfters mit einem *Ohrfurunkel verwechselt*. Im Gegen-satz zum Ohrfurunkel, der sich stets im knorpeligen Teil des Gehörganges befindet, liegt der Durchbruch aus dem Antrum immer unmittelbar vor dem Trommelfell oder doch im Bereich des knöchernen Gehörganges und ist nicht so druckschmerz-haft wie ein Furunkel. Schwieriger ist die Unterscheidung bei dem seltenen fistelnden Durchbruch durch die Weichteile des Gehörganges.

Häufig *verkennt* der Allgemeinpraktiker die *Durchbrüche vor dem Ohr über dem Jochbein*, die er für eine ungeklärte Weichteilentzündung dieser Stelle hält, oder die *Senkungsabszesse unter der Halsmuskulatur*, welche mit Lymphknotenabszessen dieser Gegend verwechselt werden.

Die von einer Mastoiditis ausgehenden *Retropharyngeal-* und *Peritonsillär-abszesse* sind so selten, daß der Arzt vielfach zunächst nicht an das Ohr denkt und die Ursache im Hals sucht.

Behandlung. Die Mastoiditis erfordert eine chirurgische Behandlung, die *Mastoidektomie* (Eröffnung und Ausräumung des Warzenfortsatzes). Nur durch den rechtzeitigen Eingriff kann dem Eintreten von lebensgefährlichen Komplikationen mit genügender Sicherheit vorgebeugt werden. Der richtige Zeitpunkt zur Operation liegt *vor* dem Auftreten der ersten Anzeichen einer Komplikation und ist gegeben, sobald eine ausgesprochene Knochen-einschmelzung vorliegt. Schwierigkeiten in der Anzeigestellung gehen haupt-sächlich auf diagnostische Unsicherheiten im Nachweis der Knocheneinschmelzung zurück. In manchen Fällen ergibt sich die Operationsanzeige bereits aus einem oder mehreren bestimmten Zeichen, nicht selten jedoch erfordert sie eine sorg-fältige Beurteilung und Abwägung des ganzen Krankheitsbildes einschließlich augenblicklichem Befund und früherem Verlauf. Die Operationsergebnisse sind mit seltenen Ausnahmen ausgezeichnet und hinterlassen keinen bleibenden Nachteil. Eine konservative Behandlung ist nur unter bestimmten Umständen bis zur nötigen „Operationsreife" des Knochenabszesses angezeigt.

Die Mastoiditis ist als großer Knochenabszeß gegen die Sulfonamide und Penicillin so gut wie resistent. Zwar verschwinden die Symptome, was eine scheinbare Ausheilung vortäuscht, tatsächlich aber ist sie im allgemeinen nur „latent" geworden, die Einschmelzung schreitet trotzdem fort und führt schließlich überraschend zur intrakraniellen Verwicklung (Verschleierung der Erkrankung). *Die Sulfonamid- und Penicillinbehandlung der operationsreifen Mastoiditis ist daher meistens nutzlos und zudem gefährlich.*

Dagegen hat sich die systematische *frühzeitige* Behandlung der schweren akuten Mittelohrentzündung mit Sulfonamiden oder Penicillin weitgehend *prophylaktisch* ausgewirkt. Operationsreife Mastoiditiden und deshalb auch die Mastoidektomie sind an der Basler Klinik selten geworden und kommen fast nur noch bei Säuglingen und Kleinkindern mit verkannter Otitis media oder bei Unterlassung einer folgerichtigen Chemotherapie durch den erstbehandelnden Arzt vor.

Für die *Eröffnung und Ausräumung des Mastoides* gelten die folgenden Anzeigen:

    I. In jedem Stadium der Mittelohrentzündung:
       1. Zeichen einer intrakraniellen Verwicklung:
          Epiduralabszeß: Abundante Eiterung mit heftigen klopfenden Nachtschmerzen;
          Meningitis: Nackenstarre, positiver Kernig;
          Sinusthrombose: Septische Temperaturkurve, Schüttelfröste;
          Hirnabszeß: Erbrechen, Druckpuls, Somnolenz.
       2. Zeichen eines Durchbruches unter das Periost: Schwellung hinter dem Ohr, abstehendes Ohr, Senkung der hinteren oberen Gehörgangswand, Schiefhals, schmerzhafte Schwellung unterhalb des Mastoids.
       3. Zeichen einer Pyramidenspitzeneiterung: Gradenigosches Syndrom.
       4. Sicherer Einschmelzungsherd im Röntgenbild.
   II. Nach Ablauf des „Anfangsstadiums" der Mittelohrentzündung und trotz freiem Eiterabfluß:
       1. Zeichen einer Labyrinthentzündung: Schwindel, Erbrechen, Erlöschen der Hörfähigkeit.
       2. Fazialislähmung.
       3. Stark druckempfindliches Mastoid.
       4. Störungen im Ablauf: Wiederholte Fieberzacken, starke Nachtschmerzen, schlechter Allgemeinzustand.
  III. Profuse Eiterung trotz Behandlung während mehr als vier bis fünf Wochen bei pneumatisiertem Warzenfortsatz.

Diese Anzeigen bedingen eine baldige bzw. *sofortige Operation.* Eine sogenannte *Frühoperation* kann in *den ersten Tagen* der Mittelohrentzündung notwendig werden.

Einzig bei *einfacher Druckempfindlichkeit des Mastoids* ist es zweckmäßig, unter der üblichen Behandlung der akuten Mittelohreiterung mit der Operation zu *warten,* bis sich der Einschmelzungsprozeß genügend gegen seine Umgebung abgegrenzt hat und damit operationsreif geworden ist. Dies pflegt in der *dritten bis vierten Krankheitswoche* der Mittelohrentzündung der Fall zu sein. Bisweilen gehen dabei unter konservativer Behandlung die Symptome derart zurück, daß sich die Operation erübrigt. Das *Ende der dritten Krankheitswoche* bringt daher in den häufigen Fällen, wo sich die Zeichen der Mastoiditis auf die Druckempfindlichkeit des Mastoids beschränken, die *Operationsentscheidung*, die dem Facharzt zu überlassen ist.

In Übereinstimmung mit der allgemeinen chirurgischen Erfahrung verläuft die Abheilung nach der Operation des „reifen" Abszesses rasch und störungsfrei, während bei der Frühoperation mit der Fortdauer der fieberhaften Erkrankung und ausnahmsweise sogar mit einem Weitergreifen der Entzündung, trotz der Entlastung, gerechnet werden muß. Auch hinterläßt die Frühoperation infolge der noch mangelhaften Heilneigung bisweilen eine tiefe Delle oder eine retro-aurikuläre Fistel. Eine grundsätzliche, gewissermaßen prophylaktische Früh-operation, wie sie von verschiedener Seite empfohlen wurde, ist deshalb abzulehnen.

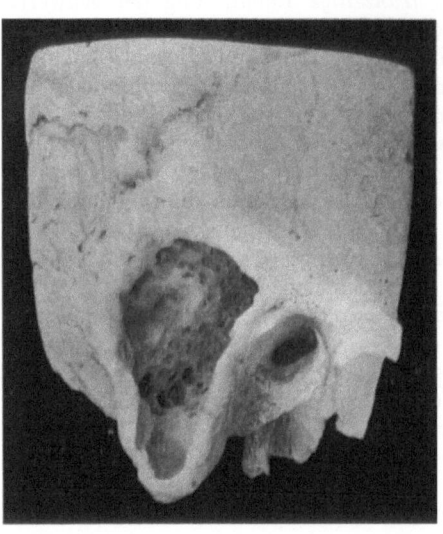

Abb. 175. Mastoidektomie. Vollständige Ausräumung des Warzenfortsatzes mit breiter Freilegung des Antrums und des Durchganges nach dem Epitympanum.

Die *Operation der Mastoiditis* bezweckt unter breiter Eröffnung und möglichst *vollständiger Eröffnung und Ausräumung aller erreichbaren kranken Zellen* die Beseitigung des Eiter-herdes im Warzenfortsatz. Zugleich sorgt die Freilegung des Antrums für die Drainage der Paukenhöhle (Abb. 175). Die Ausdehnung der Operation richtet sich nach dem Grad der Pneumatisation.

Es ist allerdings schon bei einer normalen Pneumatisation, ganz besonders aber bei einem ausgedehnten Zell-system unmöglich, sämtliche Zellen zu entfernen. Insbesondere in der Gegend des N. facialis, in der Schwelle des Antrums, gegen das Labyrinth und das Zygomaticum bleiben oft noch Zellen stehen, jedoch wird dadurch die Abheilung im allgemeinen nicht gestört.

Fehlerhaft ist eine nur oberflächliche Freilegung des Zellsystems ohne Eröffnung des Antrums.

Aus der Zeit der einfachen Eröffnung des Antrums stammt der alte Name *Antrotomie*, der nur noch für die Operation der Antritis des Säuglings zutrifft und besser durch *Mastoidektomie* (Warzenfortsatzausräumung) zu ersetzen ist.

Technik der Warzenfortsatzausräumung (Mastoidektomie). Äther-Lachgasnarkose, selten Lokalanästhesie (hohes Alter, Diabetes usw.). Retroaurikulärer, leicht bogen-förmiger Schnitt. Abschieben der Weichteile unter teilweiser Ablösung des Ansatzes des Kopfnickers von der Mastoidoberfläche. Breite Eröffnung und Abtragung der Kortikalis des Mastoids mit dem Meißel unter Erweiterung einer bestehenden Knochen-fistel, sonst mit Beginn im unteren Teil der Warzenfortsatzfläche. Systematisches und sorgfältiges Ausräumen des erkrankten Zellsystems mit Meißel, scharfer Zange und scharfem Löffel. Breite Eröffnung des Antrums, Auswaschen mit 3% Wasser-stoffperoxyd und isotonischer Kochsalzlösung. Einstäuben von Sulfonamid-Peni-cillinpuder. Wundschluß bis auf dünnen Gummidrain im unteren Teil des Schnittes. Ohrverband.

Dura mater und Sinus sigmoides werden bei unkomplizierter Mastoiditis nicht freigelegt. Ihre zufällige Freilegung ist meist harmlos, kann aber doch Komplikationen verursachen. Gefährlich sind Verletzungen des Sinus sigmoides, welche öfters eine septische Thrombose nach sich ziehen. Eine Verletzung des N. facialis kommt äußerst selten vor. Bei intrakraniellen Komplikationen bedeutet die Mastoidektomie mit retroaurikulärer Wundbehandlung den Zugang für die Eingriffe am Schädelinhalt.

Bei einem Weichteilabszeß wird der Schnitt entsprechend gelegt und der Abszeß durch Auskratzen von seinen Granulationen und durch Ausschneiden von Gewebefetzen befreit. Dann folgt die übliche Knochenoperation unter Erweitern der Knochenfistel, die den subperiostalen Abszeß veranlaßt hat. Der Bezoldsche Abszeß erfordert die Eröffnung und Drainage vor dem Kopfnicker.

Der in neuerer Zeit befürwortete primäre Wundschluß nach Auffüllen der Wundhöhle mit Sulfonamid-Penicillinpulver hat gegenüber dem Einlegen eines dünnen Gummidrains keinen wesentlichen Vorteil, der das bei primärem Wundschluß gelegentliche Wiederaufgehen der Naht fast sicher verhütet.

Von verschiedener Seite (LEMPERT u. a.) wird eine endaurale Eröffnung des Warzenfortsatzes befürwortet, in ähnlichem Vorgehen wie bei der Radikaloperation (s. S. 281). Zweifellos läßt sich der Warzenfortsatz auch vom Gehörgang aus vollständig ausräumen, jedoch wird dabei der Weichteilschnitt in den häutigen Gehörgang gelegt, der bei retroaurikulärem Vorgehen intakt gelassen werden kann. Aus diesem Grund erscheint es zweckmäßiger, die akute Mastoiditis in der beschriebenen retroaurikulären Art zu operieren.

Nachbehandlung. Ein durchbluteter und drückender äußerer Verband wird am ersten Tag nach der Operation gewechselt, der Gummidrain bei unkompliziertem Verlauf aber erst nach fünf bis sechs Tagen entfernt. Oft bleibt der Verband bereits nach dem ersten Wechsel trocken oder beinahe trocken, so daß sich eine weitere Drainage erübrigt. Je nach der Stärke des Eiterflusses hat der weitere Verbandwechsel alle zwei bis drei Tage, später seltener,

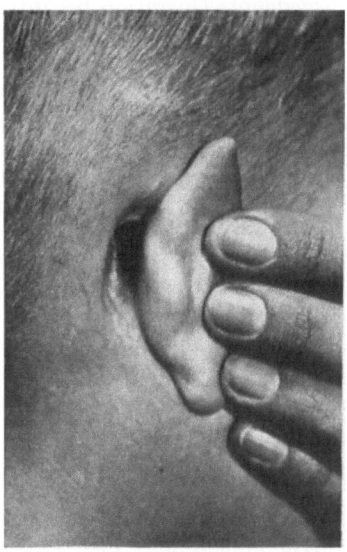

Abb. 176.   Retroaurikuläre Fistel nach Mastoidektomie.

zu erfolgen und kann nach dem Spitalaustritt vom Allgemeinpraktiker übernommen werden. Die Wundhöhle wird nur bei reichlicher Eiterung mit 3%iger Bor- oder Penicillinlösung leicht gespült und mit einem Vioformstreifen drainiert. Die Wundumgebung wird beim Kind durch Zinkpaste abgedeckt, da sie sich leicht entzündet. Die Vioformgaze soll auch bei offener Wundbehandlung nur als Drain eingelegt, langsam verkürzt und möglichst bald weggelassen werden. „Wilde" Granulationen sind mit dem Höllensteinstift zu ätzen, mangelhafte Granulation kann durch Einlegen eines Katgutfadens, Anwendung von Unguentolan neben roborierender Allgemeinbehandlung bis zu einem gewissen Grade angeregt werden. Eine Reinigung des Gehörganges ist nur solange nötig, als das Ohr noch fließt. Die Behandlung von Störungen im Wundverlauf (Weichteilinfektion, Erysipel, Sequesterbildung), andauernde Eiterung (Verdacht auf Tuberkulose oder Pyramidenspitzeneiterung) ergibt sich aus deren Art.

Die *Mastoidektomie ist ungefährlich* und führt mit wenigen Ausnahmen (intrakranielle Verwicklungen und Störungen im Wundverlauf) zu einer raschen Abheilung. Nachoperationen sind bei sorgfältiger Ausräumung aller erreichbaren erkrankten Zellen selten notwendig. Die Paukenhöhle mit ihrer Schalleitungskette wird nicht berührt; durch die Drainage nach hinten versiegt der Ohrfluß aus dem Gehörgang gewöhnlich nach wenigen Tagen und das Trommelfell schließt sich in kurzer Zeit. Eine bleibende Hörstörung, die der Laie von der „Ohroperation" befürchtet, tritt daher nicht ein; die Entlastung hat im Gegenteil eine raschere Wiederherstellung des Gehörs zur Folge. Der Spitalaufenthalt beträgt in der Regel acht bis vierzehn Tage, die Arbeitsunfähigkeit zwei bis drei Wochen. Die Abheilung mit gutem kosmetischem Resultat dauert normalerweise zwei bis drei Wochen, kann aber auch schon nach einer Woche erfolgt sein. Zuweilen verzögert sie sich, z. B. bei schwächlichen Kindern oder Diabetes.

In seltenen Fällen bleibt eine *retroaurikuläre Fistel* (Abb. 176) in einem mehr oder weniger großen überhäuteten Trichter bestehen. Entweder liegt ihr eine ausgedehnte Operation bei intrakranieller Komplikation (s. S. 293) ohne Primärnaht, eine unvollständige Operation mit zurückgelassenen Zellen, eine Frühoperation oder eine schlechte Heilneigung (Minderwertigkeit der Schleimhaut mit schleimiger Sekretion) zugrunde. Sie läßt sich zuweilen durch eine Sekundärnaht vermeiden, sonst wird eine Revision der Wundhöhle mit nachträglichem plastischem Verschluß vorgenommen (Operationsverfahren nach Passow, Reinking-Voss u. a.).

Prognose. Ohne Operation sind die Heilungsaussichten der Mastoiditis zweifelhaft und die Gefahr einer tödlichen intrakraniellen Verwicklung ist beträchtlich. Bei rechtzeitiger Operation sinkt die Mortalität auf ein Minimum und die Prognose ist in jeder Beziehung günstig. Die Aufmeißelung des Warzenfortsatzes bietet nicht nur einen zuverlässigen Schutz vor schweren Verwicklungen, sondern führt mit seltenen Ausnahmen zu einer völligen Wiederherstellung mit normalem Trommelfell und normalem Gehör. Dagegen läßt sich durch die Mastoidektomie das Auftreten neuer Mittelohreiterungen nicht verhüten.

Die Rezidivmastoiditis

Der mastoidektomierte Patient ist der Meinung, in Zukunft vor Mittelohrentzündungen und insbesondere vor einem Eiterdurchbruch hinter dem Ohr sicher zu sein und vermutet daher, wenn ein solches Ereignis trotzdem eintritt, eine ungenügende Operation. Es ist jedoch klar, daß akute Mittelohrentzündungen auch nach der Operation wieder auftreten können und insbesondere im Kindesalter unter zehn Jahren greift die Entzündung gelegentlich wieder auf die operierte Mastoidgegend über. Solche „Narbenrezidive" treten besonders innerhalb des ersten Jahres nach der Operation auf und wiederholen sich ausnahmsweise zwei- bis dreimal.

Entstehung. Bei der heutigen Technik der Mastoidektomie liegt nur selten eine unvollständige Ausräumung des Zellsystems zugrunde, fast immer sind es Ausheilungsvorgänge in der Operationshöhle, welche die Vorbedingung zu neuen Abszessen schaffen. Nach der Warzenfortsatzausräumung füllt sich die Operationshöhle zunächst mit Granulationsgewebe, das sich später zu narbigem Bindegewebe umwandelt. Gleichzeitig setzt eine Knochenneubildung ein, jedoch bleibt stets eine mehr oder weniger große, mit Bindegewebe ausgefüllte Knochenlücke übrig, in welcher sich mit Epithel ausgekleidete zystenartige Hohlräume befinden, die teilweise mit dem Antrum in offener Verbindung stehen. Äußerst selten erscheinen diese Zysten als prallelastische bläuliche Gebilde unter der Narbe und sehen ähnlich wie eine durchschimmernde Dura bzw. Sinus sigmoides aus. Bei jeder neuerlichen akuten Mittelohrentzündung, zuweilen aber auch von latenten Entzündungsherden aus, können diese Hohlräume und das Füllgewebe wieder vereitern und schließlich durch die Narbe durchbrechen, da die Drainage durch die Paukenhöhle meistens ungenügend ist.

Symptome und Verlauf. Unter manchmal heftigen Schmerzen kommt es rasch zur Rötung und Schwellung der Narbe, unter welcher der fluktuierende Abszeß palpabel wird (Abb. 177). Da dem Durchbruch unter die Haut keine Knochenwand entgegensteht, sind diese Rückfälle im Gegensatz zu der nicht-operierten Mastoiditis mit wenigen Ausnahmen ungefährlich.

Behandlung. Neben der üblichen Behandlung der akuten Mittelohreiterung genügt oft eine einfache *Inzision*, eventuell mit Auslöffeln der Granulationen, zur raschen Abheilung. Im Hinblick auf eine möglicherweise freiliegende Dura oder Sinus hat die Eröffnung vorsichtig zu geschehen. *Größere Nachoperationen* sind nur notwendig, wenn die erste Operation unvollständig war, was sich gegebenenfalls durch das Röntgenbild feststellen läßt.

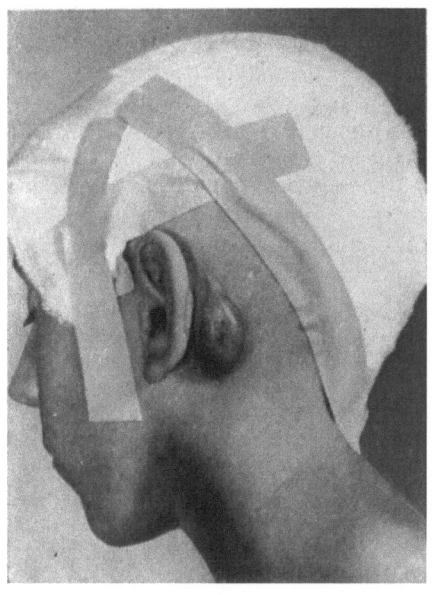

Abb. 177. Rezidivmastoiditis nach Mastoidektomie.

b) Die Eiterung der Felsenbeinspitze
(Petrositis)

Die Entzündung und Knocheneinschmelzung der Pyramidenspitze unterscheidet sich grundsätzlich nicht von der Mastoiditis, die *tiefe Lage des Eiterherdes* gibt jedoch dem Krankheitsbild ein besonderes Gepräge und erklärt ihre *Gefährlichkeit*.

Entstehung. Die Felsenbeinpyramide besteht im allgemeinen aus *spongiösen Knochen* und wird durch die in ihr liegende knöcherne Labyrinthkapsel in eine *vordere Spitze* und einen *hinteren, dem Mittelohr anliegenden Abschnitt* unterteilt. Bei ausgedehnter Pneumatisation erstrecken sich die pneumatischen Zellen als *perilabyrinthäre Zellen* am Labyrinth vorbei bis in die Spitze, welche durch *Spitzenzellen* vollständig eingenommen sein kann. Die Spitzenzellen stehen durch *vier Zellzüge*, die das Labyrinth allseitig umziehen, mit den Zellen des Antrums und der Paukenhöhle in Verbindung (Mayer, Tobeck) (Abb. 178).

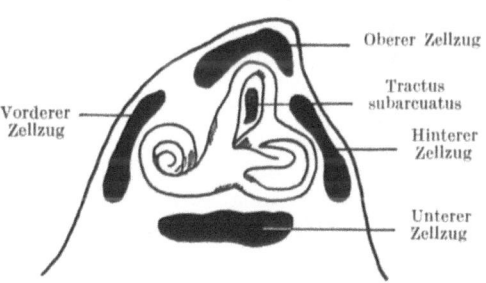

Abb. 178. Querschnitt durch die Felsenbeinpyramide mit den 4 perilabyrinthären Zellzügen nach der Pyramidenspitze und dem Tractus subarcuatus (aus Falk).

Oberer und hinterer Zellzug gehen vom Antrum und Epitympanum aus, wogegen der untere Zellzug seinen Ursprung in den Schwellenzellen und im Hypotympanum, der vordere im Hypotympanum und den peritubaren Zellen nimmt. Das Labyrinth bildet eine *anatomische Enge*, die die Spitzenzellen mehr oder weniger abriegelt und infolgedessen die Entleerung eines Spitzenabszesses nach dem Mittelohr stark behindert. Es ist verständlich, daß die *Mastoidektomie* zwar die Abflußverhältnisse bessert, aber doch einen genügenden Abfluß nicht sichert und daher auch vor einer Petrositis nicht immer bewahren kann.

Die Petrositis ist fast stets die Folge einer *akuten Mittelohrentzündung*, da die geringe Pneumatisation der chronischen Mittelohreiterungen die Pneumatisation der Felsenbeinspitze ausschließt. Meistens besteht gleichzeitig mit dem Spitzenabszeß eine *Mastoiditis*, jedoch geht die Infektion der Spitze nicht nur vom Mastoid bzw. Antrum, sondern auch von der Paukenhöhle und der Tube direkt aus.

Symptome und Verlauf. Ein *einfacher Spitzenabszeß* ohne Beteiligung der Nachbarschaft verursacht nur die *uncharakteristischen Zeichen einer schleppenden Mittelohreiterung*, an welcher vor allem die andauernde starke *rahmige Eiterung* aus dem Gehörgang oder nach einer Mastoidektomie aus der Gegend des Labyrinths auffällt. Zugleich bleibt der *Allgemeinzustand schlecht*, es treten *Fieberstöße* auf und tiefe *klopfende Kopfschmerzen* weisen auf das Fortbestehen einer

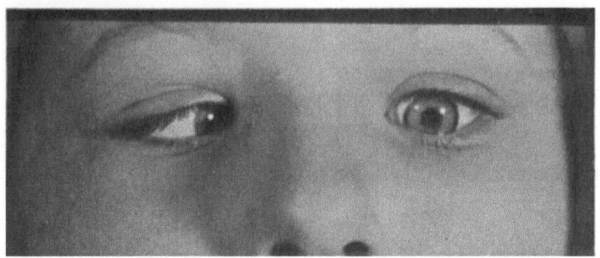

Abb. 179. Abduzenslähmung links bei Petrositis.

Eiterstauung hin. Zuweilen entwickelt sich der Spitzenabszeß aber auch *völlig latent*, namentlich kann der Eiterfluß fehlen und die Mittelohrentzündung anscheinend normal ausheilen bzw. der Verlauf nach der Mastoidektomie keine Besonderheiten erkennen lassen.

Die *typischen Symptome des Spitzenabszesses* erscheinen erst, wenn die Entzündung über die Felsenbeinpyramide hinausgreift und durch ein kollaterales Ödem oder entzündliche Infiltration das anliegende *Ganglion Gasseri*, sowie die *Hirnnerven IV und VI* in Mitleidenschaft gezogen werden. Nun kommt es zu dem für die Petrositis typischen *Gradenigoschen Symptomenkomplex* mit der Trias: akute Mittelohrentzündung, *Trigeminusneuralgien* und *Lähmungen von Augenmuskelnerven*, vor allem *Abduzenslähmung* (Abb. 179). Die Trigeminusneuralgien äußern sich in manchmal sehr heftigen Schmerzen in der Augengegend, besonders auch hinter dem Auge, Stirn- und Scheitelschmerzen, sowie Zahnschmerzen. Die Entwicklung des Spitzenabszesses und die Ausbreitung auf die Umgebung braucht Zeit, so daß die Spitzensymptome im Mittel erst *vier bis sechs Wochen*, gelegentlich aber auch erst *Monate nach dem Beginn der Mittelohrentzündung* einsetzen. Inzwischen kann die Mittelohrentzündung längst abgelaufen und eine Mastoidektomie abgeheilt sein. In solchen Fällen erscheint das Krankheitsbild besonders charakteristisch, zumal es nicht selten ziemlich plötzlich in voller Intensität auftritt, mitunter bereits mit Zeichen der *labyrinthären* (Schwindel) und *meningealen Reizung* (Übelkeit bis zum Erbrechen). Bei diesen *akuten Formen* dürfte es sich um völlig *geschlossene Spitzenabszesse* handeln, denen mehr *chronische Formen* gegenüberstehen, bei welchen ein gewisser, aber zur Ausheilung *ungenügender Abfluß* nach dem Mittelohr stattfindet, wie öfters nach der entlastenden Mastoidektomie. Bei einem solchen Verhalten ist der Symptomen-

komplex häufig unvollständig und beschränkt sich auf mehr oder weniger intensive Trigeminusschmerzen, während die Lähmung der Augenmuskelnerven
fehlt. Selbst eine dauernde Latenz bis zur plötzlich einsetzenden Meningitis
kommt vor.

Im *Untersuchungsbefund* sind vor allem die *Röntgenbefunde* vergleichender
Seitenaufnahmen der Felsenbeinpyramide nach STENVERS oder in axialer Richtung
von großer Bedeutung. Neben der Ausdehnung der Pneumatisation, die für die
Möglichkeit einer Spitzeneiterung maßgebend ist, zeigt sich eine fortschreitende
Verschleierung der erkrankten Spitze, später verschwinden die Zellwände im

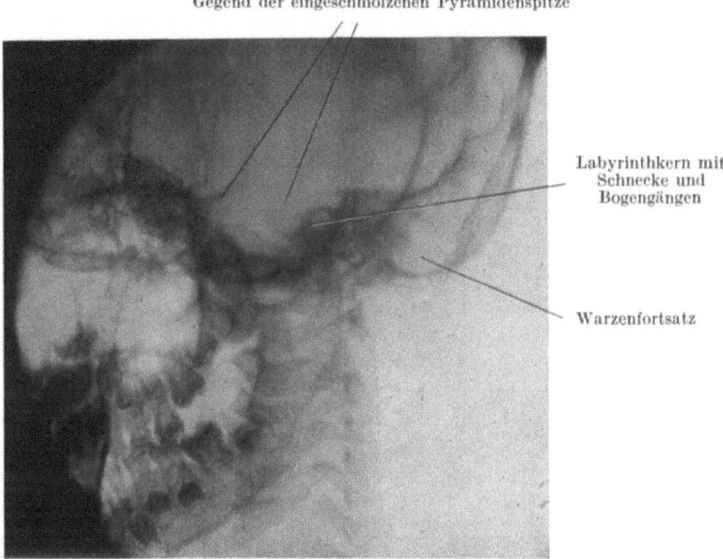

Gegend der eingeschmolzenen Pyramidenspitze

Labyrinthkern mit
Schnecke und
Bogengängen

Warzenfortsatz

Abb. 180. Einschmelzung der Pyramidenspitze bei Petrositis (Aufnahme nach STENVERS).

Einschmelzungsherd und mitunter scheint unter zunehmender Auflösung der
oberen Pyramidenkante die ganze Spitze zu fehlen (Abb. 180). Täuschungs-
möglichkeiten sind jedoch nicht zu vermeiden. Manchmal entgeht der Herd
der Beobachtung, zuweilen kann aber auch ein Herd durch besondere anatomische
Verhältnisse vorgetäuscht werden. *Serienaufnahmen* in Abständen von mehreren
Tagen können die Diagnose durch den Nachweis einer weiter stattfindenden
Einschmelzung oder Rückbildung sichern, wo das Einzelbild im Zweifel läßt.

Blutbild und *Blutsenkung* orientieren über die entzündlichen Allgemein-
wirkungen. Der *Augenhintergrund* und die *Liquorverhältnisse* bleiben bei der
unkomplizierten Spitzeneiterung normal, eine frühe Lumbalpunktion weist oft
schon bald auf die beginnende Hirnhautreizung hin.

Komplikationen. Die Eiterung der Felsenbeinspitze ist die *gefährlichste
Lokalisation* der Knocheneinschmelzung des Schläfenbeines. Bereits der
Gradenigosche Symptomenkomplex ist eine Komplikation, die oftmals, aber
nicht immer, den übrigen schweren intrakraniellen Komplikationen vorangeht.
Die Bildung eines *Epiduralabszesses* und anschließend einer foudroyanten *Lepto-
meningitis* ist häufig und die tiefe Lage des Infektionsherdes wirkt sich in jeder
Beziehung ungünstig aus. Seltener erreicht die Entzündung das *Labyrinth*,
einen großen *Hirnblutleiter* (Sinus cavernosus, Sinus petrosus sup. und inf.,

Bulbus venae jugularis) oder den *Karotiskanal* mit dem Plexus caroticus. Ausnahmsweise bahnt sich der Abszeß einen Weg nach der Außenseite der Schädelbasis und erscheint als *peritubarer, retropharyngealer* oder *peritonsillärer Abszeß im Rachen.*

Diagnose. Der voll ausgebildete Gradenigosche Symptomenkomplex läßt keinen Zweifel zu, fehlt jedoch die Abduzenslähmung, so kann auch eine andere intrakranielle Verwicklung, insbesondere ein Hirnabszeß und bei hohen Temperaturen eine Sinusphlebitis die Schmerzen erklären.

Häufig aber bleibt die *Diagnose zunächst ungewiß.* Jeder verzögerte Ablauf einer Mittelohreiterung ohne oder nach Mastoidektomie ist verdächtig, insbesondere bei starker rahmiger Eiterung und Halbseitenkopfschmerzen mit schlechtem Allgemeinzustand und Fieberstößen. Treten auch nur leichte Trigeminusreizerscheinungen und Paresen von Seiten der Augenmuskelnerven hinzu, so ist die Spitzeneiterung fast sicher. Im Verdachtsfall muß sofort eine Röntgenaufnahme vorgenommen werden.

Behandlung. Theoretisch besteht die rationelle Behandlung eines Spitzenabszesses in der *chirurgischen Drainage der Spitze,* die sich bei einem Fistelgang nach der Spitze von einer Mastoidektomie aus durch dessen Erweiterung erreichen läßt. Fehlt jedoch eine Fistel, so ist eine der *nicht ungefährlichen Spitzenoperationen* erforderlich und in solchen Fällen ist die Gefahr der Operation gegen diejenige der Erkrankung abzuwägen.

Eine klare *Anzeige zur Eröffnung der Spitze* ist eine *Begleitmeningitis* bei vorhandenem Gradenigoschem Symptomenkomplex und positivem Röntgenbefund, aber diese Fälle sind bei sorgfältiger Überwachung nicht die Regel.

Verhältnismäßig ungefährlich sind *Abduzenslähmungen beim Kind* ohne wesentliche Schmerzen, ohne Fieber und bei gutem Allgemeinzustand, weshalb gewöhnlich eine einfache Mastoidektomie zusammen mit Sulfonamiden und Penicillin zur Ausheilung genügt, selbst wenn keine Fistel nach der Spitze gefunden wird. Aber auch wenn *Stauungserscheinungen eines Spitzenherdes* in Form von stärkeren Kopfschmerzen, schlechtem Allgemeinbefinden und Fieberstößen vorhanden sind und die Spitze röntgenologisch eine Einschmelzung zeigt, ist der Versuch berechtigt, mit einer Mastoidektomie unterstützt durch interne Penicillin- bzw. Antibiotica- und Sulfonamidbehandlung auszukommen. Eine sorgfältige Erweiterung der Mastoidektomie labyrinthwärts läßt mitunter einen Fistelgang nach der Spitze finden und erweitern. Erst wenn auf diese ungefährliche Weise kein Rückgang der Symptome erzielt wird oder diese trotzdem noch zunehmen, ist die Eröffnung der Spitze durch eine der Spitzenoperationen erforderlich. Die dauernde Überwachung auf meningitische Zeichen, eventuell durch wiederholte Lumbalpunktionen, schützt vor einer überraschenden Meningitis. Häufig ist die Entscheidung zur Vornahme der Spitzenoperation nicht leicht.

An der Basler Klinik bin ich durch die Penicillinbehandlung zusammen mit Sulfonamiden konservativer geworden. Von den letzten sechs Fällen sind durch Mastoidektomie und interne Penicillintherapie trotz deutlicher Einschmelzung der Spitze im Röntgenbild und fehlendem Fistelgang nach der Spitze alle in auffällig kurzer Zeit genesen (WIESMANN).

Die *Spitzenoperationen* gehen von einer erweiterten Mastoidektomie oder einer Radikaloperation aus. Die Spitze läßt sich auf verschiedenen Wegen erreichen, entweder nach Abtragung des Tegmen tympani und antri extrapyramidal entlang der oberen und hinteren Pyramidenfläche unter Abhebung der Dura (STREIT, UNTERBERGER) oder intrapyramidal von der Paukenhöhle aus entlang dem Karotiskanal lateral an der Schnecke vorbei (RAMADIER, ARMOUR, KOPETZKY, LEMPERT). Auf dem ersteren Weg können Epiduralabszesse und der mit ihnen im Zusammenhang stehende Spitzenabszeß eröffnet und dräniert werden, auf dem zweiten Weg wird der Spitzenabszeß direkt erreicht. Bei beiden ist die Gefahr einer Duraverletzung mit anschließender Meningitis vorhanden, das intrapyramidale Vorgehen kann zudem die Carotis interna verletzen. Auch ist für die letztere Operation eine Radikaloperation des Ohres mit ihren späteren Nachteilen erforderlich. FRENCKNER hat einen translabyrinthären Weg durch die Mitte des Halbringes des oberen Bogenganges beschrieben. Liegt bereits eine eitrige Labyrinthitis vor, so ist die operative Eröffnung des Labyrinths ungefährlich und bildet den einfachsten Zugang zur Spitze. Die Ansichten über die Vor- und Nachteile dieser verschiedenen Operationen sind noch geteilt (Voss).

Prognose. Spontanheilungen unter konservativer oder einfach chirurgischer Behandlung sind nicht selten, jedoch ist die Erkrankung der Felsenbeinspitze stets heimtückisch und kann jederzeit mit einer überraschenden Meningitis enden. Dank der Spitzenoperationen und der Penicillin- und Sulfonamidbehandlung ist die Mortalität erheblich gesunken.

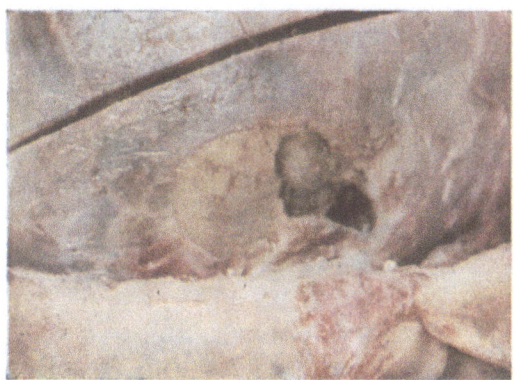

Abb. 181. Akute Osteomyelitis des Schläfenbeins bei akuter Mittelohreiterung des Kleinkindes. Status nach Mastoidektomie. Sektionspräparat. Bräunliche Verfärbung des nekrotischen Schläfenbeins.

c) Die akute septische Osteomyelitis des Schläfenbeins

Ausnahmsweise macht die Mittelohrentzündung nicht an den Grenzen der Pneumatisation halt, sondern greift auf das spongiöse Knochengewebe über, in welchem sie sich als Osteomyelitis rasch ausbreitet. Es handelt sich dabei an den Weichteilen, wie am Knochen, um eine jauchig nekrotisierende Entzündung mit Sequesterbildung, die in kurzer Zeit unter schweren septischen Erscheinungen das Schläfenbein zerstört und, nach außen und innen durchbrechend, große Abszesse an der Außenfläche und schwere Verwicklungen des Schädelinhaltes verursacht.

Entstehung. Beinahe nur Säuglinge und Kleinkinder erkranken an einer Osteomyelitis des Schläfenbeins, weshalb diese Erkrankung mit der noch geringen Pneumatisation und der reichlichen Diploe des kindlichen Schläfenbeins in Zusammenhang gebracht wird (Abb. 181). Sie hat ihr Analogon in der Osteomyelitis des Oberkiefers des Kleinkindes, während beim Erwachsenen fast ausschließlich die platten Schädelknochen nach Stirnhöhlenentzündungen von der Osteomyelitis befallen werden.

Welche Faktoren beim Kleinkind zur Schläfenbeinosteomyelitis führen, ist nicht bekannt. Die Mischinfektion mit Fäulnisbakterien dürfte nicht die Ursache, sondern die Folge der schweren Krankheit sein.

Symptome und Verlauf. Als Mittelohrentzündung mit Ohrfluß und Ohrschmerzen beginnend, prägt sich in wenigen Tagen der septische Charakter der Erkrankung mit hohen septischen Temperaturen, völligem Darniederliegen des Allgemeinzustandes, wiederholten Kollapsanfällen und Bewußtseinstrübungen gegenüber einer gewöhnlichen Mittelohreiterung eindeutig aus. Das Trommelfell kann nur eine kleine Perforation aufweisen oder nekrotisch zerfallen, der Ausfluß ist ein dünnflüssig-seröses oder dünneitriges verfärbtes Exsudat mit penetrantem Gestank. Die ganze Ohrumgebung bis weit über den Warzenfortsatz hinaus erscheint zunächst ödematös, geschwollen, später phlegmonös rot und überwärmt mit fluktuierender Abszeßbildung über dem Schläfenbein und den angrenzenden Knochen. Oft setzen zugleich die Zeichen intrakranieller Verwicklungen als Meningitis und Sinusphlebitis ein. Unbehandelt sterben die Kinder in ein bis zwei Wochen.

Diagnose. Zweifel über die Art der Erkrankung bestehen nur im ersten Beginn, solange die Zeichen der nekrotisierenden Mittelohrentzündung noch nicht zu erkennen sind. Eine gewisse Ähnlichkeit hat die Erkrankung mit einer schweren nekrotisierenden Scharlachotitis und Mastoiditis, die sich jedoch auf das Schläfenbein beschränkt.

Behandlung. Infolge der äußerst raschen Ausbreitung der Knochennekrose gelingt es fast nie, den ganzen Krankheitsherd so radikal auszuräumen, daß die Erkrankung nicht mehr weiterschreitet. Deshalb bietet nur die Kombination von Eröffnung des Mastoids und möglichster Entfernung des trockenen und mißfarbenen toten Knochens mit einer sehr energischen Behandlung mit Antibiotica Aussichten auf Heilung.

Prognose. Vor der Zeit der Penicillinbehandlung hat die akute Schläfenbeinosteomyelitis trotz aller Therapie zum Tode geführt, während die Anwendung des Penicillins bereits einige Heilungen erzielen ließ. An der Basler Ohrenklinik haben wir bei einem Säugling und einem Kleinkind eine Ausheilung ohne wesentlichen Knochendefekt erreicht.

3. Über die Entstehung der Verwicklungen der akuten Mittelohrentzündung

In der Regel bleibt die akute Mittelohrentzündung auf die Mittelohrräume beschränkt und breitet sich nicht auf die Nachbarschaft des Schläfenbeines aus. Greift sie über, so entstehen, je nach dem Ort des Durchbruches, mehr oder weniger schwere *Folgekrankheiten*. Durchbrüche nach außen führen zu den mit wenigen Ausnahmen harmlosen und chirurgisch leicht zu beherrschenden *Entzündungen und Abszessen in den äußeren Weichteilen*, die bei der Besprechung der Mastoiditis (s. S. 226) näher erörtert wurden, während die Durchbrüche nach innen *lebensbedrohliche Erkrankungen des Schädelinhaltes* nach sich ziehen, die die eigentliche Gefahr der Mittelohrentzündung darstellen. Da es sich meist um Kontaktinfektionen handelt, ergeben sich die möglichen Verwicklungen aus den Nachbarschaftsbeziehungen der Mittelohrräume (Abb. 207). Neben den *intrakraniellen Verwicklungen* (Epiduralabszeß, Leptomeningitis, Sinusphlebitis und Septicopyämie, Hirnabszeß) kann auch eine *tympanogene Labyrinthitis* oder *otogene Lähmung des N. facialis* auftreten.

Es ist eine der *Hauptaufgaben des behandelnden Arztes, diesen schweren Folgekrankheiten vorzubeugen oder sie doch so frühzeitig zu erkennen bzw. Verdacht zu schöpfen, daß eine Hilfe noch möglich ist. Die rechtzeitige Aufmeißelung des Warzenfortsatzes* bedeutet einen *fast sicheren Schutz* gegen das Weitergreifen der Entzündung und bringt häufig noch bei beginnender Komplikation die Wendung zum Guten. Im Sinken der Mortalität gegenüber der voroperativen Zeit kommt dieser große Fortschritt deutlich zum Ausdruck. Im Anschluß und unter der Voraussetzung der chirurgischen Beseitigung des Primärherdes hat die Chemotherapie mit den Sulfonamidpräparaten und dem Penicillin noch einmal einen großen Schritt weitergeführt und kann auch noch da helfen, wo der chirurgischen Behandlung bis jetzt Grenzen gesetzt waren. Der Facharzt, der sich mit der Behandlung dieser schweren Fälle zu befassen hat, ist weitgehend auf die Mithilfe des *Allgemeinpraktikers* angewiesen, der die meisten, auch die schweren

Mittelohreiterungen selbst behandelt und die Verantwortung für den rechtzeitigen chirurgischen Eingriff trägt. Der Praktiker muß deshalb eine genügende Kenntnis der intrakraniellen Komplikationen besitzen und deren *Frühdiagnostik einwandfrei beherrschen.* Es bleiben immer noch überraschende Fälle übrig, deren Verwicklungen sogar der erfahrene Kliniker nicht voraussehen konnte.

Weitaus der größte Teil der intrakraniellen Komplikationen wird durch die *Mastoiditis* vermittelt. Infolgedessen nimmt die Möglichkeit von Komplikationen nach der dritten bis vierten Krankheitswoche rasch zu. Sehr viel seltener sind Frühkomplikationen, die auf eine phlegmonöse Ausbreitung im ersten Stadium der Mittelohrentzündung zurückgehen. Sie treten hauptsächlich beim Kind als Meningitis oder otogene Sepsis auf und sind besonders gefürchtet, weil die chirurgische Behandlung vielfach versagt.

Die *Gefährlichkeit der akuten Mittelohrentzündung* verläuft daher in *drei Etappen*:

1. diffuse Entzündung des Anfangsstadiums: Gefahr von Frühkomplikationen;
2. erste Zeit des „reifen Empyems": relative Gefahrlosigkeit;
3. nach Ablauf der dritten Woche: zunehmende Gefährdung durch Mastoiditis und intrakranielle Komplikationen.

Es ist selbstverständlich, daß diese Angaben nur als allgemeine Wegleitung Geltung haben und Ausnahmen davon immer wieder vorkommen.

Da die Verwicklungen der akuten Mittelohrentzündung auch im Verlauf der chronischen Mittelohreiterung auftreten können, werden diese im Anschluß an die chronischen Mittelohreiterungen ausführlich in eigenen Kapiteln besprochen (s. S. 293).

4. Besondere Verlaufsformen der akuten Mittelohrentzündung

a) Die akute Mittelohrentzündung im Säuglings- und Kindesalter

Neben den zahlreichen *leichten Mittelohrentzündungen* ohne wesentliche Allgemeinstörung und ohne Trommelfelldurchbruch geben *heftige Allgemeinerscheinungen* und *lange Dauer* mit *mehreren Rückfällen, zuweilen große Trommelfelldefekte* mit *schleimig-fadenziehender Eiterung* der *schweren Mittelohrentzündung* des Säuglings und jüngeren Kindes oftmals einen *eigenen Charakter*.

Diese Eigenart erklärt sich teils aus der *starken Allgemeinreaktion des Kindes* gegen bakterielle Infekte, teils aus lokalen anatomischen Besonderheiten. Das Kind erwidert lokale Infekte mit viel schwereren Allgemeinerscheinungen als der Erwachsene, wobei die Konstitution, wie die lymphatische und exsudative Diathese mehr in den Vordergrund treten als im späteren Alter. „Das Kind reagiert als Ganzes" (PFAUNDLER). Mit zunehmendem Alter nähert sich der Verlauf der akuten Mittelohrentzündung immer mehr demjenigen des Erwachsenen.

Ursache und Entstehung. Als *Erreger* finden sich neben Streptokokken oft die Pneumokokkentypen I und II, die zu perakut verlaufenden Mittelohreiterungen führen. Auch kann der *Tuberkelbazillus* akute fieberhafte, scheinbar banale Mittelohrentzündungen verursachen.

Anatomisch bilden beim Kind infolge der *geraden, relativ weiten und kurzen Ohrtrompete*, sowie durch den noch *gleichartigeren Schleimhautcharakter im Nasenrachen und den pneumatischen Hohlräumen des Mittelohres* die *oberen Luftwege und das Ohr eine Einheit*, wie sie in diesem Grad der Erwachsene nicht mehr aufweist. Dadurch überträgt sich jede Entzündung im Nasenrachen mit Leichtigkeit auf das Mittelohr, weshalb die beim Kind so häufigen und teilweise hartnäckigen Rhinitiden und Rhinopharyngitiden bzw. die akuten fieberhaften Katarrhe immer wieder *tubare Mittelohrentzündungen* hervorrufen. Vielfach erscheint die Otitis nur als Teilerscheinung einer schweren grippösen Allgemeinerkrankung. Daß dabei das *lymphadenoide Gewebe*, vor allem die *Rachenmandel*, als primärer Infektionsherd an erster Stelle steht, wurde schon erwähnt. Hieraus erklärt sich einerseits die große Zahl von Mittelohrentzündungen im Säuglings- und Kindesalter, anderseits auch der zum Teil abweichende Verlauf, ebenso wie die Neigung zu Rückfällen, die bei anfälligen Kindern eine stete Sorge der Eltern sind. Öfters liegt eine ausgesprochene familiäre Disposition zugrunde mit einer Häufung von Mittelohrentzündungen einzelner oder aller Kinder einer Familie.

Beim Neugeborenen und im Säuglingsalter spielt noch das dicke Gewebepolster eine Rolle, das mit seinem, von hohem Epithel überzogenen embryonalen

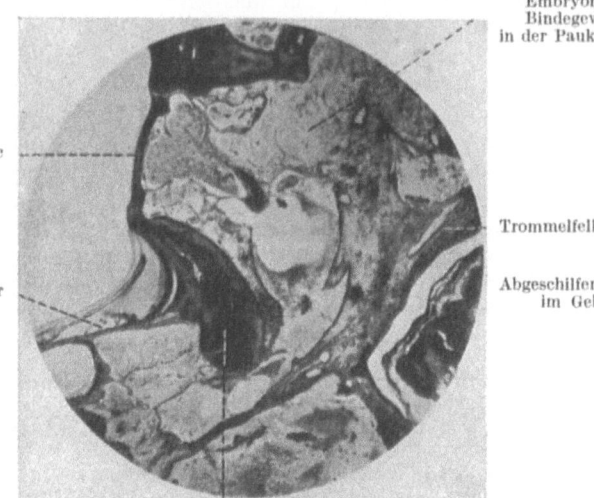

Abb. 182. Akute Mittelohrentzündung beim Neugeborenen. Paukenhöhle größtenteils von entzündetem embryonalem myxomatösem Bindegewebe eingenommen. Exsudat in dem kleinen freigebliebenen Lumen des Mesotympanums (aus MARX).

myxomatösen Bindegewebe die Mittelohrräume fast ausfüllt. Dieses Gewebe wird von der Mittelohrentzündung mitergriffen und führt zu einem anderen Ablauf als das papierdünne Mukoperiost des Erwachsenen (Abb. 182). Namentlich ist dabei der Übergang einer banalen akuten Entzündung in eine chronische Eiterung, im Gegensatz zum Erwachsenen, leichter möglich. Durch das schon im Fötalalter, hauptsächlich aber während der Geburt in das Mittelohr *eindringende Fruchtwasser*, durch *Meconium* und *Vernix caseosa* entsteht häufig eine „*Fremdkörperotitis*", die beim Säugling nach ASCHOFF in etwa 90% aller Autopsien gefunden wird. Dies verläuft klinisch zumeist latent *(latenter Säuglingskatarrh)*, sie hat aber nach WITTMAACK einen maßgeblichen Einfluß auf den endgültigen Charakter der Schleimhaut, indem diese unter mangelhafter Rückbildung und teilweiser Organisation des embryonalen Füllgewebes hyperplastisch wird. Diese *hyperplastische Schleimhaut* ist für nachfolgende *bakterielle Entzündungen äußerst empfänglich*, sie verhindert ferner die normale Pneumatisation (s. S. 255) und neigt zu schleimigen, chronischen Entzündungen. Dieser umstrittenen Ansicht von WITTMAACK stehen allerdings, wie ich bei der Besprechung der chronischen Mittelohrentzündung erörtern werde, die Meinungen von ALBRECHT, SCHWARZ u. a. gegenüber, welche die verschiedenen Schleimhauttypen vorwiegend auf genotypische Faktoren zurückführen. Ein mitbestimmender Einfluß des *lokalen Schleimhautcharakters* auf den Ablauf der Mittelohrentzündung, sei er nun genotypisch oder phänotypisch bedingt, wird aber zur Zeit allgemein angenommen und damit der gerade im Kindesalter so verschiedene Verlauf der Mittelohrentzündung erklärt.

Die je nach dem Alter mehr oder weniger *fehlende Pneumatisation des Mastoides* im frühesten Kindesalter mit der *offenen Fissura petrosquamalis ändert* das Bild der *kindlichen Mastoiditis* bzw. der Antrumentzündung.

Symptome und Verlauf. Je jünger das Kind, desto mehr treten in der Regel die *Allgemeinerscheinungen in den Vordergrund*, so daß anfänglich bei jeder schweren Otitis eine ungeklärte hochfieberhafte Erkrankung vorliegt, deren lokale Ursache beim Kleinkind, das seine Schmerzen noch nicht angeben kann, gesucht werden muß. Neben hohem, teilweise kontinuierlichem, teils stark remittierendem Fieber sind hauptsächlich meningeale und zerebrale Reizerscheinungen in Form von Erbrechen, Störungen des Sensoriums, Nackensteifigkeit und Krämpfen als Ausdruck des *Meningismus* zunächst erschreckend, ohne aber dieselbe schwerwiegende Bedeutung wie beim Erwachsenen zu haben. Selbst leichte Formen der Mittelohrentzündung, die in einigen Tagen zur Heilung gelangen, können in derartig heftiger Weise beginnen. Mit dem Trommelfelldurchbruch oder der Parazentese bessert sich der Zustand meistens fast schlagartig. Auch im weiteren Verlauf können sich öfters neue *Fieberstöße mit Allgemeinerscheinungen* wiederholen, so daß die Erkrankung auch ohne Komplikation einen im ganzen langdauernden *wellenförmigen Ablauf* nimmt. Es dürften dabei hauptsächlich Reinfekte von seiten der zugrunde liegenden Rhinopharyngitis mitsprechen; ebenso wie sich beim Kleinkind auch jede geringe lokale Retention und jede Schwankung im Allgemeinzustand in dieser Weise auswirken kann. Die genaue klinische Untersuchung deckt nicht selten bronchitische oder selbst pulmonale Schübe auf, wie sich überhaupt pneumonische Herde oder ausgedehnte Lappenpneumonien zusammen mit der Pneumokokkenotitis entwickeln können. Otitis und Pneumonie sind gewissermaßen Parallelerscheinungen. Nach meiner Erfahrung sind diese Kinder auch für Fremdinfekte von seiten der Umgebung, sei es von Mitpatienten im gleichen Kindersaal oder durch Katarrhe der Besucher, hochgradig anfällig.

Daneben gibt es aber auch viele leichte Fälle ohne Fieber, ohne wesentliche Allgemeinstörung und ohne Trommelfelldurchbruch.

Daß bei empfindlichen Kleinkindern, namentlich solchen, die zu Azetonämie neigen, auch *Verdauungs- und Ernährungsstörungen* auftreten können, ist nicht verwunderlich. Sie erreichen aber nur selten den Grad einer eigentlichen *otogenen Dyspepsie*. *Schwere Ernährungsstörungen des Säuglings und Kleinkindes mit Gewichtsverlust und Verdauungsstörungen* gehen allerdings auffällig häufig mit einer *gleichzeitigen Mittelohreiterung einher*. Deren ursächliche Bedeutung ist zur Zeit noch umstritten, sicher ist die Mittelohrentzündung nicht immer der Grund der Ernährungsstörung, wie das eine Zeitlang angenommen wurde. Mitunter ist sie nur eine der Begleiterscheinungen der schweren Allgemeinerkrankung oder eine Folge des Erbrechens mit Eindringen erbrochener Nahrung durch die Tube in das Mittelohr (GOEPFERT). Die *Mittelohreiterung* bedeutet bei *jeder Säuglingserkrankung* eine *ernste Komplikation*.

Die Schmerzen können in ihrer Intensität stark wechseln. Manchmal sind sie so gering, daß erst der Ausfluß auf das Ohr hinweist, oft aber erreichen sie eine außerordentliche Stärke und lassen bei nächtlichem perakutem Beginn das Kind schreiend und jammernd aus dem Schlaf aufschrecken, um gelegentlich schon nach Stunden wieder von selbst zu verschwinden. Beim Kleinkind weist das *Bohren des Kopfes in die Kissen* und das Greifen nach dem Ohr auf den

Krankheitsherd hin (Ohrenzwang). In manchen Fällen muß jedoch erst nach der Ohrerkrankung gesucht werden. Da der knöcherne Gehörgang dem Kleinkind noch fehlt und sich die Bewegungen des Gehörganges direkt auf das gereizte Trommelfell fortpflanzen, wird der *Druck auf den Tragus und der Zug an der Ohrmuschel*, im Gegensatz zum Erwachsenen, *schmerzhaft.*

Das entzündete Trommelfell des Kleinkindes wird in der Regel nicht derart flammend rot wie das des Erwachsenen und zeigt vielfach nur eine auf die oberen Trommelfellteile beschränkte, *stumpfe graurote Tönung.* Infolge des relativ dicken Trommelfelles bleibt der Durchbruch beim Kind häufiger aus, oder er verzögert sich. Ist er aber einmal erfolgt, so vergrößert sich die zunächst feine Perforation beim Kleinkind mitunter zum großen *zentralen Defekt*, meistens im vorderen unteren Teil des Trommelfelles, wie das beim älteren Kind und beim Erwachsenen beinahe ausschließlich im Verlauf von Infektionskrankheiten der Fall ist. Zugleich wird der eitrige Ausfluß ausgesprochen *schleimig-fadenziehend*, indem das hohe Zylinderepithel des Mittelohres mit seinen Becherzellen, zusammen mit dem Tubensekret, reichlich Schleim liefert. In der Paukenhöhle treten für das Kindesalter typische Granulationswucherungen auf. Jeder Arzt scheut diesen Zustand, weil er einen *langwierigen, schleppenden* und schwer zu beeinflussenden *Verlauf* bedeutet, der sich auch ohne Verwicklungen über sechs bis acht Wochen hinziehen kann und im ungünstigen Fall in einen *chronischen Tubenfluß* übergeht. Neben steter tubarer Reinfektion spielen dabei der lokale Schleimhautcharakter mit seiner hyperplastischen Form (s. S. 255) und allgemein konstitutionelle Faktoren mit, weshalb schwächliche Lymphatiker am ehesten betroffen werden. Die mangelhafte Pneumatisation des Warzenfortsatzes (Röntgenuntersuchung) entspricht in solchen Fällen der Minderwertigkeit der Mittelohrschleimhaut.

Vielfach werden auch die Halslymphknoten ergriffen und es bilden sich im Kieferwinkel *große Lymphome.* Gelegentlich sind sie das erste Zeichen, das auf die Mittelohrentzündung aufmerksam macht.

Führt der ausfließende Eiter zu einer *diffusen akuten Entzündung des Gehörganges*, dann mischen sich Otitis media und Otitis externa.

Die *Entzündung des Mastoids*, die *Antritis* des Säuglings, bei welchem sich die Pneumatisation beinahe nur auf das Antrum beschränkt bzw. die Mastoiditis des älteren Kindes, zeigen keine grundsätzlichen Besonderheiten. Der Durchbruch unter das Periost erfolgt verhältnismäßig leicht und findet sich öfters in der lateralen Kuppelraumwand, von wo der Eiter nach hinten kriecht. Die Schwellung hinter dem Ohr ist bisweilen das erste Symptom der Mittelohrentzündung. Solange die Fissura petrosquamalis noch offensteht, kann der Eiter ohne Knocheneinschmelzung nach außen gelangen. Die Antrotomie deckt manchmal einen überraschend großen Eiterherd auf. Der Durchbruch über dem Jochbeinfortsatz mit einer supra- oder präaurikulären Schwellung ist beim älteren Kind ziemlich häufig.

Eine schwere aber seltene Verwicklung ist die fortschreitende *akute Osteomyelitis des Schläfenbeines* (s. S. 239).

Unter den *intrakraniellen Verwicklungen* stehen die Meningitis und die otogene Sepsis im Vordergrund, wovon die Frühmeningitis in den ersten Tagen der Otitis am meisten gefürchtet ist. Im allgemeinen handelt es sich um eine rasch verlaufende eitrige *Leptomeningitis*, deren Überleitungsweg bei der Operation nicht immer gefunden wird und die trotz frühem Eingriff ohne Chemotherapie zum Tode führt. Dagegen ist die hauptsächlich im Kindesalter vorkommende gutartige *Meningitis serosa* selten, sie läßt sich nur schwer von dem häufiger vor dem Trommelfelldurchbruch vorhandenen *Meningismus* unterscheiden. In den ersten

Lebensjahren schützt der leicht nach außen erfolgende Durchbruch der Mastoiditis bis zu einem gewissen Grad vor der Ausbreitung nach dem Schädelinnern.

Diagnose. Beim Säugling und beim Kleinkind, die ihre Ohrschmerzen noch nicht angeben können, bemerkt die aufmerksame Mutter zuweilen, daß das Kind nach dem Ohr bzw. nach dem Kopf greift, den Kopf in die Kissen bohrt und daß die Berührung des kranken Ohres beim Waschen lebhafte Abwehrbewegungen hervorruft. Diese Anzeichen der Ohrerkrankung werden aber öfters übersehen und die Ohrentzündung erst festgestellt, wenn das Ohr zu fließen beginnt oder bereits eine retroaurikuläre Schwellung vorliegt. Der Säugling unter vier Monaten kann gewöhnlich seinen Ohrbeschwerden noch keinen Ausdruck verleihen. *Es ist daher unerläßlich, daß der Arzt die Ohren des Säuglings und des Kleinkindes bei jeder unklaren fieberhaften Allgemeinerkrankung untersucht.* Da das Ziehen und das Berühren der Ohrmuschel bei einer vorhandenen Mittelohrentzündung schmerzhaft sind, kann schon in dieser Weise die Mittelohrentzündung feststellbar werden. Die *Otoskopie* ist beim Säugling und Kleinkind erheblich schwieriger als beim Erwachsenen. Der Gehörgang ist zwar kurz, aber sehr eng und die starke Schrägstellung des Trommelfelles erschwert dessen Besichtigung. Daher sind dem Kinderarzt und dem Allgemeinpraktiker die leicht zu handhabenden Auriskope (s. S. 55) mit ihrer Vergrößerung zu empfehlen. Die Beurteilung ist noch deshalb schwer, weil das Trommelfell trotz heftiger Entzündung gewöhnlich nicht hochrot wird, sich aber durch das Schreien radiär injiziert, ohne allerdings seinen Glanz zu verlieren. *Graurote Verfärbung* und *stärkere Trübung* kennzeichnen die Entzündung. Eitert das Ohr, dann kann aus der *Pulsation des Eiters* mit Sicherheit auf eine Mittelohreiterung geschlossen werden und allein schon dadurch läßt sie sich von einer Otitis externa unterscheiden. Dies ist wichtig, wenn die Mittelohreiterung zu einer Otitis externa geführt hat und die starke Schwellung des Gehörganges einen Einblick in die Tiefe nicht erlaubt.

Der Warzenfortsatz wird wie beim Erwachsenen untersucht. Schreien und Abwehrbewegungen bei Druck auf das Mastoid weisen auf Schmerzen hin. Auch beim älteren Kind ist es ratsam, auf Schmerzgrimassen zu achten, da die Kinder, wenn es ihnen zweckmäßig erscheint, ebensogut dissimulieren wie simulieren. Übrigens können die Druckschmerzen selbst beim reifen Knochenabszeß des Mastoids wirklich fehlen. Außer im Säuglingsalter kann die *tuberkulöse Mittelohrentzündung* beim Kind denselben Verlauf wie eine banale Otitis nehmen und klinisch nicht von ihr zu unterscheiden sein. Dasselbe gilt für die banale und tuberkulöse Mastoiditis, die sich oft auch im Operationsbefund gleich verhalten. Die geschwollene Schleimhaut muß deshalb stets histologisch untersucht werden.

Die Diagnose der Verwicklungen wird in gleicher Weise wie beim Erwachsenen gestellt.

Behandlung. Heftige Allgemeinerscheinungen erfordern eine entsprechende *Allgemeinbehandlung.* Als Antipyretikum eignet sich Pyramidon in Mixtur über den Tag verteilt, ferner physikalische Maßnahmen in Form von Waden- und Brustwickeln. Sorgfältige Regelung der Diät ist ebenfalls von großer Wichtigkeit. Zur direkten Bekämpfung der Infektion werden Sulfonamide verordnet (z. B. Elkosin 0,1 bis 0,2 g pro Kilogramm Körpergewicht pro die in vierstündlichen Dosen) oder Penicillin 50000 bis 100000 O. E., je nach der Schwere der Erkrankung, bereits beim Säugling, mit zunehmendem Alter entsprechend mehr oder andere Antibiotica, je nach dem Erreger.

Beim Kleinkind kein Karbolglyzerin, da es ätzend wirkt. Eine gewisse Schmerzstillung bringen Tropfen von warmer isotonischer Kochsalzlösung

oder Otalgan. Auch beim älteren Kind ziehe ich Otalgan dem Karbolglyzerin vor. Nach dem Durchbruch wird der Gehörgang durch Eintropfen
oder sanftes Ausspritzen mit isotonischer Kochsalzlösung, 3% Borlösung
oder Kamillentee gereinigt. Vom vierten bis fünften Altersjahr an läßt sich
2% Resorzin, wie beim Erwachsenen, gut anwenden, Wasserstoffperoxyd dagegen
bringt die Epidermis des Gehörganges und das Trommelfell zu starker Quellung
und ist daher ungeeignet. Die kindliche Haut neigt zu impetiginösen akuten
Ekzemen und muß durch Zinkpaste oder Zinksalbe geschützt werden. Beim
Säugling lasse ich das Ohr mit Watte zu gleichmäßiger Wärmehaltung einbinden.

Mit einer *frühen Parazentese* soll nicht gezögert werden, wenn trotz heftigen
Allgemeinerscheinungen kein Trommelfelldurchbruch erfolgt. Sie bringt gewöhnlich einen raschen Umschwung im ganzen Krankheitsbild. Bis zum Alter von
zwei Jahren ist eine Anästhesie nicht notwendig.

Sehr wichtig ist in den meisten Fällen die *gleichzeitige Behandlung des Nasen-
rachenraumes und der Nase.* Tropfen von kolloidalem Silber als 2% Kollargol
oder Protargol oder 5% Argyrol werden bereits vom Säugling gut ertragen.
Bei starker Verstopfung der Nase hilft 3% Ephedrin bzw. 1⁰/₀₀ Solutio Adrenalini.
Mentholpräparate sind kontraindiziert.

Die *operative Behandlung der Mastoiditis* besteht, wie beim Erwachsenen,
in der Warzenfortsatzausräumung. Diese beschränkt sich beim Säugling infolge der in der Regel noch geringen Pneumatisation hauptsächlich auf das
Antrum und stellt einen kurzen und relativ kleinen Eingriff dar (Antrotomie).
Mit leichtester (!) Äthernarkose ist eine postoperative Pneumonie auch bei
vorhandenem allgemeinem Katarrh eine große Ausnahme. Die *Behandlung der
Verwicklungen* weicht von derjenigen beim Erwachsenen nicht ab; auch hier
muß möglichst frühzeitig operiert werden.

Kommt es zu *verzögertem Ablauf* mit der beschriebenen schleimig-faden-
ziehenden Eiterung aus einem größeren Defekt des Trommelfelles, dann sind
vor allem Reinfekte zu vermeiden. Dazu gehört, neben der fortgesetzten Behandlung des Nasenrachens, die Absonderung von Mitpatienten mit Katarrhen,
weshalb die Kindersäle des Spitals, wenn nicht besondere Vorsichtsmaßregeln
getroffen werden, ungünstig sind. Sobald sich keine akuten Schübe mehr einstellen und es der Allgemeinzustand erlaubt, tritt an Stelle der Schonbehandlung
die roborierende Allgemeinbehandlung mit ihrer Reizwirkung zur Hebung der
Abwehrkräfte. In diesem Zeitpunkt wird die *Adenotomie* und eventuell eine
Radiumbestrahlung des Nasenrachens (s. S. 203) vorgenommen.

Ist das Ohr trocken und heilt der Trommelfelldefekt nicht zu, dann kann
beim älteren Kind versucht werden, durch Anätzen mit konzentrierter Trichloressigsäure einen Verschluß der Perforation zu erzielen, was nicht selten gelingt.

Trotz allen Bemühungen bleiben eine Reihe von hartnäckigen *schleimigen
Tubeneiterungen* auf konstitutioneller Grundlage (s. S. 259) übrig, die sich als
chronischer Tubenfluß ungeachtet aller Behandlung über Jahre hinziehen können
(s. S. 259). In diesen Fällen ist das Mastoid meistens zellarm und mangelhaft
pneumatisiert (Röntgenuntersuchung).

Kein Kind darf, wenn das Alter eine Hörprüfung erlaubt, ohne eine solche
aus der Behandlung entlassen werden. Beträgt die Hörweite für Flüsterzahlen
unter 6 m, so läßt sich durch Luftduschen in der Regel eine rasche Wiederherstellung der Hörfähigkeit erzielen. Ist dies nicht der Fall, so ist an eine
Innenohrstörung zu denken, deren Feststellung beim Kleinkind nicht sicher
möglich ist.

In Anbetracht der häufigen Rezidive spielt die *Prophylaxe* der Kinderotitis
eine wesentlich größere Rolle als beim Erwachsenen. Sie deckt sich mit der

Bekämpfung der wiederholten kindlichen Katarrhe, hauptsächlich den Anfällen von Rhinopharyngitis, bei welcher die Säuberung des Nasenrachens durch die Adenotomie und eventuell Radiumbestrahlung (s. S. 203) im Vordergrund steht. Des weiteren bedarf vor allem der geschwächte Lymphatiker der roborierenden Allgemeinbehandlung, unter Umständen mit Klimawechsel.

b) Das akute Rezidiv bei chronischer Mittelohreiterung und bei Mittelohrresiduen

Im Verlauf von *chronischen Mittelohreiterungen* und bei *trockenen Mittelohrresiduen mit einem Trommelfelldefekt* kommt es häufig zu *akuten Schüben* bzw. zu *neuen akuten Entzündungen*, die als *akute Rezidive* bezeichnet werden. Neben einer gewissen Disposition zur Entzündung spielen tubare Reinfektionen, teilweise bedingt durch den offenen Trommelfelldefekt, ätiologisch die Hauptrolle, seltener entstehen die Infektionen vom äußeren Gehörgang her.

Der *veränderte Zustand des Mittelohres* mit dem schon vorhandenen Trommelfelldefekt oder Trommelfellatrophien, den Vernarbungen in der Paukenhöhle, dem meist zellarmen Mastoid und den oft ausgedehnten Knochenzerstörungen beim Cholesteatom bedingen einen in mancher Hinsicht *anderen Krankheitsablauf als bei vorher normalem Mittelohr*. Bei der *einfachen chronischen Schleimhauteiterung*, ebenso wie bei *trockenen Mittelohrresiduen*, sind zwar die intrakraniellen Komplikationen eher seltener als bei der primären akuten Mittelohrentzündung, dagegen führt die akute Entzündung des *Cholesteatoms*, selbst ohne wesentliche akute Erscheinungen, häufig und rasch zu lebensgefährlichen Verwicklungen.

Infolge des offenen Trommelfelldefektes, der einen sofortigen freien Abfluß aus der Paukenhöhle gestattet oder von Trommelfellatrophien, die rasch einschmelzen, sind die *Schmerzen* auch zu Beginn der akuten Entzündung in vielen Fällen nicht erheblich, ebenso wie höheres Fieber und eine stärkere Allgemeinstörung fehlen können. Das Ohr beginnt plötzlich, mitunter ohne ersichtlichen Grund, wieder zu *fließen* oder ein schon vorhandener Ausfluß nimmt zu. Anderseits kann auch das gewohnte Bild der akuten Mittelohrentzündung auftreten. Das Trommelfell und die durch den Defekt sichtbare Mittelohrwand erscheinen hochrot. Der Ausfluß pulsiert. Das *akut vereiternde Cholesteatom* liefert an Stelle der dicken Cholesteatommassen rahmigen oder schleimigen, aber fast immer *fötiden Eiter.*

Die klassischen äußeren Zeichen der *Mastoiditis* sind nur selten vorhanden, auch wenn das Antrum und die meistens nur wenigen Zellen des Warzenfortsatzes von der Entzündung ergriffen werden und der Knochenabbau schon bis an die Dura reicht. Nur das *große Cholesteatom* des Warzenfortsatzes, dessen Knochenhöhle die fehlende Pneumatisation gewissermaßen ersetzt, kann bei akuter Entzündung zum äußeren Durchbruch und damit zur Druckempfindlichkeit und Schwellung des Mastoids führen. Sonst ist die äußere Kortikalis des Mastoids in der Regel so dick, daß die *Mastoiditis „latent"* verläuft. Die *intrakraniellen Verwicklungen* treten daher beim akuten Rezidiv *heimtückisch* und *überraschend* auf, ohne daß die Zeichen einer Mastoiditis auf die drohende Gefahr hinweisen. Das akute Rezidiv hat aus diesem Grunde den Ruf *besonderer Gefährlichkeit.* Die Unterscheidung von der akuten Mittelohrentzündung bei vorher normalem Mittelohr ist daher klinisch wichtig.

Diagnose. Die akute Entzündung festzustellen, fällt nicht schwer, dagegen stößt die Beurteilung des Vorzustandes des Mittelohres während der akuten Entzündung vielfach auf erhebliche Schwierigkeiten. Erzählt der Patient auf Befragen von einer alten Mittelohreiterung, so ist die Sachlage rasch entschieden. Zuweilen läßt aber die Anamnese im Stich, weil das akute Rezidiv für den

Patienten die erste Äußerung seiner chronischen Ohreiterung bedeutet. Ein *großer Trommelfelldefekt*, hauptsächlich aber *fötider Ausfluß*, sprechen für ein akutes Rezidiv, sofern eine Infektionskrankheit, namentlich Scharlach, ausgeschlossen werden kann. Der große Trommelfelldefekt ist im allgemeinen während der akuten Entzündung schwer zu erkennen, weil sich die geschwollene Mittelohrmukosa dem geschwollenen Trommelfell dicht anlegt und die Grenze zwischen beiden verschwindet. Unter diesen Umständen kann der otoskopische Befund auch den Geübten täuschen. Auffällig ist ein Beginn mit nur leichten Schmerzen. Ob ein *Cholesteatom* vorliegt, läßt sich während der akuten Entzündung oft kaum entscheiden (eventuell Schuppen im Spülwasser). Das Kuppelraumcholesteatom mit dem isolierten Defekt in der Membrana Shrapnelli kann hinter den akuten Symptomen ganz verschwinden. Verdächtig ist eine pulsierende Eiterung aus der Shrapnellschen Membran.

Besteht zugleich eine akute diffuse Gehörgangsentzündung, was beim Kind häufig ist, so erscheint der Gehörgang rot und geschwollen. Wichtig ist in solchen Fällen, das akute Rezidiv des Mittelohres nicht zu übersehen.

In allen Zweifelsfällen ist es zweckmäßig, die Pneumatisation des Warzenfortsatzes durch eine *Röntgenaufnahme* abzuklären. Die normale Pneumatisation deutet auf eine frische akute Mittelohrentzündung hin, während bei mangelhafter Pneumatisation ein akutes Rezidiv wahrscheinlich ist, bei dem mit einer latenten Mastoiditis gerechnet werden muß.

Behandlung. Sie unterscheidet sich nicht von der Behandlung der gewöhnlichen akuten Mittelohrentzündung nach erfolgtem Trommelfelldurchbruch. Die Beurteilung des Ablaufes und der Gefährdung ist jedoch bedeutend schwieriger. Die klassischen Zeichen der Mastoiditis sind nicht zu erwarten, um so sorgfältiger ist auf eine intrakranielle Verwicklung zu achten. *Es ist bezeichnend, daß gerade beim akuten Rezidiv öfters zu spät operiert wird.*

c) Die Mukosusotitis

Während der Pneumococcus Typ I und II zu einem heftigen und stürmischen Verlauf der Mittelohrentzündung führen, nimmt sie mit dem *Pneumococcus Typ III* bzw. *dem Streptococcus mucosus* einen *abnorm schleppenden Verlauf* mit geringen subjektiven und objektiven Krankheitszeichen. Trotzdem ist die Heilneigung gering, weshalb sich in der Regel eine mehr oder weniger *latente Mastoiditis* anschließt, aus welcher oftmals ganz *unerwartet die tödliche intrakranielle Verwicklung hervorgeht.*

Die Mukosusotitis kann *akut einsetzen*, im allgemeinen jedoch *beginnt sie schleichend*, mit den Zeichen eines *Tubenmittelohrkatarrhs* bzw. einer leichten akuten Mittelohrentzündung, dem etwas schmerzhaften Völlegefühl im Ohr und Schwerhörigkeit, aber ohne Allgemeinstörung und ohne wesentliche Temperatursteigerung. Diese *Beschwerden* sind mitunter so *gering*, daß sich der Beginn der Erkrankung nicht sicher feststellen läßt. Die Otoskopie ergibt eine mäßig starke Reizung des Trommelfelles. Anfänglich besteht kein Grund, eine schwere Erkrankung anzunehmen, zumal wenn eine Perforation und eine Eiterung fehlen oder letztere kurz dauert, die dann fast stets spärlich und schleimig ist. *Auffällig wird der Krankheitsverlauf* erst, wenn die *Erscheinungen nach drei bis vier Wochen nicht zurückgehen*, sondern allmählich oder in Schüben zunehmen. Dabei hellt sich das Trommelfell nicht auf, es wird im Gegenteil dick, diffus injiziert, aber blaßrot, mit oft noch kenntlichem Relief (blasse Infiltration) (Abb. 183). Dieser Trommelfellbefund ist für die Mukosusotitis ziemlich typisch und kommt bei den Streptokokkenotitiden nur selten vor. Das Hörvermögen wird unverhältnismäßig *stark beeinträchtigt*. Bei mehrfacher Vergrößerung im Ohrmikroskop deutet die Mikropulsation des Trommelfelles auf den Druck von Exsudat im Mittelohr hin (LÜSCHER), das sich in solchen Fällen durch Parazentese nachweisen läßt. Auch die gewöhnlich schon vorhandene Mastoiditis macht wenig oder keine Zeichen. Viele der sogenannten *latenten Mastoiditiden* sind Mukosusinfektionen. Allerdings ist in der Mehrzahl der Fälle ein gewisses Schweregefühl auf der betreffenden Kopfseite oder auch ein pulsrhythmisches, etwas schmerzhaftes Ohrensausen vorhanden, das sich in der Nacht verstärkt. Druckempfindlichkeit ebenso wie Allgemeinerscheinungen können völlig fehlen. Dieser Zustand kann wochen- und monatelang dauern. Ohne Bildung größerer Eiterherde wird jedoch langsam der ganze Warzenfortsatz unter starker Schwellung der Schleimhaut eingeschmolzen und es tritt plötzlich und überraschend eine *intrakranielle Verwicklung*, oftmals eine Leptomeningitis, ein, deren stürmischer und rasch tödlicher Verlauf in auffälligem Gegensatz zu der vorher anscheinend leichten Erkrankung steht.

Die **Diagnose** ergibt sich aus dem Befund und dem Verlauf. Im Eiter, gegebenenfalls nach einer probatorischen Parazentese, läßt sich in einem gewissen Prozentsatz der Fälle der Streptococcus mucosus durch Doppelfärbung mit Thionin nach WITTMAACK in Form kurzer Ketten mit roter

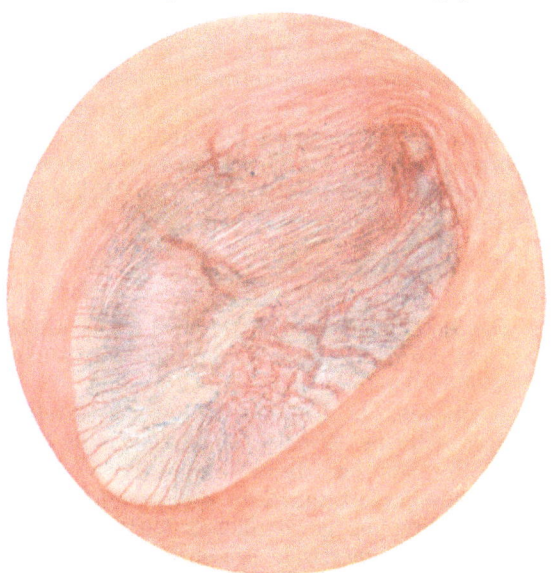

Abb. 183. Mukosusotitis. Vier Monate nach Beginn. „Blasse Infiltration" des Trommelfelles.

Kapsel nachweisen. Ein negatives bakteriologisches Ergebnis schließt die Mukosusinfektion nicht aus.

Bei der latenten Mastoiditis ist neben der Blutsenkung und der Leukozytose diagnostisch das Röntgenbild besonders wichtig.

Differentialdiagnostisch sind eine *leichte Mittelohrentzündung* anderer Genese, ein *subakuter Tubenmittelohrkatarrh* oder eine *Ohrtuberkulose* in Betracht zu ziehen. Mit diesen drei Ohrerkrankungen hat die Mukosusotitis die geringen lokalen und allgemeinen Krankheitserscheinungen, mit den zwei letzteren auch den schleichenden Beginn, gemeinsam. Von der leichten Otitis unterscheidet sie sich durch die langsame und dauernde Zunahme der lokalen Symptome, vom Tubenmittelohrkatarrh durch die stärker entzündlichen Trommelfellveränderungen, von der Ohrtuberkulose durch das Fehlen einer Trommelfellperforation bzw. größerer Trommelfelldefekte. Die Differentialdiagnose kann aber erhebliche Schwierigkeiten bereiten und wird zuweilen erst nach Wochen gestellt.

Behandlung. Sulfonamide oder Penicillin bringen, früh angewendet, fast stets eine Heilung. Im übrigen unterscheidet sich die Behandlung nicht von derjenigen der gewöhnlichen Mittelohrentzündung. Nach der dritten bis vierten Krankheitswoche ist die *Ausräumung des Warzenfortsatzes* angezeigt, auch wenn keine sicheren klinischen Zeichen einer Mastoiditis bestehen (Röntgenbild!).

d) Die akute Mittelohrentzündung bei Infektionskrankheiten.

Ursache und Entstehung. Neben den banalen Rhinopharyngitiden des Kindesalters sind die akuten Infektionskrankheiten, und zwar hauptsächlich die *akuten Exantheme Scharlach und Masern* sowie die *Grippe, die häufigste Ursache entzündlicher Ohrerkrankungen.* Entweder handelt es sich um tubare Infektionen vom meistens miterkrankten Nasenrachen aus oder die Ansteckung erfolgt auf dem Blutweg. Im Gegensatz zu den gewöhnlichen Mittelohrentzündungen treten bei diesen Mittelohreiterungen oftmals große Trommelfelldefekte auf; auch kann der Scharlach zu der nekrotisierenden Scharlachotitis führen. Ihre Lebensgefahr ist zwar, mit Ausnahme der Grippeotitis, entgegen der früheren Auffassung, nicht größer als diejenige der gewöhnlichen Mittelohrentzündung (SCHLITTLER, SEIFERTH u. a.), jedoch verlaufen sie im allgemeinen *schwerer und langwieriger* als die banale Otitis und hinterlassen schließlich Residuen im Mittel- und Innenohr, die eine *dauernde Schwerhörigkeit* oder sogar *Taubheit* verursachen. Nicht selten bedeuten sie den Beginn einer *chronischen Mittelohreiterung* und geben, wie die nekrotisierende Scharlachotitis, zum lebensgefährlichen *sekundären Cholesteatom* Anlaß. Die Ohrkomplikationen der akuten Infektionskrankheiten werden daher mit Recht gefürchtet.

Scharlach

Die Beteiligung des Mittelohres ist in allen Stadien des Scharlachs häufig. Erst seit der frühzeitigen Behandlung des Scharlachs mit Penicillin sind schwere Mittelohrentzündungen selten geworden. Es lassen sich hierbei *drei Formen* unterscheiden. In den meisten Fällen entsteht eine *gewöhnliche*, mehr oder weniger schwere *Mittelohrentzündung*, die wie jede einfache Otitis verläuft. Viel öfter als bei dieser ersten Form vergrößert sich die zunächst feine Trommelfellperforation zum *großen zentralen Defekt*, wobei aber im übrigen der Charakter der gewöhnlichen Mittelohreiterung gewahrt bleibt. Diese zweite Form ist prognostisch wesentlich ungünstiger, da sie vielfach Residuen hinterläßt.

Die dritte, allerdings seltene Form ist eine bei Scharlach besonders gefürchtete Ohrkomplikation, die eigentliche *nekrotisierende Scharlachotitis*, wie sie bei schweren Scharlachfällen vor oder im Stadium des Exanthems, mitunter zusammen mit einer nekrotisierenden Rachenentzündung vorkommt. Mit einem gewissen Recht werden daher die „*Frühotitiden*" als prognostisch ungünstig angesehen.

Im Gegensatz zur gewöhnlichen Mittelohreiterung, die eine einfache Entzündung der Schleimhaut darstellt und sich auf diese beschränkt, bewirkt die nekrotisierende Scharlachotitis einen *nekrotisierenden Zerfall des ganzen Trommelfelles und der Paukenschleimhaut* und die Nekrose ergreift auch die *Gehörknöchelchen und die Knochenwände*. Dabei kann der *Warzenfortsatz nekrotisch* werden und ebenso die *knöcherne Labyrinthkapsel* mit dem Fazialiskanal der Nekrose anheimfallen (Panotitis). Es bilden sich kleine und große Sequester, die manchmal den ganzen Labyrinthkern umfassen und sich im Laufe von Wochen und Monaten teils durch den Gehörgang, teils durch Fisteln ausstoßen. Gelangt die Entzündung durch Demarkierung endlich zum Stillstand, so beginnt das Epithel des Gehörganges die von der Mukosa entblößte Wundfläche zu epithelisieren und führt rasch zum *sekundären Cholesteatom* (s. S. 268).

Die nekrotisierende Otitis ist für Scharlach so gut wie spezifisch. Nur ausnahmsweise kommt sie bei Masern, Diphtherie, Grippe, Agranulozytose oder bei banalen Infektionen vor.

Die *Scharlachtoxine* gefährden zudem den *nervösen Apparat des Innenohres* und nicht selten verursacht eine *toxische Neuritis* des Hörnerven eine dauernde Innenohrschwerhörigkeit oder Taubheit.

Symptome und Verlauf. Die gewöhnliche Mittelohrentzündung bei Scharlach bedarf keiner besonderen Besprechung. Sie verhält sich in allen Teilen, auch in den Komplikationen, wie die gewöhnliche Otitis.

Bei *großem Trommelfelldefekt* ist die Ausheilung, selbst ohne Knochennekrose, meist verzögert und es kann Wochen dauern, bis das Mittelohr trocken wird oder es schließt sich eine chronische Ohreiterung an. Öfters bleiben trockene Defekte zurück mit Narbenresiduen im Mittelohr und entsprechender Schwerhörigkeit.

Bei der *nekrotisierenden Scharlachotitis* verschwinden die Allgemeinerscheinungen in der Regel hinter den Symptomen des hochfieberhaften Exanthemstadiums und der schweren Scharlacherkrankung. Die Ohrschmerzen sind oft infolge der raschen Vergrößerung des Defektes durchaus erträglich, der dünneitrige *Ausfluß* ist spärlich, aber er wird im Gegensatz zur gewöhnlichen Otitis *fötid*. Das Trommelfell zerfällt mitunter in wenigen Stunden bis zum Totaldefekt. Der Hammergriff hängt skelettiert als weißes Stäbchen herunter, die Mittelohrschleimhaut erscheint grün-schwärzlich und die Sonde stößt auf rauhen, bloßliegenden Knochen, von dem sich nach kürzerer oder längerer Zeit größere und kleinere Sequester loszulösen beginnen.

Gleichzeitig treten im allgemeinen auch schon die Zeichen der *Mastoiditis* auf, die sich nicht von denen der gewöhnlichen Mastoiditis unterscheiden. Erst die Operation legt einen *trockenen, verfärbten, blutleeren und stinkenden Knochen* frei. Leichter als bei der banalen Entzündung wird der Fazialis gelähmt. Eine rasch zunehmende Schwerhörigkeit und Ertaubung deutet auf die Nekrose des Labyrinths hin, womit aus der Mittelohreiterung die *Panotitis* geworden ist. Trotz der schweren Knochenerkrankung sind die *intrakraniellen Komplikationen* nicht häufiger als bei der gewöhnlichen Otitis und selbst die sonst so gefährliche Labyrinthentzündung breitet sich selten auf die Meningen aus. Vielmehr bleibt die Labyrinthitis auf einzelne eitrige Herde beschränkt, in deren Umgebung nur eine seröse Entzündung entsteht. Die Lebensgefährlichkeit der nekrotisierenden Panotitis ist daher nicht allzu groß. In der Regel wird eine Warzenfortsatzoperation notwendig. Mit oder ohne Operation geht die Ohrerkrankung vielfach in ein chronisches Stadium über, in welchem zunächst während Monaten Knochensequester abgestoßen werden und sich schließlich das gefürchtete sekundäre Cholesteatom entwickelt.

Da die Nekrose in jedem Stadium zum Stillstand kommen kann, sind die Residuen sehr verschieden. Manchmal ist die Wiederherstellung erstaunlich, meistens aber bleiben, auch wenn sich kein sekundäres Cholesteatom bildet, starke Mittelohrresiduen zurück, die im Verein mit der toxischen Neuritis eine hochgradige Schwerhörigkeit bis zur Taubheit bedingen. Die Labyrinthnekrose hat selbstverständlich eine dauernde völlige Taubheit zur Folge. Nicht selten tritt die Scharlachotitis doppelseitig auf, wodurch sie vielfach die Ursache erworbener kindlicher Taubheit wird, die bei einem Ertaubungsalter von unter sechs bis sieben Jahren zur Taubstummheit führt.

Diagnose. Neben der üblichen Feststellung der Mittelohrentzündung richtet sich das Hauptaugenmerk auf die frühzeitige Erkennung der nekrotisierenden Form. Verdächtig ist ein großer Trommelfelldefekt, der aber an und für sich noch keine Nekrose bedeutet. Dagegen läßt sie sich schon bald und sicher an der *Fötidität des Exsudats* erkennen. Oft ist es in den ersten Tagen unmöglich, eine sichere Entscheidung zu treffen, weshalb mit der Voraussage große Vorsicht geboten ist.

Behandlung. Die gewöhnliche Form, ebenso wie der einfache große Trommelfelldefekt, erfordern gegenüber der banalen Otitis keine besonderen Maßnahmen.
Die Behandlung der nekrotisierenden Scharlachotitis verlangt Höchstdosen
von Penicillin, das auch beim großen Trommelfelldefekt lokal angewendet
werden kann. Im übrigen dieselbe Lokalbehandlung wie bei der gewöhnlichen
Otitis. In der Mehrzahl der Fälle ist eine Warzenfortsatzoperation (Mastoidektomie oder Radikaloperation) notwendig, deren Zeitpunkt und Ausdehnung
mitunter schwer festzulegen sind. Ich halte einen frühen, aber eher zurück-
haltenden Eingriff für richtig.

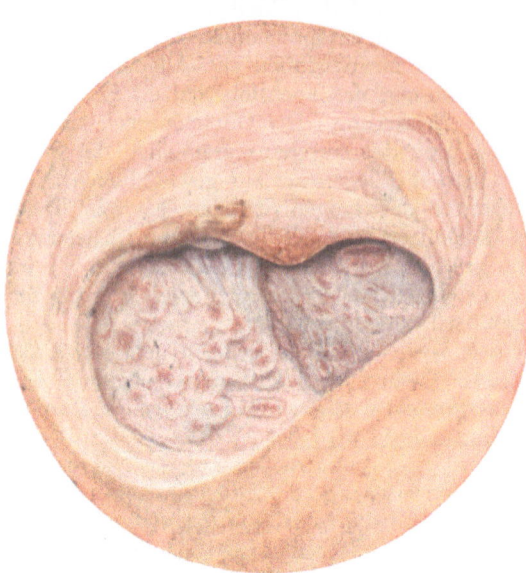

Abb. 184. Masernotitis. Großer Defekt im rechten Trommelfell.
Schleimhaut des Promunturiums höckrig geschwollen.

Gegen die Narbenresiduen
sowie die degenerative Neuritis acustica ist die Behandlung
machtlos. Bleibt ein trockener
zentraler Trommelfelldefekt
zurück, so soll dessen Schlie-
ßung, ausgenommen beim
Säugling und Kleinkind, durch
*Ätzen der Ränder mit Trichlor-
essigsäure* unbedingt versucht
werden, da sie in einzelnen
Fällen glückt. Andernfalls muß
der Patient von seinem offenen
Trommelfelldefekt Kenntnis
haben und die nötigen Vorsichtsmaßregeln kennen, um
akute Rezidive zu verhüten
(Schutz vor einfließendem
Wasser, vorsichtiges Schneuzen). Bei randständigem Defekt ist eine regelmäßige ohrenärztliche Kontrolle zunächst
im Abstand von drei bis sechs Monaten zur frühzeitigen Feststellung einer
sekundären Cholesteatombildung unerläßlich.

Prognose. Die nekrotisierende Scharlachotitis ist bezüglich Leben und Gehör
die gefährlichste Form aller akuten Ohreiterungen, die infolge der Bildung eines
sekundären Cholesteatoms noch nach Jahren lebensgefährlich werden kann.

Masern

Das Masernvirus führt im allgemeinen auf hämatogenem Wege, zusammen
mit der Entzündung der oberen Luftwege zur beiderseitigen Mittelohrentzündung.
Ein bis zwei Wochen nach dem Exanthem wird die Masernotitis manifest, erleidet rasch eine Sekundärinfektion vom Nasenrachen aus und nimmt in der
Regel den Ablauf einer gewöhnlichen Mittelohreiterung. Immerhin sind *große
Trommelfelldefekte* häufig (Abb. 184). Die Eiterung ist öfters langwierig und
hinterläßt große offene, vielfach zentrale Trommelfelldefekte oder geht in einen
chronischen Tubenfluß über. Dagegen sind intrakranielle Verwicklungen auffällig selten und eine nekrotisierende Otitis kommt fast nie vor.

Einer durch *Masern entstandenen Ertaubung*, die einen gewissen Prozentsatz
der Taubstummheit ausmachen, liegt eine *toxische Neuritis acustica* zugrunde.

Über **Verlauf, Diagnose und Behandlung** ist gegenüber der gewöhnlichen
Mittelohrentzündung nichts Besonderes zu sagen. Nicht zuheilende Trommelfelldefekte werden wie nach einer Scharlachotitis geätzt.

Grippe

In Epidemiezeiten der Grippe steigt meistens die Zahl der akuten Mittelohrentzündungen bedeutend an, wobei die Häufigkeit der Ohrkomplikationen von Epidemie zu Epidemie in erheblichem Maße wechselt.

Die *Grippe- oder Influenzaotitis* ist primär eine hämatogene Infektion mit dem *Grippevirus*, zu welcher rasch die bakterielle Sekundärinfektion vom Nasenrachen aus hinzukommt. Sie nimmt öfters einen ausgesprochen *hämorrhagischen Charakter* an, der mitunter allerdings auch auf andere Erreger zurückzuführen ist. Bei der *Otitis media haemorrhagica* treten auf dem Trommelfell mehrere *dunkelrote oder blauschwarze Blutblasen* auf, die teilweise auf den Gehörgang übergreifen oder das ganze Trommelfell wie eine große Blase vortreiben können (Myringitis bullosa, Abb. 185). Deren Vereiterung führt zu Trommelfellabszessen. Durch das Platzen der Blutblasen kann es zu einem geringen blutigen Ausfluß kommen. Ergießt sich die Blutung in das Mittelohr, so entsteht ein *Hämatotympanon*. Nach der Trommelfellperforation wird der Ohrfluß reichlich und rein eitrig. Auch bilden sich gelegentlich *große Trommelfelldefekte* wie bei den Scharlach- und Masernotitiden.

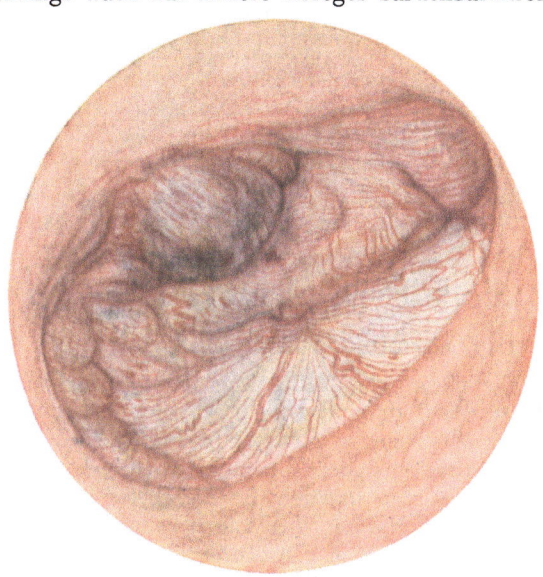

Abb. 185. Grippeotitis. Bullös-hämorrhagische Entzündung des rechten Trommelfelles.

Im übrigen Verlauf unterscheidet sich die Grippeotitis nicht von der gewöhnlichen Mittelohrentzündung. Sie gilt jedoch allgemein als *gefährlich*, da sich oft schon bald auf Grund einer *frühzeitig entwickelten Mastoiditis schwere intrakranielle Komplikationen* einstellen. Bei einzelnen Epidemien ist die Häufung der Warzenfortsatzabszesse mit Durchbruch nach innen auffallend.

Oftmals ist die Grippe die Ursache einer *toxischen Neuritis acustica* und damit einer dauernden Innenohrschwerhörigkeit, die sich allerdings fast stets in mäßigen Grenzen hält.

Die **Diagnose** bietet keine Schwierigkeiten. Die hämorrhagische Otitis ist otoskopisch leicht zu erkennen.

Die **Behandlung** weicht nicht von derjenigen der einfachen Mittelohrentzündung ab. Die Gefährlichkeit verlangt eine aufmerksame Überwachung auf Zeichen von Mastoiditis und intrakranielle Komplikationen.

Diphtherie

Leichtere Mittelohrentzündungen sind auch bei der Diphtherie häufig. Bedrohlich wird die Mittelohrbeteiligung, wenn eine *eigentliche Mittelohrdiphtherie* mit Diphtheriebazillen im Exsudat auftritt, die manchmal als gewöhnliche Otitis verläuft, zuweilen aber zur Bildung von *schmutzigen Pseudomembranen mit Zerfall des Trommelfelles* führt *(Otitis media pseudomembranacea)*. In ähnlicher

Weise kann auch das Mastoid ergriffen werden. Besteht nur eine latente Nasen-diphtherie, so kann die Mittelohrdiphtherie das erste sichere Zeichen der Diph-therieerkrankung sein.

Diagnose. Die Diagnose ergibt sich aus dem otoskopischen Befund und wird durch den Nachweis von Diphtheriebazillen gesichert.

Behandlung. Neben der üblichen Behandlung reagiert die Mittelohrdiphtherie auf Penicillin- und Serumbehandlung.

Bei allen

anderen Infektionskrankheiten

kann sich ebenfalls eine komplizierende Mittelohrentzündung einstellen. Der *Typhus abdominalis* ist nicht selten von einer banalen Mittelohreiterung begleitet, wie auch die *Meningitis cerebrospinalis epidemica* mit einer konkomittierenden Meningokokken-Otitis einhergeht. Bei der letzteren Erkrankung greift die Meningitis bisweilen durch den inneren Gehörgang auf das Labyrinth über, wodurch eine diffuse eitrige meningogene Labyrinthitis und schließlich eine Mittelohreiterung verursacht werden kann (s. S. 293).

C. Chronische Mittelohreiterung und über ihre Verwicklungen

1. Die chronische Mittelohreiterung (Otitis media purulenta chronica)

Die chronische Mittelohreiterung wird durch ihre *monate- und jahrelange Dauer*, die Bildung von mehr oder weniger *großen, ständigen Trommelfelldefekten* (Trommelfellöchern) und die Hinterlassung von *narbigen Residuen* gekennzeichnet. Ihre Entstehung setzt besondere Bedingungen voraus, denn die Infektion des Mittelohres mit banalen Eitererregern führt normalerweise zu einer akuten Mittelohrentzündung, die, sofern keine Komplikationen eintreten, spätestens in einigen Wochen zur vollständigen Ausheilung gelangt.

Über die tuberkulöse chronische Mittelohreiterung s. S. 324.

Ursache und Entstehung. Die chronische Mittelohreiterung hat keine ein-heitliche Ursache, sondern bedeutet den *Endzustand* primär *verschiedener Krank-heitsprozesse*. Es sind hauptsächlich vier Arten von Krankheitsbedingungen, die mit oder ohne vorgängige akute Mittelohrentzündung die nötigen Voraus-setzungen für eine chronische Ohreiterung schaffen:

1. eine biologische „Minderwertigkeit" der Mittelohrschleimhaut,

2. die Art des Erregers und der Entzündung bei akuten Infektionskrank-heiten: Scharlach, Masern, Diphtherie usw.,

3. schwere Störungen des Allgemeinzustandes: Exsudative Diathese, Kachexie, Tuberkulose, Lues, Diabetes usw.,

4. die genuine Cholesteatombildung im Kuppelraum.

Häufig sind *mehrere dieser Bedingungen* in wechselndem Ausmaß für die chronische Mittelohreiterung verantwortlich.

Früher wurde auch einer *unsachgemäßen Behandlung der akuten Mittelohr-eiterung* eine wesentliche Bedeutung beim Übergang in das „chronische Stadium" beigemessen. Dies trifft im allgemeinen nicht zu, denn die *akute und die chronische Mittelohreiterung* sind nicht einfach zwei Stadien ein und derselben Erkrankung. Eine chronische Mittelohreiterung kann allerdings jederzeit akut aufflammen, aber eine genuine akute Mittelohrentzündung heilt in der Regel in kurzer Zeit aus und geht nur unter den oben erwähnten Bedingungen in einen chronischen Zustand über. Liegen diese Bedingungen vor, so kommt die akute Mittelohreiterung trotz Behandlung oft nicht zur Ausheilung. Hier treten dann einzelne Kennzeichen der chronischen Eiterung, wie beispielsweise der große Trommelfelldefekt, schon im akuten Stadium in Erscheinung und die Ausheilung hinterläßt im Gegensatz zur genuinen akuten Mittelohrentzündung einen offenen Trommelfelldefekt und narbige Residuen am Trommelfell sowie in der Paukenhöhle. Im Säuglingsalter sind die Vorbedingungen für eine chronische Entzündung durch das hohe myxomatöse Füllgewebe der Pauke häufig gegeben, weshalb eine genuine akute Mittelohrentzündung oftmals der Anfang einer chronischen Mittelohreiterung ist. Inwieweit die Behandlung der akuten Mittelohrentzündung mit Sulfonamiden und Penicillin chronische Mittelohreiterungen in Zukunft vermeiden läßt, ist noch nicht abgeklärt.

Auf die biologische Minderwertigkeit bzw. den *besonderen lokalen Schleimhautcharakter des Mittelohres* werden zur Zeit die zahlreichen chronischen Mittelohreiterungen zurückgeführt, welche ohne ersichtlichen äußeren Grund vielfach schon in frühester Kindheit entstehen.

WITTMAACK hat als erster die Bedeutung der lokalen „Schleimhautkonstitution" hervorgehoben. Diese Schleimhaut ist *histologisch* durch ihre *Hyperplasie* (WITTMAACK), *biologisch* durch ihre *Minderwertigkeit* (ALBRECHT) gekennzeichnet. Die Minderwertigkeit äußert sich in ihrer *besonderen Empfänglichkeit* für banale Infekte, diese werden aber nicht, wie von der normalen Schleimhaut, mit einer akuten Entzündung endgültig überwunden, sondern führen zu einer *subakuten schleppenden Entzündung*, die schließlich in einer chronischen Mittelohreiterung endet.

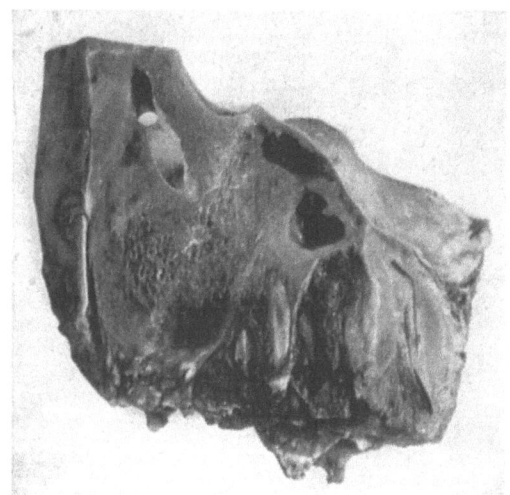

Abb. 186. Pneumatisch-spongiöser Warzenfortsatz mit dicker Kortikalis und nur wenigen kleinen Zellen in der Tiefe bei chronischer Mittelohreiterung. Schnitt durch Warzenfortsatz, Antrum mastoideum und Paukenhöhle. Trommelfell größtenteils zerstört, Rest des Hammergriffes in Narben.

Nach der *allgemeinen Pneumatisationslehre* WITTMAACKs und der heutigen, allerdings noch umstrittenen Auffassung, ist dieselbe Minderwertigkeit der Schleimhaut auch die Ursache für die fast stets mangelhafte Pneumatisation des Mastoids bei chronischer Mittelohreiterung (Abb. 186 und 187). Die schon lange bekannte Tatsache des meist spongiösen oder kompakten Warzenfortsatzes bei chronischer Ohreiterung wurde früher in Übereinstimmung mit anderen Knocheneiterungen ausschließlich als eine *sekundäre Verknöcherung* durch eine ossifizierende Osteitis betrachtet und daher als Folge der chronischen Eiterung aufgefaßt. Solche ossifizierende Entzündungen mit Knochenaufbau sind bei der akuten Mastoiditis histologisch nachgewiesen (MEYER). Auch läßt sich röntgenologisch zeigen, daß chronische Ohreiterungen Verknöcherungen hervorrufen können und damit schon vorhandene Mastoidzellen wieder verschwinden. Vieles spricht aber dafür, daß *in der Hauptsache eine Pneumatisationshemmung* vorliegt und daß die normale Pneumatisation des Warzenfortsatzes in den ersten Lebensjahren infolge der Minderwertigkeit der Schleimhaut ausgeblieben ist. So erklärt sich das Vorkommen der zahlreichen spongiösen Warzenfortsätze ohne vorgängige chronische Mittelohreiterung, ebenso wie die abnorme Kleinheit des spongiösen Warzenfortsatzes mit seinem tief einspringenden Sinus sigmoides, der durch Vor-

und Laterallagerung außerordentlich nahe an die hintere Gehörgangswand und die äußere Kortikalis heranrückt. Besonders deutlich kommt die Unabhängigkeit der Pneumatisationshemmung von der chronischen Mittelohreiterung beim genuinen Kuppelraumcholesteatom zum Ausdruck, wo sich räumlich getrennt von dem fast immer zellfreien Mastoid ein genuines Cholesteatom entwickelt, das erst nachträglich in den zellfreien Warzenfortsatz hineinwächst.

Entsprechend dieser neueren Auffassung sind daher die *chronische Mittelohreiterung und der zellarme Warzenfortsatz Parallelerscheinungen einer biologisch minderwertigen hyperplastischen Mittelohrschleimhaut.*

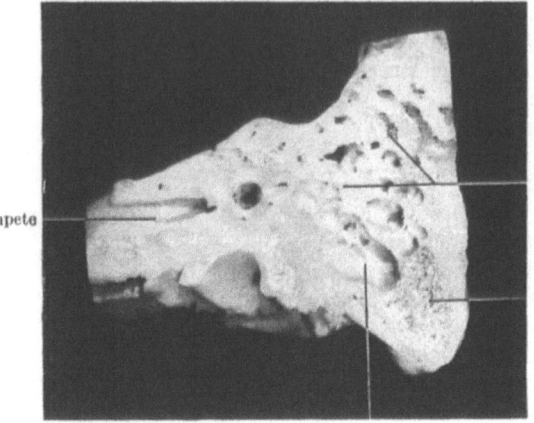

Abb. 187. Pneumatisch-spongiöser Warzenfortsatz.

Auch wenn die Schleimhaut an der Pneumatisation nicht aktiv beteiligt ist, sondern diese durch die formale Knochenbildung bestimmt wird (KRAINZ, WAGENER u. a.) dürfte der Parallelismus zwischen schlechter Pneumatisation und chronischer Mittelohreiterung als feststehend betrachtet werden, in diesem Fall als das Zeichen eines genotypischen „minderwertigen" Mesenchyms des Knochens.

Die Pneumatisation des Warzenfortsatzes und die verschiedenen Pneumatisationstypen lassen sich am Lebenden durch die Röntgenuntersuchung leicht feststellen (Abb. 56, 57, 192, 193, 202 und 203). Daraus ergeben sich wichtige Rückschlüsse auf den Verlauf der Warzenfortsatzentzündungen (latente Mastoiditis, s. S. 228), aber auch auf den Charakter der Mittelohrschleimhaut und damit auf den Ablauf einer Mittelohrentzündung überhaupt. Eine gute Pneumatisation spricht für einen normalen Entzündungsablauf, eine schlechte Pneumatisation für eine Minderwertigkeit der Schleimhaut und damit für eine schleppende Mittelohrentzündung mit Neigung zur chronischen Ohreiterung.

Über das *Zustandekommen des minderwertigen Schleimhautcharakters* gehen die Meinungen auseinander. WITTMAACK ist der Ansicht, daß es sich hauptsächlich um die schädigende Wirkung der häufigen *latenten Säuglingsotitis* handle, welche die normale Rückbildung des hohen embryonalen Schleimhautpolsters in der Paukenhöhle verhindert und dadurch eine dauernde Hyperplasie der Schleimhaut herbeiführe. ALBRECHT, SCHWARZ u. a. verfechten die heute vorherrschende Auffassung einer *angeborenen genotypisch bedingten Schleimhautkonstitution* bzw. Schleimhautschwäche. Hierfür sprechen die konkordanten

Befunde bei eineiigen Zwillingen (SCHWARZ) und die normale Pneumatisation nach schweren Eiterungen (KNICK, LOEBELL u. a.), während die öfters unsymmetrische Ausbildung des Warzenfortsatzes mit guter Pneumatisation auf der einen und schlechter Pneumatisation auf der anderen Seite (STEURER) auf phänotypische Einflüsse hinweist. Wahrscheinlich sind sowohl genotypische wie phänotypische Faktoren an der jeweiligen, in verschiedener Art reagierenden Schleimhautdisposition beteiligt.

Die Frage histologisch und biologisch unterschiedlicher Schleimhauttypen — minderwertig, normal und überwertig — steht zur Zeit auch für die oberen Luftwege zur Diskussion. Als Träger der besonderen Eigenschaften gilt der mesenchymale Anteil der Schleimhaut (SCHWARZ). Damit hängen auch die Beziehungen zu den verschiedenen allgemeinen Konstitutionstypen eng zusammen. Die Forschung befindet sich in mancher Hinsicht noch in den Anfängen.

In vielen Fällen geht die chronische Mittelohreiterung aus *Scharlachotitiden,* seltener aus solchen bei *Masern* oder *anderen Infektionskrankheiten,* hervor. Die früher beschriebene nekrotisierende Mittelohrentzündung und deren Übergangsformen haben schon allein durch ihre *großen Trommelfelldefekte* die Neigung zur chronischen Eiterung, wozu bei *Randständigkeit des Defektes* die *sekundäre Cholesteatombildung* hinzutritt. Inwieweit dabei auch veränderte immunbiologische Verhältnisse oder die Art und Virulenz der Erreger maßgebend sind, läßt sich nicht sicher entscheiden.

Daß sich infolge von *konstitutionellen oder erworbenen schweren Allgemeinstörungen* chronische Ohreiterungen einstellen können, zeigen die *chronischen Mittelohreiterungen bei Tuberkulose, Lues, Diabetes und bei kachektischen Zuständen.* Hier wirkt sich die Verminderung der allgemeinen Widerstandskraft aus. Diese chronischen Ohreiterungen sind aber relativ selten.

Auf pathogenetisch ganz andere Art kommt die chronische Mittelohreiterung beim *genuinen Kuppelraumcholesteatom* zustande, dessen Entstehung auf nicht akut entzündliche Veränderungen der Membrana Shrapnelli und im Kuppelraum zurückzuführen ist (s. S. 270).

Neben diesen Voraussetzungen einer chronischen Ohreiterung spielen noch verschiedene andere Bedingungen mit, die das Andauern der Eiterung unterstützen und diese unterhalten. Dazu gehören vor allem die *Reinfektionen* durch die Ohrtrompete. Infolge des meist großen Trommelfelldefektes gelangt das Nasenrachensekret beim Schneuzen und Niesen leichter ins Mittelohr als bei geschlossenem Trommelfell. Die Rhinopharyngitis bei Hyperplasie der Rachenmandel im Kindesalter ist häufig der Primärherd. Nach der Adenotomie heilt die chronische Ohreiterung oft überraschend schnell aus. Auch kann das Mittelohr vom äußeren Gehörgang her, z. B. durch Badewasser, infiziert werden. Narbenzüge in der Paukenhöhle oder Polypenbildungen schaffen *ungünstige Abflußverhältnisse* und *Exsudatverhaltungen,* die die Ausheilung erschweren. Der randständige Defekt des Trommelfelles gibt außerdem zur *sekundären Cholesteatombildung* Anlaß, wodurch eine Spontanheilung ausgeschlossen wird. So führt die chronische Mittelohreiterung vielfach zu einem schädlichen Kreislauf und unterhält sich selbst.

Das *Exsudat* der chronischen Mittelohreiterung weist eine *Mischflora* von *banalen Eitererregern und Saprophyten* auf. Staphylokokken, Proteusbazillen und verwandte Bakterien herrschen vor, worunter die *anaeroben Fäulnisbakterien* der Cholesteatomeiterung den charakteristischen äußerst *fötiden Geruch* verleihen. Das Cholesteatom behält auch bei sachgemäßer Behandlung die nötigen anaeroben Lebensbedingungen zu ihrer Entwicklung bei. Die pathogenetische Bedeutung der Art und der Virulenz der Erreger bei der Entstehung der chronischen Mittelohreiterung und hauptsächlich auch die Rolle der sogenannten Saprophyten ist noch umstritten. Zur Zeit findet die vorhandene Mischflora neben der geschilderten besonderen Reaktionsweise des „Wirtes" eine nur geringe Beachtung, trotzdem die chronische Ohreiterung sicher bakteriell unterhalten wird.

Einteilung der chronischen Mittelohreiterung

Die chronische Mittelohreiterung tritt klinisch in zwei Formen auf, der einfachen *chronischen Schleimhauteiterung* und dem *Mittelohrcholesteatom*, das sich sekundär aus einer einfachen Mittelohreiterung entwickeln oder primär als genuines Kuppelraumcholesteatom entstehen kann. Bei der Schleimhauteiterung beschränkt sich die Entzündung auf die Schleimhaut und verschont den Knochen, während das Cholesteatom den Knochen angreift und zum Abbau bringt. Eine Knocheneiterung ohne Cholesteatom ist eine Seltenheit (s. S. 273).

Die Schleimhauteiterung ist deshalb ungefährlich, das Cholesteatom ist gefährlich, weil es mit der Zeit das Endokranium freilegt und damit eine lebensgefährliche intrakranielle Verwicklung verursachen kann. Es ist eine alte Erfahrung (BEZOLD), daß die Schleimhauteiterung gewöhnlich mit einem zentralen Trommelfelldefekt einhergeht, der ringsherum vom Trommelfell umrahmt ist, beim Cholesteatom dagegen ein randständiger Trommelfelldefekt der oberen Trommelfellperipherie oder ein isolierter Defekt der Membrana Shrapnelli besteht. Der letztere entspricht dem genuinen Kuppelraumcholesteatom. Die Schleimhauteiterung spielt sich hauptsächlich mesotympanal im unteren Teil der Paukenhöhle ab, wogegen das Cholesteatom vorwiegend im Epitympanum und den pneumatischen Räumen des Mastoids sitzt. Dementsprechend läßt sich eine mesotympanale von einer epitympanalen Eiterung unterscheiden (KÜMMEL, MARX). Das Exsudat der Schleimhauteiterung ist geruchlos, während das Cholesteatom fast ausnahmslos durch seine hochgradige Fötidität gekennzeichnet ist.

Die chronische Schleimhauteiterung mit zentralem Trommelfelldefekt, nicht fötidem Exsudat und mesotympanaler Lokalisation ist daher die ungefährliche Form der chronischen Mittelohreiterung. Demgegenüber steht das Cholesteatom, mit randständigem Defekt bzw. isoliertem Defekt der Membrana Shrapnelli, fötidem Exsudat und epitympanaler Lokalisation als gefährliche Form.

Jedes dieser Merkmale kann als Einteilungsprinzip genommen werden. Für die *Praxis* ist es am *zweckmäßigsten, die chronischen Mittelohreiterungen nach einfacher Schleimhauteiterung und Cholesteatom zu unterscheiden,* weshalb ich diese Einteilung meiner Besprechung zugrunde legen werde.

Klinische Einteilung der chronischen Mittelohreiterung
Chronische Mittelohreiterung

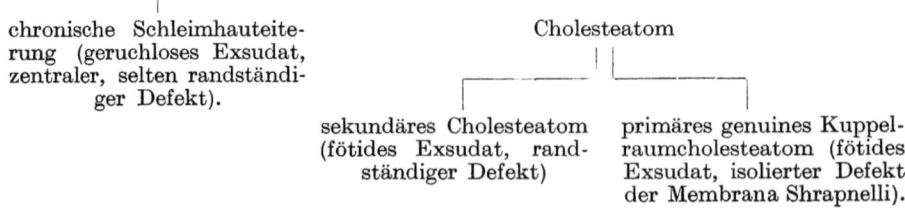

chronische Schleimhauteiterung (geruchloses Exsudat, zentraler, selten randständiger Defekt).

Cholesteatom

sekundäres Cholesteatom (fötides Exsudat, randständiger Defekt)

primäres genuines Kuppelraumcholesteatom (fötides Exsudat, isolierter Defekt der Membrana Shrapnelli).

a) Die einfache chronische Schleimhauteiterung

Die chronische Schleimhauteiterung wird mit wenigen Ausnahmen durch das *geruchlose schleimig-eitrige Exsudat* und den *zentralen Defekt* charakterisiert. Der *zentrale Trommelfelldefekt* bzw. das zentrale Trommelfelloch ist dadurch gekennzeichnet, daß es *die knöcherne Umrandung des Trommelfelles nirgends erreicht.* Die Größe des Defektes ist unwesentlich, sofern ringsherum ein, wenn auch noch so schmaler Trommelfellraum steht (Abb. 190).

Entstehung. Zu den *Schleimhauteiterungen* gehört die Mehrzahl der chronischen Mittelohreiterungen, die auf Grund einer *anlagemäßigen Minderwertigkeit der Schleimhaut* zustande kommen. Die Schleimhauteiterung ist eine ausgesprochene *Kinderkrankheit.* Sehr oft sind *schwächliche Kinder mit exsudativer Diathese*

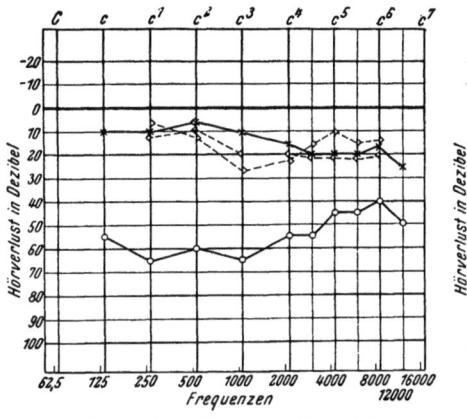

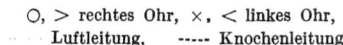

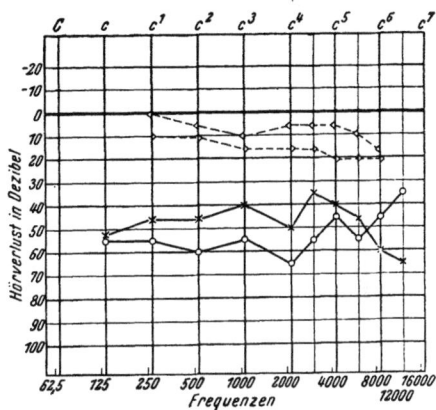

O, > rechtes Ohr, ×, < linkes Ohr,
······ Luftleitung,   ----- Knochenleitung.

Abb. 188. Hörverlustkurven einer chronischen Schleimhauteiterung des rechten Mittelohres. Hörverlust in Luftleitung betrifft vorwiegend die tieferen Frequenzen.

O, > rechtes Ohr, ×, < linkes Ohr,
—— Luftleitung,   ----- Knochenleitung.

Abb. 189. Hörverlustkurven einer beiderseitigen Mittelohreiterung. Beiderseits annähernd horizontale Hörverlustkurven in Luftleitung, rechts nach den hohen Frequenzen ansteigend, links abfallend.

und lymphatischem Habitus betroffen, die an einer Rachenmandelhyperplasie und wiederholten Rhinopharyngitiden leiden. Die ganze Schleimhaut, eingeschlossen das Mittelohr, ist anfällig, und durch die häufigen Reinfektionen von der Tube her wird die Mittelohrentzündung unterhalten oder immer wieder neu angefacht. Dabei besteht ein dauernder Tubenkatarrh und das stark schleimige Exsudat stammt zum großen Teil aus der Tube *(chronischer Tubenfluß).* Seltener sitzt der primäre Infektionsherd in der Nase oder den Nasennebenhöhlen. *Allgemeinkonstitution und tubare Reinfektion* sind neben dem *lokalen Schleimhautcharakter* von wesentlicher Bedeutung. Manchmal ist eine akute Mittelohrentzündung mit protrahiertem Ablauf als Beginn erinnerlich, gewöhnlich aber hat der Ohrfluß „von jeher" bestanden, ohne daß es im Beginn zu auffallenden akuten Erscheinungen gekommen war. Eine zweite Gruppe geht aus den akuten Mittelohrentzündungen der *akuten Exantheme* mit großem, zentralem Defekt hervor, der die Vorbedingungen zur tubaren Reinfektion auch beim älteren Kinde schafft. Als Folge eines stark geschwächten *Allgemeinzustandes* (Kachexie, Tuberkulose, Lues, Diabetes usw.) kann die einfache Schleimhauteiterung auch beim Erwachsenen auftreten.

Pathologische Anatomie. Die *Entzündung* bleibt hierbei auf die *Schleimhaut beschränkt* und spielt sich besonders als zellige Infiltration in deren oberen Schichten ab, während sich das subepitheliale Gewebe meist stark bindegewebig verdickt. Zuweilen kommt es zu eigentlicher Polypenbildung durch zunächst umschriebene Granulationen, die später zu fibrösen, mit Zylinder- und Plattenepithel bedeckten gestielten entzündlichen Fibromen werden. Die Heilungstendenz macht sich in Narbenbildung geltend, die teilweise auch das Exsudat organisiert und damit zu einer mehr oder weniger starken Auffüllung der Paukenhöhle mit Narbengewebe führt. Dieses enthält

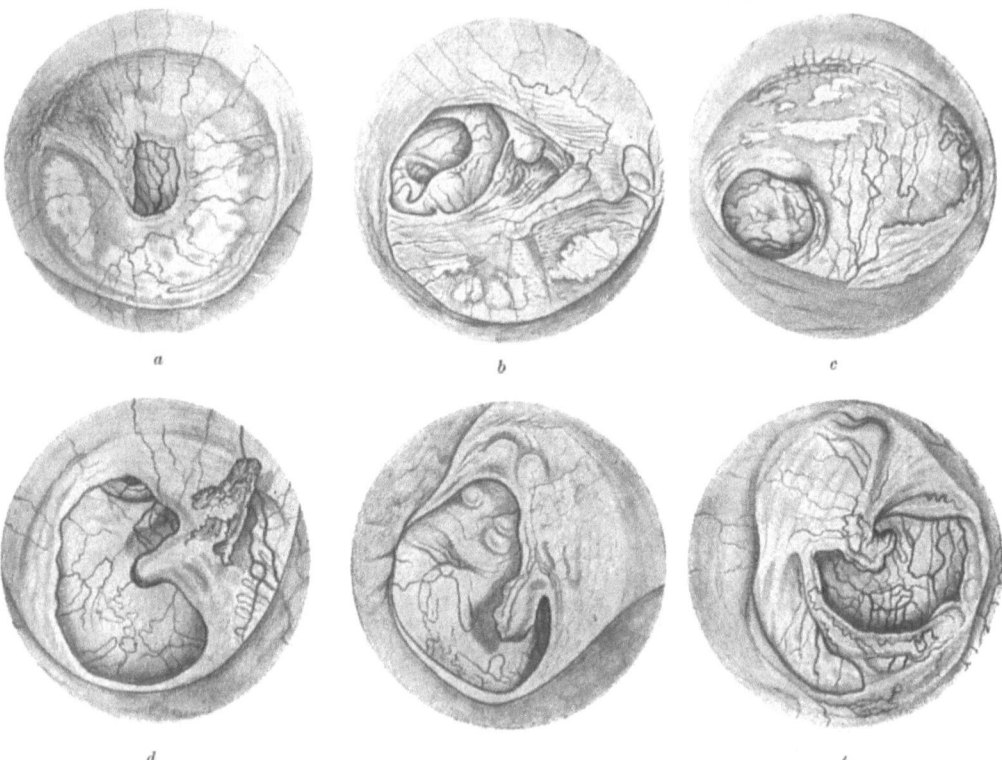

Abb. 190 *a* bis *f*. Verschiedene zentrale Trommelfelldefekte bei chronischer Schleimhauteiterung. Trommelfell narbig, teilweise mit weißen Kalkeinlagerungen.

zystische Hohlräume und kann teilweise verknöchern. Am Trommelfell epidermisiert sich der Defektrand und wird zur Dauerperforation. In der noch vorhandenen Trommelfellmembran treten narbige Veränderungen und teilweise auch Verkalkungen auf, ebenso wie sich auch die Fensternischen verschließen können.

Symptome und Verlauf. Der *Allgemeinzustand* bleibt fast stets *unbeeinträchtigt*, ebenso wie sich lokale Beschwerden nur während der akuten Exazerbationen einzustellen pflegen. Einzig eine mehr oder weniger starke *Schwerhörigkeit*, vom Typus der Schalleitungsschwerhörigkeit, stört den Patienten.

Die Hörverlustkurven der Luftleitung entsprechen zum Teil der klassischen Ansicht einer vorwiegenden Höreinbuße bei den tiefen Frequenzen (Abb. 188), oft finden sich aber auch horizontal verlaufende Kurven oder solche mit einem stärkeren Hörverlust im Gebiet der hohen Frequenzen (Abb. 189). Die Knochenleitung ist im Audiogramm fast nie besser als normal, häufig aber bei den mittleren oder hohen Frequenzen um 10 bis 30 Dezibel herabgesetzt.

Der *Ohrfluß* wechselt in seiner Stärke erheblich, er versiegt zeitweise gänzlich oder beschränkt sich auf einen „täglichen Tropfen", um plötzlich wieder reichlich zu werden. Das Exsudat pulsiert nur im akuten Rezidiv, behält aber diese Pulsation mitunter noch lange Zeit nach dessen klinischem Ablauf bei. An dem eitrigen und meist stark *schleimigen, fadenziehenden Exsudat* ist die *Geruchlosigkeit* von diagnostischer Bedeutung. Nur bei Vernachlässigung des Ohres bleibt der Eiter so lange im Gehörgang liegen, bis er sich zersetzt und damit stinkend wird.

Der *otoskopische Befund* zeigt einen verschieden großen *rundlichen, ovalen oder auch nierenförmigen, fast immer zentralen Trommelfelldefekt,* hauptsächlich im *unteren Teil des Trommelfelles,* jedenfalls aber in der Pars tensa gelegen, während das übrige Trommelfell reizlos oder nur leicht injiziert erscheint (Abb. 190). Zuweilen fehlt fast das ganze Trommelfell. Zwei oder mehrere Trommelfellöcher kommen nur ausnahmsweise vor und lassen an Tuberkulose denken. In der Regel ist die noch stehende Trommelfellmembran narbig oder von mehr oder weniger großen, an ihrer reinweißen Farbe und den scharfen bogigen Rändern kenntlichen *Kalkplatten* durchsetzt. Die Mittelohrschleimhaut kann ihre normale gelbliche Farbe beibehalten und praktisch reizlos sein, manchmal aber ist sie hyperämisch

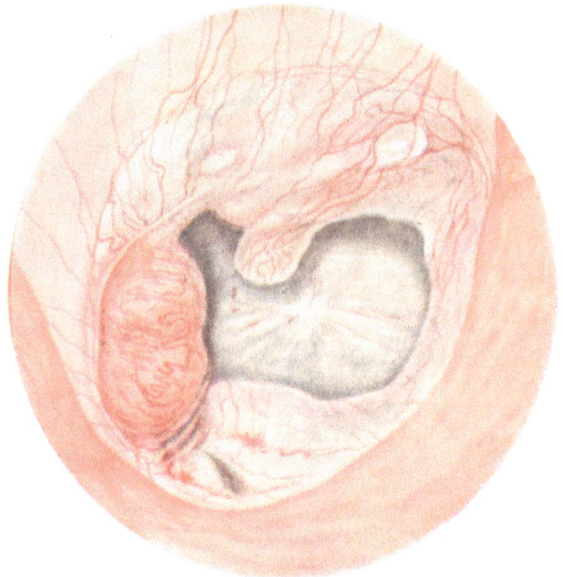

Abb. 191. Chronische Schleimhauteiterung rechts mit nierenförmigem zentralem Trommelfelldefekt und Ohrpolyp.

und samtartig verdickt. Seltener prolabiert sie als *Polyp* (Abb. 191) durch den Defekt und kann dabei bis weit in den äußeren Gehörgang gelangen und jeden Einblick verwehren (Polypen sind häufiger beim randständigen Defekt anzutreffen und gewöhnlich das Zeichen einer Knochenerkrankung).

Der Röntgenbefund zeigt in der Regel, außer bei nicht konstitutionell entstandenen chronischen Mittelohreiterungen, z. B. nach traumatischen Trommelfellzerreißungen, ein schlecht pneumatisiertes Mastoid mit, im Gegensatz zu der normalen Pneumatisation (Abb. 192), dicker Kortikalis, manchmal nur wenigen kleinen Zellen in der Tiefe, manchmal aber auch auffällig großen Spitzenzellen (Abb. 193), seltener einem kompakten Warzenfortsatz (Abb. 202). Es sind also fast immer „gefährliche Warzenfortsätze".

Die Schleimhauteiterung ist ein *sehr lästiges Leiden* und braucht eine dauernde Pflege und ärztliche Überwachung, zumal beim Kind. Sie kann jahrelang jeder lokalen und allgemeinen Behandlung trotzen. Auch wenn der Ohrfluß zeitweise gänzlich versiegt, kommt es immer wieder, vor allem mit jedem akuten Katarrh, zu neuen und langdauernden akuten Schüben, so daß sich die Erkrankung zuweilen aus einer Serie von akuten Rezidiven zusammensetzt. Diese Schübe können auch den äußeren Gehörgang ergreifen und führen dann zu diffusen *akuten* oder *chronischen Gehörgangsekzemen* oder *Gehörgangsentzün-*

dungen. Mit zunehmendem Alter hört aber die Eiterung oft von selber auf — sie wird nach dem Volksmund „verwachsen". Diese Spontanheilung ist eine Folge der zunehmenden Fibrose der Mittelohrschleimhaut, gleichzeitig mit dem Abnehmen der Reinfektion durch Rhinopharyngitiden und der Erstarkung des Allgemeinzustandes. Eine *völlige Wiederherstellung* tritt nur *selten* ein. Ein *offener Trommelfelldefekt* oder eine entsprechende Narbe mit *Narbenresiduen im Mittelohr* bleiben gewöhnlich zurück und bedingen eine dauernde mehr oder weniger hochgradige *Schwerhörigkeit.* Diese hängt entgegen der Laienmeinung weniger von der Größe des Trommelfelldefektes als von den Narben im Mittelohr

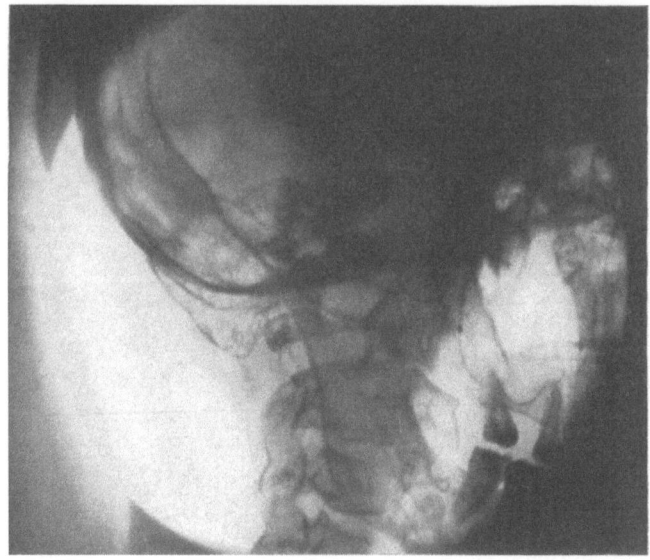

Abb. 192. Normale Pneumatisation des Warzenfortsatzes mit dünner Kortikalis und regelmäßiger Zellbildung
(Aufnahme nach STENVERS).

ab. Selbst große Trommelfellöcher vertragen sich, je nach ihrer Lage, mit einer praktisch normalen Hörweite für Flüsterzahlen.

Derselbe *narbige Zustand des Mittelohres* und *Trommelfelles* kann auch ohne Perforation des Trommelfelles aus einem einfachen Tubenmittelohrkatarrh bzw. aus Adhäsivprozessen (s. S. 199) hervorgehen. Der Tubenmittelohrkatarrh unterscheidet sich teilweise nur graduell und durch das Fehlen des Trommelfelloches von der chronischen Mittelohreiterung und entwickelt sich in der Regel ebenfalls auf dem Boden einer hyperplastisch minderwertigen Schleimhaut.

Komplikationen. Da der Knochen von der Schleimhauteiterung verschont bleibt, sind Verwicklungen von seiten der Nachbarschaft, besonders die schweren intrakraniellen Komplikationen, nur während eines akuten Rezidivs zu erwarten. Die akute Exazerbation bringt dieselben Gefahren wie jede akute Mittelohrentzündung mit sich. Äußerst selten sind Verwicklungen ohne vorgängige akute Erscheinungen. Gewöhnlich deckt dabei die Operation oder die Autopsie ein klinisch nicht diagnostiziertes Cholesteatom auf, ausnahmsweise liegen präformierte Gefäßbahnen als Überleitungsweg vor (WITTMAACK). Die näheren Umstände des Eintretens von Komplikationen werden auf S. 283 besprochen.

Diagnose. Die allgemeine Diagnose der chronischen Mittelohreiterung bereitet gewöhnlich an Hand der Anamnese und des otoskopischen Befundes keine größeren Schwierigkeiten. Oftmals bringt der Patient die Diagnose bereits mit.

Schwierigkeiten können sich ergeben, wenn ein *Gehörgangsekzem* oder eine *diffuse Gehörgangsentzündung* den Einblick durch die Schwellung der Gehörgangswand unmöglich machen.

Der otoskopischen Untersuchung muß eine *gründliche Reinigung des Ohres* durch Ausspritzen mit 3% Borsäurelösung (37°) und Austupfen vorangehen, da schon wenig Exsudat die Deutung des otoskopischen Bildes erschwert oder sogar unmöglich macht. Zahlreiche *Fehldiagnosen* sind auf die Nichtbeachtung dieser Grundregel zurückzuführen. So kann beispielsweise der Glanz des Exsudats ein reizloses Trommelfell vortäuschen. Das ausgewischte Exsudat ist stets auf seinen Geruch (geruchlos bzw. mit geringem fadem Eitergeruch oder fötid) und auf seine Art (schleimig-eitrig, bröckelig oder weiße Schmiere) zu prüfen. Da sich der Eiter bei längerem Liegen in einem ungepflegten Ohr zersetzt, ist der Geruch des Exsudats erst nach einigen gründlichen Spülungen maßgebend.

Trotz der Mannigfaltigkeit des otoskopischen Befundes (Größe, Form und Lage des Trommelfelloches, degenerative, narbige Veränderungen des Trommelfellrestes und allfällige Narbenbildungen in der Paukenhöhle) ist doch in der Regel das *Trommelfelloch an seinem charakteristischen scharfen*

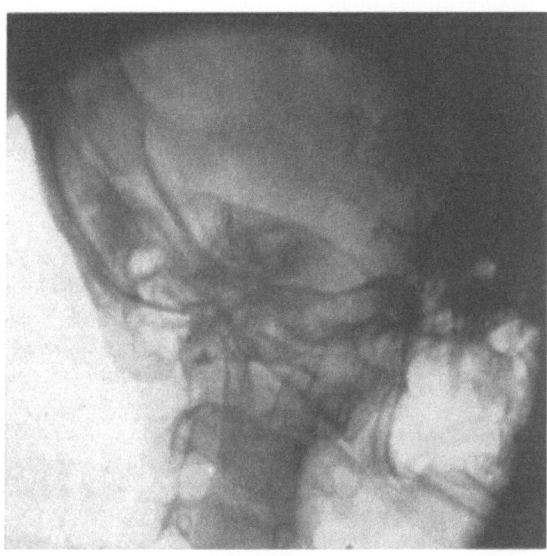

Abb. 193. Gemischt spongiös-pneumatischer Warzenfortsatz mit dicker Kortikalis und großen Spitzenzellen. „Gefährlicher Warzenfortsatz" (Aufnahme nach STENVERS).

Rand leicht festzustellen. Zur Orientierung ist es daher am besten, nach diesem scharfen Rand zu suchen, der bei fehlenden Trommelfellmerkmalen (zu großer Defekt oder Verdickung des Trommelfelles) öfters als einziges sicheres Zeichen auf den Trommelfelldefekt hinweist. Zuweilen ist nur noch ein Trommelfellrest als schmale periphere Sichel erkennbar. Bei einem subtotalen oder totalen Trommelfelldefekt kann die frei sichtbare mediale Paukenhöhlenwand für ein intaktes Trommelfell angesehen werden.

Granulationen bzw. *Ohrpolypen* sind als *rötliche Gewebezapfen* oder *obturierende Pfröpfe* nicht schwer zu erkennen. Sie lassen sich mit der Sonde bewegen und von der Wand abheben. Oft schwimmen sie im eitrigen Exsudat. Auch wenn sie den Einblick in die Tiefe des Gehörganges völlig verhindern, ist mit ihrem *Nachweis die Diagnose der chronischen Mittelohreiterung gegeben,* da die akute Mittelohrentzündung nur selten ähnliche gestielte Schleimhautschwellungen hervorbringt. Meist kann ein genauer otoskopischer Befund erst nach ihrer operativen Entfernung erhoben werden, sie sind aber fast immer das Zeichen einer *gefährlichen knochenzerstörenden Form* der Ohreiterung.

Das *akute Rezidiv* verdeckt mitunter die Merkmale der chronischen Eiterung, so daß die Diagnose erst nach Ablauf der akuten Entzündung gestellt werden kann. In vielen Fällen weisen allerdings der große Defekt oder das fötide Exsudat sowie die Vorgeschichte auf die vorgängige chronische Erkrankung hin.

Differentialdiagnostisch ist vor allem an *Ohrtuberkulose* zu denken (s. S. 324). *Bösartige Mittelohr- oder Gehörgangsgeschwülste* gleichen mit ihren Wucherungen dem Ohrpolypen und werden infolge ihrer Seltenheit zunächst häufig damit verwechselt. Bei geringstem Verdacht ist eine Biopsie vorzunehmen.

Die *beiden Formen* der chronischen Mittelohreiterung *unterscheiden sich prognostisch und therapeutisch* derart voneinander, daß die *allgemeine Diagnose „chronische Mittelohreiterung" nicht genügt* und keine Grundlage für eine sachgemäße Behandlung bietet. Die Differentialdiagnose zwischen der „ungefährlichen" Schleimhauteiterung und dem gefährlichen Cholesteatom ist daher absolut unerläßlich.

Zwei Merkmale sind für die *Differentialdiagnose* hauptsächlich maßgebend: 1. *der Geruch des Exsudats* und 2. *die Lage des Defektes zum Trommelfellrand.*

Ist das ausgewischte *Exsudat geruchlos* und außerdem *schleimig* oder *schleimigeitrig*, dann sichert die gleichzeitige *zentrale Lage des Trommelfelldefektes* die Diagnose einer einfachen *ungefährlichen Schleimhauteiterung*. Daß der Defekt in Nierenform fast das ganze Trommelfell einnehmen kann, hat gegenüber dem noch stehenden Trommelfellsaum keine Bedeutung. Ausnahmen von dieser Regel kommen kaum vor. Zur näheren Untersuchung der Lage des Defektes s. S. 277.

Findet sich bei geruchlosem Exsudat ein *Totaldefekt* bzw. ein *randständiger Defekt* in der Pars tensa, so kann ebenfalls eine einfache Schleimhauteiterung vorliegen. Das Loch sitzt dabei gewöhnlich am unteren Trommelfellrand. In der Beurteilung ist *Vorsicht* am Platz, da sich später zuweilen doch noch ein Cholesteatom entwickelt. Im Zweifelsfall ist ein *Cholesteatom* anzunehmen und entsprechend zu behandeln.

Bleibt bei *fötidem Exsudat* der üble Geruch auch nach wiederholter gründlicher Reinigung mit Ausspülen bestehen, so handelt es sich mit ziemlicher Sicherheit um *ein Cholesteatom*, selten um eine Knocheneiterung ohne Cholesteatom.

Zuweilen erhebt sich die Frage einer traumatischen Entstehung der chronischen Schleimhauteiterung des Mittelohres nach einer Trommelfellzerreißung. Das otoskopische Bild läßt in dieser Beziehung im Stich, da die Mittelohreiterung die Zeichen der Trommelfellverletzung nach kurzer Zeit zum Verschwinden bringt. Dagegen spricht eine normale Pneumatisation des Warzenfortsatzes für eine traumatische Genese, eine schlechte Pneumatisation für eine konstitutionelle Mittelohreiterung, allerdings ohne sichere Beweiskraft.

Die Untersuchung hat sich auch auf den *Zustand des Warzenfortsatzes* und auf *Verwicklungen* zu erstrecken. Für den Warzenfortsatz gelten dieselben Grundsätze wie für die akute Mastoiditis. „Latente" Mastoiditiden sind die Regel. Jede *Störung des Allgemeinbefindens, Temperatursteigerungen, stärkere Ohr- oder Kopfschmerzen, Schwindelgefühle*, verbunden mit plötzlich *stark zunehmendem* oder ganz *versiegendem Ohrfluß* gehören nicht zum Bild der unkomplizierten chronischen Mittelohreiterung und sind als *Zeichen einer gefährlichen akuten Exazerbation* oder als Vorboten einer *schweren Verwicklung* von seiten des Endokraniums oder des Labyrinths zu bewerten.

Behandlung. Das *Behandlungsziel* ist erreicht, wenn das *Mittelohr* trocken und reizlos geworden und damit ein Weiterschreiten des entzündlichen Prozesses nicht mehr zu befürchten ist. Meist bleibt ein offener *Trommelfelldefekt* mit seinen Nachteilen zurück, ebenso wie die mehr oder weniger starke *Schwerhörigkeit* infolge einer Narbenbildung in der Paukenhöhle sich nur teilweise bessert oder sogar mit zunehmender Ausheilung noch stärker wird. Der Patient erwartet jedoch von der Behandlung begreiflicherweise eine völlige Wiederherstellung auch seines Gehörs, weshalb es zweckmäßig ist, ihn vor der Behandlung aufzuklären. Mitunter ist diese für Patient und Arzt eine *langwierige Geduldsprobe*.

Die Behandlung ist fast ausschließlich *konservativ.* Größere operative Eingriffe kommen mit wenigen Ausnahmen nur bei einer Mastoiditis oder zerebralen Komplikationen in Frage.

Die Behandlung setzt sich zusammen: aus der *Allgemeinbehandlung, der Behandlung des Nasenrachens* bzw. der Nase und der *Lokalbehandlung des Ohres,* von denen je nach Umständen bald die eine, bald mehr die andere in den Vordergrund tritt.

Schwächliche Patienten, vorwiegend die zahlreichen exsudativen Kinder, bedürfen einer entsprechenden Allgemeinbehandlung. Zur *Roborierung* und *Umstellung* gehören vitaminreiche Kost, körperliche Bewegung, Luft und Sonne. Bei Stadtkindern ist ein Klima- und Milieuwechsel durch einen längeren Höhenaufenthalt (mindestens drei Monate) oder ein Aufenthalt von einigen Wochen am Meer sehr günstig. Quarzlampe, Solbäder zu Hause oder am Badeort, Lebertran, Tonika, Mineral- und Vitaminpräparate wirken unterstützend.

Allgemeinerkrankungen wie Diabetes, Syphilis usw. erfordern die übliche Behandlung.

Zur Bekämpfung der *tubaren Reinfekte* muß in erster Linie die Erkrankung des Nasenrachens bzw. die Rhinopharyngitis ausgeheilt werden. Beim Kind steht dabei die *Adenotomie* im Vordergrund und sind auch relativ kleine adenoide Wucherungen zu entfernen. Bei adenoiden Resten in den Tubenwinkeln wird der Epipharynx mit Radium bestrahlt (s. S. 203). Chronische Rhinitiden, Nebenhöhlenentzündungen, Nasenpolypen und chronische Entzündungen der Gaumenmandeln mit rezidivierenden akuten Anginen sind ebenfalls zu behandeln. Die Wirksamkeit der örtlichen Behandlung des Ohres hängt wesentlich von der Ausschaltung tubarer Reinfekte ab.

Die *Lokalbehandlung des Ohres* hat die Aufgabe, die Mittelohrräume und den äußeren Gehörgang mechanisch zu reinigen unter gleichzeitiger medikamentöser Behandlung der Mittelohrschleimhaut.

Umschriebene Schwellungen der Mukosa oder *kleinere Ohrpolypen,* die den Ausfluß und die Reinigung des Ohres behindern, müssen *zurückgeätzt* werden. Dazu eignet sich die *Lapisperle* oder konzentrierte *Chromsäure,* dagegen vermeide ich die tief ätzende Trichloressigsäure. Die Ätzungen sind mit feinster Wattesonde und vorsichtig auszuführen. An der medialen Paukenhöhlenwand darf nicht geätzt werden, weil deren Ätzung eine Fazialisparese oder selbst eine Labyrinthentzündung verursachen kann. *Größere Ohrpolypen* verlangen eine *chirurgische Abtragung* und manchmal ein Nachätzen der Stümpfe.

Die *Polypenentfernung* wird mit der Polypenschlinge oder einer schneidenden Ohrdoppelkürette vorgenommen. Eine gründliche Lokalanästhesie, unter Umständen sogar eine kurzdauernde Rauschnarkose ist notwendig, da die Manipulationen im Ohr sehr schmerzhaft sind. Gestielte Polypen können zuweilen anästhesie- und schmerzlos mit dem an eine Saugpumpe angeschlossenen Paukenröhrchen abgesaugt werden. In Anbetracht der Verletzung oder Luxation des Stapes und des Fazialkanals sind Polypenextraktionen nicht ganz gefahrlos. Jedenfalls ist durch die Prüfung des Fistelsymptoms vorher festzustellen, daß keine Labyrinthfistel besteht, an deren Rändern der Polyp entspringt. Der Allgemeinpraktiker hüte sich daher vor diesem einfach erscheinenden kleinen Eingriff und überlasse sie dem Facharzt.

Die *Reinigung des Ohres* geschieht bei stärkerer Eiterung am zweckmäßigsten durch eine *Feuchtbehandlung mit Spülungen* und *Ohrbädern.* Mit versiegender Exsudation wird sie durch die *Trockenbehandlung* ersetzt, bis das Ohr völlig trocken und reizlos geworden ist. Abgesehen von sorgfältigem Austupfen mit trockenen Wattetupfern läßt sich die Auftrocknung durch *konzentrierten Alkohol* fördern, der deshalb neben den wässerigen Lösungen viel verwendet wird. Planloses Spülen von wenig fließenden Ohren ist durchaus zu vermeiden und bringt nur unnötige Reizung der Mittelohrschleimhaut und stärkere Eiterung mit sich. Während *akuter Schübe beim Cholesteatom*, die meist mit stärkerem Ausfluß einhergehen, sind *Spülungen äußerst vorsichtig auszuführen*. Bisweilen schließen sich sofort bedrohliche Symptome an, die zur Radikaloperation im akuten Stadium zwingen.

Gespült wird vom Allgemeinarzt mit der gewöhnlichen Ohrspritze, vom Facharzt gegebenenfalls mit dem Paukenröhrchen, vom Patienten mit einer geeigneten Birnenspritze (s. S. 131).

Als *Spülflüssigkeit* eignet sich vor allem eine 3%ige Borsäurelösung oder für die seltenen Fälle von Borüberempfindlichkeit eine isotonische Kochsalzlösung. Beim Kind ist auch Kamillentee oder Kamillosan gebräuchlich. Nimmt der Arzt die Spülung selbst vor, soll anschließend das Ohr mit trockenen Wattetupfern sorgfältig getrocknet, mit konzentriertem Alkohol ausgetupft und etwas Borsäurepulver (Acid. boric. subt.) eingeblasen werden (BEZOLD). Vom Praktiker wird oft zuviel Borsäure genommen. Die Menge soll gerade ausreichen, um die Mittelohrwände zu überziehen, nicht aber einen Klumpen bilden. Aus diesem Grunde lasse ich nicht durch den Patienten selbst einstäuben. Je nach der Stärke der Eiterung wird das Ohr täglich oder kontrollweise zwei- bis dreimal wöchentlich gespült.

Besteht ein *vorwiegender Tubenfluß* (schleimiges Exsudat, Sekretion aus dem Tubenwinkel vorn unten), dann muß die *Ohrtrompete* vor der Spülung *durchgeblasen werden*. Beim Kind genügt eine vorsichtige Luftdusche. Beim Erwachsenen wird die Ohrtrompete katheterisiert oder unter Umständen sondiert, verbunden mit einer Ätzung von 1 bis 2% Arg. nitr. Auch Durchspülungen der Ohrtrompete werden empfohlen.

Neben den Spülungen sind außer beim Kleinkinde *Ohrbäder* angezeigt, die der Patient zwei- bis dreimal täglich vornimmt (Technik, S. 133), und zwar mit den folgenden Lösungen bzw. nach den folgenden Rezepten: Resorzin 3% 20,0 bis 50,0, Hydrogen. peroxydat. 3% 20,0 bis 50,0, Argyrol 5% 20,0 bis 50,0, Mucidan 1 : 9 (Originalpackung) bei stark schleimigem Eiter.

Wasserstoffsuperoxyd wird nicht immer vertragen und hat gelegentlich ein Aufquellen und Abschilfern des Epithels zur Folge, das sich als weißliche Masse in der Paukenhöhle ansammelt. In solchen Fällen ist damit auszusetzen.

Bei *starker Schwellung der Mukosa* oder kleinen Granulationen, aber auch sonst bei hartnäckigen Fällen dienen Alkoholtropfen der Entquellung der Schleimhaut und zwar hauptsächlich: Acid. salicyl. 0,2 bis 0,5, Alkohol konz. 20,0 bis 50,0, Acid. boric. 0,6 bis 1,5, Alkohol konz. 20,0 bis 50,0.

Verursacht der konz. Alkohol starkes Brennen, so ist mit 50% Spiritus zu beginnen.

Außer den obigen Lösungen, die ich selber regelmäßig anwende, sind im Schrifttum noch eine ganze Reihe anderer Lösungen erwähnt: Kalium permanganic. 1 : 1000, Methylenblau 1 : 500, Dakinsche Lösung, 3% Resorzinalkohol- und 1 bis 2% Arg.-nitric.-Lösung usw. Welche dieser Lösungen im gegebenen Fall am besten wirkt, läßt sich nicht ohne weiteres voraussagen. Es empfiehlt sich daher, wenn mit einer Lösung nach drei bis vier Wochen keine Besserung eintritt, diese zu wechseln. Gelegentlich versagt sowohl die eine wie die andere.

In letzter Zeit werden auch Sulfonamid- und Lösungen von Antibiotica zu Spülungen und entsprechende Pulver zum Einstäuben verwendet. Nach eigener Erfahrung sind die Resultate sehr wechselnd. Gute Erfolge habe ich mit Penicillin-Cibazolpuder (Ciba) erzielt. Über die Behandlung mit anderen Antibiotica, wie Streptomycin, Chloromycetin, Aureomycin, Terramycin usw. bei speziellen Infektionen liegen noch keine abschließenden Erfahrungen vor.

Wird der *Ausfluß geringer*, ist mit den Spülungen aufzuhören, mit den Ohrbädern dagegen erst, wenn sich kein wesentliches Exsudat mehr findet. Dabei genügen zwei- bis dreimal wöchentliche Kontrollen durch den Arzt.

Als *Abschluß* setzt die *Trockenbehandlung* ein, d. h. das Ohr wird nur noch ausgetupft und hierauf Borsäure oder Penicillin-Cibazolpuder in geringer Menge eingestäubt.

Durch eine derartige konservative Behandlung gelingt es meistens, das Ohr trockenzulegen aber nicht Rezidive zu vermeiden. Die zahlreichen angepriesenen Medikamente zeigen, daß es auch rebellische Fälle gibt, die, wie ich schon erwähnte, gelegentlich erst nach Jahren mit zunehmendem Alter abheilen. Es ist verständlich, daß der Patient bzw. dessen Eltern nach einer operativen Behandlung fragen. Die *Radikaloperation des Ohres*, wie sie bei einem Cholesteatom angezeigt ist, *führt jedoch bei der einfachen Schleimhauteiterung selten zum Ziel*. Eine Lebensgefahr, die die Radikaloperation rechtfertigen würde, besteht nicht, und das Ohr pflegt auch nach dem Eingriff weiter zu fließen, da die eiternde Mittelohrschleimhaut unbeeinflußt bleibt und die schleimige Sekretion der Ohrtrompete nicht aufhört. Zudem wird der Patient durch die Radikaloperation oft noch schwerhöriger als vorher. Die Sachlage ist eine durchaus andere als bei der Mastoiditis, wo die Ausräumung des Warzenfortsatzes die Ursache der fortdauernden Eiterung beseitigt. Eine Operation am Warzenfortsatz kommt bei der einfachen Schleimhauteiterung nur in Betracht, wenn eine Mastoiditis oder eine intrakranielle Verwicklung vorliegt, dann allerdings ohne Zögern.

Die umstrittene Ansicht, daß die chronische Mittelohreiterung auf eine chronische Eiterung der retrotympanalen Räume zurückgehe, hat verschiedentlich zur Empfehlung einer einfachen Mastoidektomie geführt, eine operative Behandlung, die sich aber nicht einbürgern konnte. Jedenfalls ist sie nur dann zu versuchen, wenn der Warzenfortsatz eine ausgedehnte Pneumatisation zeigt.

Schließt sich der *Trommelfelldefekt* nach dem Aufhören der Eiterung nicht von selbst, so läßt sich öfters das Zuwachsen durch *Ätzung der Trommelfellränder mit konzentrierter Trichloressigsäure* herbeiführen. Der dadurch für den Patienten erzielte Vorteil ist so groß, daß dieser Versuch, außer bei großen Defekten, nie unterlassen werden sollte. Eine Vergrößerung des Defektes durch die Ätzung kann vorkommen, bedeutet aber keinen ins Gewicht fallenden Nachteil.

Die Ätzung mit Trichloressigsäure erfolgt mit einem auf einen Watteträger aufgedrehten kleinen Watteknopf, mit welchem die Perforationsränder betupft werden. Eine weißliche Verfärbung zeigt die gelungene Verätzung des Epithels an. Die Ätzung wird einmal wöchentlich wiederholt, aber ausgesetzt, wenn der Rand vorzuwachsen beginnt und sich die Perforation verkleinert. Es darf keine Säure in die Paukenhöhle gelangen.

Jeder Patient mit einem *offenen Trommelfelldefekt* ist auf eine *Reihe von Vorsichtsmaßregeln* aufmerksam zu machen, die der Verhütung der ohnehin häufigen Rückfälle dienen. Vor allem darf niemals *Wasch- oder Badewasser* in das Ohr fließen. Beim Haarwaschen oder Baden muß daher das Ohr mit angefetteter Watte (auch Sonnenöl) oder einem der besonders dazu hergestellten Ohrpropfen (wie Oropax) fest verschlossen werden. Springen, Tauchen und Unterwasserschwimmen sind zu verbieten. Über das „künstliche Trommelfell" s. S. 323.

Bei einem großen Trommelfelldefekt und ungeschütztem Ohr besteht die Gefahr, daß das kalte Wasser beim Baden eine kalorische Reizung des Labyrinthes verursacht und der dabei auftretende Ohrschwindel den Schwimmenden gefährdet. Der Ertrinkungstod geht allerdings nur sehr selten, wenn überhaupt, auf diese Ursache zurück (ULRICH).

Für gewöhnlich soll auch das *fließende Ohr unverschlossen* bleiben, sofern der Ausfluß nicht zu stark ist. Viele Patienten glauben ihr krankes Ohr dauernd mit Watte verstopfen zu müssen und beenden die ärztliche Konsultation mit dem Einführen einer aus der Tasche hervorgezogenen, wenig einwandfreien Wattekugel. Abgesehen von der Reizung des Gehörganges wird dadurch das Ohr in eine körperwarme, feuchte Kammer verwandelt, die dem Bakterienwachstum Vorschub leistet und in welcher sich der Ausfluß faulig zersetzt. Watte ist höchstens bei kaltem, windigem oder nassem Wetter zu tragen, aber im Zimmer und während der Nacht stets aus dem Ohr zu entfernen.

Eine wesentliche Reinfektionsgefahr bildet das Schneuzen, weil sich die Ohrtrompete beim Schneuzen öffnet und bei durchlöchertem Trommelfell die Luft auch durch das Ohr abströmt und dabei Sekret aus dem Nasenrachen in die Tube mitreißt. Der Patient schneuzt sich durch das Ohr. Das *Schneuzen* muß daher *vorsichtig*, mit geringem Druck geschehen und eine Nasenseite nach der anderen ausgeblasen werden. Während akuten Katarrhen ist das Schneuzen möglichst einzuschränken.

Prognose. Die chronische Schleimhauteiterung gilt als ungefährlich, denn Komplikationen ohne akutes Rezidiv sind größte Ausnahmen. Jede akute Exazerbation verleiht ihr jedoch die Gefahr einer akuten Mittelohreiterung, deren Komplikationen in diesem Fall meist überraschend in Erscheinung treten. Auch ist daran zu denken, daß ein Cholesteatom nicht immer mit Sicherheit ausgeschlossen werden kann. Der Arzt darf sich daher nicht ohne weiteres auf die sogenannte Harmlosigkeit der Schleimhauteiterung verlassen.

Die Aussichten bei randständigem oberem Trommelfelldefekt sind stets zweifelhaft. Liegt eine einfache Schleimhauteiterung vor, so muß doch immer mit der Bildung eines Cholesteatoms gerechnet werden bzw. läßt sich ein Cholesteatom nicht sicher ausschließen.

b) Das Mittelohrcholesteatom

Das Cholesteatom besteht aus einer *Ansammlung von zersetzten, fötiden Epidermisschuppen in den Mittelohrräumen*, die den Knochen zum Abbau bringen. Vorbedingung für dessen Entwicklung ist ein *randständiger Defekt der Pars tensa oder ein Defekt der Pars flaccida*. Letzterer ist so gut wie immer randständig.

Als *randständiger, marginaler oder peripherer Trommelfelldefekt* wird ein Defekt bezeichnet, der nach Zerstörung des Anulus fibrosus die knöcherne Umrandung des Trommelfelles bzw. die Gehörgangswand erreicht. Dabei handelt es sich entweder um ausgedehnte Trommelfellzerstörungen bis zum Totaldefekt oder um kleine Öffnungen an der Peripherie des Trommelfelles. Besonders gefährlich sind die Defekte an der oberen Umrandung des Trommelfelles und in der Pars flaccida, die sich manchmal zusammen mit einem Defekt der äußeren Kuppelraumwand direkt in das Epitympanum öffnen (epitympanaler Defekt).

Das entzündliche Cholesteatom heißt im Gegensatz zur echten Perlgeschwulst bzw. zum echten Cholesteatom der Dura (s. S. 373) auch *Pseudocholesteatom* (Körner), jedoch ist der einfache Name „Cholesteatom" allgemein gebräuchlich.

Ursache, Entstehung und pathologische Anatomie. Es gibt pathogenetisch zwei Arten von Cholesteatom, das *sekundäre Cholesteatom* nach Mittelohreiterungen und das *primäre genuine Kuppelraumcholesteatom*.

Das *sekundäre Mittelohrcholesteatom* setzt einen randständigen Defekt der Pars tensa, öfters unter Einbezug der Pars flaccida voraus und entwickelt sich am häufigsten nach *Mittelohreiterungen bei akuten Exanthemen*, namentlich nach einer nekrotisierenden Otitis bei Scharlach, seltener bei Masern oder anderen Infektionskrankheiten. Auch eine *tuberkulöse Otitis, Lues* oder eine *Trommelfell-*

zerreißung (posttraumatisches Cholesteatom) kann die Ursache eines Cholesteatoms sein. Manchmal geht das Cholesteatom von vorwiegend *im Kuppelraum lokalisierten akuten Entzündungen aus*, die die Pars flaccida perforieren und diese dünne Membran bis zum Rand zerstören (BEZOLD, MAYER).

Fisteln des Gehörganges oder eine retroaurikuläre Fistel, z. B. nach einer Warzenfortsatzoperation (postoperatives Cholesteatom) stellen ähnliche Eingangspforten wie randständige Trommelfelldefekte dar.

Am knöchernen Rand des Trommelfelles stößt die *Gehörgangshaut* unmittelbar an die Schleimhaut des Mittelohres, was der mit der ganzen Wachstumskraft der äußeren Haut versehenen Gehörgangsepidermis Gelegenheit gibt, sich auf Kosten der Paukenhöhlenschleimhaut auszubreiten, *in das Mittelohr einzuwachsen* und dieses mit *schuppendem Plattenepithel auszukleiden.* Besonders leicht tritt dies ein, wenn die Mittelohrschleimhaut durch eine *nekrotisierende Entzündung* zerstört wurde und daher eine *granulierende Wundfläche* epithelisiert werden kann. Aber auch die *intakte Mittelohrschleimhaut* setzt dem Einwachsen kein dauerndes Hindernis entgegen. Die Wachstumsneigung der äußeren Haut, gesteigert durch den Entzündungsreiz, ist derart groß, daß die Mittelohrschleimhaut durch *Unter-*

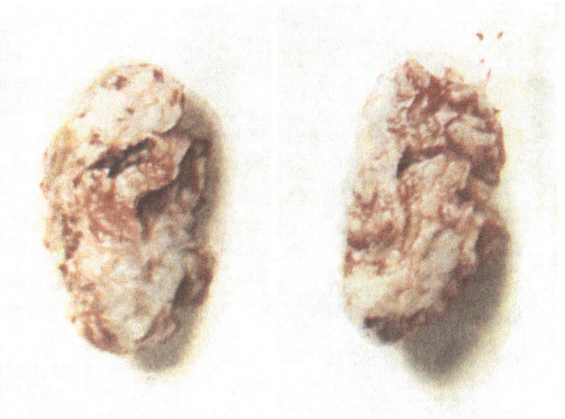

Abb. 194. Cholesteatom bei 12jährigem Mädchen. Durch Radikaloperation entfernt. Natürliche Größe.

wachsen und Tiefenwucherung in das submuköse Gewebe immer weiter zurückgedrängt wird, bis sämtliche pneumatischen Hohlräume von äußerer Epidermis ausgekleidet sind. Dieser Vorgang vollzieht sich naturgemäß langsam und braucht Jahre bis zur vollen Entwicklung, sofern nicht die Mittelohrschleimhaut durch die vorgängige Entzündung zerstört ist. Im Grunde genommen bedeutet diese *Epidermisierung* einen Heilungsprozeß, der mit einer sauber und trocken epidermisierten narbigen Paukenhöhle enden kann. Dies ist aber nur selten der Fall, weil sich das mehrschichtige Plattenepithel der eingewanderten Epidermis durch Abschuppung der verhornenden Oberfläche dauernd erneuert. Die *abgestoßenen Schuppenmassen*, untermischt mit klebrigem Exsudat und Tubensekret, bleiben im engen Hohlraumsystem des Mittelohres, hauptsächlich im Epitympanum, liegen und *füllen als Detritusklumpen die Mittelohrräume mit der Zeit völlig aus*, besonders bei einem kleinen Defekt, während sie bei einem größeren randständigen oder Totaldefekt leichter in den Gehörgang abgestoßen werden können. Da die Epidermismassen, wie jeder derartige Detritus, neben Fettkugeln *reichlich Cholesterin* enthalten, das in den typischen Rhomboedern mit abgebrochenen Ecken auskristallisiert, wird die *Detrituskugel als Cholesteatom* (Abb. 194) bezeichnet. Es ist umgeben von der *Cholesteatommatrix*, einer weißlich glänzenden Haut, die der eingewanderten Epidermis entspricht mit dem Bau der äußeren Haut ohne deren Anhänge. Die zwiebelschalenartige Schichtung der abgestoßenen verhornten und zersetzten Epithelmassen läßt sich deutlich wahrnehmen. Eine *reiche Mischflora*, unter der die *anaeroben Fäulnisbakterien* den charakteristischen penetrant *fötiden Geruch* des Cholesteatoms bedingen, macht es zum *gefährlichen Infektionsherd,* der im schädlichen Kreislauf den stark schuppenden Reizzustand der Epidermis dauernd unterhält.

Daß *konstitutionelle Faktoren* beim sekundären Cholesteatom ebenfalls eine Rolle spielen, zeigt die auffällige Tatsache, daß viele der betroffenen Mastoide schlecht pneumatisiert sind, anderseits finden sich aber auch Cholesteatome bei guter Pneumatisation.

Das primäre oder genuine Kuppelraumcholesteatom geht von Veränderungen der Pars flaccida aus und ist durch einen isolierten Defekt der Pars flaccida gekennzeichnet.

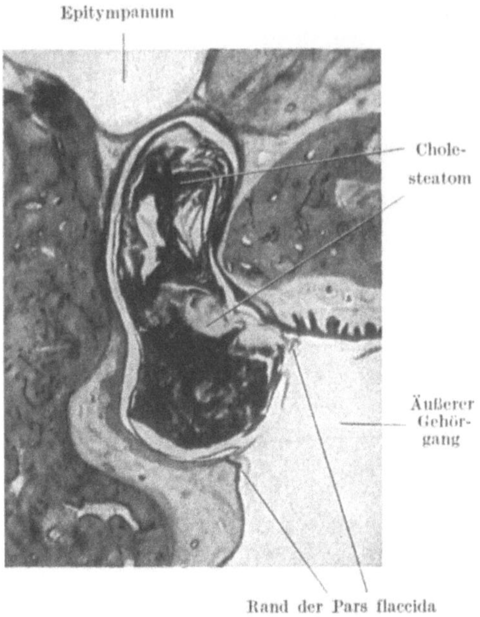

Abb. 195. Primäres genuines Cholesteatom der Pars flaccida. Das Cholesteatom ragt dünnwandig abgeschlossen in den entzündungsfreien Kuppelraum (nach LANGE).

Der Vorgang dieser Cholesteatombildung ist nur teilweise abgeklärt. Das *Anfangsstadium* scheint in einer *tiefen und unbeweglichen Einziehung der Membrana Shrapnelli* zu bestehen, wie sie häufig bei voll ausgebildetem Cholesteatom des einen Ohres auf der anderen Seite festzustellen ist. Entzündliche Vorgänge sind in diesem Stadium noch nicht vorhanden. Nach den histologischen Untersuchungen von WITTMAACK, STEURER, ALBRECHT u. a. ist dabei der laterale Teil des Kuppelraumes, besonders der Prussaksche Raum, fast ganz von nicht rückgebildetem, embryonalem Bindegewebe ausgefüllt und der Kuppelraum, wie schon die Untersuchungen von HARTMANN zeigten, vom unteren Teil der Paukenhöhle abgeschlossen. Wahrscheinlich ist die narbige Retraktion dieses Bindegewebes an der Einziehung der Pars flaccida schuld, wogegen ein Unterdruck in der Paukenhöhle kaum als Grund anzunehmen ist. Daß das *Epithel* der Shrapnellschen *Membran* außerdem zu einem *starken atypischen Tiefenwachstum neigt* und Stränge sowie Sprossen vom Plattenepithel in die Tiefe treibt, die in das Bindegewebe des Kuppelraumes eindringen, haben LANGE, ALBRECHT und STEURER nachgewiesen. Dabei bilden sich in der Tiefe kleine *Cholesteatomperlen* und gleichzeitig füllt sich die *Tasche der Membrana Shrapnelli mit abgeschuppten Epidermismassen* unter Bildung eines kleinen Cholesteatoms (Abb. 195). Dieses wiederum wirkt wie ein sekundäres Cholesteatom als entzündlicher Reiz, wodurch das Epithel zur vermehrten Abschuppung und zu weiterem Tieferwuchern veranlaßt wird. Wie und aus welchen Gründen schließlich ein *Durchbruch des Sackes in das Epitympanum* erfolgt, ist nicht bekannt. Jedenfalls aber gehört dieses genuine Cholesteatom zunächst dem äußeren Gehörgang an und bricht erst sekundär in das Mittelohr ein, während sich die sekundären Cholesteatome aus einer vorgängigen Mittelohreiterung entwickeln. Auch nach dem Einbruch in das Mittelohr beschränkt sich das genuine Cholesteatom in der Regel lange Zeit auf einen kleinen, von der übrigen Paukenhöhle abgetrennten Sack im Kuppelraum, was zu dem charakteristischen klinischen

Bilde des *Kuppelraumcholesteatoms* führt. Der *Warzenfortsatz* ist stets *kompakt* und weist mit dieser hochgradigen Pneumatisationshemmung auf die überwiegende Bedeutung des Schleimhautcharakters bei der Entstehung des genuinen Cholesteatoms hin, die auch in der Auffüllung des Prussakschen Raumes mit embryonalem Füllgewebe zum Ausdruck kommt.

Daß die Cholesteatome aus kleinen trockenen Defekten der Membrana Shrapnelli, sogenannten Foramini Rivini, hervorgehen können ist unrichtig. Die vermeintlichen Löcher in der Membrana Shrapnelli haben sich bei Betrachtung mit dem Ohrmikroskop stets als feinste Atrophien (Abb. 196) erwiesen (Lüscher).

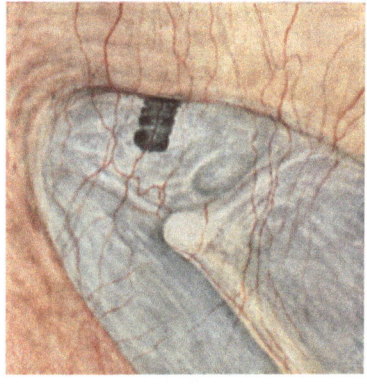

Abb. 196. Feinste Atrophie in der Pars flaccida.

In der *weiteren Entwicklung* unterscheiden sich sekundäres und primäres Cholesteatom nicht mehr voneinander. Die Cholesteatombildung wird durch die *Retention* und durch die Reizung der Cholesteatommatrix infolge der angesammelten Epidermismassen wesentlich gefördert. Läßt sich die Verhaltung durch eine Behandlung beseitigen (z. B. Spülbehandlung bei kleinem Kuppelraumcholesteatom) oder entsteht spontan eine nach dem Gehörgang weit offene Höhle (natürliche Radikaloperation), so hört die Wucherungsneigung der Cholesteatommatrix sowie ihre starke Abschuppung auf und die ausepidermisierte Höhle kann dauernd trocken bleiben. Auch

Paukenhöhle
(Trommelfell und Gehörknöchelchen zerstört)

Cholesteatom
durchgebrochen nach der mittleren Schädelgrube

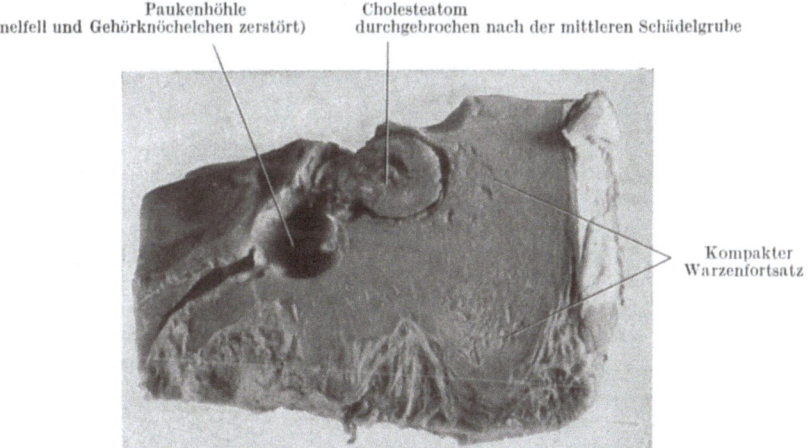

Kompakter
Warzenfortsatz

Abb. 197. Cholesteatom des Epitympanum und Antrum mit Durchbruch nach der mittleren Schädelgrube. Kompakter Warzenfortsatz mit wenigen kleinsten Zellen in der Antrumgegend (Präparat von Burckhardt-Merian).

kommen *anlagemäßige Unterschiede* in der *Wucherungsneigung der Epidermis* vor (Wittmaack, Steurer), die sich bei der Bildung des Cholesteatoms auswirken.

Die Gefahr des Cholesteatoms beruht auf seinem *Wachstum auf Kosten des Knochens*, der durch Osteoklasten exzentrisch abgebaut wird. Das Resultat ist eine glattwandige Höhle von oft erstaunlicher Größe, ausgefüllt von Cholesteatommasse. Der Knochenabbau, der teilweise als entzündlicher Prozeß (rarifizierende Ostitis), teilweise als *Druckusur* aufzufassen ist, geht von den subepithelialen Schichten der Cholesteatommatrix (OPPIKOFER sen.) aus und hört auf, wenn das Cholesteatom entfernt wird. Auch hier ist die Retention ausschlaggebend. Häufig wird, hauptsächlich bei den Kuppelraumcholesteatomen, die laterale *Kuppelraumwand zerstört* oder es entstehen *Knochenfisteln* im hinteren oberen Teil des Gehörganges. In dieser Weise kann die erwähnte *natürliche Radikaloperation* zustande kommen, bei welcher der Kuppelraum samt Antrum zu einer nach außen weit offenen trockenen Tasche wird. Meistens dehnt sich aber der Knochenschwund vorwiegend nach innen aus, das *Cholesteatom erreicht die Dura mater,* der sich die Cholesteatommatrix mit der Zeit über

Cholesteatommatrix im Kuppelraum

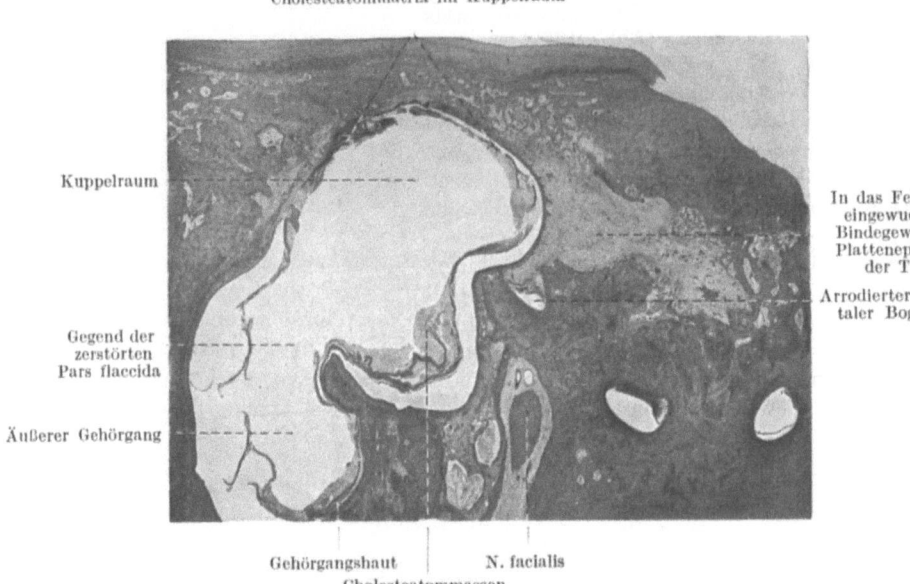

Abb. 198. Kuppelraumcholesteatom mit Arrosion des horizontalen Bogenganges (Bogengangsfistel). Vertikalschnitt durch den Kuppelraum.

dem Temporallappen (Abb. 197), dem Sinus sigmoides und dem Kleinhirn direkt anlegt. Damit gelangt das Cholesteatom als *gefährlicher latenter Infektionsherd in unmittelbaren Kontakt mit dem Endokranium,* wodurch sich unmerklich schwere *intrakranielle Komplikationen* vorbereiten. Die Knochenarrosion des oberflächlichen äußeren Schenkels des horizontalen Bogenganges kann das häutige Labyrinth freilegen, was zu einer *Labyrinthfistel* mit einer *zirkumskripten Labyrinthitis* (Abb. 198) führt. Die Zerstörung des Fazialkanals hat eine *Fazialislähmung* zur Folge oder es wird die äußere Kortikalis des Mastoids durchbrochen.

Statt von einem Cholesteatom wird vielfach von *Cholesteatomeiterung* gesprochen und damit der Eindruck einer eigentlichen Eiterung erweckt. Die Eiterung gehört primär nicht zum Begriff des Cholesteatoms und es gibt auch trockene, aber nicht weniger gefährliche Cholesteatome. Allerdings vereitert das Cholesteatom häufig sekundär.

Cholesteatom und Schleimhauteiterung kommen vielfach kombiniert vor als epitympanales Cholesteatom und mesotympanale Schleimhauteiterung, wobei das Mesotympanum nicht epidermisiert ist und eine rote, mehr oder weniger geschwollene Schleimhaut zeigt.

Dagegen sind eigentliche *Übergangsformen* selten. Sie äußern sich als einfach desquamative chronische Mittelohreiterung oder als Knocheneiterung ohne Cholesteatom.

Fälle von Cholesteatom mit geringer Wachstumsneigung leiten über zu der *einfach desquamativen chronischen Mittelohreiterung*, bei welcher eine Epidermisierung mit gewisser Abschuppung, aber ohne Bildung eines Cholesteatoms, eintritt (WITTMAACK). Oft wächst dabei die Epidermis, vom Kutisstreifen ausgehend, dem mit dem Promunturium verwachsenen Hammergriff oder Bindegewebsbrücken entlang auf die Promunturialschleimhaut über und breitet sich dort auf Kosten der Mittelohrmukosa aus; das Epitympanum bleibt jedoch verschont. Die Epidermis des Kutisstreifens hat offenbar eine geringere Wachstumsneigung als die Haut des Gehörganges. Die Epidermisstränge und Flecken sind als weißliche trübe Stellen auf der meist geröteten Promunturialmukosa leicht zu erkennen. Das Exsudat ist *nicht fötid*. Die Prognose ist gleich *gut* wie bei der einfachen Schleimhauteiterung.

Mitunter kommt es bei randständigem Defekt, beispielsweise nach *nekrotisierenden Scharlachotitiden*, zu einer dauernden *Knocheneiterung ohne Cholesteatom*, die mit der Zeit neben der *Zerstörung der lateralen Kuppelraumwand* und unter Bildung von *Polypen* den Knochen des Warzenfortsatzes und des Felsenbeines in größerer Ausdehnung zerstört und damit schließlich intrakranielle Komplikationen hervorruft. In vielen Fällen deckt erst die Operation oder die histologische Untersuchung bei derartig anscheinend reinen Knocheneiterungen ein klinisch nicht zu diagnostizierendes Cholesteatom auf. Die Knocheneiterungen äußern sich in stark fötidem Ausfluß ohne Cholesteatommassen. Sie sind klinisch *gleich zu bewerten wie Cholesteatome*.

Zusammen mit dem Cholesteatom bzw. bei randständigem Defekt und Knocheneiterung kommen vielfach umschriebene Wucherungen der Schleimhaut vor. Sie bilden als gestielte oder breit aufsitzende rundliche epithelisierte Gewebezapfen die *Ohrpolypen* (Abb. 191 und 200). In der Regel entspringen sie irgendwo am Defektrand und sind das Zeichen einer Knochenarrosion. Da sie durch Behinderung des Abflusses die Verhaltung fördern, verschlimmern sie den Zustand wesentlich.

Symptome und Verlauf. Wie bei der einfachen Schleimhauteiterung wird auch beim Cholesteatom der *Allgemeinzustand*, selbst bei ausgedehnter Knochenzerstörung und wenn sogar das Endokranium erreicht ist, *nicht gestört*. Manchmal ist ein gewisser *Kopfdruck* und eine unbestimmte Schwere der erkrankten Kopfseite vorhanden oder es besteht eine einseitige *Schwerhörigkeit*. Diese Beschwerden können verschwinden, sobald sich ein Epidermisklumpen abgestoßen hat. *Fieber* und *Schmerzen* sind die Zeichen von *Verhaltungen* oder eines *akuten Rezidivs*, die allerdings im Verlauf des jahrelangen Leidens öfters vorkommen und nicht selten durch einen obturierenden Polypen bedingt werden. Vor allem beim primären Kuppelraumcholesteatom, das sich ohne vorgängige akute Mittelohrentzündung schleichend entwickelt, sind die Beschwerden oft jahrelang so gering, daß der Patient seine Ohrerkrankung gar nicht bemerkt und nicht angeben kann, wann sie begonnen hat.

Der *Ohrfluß* ist in der Regel nicht erheblich. Bei „trockenem", selbst großem Cholesteatom des Kuppelraumes kann er zeitweise ganz fehlen und setzt erst ein, wenn die Cholesteatommassen infiziert werden und eitrig zerfallen. Die Menge des Ausflusses läßt deshalb keinen Schluß auf die Größe des Cholesteatoms bzw. die Ausdehnung der Knochenzerstörung zu. Die *Art des Ausflusses* wechselt. Er kann rein eitrig oder schleimhaltig sein, je nachdem ob er vorwiegend vom Cholesteatom oder von einer gleichzeitigen Eiterabsonderung der Schleimhaut stammt. Meistens jedoch mischen sich dem Eiter dickere, schmutzig-weißlich verfärbte, sandige oder bröcklige Cholesteatommassen bei, die ihn zu einer dicklichen Schmiere machen, die den Gehörgangswänden anhaftet. Bei vernachlässigten Ohren und sekundärem Cholesteatom ist die Paukenhöhle und der innere Teil des Gehörganges von diesen fötiden Massen oder verkrustetem Eiter mitunter ganz ausgefüllt, so daß ein Einblick erst nach Ausspülen oder Aufweichen mit 3% Wasserstoffperoxyd oder 1% Sodalösung möglich wird. Durch Chloreton werden die Schuppen gelöst. Es können sich aber auch nur im sonst sauberen Spülwasser feine Epidermisschuppen, Cholesteatomlamellen und kleine Klümpchen befinden. *Charakteristisch für den Ausfluß beim Cholesteatom* ist der fast ausnahmslos *penetrant fötide Geruch*, der im Gegensatz zur reinen Schleimhauteiterung auch bei zureichender Reinigung des Ohres bestehen bleibt. Neben der Schwerhörigkeit und den akuten Schüben ist der fötide Geruch für den Patienten bisweilen das einzige Zeichen seines Leidens.

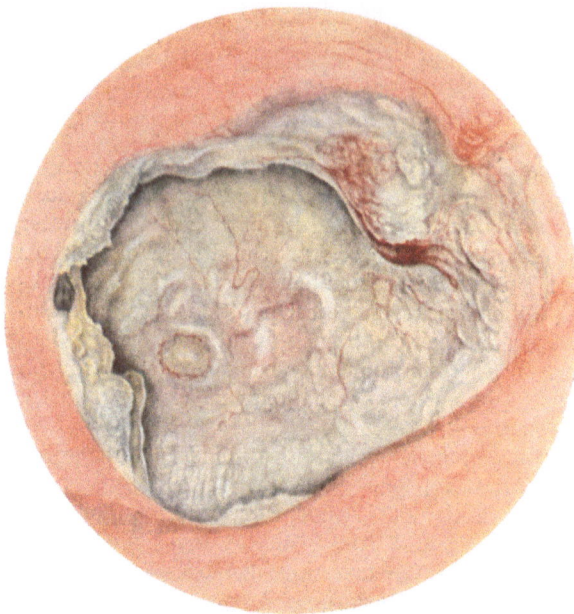

Der spärliche Ausfluß kann ein *Gehörgangsekzem* verursachen oder eine *diffuse Gehörgangsentzündung*, die den Patienten zum Arzt bringen, wobei dann erst das Cholesteatom zum Vorschein kommt.

Abb. 199. Subtotaler Defekt des linken Trommelfelles mit sekundärem Cholesteatom. Paukenhöhle epidermisiert, feuchte Cholesteatommassen.

Die *Schwerhörigkeit* kann alle Grade erreichen, je nach dem Ausmaß der Zerstörung des Trommelfelles und der Gehörknöchelchen sowie der Vernarbung. Durch Schädigung des Innenohres kann sie bis zur Taubheit zunehmen, was als *Cholesteatomtaubheit* (SIEBENMANN) bezeichnet wird. Diese ist auf Diffusion toxischer Exsudatstoffe durch die Labyrinthfenster zurückzuführen. Die *Hörprüfung* ergibt eine *Mittelohrschwerhörigkeit* und bei Mitbeteiligung des Innenohres eine *gemischte Schwerhörigkeit*. Beim *genuinen Kuppelraumcholesteatom*, das das Mesotympanum oft lange Zeit verschont, kann das *Hörvermögen jahrelang praktisch normal bleiben*.

Die *Otoskopie* zeigt beim *sekundären Cholesteatom* mit seltenen Ausnahmen einen *randständigen Defekt in der Pars tensa*, der vom *kleinen Defekt* an der oberen Trommelfellperipherie bis zur völligen Zerstörung des Trommelfelles, dem *Totaldefekt*, alle Größen aufweisen kann. Relativ häufig ist ein *subtotaler Defekt* mit noch vorhandenen Gehörknöchelchen und stehendem narbigem Rest der angrenzenden Trommelfellteile (Abb. 199). Der seines Haltes beraubte Hammergriff verwächst dabei oftmals mit dem Promunturium und verschafft der einwachsenden Epidermis einen weiteren Zugang zum Mittelohr.

Die *Epidermisierung der Paukenhöhle* gibt sich an ihrer grau-weißlich trüben Verfärbung der Wand zu erkennen, die von gequollener und abschuppender

Epidermis bedeckt sein kann und von der mehr oder weniger geröteten oder auch gelblichen Mittelohrmukosa mit ihrer feinen Gefäßzeichnung absticht. Mitunter ist nur der *obere Teil der Paukenhöhle* oder der *Eingang zum Kuppelraum* epidermisiert, während das Promunturium intakte Schleimhaut aufweist. Aus dem Kuppelraum hängen dabei weißlich schmierige Fetzen herunter, die beim *Auswischen den typischen Cholesteatomgeruch* haben. Häufig sind zugleich ein oder mehrere *hochrote Polypen oder Granulationen* vorhanden, die vom Defektrand oder aus der Tiefe kommend als leicht blutende schlaffe Wucherungen in den Gehörgang hineinhängen. Werden sie nicht beseitigt, so wachsen sie schließlich langgestielt zum äußeren Gehörgang hinaus und erscheinen als *hochrote, abschließende Gewebepfröpfe* in der Ohrmuschelvertiefung (Abb. 200). Erst

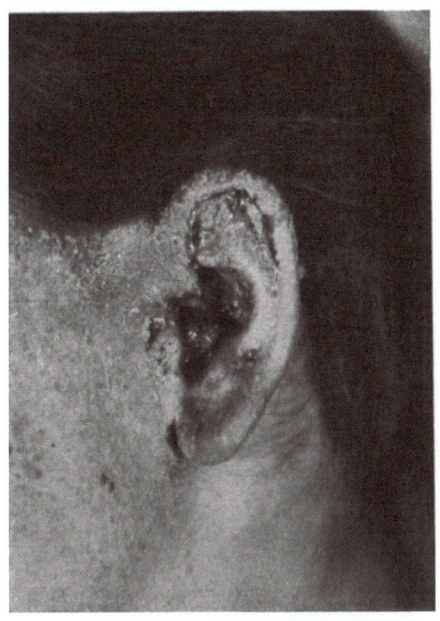

Abb. 200. Ohrpolyp bei Cholesteatom in die Concha herausragend. Akutes Ekzem der Ohrmuschel durch den ausfließenden Eiter.

nach Abtragung der Polypen oder Wucherungen läßt sich die Perforation, ihre Lage und Ausdehnung feststellen.

Beim *primären Kuppelraumcholesteatom* beschränken sich die pathologischen Veränderungen auf die Pars flaccida, während die Pars tensa völlig intakt sein kann. Die *Pars flaccida* ist *tief eingezogen* und bildet eine in den Kuppelraum ragende Tasche, was makroskopisch wie ein Loch wirkt, aus dem das Cholesteatom mit weißlichen Fetzen hervortritt oder sich dünnflüssiger Eiter entleert. In der Tiefe der Tasche findet der Durchbruch nach dem Kuppelraum statt und sitzt der Defekt. Eine kleine Schuppe genügt, um den Eingang zum Cholesteatomsack zu verbergen

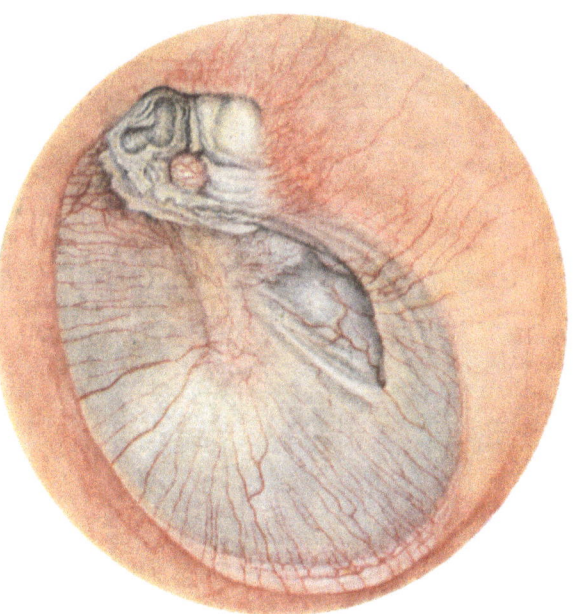

Abb. 201. Kuppelraumcholesteatom des linken Ohres von der Pars flaccida ausgehend. Pars tensa intakt.

(Abb. 201). Zuweilen ist auch ein kleinerer oder größerer Teil der *knöchernen lateralen Kuppelraumwand* zerstört, so daß der Kuppelraum freiliegt. Öfters weist ein gestielter Polyp auf den Kuppelraum hin.

Bei starker Vergrößerung mit dem Ohrmikroskop ist deutlich wahrzunehmen, daß es sich in der Pars flaccida nicht einfach um einen Defekt handelt, sondern um eine durch eine tiefe Einziehung entstandene Tasche, in der sich die Pars flaccida von allen Seiten einsenkt und deren Grund unter dem Knochenrand in das Epitympanum verschwindet (LÜSCHER).

Selbst sehr große Cholesteatomhöhlen im Mastoid bleiben am *Warzenfortsatz* gewöhnlich *ohne klinische Zeichen,* da es zu einem Durchbruch unter die Weichteile mit entsprechender Schwellung fast nie kommt. Nur bei *akuter Exazerbation* können sich die *üblichen Symptome der Mastoiditis* (Druckempfindlichkeit, Schwellung) einstellen, was aber durch die Zellarmut des Warzenfortsatzes meistens verhindert wird.

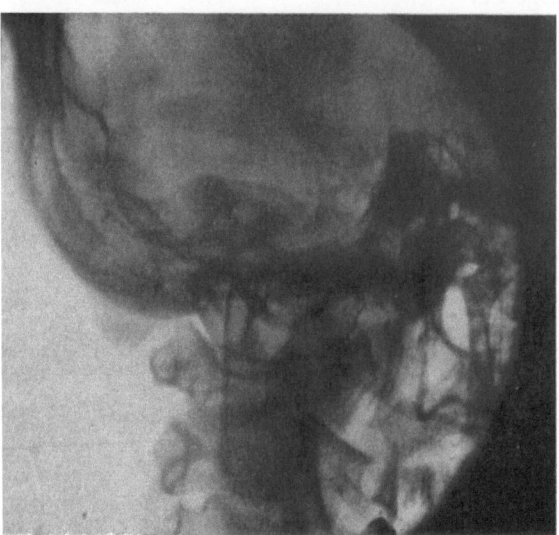

Abb. 202. Kompakter Warzenfortsatz bei Cholesteatom. Cholesteatomhöhle nicht sichtbar (Aufnahme nach STENVERS).

Im *Röntgenbefund* (Aufnahme nach SCHÜLLER, STENVERS oder MAYER) erscheinen große Cholesteatomhöhlen als *Aufhellung,* jedoch ist der Unterschied in der Dichte zwischen Cholesteatom und Knochen zu klein, um das Cholesteatom regelmäßig hervortreten zu lassen. Zuweilen gelingt es, die Cholesteatomhöhle mit *Kontrastflüssigkeit* zu füllen und das Cholesteatom wird als Verschattung auf dem Röntgenbild erkennbar. In beiden Fällen ist nur der positive Befund verwertbar. Im übrigen ist der Warzenfortsatz mit wenigen Ausnahmen (z. B. traumatische Cholesteatome) zellfrei und kompakt, mit tief einspringendem Sinus sigmoides (Abb. 202 und Abb. 203).

Im *weiteren Verlauf* wächst das Cholesteatom unmerklich und ohne Krankheitszeichen, bis schließlich die *Cholesteatommatrix der Dura in breiter Ausdehnung* anliegt. Darüber können Jahre und Jahrzehnte vergehen, bevor der Patient wesentliche Beschwerden spürt. Es hält daher oft schwer, ihn von der Gefährlichkeit seines Leidens zu überzeugen. Eine *Spontanheilung,* zum Teil unter Bildung einer natürlichen Radikaloperationshöhle, ist *sehr selten*; das *unbehandelte Cholesteatom* führt fast immer früher oder später zu *einer intrakraniellen Komplikation.*

Komplikation. Die Häufigkeit lebensgefährlicher Komplikationen zeichnet das Cholesteatom vor allen anderen entzündlichen Mittelohrerkrankungen aus. Die Gefahr wird um so größer, je länger das Cholesteatom zum Wachsen Zeit hat, ist aber immer vorhanden. Ist es einmal bis zur Dura vorgedrungen, so liegt es als gefährlicher Infektionsherd den Hirnhäuten direkt an und die Infektion kann sich plötzlich auf den Schädelinhalt ausbreiten. Intrakranielle Komplikationen können ohne Vorboten, namentlich ohne Zeichen einer Mastoiderkrankung, auftreten.

Unter den intrakraniellen Komplikationen ist ein Epiduralabszeß größerer Ausdehnung am seltensten, meistens kommt es direkt zur Infektion der Leptomeningen, des Sinus sigmoides oder des Hirns. Die Leptomeningitis setzt schlagartig ein, Sinusthrombose und Hirnabszeß entwickeln sich langsam, der letztere bleibt oft monatelang latent und findet sich beim Cholesteatom viel häufiger als bei der akuten Mittelohrentzündung. Eine typische Cholesteatomfolge ist die Arrosion des horizontalen Bogenganges mit dem Auftreten des Fistelsymptoms, während ein Labyrintheinbruch mit diffuser Labyrinthitis, ebenso wie eine Fazialislähmung nach Zerstörung des Fazialkanals nur selten stattfindet.

Diagnose. Im Hinblick auf die zunehmende Gefahr des wachsenden Cholesteatoms ist die *Frühdiagnose außerordentlich wichtig*, so daß sich der Arzt

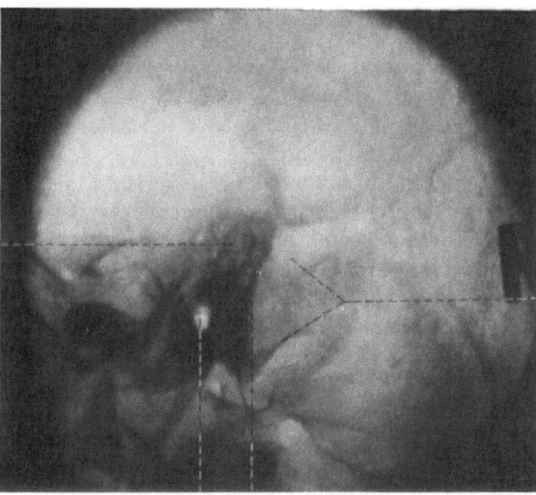

Pneumatische Zellen über dem Antrum

Kompakter zellfreier Warzenfortsatz

Äußerer Gehörgang   Rand des einspringenden Sinus sigmoides

Abb. 203. Kompakter Warzenfortsatz bei Cholesteatom mit tief einspringendem Sinus sigmoides (Aufnahme nach SCHÜLLER).

keineswegs mit der allgemeinen Diagnose der chronischen Ohreiterung begnügen darf. Eine vorgängige Scharlachotitis ist stets cholesteatomverdächtig.

Für die spezielle Diagnose des Cholesteatoms bzw. der seltenen Knocheneiterung ohne Cholesteatom steht die *Fötidität des Exsudats* im Vordergrund. Der Allgemeinpraktiker stellt daher die Diagnose in erster Linie mit der Nase durch den Nachweis der Fötidität des Exsudats. Ein *übelriechendes Ohr* spricht meistens für eine *knochenzerstörende Erkrankung*, nur eine Otitis externa chron. kann auch fötiden Eiter absondern. Selbst die kleinen Mengen, die an der eingeführten Sonde bei einem trockenen Cholesteatom hängenbleiben, genügen oft, um den üblen Geruch wahrzunehmen. Bleibt das Exsudat auch nach wiederholten gründlichen Spülungen fötid, so ist ein Cholesteatom oder die klinisch gleichbedeutende chronische Knocheneiterung ohne Cholesteatom so gut wie erwiesen, während bei geruchlosem Exsudat fast sicher kein Cholesteatom vorliegt. Cholesteatome ohne fötides Exsudat sind eine große Ausnahme.

Das zweite Hauptsymptom ist der *randständige Defekt an der oberen Trommelfellperipherie*, angefangen vom kleinen isolierten Defekt in der Membrana Shrapnelli bis zum Totaldefekt. Die vereinzelten Fälle mit fötidem Exsudat und zentralem Defekt sind cholesteatomverdächtig. Gelegentlich findet sich ein zweiter kleiner randständiger unauffälliger Defekt in der Pars tensa oder Membrana Shrapnelli. Manchmal wird der Nachweis der Randständigkeit

schwierig. Mit der in den Defekt eingeführten Hakensonde lassen sich die Defekt-
ränder abtasten, wobei entweder der membranöse Rand der zentralen Perforation
oder der rauhe knöcherne Rand des randständigen Defektes gespürt werden kann.

Vielfach sind auch die *Cholesteatommassen*, die als *weißliche Fetzen* aus dem
Kuppelraum herunterhängen, direkt zu sehen oder der Eiter ist sandig und
enthält *bröcklige Epidermismassen*. Zuweilen können kleine glänzende Epidermisschuppen oder Cholesteatomfetzen im Spülwasser schwimmen (dunkle Schale).
Ist außerdem die *Paukenhöhle* oder sind Teile derselben *epidermisiert*, so ist
die Diagnose des Cholesteatoms sicher. Nicht selten aber versteckt sich das
Cholesteatom, selbst bei bedeutender Größe, vollständig in den epi- und retrotympanalen Räumen, während das Mesotympanum den Eindruck einer einfachen Schleimhauteiterung vermittelt und einen geruchlosen schleimigen Eiter
liefert. Die Diagnose kann auch für den Ohrenarzt erst nach längerer Beobachtung und wiederholter Untersuchung möglich sein.

Eine *normale Pars tensa* und ein *annähernd normales Hörvermögen* schließen
ein Kuppelraumcholesteatom nicht aus.

Erfahrungsgemäß werden besonders die *isolierten Defekte bzw. Taschen der
kleinen und schwer sichtbaren Shrapnellschen Membran* mit dem dahinterliegen-
den genuinen Kuppelraumcholesteatom übersehen. *Irreführend* ist dabei die
stumme Anamnese, das *normale Aussehen der Pars tensa* und die annähernd oder
ganz *normale Hörweite* für Flüsterzahlen. Bei stinkendem Ohr (Angabe des
Patienten!) und scheinbar normalem otoskopischem Befund muß stets nach dem
isolierten Defekt der Membrana Shrapnelli gesucht werden. Diese wird bei starker
Neigung des Kopfes des Patienten nach der Gegenseite und Wegdrehen des Gesichtes vom Untersucher sichtbar. Eine *kleine Schuppe* am *vorderen oberen Trommelfellrand* oder ein *kleiner Polyp* verdecken mitunter die Tasche bzw. das Loch.

Die *Größe des Cholesteatoms* läßt sich im allgemeinen schwer oder gar nicht
beurteilen, da weder das otoskopische Bild, noch die Stärke oder Art des Ausflusses darüber Auskunft geben. Auch das Röntgenbild läßt häufig im Stich.
Hinter einer kaum sichtbaren Tasche der Shrapnellschen Membran kann ein
großes Kuppelraumcholesteatom verborgen sein, während sich von einem aus-
epidermisierten Totaldefekt gegebenenfalls nur eine kleine Tasche in das Epitympanum erstreckt.

Sehr wichtig ist die *Beachtung akut entzündlicher Erscheinungen* (Pulsation
des Exsudats, Schmerzen, Fieber), da die akute Vereiterung die Gefährdung
außerordentlich erhöht. Besonders während diesen akuten Rezidiven dürfen
die *Zeichen einer Komplikation* nicht übersehen werden (Schwindel, Kopfschmerzen, Erbrechen, schlechter Allgemeinzustand usw.).

Differentialdiagnostische Schwierigkeiten verursacht vor allem ein *gleichzeitiges Gehörgangsekzem* oder eine diffuse *Gehörgangsentzündung* mit ihrem
gleichfalls fötiden Exsudat. Hauptsächlich wird durch eine Schuppung der
vorderen oberen Gehörgangswand die Beurteilung der Pars flaccida sehr erschwert. Bei jedem Gehörgangsekzem, das bis zum Trommelfell reicht, darf
deshalb ein Kuppelraumcholesteatom nur mit großer Vorsicht ausgeschlossen
werden.

Ebenso kann sich das Cholesteatom hinter einer *akuten Mittelohrentzündung*
bzw. einem akuten Rezidiv verstecken. Die Diagnose kann außerordentlich
schwierig sein, zumal wenn der Patient erst durch die akute Vereiterung des
Cholesteatoms auf dieses aufmerksam wurde und seine chronische Ohreiterung
noch nicht kannte. Bei fötidem Exsudat oder bei einem großen randständigen
Defekt ist ein Cholesteatom anzunehmen (s. auch akutes Rezidiv, S. 247). Akute
Kuppelraumeiterungen sind fast immer akut vereiterte Cholesteatome.

Ein mit Epidermismassen ausgefüllter Gehörgang kann in gleicher Weise durch einen Epidermispfropf des Gehörganges, wie durch ein Mittelohrcholesteatom verursacht werden. Die Unterscheidung ist erst nach gründlicher Reinigung des Gehörganges möglich.

Über die *Differentialdiagnose* des Cholesteatoms gegenüber der frischen *Scharlachotitis*, der *Mittelohrtuberkulose* und dem *Mittelohrkrebs* siehe die betreffenden Kapitel.

Behandlung. *Die Verhütung lebensgefährlicher Verwicklungen steht im Vordergrund.* Dieses Ziel wird durch die sogenannte *Radikaloperation des Ohres* fast immer erreicht, während die konservative Behandlung sich öfters als erfolgloser Versuch herausstellt. Die Beurteilung der Operationsnotwendigkeit und die sachgemäße konservative Behandlung verlangt fachärztliche Erfahrung und Technik, weshalb die *Cholesteatombehandlung zum Facharzt gehört.*

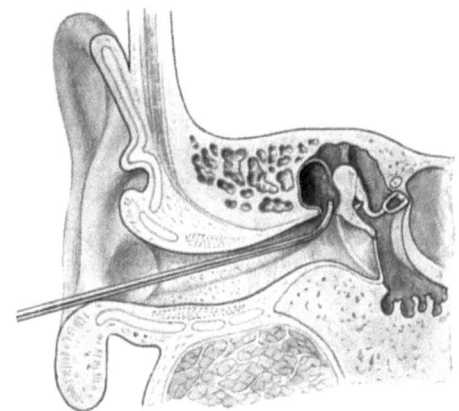

Abb. 204. Spülbehandlung des Kuppelraumcholesteatoms mit dem Paukenröhrchen nach HARTMANN.

Die Allgemeinbehandlung sowie die Verhütung tubarer Reinfekte treten beim Cholesteatom gegenüber der Lokalbehandlung des Ohres zurück. Sulfonamide und Penicillin intern sind zwecklos. Die *konservative Behandlung* ist erlaubt, wenn keine Zeichen einer Verwicklung vorliegen und die Röntgenaufnahme keine größere Cholesteatomhöhle zeigt. Die Ohrbehandlung sucht in diesem Falle durch *direkte Spülung der Paukenhöhle einschließlich des Kuppelraumes* mit 3% Borsäurelösung, nachherigem sorgfältigem Austrocknen mit Alkohol und Einblasen von Borsäure oder Penicillin-Cibazolpuder eine saubere, trockene, nicht mehr krankhaft schuppende Tasche zu erzielen. Einfaches Ausspritzen mit der gewöhnlichen Ohrspritze genügt nicht, sondern das gerade oder abgebogene *Paukenröhrchen* nach HARTMANN (Abb. 204) wird direkt in die Paukenhöhle eingeführt und gegen den Kuppelraum gerichtet. Aufweichen durch Ohrbäder mit 3% Wasserstoffperoxyd oder mit 1% Sodalösung erleichtern die Reinigung. Ein gutes Lösungsmittel für kleinere haftende Schuppenansammlungen ist das Chloreton. Granulationen und Polypen müssen vorher entfernt werden. Die möglichst tägliche Behandlung wird fortgesetzt, bis die Cholesteatomhöhle sauber und reizlos ist und auch im Spülwasser keine Schuppen mehr zu finden sind. Es ist klar, daß diese konservative Behandlung nur bei einem kleinen Cholesteatom des Kuppelraumes den gewünschten Erfolg hat und außerdem einen ziemlich großen Trommelfelldefekt voraussetzt, der dem Paukenröhrchen und dem Spülwasser den nötigen Zugang erlaubt. Bei großen Cholesteatomen des Warzenfortsatzes und bei kleinen Defekten der Shrapnellschen Membran scheitert sie. Kann die Spülbehandlung nicht mit der notwendigen Regelmäßigkeit durchgeführt werden oder hält die fötide Eiterung trotz ständiger Behandlung länger als ein bis zwei Monate an und finden sich im Spülwasser immer noch Epidermisschollen, so ist die Radikaloperation angezeigt.

Die *operative Behandlung des Cholesteatoms* besteht in der *Totalaufmeißelung der Mittelohrräume, der Radikaloperation des Ohres*, im Gegensatz zur einfachen Aufmeißelung, der Mastoidektomie, bei der akuten Mastoiditis. Da es nicht gelingt, die Epidermisierung des Mittelohres zu verhindern, bezweckt die Totalaufmeißelung des Ohres, *sämtliche Mittelohrräume zusammen mit dem äußeren Gehörgang zu einer einheitlichen* und *gut übersichtlichen Höhle zu vereinigen* und ihr durch eine *erweiternde Plastik des häutigen Gehörganges* einen *breiten Zugang* zu verschaffen. Diese weite Höhle kleidet sich ebenfalls mit Epidermis aus, eine Retention der abgeschilferten Epithelzellen findet aber nicht mehr statt, die krankhafte Schuppung hört deshalb auf und die geringe Schuppenansammlung läßt sich leicht entfernen. Infolgedessen fällt das Cholesteatom als Infektionsherd weg und der Knochenabbau kommt zum Stillstand. Der Zugang zum Warzenfortsatz erfolgt bei der alten klassischen *retroaurikulären Radikaloperation* von einem bogenförmigen Schnitt hinter dem Ohrmuschelansatz, bei der neueren *endauralen Radikaloperation* von einem endauralen Weichteilschnitt durch die häutige Gehörgangswand.

Bei einem *Cholesteatom* oder bei *Cholesteatomverdacht* gelten die *folgenden Anzeigen für eine Radikaloperation des Ohres*:

1. manifeste Verwicklungen: Meningitis (Erbrechen, Nackenstarre, positiver Kernig), otogene Sepsis (Fieber, Schüttelfröste), Hirnabszeß (zerebrale Erscheinungen), Labyrinthitis (Schwindel, Erbrechen), Bogengangsfistel (positives Fistelsymptom), Fazialislähmung, plötzliche Ertaubung;

2. drohende Verwicklungen: Störungen des Allgemeinbefindens, Temperatursteigerungen, Kopfschmerzen, Ohrschmerzen, Schwindelgefühl;

3. Zeichen von Warzenfortsatzerkrankung: Fistel nach dem Gehörgang, Schwellung und Druckschmerz über dem Mastoid;

4. Zeichen eines großen Cholesteatoms (Röntgenbild);

5. Versagen der konservativen Behandlung nach spätestens ein bis zwei Monaten;

6. Unmöglichkeit einer regelmäßigen konservativen Behandlung.

In Ausnahmefällen wird die *Radikaloperation* auch bei der *akuten Mittelohrentzündung* vorgenommen (bei *Pyramidenspitzeneiterung* als Zugang zum Operationsgebiet, zuweilen bei ausgedehnter nekrotisierender Knochenerkrankung bei der *Scharlachotitis*, sehr selten zur Erweiterung einer Mastoidektomie bei Mastoiditis). Umgekehrt beschränkt sich der Knocheneingriff bei der chronischen Ohreiterung ausnahmsweise auf eine einfache Mastoidektomie, z. B. zur Kürzung der Operation bei schwerer intrakranieller Verwicklung. Beim *Kleinkind* soll die Radikaloperation nach Möglichkeit hinausgeschoben werden.

Technik der Radikaloperation: Äther-Lachgasnarkose, seltener Lokalanästhesie. Endauraler oder retroaurikulärer Schnitt. Ablösen der Weichteile von der Mastoidoberfläche und von der hinteren und oberen Gehörgangswand. Breites Freilegen der Mittelohrräume (Kuppelraum, Antrum und Mastoidzellen bzw. der Cholesteatomhöhle) mit Meißel und Zange. Abtragen der durch die hintere obere Gehörgangswand gebildeten „Brücke" zwischen Mittelohr und Gehörgang. Ausräumen der Cholesteatommassen mit dem Löffel. Extraktion von Hammer und Amboß (oft kariös), sowie Entfernung des noch stehenden Trommelfellrestes mit Ausräumen der Paukenhöhle. Erweiternde Plastik des häutigen Gehörganges. Evtl. Thierschlappen. Spülen mit Wasserstoffperoxyd und isotonischer Kochsalzlösung. Penicillin-Cibazolpuder. Teilweise Naht des endauralen Schnittes, primärer Schluß des retroaurikulären Schnittes. Vasenoltamponade der Operationshöhle durch den Gehörgang unter Antamponieren der Plastiklappen des Gehörganges.

Zur möglichsten Schonung des Gehörs werden bei wenig beteiligtem Mittelohr, namentlich bei den genuinen Cholesteatomen des Kuppelraumes mit ihrem Abschluß nach dem Mesotympanum, das Trommelfell und die Gehörknöchelchen belassen (konservative Radikaloperation) oder sogar ein Teil der „Brücke" geschont (Attiko-Antrotomie).

Auf diese Weise wird eine *einheitliche trichterförmige Knochenhöhle* mit glatten Wänden geschaffen, die durch den Rest der hinteren Gehörgangswand („Sporn") mehr oder weniger in einen hinteren oberen (Antrum und Cholesteatomhöhle) und einen vorderen unteren (Paukenhöhle und Gehörgang) Abschnitt geteilt wird. Im „Sporn" verläuft der N. facialis, weshalb dieser nicht ganz abgetragen werden kann.

Die *retroaurikuläre Radikaloperation*, die bis vor einigen Jahren fast ausschließlich angewendet wurde, ist nur noch bei den intrakraniellen Komplikationen des Cholesteatoms angezeigt, die eine breite Freilegung der Dura nach hinten über den Warzenfortsatz hinaus und eine offene Wundbehandlung des Endokraniums verlangen. Das ist besonders bei Hirnabszessen und ausgedehnten Thrombosen des Sinus sigmoides der Fall. Bei allen unkomplizierten Cholesteatomen ebenso wie bei dadurch verursachter Fazialislähmung oder einer Bogengangsfistel, hat die *endaurale Radikaloperation* wesentliche Vorteile, weswegen ich die retroaurikuläre Operation in solchen Fällen ganz verlassen habe. Im Gegensatz zu den früher üblichen tief im Gehörgang angelegten Schnitten von KESSEL, V. EICKEN, FR. und C. THIESS geben die neueren endauralen Weichteilschnitte nach HEERMANN, LEMPERT, SHAMBAUGH u. a., wie sie bei der Fenestration der Otosklerose angewendet werden, einen weiten Zugang zum Warzenfortsatz und lassen auch große Cholesteatome unter ebenso guter Sicht wie bei retroaurikulärem Vorgehen operieren. Der Einblick in die Paukenhöhle ist sogar erheblich besser, weshalb auch der Fazialkanal besser sichtbar ist und sich das Labyrinth leichter und sicherer erreichen läßt. Der Weichteilschnitt von HEER-MANN-SHAMBAUGH scheint mir besonders geeignet, da er einen sehr guten Zugang gibt und trotz seiner Verlängerung in den Gehörgangseingang und entlang dem Vorderrand der Helix fast unsichtbar abheilt. Der Wegfall des retroaurikulären Schnittes beschleunigt die Heilung und ist zudem kosmetisch vorteilhaft. Die Übertragung der ausgearbeiteten Technik der Fenestration zum Teil unter Verwendung des Zahnarztbohrers bedeutet eine wesentliche Verfeinerung der Operationstechnik. Dazu gehört auch das systematische Absaugen von Blut und Exsudat und der Gebrauch einer Stereolupe, wie ich das schon seit Jahren vor der Fenestration stets empfohlen habe.

Es ist die Aufgabe der *Nachbehandlung*, die Operationshöhle ohne Einengung durch Narbenzüge und Bildung von unübersichtlichen Buchten und Winkeln zur vollständigen Überhäutung zu bringen. Die Epidermisierung erfolgt dabei von den Plastik- bzw. Thierschlappen und den intakt belassenen Teilen des häutigen Gehörganges aus. In einzelnen Fällen (großes trockenes Cholesteatom) geht diese Ausheilung ohne spezielle Behandlung von seiten des Arztes vor sich. Öfters aber kommt es zu mehr oder weniger starker *Granulationsbildung*, wodurch die Knochenhöhle eingeengt und durch *Narbenzüge* zuweilen wieder unterteilt wird. Die Nachbehandlung erfordert bei solcher Wucherungsneigung des Granulationsgewebes *erhebliche Erfahrung* und muß die Mitte zwischen zu wenig und zu viel treffen. Sie bleibt daher am besten längere Zeit oder bis zum Abschluß *in der Hand des Operateurs*. Wird sie aus äußeren Gründen frühzeitig vom Allgemeinpraktiker übernommen, so geschieht erfahrungsgemäß eher zu viel. Wie jede Wunde braucht auch diese Knochenhöhle Ruhe und Zeit zur Ausheilung. Die vorwachsende Epidermis muß geschont werden, weshalb bei reichlichem Ausfluß *leichtes Ausspritzen* mit 3%iger Borsäure- oder Penicillinlösung oder Aussaugen mit dem Paukenröhrchen dem Austupfen vorzuziehen ist. Bei normaler Epidermisierung und beginnendem Versiegen des Ausflusses werden Tamponade und Verband möglichst bald weggelassen, weil der Luftzutritt die Heilung wesentlich fördert. Stärkere Wucherungen werden mit der *Argentumperle* oder mit *konzentrierter Chromsäure zurückgeätzt*. Da aber jede Ätzung wieder einen Reiz verursacht, sind solche Ätzungen nur alle drei bis vier Tage vorzunehmen. Neigt die Höhle trotz der Behandlung dazu, sich dauernd zu verengen, so soll der Fach-

18 a

arzt befragt werden, denn nichts ist für alle Teile unbefriedigender als eine schlecht geheilte Radikaloperationshöhle. Eine *„schlaffe"* *Wundhöhle* mit geringer Heilneigung verzögert zwar die Ausheilung, erfordert jedoch nur selten eine medikamentöse lokale Anregung der Epidermisierung (Scharlachsalbe, „schwarze" Salbe) oder eine roborierende Allgemeinbehandlung. Die vollständige Epidermisierung und *Abheilung* der Wundhöhle braucht ohne Thierschlappen *sechs bis zwölf Wochen.* Der *Spitalaufenthalt* beträgt gewöhnlich 8 bis 14 Tage, die *Arbeitsunfähigkeit zwei bis drei Wochen.*

Die Radikaloperation ist ein technisch bedeutend schwierigerer Eingriff als die einfache Warzenfortsatzaufmeißelung. Bei dem meist kompakten und vielfach stark sklerotischen Warzenfortsatz mit nur kleinem Antrum läßt sich die Freilegung des gleichzeitig vor- und lateral gelagerten Sinus sigmoides und der tief herunterreichenden Dura mater nicht immer vermeiden. Der *N. facialis* ist mehr gefährdet als bei der Mastoidektomie. Auch sind Verletzungen des horizontalen Bogenganges und Luxationen des Steigbügels vorgekommen. Trotzdem zieht der Eingriff *höchst selten* schwerere Verwicklungen oder eine *dauernde Fazialislähmung* nach sich. Mitunter bleibt eine *retroaurikuläre Fistel* bestehen, die sich bei der Operation schwerer intrakranieller Komplikationen mit ihrer Nachbehandlung durch den retroaurikulären Schnitt häufig nicht vermeiden läßt. Der nachträgliche *plastische Verschluß* bereitet aber in der Regel keine wesentlichen Schwierigkeiten.

Das *Hauptziel der Radikaloperation,* die *Verhütung lebensgefährlicher Verwicklungen,* wird mit verschwindenden Ausnahmen *erreicht,* muß aber mit erheblichen *Nachteilen* erkauft werden. Auch wenn der noch stehende Trommelfellteil sowie die Gehörknöchelkette durch ein möglichst konservatives Vorgehen (konservative Radikaloperation, Attiko-Antrotomie) erhalten werden können, sinkt doch das *Gehör,* insofern es vorher besser war, im Mittel bis auf *etwa 2 m Umgangssprache* und kann nachträglich, offenbar durch toxische Wirkung diffundierender Stoffe auf das Labyrinth, bis zur *Taubheit* abnehmen. Eine Voraussage über die Hörfähigkeit nach der Abheilung ist unmöglich. Infolgedessen wird die Radikaloperation bei mindestens einseitig gutem Gehör, sofern nicht gefährliche Verwicklungen dazu zwingen, möglichst *nur einseitig* ausgeführt, selbst wenn die ziemlich häufige Beiderseitigkeit des Cholesteatoms eigentlich eine beiderseitige Radikaloperation erfordern würde. Taubheit ist für viele Menschen ein schlimmeres Los als eine gewisse Lebensgefahr, die das unoperierte Cholesteatom birgt. Außerdem verlangt die Radikaloperationshöhle auch nach der Ausheilung eine *regelmäßige fachärztliche Kontrolle,* verbunden mit *Reinigung* von angesammelten Schuppen, Borken und Ohrschmalz. Ferner sind vom Patienten dieselben *prophylaktischen Maßnahmen* bezüglich Waschen, Baden und Schneuzen einzuhalten, wie bei einem offenen Trommelfelldefekt. Ein dauernder Watteverschluß ist zu vermeiden. Die Radikaloperation führt daher nicht zur restitutio ad integrum wie die einfache Mastoidektomie, sondern ist in einem gewissen Sinne eine verstümmelnde Operation (STACKE).

Was das Resultat in den Augen des Patienten hauptsächlich herabsetzt, ist das gelegentliche *Weiterbestehen des Ohrflusses,* der aber mit wenigen Ausnahmen seine Fötidität verliert und sich auf einen *geruchlosen schleimigen Tubenfluß* beschränkt. Gleich wie bei der gewöhnlichen Schleimhauteiterung wechselt die Menge des Ausflusses stark oder versiegt zeitweise ganz, um vorwiegend bei Katarrhen wieder einzusetzen (Tubenrezidive). Bisweilen kommt es zu einer allgemeinen Reizung der Operationshöhle, deren Epidermis mit starker Abschuppung reagiert, so daß sich wieder ein allerdings leicht auszuspülendes Cholesteatom bildet. Dasselbe tritt ein, wenn der Patient seine Operationshöhle der ärztlichen Kontrolle und Reinigung entzieht. Die Behandlung der fließenden Radikaloperationshöhle ist grundsätzlich dieselbe wie bei der Schleimhauteiterung. Eine Gefährdung durch Verwicklungen besteht gewöhnlich nicht.

Da der Patient von der „großen" Operation eine Wiederherstellung des Gehörs und ein Versiegen des Ohrflusses erwartet, ist es zweckmäßig, ihn über den Grund der Operation, nämlich Ausschluß der Lebensgefahr, und über das zu erwartende Resultat vorher aufzuklären. Manche Patienten lassen sich schwer von der Notwendigkeit einer derartigen Operation überzeugen, zumal bei einem Leiden, das keine Schmerzen und zeitweise überhaupt keine Beschwerden verursacht.

Behandlung bei Verdacht auf Cholesteatom. In diese Gruppe gehören randständige Trommelfelldefekte mit nicht sicher fötidem oder geruchlosem Eiter, ebenso wie die zentralen Trommelfelldefekte mit fötidem Eiter oder Fälle, bei denen sich die Lage des Defektes nicht sicher feststellen läßt. Derartige diagnostisch unklare Ohrerkrankungen, über die ein sicheres Urteil unter Umständen erst im Laufe längerer Beobachtung möglich wird, sind in praxi nicht so selten. Führt die konservative Behandlung nicht zur völligen Trockenlegung des Ohres, so muß die Radikaloperation vorgenommen werden.

Prognose. Das *unbehandelte Cholesteatom* ist die bei weitem *gefährlichste Mittelohrentzündung*, in deren Verlauf scheinbar aus bestem Wohlbefinden plötzlich und ohne Vorboten schwere tödliche intrakranielle Komplikationen auftreten können. *Besonders heimtückisch* ist in dieser Beziehung das *genuine Kuppelraumcholesteatom*, das kaum je Beschwerden verursacht und manchmal schwer zu diagnostizieren ist.

Durch eine *zweckentsprechende konservative Behandlung* oder durch die *Radikaloperation* läßt sich allerdings die *Lebensgefahr so gut wie sicher abwenden.* Jedoch ist eine *völlige Wiederherstellung ausgeschlossen.* Es bleibt nach der Ausheilung eine trockene ausepidemisierte vernarbte Paukenhöhle mit randständigem Trommelfelldefekt oder eine Radikaloperationshöhle zurück und das Ohr erfordert eine dauernde Rücksichtnahme mit regelmäßiger ärztlicher Kontrolle. Ebenso hinterläßt die Ausheilung eine mehr oder weniger hochgradige Schwerhörigkeit.

2. Die Erkrankungen des Warzenfortsatzes und über das Eintreten der Verwicklungen bei der chronischen Mittelohreiterung

Unter akutem Rezidiv und chronischer Mittelohreiterung wurde die im allgemeinen *mangelhafte Pneumatisation* des Warzenfortsatzes bei der *chronischen Mittelohreiterung* und deren Folgen beschrieben und betont, daß sich der geringe Zellgehalt des Mastoids oder die Cholesteatomhöhle im Ablauf der Warzenfortsatzentzündung und in der Pathogenese der weiteren Verwicklungen in klinisch wichtigen Eigenheiten geltend macht. Nach meinen Erfahrungen ist der Arzt mit dem Bild der akuten Mastoiditis und ihren Komplikationen gut vertraut, während ihm die *Gefahren der chronischen Mittelohrentzündungen* oft zu *wenig bewußt* sind und er sie weniger gut zu beurteilen versteht. Aus diesem Grunde fasse ich in einem eigenen Kapitel das Übergreifen der Entzündung bei einer chronischen Mittelohreiterung auf die Umgebung zusammen.

Die wenigen *Zellen des meistens stark sklerotischen* bzw. *spongiösen Warzenfortsatzes* nehmen häufig mit ihrer Schleimhautauskleidung an der *chronischen Entzündung* teil und enthalten sowohl bei der einfachen Schleimhauteiterung wie auch beim Cholesteatom mehr oder weniger Exsudat. Diese Schleimhautbeteiligung des Mastoids an der chronischen Eiterung ist *harmlos* und erfordert keine besonderen therapeutischen Maßnahmen.

Bei der *einfachen Schleimhauteiterung* wird der Knochen des Mastoids nur bei einem *akuten Rezidiv* im Sinne einer Mastoiditis ergriffen, die sich dann pathologisch-anatomisch und klinisch von der Mastoiditis der primären akuten Mittelohrentzündung grundsätzlich nicht unterscheidet. Damit wird die sogenannte *ungefährliche Schleimhauteiterung wie jede akute Mittelohrentzündung gefährlich*, jedoch sind schwere Verwicklungen seltener als bei primärer Mittelohrentzündung. Ich habe bereits im Abschnitt über das akute Rezidiv hervorgehoben, daß die Mastoiditis in diesem Falle gewöhnlich „*latent*" verläuft, da die dicke äußere Kortikalis einen Durchbruch nach außen verhindert und damit die klassischen Zeichen der Mastoiditis (Druckempfindlichkeit und retroaurikuläre Schwellung) ausbleiben. Anderseits liegen die wenigen Zellen in der Tiefe um das Antrum gruppiert, so daß die trennende Knochenwand nach dem Endokranium nicht wesentlich dicker ist als bei normaler Pneumatisation und daher der Durchbruch nach innen bedeutend leichter erfolgt als nach außen. Zu einer *intrakraniellen Verwicklung* kommt es deshalb fast stets *ohne vorgängige klinisch manifeste Mastoiditis*, womit der Arzt seinen Hauptanhaltspunkt für die drohende Gefahr verliert. Einzig in den seltenen Fällen von annähernd normaler Pneumatisation nimmt die Mastoiditis auch beim akuten Rezidiv ihren typischen Verlauf. Als *Warnungszeichen* schiebt sich demnach bei der chronischen Schleimhauteiterung nur ein *akutes Stadium* (Schmerzen, Fieber) zwischen dem chronischen Entzündungsablauf und die schwere Verwicklung ein. *Frühkomplikationen* sind eine große Seltenheit. In der Regel muß zunächst ein Knochenabbau stattfinden, der bis zum Endokranium vordringt und damit das direkte Übergreifen der Entzündung ermöglicht. Die Zeit, die dazu notwendig ist, erlaubt eine gewisse Beurteilung der Schwere der Erkrankung und bewahrt vor plötzlichen Überraschungen. Intrakranielle Verwicklungen ohne akutes Rezidiv gehören zu den seltensten Ausnahmefällen.

Die Überleitung der Entzündung soll dabei präformierten Gefäßbahnen entlang erfolgen, die beim Neugeborenen zwischen Mittelohrschleimhaut und Meningen bestehen und bei Pneumatisationshemmung persistieren können (WITTMAACK). Meistens jedoch liegt ein undiagnostiziertes verstecktes Cholesteatom vor.

Ganz anders verhält sich das Cholesteatom. Hier greift die Entzündung nicht von präformierten Mastoidzellen aus über, sondern vollzieht sich von der Cholesteatomhöhle her. Eine Mastoiditis tritt dabei nicht auf. Hat der schleichende symptomlose Knochenabbau einmal die Dura erreicht und liegt das Cholesteatom der Dura in oft großer Ausdehnung an, so kann die *Entzündung ohne* weiteren *Knochenabbau auf das Endokranium übergreifen* und sofort zu schwerer Entzündung des Schädelinhaltes führen. Ob dazu überhaupt ein akutes Rezidiv, wie das NEUMANN annimmt, notwendig ist, erscheint fraglich (MARX). Jedenfalls kann das akute Stadium so wenig Symptome bereiten, daß es nicht auffällt. *Der Patient erkrankt vielfach aus völligem Wohlbefinden mit unglaublicher Plötzlichkeit an schwerster zerebraler Komplikation.*

Ein Soldat, der am Morgen scheinbar völlig gesund zum Manöver ausrückte, bekam plötzlich Schwindel und Erbrechen und mußte bereits am Abend nach Eintreten von hochgradiger Nackenstarre operiert werden. Die Radikaloperation deckte ein kleines genuines Kuppelraumcholesteatom auf. Die Lumbalpunktion ergab sterilen Liquor mit reichlich Leukozyten. Die Meningitis heilte aus.

Bei einem Mädchen war die retroaurikuläre Schwellung eines nach außen durchbrechenden Temporallappenabszesses das erste Zeichen der Komplikation. Die sofortige Operation und Drainage des Hirnabszesses führten zur Heilung.

Eine klinisch *manifeste akute Vereiterung eines Cholesteatoms* mit Schmerzen und Fieber bedeutet selbstverständlich eine *große Gefahr*. In vereinzelten Fällen kann eine ausgedehnte Cholesteatomhöhle die Zeichen einer *klassischen Mastoiditis* mit Durchbruch nach außen verursachen.

Oftmals hat die jahre-, manchmal sogar jahrzehntelange Dauer eines beinahe beschwerdefreien Verlaufes den Patienten in ein trügerisches Sicherheitsgefühl gewiegt, eine ärztliche Behandlung hat seit langem nicht mehr stattgefunden und der Arzt wird zu einem *bewußtlosen Patienten* gerufen, dessen Angehörige über die Ursache der Erkrankung keine Angaben machen können.

Der *Hauptunterschied* der *schweren Verwicklungen* bei der akuten und der chronischen Mittelohreiterung besteht demnach darin, daß sich bei der *akuten Mittelohrentzündung in der Regel eine klinisch manifeste Mastoiditis einschiebt,* während eine *Mastoiditis bei der chronischen Mittelohreiterung entweder fehlt* (Cholesteatom) oder *latent verläuft* (Schleimhauteiterung). Die schweren zerebralen Verwicklungen sind infolgedessen bei der chronischen Ohreiterung viel unberechenbarer und heimtückischer als bei der gewöhnlichen akuten Mittelohrentzündung.

Greift die chronische Mittelohrentzündung auf das *Innenohr* über, so kann die Labyrintherkrankung neben den diffusen manifesten Innenohrentzündungen mehr chronisch verlaufende Formen annehmen (Labyrinthfistel und latente Labyrinthitis) (s. S. 292). Fazialislähmungen sind auch beim Cholesteatom verhältnismäßig selten.

Wie bei der akuten Mittelohreiterung steht auch bei der chronischen Mittelohreiterung die Verhütung oder rechtzeitige Erkennung von *Komplikationen* im Vordergrund, deren *volle Entwicklung nie abgewartet werden darf.* Jedes *fließende Ohr,* vor allem aber jedes *unausgeheilte Cholesteatom birgt dauernd die Gefahr von Komplikationen* in sich und muß entsprechend überwacht werden. Die beste Methode, eine Verwicklung zu vermeiden, ist die Prophylaxe durch sachgemäße Behandlung der chronischen Ohreiterung, die erst mit der völligen Trockenlegung des Ohres ihren Abschluß findet. Beim *Cholesteatom* sind schon *geringe Störungen im Krankheitsverlauf verdächtig* (leichte Allgemeinreaktion, unregelmäßige subfebrile Temperaturen, Ohr- und Kopfschmerzen sowie Schwindelgefühl) und erfordern in der Regel die sofortige operative Ausschaltung des Primärherdes durch eine Radikaloperation.

D. Innenohrentzündungen (Labyrinthitis)

Die Labyrinthitis ist stets eine sekundäre Entzündung, die auf verschiedenen Wegen das Innenohr erreicht. Neben der *tympanogenen Labyrinthitis,* bei der die Entzündung vom Mittelohr auf das Innenohr übergreift, spielen die anderen Arten, die *meningogene* und *hämatogene Labyrinthitis,* an Häufigkeit eine ganz untergeordnete Rolle.

1. Die tympanogene Labyrinthitis

Das Innenohr kann durch akute und durch chronische Mittelohrentzündungen infiziert werden. Die chronische Mittelohreiterung, insbesondere das Cholesteatom, führt öfters als die akute Mittelohrentzündung zur Innenohransteckung, jedoch entstehen im Verlaufe der akuten Entzündung hauptsächlich die gefährlichen diffusen manifesten Labyrintheiterungen, während die chronische Mittelohreiterung zu zirkumskripten oder diffusen chronisch-latenten und ungefährlichen Verlaufsformen neigt. Über die tuberkulöse Labyrinthitis s. S. 325.

Pathologische Anatomie. Der Labyrintheinbruch (Abb. 205) vom Mittelohr her erfolgt durch die *Labyrinthfenster* (vorwiegend bei akuter Mittelohrentzündung) oder durch *Arrosion der knöchernen Labyrinthkapsel* (hauptsächlich durch das

Cholesteatom). Beim Fensterdurchbruch entsteht zunächst eine umschriebene exsudative Labyrinthitis an Ort und Stelle, bei der Knochenarrosion eine granulierende Ostitis an den Rändern der Knochenfistel. Bleibt die Entzündung auf den Ort des Einbruches beschränkt, so wird von einer *zirkumskripten Labyrinthitis* gesprochen, breitet sich die Entzündung auf das ganze Labyrinth aus, so liegt eine *diffuse Labyrinthitis* vor.

Die diffuse Labyrinthitis läßt sich pathologisch-anatomisch in verschiedene Grade und Formen einteilen.

Der leichteste Grad ist der *Labyrinthhydrops*, bei welchem einzig die Druck-

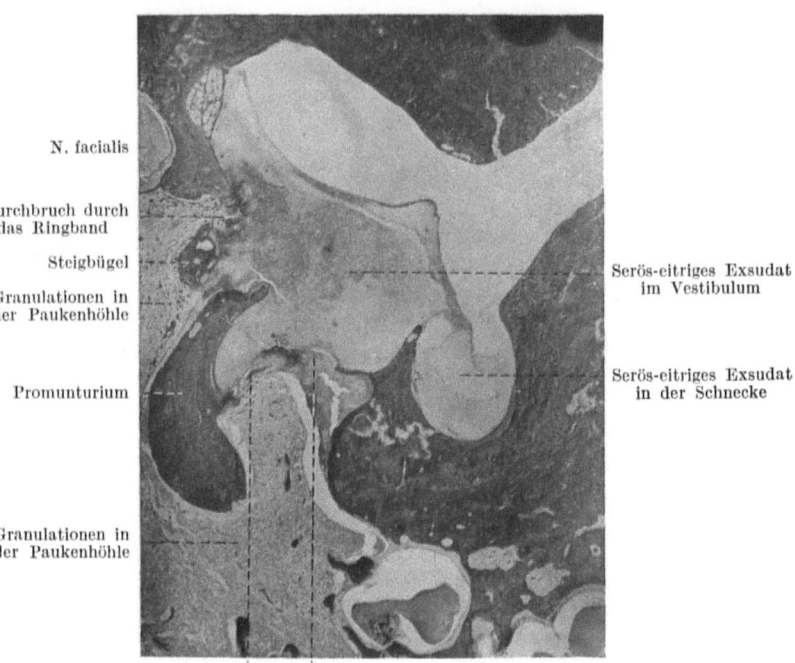

Abb. 205. Labyrintheinbruch bei akuter Mittelohreiterung durch das ovale Fenster und die Gegend des runden Fensters.

verhältnisse der Peri- und Endolymphe gestört sind ohne eigentliche entzündliche Veränderungen.

Es folgt die *seröse Labyrinthitis*, die mit einer Eiweiß- und Fibrinvermehrung des Labyrinthwassers einhergeht und neben feinen Fibrinnetzen bereits Epithelien, Lymphozyten und Leukozyten in den Innenohrräumen aufweist. Die Sinnesendstellen dagegen sind kaum verändert. Die funktionell meist völlige Ausheilung kann anatomisch geringe Residuen hinterlassen (Bindegewebsneubildungen und Knochenwucherungen).

Diese beiden *leichten Formen der Labyrinthbeteiligung* werden vornehmlich einer *Toxinwirkung* und *Zirkulationsstörungen* im Innenohr zugeschrieben. Dringen *Bakterien in größerer Zahl* in das Labyrinth ein, wie bei einem massiven Labyrintheinbruch der akuten Mittelohrentzündung, so kommt es zur *Labyrintheiterung*.

Bei dieser *eitrigen Labyrinthitis* (Abb. 205) tritt ein fibrinös-eitriges, d. h. leukozytenreiches Exsudat im Labyrinth auf, das sich von der Einbruchstelle

mehr oder weniger rasch auf den ganzen Hohlraum ausbreitet, bald mehr im
Perilymphraum, bald mehr im Endolymphraum. Das häutige Labyrinth mit
seinen *Sinnesendstellen* wird in der Regel *völlig zerstört*. Zugleich beginnt von
der endostalen Schicht aus Granulationsgewebe in die Hohlräume vorzudringen,
welches in derbes narbiges Bindegewebe übergeht. Teils durch metaplastische
Umwandlung des Bindegewebes, teils von der endostalen Knochenschicht her
kann sich das Labyrinth völlig mit Knochengewebe ausfüllen, so daß schließlich
ein kompakter Knochenkern entsteht, in welchem nur noch die Labyrinthum-
risse zu erkennen sind, die sogenannte *knöcherne Labyrinthobliteration* (Abb. 219
und 239). Es ist klar, daß die Funktion bei jeder schweren eitrigen Labyrinthitis
erloschen bleibt.

Eine besondere Form ist die *nekrotisierende Labyrinthitis*, wie sie namentlich
die nekrotisierende Scharlachotitis verursacht. Neben der Nekrose der Labyrinth-
weichteile fallen auch kleinere oder größere Bezirke der knöchernen Labyrinthkapsel der nekrotischen Zerstörung anheim, liegen zunächst zum Teil als *Sequester*
im Granulationsgewebe und werden zuletzt ausgestoßen, manchmal der ganze
knöcherne Labyrinthkern.

Diese pathologisch-anatomische Einteilung ist nur als Schema aufzufassen.
Vielfach handelt es sich in Wirklichkeit um *Übergangsformen*, bei denen allerdings der eine oder andere Charakter hauptsächlich hervortritt. Auch sind es
häufig nur Stadien der Entzündung und der pathologisch-anatomische Befund
wird durch den Zeitpunkt des Todes bestimmt.

Klinische Einteilung der Labyrinthitis. Die Einteilung der Labyrinthitis
nach klinischen Gesichtspunkten ist *schwierig* und kann sich nicht ohne
weiteres an die pathologisch-anatomische Einteilung halten, da die anatomisch
verschiedenen Formen teilweise dasselbe Symptomenbild hervorrufen. Sie
muß vor allem den therapeutischen Bedürfnissen Rechnung tragen und erfolgt vorwiegend nach *symptomatischen Gesichtspunkten*. Eine sicher *zirkum-
skripte Labyrinthitis* ist die Bogengangsfistel beim Cholesteatom, während
bei der akuten Mittelohrentzündung die heftigen andauernden Labyrinthreiz-
symptome, insbesondere aber der Labyrinthausfall auf eine *diffuse Labyrinthitis*
hinweisen. Von einer *manifesten Labyrinthitis* wird gesprochen, wenn wenigstens
vorübergehend deutliche Reizsymptome (Schwindel, Nystagmus) vorhanden
sind. Ihr gegenüber steht die seltenere allmähliche Labyrinthausschaltung ohne
stürmische Anzeichen, die *latente Labyrinthitis*, vorwiegend durch eine chronische
Ohreiterung hervorgerufen. Von besonderer klinischer Wichtigkeit ist bei der
manifesten Labyrinthitis das *Erlöschen der Labyrinthfunktion*, nach welcher die
Hauptunterteilung der akuten manifesten Labyrinthitis vorgenommen wird.
Die Einzelheiten dieser verschiedenen Formen sind in den folgenden Abschnitten
besprochen.

a) Die tympanogene Labyrinthitis der akuten Mittelohrentzündung

Ursache und Entstehung. Die Labyrinthentzündung kann durch eine *Toxindiffusion* in die Labyrinthräume, vor allem durch die runde Fenstermembran
oder eine *bakterielle Invasion* bedingt sein. Die Toxindiffusion mit der Auslösung
eines *Labyrinthhydrops* oder einer *serösen Labyrinthitis* ist im Beginn einer
schweren Mittelohrentzündung recht häufig, massive Labyrintheinbrüche mit
einer *Labyrintheiterung* kommen anderseits trotz der Dünne der knöchernen
Labyrinthwand und den beiden Labyrinthfenstern nur selten vor. Die Infektion
nimmt dabei den Weg fast immer durch die *Fenster*, meistens durch beide zugleich,
andernfalls mehr durch das ovale als durch das runde Fenster *(Zange)*. In erster
Linie wird die Fenstermembran bzw. das Steigbügelband entzündlich infiltriert,

schließlich kann eine Zerstörung der Membran nachfolgen. Ausnahmsweise leiten *feine Gefäße* über oder es entstehen *Knochendurchbrüche* von tiefliegenden perilabyrinthären Zellen aus. Nach *Felsenbeinfrakturen* ist die Gefahr der Infektion durch die Bruchspalten groß, sofern ein Querbruch durch das Labyrinth zieht, ebenso nach den seltenen *Operationsverletzungen*, wie gewaltsame Fremdkörperextraktionen, Polypenabtragung bei Labyrinthfistel, Luxationen des Steigbügels oder Eröffnung eines Bogenganges während der Mastoidektomie oder Radikaloperation.

Bei der *Fenestration* der Otoskleroseoperation wird das Labyrinth absichtlich am horizontalen Bogengang bzw. seiner Ampulle eröffnet, dabei aber der Endolymphschlauch geschont. Eine anschließende akute Labyrinthitis ist eine äußerste Ausnahme, wohl aber bedeutet eine latente schleichende Labyrinthitis einen der Gründe der Mißerfolge.

Regelmäßig wird das Labyrinth von der *nekrotisierenden Scharlachpanotitis* ergriffen, die das häutige und knöcherne Labyrinth zur ausgedehnten Nekrose bringt und damit die Sinnesendstellen dauernd zerstört. Auch leichtere Labyrinthitiden werden bei Scharlach häufig beobachtet.

Die Innenohrentzündung der akuten Mittelohrentzündung ist gewöhnlich eine *akute manifeste diffuse Labyrinthitis*. Sie kann alle Grade annehmen und in jedem Stadium haltmachen.

Symptome und Verlauf. *Leichtere vorübergehende Reizerscheinungen* von seiten des Innenohres sind in den ersten Tagen bei schwerer Mittelohrentzündung vielfach nachweisbar. Sie äußern sich in geringem *Schwindel* und *Gefühl der Unsicherheit*, werden aber neben der schweren Beeinträchtigung des Allgemeinzustandes und infolge der Bettlägerigkeit des Patienten von diesem und vom Arzt mitunter kaum bemerkt. Alle Übergänge führen zur eigentlichen *Frühlabyrinthitis* mit unverkennbaren Labyrinthsymptomen, wie sie im folgenden beschrieben sind.

Wahrscheinlich handelt es sich bei den leichten Symptomen um einen *Labyrinthhydrops*, bei den stärkeren Erscheinungen um eine diffuse *seröse Labyrinthitis* als Folge einer Toxindiffusion oder einer *bakteriellen zirkumskripten Labyrinthitis* an Stelle der Labyrinthfenster. UFFENORDE mißt dieser *kollateralen Beteiligung des Innenohres* bei der Entstehung der *kindlichen Taubheit* und hochgradigen Schwerhörigkeit eine wesentliche Bedeutung bei und ist der Auffassung, daß sie auch beim Erwachsenen viel mehr als bisher angenommen eine *Schwerhörigkeit* hinterlasse.

Der viel seltenere akute massive Labyrintheinbruch tritt im allgemeinen als *Spätlabyrinthitis* während dem Empyemstadium der akuten Mittelohrentzündung (s. S. 215) auf und führt zu einem sehr eindrucksvollen Symptomenkomplex, zu welchem weder *Fieber* noch *Schmerzen* gehören. Das Bild wird vollkommen von den schweren und oft stürmisch einsetzenden *Labyrintherscheinungen* beherrscht, die sich in *Reiz- und Ausfallssymptomen des Vestibular- und Kochlearapparates* äußern. Die einseitige Reizung löst, ebenso wie die einseitige Ausschaltung der vestibulären Sinnesendstellen, bei raschem Eintritt außerordentlich heftigen Schwindel, den eigentlichen *labyrinthären Drehschwindel*, mit unstillbarem *Erbrechen* und *Gleichgewichtsstörungen* aus, die jedes Stehen und Gehen, ja selbst das Aufsitzen im Bett unmöglich machen. Da jede Bewegung das Schwindelgefühl vermehrt, liegen die Kranken regungslos in einer von Fall zu Fall wechselnden ,,Indifferenzlage" mit geschlossenen Augen im Bett. Ob es sich um Reizung oder Ausschaltung handelt, läßt sich in der Regel an den *objektiven Symptomen* entscheiden. Leicht zu beobachten, eventuell unter der Frenzel-Brille, ist vor allem der *Spontannystagmus*, welcher bei Reizung nach der kranken, bei Ausschaltung nach der gesunden Seite schlägt, weshalb die Umkehr des Nystagmus als Zeichen des Überganges von der Reizung zur Ausschaltung betrachtet wird. Selten wechselt er seine Richtung mehrmals. Mit der Ausschaltung erlischt die *kalorische Erregbarkeit* des Labyrinths. *Vorbeizeigen* beim Zeigeversuch und *Fallneigung* entsprechen der langsamen Komponente des Nystagmus.

Die Reizung des Kochlearapparates äußert sich als heftiges *Ohrensausen*, während sein zunehmender Ausfall über die *Innenohrschwerhörigkeit* mit dem starken Sinken der oberen Tongrenze rasch eine völlige *Taubheit* zur Folge hat. Mit im gesunden Ohr eingesetzter Lärmtrommel versteht der Taube auch laute Umgangssprache am Ohr nicht mehr, die Stimmgabel a^1 wird bei verschlossenem Gegenohr vor dem kranken Ohr nicht gehört und der Scheitelton wandert beim Weberschen Versuch vom kranken in das gesunde Ohr.

In der Regel *erlischt die Labyrinthfunktion in einigen Tagen*, jedoch kann auch der *Reizzustand* bis zum Abklingen der Erscheinungen *dauernd* bestehen bleiben. Anderseits kann sich die *Ausschaltung* so *plötzlich* vollziehen, daß das Reizstadium der Beobachtung entgeht.

Die *Spätlabyrinthitis* mit stürmischen und heftigen Labyrinthsymptomen ist beinahe immer eine *Labyrintheiterung* mit endgültiger Zerstörung aller Sinnesendstellen. Allerdings kann auch die seröse Labyrinthitis einen vollständigen Ausfall der Labyrinthfunktion nach sich ziehen.

Auffällig wenig Reizerscheinungen verursacht die *Labyrinthnekrose* bei Scharlachotitis, es besteht in einem großen Prozentsatz gleichzeitig eine *Fazialislähmung*.

In *klinisch-therapeutischer Hinsicht* kommt dem *Erlöschen der Labyrinthfunktion* eine große Bedeutung zu. Die erhaltene Funktion beweist ein „*lebendes Labyrinth*" und läßt auf einen spontan noch heilbaren Prozeß schließen, der entweder einer toxisch-serösen Labyrinthitis entspricht oder doch nur einer leichten beginnenden Labyrintheiterung. Die erloschene Funktion kennzeichnet das „*tote Labyrinth*" meistens als Folge einer Labyrintheiterung.

Der *Ausgang der Labyrinthitis* hängt von dem Stadium ab, in welchem die Entzündung aufhört. Während die toxische Frühlabyrinthitis mit erhaltener Funktion im allgemeinen unter völliger oder teilweiser Wiederherstellung des Gehörs ausheilt, bedeutet die Spätlabyrinthitis meistens eine endgültige Labyrinthausschaltung mit dauernder Taubheit. Der Vestibularisausfall wird nach einigen Wochen durch die andere Seite kompensiert. Im *Röntgenbild* nach STENVERS läßt sich mitunter die knöcherne Labyrinthobliteration nachweisen.

Komplikationen. Die toxisch-seröse Labyrinthitis bleibt auf das Labyrinth beschränkt, dagegen greift die Labyrintheiterung oftmals dem Hörnerven entlang über den inneren Gehörgang oder die „Wasserleitungen" (der Canaliculus cochleae ist fraglich) auf den Schädelinhalt über und führt zu einer schweren *Leptomeningitis*, seltener zu einem *Kleinhirnabszeß*.

Diagnose. Eine stürmisch verlaufende manifeste Labyrinthitis während einer akuten Mittelohrentzündung zu erkennen, ist nicht schwer. Heftiger Schwindel, Übelkeit und Erbrechen, die Unmöglichkeit von Stehen und Aufsitzen sind derart eindrucksvoll, daß auch der Allgemeinpraktiker nicht zögert, die Innenohrentzündung mit richtiger Diagnose dem Facharzt zuzuweisen. *Differentialdiagnostisch* kommt der *Kleinhirnabszeß* mit seinen vestibulären Erscheinungen in Frage, ebenso wie bei schwerer Allgemeinerkrankung eine *Leptomeningitis* ähnlich aussehen kann. Ein Zusammentreffen mit *Ménière-Anfällen, Hirnerkrankungen (multiple Sklerose)* oder Vergiftungen mit Vestibularissymptomen führt begreiflicherweise leicht irre, ist aber sehr selten.

Dagegen verdeckt die Labyrinthitis zunächst die Zeichen einer beginnenden Meningitis, die sich häufig anschließt. In jedem Zweifelsfalle muß daher eine *frühzeitige Lumbalpunktion* vorgenommen werden und jede schwere Labyrinthitis verlangt eine dauernde Überwachung auf meningitische Symptome. Schon eine geringe Zellvermehrung im Liquor ist gefahrdrohend.

Große Schwierigkeiten bereitet oftmals die Einordnung in die verschiedenen *Formen der Labyrinthitis.* Sie erfordert *eingehende Hör- und Vestibularisprüfungen,* die zur Verfolgung des Krankheitsablaufes regelmäßig, manchmal sogar mehrmals täglich, wiederholt werden müssen. Das *Erhalten- oder Erloschensein der Innenohr-funktionen* gibt in der Praxis den Ausschlag. Spontannystagmus nach der kranken Seite, erhaltene Hörfunktion bei Ausschaltung des Gegenohres mit der Lärm-trommel, Lateralisation des Scheiteltones in das kranke Ohr sprechen für eine toxische Labyrinthreizung, zumal wenn eine Frühlabyrinthitis in den ersten Tagen der Mittelohrentzündung vorliegt. Spontannystagmus nach der gesunden Seite, Taubheit und fehlende Labyrintherregbarkeit sind als typische Zeichen einer Labyrintheiterung aufzufassen, hauptsächlich, wenn sich diese Symptome als Spätverwicklung nach Wochen einstellen. Bei einer nekrotisierenden Scharlach-otitis weisen Labyrinthsymptome, vorwiegend die Fazialislähmung, auf die Labyrinthnekrose hin.

Die **Behandlung** der Labyrinthitis gehört zum Facharzt. In einzelnen Punkten gehen die Ansichten über die Wahl zwischen konservativer Therapie und chirur-gischem Eingriff bzw. der Labyrinthektomie noch auseinander, im ganzen macht sich aber gegenüber früher eine konservativere Einstellung geltend, die ich stets befürwortet habe. Die *Sulfonamid- und Penicillinbehandlung* bzw. Behandlung mit den anderen Antibiotica trägt zur Vermeidung der nicht ungefährlichen Labyrinthektomie wesentlich bei.

Bei *erhaltener Labyrinthfunktion*, namentlich bei der Frühlabyrinthitis in den ersten Tagen der Mittelohrentzündung, wird die übliche *konservative Behandlung* der Mittelohrentzündung unter strengster Bettruhe und kräftigem Sulfonamid-bzw. Penicillinstoß fortgesetzt. Ist das Trommelfell noch nicht perforiert, so ist die *Parazentese* angezeigt, wogegen die Zeichen einer Mastoidbeteiligung und das Andauern der Labyrintherscheinungen, trotz gutem Eiterabfluß, eine möglichst ohne erschütternde Meißelschläge ausgeführte *Mastoidektomie* in-dizieren. Zur Abschwächung der vestibulären Reizerscheinungen dienen Opiate und Atropinpräparate oder Vasano, Nautisan, Dramamin usw. Im weiteren Ver-lauf ist die Labyrinthfunktion mehrmals täglich zu prüfen, um deren Erlöschen sogleich festzustellen. Auch ist eine Überwachung hinsichtlich meningealer Symptome mit sofortiger Lumbalpunktion bei Verdacht auf Meningitis notwendig.

Dieselbe *abwartende Behandlung* ist bei der *latenten Labyrinthitis* und der *Labyrinthnekrose* bei Scharlach berechtigt. Auch nach erloschener Labyrinth-funktion ist eine Labyrinthektomie nur bei meningealer Reizung in Erwägung zu ziehen. Sequester werden erst nach spontaner Demarkation nach dem Ablauf der akuten Entzündung entfernt.

Eine eindeutige Anzeige zur chirurgischen Ausschaltung des Labyrinths ist bei raschem *Erlöschen* der *Labyrinthfunktion* (totes oder todwundes Labyrinth *[Zange]*) im Verlauf einer schweren manifesten Labyrinthitis und gleichzeitiger *Zellvermehrung im Liquor* gegeben. Durch eine der verschiedenen Methoden der *Labyrinthektomie* (Jansen, Hinsberg, Neumann, Uffenorde, Lempert) wird das tote Labyrinth vollständig ausgeräumt.

Die Labyrinthektomie besteht grundsätzlich darin, daß das innere Ohr hinter und vor dem Fazialis eröffnet wird unter Freilegen und Ausräumung von Vorhof und Schnecke und Vereinigung zu einer einheitlichen Höhle. Gegebenenfalls erfolgt die Freilegung und Drainierung des inneren Gehörganges durch die Schnecke, um ein Weiterschreiten der Entzündung durch den inneren Gehörgang nach dem Schädelinnern aufzuhalten und damit intrakraniellen Folgekrankheiten vorzubeugen. Der schwierige Eingriff erfordert eine ausgedehnte Radikaloperation des Mittelohres, schließt die Möglichkeit einer Fazialislähmung in sich und ist auch bezüglich einer postoperativen Meningitis nicht harmlos. Die Gefahr ist bei lebendem Labyrinth besonders groß, weshalb mit seltenen Ausnahmen nur tote Labyrinthe eröffnet werden. Durch die Verwendung eines Zahnarztbohrers an Stelle von Hammer und Meißel hat die Sicherheit der Operation erheblich zugenommen.

Am schwierigsten und unsichersten ist das Vorgehen bei *erloschener Labyrinthfunktion ohne meningeale Reizung.* Hierüber sind die Meinungen noch geteilt

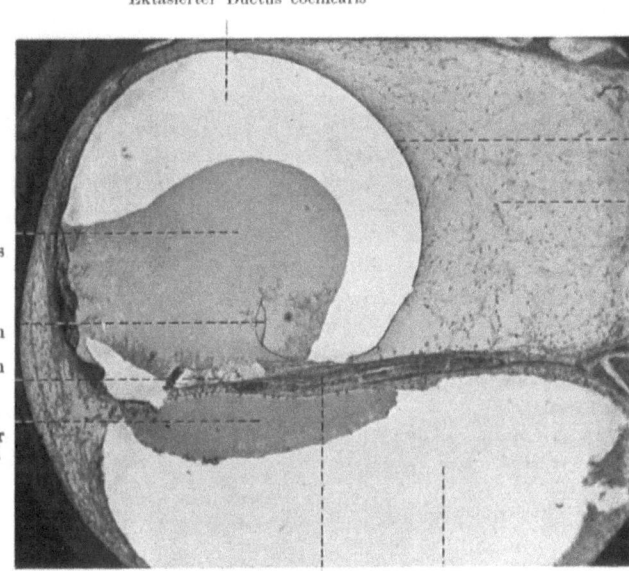

Abb. 206. Labyrinthitis diffusa purulenta bei Cholesteatom.

und wird von Fall zu Fall über konservative Behandlung (Versuch mit Sulfonamiden bzw. Penicillin) oder Labyrinthoperation entschieden.

Prognose. Jede manifeste Labyrinthitis ist eine bedrohliche Verwicklung der akuten Mittelohrentzündung, die rasch zur Meningitis oder zum Kleinhirnabszeß führen kann. Auch die Behandlung ist nicht in der Lage, diesen Komplikationen immer vorzubeugen, zumal die Labyrinthektomie selbst nicht ohne Gefahr ist. Relativ harmlos sind die Labyrinthreizungen im Anfangsstadium der Otitis und auch die Labyrinthnekrosen bei Scharlach. Ungefährlich verlaufen im allgemeinen latente Innenohrentzündungen. Die Wiederherstellung des Gehörs ist auch in diesen Fällen fraglich, während die Labyrintheiterung stets eine Taubheit hinterläßt.

b) Die tympanogene Labyrinthitis der chronischen Mittelohreiterungen

Ursache und Entstehung. Die *chronische Schleimhauteiterung* verursacht vor allem in Stadien des *akuten Rezidivs* dieselben Innenohrentzündungen wie die akute Mittelohrentzündung, während das *Cholesteatom*, neben der „akuten"

Labyrinthitis, mehr chronisch verlaufende und klinisch von den ersteren wesentlich abweichende Formen aufweist. Das Cholesteatom ist im ganzen die häufigste Ursache von Innenohrentzündungen (Abb. 206).

Die Infektion findet durch *direkte Knochenarrosion* der Labyrinthwände statt, seltener durch die Fenstermembranen, denn auch die außerordentliche Härte der knöchernen Labyrinthkapsel hält der Knochenarrosion des Cholesteatoms nicht stand, so daß der ziemlich oberflächlich an der Mittelohrwand liegende äußere Schenkel des horizontalen Bogenganges bzw. dessen Kuppe bis auf das häutige Labyrinth zerstört werden kann Es bildet sich in dieser Weise eine ,,*Labyrinthfistel*'' bzw. Bogengangsfistel (Abb. 198), die schon als solche klinische Erscheinungen macht und dabei oftmals die Ursache einer *umschriebenen, meist gutartigen Labyrinthentzündung* ist.

Das **Krankheitsbild** der Labyrinthfistel wird durch zunehmende *Schwindelanfälle* gekennzeichnet, die teils spontan, teils bei raschen Kopfbewegungen, teils bei der Ohrreinigung oder Druck auf den Tragus auftreten. Gelegentlich besteht während der Anfälle auch *Spontannystagmus.*

Die Diagnose der Labyrinthfistel ist in der Regel nicht schwer und läßt sich durch den Nachweis der mechanischen Erregbarkeit des Labyrinths, des sogenannten *Fistelsymptoms*, leicht erbringen. Bei freiliegendem häutigem Labyrinth wird die Endolymphe durch Druck und Sog im äußeren Gehörgang wie im bekannten Ewaldschen Tierversuch durch den pneumatischen Hammer in Bewegung versetzt und damit Drehschwindel und Nystagmus erzeugt. Durch einen luftdicht in den äußeren Gehörgang eingesetzten Politzer-Ballon lassen sich solche Anfälle auslösen, manchmal schon mit Druck auf den Tragus. Der *Kompressionsnystagmus* schlägt zur kranken Seite, der *Aspirationsnystagmus* zur gesunden Seite, manchmal kehrt sich das Verhalten auch um. Cholesteatommassen können die Fistel verlegen, weshalb nur der positive Ausfall des Fistelsymptoms maßgebend ist.

Das sehr seltene *Fistelsymptom ohne Labyrinthfistel*, d. h. bei gesundem Mittelohr, spricht für kongenitale Lues des Innenohres (Hennebertsches Fistelsymptom), kann aber auch beim sonst Gesunden aus unbekannten Gründen vorkommen.

Das Fistelsymptom kann auch auftreten: bei Druck auf die Halsgefäße (MYGIND), bei Druck auf das Abdomen (BORRIES), bei Inhalation von Amylnitrit (BORRIES) und zuweilen bei einfacher Kopfneigung (RAMADIER und HUET).

Außerdem ist das Cholesteatom die Hauptursache der *latenten diffusen Labyrinthitis*, wobei offenbar durch Toxinwirkung die Sinnesendstellen langsam und ohne wesentliche Reizwirkung zerstört werden. In manchen Fällen gehen der Ausschaltung einzelne Schübe von manifester Labyrinthitis voran. Die klinischen Erscheinungen sind Taubheit und Labyrinthunerregbarkeit (Cholesteatomtaubheit). Daneben kommen aber auch schwere akute Labyrintheiterungen vor (Abb. 206).

Behandlung. Die manifeste diffuse Labyrinthitis ist wie diejenige bei akuter Mittelohrentzündung zu behandeln. An Stelle der Mastoidektomie wird die Radikaloperation des Ohres notwendig. Bei der latenten Labyrinthitis und der Labyrinthfistel genügt die Radikaloperation ohne Eingriff am Innenohr. Wenn der Druck des Cholesteatoms aufhört, vernarbt die Fistel bindegewebig und wird dadurch symptomlos.

Die Prognose der latenten Labyrinthitis und der Labyrinthfistel ist in bezug auf Lebensgefahr gut.

2. Andere Formen der Labyrinthitis

Eine **hämatogene Ansteckung** des Labyrinths kann ausnahmsweise bei den verschiedenen Infektionskrankheiten, besonders auch bei der Osteomyelitis der Röhrenknochen, zustande kommen.

Bei der **meningogenen Labyrinthentzündung** schreitet die Eiterung von den weichen Hirnhäuten dem inneren Gehörgang entlang oder durch den Aquaeductus cochleae bis zum Innenohr, oft weiter bis zur Mittelohreiterung. Sie entsteht im allgemeinen nur bei der *Meningokokkenmeningitis* bzw. *der epidemischen Zerebrospinalmeningitis*, während die banalen Hirnhautentzündungen, z. B. bei Infektionskrankheiten, in den seltensten Fällen auf das Innenohr übergreifen. Auch bei den otitischen Hirnhauteiterungen wird ein solches Übergreifen auf das Innenohr fast nie beobachtet (sympathische Otitis [GÜTTICH]).

Im Verlauf der *epidemischen Genickstarre* befällt die Innenohrentzündung meistens in der zweiten bis dritten Krankheitswoche gleichzeitig beide Ohren und ist, wenigstens beim Kleinkind, eine häufige Komplikation, die gewöhnlich durch Labyrintheiterung die Sinnesendstellen des Kochlear- und Vestibularapparates restlos zerstört. Das Resultat ist eine dauernde *völlige Taubheit* und *Unerregbarkeit* des Vestibularis. Ohne Labyrintheiterung können auch nur leichtere Grade von Schwerhörigkeit zurückbleiben. In diesen Fällen dürfte es sich allerdings vorwiegend um eine Neuritis toxica des Hörnerven handeln. Der epidemischen Genickstarre ist ein wesentlicher Anteil an der *erworbenen Taubstummheit* zuzuschreiben.

In der **Symptomatologie** unterscheidet sich die Meningokokkenlabyrinthitis nicht von der tympanogenen Labyrintheiterung. Die rasch einsetzende Ertaubung und die heftigen Ausfallerscheinungen des zerstörten Vestibularapparates äußern sich in Schwindel und Gleichgewichtsstörungen, die aber oft hinter dem schweren Krankheitsbild der Genickstarre verschwinden und erst nach deren Besserung entdeckt werden. Nur bei abortiv verlaufender Meningitis sind die Zeichen der Labyrinthitis deutlich. Beim Kind im ersten Lebensjahr, das noch nicht sprechen und gehen kann, fällt weder die Taubheit noch die Vestibularisstörung auf, und auch beim älteren Kleinkind wird die Taubheit zunächst nicht bemerkt und weisen nur der unsichere breitspurige Gang bei geschlossenen Augen und der allmähliche Verlust schon erlernter Sprachlaute auf den Labyrinthausfall hin. Deshalb werden solche Kinder vielfach erst lange nach der durchgemachten Zerebrospinalmeningitis zum Arzt gebracht und diese läßt sich manchmal auch an der Vorgeschichte nicht mehr sicher feststellen.

Diagnose. Beim älteren Kind und beim Erwachsenen ist nach Ablauf der schweren Hirnerscheinungen an Hand der eindeutigen Vestibularissymptome und der Ertaubung die Diagnose gegeben, während sie beim Kleinkind, hauptsächlich bei sporadischen Fällen von Zerebrospinalmeningitis, zu Beginn kaum gestellt werden kann.

Eine besondere **Ohrbehandlung** kommt nur bei gleichzeitiger Mittelohreiterung in Betracht. Gegen die Innenohrentzündung ist jede Therapie aussichtslos. Die Chemotherapie schützt das Gehörorgan nicht immer, aber häufig vor Schaden (nach TROLLE 29% Schwerhörigkeit ohne, 8,5% mit Chemotherapie).

E. Intrakranielle Verwicklungen der Mittelohrentzündungen

Die Ausbreitung der Mittelohrentzündung auf den Schädelinhalt kann zu den folgenden Erkrankungen der Hirnhäute und des Gehirns führen: *Epiduralabszeß*, *Subduralabszeß*, *Leptomeningitis*, *Sinusphlebitis* und *Septikopyämie* sowie *Hirnabszeß*.

Ursache und Entstehung. Als Ursache steht die akute Mittelohrentzündung an erster Stelle, die gewöhnlich über die Knochenentzündung des Warzenfortsatzes, die Mastoiditis, auf das Schädelinnere fortschreitet, dabei aber oftmals längere Zeit bei dem ungefährlichen Epiduralabszeß haltmacht. Dagegen bringt das Cholesteatom die größte Zahl der schweren tödlichen Verwicklungen mit sich. Sehr bedrohlich ist die Labyrintheiterung und sind akute Mittelohrentzündungen nach Felsenbeinfrakturen, hauptsächlich den Querbrüchen.

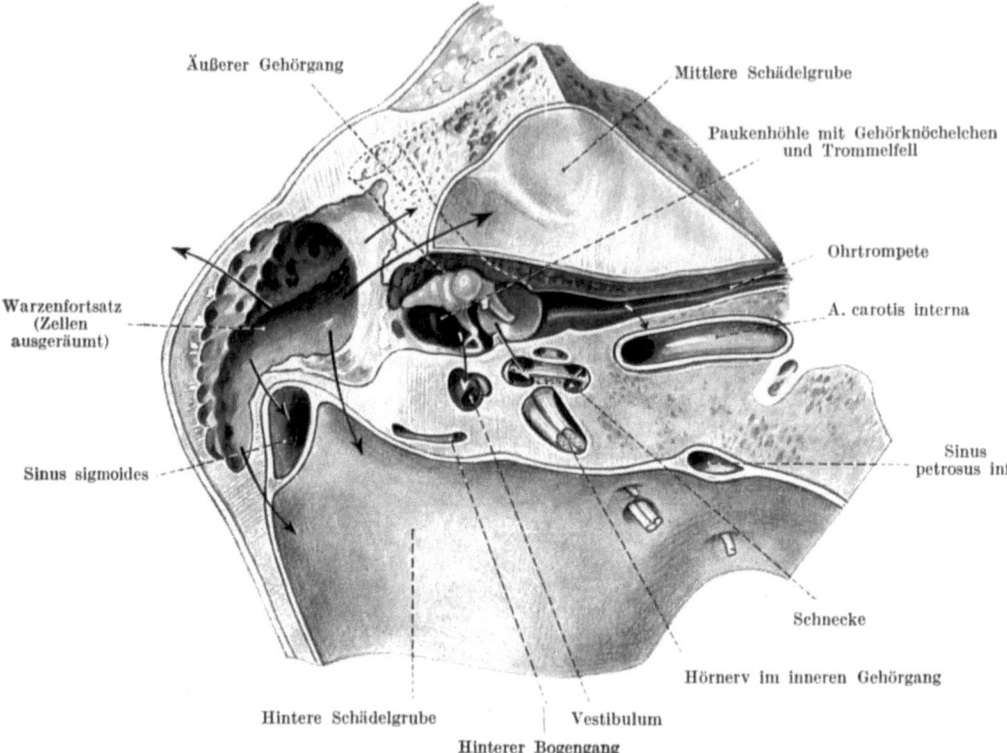

Äußerer Gehörgang

Mittlere Schädelgrube

Paukenhöhle mit Gehörknöchelchen und Trommelfell

Ohrtrompete

Warzenfortsatz (Zellen ausgeräumt)

A. carotis interna

Sinus petrosus inf.

Sinus sigmoides

Schnecke

Hörnerv im inneren Gehörgang

Hintere Schädelgrube   Vestibulum

Hinterer Bogengang

Abb. 207. Nachbarschaftsbeziehungen der linken Mittelohrräume zum Schädelinnern, dem Innenohr und der Carotis interna. Durchbruchsmöglichkeiten durch Pfeile gekennzeichnet. Horizontalschnitt durch das Schläfenbein. Warzenfortsatz ausgeräumt.

Die *Erreger* sind dieselben wie bei der akuten Mittelohreiterung bzw. der Mastoiditis, mit vorwiegend Streptokokken und Pneumokokken. Der Verlauf ist von der Erregerart ziemlich unabhängig. Auch der Pneumococcus III verursacht im Gegensatz zur schleichenden Mastoiditis rasch verlaufende intrakranielle Komplikationen. Bei der chronischen Mittelohreiterung kommen Anaerobier mit fötidem Eiter hinzu.

Infektionswege. Die intrakraniellen Verwicklungen sind fast ausschließlich den *engen Beziehungen zur Nachbarschaft* zuzuschreiben (Abb. 207). Deshalb ist die Kontaktinfektion am häufigsten, bei welcher der entzündliche Inhalt des Mittelohres durch *Knocheneinschmelzung*, unter Bildung von manchmal ausgedehnten Knochendefekten, in direkten Kontakt mit der Dura mater gelangt und zunächst ein *Epiduralabszeß* entsteht. Wird nach kürzerer oder längerer Zeit die Duraschranke durchbrochen, so entwickeln sich die weiteren Komplikationen von seiten des Schädelinhaltes, die daher in der

Regel von der Stelle einer solchen Knochenfistel ausgehen (KÖRNER). Bei der akuten Mittelohrentzündung liegt die Knochenfistel meistens im Bereich des Warzenfortsatzes, während Durchbrüche von der Paukenhöhle durch das Tegmen tympani, trotz seiner Dünne, auffällig selten sind. Besonders leicht bahnt sich die Mastoiditis ihren Weg nach dem Schädelinnern vom *Hauptsystem der Mastoidzellen* aus, jedoch können die Einbrüche auch von den Zellausläufern erfolgen. Tiefliegende Abszesse kommen bei ausgedehnter Pneumatisation durch die perilabyrinthären Zellen und die *Zellen der Pyramidenspitze* zustande. Beim Cholesteatom fällt der Cholesteatomhöhle die Rolle der Warzenfortsatzzellen zu, wobei die Dura mater häufig in der Gegend des Antrums von der Infektion erfaßt wird, die sich dann von dort weiter zum Schädelinnern ausbreitet. Je nach dem Durchbruchsort werden die *mittlere oder die hintere Schädelgrube* und damit auch die *Gegend des Sinus sigmoides* erreicht. Ein Durchbruch vom Paukenhöhlenboden nach dem Bulbus venae jugularis ist eine Ausnahme. Die öfters und an verschiedenen Stellen vorhandenen knöchernen Dehiszenzen der Tabula interna spielen als Überleitungsweg kaum eine Rolle, weil sie durch straffes Bindegewebe gut abgeschlossen sind. Auffälligerweise pflanzt sich die Infektion durch die teilweise nur bindegewebig verschlossenen Bruchspalten des Felsenbeinquerbruches rasch nach dem Schädelinneren fort.

Ohne Knocheneinschmelzung wird die Infektion viel seltener übertragen. Sie folgt dabei den *zahlreichen kleinen Gefäßkanälen*, die den Knochen vorwiegend als venöse Abflußwege durchsetzen. Dieser Infektionsweg wird hauptsächlich im „Anfangsstadium" der Otitis, in welchem eine Abschrankung der Entzündung noch nicht stattgefunden hat, beschritten und ist daher meist die *Ursache von Frühkomplikationen*. Direkten Gefäßverbindungen zwischen Mittelohrschleimhaut und Duraperiost, die normalerweise nur beim Säugling vorhanden sind und beim Erwachsenen bei gehemmter Pneumatisation, schreibt WITTMAACK einen wesentlichen Anteil der Frühkomplikationen zu. Ebenso sind die *Canaliculi caroticotympanici* Gefäßlöcher, die die Entzündung von der vorderen Paukenhöhlenwand in den Karotiskanal leiten, von wo diese durch das Venengeflecht der Carotis interna die Meningen oder den Sinus cavernosus anstecken kann. Auch nach dem *Hiatus subarcuatus* können Gefäßverbindungen bestehen.

Ein dritter und gefährlicher Weg führt über das *Labyrinth*, dessen Eiterung vielfach rasch eine Leptomeningitis oder einen Kleinhirnabszeß verursacht. Die Ausbreitung schreitet gewöhnlich über den inneren Gehörgang mit seinen Duraausstülpungen, dem *Hörnerven* und der *Art. auditiva interna* entlang, seltener über den *Canaliculus vestibuli* und ein *Empyem des Saccus endolymphaceus*, während der mit dem Subarachnoidealraum in offener Verbindung stehende Canaliculus cochleae als Überleitungsweg noch fraglich ist.

Der *Fazialiskanal* und eine offene Fissura petrosquamalis fallen praktisch als Infektionsleiter außer Betracht.

Allgemeine Behandlungsgrundsätze. Die heutigen ausgezeichneten Erfolgsaussichten bei der Behandlung intrakranieller Komplikationen beruhen auf der möglichst frühzeitigen chirurgischen Beseitigung der Primärherde in den Mittelohrräumen mit retroaurikulärer Wundbehandlung, sowie eventueller Sekundärherde im Endokranium oder Labyrinth und auf einer folgerichtigen energischen Therapie mit Sulfonamiden und Antibiotica. Die Chemotherapie hat in den letzten Jahren ungeahnte Fortschritte gebracht, die mit der chirurgischen Behandlung allein nicht zu erzielen waren, anderseits kann sie die operative Behandlung nicht ersetzen, sondern diese ist nach wie vor die Voraussetzung einer erfolgreichen medikamentösen Behandlung. Um eine richtige Auswahl unter den Chemotherapeutica zu treffen, ist eine umgehende bakteriologische

Diagnose unerläßlich. Zur Zeit stehen entsprechend der Häufigkeit der verschiedenen Erregerarten Sulfonamide und Penicillin im Vordergrund, die auch stets sofort zu verabreichen sind. Weist die bakteriologische Diagnose auf sulfonamid- und penicillinresistente Erreger hin, so wird die Behandlung gewechselt, z. B. eine Pyocyaneusinfektion mit Streptomycin bekämpft usw. Bei der raschen Entwicklung neuer Antibiotica ist es auch möglich, daß das Penicillin in Zukunft durch noch umfassendere Medikamente (Terramycin usw.) ersetzt werden wird, Änderungen, die, in der unter Penicillinbehandlung beschriebenen Therapie, sinngemäß zu berücksichtigen sind.

Die außerordentliche *Wirksamkeit der Sulfonamide und der Antibiotica* bringen es mit sich, daß bei einer drohenden intrakraniellen Komplikation sofort damit eingesetzt wird und dadurch zuweilen eine *täuschende Besserung* bzw. *Verschleierung des Krankheitsbildes* eintritt. Manchmal ist allerdings die Anzeige zur Operation so eindeutig gegeben, daß die Notwendigkeit deren sofortiger Vornahme auf der Hand liegt, anderseits sind unklare Anfangsstadien häufig. In solchen Fällen darf sich der Arzt durch die *Besserung infolge der internen Behandlung nicht täuschen lassen* und *alle nicht verschwindenden Symptome sind höher einzuwerten.* Die Chemotherapie bedeutet in dieser Beziehung ein gewisses Risiko eines ungünstigen Hinausschiebens der Operation, dem im allgemeinen nur durch eine sehr genaue klinische Beobachtung begegnet werden kann.

1. Entzündungen der harten Hirnhaut (Pachymeningitis)

a) Epiduralabszeß
(Extraduralabszeß, Pachymeningitis externa)

Ursache und Entstehung. Die Eiteransammlung auf der Dura mater, der Epiduralabszeß, ist weitaus die häufigste intrakranielle Folgekrankheit und tritt hauptsächlich bei der akuten Mittelohrentzündung auf. Sie ist ein ausgesprochener *Spätbefund* der Mastoiditis, dessen Entwicklung wesentlich von der Dauer der Erkrankung abhängt.

Als *Folge der Knocheneinschmelzung* der Tabula interna des Mastoids (offener Abszeß), in Ausnahmefällen bei intaktem Knochen durch *perforierende Gefäße* (geschlossener Abszeß) gelangt der Eiter des Mittelohres auf die Dura mater, wo er sich mehr oder weniger *flächenhaft* über die mittlere oder hintere Schädelgrube ausbreitet, bisweilen auch über beide zusammen als perisinuöser Abszeß, unter Einschluß des dazwischenliegenden Sinus sigmoides. Beim Durchbruch an der Pyramidenspitze oder vom Saccus endolymphaceus aus entstehen tiefliegende, abgekapselte Eiterherde. Durch *Verdickung und Auflagerung von Granulationen* (Pachymeningitis externa) leistet die Dura der Weiterverbreitung der Infektion meist längere Zeit erfolgreich Widerstand und bildet eine eigentliche Schutzhülle für das Gehirn, während der Knochen der Infektion rascher anheimfällt. Zuweilen bricht der Extraduralabszeß, wenn nicht operiert wird, durch den Knochen wiederum nach außen durch und erscheint als *subperiostale Schwellung* unter der Kopfhaut.

Symptome und Verlauf. In vielen Fällen bringt der Durchbruch des Eiters nach der Dura *keine weiteren erheblichen Zeichen* hervor und das Bild der Mittelohrentzündung bzw. der Mastoiditis ändert sich kaum. Die klopfenden Schmerzen der Mastoiditis können im Gegenteil, infolge der Druckentlastung nach innen, zunächst geringer werden, dagegen bleiben fast stets *dumpfe pulsierende Kopfschmerzen,* „tief innen", nach vorn oder hinten ausstrahlend, bestehen. Eine *abnorm reichliche pulsierende Eiterung* aus dem Ohr ist ein Verdachtsmoment. Das *Ohr kann aber auch trocken* und das *Trommelfell beinahe reizlos* sein. Allerdings hellt sich das Trommelfell in der Regel nicht auf und auch das *Hörvermögen* bessert sich nicht. Der *Allgemeinzustand* wird mitunter nur wenig oder gar nicht gestört, doch sieht der Patient meistens nicht gut aus und klagt, neben den zeitweise nachlassenden dumpfen, pulsierenden Kopfschmerzen, über *Müdigkeit* und *Arbeitsunlust*.

Die *Temperatur* ist anfangs *normal* und läßt höchstens bei regelmäßiger Messung kleine *subfebrile Zacken* erkennen, später wird sie manchmal *subfebril*. Die stark beschleunigte *Blutsenkung* und die Leukozytose weisen auf einen entzündlichen Prozeß hin. *Hirnsymptome*, die einen Hirnabszeß vortäuschen können, sind selbst bei ausgedehntem Epiduralabszeß *selten*. Infolgedessen erscheint der Patient trotz der Schwere der Erkrankung oftmals in der Sprechstunde, wodurch sich der Unerfahrene leicht täuschen läßt, da er von jedem Einbruch nach dem Schädelinnern bedrohliche Symptome erwartet.

Bricht der Abszeß nach außen durch, so entsteht eine *druckempfindliche, eventuell fluktuierende Schwellung* außerhalb der pneumatisierten Zone, entweder oberhalb des Ohres über der Schläfenbeinschuppe oder hinter dem Mastoid in der Gegend des Emissarium mastoideum. Schließlich kann sich eine *äußere Fistel* bilden.

Die Symptomatologie der *Felsenbeinspitzeneiterung* (Gradenigosches Syndrom), die häufig mit einem entsprechenden Epiduralabszeß einhergeht, habe ich auf S. 236 erörtert.

Diagnose. Solange der Epiduralabszeß nicht nach außen durchbricht, kann er neben der Mastoiditis bzw. dem Cholesteatom *nur vermutet* werden (pulsierende Kopfschmerzen, abundanter Ausfluß) und ist daher vielfach ein Zufallsbefund der Mastoidektomie oder der Radikaloperation. Verdacht besteht, wenn die Krankheitserscheinungen trotz freiem und reichlichem Eiterabfluß zunehmen. In den seltenen Fällen mit Hirnsymptomen kann die Unterscheidung vom Hirnabszeß schwierig sein. Gegebenenfalls stützt das *Röntgenbild* die Vermutung, ohne Sicherheit zu geben. Für den Allgemeinarzt ist es wichtig zu wissen, daß der Epiduralabszeß meistens praktisch latent bleibt und auch ohne Ohrfluß vorkommt. Ein Zuwarten bis zur Sicherung der Diagnose ist nicht erlaubt.

Behandlung. (S. auch S. 295.) Schon der leiseste *Verdacht auf einen Epiduralabszeß* erfordert die *sofortige* Entlastung durch die *Mastoidektomie* bzw. durch eine Radikaloperation und *breite Freilegung der Dura*. Sofern kein größerer Knochendefekt zum Abszeß führt, wird sorgfältig nach einer Knochenfistel gesucht und bei intaktem Knochen die Dura probeweise freigelegt. Bei erkrankter Dura erfolgt die Abtragung des überliegenden Knochens bis zur gesunden Hirnhaut. Gleichzeitig Sulfonamide und Penicillin.

Prognose. Durch das Hinzutreten des Epiduralabszesses wird die Prognose der Mittelohreiterung bzw. der Mastoiditis bei rechtzeitiger Operation kaum verschlechtert. Da es sich fast immer um Spätfälle handelt, geht die Heilung im allgemeinen rasch und ungestört vonstatten. Sich selbst überlassen, ist der Epiduralabszeß die Einleitung zur tödlichen Komplikation von seiten der weichen Hirnhäute, des Sinus sigmoides oder des Gehirns.

b) Subduralabszeß (Pachymeningitis interna)

Ursache und Entstehung. Wird die Dura mater von der Infektion überschritten, so kommt es in der Regel in kurzer Zeit zu einer diffusen Leptomeningitis oder einem Hirnabszeß, nur selten bleibt die Entzündung längere Zeit auf ein *umschränktes Gebiet zwischen Dura mater und Arachnoidea* lokalisiert. Die entstehenden entzündlichen Granulationen an der Innenseite der Dura entsprechen einer Pachymeningitis interna, an die sich die Bildung eines freien Abszesses im Subduralraum, als Subduralabszeß (Abb. 208), anschließen kann. Unter welchen Umständen, sowohl nach einer akuten, wie auch nach einer chronischen Mittelohreiterung, eine derartige Begrenzung der Entzündung stattfindet, ist noch nicht klargestellt. Die *Subduralabszesse* können *klein bleiben*, wobei manchmal die angrenzende Rindensubstanz des Hirns als *Rindenabszeß* mitergriffen wird, oder sie breiten sich über *größere Bezirke des Hirns* aus, ohne Infektion der Leptomeninx oder des Hirns selbst. Umschriebene derartige Eiterungen finden sich auch im *inneren Gehörgang*, infolge des Weiterschreitens einer *Labyrintheiterung* als *Gehörgangsabzesse*, welche sich um den Porus acusticus internus ausdehnen.

Symptome und Verlauf. Im Gegensatz zum Epiduralabszeß verursacht die subdurale Entzündung gewöhnlich *Hirnerscheinungen*, die entweder mehr einer Leptomeningitis oder mehr einem Hirnabszeß gleichen. Das Bild ist daher nicht einheitlich, zuweilen tritt ein *starker Wechsel* der Erscheinungen hervor. Unbehandelt endet der Subduralabszeß mit einer *Leptomeningitis* oder einem *Hirnabszeß*, mit dem der Subduralabszeß öfters kombiniert vorkommt.

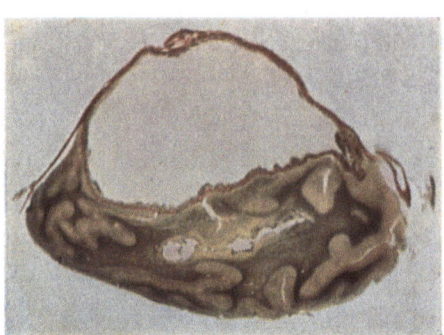

Abb. 208. Subduralabszeß.

Diagnose. Nach den *Symptomen* läßt sich ein Subduralabszeß höchstens *vermuten* und selbst die *Operation* vermittelt den sicheren Nachweis einzig in den seltenen Fällen einer Durafistel. Auffällig sind stärkere Hirnsymptome ohne erheblich veränderten Liquorbefund, ohne Hirnabszeß oder Epiduralabszeß. Meistens bleibt die Diagnose unbestimmt.

Behandlung. (S. auch S. 395). Die Schwere des Krankheitsbildes veranlaßt wohl immer zur *sofortigen Mastoidektomie* bzw. *Radikaloperation* mit *Freilegung der Dura*. Sofern eine *Durafistel* den Abszeß feststellen läßt, wird ohne Zerstörung der Adhäsionen eine *vorsichtige Erweiterung* zur ausgiebigen Entleerung des Subduralabszesses vorgenommen. Durch gleichzeitige energische *Sulfonamid*- und *Penicillinbehandlung* muß vor allem der Gefahr einer diffusen Leptomeningitis begegnet werden. Wie zu erwarten, hat uns ein ausgedehnter Subduralabszeß nach einem Cholesteatom gezeigt, daß die Chemotherapie auch hier nicht imstande ist, die Drainage zu ersetzen.

Die **Prognose** ist bei uneröffnetem Abszeß ganz schlecht, aber auch nach der Entleerung zweifelhaft.

2. Entzündungen der weichen Hirnhaut (Leptomeningitis)

Ursache und Entstehung. Die Entzündung der weichen Hirnhäute ist eine *häufige Folgekrankheit*, an der in ungefähr gleichem Maße die chronische und die akute Ohreiterung beteiligt sind. Sie führte vor der Chemotherapie auch bei frühzeitigem Eingriff in einem hohen Prozentsatz zum Tode. Erst durch die gleichzeitige Sulfonamidbehandlung bzw. Behandlung mit Antibiotica ist die Sterblichkeit gesunken.

Im allgemeinen entwickelt sich die Leptomeningitis im Anschluß an die *Durchbrüche einer Mastoiditis* oder eines *Cholesteatoms* mit oder ohne *Epidural-*

abszeß. Besonders gefährlich ist die *Eiterung der Pyramidenspitze,* die *eitrige Labyrinthitis* und eine Mittelohreiterung bei *Schläfenbeinbrüchen,* insbesondere Querbrüchen. Auch kann der *Hirnabszeß* in den Ventrikel oder den Subarachnoidealraum einbrechen und die *Sinusphlebitis* durch die Piavenen zu den weichen Hirnhäuten gelangen, weshalb die Meningitis vielfach mit diesen Komplikationen zusammen vorkommt. Die sehr seltenen *Operationsverletzungen* der Dura enden gewöhnlich mit einer Meningitis. Bei der akuten Otitis stehen, vorwiegend beim Kind, den *Spätfällen* auch *Frühformen* gegenüber, die in stürmischer Weise und schwerem Verlauf im Anfangsstadium der Mittelohrentzündung einsetzen und selbst bei der Operation keinen makroskopisch sichtbaren Überleitungsweg erkennen lassen.

Die häufigsten und wichtigsten Erreger sind *Streptokokken, Staphylokokken* und *Pneumokokken.*

Als die gefährlichsten gelten die Pneumokokken-Meningitiden, die zudem nach der Abheilung Dauerschäden hinterlassen können. Die Aussichten der Staphylokokkenentzündungen sind erst durch das Penicillin gebessert worden.

Pathologische Anatomie. Mit wenigen Ausnahmen handelt es sich um eine *diffuse eitrige Entzündung* der weichen Hirnhäute, eine *Leptomeningitis purulenta,* die aber selten die ganze Hirnhaut in gleichmäßiger Stärke erfaßt. Der Eintrittsort der Infektion zeichnet sich in der Regel durch einen besonders schweren Befund aus, weshalb zunächst hauptsächlich die kranke Seite oder bestimmte Bezirke (Basis oder Konvexität) betroffen sind. Zudem entstehen in *sprunghafter Ausbreitung* einzelne isolierte Eiterflecke, mitunter sogar unabhängig von einer nur wenig entzündeten Eintrittsstelle. Dieses merkwürdige Verhalten erklärt sich, wenigstens zum Teil, durch die Ausbreitung der Infektion den Gefäßbahnen entlang, durch die verschiedene Maschendichtigkeit des subarachnoidealen bindegewebigen Netzwerkes und durch lokalisierende Abwehrvorgänge. Die letzteren zeigen die Möglichkeit der Abschrankung der Entzündung auch im Subarachnoidealraum, die zu den lokalisierten Meningitiden führt.

Die *Hirnsubstanz* nimmt meistens mit einer *kollateralen Entzündung* (Hyperämie, Ödem, zellige Infiltration) mehr oder weniger an der Entzündung teil. Es liegt deshalb in der Regel eine *Meningoenzephalitis* vor und ein Teil der Hirnerscheinungen geht auf die Enzephalitis zurück.

Die seltenen umschriebenen Herderkrankungen im Sinne einer *zirkumskripten Meningitis* sitzen meistens in der Umgebung des inneren Gehörganges und sind gewöhnlich die Folge einer eitrigen Labyrinthitis. Die lokalisierte Meningitis ist prognostisch bedeutend günstiger als die diffuse Hirnhautentzündung, sie ist jedoch klinisch nicht sicher von der diffusen Meningitis trennbar.

Namentlich im Kindesalter kommt eine prognostisch günstige *Meningitis serosa* vor, bei welcher die Lumbalpunktion, im Gegensatz zu der eitrigen Leptomeningitis, außer einem gesteigerten Lumbaldruck einen normalen oder annähernd normalen Liquorbefund ergibt. Klinisch geht auch diese seröse Form mit schweren zerebralen Erscheinungen einher (Somnolenz, Delirien, Konvulsionen bei allerdings wenig ausgeprägten Reflexsteigerungen) und läßt sich nur durch die Lumbalpunktion von der eitrigen Meningitis unterscheiden. Oft führt die Druckentlastung schon allein zur Heilung.

Ebenfalls im Kindesalter kann die akute Mittelohrentzündung vor dem Trommelfelldurchbruch meningitische Symptome verursachen, ohne daß die Lumbalpunktion Anhaltspunkte für eine Meningitis gibt. Der ungefährliche Zustand, der auf die Parazentese oder den spontanen Durchbruch hin rasch verschwindet, wird als *Meningismus* bezeichnet. Eine scharfe Grenze zur Meningitis serosa besteht nicht.

Symptome und Verlauf. Die otogene Meningitis verläuft grundsätzlich gleich wie die Meningitiden anderer Ursache und ist, wie diese, durch *motorische und sensible Reizerscheinungen,* unter Umständen verbunden mit Lähmungen, gekennzeichnet.

Als erste *Verdachtszeichen* setzen *Kopfschmerzen* ein oder sie werden stärker und nehmen einen *diffusen Charakter* an, mit besonderer Lokalisation in der *Stirn.* Gleichzeitig *verschlechtert* sich der *Allgemeinzustand* bei zunehmender Unruhe mit Bewußtseinstrübungen und steigender Temperatur. Vielfach *legen sich* dabei die Patienten *auf die Seite,* um der beginnenden Spannung der Rückenstrecker nachzugeben. Jede Berührung des kranken Ohres, hauptsächlich dessen Reinigung, löst infolge einer allgemeinen Hypersensibilität eine übermäßige Schmerzreaktion aus. Auch besteht öfters Lichtscheu.

Unter den zahlreichen, meist rasch auftretenden weiteren Symptomen sind diagnostisch das *zerebrale Erbrechen,* die *Nackensteifigkeit* und vor allem die *Kernigsche Flexionskontraktur* wichtig. Die letztere läßt sich auch beim Operierten gut prüfen, während der Nacken nach einer Mastoidektomie, durch die Schmerzen im Kopfnicker, mehr oder weniger steif gehalten wird. Nackensteifigkeit kann auch durch die Schonhaltung bei schmerzhaften Halsdrüsen vorgetäuscht sein. Zugleich steigt die Temperatur in Sprüngen an, um schließlich in eine hohe Kontinua zwischen 39° und 40° überzugehen.

Zum Bilde der voll ausgeprägten Meningitis gehören stärkste *motorische Unruhe, Somnolenz und Delirieren mit Flockenlesen, klonische und tonische Krämpfe, Lähmungen des N. facialis, des Rumpfes und der Augenmuskulatur, starke Hyperästhesie bei Berührung, Krämpfe und Lähmung der Blasen- und Darmmuskulatur, Pupillendifferenzen und andere Hirnsymptome* mehr. Der anfänglich langsame Druckpuls wird rasch, die Atmung unregelmäßig mit Cheyne-Stokeschem oder Biotschem Typus.

Es gibt aber auch *schwerste Meningitiden,* die bis kurz vor dem Ende ohne Bewußtseinsstörungen *symptomenarm* verlaufen und bei denen selbst die Nackenstarre und der „Kernig" fehlen.

Das wichtigste objektive Kennzeichen der Leptomeningitis ist die Veränderung der *Zerebrospinalflüssigkeit,* während *Augenhintergrundveränderungen,* trotz der starken Drucksteigerung, nicht selten fehlen.

Der *normale Liquordruck* beträgt 40 bis 150 mm, selten 200 mm Wasser; was darüber ist, gilt als pathologisch (PAPPENHEIM). Bei der Leptomeningitis ist der Druck fast immer gesteigert.

Normalerweise enthält *der Liquor nur wenige Zellen,* jedenfalls nicht mehr als drei bis zehn im Kubikmillimeter, und zwar kleine Lymphozyten. Das sicherste Zeichen der Leptomeningitis ist die *Pleozytose,* die in die Tausende von Zellen ansteigen kann. Gewöhnlich sind es neutrophile Leukozyten, die bei größerer Zellzahl (über 300 im cmm) den Liquor trüben und ihn schließlich in eine dickeitrige Flüssigkeit umwandeln.

Gleichzeitig ist der *Eiweißgehalt* (normal bis 3 °/$_{00}$) stark vermehrt (Pandy und Nonne-Apelt positiv), der *Zucker* (normal 40 bis 100 mg%) jedoch vermindert oder verschwunden (Spuren bis 13 mg%). Ebenso ist der Chloridgehalt (normal 720 bis 750 mg%) vermindert (unter 600 mg%).

Eine große prognostische Bedeutung kommt den im Ausstrich oder kulturell nachzuweisenden *Bakterien im Liquor* zu. Der liquorpositive Befund hat gegenüber dem sterilen Liquor erheblich schlechtere Heilaussichten.

In der Regel braucht die Leptomeningitis zwei bis drei Tage bis zur vollen Stärke und endet unbehandelt gewöhnlich innerhalb der ersten Woche tödlich an Herz- oder Atemstörungen, infolge des zunehmenden Hirndruckes oder der allgemeinen Sepsis. Bei apoplektiformen Fällen tritt der Tod in wenigen Tagen ein, anderseits kommen schleichend protrahierte Formen vor, die sich mit irreführenden Remissionen über mehrere Wochen hinziehen.

Diagnose. Neben den klinischen Symptomen gründet sich die Diagnostik der Meningitis auf die *Lumbalpunktion* bzw. die *Zisternenpunktion*, denn der *Liquorbefund* gibt nicht nur sicheren Aufschluß über das Vorliegen einer Meningitis, sondern auch über deren Art und Stärke. Im zytologischen Befund beweisen mehr als *zehn bis zwanzig polynukleäre Zellen* pro Kubikmillimeter eine eitrige Leptomeningitis, gleichzeitig mit einer Vermehrung des Eiweißgehaltes und deshalb positivem Ausfall der Pandyschen und Nonne-Apeltschen Probe. Die prognostische Bedeutung des Bakteriennachweises habe ich bereits hervorgehoben. Einzelheiten der Liquordiagnostik in zytologischer und chemischer Hinsicht sind in den einschlägigen Lehrbüchern zu finden.

Entwickelt sich die Meningitis im *Verlauf einer akuten Mittelohrentzündung* oder bei einem *Cholesteatom*, so ist schon bei den *ersten noch unsicheren Frühsymptomen*, wie Kopfschmerzen, Erbrechen, steigende Temperatur, auf „die Seite Liegen" als Andeutung einer beginnenden Nackenstarre oder eines Kernig, sofort die *entscheidende Lumbalpunktion* vorzunehmen. Niemals darf das volle Bild der otogenen Meningitis abgewartet werden. Schwierig ist die klinische Unterscheidung einer eitrigen *Frühmeningitis* vom *Meningismus* oder der *Meningitis serosa* beim Kind. Namentlich beim Kleinkind mit beiderseitiger Otitis können im ersten Fieberanstieg die schweren Hirnsymptome des Meningismus (Erbrechen, Somnolenz, Krämpfe und Hyperästhesie) mit einer beginnenden Meningitis übereinstimmen, jedoch fehlen Nackensteifigkeit und Kernig. Der Spontandurchbruch des Trommelfelles oder die Parazentese müssen den Meningismus rasch zum Verschwinden bringen. Ist dies nicht der Fall, so entscheidet die Lumbalpunktion zwischen Meningitis serosa und eitriger Meningitis. Im späteren Verlauf einer otogenen Meningitis kann die nicht seltene *Kombination* mit einem *Hirnabszeß* oder einer *Sinusphlebitis* große diagnostische Schwierigkeiten bereiten. Auch hier ist der Ausfall der Lumbalpunktion wichtig.

Mitunter wird der Arzt erst zu einer *ausgeprägten Meningitis unbekannten Ursprunges* gerufen. Die Diagnose als solche fällt meistens leicht, immerhin kommen bei einem schon bewußtlosen Patienten auch andere schwere Allgemeinerkrankungen, wie *Typhus, Sepsis, Miliartuberkulose, Urämie, Coma diabeticum* oder selbst eine *Apoplexie* in Betracht. *Jede unklare Genese erfordert in erster Linie eine Ohren- und Nasennebenhöhlenuntersuchung.* Beim Vorliegen einer Mittelohrentzündung ist es richtig, auch bei einem leichten Befund, eine otogene Meningitis anzunehmen, den Warzenfortsatz zu eröffnen und die Dura zu revidieren, da dieser probatorische Eingriff der Meningitis gegenüber harmlos ist. Besteht gleichzeitig eine Nasennebenhöhlenentzündung, so kann die sichere Unterscheidung zwischen otogenem und rhinogenem Ursprung unmöglich sein. *Differentialdiagnostisch* muß bei nicht eindeutiger Ursache auch eine *epidemische Meningokokkenmeningitis*, eine *tuberkulöse Meningitis* oder eine *syphilitische Hirnhautentzündung* in Erwägung gezogen werden, worüber das bakteriologische, zytologische und chemische Ergebnis der Lumbalpunktion meistens Aufschluß gibt. Die tuberkulöse Meningitis zeigt einen etwas höheren Zuckergehalt als die banale Meningitis, um 20 mg%, dagegen ist der Chloridgehalt eher stärker herabgesetzt.

Behandlung. *Die sofortige und möglichst vollständige Beseitigung des primären Eiterherdes in den Mittelohrräumen und im Schädelinnern* (Extraduralraum, Sinus, Gehirn) *oder im Labyrinth ist erstes Erfordernis. Die Chemotherapie mit Sulfonamiden und Penicillin kann die Beseitigung des Primärherdes keineswegs* *ersetzen* und die dazu notwendige Operation darf deshalb niemals aufgeschoben werden. Neben der Mastoidektomie oder der Radikaloperation ist zuweilen die Eröffnung der Pyramidenspitze und die Ausräumung des Labyrinths mit Freilegen des inneren Gehörganges notwendig. Auch wenn keine Knochenfistel nach dem Schädelinnern besteht, wird die Dura breit freigelegt, ein Extraduralabszeß wird entleert, ein thrombosierter Sinus sigmoides ausgeräumt und ein Hirnabszeß drainiert. Dagegen ist das Eingehen auf die weichen Hirnhäute zwecklos.

Während die früher verwendeten Medikamente zur Infektionsbekämpfung im Meningealraum und in der weichen Hirnhaut (Urotropin, Zyklotropin, Azetylen und andere) so gut wie unwirksam waren, hat die moderne Chemotherapie mit *Sulfonamiden, Penicillin* bzw. Antibiotica oder beiden zusammen einen großen Fortschritt gebracht. In Kombination mit wiederholten, im Anfang täglichen Lumbalpunktionen mit Ablassen größerer Liquormengen, bildet die Chemotherapie die Grundlage jeder internen Meningitisbehandlung.

Die Wahl des Medikamentes hängt von der Erregerart ab. Streptokokken reagieren ungefähr gleich gut auf Sulfonamide wie auf Penicillin, Staphylokokken erfordern immer Penicillin und Pneumokokken eine Kombination beider Medikamente, die auch bei Streptokokken angezeigt ist.

Die *Sulfonamidbehandlung* muß mit einem sehr energischen Stoß einsetzen. Zur Zeit verwenden wir besonders Elkosin und Diazyl. Von Elkosin werden beim Erwachsenen 10 bis 12 g pro die verabreicht, beim Kind 0,2 bis 0,3 g pro Kilogramm Körpergewicht, was einer Blutkonzentration von 10 bis 15 mg% entspricht. Im Liquor steigt die Konzentration auf $^1/_2$ bis $^2/_3$ der Blutkonzentration, da diese Sulfonamide die Blutliquorschranke überschreiten. Die gefährliche intralumbale Applikation kann deshalb vermieden werden. Die Anfangsdosis wird beibehalten bis die Zellzahl im Liquor einen niedrigen Wert erreicht hat und dann langsam abgebaut. Eine regelmäßige Kontrolle auf Blutschäden ist bei diesen hohen Dosen notwendig.

Penicillin wird in hohen gleichbleibenden Dosen von 1 000 000 bis 2 000 000 Oxford-Einheiten beim Erwachsenen pro die intramuskulär oder intravenös gegeben bis zur deutlichen Besserung. Bereits beim Säugling sind Dosen bis 100 000 O.-E. pro die angezeigt. Bleibt die Wirkung nach 5 bis 6 Tagen aus, so handelt es sich um eine Penicillinresistenz. Da das Penicillin von der Blutliquorschranke größtenteils aufgehalten wird, muß es zudem bei schweren Fällen täglich ein- bis zweimal intralumbal oder intrazisternal in Dosen von 10 000 O.-E. in 10 ccm Ringerlösung oder 5% Traubenzuckerlösung injiziert werden.

Die intralumbale Anwendung des Penicillins kann eine starke Reizwirkung auf die Meningen ausüben und zu einer enormen Zellvermehrung im Liquor führen. Auch sind neben einem Liquorblock schwere Schäden des Rückenmarkes an der Stelle der Injektion beobachtet worden, welche einer Querläsion entsprechen und offenbar bei zu großer Konzentration der Lösung auftreten können. Die intrazisternale Injektion ist gefährlicher als die intralumbale Verabreichung.

Für die neueren Antibiotica, Streptomycin, Chloromycetin, Aureomycin und Terramycin gilt das auf S. 220 Gesagte.

Unter der Chemotherapie wird meistens eine auffallend rasche Besserung des ganzen Zustandes erzielt, mit einem sturzartigen Abfall der Liquorzellzahl auf unter 100 Zellen pro cmm, die sich oft längere Zeit auf diesem Niveau hält. Die Chemotherapie wird bis über das Verschwinden der klinischen Erscheinungen fortgesetzt. Zu frühes Abbrechen führt zu Rückfällen. Leichtere Nebenerscheinungen lassen sich bei den hohen Dosen von Sulfonamiden, zum Teil aber auch durch Penicillin bedingt, nicht immer vermeiden, jedoch zwingen nur schwerere Schäden (Fieber, Dermatitis, akute hämolytische Anämie, Gelbsucht usw.) zur

Unterbrechung. Bleibt die Besserung aus, so ist neben der Chemoresistenz vor allem nach größeren Eiterherden, wie Hirnabszeß, Subduralabszeß usw. zu suchen.

Prognose. Die Leptomeningitis, insbesondere die Pneumokokkenmeningitis, ist heute noch die gefährlichste intrakranielle Folgekrankheit, trotzdem die Aussichten durch die operative Ausschaltung des otogenen Primärherdes zusammen mit der Sulfanilamid- und Penicillinbehandlung wesentlich besser geworden sind.

Die Prognose ist in der Regel *um so günstiger, je früher die zureichende Behandlung einsetzt.* Bei sterilem, wenig zellhaltigem Liquor genügte nicht selten schon die einfache Ausschaltung des Primärherdes, während Bakterien im Liquor (Streptokokken, Pneumokokken, Staphylokokken oder Influenzabazillen) vor der Chemotherapie auch bei operativem Eingriff als fast sicheres Zeichen des tödlichen Ausganges galten. Die Mortalität dieser liquor-positiven Fälle betrug um 97,3% (GRAY). Durch die Behandlung mit Sulfonamiden und Antibiotica ist die *Mortalität* auf unter 40 bis 60% gesunken.

Zerebrale Dauerschäden waren bis jetzt eine große Seltenheit, jedoch starben ohne Chemotherapie die meisten schweren Hirnhautentzündungen. Wie sich diese nach ihrer Abheilung verhalten, ist noch nicht genügend abgeklärt. Dauerschäden sind, wie erwähnt, nach Pneumokokken-Meningitiden, besonders im Kindesalter bekannt.

3. Entzündungen der Blutleiter (Sinusphlebitis) und die otogene Septikopyämie

Otogene Allgemeininfektionen sind ungefähr gleich häufig wie die Leptomeningitis und kommen öfters mit ihr zusammen vor.

Ursache und Entstehung. Als Ursache überwiegt die chronische Ohreiterung. Besonders *beim Kind* kann die otogene Sepsis als *Frühkomplikation* in den ersten Tagen der akuten Mittelohrentzündung auftreten und läßt dann vielfach bei der Operation keinen bestimmten Ausgangsherd und Überleitungsweg erkennen. Die Prognose ist deshalb ungünstig („Sepsis ohne Sinusthrombose").

Die Allgemeininfektion geht vorwiegend von einer *Phlebitis und eitrigen Thrombose des Sinus transversus* aus, der mit dem im Sulcus sigmoides befindlichen Teil (Sinus sigmoides), dem pneumatischen System des Warzenfortsatzes und den perilabyrinthären Zellen, mit dem Bulbus venae jugularis dem Paukenhöhlenboden anliegt (Abb. 22, 207). Am häufigsten wird der Sinus unterhalb des oberen Sinusknies angesteckt. Die Infektion der Sinuswand wird fast stets durch eine Mastoiditis oder ein Cholesteatom mit *Einschmelzung der knöchernen Sinusschale* und Bildung eines *perisinuösen* Abszesses vermittelt. Seltener erfolgt die Überleitung der Infektion ohne Knocheneinschmelzung durch eine oder mehrere der zahlreichen Knochenvenen. Gefährlich sind operative Verletzungen der Sinuswand, besonders durch infizierte Knochensplitter. Gegenüber der primären Transversusthrombose ist die primäre Phlebitis anderer Sinus eine Seltenheit. Dazu gehört die *primäre Thrombose* des *Bulbus venae jugularis,* des *Sinus petrosus superior und inferior* und ausnahmsweise die Thrombose des *Sinus cavernosus,* die durch das Venengeflecht der Carotis interna oder durch eine Pyramidenspitzeneiterung zustande kommen kann.

Es gibt nicht nur otogene und rhinogene entzündliche Thrombosen, sondern ganz ausnahmsweise auch solche bei Infektionen der Kopfhaut (durch Mastoid- und Diploevenen des Hinterhaupt- und Schläfenbeines), oder häufiger von Rachen- und Halsinfektionen weitergeleitet.

Der *perisinuöse Abszeß* führt zur *Periphlebitis* mit meistens starker *Granulationsbildung* auf der Sinuswand, die nur langsam von der Entzündung durchdrungen wird und deshalb die Infektion längere Zeit vom Sinusinnern abhält. Sie wird aber schließlich von der Entzündung bis zur Intima ergriffen, worauf die Thrombose des Gefäßes einsetzt, die vom *wandständigen* zum *obturierenden Thrombus* fortschreitet. Dieser Thrombus wächst gegen und mit dem Blutstrom manchmal bis zum Confluens sinuum, in die Sinus der anderen Seite und den Sinus sagittalis nach hinten und bis in die Vena jugularis interna, ja selbst bis in die Cava superior nach unten. Dabei dringt er auch in die anderen einmündenden Sinus und durch das Emissarium an die Außenfläche des Mastoids (Griesingersches Zeichen). Je nach der Schwere der Infektion kann sich der *Thrombus organisieren*, ohne zu zerfallen, und unter Obliteration des Gefäßes abheilen, gewöhnlich aber wird er *eitrig* und *zerfällt* zunächst in der Mitte, während die Enden oft noch längere Zeit steril bleiben. Erst wenn sich die Infektion auch auf diese erstreckt und die Enden abzureißen beginnen, erfolgt eine massige *Streuung in die Blutbahn*, die sich in Fieberschüben und Schüttelfrösten äußert und damit die *otogene Septikopyämie* bzw. Sepsis hervorruft. Die Bakterien oder infizierten Thrombusteilchen gelangen zuerst in das Herz, wo eine *Endokarditis* entstehen kann, dann in den kleinen Kreislauf, wo sie die häufigen embolischen *Lungeninfarkte* und *-metastasen* verursachen, und dringen durch diese bis in den großen Kreislauf vor, mit entsprechenden Metastasenbildungen. Nicht selten entwickelt sich aus der Sinusphlebitis eine Leptomeningitis. Kleinere Thromben können durch Organisation zu Bindegewebe ausheilen und das Gefäß durch Rekanalisation sogar wieder durchgängig werden.

Symptome und Verlauf. Der *perisinuöse Abszeß* und die *Periphlebitis* machen gewöhnlich ebensowenig Erscheinungen wie jeder andere Epiduralabszeß, und auch der *obturierende Thrombus* kann symptomlos bleiben, solange seine Enden steril sind.

Trotz des Verschlusses eines großen venösen Abflußweges aus dem Gehirn kommt es zu *keinen* eigentlichen *Stauungssymptomen*, da die verschiedenen anderen, unter sich in Verbindung stehenden Hirnsinus für den Abfluß genügen. Eine Stauungspapille ist eine Seltenheit. Unbestimmte Kopfschmerzen und Erbrechen im Beginn sind einer entzündlichen meningealen Reizung zuzuschreiben. Im übrigen pflegen *Hirnsymptome zu fehlen*, jedoch kann sich entlang den Hirnvenen (Frolardsche Vene) ein *Hirnabszeß* entwickeln. Der *Lumbaldruck* ist nicht erhöht und steigt nur bei Verschluß auch des anderen Sinus transversus bzw. bei Druck auf die gegenseitige Vena jugularis (Versuch nach QUECKENSTEDT). Die Zellzahl im Liquor kann mäßig erhöht sein.

Die Symptome sind daher fast ausschließlich *entzündlicher Natur*. Meistens rühren die ersten sicheren Zeichen von der infektiösen Streuung in die Blutbahn her und bedeuten die einsetzende *Pyämie* bzw. *Sepsis*. Es ist verständlich, daß deshalb die schwere Erkrankung klinisch oft schlagartig und ohne wesentliche Vorboten mit einem *Schüttelfrost* und entsprechendem Fieberanstieg einsetzt. In der Folgezeit wird das Krankheitsbild vom hohen Fieber beherrscht, das bei der Pyämie die bekannten, durch *Schüttelfröste* eingeleiteten großen und steilen Sprünge macht (Abb. 210), während bei der Sepsis eine hohe Kontinua besteht. Schüttelfröste können allerdings auch ganz fehlen. Häufig verläuft die Erkrankung als eine Mischung beider Formen, als Septikopyämie.

Die *Fieberzacken* können sich täglich ein- bis mehrmals wiederholen, bleiben gelegentlich ein bis zwei, auch mehrere Tage aus, um im ganzen eine völlig unregelmäßige Temperaturkurve mit kleinen und großen Zacken zu ergeben. Temperatursprünge von 3° und 4° sind nicht selten.

Die Pulsfrequenz entspricht in der Regel der Temperatur. Prognostisch ungünstig ist die Überkreuzung von Puls und Temperatur.

Im weiteren Verlauf unterscheidet sich die *otogene Septikopyämie und Sepsis* nicht von diesen Erkrankungen anderer Genese. Kopfschmerzen, zuweilen

Erbrechen und schweres Krankheitsgefühl mit dick belegter, später trockener Zunge weisen auf die gefährliche Allgemeinerkrankung hin. Ein *Milztumor* gehört zum Bild. Es finden sich an verschiedenen Orten *Metastasen* (Lunge, Unterhaut, Muskeln, Gelenke, innere Organe). Aus den in der Regel *multiplen Lungenmetastasen* entstehen vorwiegend nur kleine symptomlose Abszesse, die manchmal durch ein plötzliches Pleuraempyem überraschen. Die Sepsis verursacht die bekannten *septischen Blutungen* in der Haut, den Schleimhäuten und der Retina, sowie Ikterus und Durchfälle. Schwere Kreislaufstörungen infolge Myokarditis und peripherem Gefäßkollaps kommen zu den entzündlichen Schäden hinzu.

Die schwere Allgemeinerkrankung ist gewöhnlich schon manifest, bevor sich der Thrombus genügend ausgebreitet hat, um lokal entzündliche Erscheinungen zu erzeugen. Das Wachstum in die *Vena jugularis* macht diese zum *harten, druckempfindlichen Strang*, zugleich schwellen manchmal die *regionären Lymphknoten* an. Dringt der Thrombus auch in die Gesichtsvenen ein, so bildet sich ein gleichseitiges Gesichtsödem. Die Fortpflanzung durch das Emissarium mastoideum auf die Außenfläche des Mastoids bedingt eine *umschriebene Druckempfindlichkeit* und ein Ödem am *Hinterrand des Mastoids* (Griesingersches Zeichen), während die Bulbusthrombose die das Foramen lacerum durchsetzenden Hirnnerven (Vagus, Glossopharyngeus und Accessorius) schädigen kann und entsprechende *sensible und motorische Störungen im Rachen und im Kehlkopf* auftreten (Heiserkeit, Schluckstörungen). Die Symptome der *Kavernosusthrombose*,

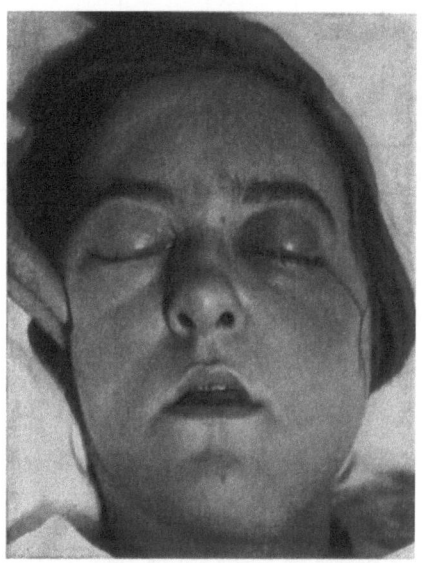

Abb. 209. Thrombose des Sinus cavernosus.

die bei otogener Entstehung übrigens größtenteils fehlen können, bestehen in entzündlichen Stauungen in der Orbita: Ödem der Augenlider, Chemosis, Protrusio bulbi, Pupillenstarre, Amaurosis, Unbeweglichkeit des Bulbus, meistens beiderseits (Abb. 209).

Die Pyämie und Septikopyämie ziehen sich, gelegentlich mit Remissionen, über *Wochen hin* und heilen nach erfolgter Operation des Primärherdes in überwiegender Zahl schließlich aus. Die Sepsis verläuft im allgemeinen rascher und kann in *einigen Tagen zum Tode führen*.

Diagnose. Der perisinuöse Abszeß, die Periphlebitis und die einfache Sinusthrombose bereiten dieselben diagnostischen Schwierigkeiten wie ein Epiduralabszeß und sind ebenfalls oft nur vermutete oder auch unerwartete Operationsbefunde der Mastoideröffnung. Die Diagnose wird daher gewöhnlich erst mit den Zeichen der einsetzenden Septikopyämie möglich.

Im Verlauf einer Mittelohrentzündung ist die Beachtung der ersten Zeichen einer septischen Erkrankung von größter Wichtigkeit. Jeder plötzliche hohe Temperaturanstieg bei einer chronischen Mittelohreiterung oder nach bereits abgefallenem Fieber bei einer akuten Mittelohrentzündung ist besorgniserregend und wird sepsisverdächtig, wenn sich die Temperatursprünge wiederholen. Allerdings kann sich daraus auch eine *Leptomeningitis* oder das manifeste Stadium eines *Hirnabszesses* entwickeln. Ein *initialer Schüttelfrost* gilt als ein fast sicheres Sepsiszeichen. Der otogene Ursprung ist so gut wie feststehend, wenn gleichzeitig die Symptome einer Mastoiditis oder ein Cholesteatom vorliegen, vor allem wenn die Lokaluntersuchung Druckdolenz oder eine Schwellung an der Austrittsstelle des Emissarium mastoideum am Hinterrand des Mastoids (Griesingersches Zeichen) oder eine druckempfindliche Vena jugularis ergibt. Die beiden letzteren lokalen Zeichen sind aber schwer zu beurteilen. Die Druckempfindlichkeit am Griesingerschen Punkt kann bei jeder gewöhnlichen Mastoiditis

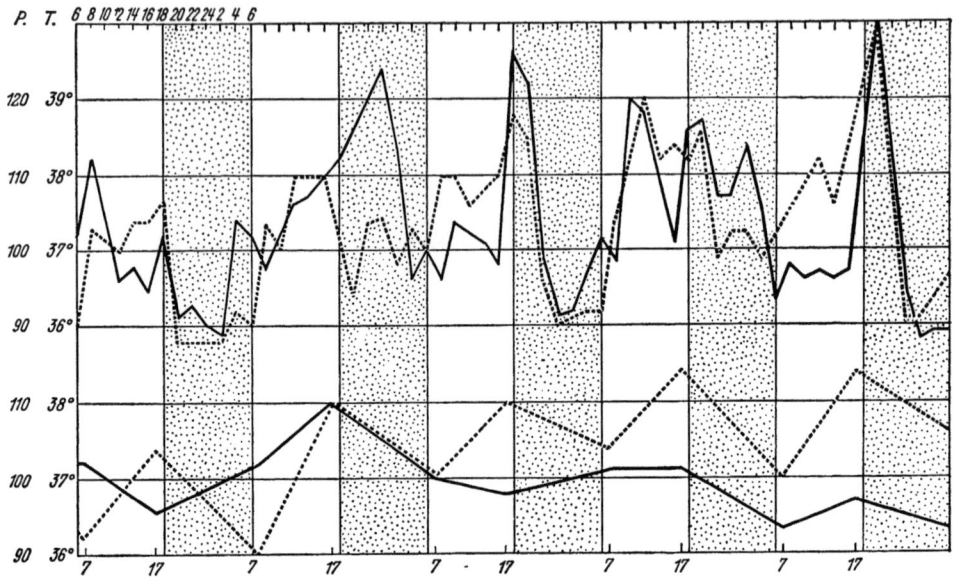

Abb. 210. Septische Temperatur- und Pulskurve bei otogener Pyämie (——— Temperatur, - - - - - Puls). Durch die Messung am Morgen und am Abend (unten) werden die hohen Fieberzacken bei zweistündlicher Messung (oben) nicht erfaßt.

vorkommen; bei der Druckempfindlichkeit des Kieferwinkels und der Halsseite ist die Unterscheidung zwischen druckempfindlicher Vena jugularis und druckempfindlichen Halslymphknoten oft nicht mit Sicherheit möglich.

Im übrigen müssen *differentialdiagnostisch* auch bei bestehender Ohrerkrankung *andere Ursachen des Fiebers* ausgeschlossen werden (Entzündung des Gegenohres, akuter Schub einer zugrunde liegenden Allgemeinerkrankung, Grippe, akute Exantheme des Kindesalters, beginnende Pneumonie, Angina, Zystopyelitis, Nephritis, Erysipel, Typhus, Malaria, Bangsche Krankheit, Enzephalitis, Poliomyelitis, Miliartuberkulose usw.). Besonders schwierig ist die Entscheidung beim jüngeren Kinde, bei dem Schüttelfröste fehlen und das auf jeden Infekt mit hoher Temperatur reagiert. Auch kann sich gerade beim Kleinkind die Sepsis als Frühkomplikation unmittelbar an das fieberhafte Stadium der akuten Otitis anschließen.

Jeder Temperaturanstieg verlangt daher eine gründliche Lokal- und Allgemeinuntersuchung mit Fahndung nach weiteren Krankheitsherden. Bei Sepsisverdacht ist eine zweistündliche Temperaturkontrolle unerläßlich, da selbst hohe Sprünge der nur zweimal täglichen Messung entgehen können (Abb. 210). Die Diagnose wird durch das Auftreten von Metastasen und durch den positiven Ausfall der *Blutuntersuchung auf Bakteriämie* gesichert, während der oftmals negative Ausfall die septische Erkrankung nicht ausschließt, auch wenn das Blut im Temperaturanstieg entnommen wird.

Die Zeichen der *Cavernosusthrombose* sind auffällig, anderseits werden Schluck-beschwerden und Kehlkopfstörungen, die auf Schädigung der Hirnnerven im Foramen lacerum zurückzuführen sind, in der Regel zunächst nicht mit dem kranken Ohr in Verbindung gebracht.

Wird der Arzt erst zu einer schweren septischen Erkrankung gerufen und ist diese gegenüber *Miliartuberkulose, Typhus, Malaria* und anderen *schweren Infektionskrankheiten* als banale Septikopyämie oder Sepsis erkannt, so bereitet öfters die Suche nach der Eintrittspforte der Infektion bzw. nach dem Primärherd Schwierigkeiten. Da der Herd nicht selten im Mittelohr liegt, *erfordert jede unklare septische Erkrankung eine Ohruntersuchung* (ebenso eine Untersuchung der Tonsillen!), zumal eine akute Mittelohrentzündung und das Cholesteatom unbemerkt verlaufen und sich erst in der Sepsis äußern können. Auch der Erwachsene schenkt seiner Mittelohrentzündung, hauptsächlich dem Cholesteatom, nicht immer die nötige Beachtung. Bei schwerer Mittelohr-eiterung, mit Zeichen einer Mastoiditis, ist der Zusammenhang klar, aber selbst bei einer nur leichten Mittelohrentzündung muß eine otogene Sepsis in Erwägung gezogen und gegebenenfalls das Mastoid eröffnet werden. Zuweilen bedeutet allerdings die *Mittelohreiterung* nur eine *pyämische Metastase*, z. B. bei einer tonsillogenen Sepsis, und nicht den Primärherd.

Bei jedem Verdacht auf otogene Septikopyämie ist sofort der Facharzt zu-zuziehen. Selbstverständlich darf die volle Entwicklung der septischen Er-krankung mit ihren embolischen Metastasen nicht abgewartet werden. *Früh-diagnose* und eine zweckentsprechende *Frühbehandlung* sind von ausschlag-gebender Bedeutung. Die Sicherung der zuweilen schwierigen Diagnose gelingt mitunter erst durch die Eröffnung des Warzenfortsatzes und durch die Frei-legung des Sinus transversus.

Behandlung (s. auch S. 295). Voraussetzung für die erfolgreiche Behandlung der Septikopyämie ist die *chirurgische Ausschaltung des Primärherdes im Mastoid und im Sinus transversus.*

Jeder Verdacht auf eine Sinuserkrankung, namentlich aber jedes Anzeichen einer Septikopyämie oder deren ausgesprochenes Bild, sind daher die Anzeige zur *sofortigen Aufmeißelung* und Ausräumung des Warzenfortsatzes durch eine Mastoidektomie oder Radikaloperation mit Freilegen des Sinus.

Über das weitere Vorgehen entscheidet der Befund und der Allgemein-zustand. Liegt nur eine Periphlebitis vor, so genügt die *breite Freilegung des Sinus* bis zur gesunden Wand, ebenso, wenn sich bei der Operation eine solide, durch Punktion sichergestellte Sinusthrombose ohne Streuung in die Blutbahn herausstellt.

Die folgenden Tage zeigen, ob sich der Thrombus organisiert oder ob er eitrig zerfällt.

Zeichen von *Streuung in die Blutbahn* oder der lokale Nachweis eines eitrigen Thrombus erfordern dessen möglichst *vollständige Ausräumung nach Eröffnung des Sinus.* Der Thrombus gilt als ausgeräumt, wenn von oben und unten Blut entsprechend dem Sinuslumen nachströmt. Mitunter ist das Freilegen des Sinus transversus bis gegen das Occiput erforderlich. Durch Einschieben eines Jodo-formgazestreifens zwischen Sinuswand und Knochen oben und unten steht die Blutung. Eine mißfarbene und eitrige Außenwand des Sinus wird breit abgetragen und der Sinus in eine offene Rinne verwandelt. Kann das untere Ende des Thrombus nicht erreicht werden, weil sich der Thrombus bis in den Bulbus oder die Vena jugularis erstreckt, so sorgt die *Unterbindung und Resektion der*

Vena jugularis für den Abschluß der Blutbahn in dieser Richtung. Vom oberen Ende aus läßt sich der Bulbus mit Penicillin durchspülen. Bei weiteren Fieberschüben wird gegebenenfalls die direkte *Freilegung des Bulbus venae jugularis* durch die *Grunertsche Operation* notwendig.

Dieses Behandlungsschema muß von Fall zu Fall den speziellen Erfordernissen angepaßt werden, was oft vor schwierige Entscheidungen stellt. Insbesondere erhebt sich die Frage nochmaliger und ausgedehnterer Eingriffe, wenn die Fieberstöße nicht aufhören. Auch herrscht zum Teil über die Reihenfolge der Eingriffe keine Einigkeit.

Erst nach der Ausschaltung des Primärherdes ist von der unterstützenden internen Behandlung ein Erfolg zu erwarten; auch Antibiotica können ein gründliches *operatives Vorgehen nicht ersetzen.* Es gelten dabei die allgemeinen Grundsätze der Behandlung der Septikopyämie. Im Vordergrund steht in allen schweren Fällen eine kombinierte Sulfonamid-Penicillinbehandlung bzw. Antibiotica anderer Art mit eher noch höheren Dosen als bei der Meningitis. Von Penicillin werden im Beginn 1 000 000 bis 2 000 000 Oxford-Einheiten pro die in stündlichen Intervallen gegeben. Daneben sind wiederholte Bluttransfusionen von 200 bis 400 ccm vorzunehmen. Die Stützung des Kreislaufes mit Strophosid und Percorten ist unerläßlich, ebenso eine reichliche Flüssigkeitszufuhr per os mit Vitamindarreichung und durch Traubenzuckerinfusionen. Metallpräparate, Streptokokkensera und Autovakzine kommen nur selten in Frage. Abszedierende Metastasen werden eröffnet.

Prognose. Während die unbehandelte Sinusthrombose und Septikopyämie mit wenigen Ausnahmen tödlich verlaufen, *heilen* durch zweckentsprechende chirurgische Versorgung und Chemotherapie mehr als *70%* dieser schweren Verwicklungen aus. Die Sepsis ist bösartiger als die Pyämie. Die Prognose ist dabei um so besser, je früher operiert wird, und verschlechtert sich in dem Maße, wie embolische Metastasen den primären Krankheitsherd zurücktreten lassen.

4. Hirnabszeß (Encephalitis purulenta)

Ursache und Entstehung. Der Hirnabszeß ist eine *seltene Verwicklung,* dem hauptsächlich das *Cholesteatom* bzw. die chronische Mittelohreiterung zugrunde liegt, weniger die akute Mittelohrentzündung. Zu seiner Entstehung braucht er verhältnismäßig viel Zeit, weshalb er mit wenigen Ausnahmen zu den *Spätkomplikationen* gehört.

Wie bereits KÖRNER nachwies, bilden sich die meisten otogenen Hirnabszesse in *unmittelbarer Nähe des Primärherdes.* Die Erkrankung im Gebiet der mittleren Schädelgrube führt zum Abszeß im Großhirn, die der hinteren Schädelgrube zum Abszeß im Kleinhirn. Als Teil der mittleren Schädelgrube sind daher das Tegmen antri und das Tegmen tympani der Ausgangsort für die *Großhirnabszesse im Schläfenlappen,* die sich vorwiegend in der dritten, dem Boden der mittleren Schädelgrube anliegenden Schläfenwindung entwickeln (Abb. 211). Der fast nur halb so häufige *Kleinhirnabszeß* nimmt seinen Ausgang von der hinteren Schädelgrube im Bereiche des Trautmannschen Dreiecks, des Sinus sigmoides oder bei Labyrinthitis vom inneren Gehörgang bzw. dem Saccus endolymphaceus.

Die *Überleitungswege* der Infektion im allgemeinen wurden schon eingangs besprochen. Für den Hirnabszeß steht die *Kontaktinfektion* nach Knocheneinschmelzung im Vordergrund, mit bis zur Dura eingeschmolzenem Knochen. Die Dura selbst ist meist ebenfalls erkrankt, und zuweilen reicht eine Fistel aus dem Empyem des Warzenfortsatzes direkt in den Hirnabszeß hinein. Verschiedentlich geht die Infektion auch den Venen entlang durch einen makro-

skopisch gesunden Knochen und eine intakte Dura. Vom Labyrinth aus kriecht
sie dem Hörnerven und den Wasserleitungen nach (Labyrintheiterung). Der
Labyrinthitis ist ein gutes Drittel der Kleinhirnabszesse zuzuschreiben (NEUMANN-
OKADA).

Pathologische Anatomie. Der Hirnabszeß sitzt einige Millimeter unter der
Rinde im Hirnmark und ist von der Oberfläche in der Regel durch gesunde
Hirnsubstanz getrennt, die allerdings auch von einer Fistel durchsetzt werden
kann. Im Großhirn handelt es sich mehr um ovale oder kugelige Abszeßhöhlen
(Abb. 212), im Kleinhirn dagegen mehr um flächenhaft unter der Rinde aus-
gebreitete, spaltförmige Abszesse. Nach *Entstehung* und *Infektionsart* sind zwei

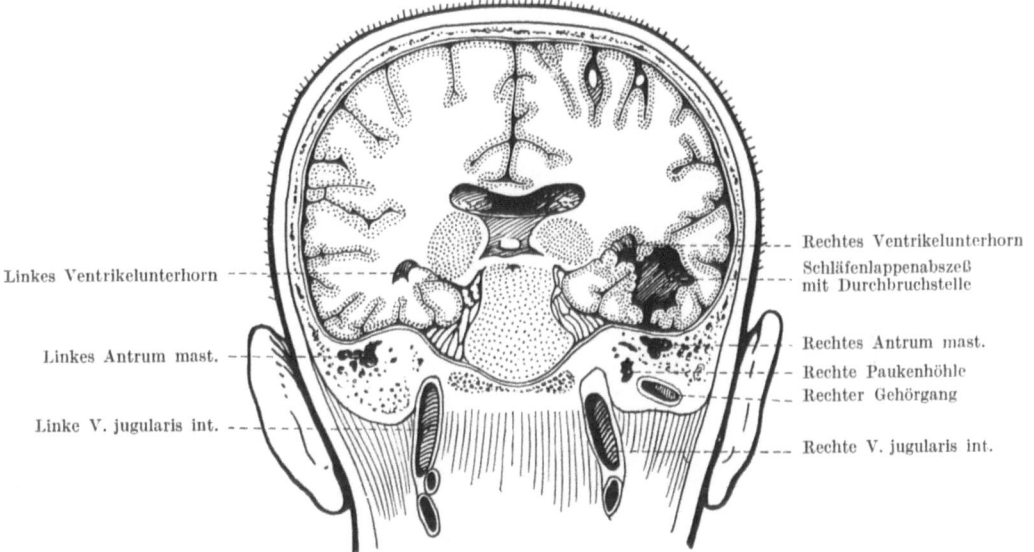

Linkes Ventrikelunterhorn

Linkes Antrum mast.

Linke V. jugularis int.

Rechtes Ventrikelunterhorn
Schläfenlappenabszeß
mit Durchbruchstelle

Rechtes Antrum mast.
Rechte Paukenhöhle
Rechter Gehörgang

Rechte V. jugularis int.

Abb. 211. Otogener Schläfenlappenabszeß mit Einbruch in den rechten Ventrikel (halbschematisch nach PREYSING).

Formen zu unterscheiden, allerdings mit fließenden Übergängen (NEUMANN).
Die *akute Form* stellt die erweichte Mitte einer phlegmonösen Enzephalitis dar
und geht ohne Abgrenzung in diese über. Es handelt sich häufig um eine
Anaerobier-Infektion und der Abszeßinhalt besteht aus einem dünnen *serös-
eitrigen putriden Exsudat* mit nekrotischen Gewebefetzen. Die mehr *chronische
Form*, die bei den otogenen Abszessen überwiegt, entsteht aus einem kleinen
Herd in gesunder umgebender Hirnsubstanz und hat die Neigung, sich durch
eine pyogene Membran, sogenannte *Balgkapsel*, abzukapseln. Mit zunehmendem Alter des Abszesses wird diese gewöhnlich dicker, doch kommen viele
Ausnahmen vor und die Bedingungen der Membranbildung sind zum Teil
noch unklar. Abgekapselte Abszesse sind oft durch *Aerobier* hervorgerufen
und der *Eiter* ist *dick, rahmig und geruchlos*. Es gibt demnach zwei Arten,
abgekapselte und nicht abgekapselte Hirnabszesse. Die Einschmelzung der Hirnsubstanz erfolgt exzentrisch gegen die Hirnmitte und verursacht daher im
Schläfenlappen letale Durchbrüche in das Unterhorn, im Kleinhirn in den
vierten Ventrikel, während die in der Nähe liegenden Meningen in der Regel
nicht erreicht werden. Gefährlich sind besonders die akuten Abszesse, während
die chronische Form nur langsam wächst und erst spät durchbricht. In seltenen
Fällen treten *multiple Abszesse* und solche der Gegenseite auf. Die multiplen

Abszesse sind häufig getrennte Einschmelzungsherde einer diffusen Enzephalitis und leiten über zur *diffusen Enzephalitis ohne Eiterbildung.*

Die Infektion ist oft *monobazillär* (NEUMANN). Neben Streptokokken und Pneumokokken finden sich, wie erwähnt, auch Anaerobier mit fötider Hirnzersetzung.

Symptome und Verlauf. Der otogene Hirnabszeß unterscheidet sich in seinem sehr wechselnden Verlauf und in der vielgestaltigen Symptomatologie grundsätzlich nicht von den Hirnabszessen anderer Genese.

Der Verlauf eines Hirnabszesses wird durch drei Gruppen von Symptomen gekennzeichnet: die *allgemeinen Zeichen einer tiefliegenden Eiterung,* die *Zeichen*

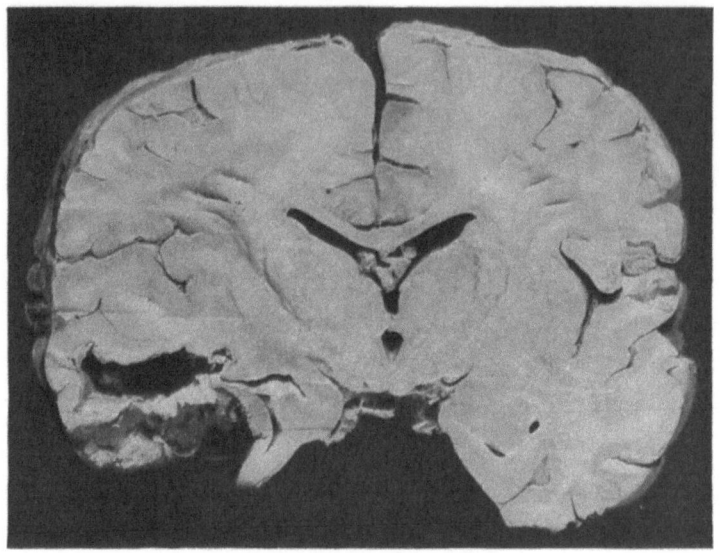

Abb. 212. Otogener Schläfenlappenabszeß.

des steigenden intrakraniellen Druckes und als dritte Gruppe die *Herdsymptome der Hirnschädigung* (BERGMANN). Dabei lassen sich *vier Stadien* unterscheiden:

1. das Initialstadium,
2. das Stadium der Latenz,
3. das manifeste Stadium,
4. das terminale Stadium.

Diese Stadien sind bei dem chronisch verlaufenden Hirnabszeß oft deutlich voneinander abzugrenzen. Nur in den selteneren Fällen der akut verlaufenden, rasch an einer Meningitis sterbenden diffusen Meningo-Enzephalitis mit oder ohne Abszedierung, sind sie nicht ausgeprägt.

In den beiden *ersten Stadien* fehlen Herderscheinungen. Die anfänglichen Kopfschmerzen, das *Erbrechen* und *Fieber* des *Initialstadiums,* Zeichen, die bisweilen deutlich sind und einer meningealen Reizung entsprechen, in anderen Fällen aber von Anfang an fast ganz fehlen können, treten im *Latenzstadium* zurück. Diese Störungen sind zudem so uncharakteristisch, daß sie sich von den Symptomen der primären akuten Mittelohreiterung nicht unterscheiden lassen und nicht einmal den Verdacht einer Komplikation zu erwecken brauchen. Im Stadium der Latenz steht der Kranke oft wieder auf und beginnt seiner Arbeit nachzugehen, wobei allerdings in der Regel ein gewisses *unbestimmtes*

Krankheitsgefühl mit Depressionen zurückbleibt, das durch leichtere oder heftigere, bald diffuse, bald lokalisierte *Kopfschmerzen* verstärkt sein kann. Unregelmäßige leichte subfebrile Temperaturanstiege weisen auf die Entzündung hin. Der Patient, mitunter auch der Arzt, halten die Beschwerden fälschlicherweise für Rückstände der durchgemachten Mittelohrentzündung und die neuen Beschwerden werden übersehen. Das Initialstadium und das Stadium der Latenz können Wochen, sogar Monate dauern. Beim Cholesteatom verlaufen in einzelnen Fällen beide Stadien vollständig unbemerkt.

So habe ich bei einer Lehrerin einen eigroßen Schläfenlappenabszeß eröffnet, die noch wenige Stunden vorher Schule hielt und apoplektiform beim Essen unter Bewußtlosigkeit und Krämpfen erkrankte.

Mit dem Übergang in das *manifeste Stadium*, der allmählich oder plötzlich einsetzen kann, fallen gewöhnlich zuerst die *psychischen Veränderungen* auf. Das ganze Wesen des Kranken wird langsam apathisch, meistens deprimiert und weinerlich. Fragen werden zwar richtig beantwortet und Aufträge richtig ausgeführt, aber mit einer auffälligen Verspätung und bedächtigen Langsamkeit und zögernder leiser Sprache, als „slow cerebration" bezeichnet. Der gelegentlich mit Anfällen von Schlafsucht einhergehende Zustand ist nicht mit eigentlicher Somnolenz zu verwechseln. Der Patient beginnt einen kranken Eindruck zu machen, leidet an Appetitlosigkeit und hartnäckiger Verstopfung, magert ab und fühlt sich subjektiv von einem unbestimmten beängstigenden Krankheitsgefühl ergriffen. Die Temperatur ist im ganzen normal oder subnormal, mit kleinen unregelmäßigen Zacken. In diesem Stadium läßt sich in den meisten Fällen nur eine *Vermutungsdiagnose stellen*, sofern nicht schon die im folgenden beschriebenen Herdsymptome aufzutreten beginnen und damit einen bestimmten Anhaltspunkt geben.

Aus dem Übergangsstadium geht fast unvermittelt das eigentliche *manifeste Stadium* hervor. Die einzelnen subfebrilen Temperaturanstiege werden zu sprunghaftem Fieber, das jedoch während des ganzen Krankheitsverlaufes fehlen kann. Neben den schweren Allgemeinerscheinungen mit fahler Gesichtsfarbe und eingefallenen Zügen, trockener Zunge, Foetor ex ore und hochgradigem Krankheitsgefühl machen sich die typischen Symptome des Hirnherdes bemerkbar, die des *allgemeinen Hirndruckes* und unter Umständen *Herdsymptome*. Das Krankheitsbild wechselt von Fall zu Fall, und nicht jedes der im folgenden beschriebenen Symptome ist immer vorhanden.

Der *Hirndruck* verursacht anfallsweise oder dauernd heftige diffuse oder lokalisierte *Kopfschmerzen*, die bisweilen dem Sitz des Abszesses entsprechen. An der Stelle des Abszesses kann der Schädel klopfempfindlich werden. Eines der regelmäßigsten zerebralen Symptome ist *Erbrechen ohne Nausea* (bogenweises Erbrechen). Weitere wichtige Symptome sind *Druckpuls* mit Pulsverlangsamung und *Stauungspapille*. Letztere ist in geringem Grad ein häufiger Befund, besonders bei Drucksteigerung in der hinteren Schädelgrube durch einen Kleinhirnabszeß. Der *Liquordruck* ist gesteigert, aber nicht immer, die Zellzahl im Liquor vorwiegend durch Lymphozyten mäßig vermehrt, der Eiweißgehalt bei normalem Blutzucker erhöht. Jedoch gibt es kein für einen Hirnabszeß typisches Liquorbild. Bakterien im Liquor fehlen.

Die *direkten Herdsymptome* beim *Schläfenlappenabszeß* beschränken sich auf Sprachstörungen, und zwar *Aphasien* und *Paraphasien*. Beim *Rechtshänder* treten sie jedoch nur im Falle eines *linksseitigen Abszesses* auf, während sie beim Linkshänder auf eine rechtsseitige Erkrankung hinweisen.

Das motorische Sprachzentrum (Brocasches Zentrum) liegt im Fuß der linken hinteren untersten Frontalwindung und wird daher nur ausnahmsweise von einem otogenen Hirnabszeß erreicht, weshalb motorische Aphasien fast nie vorkommen. Das sensorische Sprachzentrum (Wernikesches Zentrum) befindet sich hinter dem akustischen Rindenfeld für das gekreuzte Ohr in der linken oberen Temporal-

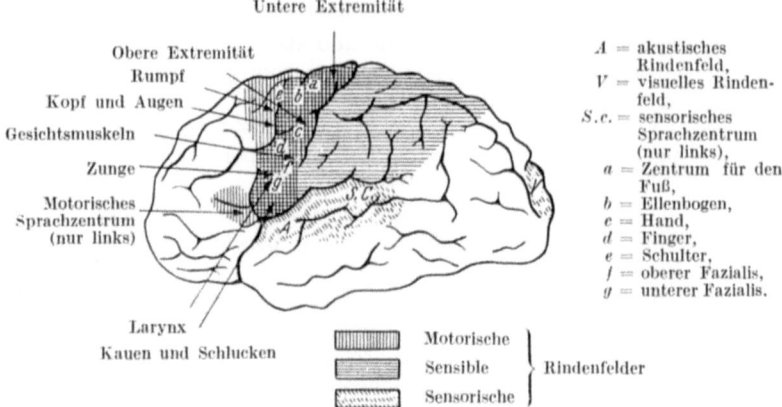

Abb. 213. Rindenfelder auf der lateralen Großhirnoberfläche (nach BING).

windung und ist daher den Wirkungen otogener Schläfenabszesse öfters ausgesetzt (Abb. 213). Bei der *sensorischen Aphasie* können bekannte Gegenstände (Schlüssel, Bleistift) nicht mehr benannt, aber richtig gebraucht werden. Bei der

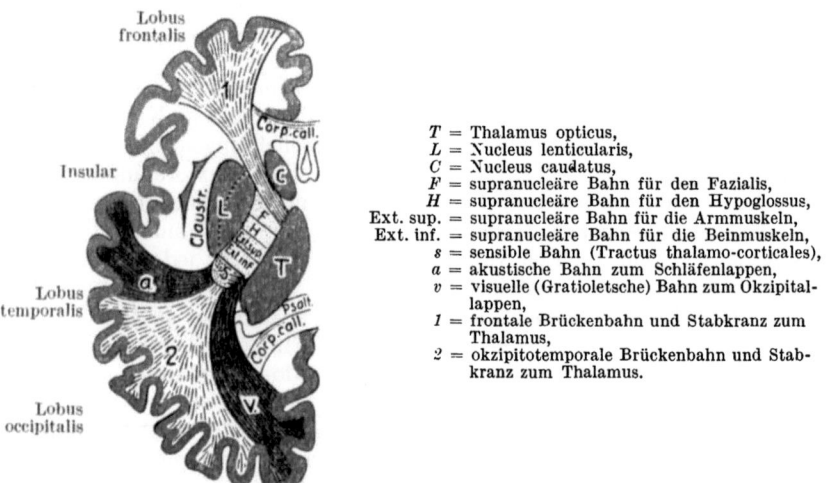

Abb. 214. Innere Kapsel und Strahlenkranz (nach BING).

sehr viel häufigeren *amnestischen Aphasie* erinnert sich der Kranke geläufiger Worte (Kamillentee, Tasse) nicht mehr. Die *Monophasie* veranlaßt zur Perseveranz, d. h. hintereinander gezeigte Gegenstände werden immer wieder mit dem gleichen Namen bezeichnet. *Motorische Aphasie* kommt nur bei Ausbreitung auf das Stirnhirn vor. Die Aphasie ist aber oft wenig auffällig und muß gesucht werden.

Ausnahmsweise werden beim Rechtshänder Aphasien bei einem Abszeß im *rechten* Schläfenlappen beobachtet.

Die dritte Temporalwindung und ihre Umgebung, in der sich die Schläfenlappenabszesse entwickeln, gehört im übrigen zu den „*stummen Regionen*".
Die *Ausbreitung* der mitunter sehr großen Abszesse und ihre *Fernwirkung* zieht
aber schließlich die *innere Kapsel*, das *Corpus striatum* und die *Hirnnerven* in
Mitleidenschaft, zum kleineren Teil auch die *gleichseitige Hemisphäre*, die *gegenseitige Hirnhälfte* und sogar das *Kleinhirn*. Dadurch wird das Symptomenbild
sehr mannigfaltig (Abb. 214).

    Verhältnismäßig häufig sind *Symptome* von seiten der *Augen*. Druck auf
die Gratioletsche Sehstrahlung führt zur *homonymen bilateralen Hemianopsie*
oder zu kleineren Ausfällen im Gesichtsfeld. Da die Fovea centralis gewöhnlich
verschont bleibt, bemerkt der Patient die
Störung nicht ohne weiteres. Von den Hirnnerven wird besonders der *N. oculomotorius*
geschädigt, namentlich seine Pupillen- und Lid-
fasern. Infolgedessen kommt es zur *Ptosis und
Mydriasis*. *Pupillenungleichheit* ist daher diagnostisch wichtig. Die supranukleäre Schädigung
der Bahn der konjugierten Augenbewegungen
hat eine *konjugierte Deviation* der Augen nach
der *kranken* Seite zur Folge. Seltener sind *Abduzenslähmungen*.

    Ein Pyramidensymptom stellen die *gesteiger-
ten Sehnenreflexe* und *pathologische Reflexe*, wie
Babinski, Oppenheim u. a., dar.

    Motorische Störungen als *gekreuzte Hemi-
paresen* erscheinen besonders als *Monoplegia
facio-brachialis* mit Lähmung des Fazialis und
des Armes. Im Gegensatz dazu sind Reizerscheinungen in Form von *gekreuzten Spasmen,
Konvulsionen* und *tonischen Krämpfen* der
Extremitäten und des Fazialis nicht häufig.
Gekreuzte Hyperästhesien und Hypästhesien

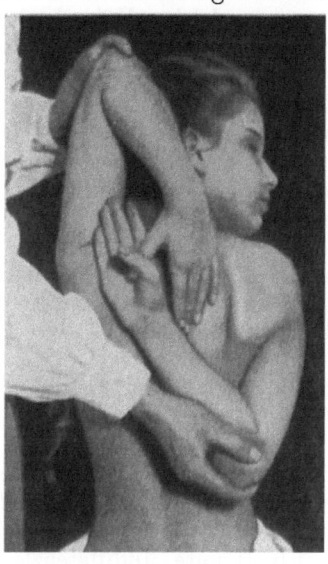

Abb. 215. Zerebellare Hypotonie
(nach BING).

fehlen vielfach, ihr Vorhandensein ist infolge der Bewußtseinstrübung oft
schwer zu beurteilen.

    Neben dem Okulomotorius und dem Fazialis leiden mitunter auch die Funk-
tionen *anderer Hirnnerven*, teils durch Einwirkung auf die zentralen Bahnen,
teils durch Druck auf den peripheren Nerven. Es entstehen *gekreuzte Schwerhörigkeit, gekreuzte Anosmien* und *Trigeminusneuralgien*.

    Druck auf die *gegenseitige Hirnhälfte* ruft *ungekreuzte Erscheinungen* hervor
und die Wirkungen auf das Kleinhirn können einen *Kleinhirnabszeß* vortäuschen.
Umgekehrt fehlen dem Kleinhirnabszeß fast immer die lokalen Zeichen des
Schläfenlappenabszesses.

    Beim *Kleinhirnabszeß* bestehen die *Herdsymptome* hauptsächlich in *Kleinhirn-
schwindel, Kleinhirnnystagmus, zerebellarer Ataxie* und *Gleichgewichtsstörungen*.
Sie sind gewöhnlich lange nicht so ausgesprochen wie bei einer Kleinhirngeschwulst.
Ihre Deutung wird dadurch erschwert, daß die vielfach gleichzeitige Labyrinthitis
teilweise dieselben, teilweise ähnliche Anzeichen verursacht.

    Der sehr häufige *Kleinhirnschwindel* unterscheidet sich nicht vom Labyrinth-
schwindel. Nystagmus kann dabei fehlen.

    Der *Kleinhirnnystagmus* ist eines der regelmäßigsten Symptome. Mit groben
rollenden Zuckungen schlägt er meistens nach der kranken Seite. Manchmal
fällt ein starker Wechsel in der Stärke, ja selbst der Schlagrichtung auf (MARX).

Rasche Kopfbewegungen, bestimmte Stellungen und Lagen des Kopfes können ihn verstärken mit gleichzeitigen plötzlichen Schwindelanfällen.

Kennzeichnend für die Kleinhirnerkrankung ist die *zerebellare Ataxie*, die sich am eindeutigsten in der *Hemiataxie der Extremitäten der kranken Seite* äußert. Die Prüfung der *Adiadochokinese*, der Klavierspielversuch, der Knie-Hakenversuch erlauben ihren Nachweis.

Auf die gestörte Motorik infolge des Kleinhirnausfalles deutet auch die *zerebellare Hypotonie* der Muskulatur hin. Sie kommt bei Widerstandsbewegungen und in der Möglichkeit hyperflektierter oder hyperextendierter Stellungen der Extremitäten zum Ausdruck (Abb. 215). Werden bei geschlossenen Augen beide Arme in gleicher Höhe horizontal ausgestreckt, so sinkt der Arm der kranken Seite langsam tiefer. Diese *Armtonusreaktion* nach WODAK-FISCHER ist aber nicht sicher. „*Penduläre Reflexe*" nach BING zeigen sich bei der Untersuchung des Patellarreflexes, nach welchem das Bein der kranken Seite zu pendeln beginnt, wenn der Kranke auf der Bettkante sitzt und sein Bein hängen läßt.

Der Schwindel, namentlich aber die Ataxie und Hypotonie stören Stehen und Gehen in hohem Maß und sind daher an den *zerebellaren Gleichgewichtsstörungen* schuld.

Im *Stehen* schwankt der Patient stark, vermehrt bei geschlossenen Augen, und hat oft die Neigung nach der kranken Seite, nach anderen Autoren nach der gesunden Seite zu fallen. Im Gegensatz zu der *Fallneigung* der Labyrinthitis hat die *Kopfstellung keinen Einfluß*.

Der *Gang* ist breitspurig und taumelnd, nicht selten mit Abweichung nach der kranken Seite. Flankengang nach der kranken Seite ist zuweilen unmöglich (ALEXANDER).

Auch das *Vorbeizeigen im Zeigeversuch* nach BÁRÁNY ist diesen muskulären Störungen zuzuschreiben. Als typisch wird Vorbeizeigen nach der kranken Seite, vorwiegend mit dem gleichseitigen Arm angesehen.

Zwangshaltungen des Kopfes und Zwangslagen im Bett dürften größtenteils auf bestimmte „Indifferenzlagen" bezüglich des Schwindels zurückzuführen sein. Im allgemeinen dreht der Patient den Kopf auf die kranke Seite oder liegt auf der kranken Seite.

Fernwirkungen sind dem Druck auf die Brücke und das verlängerte Mark, manchmal auch auf die Hirnnerven, zuzuschreiben. Neben gleichseitigen *Abduzens-* und *Fazialislähmungen*, ausnahmsweise auch solchen des *Oculomotorius, Accessorius und Hypoglossus*, zeigt sich zuweilen eine *konjugierte Deviation* der Augen nach der *gesunden* Seite.

Die Schädigung der Pyramidenbahnen in der Brücke führt zu *gleichseitigen und gegenseitigen Hemiparesen* oder sogar doppelseitigen Lähmungen, auch zu *Sprach- und Schluckstörungen*. Dazu ist wohl auch die gelegentliche *Nackenstarre* ohne Meningitis zu rechnen.

Das Krankheitsbild des Kleinhirnabszesses ist aber nicht so eindeutig, wie es nach der Beschreibung scheinen könnte, manchmal beschränkt es sich auf wenige Symptome, die auch bei einem Schläfenlappenabszeß oder einer Labyrinthitis vorkommen können.

Das *Terminalstadium* ist meistens von *kurzer Dauer* und führt in tiefer Bewußtlosigkeit plötzlich oder doch innert weniger Tage zum Tod. Es ist die Folge des *zunehmenden Hirndruckes* (diffuse Enzephalitis, Hirnödem, Hydrocephalus internus), des *Durchbruches des Abszesses in den Ventrikel* oder den *Subarachnoidealraum* oder endlich einer *sekundären diffusen Meningitis*.

Der *Hirndruck* wirkt besonders in der hinteren Schädelgrube, also beim Kleinhirnabszeß tödlich, wobei das Kleinhirn mitunter in das Foramen magnum hineingepreßt und die lebenswichtigen Zentren der *Medulla oblongata* gedrückt werden. Mit oder ohne vorgängige Unruhe, Konvulsionen und Delirien stirbt der Patient plötzlich im Koma an Atemlähmung oder nach Cheyne-Stokeschem Atmen unter mehr oder weniger langsamer Abnahme aller Hirnfunktionen.

Der *Ventrikeldurchbruch*, vielmehr das Einreißen der Wand zwischen Abszeß und meist erweitertem Ventrikel, hat oft stürmische Erscheinungen zur Folge mit Bewußtlosigkeit, Krämpfen, Lähmungen, Atemstörungen, raschem kleinem Puls, Vertikalnystagmus, Stuhl- und Urinabgang, Temperaturanstieg mit Frösten und Tod in tiefem Koma. Fast immer sind es Schläfenlappenabszesse.

Mit dem Durchbruch ist die Möglichkeit des Eindringens bzw. des Einpumpens von Luft in den Ventrikel gegeben. Ein *Pneumocephalus internus* ist daher nicht so selten und wird u. a. für die schweren Erscheinungen des Terminalstadiums verantwortlich gemacht (HERMANN).

Übrigens braucht der Einbruch nicht immer schwere akute Symptome nach sich zu ziehen. Schleichende Eröffnung der Ventrikel kommt vor und zeigt sich namentlich durch ausgiebigen Liquorabfluß an.

Bricht der Abszeß in den *Subarachnoidealraum* ein oder wird dieser sonst infiziert, so schließt sich in der Regel eine *foudroyante Meningitis* an.

Diagnose. Einen *Hirnabszeß frühzeitig festzustellen ist eine schwierige, in manchen Fällen unlösbare Aufgabe.* Vor allem ist zu betonen, daß der Hirnabszeß während des langen Stadiums der Latenz *nicht den Eindruck einer schweren Erkrankung* macht und der Patient oftmals den Arzt in der Sprechstunde aufsucht. Die uncharakteristischen Erscheinungen des Initialstadiums sind von denen der unkomplizierten akuten Mittelohreiterung nicht zu trennen und sind auch beim Cholesteatom kaum zu bemerken. Manchmal ist die akute Mittelohrentzündung längst abgelaufen, wenn der Abszeß manifest wird und nur die Vorgeschichte weist auf das Ohr hin. Ein normales Trommelfell und eine normale Hörfähigkeit schließen deshalb einen Hirnabszeß keineswegs aus. Der Verdacht eines Hirnabszesses taucht daher häufig erst beim Übergang vom latenten zum manifesten Stadium auf.

Verdächtig sind zunehmende stärkere diffuse oder nicht nur auf die Ohrgegend lokalisierte *Kopfschmerzen.* Zerebrales *Erbrechen* bei normaler oder nur subfebriler Temperatur steigert den Verdacht wesentlich. Im Gegensatz zu der sensorischen und motorischen Unruhe der Meningitis beginnt der vorher muntere Kranke schläfrig und apathisch zu werden und antwortet langsam und zögernd. In diesem Zeitpunkt ist die Untersuchung des Augenhintergrundes auf Stauungspapille und eine Lumbalpunktion angezeigt, die beim Hirnabszeß mit Rücksicht auf die Gefahr eines Ventrikelblockes mit großer Vorsicht ausgeführt werden muß. Erhöhter Liquordruck und vermehrte Zellzahl im Liquor sichern die Diagnose der intrakraniellen Komplikation. Der Liquorbefund bringt zugleich für die im Beginn oftmals schwierige *Differentialdiagnose* zwischen *Hirnabszeß und Meningitis* weitere Aufklärung. Seltener kommen die Sinusphlebitis oder der einfache Epiduralabszeß in Frage. Eiweißvermehrung bei geringer bis mäßiger Erhöhung der Zellzahl im Liquor mit vorwiegend Lymphozyten spricht für den Hirnabszeß, starke polynukleäre Pleozytose für die Meningitis, normaler oder annähernd normaler Befund für die Sinusphlebitis oder den Epiduralabszeß. Sind mehrere dieser Komplikationen gleichzeitig vorhanden, so gelangt die Deutung des komplizierten klinischen Bildes nicht über Vermutungen hinaus.

Erheblich leichter ist die *Diagnose im manifesten Stadium.* Selbst bei ausgesprochenem Krankheitsbild kann aber die topische Diagnose schwer sein, namentlich, wenn der rechte Temporallappen als stumme Region betroffen ist und Herdsymptome fehlen. Immerhin läßt die sorgfältige Berücksichtigung aller Zeichen gewöhnlich zwischen Groß- und Kleinhirnabszeß unterscheiden.

Die sogenannten *Pseudoabszesse* täuschen besonders Schläfenlappenabszesse vor. Es können ausgedehnte Epiduralabszesse, Subduralabszesse, Sinusthrombosen, lokalisierte Meningitiden, Enzephalitiden und zum Teil unklare intrakranielle Entzündungen zugrunde liegen. Die Differentialdiagnose ist äußerst schwierig, öfters, aber auch nicht immer, bringt die Operation die Entscheidung. Die *Enzephalographie* ist beim otogenen Hirnabszeß nicht harmlos.

Mit dem Kleinhirnabszeß kann die *Labyrinthitis* verwechselt werden. Neben dem Fehlen der zerebellaren Ataxie und Zeichen des Hirndruckes schlägt der Nystagmus bei der Labyrinthitis mit Labyrinthausschaltung nach der gesunden, beim Kleinhirnabszeß gewöhnlich nach der kranken Seite, auch ist die Fallneigung beim Kleinhirnabszeß von der Kopfstellung unabhängig. Ebenso ist die Reizprüfung des statischen Apparates vorzunehmen. Auch bei dieser Unterscheidung ist das einzelne Symptom weniger wichtig als das gesamte Bild. Labyrinthitis und Kleinhirnabszeß sind nicht selten kombiniert.

Bei erwiesener Herderkrankung des Gehirnes sind auch *nicht otogene Hirnerkrankungen*, wie rhinogene Hirnabszesse, Apoplexie, Hirntumor, Hirntuberkel, Hirnlues usw., in Erwägung zu ziehen, die bei gleichzeitiger Mittelohreiterung häufig zu Fehldiagnosen führen. Aber auch traumatische Hirnschädigungen, Psychosen, ja selbst Anfälle von Hysterie kommen in Frage.

Behandlung. Jeder *Verdacht auf Hirnabszeß* bei gesicherter intrakranieller Komplikation und jede unabgeklärte Situation bezüglich Sitz des Abszesses oder der Abgrenzung gegenüber nicht otogenen Herderkrankungen des Schädelinnern rechtfertigt eine *sofortige Eröffnung des Mastoids* durch eine *Mastoidektomie* oder eine *Radikaloperation* mit *breiter Freilegung der Dura mater* und *Hirnpunktion*. Oft bringt die Operation schon vor der Hirnpunktion Klarheit und erlaubt die frühzeitige Eröffnung und Drainage des Abszesses. Eine Sicherung der Diagnose abzuwarten bedeutet eine Gefährdung des Patienten und die Erfolge sind entschieden besser, wenn der Abszeß im Übergang vom Latenzstadium zum manifesten Stadium gefunden wird als beim Abwarten der schweren Erscheinungen einer ausgedehnten lokalen Hirnschädigung.

Die Behandlung des Hirnabszesses besteht nach der *vollständigen Ausräumung des Warzenfortsatzes* und Freilegen der Dura in der *Entleerung des Hirnabszesses durch Eröffnung und Drainage*.

Nach dem ursprünglichen Vorgehen von KÖRNER wird der Hirnabszeß von der Einbruchspforte aus aufgesucht und versorgt. In manchen Fällen liegt nach ausgedehnter Mastoidektomie die Dura infolge eines Epiduralabszesses schon frei und eine Fistel leitet bereits in den sogleich ausfließenden Hirnabszeß hinein. Andernfalls wird der Schläfenlappenabszeß durch Freilegung der Dura mater am Tegmen antri, der Kleinhirnabszeß vom Trautmannschen Dreieck aus (Vorderrand des Sinus sigmoides — Fazialiswulst — obere Pyramidenkante) durch *Aspirationspunktion* mit dicker Nadel und Spritze gesucht. Es dürfen zwei bis drei Punktionen in verschiedenen Richtungen vorgenommen werden, aber nicht tiefer als 3 bis 4 cm, da sonst der Seitenventrikel angestochen werden kann. Die flächenhaften Abszesse des Kleinhirnes sind schwerer zu finden als diejenigen des Schläfenlappens.

Die *Hirnpunktion* ist *nicht ganz harmlos*. Es sind schwere *Hirnblutungen* mit raschem tödlichem Ausgang bekannt. Auch kann sich eine *Meningitis* trotz Jodierung der Dura anschließen, sofern keine Verwachsungen bestehen. Ich ziehe die Punktion durch die intakte Dura einer vorgängigen Inzision der Dura mit ihrer breiteren Eröffnung vor.

Ist der Abszeß gefunden, so wird die Dura kreuzweise inzidiert und die zwischenliegende Hirnsubstanz mit dem spitzen Messer gespalten. Soweit die Aspiration bei der Punktion den Abszeß nicht schon entleert hat, quillt nun der Eiter heraus. Durch Spreizen der Inzision mit einem Killianschen Nasenspekulum kann die Abszeßhöhle besichtigt werden. Vorsichtiges Aussaugen und leichtes Ausspülen mit isotoner Kochsalzlösung reinigt den Abszeß von Eiterresten. Größere Kleinhirnabszesse erfordern eine Gegeninzision *hinter* dem Sinus sigmoides.

Zum Offenhalten der Öffnung und dauerndem Abfluß des Eiters dient ein eingelegter *Drain*, wozu Gummi-, Glas- oder Dochtdrain verwendet werden. Die Einführung ist bei gut abgekapselten Abszessen leicht, bei diffuser Enzephalitis mit vordrängender Hirnsubstanz läßt sich oft nur ein Gazestreifen einführen. Ob die Drainage in genügender Weise gelingt, hängt besonders von der Form und Abkapselung des Abszesses ab, weshalb die flächenhaften Kleinhirnabszesse ungünstig sind. Über die *Füllung mit Penicillin* sind die Meinungen geteilt.

In letzter Zeit wurde auf *Hirnschäden nach Penicillinfüllung* aufmerksam gemacht.

Alle Manipulationen am Gehirn sind mit äußerster Sorgfalt und ohne Gewalt vorzunehmen, um das Einreißen der Kapsel und die Traumatisierung der Hirnsubstanz nach Möglichkeit zu vermeiden.

Eine sehr sorgfältige *Nachbehandlung* ist außerordentlich wichtig. Beim Verbandwechsel soll der Kranke sitzen, weil sich dadurch der Abszeß entfaltet (MUCK). Im Anfang wird das Drainrohr durch Absaugen gereinigt, später gewechselt und nach Maßgabe der Abszeßverkleinerung verkürzt. Trotzdem sind die gefährlichen Verhaltungen nicht immer zu vermeiden. *Sulfonamide und Penicillin* intern sind keineswegs in der Lage, die Operation zu ersetzen, jedoch wirken sie günstig in der Verhütung der sekundären Meningitis und des Fortschreitens der Enzephalitis. Unerläßlich ist die dauernde Überwachung auf *Hirndruck* und gegebenenfalls dessen Herabsetzung durch regelmäßige *intravenöse Infusionen* von 50 ccm 40%igem *Traubenzucker*, während therapeutische Lumbalpunktionen mit Ablassen größerer Liquormengen gefährlich sind. Beim Ausbleiben der Besserung ist neben fortschreitender Enzephalitis an einen *zweiten Abszeß* zu denken.

Die *Abszeßentleerung* führt oft zu einer *auffallend raschen Besserung des Allgemeinzustandes*, zum Verschwinden der Bewußtseinstrübung und Rückgang der Herdsymptome. In einzelnen Fällen zieht sich die schwere Erkrankung allerdings mit nur langsamer Ausheilung über Wochen hin. Die Nachbehandlung dauert in der Regel sechs bis acht Wochen. Plötzliche Eiterverhaltung mit Verschlechterung des Zustandes können immer vorkommen und erfordern eine gründliche Revision.

Eine unangenehme Folge der Operation ist der *Hirnprolaps*, der sich zuweilen sehr rasch entwickelt. Die entzündete Hirnsubstanz wird durch den Druck im Gehirn als Folge einer Enzephalitis, eines Hirnödems oder Hydrocephalus internus durch die Duralücke gedrängt und der Prolaps kann bis Kleinapfelgröße erreichen. Manchmal geht er von selbst zurück, wenn die Entzündung und damit der Hirndruck abnimmt. Vor allem muß daher die Abszeßhöhle auf eine Retention untersucht werden, sofern der Prolaps nicht langsam kleiner wird, sonst bringen ihn druckentlastende Lumbalpunktionen gewöhnlich zum Rückgang. Durch antiseptische Verbände wird die Entzündung und Nekrose verhindert. Eine Reposition ist nicht statthaft und gelingt übrigens nicht, auch Druckverbände sind mindestens im Anfang zu vermeiden. Die Abtragung ist gefährlich.

Die Drainage gelingt häufig nur ungenügend und kann das weitere Fort-schreiten der Enzephalitis oft nicht verhindern, wenn es sich um eine diffuse eitrige Erweichung ohne Kapsel handelt. Von diesen Fällen ausgehend, empfiehlt die Wiener Schule, vor allem für den *nicht abgekapselten Abszeß*, die Entleerung des Abszesses und anschließende *Dauertamponade mit Jodoformgaze* (ALBRECHT, LEIDLER, FEUCHTINGER, O. MAYER, SCHLANDER). Der Tampon wird 21 bis 50 Tage ohne Wechsel liegengelassen und mit zunehmender Verkleinerung der Höhle langsam verkürzt. Nur Retentionserscheinungen veranlassen zu früherem Tamponwechsel.

Neuerdings ist die Frage der *günstigsten Behandlungsart* auch im übrigen wiederum vielfach diskutiert worden. Es macht sich dabei die Neigung zum *möglichsten Abwarten der Abkapselung* geltend, mit nur Punktion und Penicillin-füllung in frühen Stadien. Jedoch hält es sehr schwer, den richtigen Zeitpunkt zur Drainage zu bestimmen, abgesehen davon, daß sich viele Hirnabszesse überhaupt nicht abkapseln. Abwarten kann gefährlich sein. In gleicher Richtung bewegt sich das *Verfahren von* LEMAÎTRE, nach welchem zuerst nur ein dünner Drain eingeführt, mit der Zeit durch einen dickeren ersetzt und dieser langsam verkürzt wird. Die langsame, aber stetige Eiterentleerung soll günstiger sein als die plötzliche Eröffnung und auch die Infektionsgefahr der Meningen herabsetzen. Auch eine *zweizeitige Operation* mit der Eröffnung und Entleerung erst 24 Stunden oder einige Tage nach der Freilegung der Dura wird befürwortet. Endlich ziehen es einzelne Chirurgen vor, den Abszeß nicht vom Mastoid aus, sondern durch eine *Trepanationsöffnung außerhalb des infizierten Mastoids* zu erreichen und durch ausgedehnte *Entlastungstrepanation* dem durch die Enzephalitis angeschwollenen Hirn Platz zu verschaffen.

Der Neurochirurg DANDY nimmt einen konservativen Standpunkt mit nur *Punktion* ein und hält die Drainage für einen Fehler. Diese Ansicht wird damit begründet, daß die zwischen Abszeß und Dura liegende gesunde Hirnsubstanz eine zureichende Drainage verhindert, was jedoch bei den oberflächlich liegenden otogenen Abszessen sicher meistens nicht zutrifft. Anderseits soll die *voll-ständige Ausschälung* des Abszesses in der Kapsel am besten sein (Operation nach VINCENT). Das Verfahren wurde verschiedentlich auch bei otogenen Abszessen angewendet.

Ein Urteil über diese neueren Operationsmethoden läßt sich noch nicht abgeben. Der Beweis, daß sie der klassischen Methode von KÖRNER und der Tamponadebehandlung überlegen sind, liegt jedenfalls nicht vor. Die Einzel-heiten der Operation und Nachbehandlung sind auch bei diesen Methoden noch nicht einheitlich festgelegt. Wichtig ist jedenfalls eine sehr sorgfältige Nach-behandlung durch einen in dieser Beziehung erfahrenen Otologen.

Prognose. Gegenüber den ohne Eingriff fast sicher tödlichen Hirnabszessen bedeuten die Erfolge der heutigen Ohrchirurgie einen großen Fortschritt. Nach der Zusammenfassung größerer Statistiken ergibt sich für den *Großhirnabszeß* ein *Heilsatz von 30 bis 40%*, für den *Kleinhirnabszeß* ein solcher von *20 bis 25%*, doch schwanken die Angaben der einzelnen Kliniken in weiten Grenzen. Von elf eigenen Fällen an der Berner Klinik wurden sechs geheilt. Die Todesursachen nach der Operation sind dieselben wie ohne Operation, nämlich fortschreitende Enzephalitis, plötzlicher Hirndruck und sekundäre Meningitis, mit oder ohne Ein-bruch in den Ventrikel. Rezidive kommen noch nach Monaten vor, wobei Herd-infekte eine Rolle spielen sollen (KECHT); nach Jahresfrist ist die Dauerheilung so gut wie sicher. Spätfolgen, z. B. Jacksonsche Epilepsie, bleiben fast nie zu-rück. Jeder Patient mit ausgeheiltem Hirnabszeß ist aber als Hirngeschädigter zu betrachten, der allzu große Anstrengungen, Alkohol, Sonne usw. meiden muß.

5. Zusammentreffen mehrerer intrakranieller Verwicklungen

Verschiedentlich treten *zwei*, mitunter sogar *mehrere* der beschriebenen *Komplikationen gleichzeitig* auf oder die *eine entwickelt sich aus der anderen*. Daß der Epiduralabszeß meistens den ersten Schritt bedeutet, wurde bereits hervorgehoben. Umgekehrt bildet die Leptomeningitis in der Regel den tödlichen Abschluß und steht daher als Drohgespenst hinter jeder Komplikation. Sie ist häufig eine Folge der Sinusphlebitis oder der Labyrinthitis, mit welcher sie manchmal fast gemeinsam einsetzt. Auch der Hirnabszeß endet nicht selten mit der Meningitis. Die Labyrinthitis kann einen Kleinhirnabszeß verursachen und damit ein schwer deutbares klinisches Bild ergeben.

Der *Verlauf der otogenen Verwicklungen* wird durch diese Kombinationen *außerordentlich vielgestaltig* und die *differentialdiagnostischen Schwierigkeiten* sind in praxi noch bedeutend größer, als nach der gegebenen Darstellung der einzelnen Krankheitsbilder zu erwarten wäre. *Abwarten zur Sicherung der Diagnose ist aber lebensgefährlich, weshalb auch auf Vermutung hin eingegriffen werden muß.* Bei dem noch nicht operierten Kranken ist trotz der unsicheren Diagnose das therapeutische Handeln zunächst klar vorgezeichnet und besteht in der sofortigen Ausräumung des Primärherdes. Darüber hinaus soll die Operation durch Freilegen der Dura, Revision des Sinus sigmoides und unter Umständen Hirnpunktion, möglichst weitere diagnostische Aufklärung geben und damit auch einen ersichtlichen Sekundärherd (Sinusthrombose, Hirnabszeß) chirurgisch versorgen lassen. Aber selbst die Operation bringt nicht immer völlige Klarheit. Bleibt eine Besserung nach der Operation aus, so stellt sich die schwerwiegende Frage weiterer Eingriffe. Überraschungen im postoperativen Verlauf sind immer möglich. Die Behandlung ist, bis jede weitere Verwicklung ausgeschlossen erscheint, Sache des Facharztes und kann Wochen dauern.

F. Otogene Fazialislähmungen

Der Nervus facialis steht vom Eintritt in den inneren Gehörgang bis zum Austritt aus dem Foramen stylomastoideum zu den Hohlräumen des Innen- und Mittelohres in engen topographischen Beziehungen. An der medialen Paukenhöhlenwand liegt der Nerv im dünnwandigen knöchernen Fazialiskanal unmittelbar unter der Schleimhaut, die öfters durch knöcherne Dehiszenzen, besonders beim Kind, direkt in das perifaziale Gewebe übergeht. Im weiteren Verlaufe durch die Antrumschwelle und in der Wand des Warzenfortsatzes erstrecken sich manchmal perifaziale Zellen dicht an den Nerven heran. Bei einer Mittelohreiterung ist daher der Nervus facialis beinahe auf seiner ganzen Länge im Schläfenbein gefährdet, trotzdem erkrankt er aber bei der *banalen akuten Mittelohrentzündung*, bei welcher die Entzündung auf die Schleimhaut beschränkt bleibt, ohne und mit Mastoiditis (Frühlähmung oder Spätlähmung) nur selten. Häufiger sind Lähmungen bei der *knochenzerstörenden nekrotisierenden Mittelohreiterung bei Scharlach* und *Masern*, ebenso wie bei der *chronischen Mittelohreiterung*, sofern diese mit einem Knochenabbau einhergeht (Cholesteatom). Auch die *Labyrinthitis* kann die Ursache einer Fazialislähmung sein.

Neben diesen otogenen Fazialislähmungen im engeren Sinn gibt es eine Reihe von *Fazialislähmungen*, die ebenfalls mit *Ohraffektionen zusammenhängen*. Bei *Ohrmißbildungen* finden sich kongenitale Lähmungen. Durch *Schädelgrundbrüche*, hauptsächlich durch die Querfraktur des Felsenbeines, kann der Nerv im Knochenkanal gequetscht oder abgeschert werden. In die gleiche Gruppe gehören die meisten *postoperativen Fazialislähmungen* nach Operationen am Warzenfortsatz und am Innenohr. Dauerlähmungen sind bei sachgemäßer

Operationstechnik nach der Mastoidektomie, nach der Radikaloperation des Ohres und der „Fensterung" eine große Seltenheit. Einzig bei der Labyrinthektomie lassen sie sich zuweilen kaum vermeiden.

Postoperative Lähmungen kommen auf verschiedene Weise zustande. Durchtrennung des Fazialis (Durchmeißeln) verursacht eine sofortige komplette Lähmung noch während der Operation. Bei freiliegendem Fazialis erscheint die Lähmung sofort nach der Operation und wird nach 1 bis 2 Tagen vollständig. Einbrechen des Fazialiskanals mit Einstoßen eines Knochensplitters lähmt 3 bis 4 Tage später. Blutung in den Fazialkanal läßt die Lähmung nach 2 bis 3 Tagen erscheinen. Zu starke Tamponade nach der Operation kann gleichfalls schädigen (LEDERER).

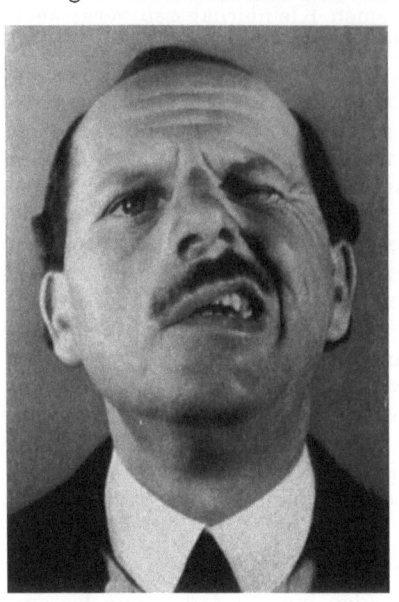

Abb. 216. Otogene rechtsseitige Fazialislähmung. Totale Paralyse aller drei Äste entsprechend der Unterbrechung des Nerven im peripheren Verlauf.

Die postoperative Fazialisparese ist, entsprechend den Ursachen, nicht ohne weiteres einer fehlerhaften Operationstechnik zuzuschreiben und kann auch bei vorsichtigem Vorgehen eintreten. Kinder, insbesondere Kleinkinder, sind mehr gefährdet als Erwachsene.

Ätzungen im Mittelohr, vor allem mit Trichloressigsäure, können, besonders bei unvorsichtiger Anwendung, bis zum Fazialis vordringen. Mitunter wird der Nerv von der knochenzerstörenden *Tuberkulose* erreicht. Beim *Herpes zoster cephalicus* ist die Fazialislähmung eines der Hauptsymptome, ebenso kann der Nervus facialis bei der *Lues* erkranken, während der otogene Ursprung rheumatischer Fazialisparesen umstritten ist. *Bösartige Geschwülste des Mittelohres*, in erster Linie der Krebs, zerstören den Fazialis verhältnismäßig früh, dagegen hält er dem Druck von *Kleinhirnbrückenwinkeltumoren* bzw. Akustikustumoren lange Zeit stand.

Eine zuweilen rezidivierende Fazialislähmung zugleich mit rezidivierenden langdauernden ödematösen Schwellungen im Gesicht, insbesondere der Lippen, findet sich bei dem *Melkersson-Rosenthalschen Syndrom* unbekannter Ursache.

Symptome und Verlauf. Die otogene Fazialislähmung entspricht gemäß ihrer Lokalisation im Nervenstamm der *peripheren Fazialislähmung* mit Beteiligung sämtlicher Äste (Stirn, Auge und Mundwinkel) (Abb. 216). Die Lähmung der mimischen Gesichtsmuskulatur hat ein Herunterhängen der betroffenen Gesichtsseite mit weit offenstehendem Auge (Lagophthalmus) zur Folge. Beim Sprechen und Lachen wird das Gesicht in entstellender Weise verzerrt und die Sprache verliert an Deutlichkeit. Der Patient kann auf der erkrankten Seite weder die Stirne runzeln, noch das Auge schließen, oder die Zähne zeigen, und Pfeifen ist ihm unmöglich. Beim Versuch, das Auge zu schließen, dreht sich der Augapfel nach oben (Bellsches Phänomen). Die Störung kann alle Grade von der vollständigen Paralyse bis zur leichten Parese annehmen. Im letzteren Fall braucht sich der Patient der Lähmung nicht bewußt zu sein und selbst der Arzt bemerkt sie nicht immer. Wie bei einer zentralen Lähmung kommen auch alleinige oder vorwiegende Schädigung einzelner Äste vor, hauptsächlich eine stärkere Schädigung des Mundwinkelastes. Mitunter ist die Lähmung mit Schmerzen im Fazialisgebiet verbunden oder solche gehen der Lähmung voran.

Je nach der Lokalisation der Erkrankung führt die Fazialislähmung zu *Geschmacks-* (Chorda tympani), *Speichelsekretions- und Tränensekretionsstörungen.* Die auf diesen verschiedenen Befunden aufgebaute topische Diagnostik ist jedoch unsicher.

Abgesehen von schweren tuberkulösen oder luetischen Fazialislähmungen, wird der Nervus facialis bei sachgemäßer Behandlung über lang oder kurz fast immer wieder funktionsfähig, sogar von einer nekrotisierenden Labyrinthitis kann er sich, wie ich das an einem Fall selbst beobachten konnte, wieder restlos erholen.

Diagnose. Die Fazialislähmung (Parese oder Paralyse) als solche festzustellen, hält an Hand der geschilderten Symptome nicht schwer. Tritt sie im Verlauf einer Mittelohrentzündung oder einer anderen Ohrerkrankung auf, so ist auch ihr Ursprung klar. Zentrale Paresen sind, abgesehen von intrakraniellen Komplikationen, nie otogen, sondern einer supranukleären Läsion zuzuschreiben (Syphilis, multiple Sklerose usw.). Außer bei der einfachen banalen akuten Mittelohrentzündung weist sie auf einen knochenzerstörenden Krankheitsprozeß hin (Cholesteatom, nekrotisierende Otitis, Tuberkulose, Krebs, Kleinhirnbrückenwinkeltumoren) oder eine Knochenverletzung (Schädeltrauma, Operation). Eine unklare Genese erfordert stets eine gründliche Ohruntersuchung, die mitunter eine unbemerkte Mittelohrerkrankung aufdeckt. *Differentialdiagnostisch* ist vor allem an die sogenannte rheumatische Fazialisparese, das *Melkersson-Rosenthalsche* Syndrom, und an den Herpes zoster cephalicus zu denken. Letzterer zeichnet sich in der Regel durch Bläschenbildung an der Ohrmuschel, dem Gehörgang und dem Trommelfell aus und in den meisten Fällen werden der N. statoacusticus und der N. trigeminus mitergriffen.

Die Behandlung richtet sich in erster Linie gegen die Grundkrankheit, deren Beseitigung gewöhnlich die Heilung einleitet. Liegt eine *Frühlähmung* bei einer akuten Otitis vor und ist das Trommelfell noch nicht perforiert, so genügt meistens eine sofortige Parazentese. Beim Ausbleiben der Besserung in einigen Tagen oder bei einer *Spätlähmung* ist die Mastoidektomie unter Umständen mit Freilegen des Fazialiskanals vorzunehmen. Bei der chronischen Ohreiterung gibt die Fazialislähmung die Anzeige zur Radikaloperation.

Liegt eine postoperative oder traumatische Verletzung vor oder ist sie zu vermuten, so wird der Fazialis breit freigelegt, sofern sich der Nerv nicht nach einigen Wochen erholt hat, eine Ende-zu-Ende-Anastomose versucht oder ein Stück Interkostalnerv bzw. ein Stück des Hautastes des vorderen Femoralnerven eingepflanzt.

Über die *operative Behandlung* der sogenannten *rheumatischen Fazialis*parese durch Eröffnung des Warzenfortsatzes und Freilegen des Fazialis im Fazialkanal sind die Meinungen noch geteilt (KETTEL, CAWTHORNE u. a.).

Die Erholung des Nerven läßt sich durch Vitamin B[1] (BENERVA, BEKOZYM, BETAXIN u. a.) unterstützen. Während der oft wochenlangen Verzögerung der Heilung hilft regelmäßiges Elektrisieren mit dem faradischen oder bei eingetretener Entartungsreaktion mit dem galvanischen Strom, sowie leichte Massage, die Atrophie der Muskulatur zurückzuhalten. Ist die Lähmung endgültig, so kann bisweilen eine neue willkürliche Innervation durch *Nervenpfropfung* (N. accessorius, N. hypoglossus) erreicht werden, oder *plastische Operationen* an der Gesichtsmuskulatur verbessern die Entstellung des Gesichtes.

Prognose. Die Fazialislähmung bringt zwar keine Lebensgefahr mit sich, ist aber, sofern eine stärkere Lähmung besteht, für den Betroffenen äußerst unangenehm. Die Wiederherstellung hängt von der Grundkrankheit ab. Da der Nerv eine große Regenerationskraft hat, sind Dauerlähmungen nach Ausschaltung der zugrunde liegenden Ursache eine Seltenheit, jedoch erfordert die Heilung in der Regel Wochen bis Monate.

G. Mittelohrresiduen

Ursache und Entstehung. Während die einfachen *akuten Mittelohreiterungen* fast immer *spurlos* ausheilen, führen die *nekrotisierenden Mittelohrentzündungen* (Scharlachotitis), ebenso wie die *chronischen Mittelohreiterungen* zu dauernden *narbigen* und *degenerativen Veränderungen am Trommelfell und in der Paukenhöhle*, die als „*Residuen*" bezeichnet werden. Sie sind mit Ausnahme des Trommelfelldefektes von den früher geschilderten Adhäsivprozessen des chronischen Mittelohrkatarrhs zum Teil nicht zu unterscheiden.

Am *Trommelfell* ist vor allem der *offene Defekt*, d. h. das Trommelfelloch, charakteristisch, das zentral oder randständig in allen Größen und verschiedener

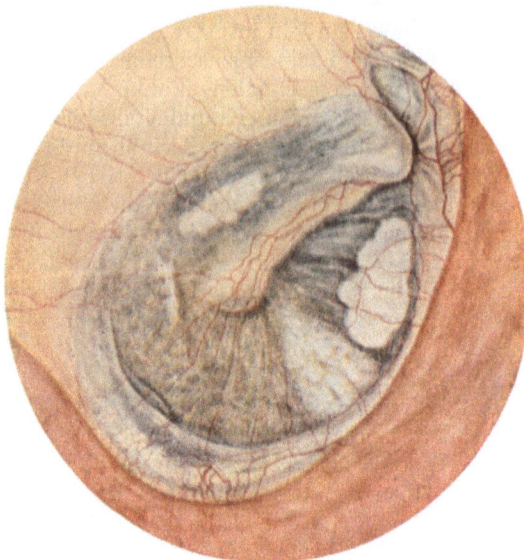

rundlicher, ovaler oder nierenförmiger Gestalt bald die, bald jene Stelle des Trommelfelles einnimmt, und gelegentlich auf die laterale knöcherne Wand des Kuppelraumes übergreift. Über die prophylaktischen Maßnahmen bei offenem Trommelfelldefekt s. S. 267. Heilt der Defekt zu, was auch noch nach langer Zeit erfolgen kann, so bildet sich meist eine *dünne Narbe*, der das Stratum proprium fehlt und die an ihrer dunkleren Farbe als *durchsichtigere Atrophie* zu erkennen ist.

Der *Trommelfellrest* kann mehr oder weniger hochgradig narbig entarten und verschiedenste *Trübungen* und *Verdickungen* aufweisen. Typisch für eine vorgängige Eiterung

Abb. 217. Rechtes Trommelfell bei Mittelohrresiduen. Atrophische Verdünnung der Pars tensa unterhalb des Umbo, Kalkplatten hinten und vorn oben.

sind kleinere oder größere, reinweiße *Kalkeinlagerungen* mit oft bogenförmigen Rändern, die manchmal den Umbo halbmondförmig umfassen (Abb. 217). Selbst *Verknöcherungen* kommen vor.

In der *Paukenhöhle* entstehen teilweise sehr *derbe Narbenzüge* und Narbenpolster, die die Gehörknöchelchen untereinander und mit den Mittelohrwänden verbinden oder die Fensternischen auffüllen (Abb. 218). Die Gehörknöchelchen können teilweise oder ganz fehlen, auch können sich *Knochenwucherungen* in Form von trabekelartigen Verdickungen der Wände, besonders der medialen Paukenhöhlenwand, entwickeln.

Es ergeben sich außerordentlich *mannigfache otoskopische Bilder*, deren Deutung im einzelnen nicht immer leicht ist, die aber in ihrer Gesamtheit die vorausgegangene Ohreiterung doch erkennen lassen.

Diese Residuen haben eine mehr oder weniger hochgradige *Mittelohrschwerhörigkeit* zur Folge, bei welcher die Trommelfelldefekte in ihrer Wirkung, gegenüber den Vernarbungen der Paukenhöhle, gewöhnlich zurücktreten.

Behandlung. Mitunter gelingt es, einen zentralen Defekt durch Anätzen mit 80% Trichloressigsäure zum Verschluß zu bringen (S. 267). Eine Behandlung der narbigen Rückstände ist aussichtslos und weder konservative Maßnahmen noch endaurale Eingriffe vermögen die Hörfähigkeit wesentlich zu bessern. Deshalb ist die Ohrbehandlung in der Regel mit der Trockenlegung des Ohres beendigt.

Nur bei einem großen Defekt kann in einzelnen Fällen durch einen Verschluß mit einem sogenannten *„künstlichen Trommelfell"* eine erhebliche Hörverbesserung erzielt werden. Am einfachsten ist die Einlage einer kleinen glyzeringetränkten sterilen Wattekugel. Durch die Einlage der Wattekugel wird die Mittelohrschleimhaut öfters gereizt und beginnt zu eitern, was sich durch die Prothesen nach

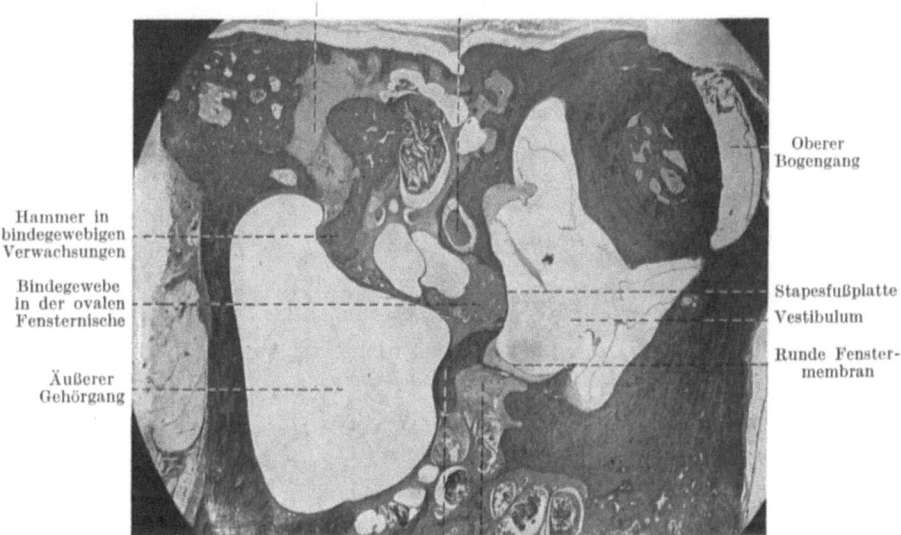

Abb. 218. Mittelohrresiduen nach Mittelohrentzündung. Trommelfellkollaps (Trommelfell mit atrophischer Narbe, der Labyrinthwand teilweise aufliegend).

POHLMAN vermeiden läßt. Bei zentralem Sitz kann der Defekt mit einem Cellophanhäutchen (NASIEL) bzw. anderem Material gedeckt werden. Der notwendige Wechsel und die mögliche Reizung des Mittelohres sind entschiedene Nachteile.

Das sogenannte „künstliche Trommelfell" wirkt weniger als schallauffangende Membran, als durch Abdecken der runden Fensternische. Infolge des großen Trommelfelldefektes treffen die Schallwellen das ovale und das runde Fenster gleichzeitig, weshalb die zur Hörempfindung führenden Schwingungen der Innenohrflüssigkeit ausbleiben. Die Abdeckung des runden Fensters bezweckt, den normalen funktionellen Unterschied zwischen ovalem und rundem Fenster wieder herzustellen. Dies hat HUGHSON veranlaßt, an Stelle des künstlichen Trommelfells die runde Fensternische plastisch zu verschließen. Die Prothesen nach POHLMAN bestehen aus einem Plastikhütchen, dessen Spitze die knöcherne Labyrinthwand berühren muß. Die günstigste Stelle wird mit einer akustischen Sonde aufgesucht. Der Patient lernt rasch, die Prothese selbst einzuführen. Sie stellt einen neuen Mittelohrapparat dar, der die Schallwellen, mit zuweilen verblüffender Hörverbesserung, direkt auf die knöcherne Labyrinthwand oder das runde Fenster überträgt.

Inwieweit und wann eine *Fenestration* die behinderte Schwingungsfähigkeit der Schalleitungskette, wie bei der Otosklerose, ersetzen kann, ist noch nicht entschieden.

VI. Chronische Infektionskrankheiten des Mittel- und Innenohres

1. Tuberkulose des Mittel- und Innenohres

Ursache und Entstehung. Beim *älteren Kind* und beim *Erwachsenen* ist die Mittelohrtuberkulose stets eine *sekundäre Erkrankung*, deren Primärherd mit wenigen Ausnahmen in der *Lunge* zu suchen ist. Nur im Säuglingsalter kann es sich um einen Primärkomplex mit entsprechender Drüsenschwellung handeln.

Die *Infektion des Mittelohres* vollzieht sich nach heutiger Ansicht häufig durch *hämatogene Streuung* im Verlauf von akuten Schüben einer *Lungentuberkulose*, die sich vor allem in der Spongiosa des Schläfenbeines festsetzt. Schwere offene Phthisen neigen nicht selten zu einer kanalikulären Ausbreitung und in diesen Fällen findet die Einschleppung vorwiegend als *autogene Infektion* durch die Tube statt. Durch die Tube erfolgt auch die Primärinfektion beim Säugling. Von einer Nasenrachentuberkulose aus kann die Erkrankung in die Tube und in das Mittelohr einwandern.

Eine *meningogene* Labyrinthitis kann sich als Folge einer tuberkulösen Meningitis entwickeln. Der tödliche Ausgang der tuberkulösen Hirnhautentzündung hat bis jetzt diese Innenohrentzündung klinisch nicht hervortreten lassen. *Die Auswirkung der Streptomycinbehandlung auf die Labyrinthitis* in Fällen geheilter Meningitis ist noch nicht abgeklärt, zumal eine der Hauptnebenwirkungen von Streptomycin die Labyrinthschädigung darstellt.

Die Mittelohrtuberkulose entwickelt sich daher fast immer auf bereits *allergisiertem Boden* und folgt nun mit der ihr eigenen Organreaktion den *allgemeinen Gesetzen der lokalisierten Tuberkulose*. Der veränderte immunbiologische Zustand der Mittelohrschleimhaut macht sich den banalen Eitererregern gegenüber bemerkbar, die hier oftmals eine chronische Ohreiterung hervorrufen. Von den 10% chronischen Ohreiterungen bei den Tuberkulösen sind nur 2% nachweisbar spezifisch (CEMACH). Beim Erwachsenen werden *mehr Männer als Frauen* betroffen, vorwiegend unter 50 Jahren.

Je nach der *Immunitätslage*, der speziellen *Organdisposition*, sowie der *Art und Intensität der Infektion* mit Tuberkelbazillen lassen sich verschiedene Krankheitsbilder unterscheiden, als deren Extrem auf der einen Seite die gutartige produktive Form, auf der anderen Seite die bösartige exsudativ-ulzerös-nekrotisierende Form steht. Übergänge infolge von immunbiologischen Schwankungen kommen vor, jedoch behält die Erkrankung im großen und ganzen ihren Charakter bei. Da sich die Mittelohrtuberkulose aus einer *Schleimhaut-* und einer *Knochentuberkulose* zusammensetzen kann, von denen bald die eine, bald die andere primär auftritt und in den Vordergrund rückt, sind die histologischen und klinischen Befunde sehr mannigfaltig.

Pathologische Anatomie. Wie bei anderen Organtuberkulosen, äußert sich die *produktive Form* in einer tuberkulösen Gewebswucherung, die bisweilen zu eigentlichen tuberkulösen Polypen führt, während bei der *exsudativ-nekrotisierenden Form* das Gewebe rasch nekrotisch und käsig zu Geschwüren zerfällt. Beginnt die Tuberkulose *primär in der Schleimhaut*, was gewöhnlich der Fall ist, so wird der Knochen längere Zeit verschont. Ergreift die Tuberkulose später sekundär oder auch von Anfang an den Knochen, dann entstehen ausgedehnte *Knochenzerstörungen* mit fungöser Eiterung oder Bildung von mehr oder weniger großen Sequestern. Oft ist die schwache Reaktion des Gewebes mit nur geringer schlaffer Granulation auffällig. Die Paukenhöhle und das tympanale Tubenostium mit dem Promunturium, dem Kuppelraum und den Labyrinthfenstern als Prädilektionsstellen, erkranken im allgemeinen schon früh.

Das *Frühstadium* beginnt mit fleckweisen Epitheldefekten und einer zelligen Infiltration der unterliegenden Schichten, welcher häufig die Riesenzellen und Epitheloidzellen fehlen. Darüber bildet sich in der Paukenhöhle ein *unspezifisches Exsudat* aus Leukozyten, Lymphozyten und Makrophagen (Histiozyten) (OPPI-KOFER jun.). Das *Trommelfell* kann längere Zeit intakt bleiben. Nekrotische, flächenhafte multiple Herde, seltener eigentliche Tuberkel, bringen es aber schließlich rasch und an verschiedenen Stellen gleichzeitig zum Zerfall. Die Gehörknöchelchen und die Binnenohrmuskeln können ebenfalls zerstört werden,

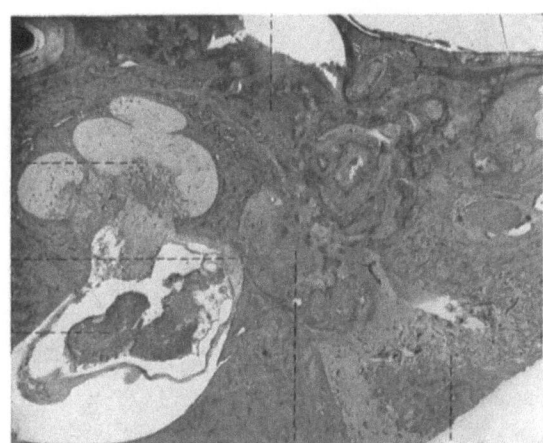

Abb. 219. Produktive Mittel- und Innenohrtuberkulose mit Durchbruch durch das ovale Fenster und teils produktiver, teils ausgeheilter Innenohrtuberkulose. Durchbruch zum inneren Gehörgang mit tuberkulöser Meningitis (nach OPPIKOFER jun.).

wie auch der knöcherne *Fazialiskanal* häufig mitergriffen und der Nerv gelähmt wird. Mitunter erfolgt ein Einbruch in das *Innenohr*, vorwiegend durch die Labyrinthfenster oder direkt durch den Knochen und öfters bilden sich große Labyrinthsequester. Vom Innenohr kriecht die Tuberkulose in den inneren Gehörgang und gelangt damit in die Meningealräume (Abb. 219).

Dem Einbruch in das Labyrinth kann eine *tuberkulo-toxische Labyrinthitis* vorangehen, welche als seröse Labyrinthitis, besonders auch meningogen bei Hirnhauttuberkulose, vorkommt. Die Sinnesendstellen können dabei zerstört werden. Der *Warzenfortsatz* verwandelt sich nach und nach in einen mit Detritus gefüllten großen kalten Abszeß, der mit tuberkulösen Fisteln die Haut durchbricht. So entwickelt sich mit der Zeit eine ausgedehnte *Schläfenbeintuberkulose*, die nach innen überall an die *Dura* heranreicht, aber dort fast stets *haltmacht*. Nur ausnahmsweise breitet sich die Tuberkulose auf den Schädelinhalt, die Karotiswand oder einen der Hirnblutleiter aus, wobei es zu schweren Blutungen kommen kann.

Die *Heilungsvorgänge* sind durch eine sehr derbe Narbenbildung, teilweise mit Verknöcherung, gekennzeichnet. Das Trommelfell bleibt dabei stark verdickt, jedoch schließen sich die Defekte nicht mehr, so daß bei Randständigkeit die Gefahr einer Cholesteatombildung besteht. Das Labyrinth kann sich mit Bindegewebe und Knochen auffüllen.

Symptome und Verlauf. Aus der allgemeinen Allergisierung und Immunitätslage erklärt es sich, daß die Mittelohrtuberkulose in jedem Lebensalter anders verläuft.

Im *Säuglingsalter* führt die Mittelohrtuberkulose in der Regel unter dem Bild einer akut zunehmenden *nekrotisierenden Entzündung* zu einer sich rasch ausbreitenden Schläfenbeintuberkulose, die in kurzer Zeit tödlich verläuft.

Im Gegensatz dazu ist die Mittelohrtuberkulose des *späteren Kindesalters meistens gutartig produktiv* und befällt vielfach sonst kräftige Kinder. Sie beginnt

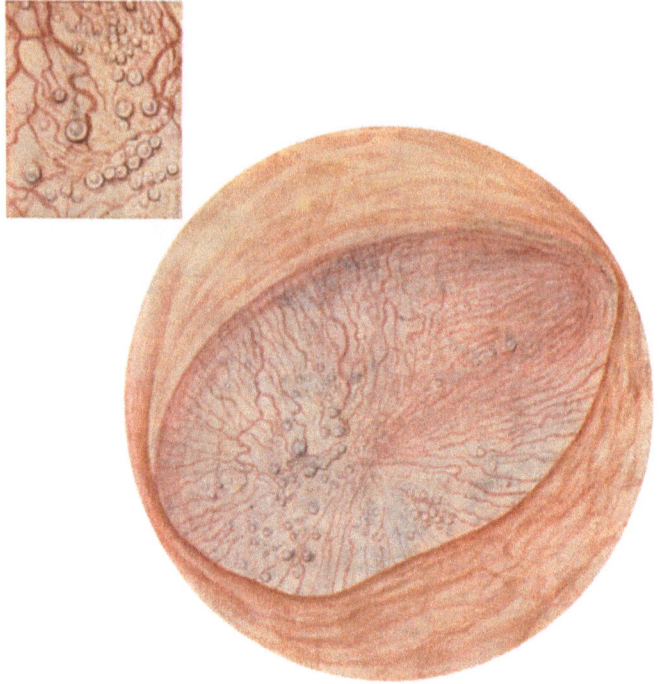

Abb. 220. Flüchtige (allergo-toxische?) tuberkulöse Knötchen auf dem rechten Trommelfell bei Mittelohrtuberkulose.

mit den Erscheinungen einer banalen *akuten oder subakuten Otitis* und schreitet öfters bis zur *Mastoiditis* fort, die selbst bei der Operation nicht immer von einer banalen Entzündung zu unterscheiden ist. Nach der Mastoidektomie geht die Abheilung normal vor sich, nur ausnahmsweise sterben die Kinder an einer *Miliartuberkulose.* In anderen Fällen nimmt sie den Verlauf einer banalen chronischen Mittelohreiterung. Ebenso treten in diesem Alter „*primäre*" *kalte Abszesse des Mastoides* auf. Während HENRICI (Körnersche Klinik, Rostock) die tuberkulöse Mastoiditis beim Kind als häufig betrachtet (20% aller Mastoiditiden), ist diese im Krankengut der Berner und Basler Klinik eine Seltenheit.

Beim *Erwachsenen* setzt die Mittelohrtuberkulose zumeist von Anfang an als ein *schleichender Prozeß* ein, der subjektiv fast unmerklich beginnt und keine starken Schmerzen verursacht, sondern die Aufmerksamkeit des Betroffenen höchstens durch ein *gewisses Völlegefühl* oder *Ohrensausen* mit *Schwerhörigkeit* auf das Ohr hinlenkt; gelegentlich überrascht sie durch plötzlichen Ohrfluß ohne vorherige Vorboten.

Im allgemeinen sind es *schwere Phthisiker*, deren jahrelange offene Lungentuberkulose im Endstadium mit einer exsudativ-nekrotisierenden Mittelohreiterung einhergeht. Dies ist jedoch nicht immer der Fall, sondern die tuberkulöse Mittelohrerkrankung ist manchmal auch bei einem gesund erscheinenden Menschen *die erste klinische Äußerung seiner Tuberkulose* überhaupt.

Der *Eiter* kann in der Menge stark wechseln, fließt aber gewöhnlich spärlich und bleibt trotz gründlicher Reinigung des Ohres meistens *fötid*. Infolge des Knochenzerfalls finden sich im Spülwasser mitunter Sequester, Knochensand oder sogar nekrotische Gehörknöchelchen. Wie der größtenteils positive Ausfall der Meerschweinchenimpfung zeigt, enthält der Eiter *Tuberkelbazillen*.

Otoskopischer Befund. Rasch größer werdende *multiple Defekte* sind für Ohrtuberkulose charakteristisch (Abb. 221). Nur selten sind es mehr als zwei Defekte und auch diese verschmelzen oft zu einem subtotalen randständigen Defekt, der die Voraussetzung zur sekundären Cholesteatombildung schafft. Vielfach lassen sich aber keine Abweichungen von einer akuten, subakuten oder chronischen banalen Mittelohrentzündung erkennen, höchstens sind stark erweiterte einzelne Radiärgefäße verdächtig (Jörgen Möller, Blegvad).

Erst bei starker Vergrößerung mit dem Ohrmikroskop können verschiedentlich diagnostisch verwertbare Kennzeichen beobachtet werden (Lüscher und Rottmann). Typisch für den Frühbefund

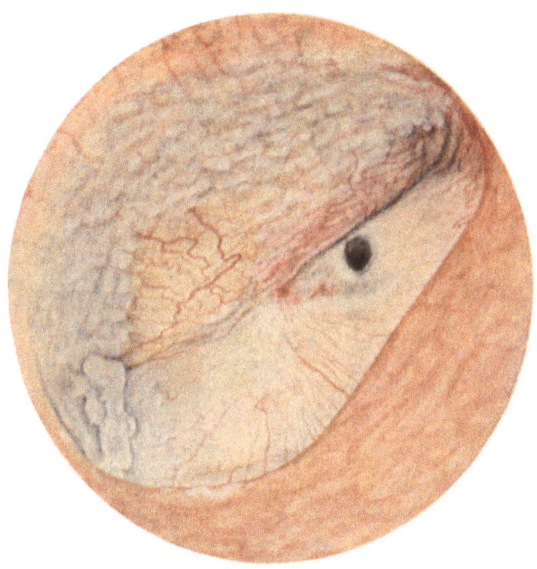

Abb. 221. Flächenhaft nekrotisierende Tuberkulose des rechten Trommelfelles mit beginnender Defektbildung. In den nächsten Tagen rascher Zerfall des Trommelfelles an den gefäßlosen Stellen mit Auftreten von zwei in kurzer Zeit konfluierenden Defekten.

ist die Pulsation des kaum entzündeten Trommelfells mit den erweiterten Radiärgefäßen oder multiplen Knötchen auf dem Trommelfell, wahrscheinlich allergotoxischer Natur (Abb. 220). Im späteren Verlauf bilden sich flächenhafte multiple Nekroseherde, die rasch zu entsprechenden Trommelfelldefekten zerfallen (Abb. 221). Nach der Abheilung bleibt eine starke Verdickung des Trommelfelles mit breiten, plötzlich abbrechenden Gefäßen übrig (Abb. 222).

Zuweilen besteht eine reichliche Granulationsbildung der Paukenschleimhaut, oder es läßt sich mit der Sonde rauher nackter Knochen nachweisen.

Auffällig ist die oft im Vergleich zum Ohrbefund *hochgradige Schwerhörigkeit*, die bei zunehmender Labyrintherkrankung bis zur *Taubheit* fortschreiten kann. Der Vestibularapparat wird dabei gewöhnlich langsam und ohne Reizerscheinungen (Schwindel, Nystagmus) ausgeschaltet.

Die *tuberkulöse Mastoiditis* unterscheidet sich als kalter Abszeß durch eine gewisse Indolenz von der banalen akuten Entzündung. Die *Röntgenuntersuchung* zeigt die Knocheneinschmelzung des Schläfenbeines.

Fazialislähmungen und *Labyrintherkrankungen* sind relativ häufig. Die Labyrinthentzündung ist aber, im Gegensatz zu der banalen Labyrintheiterung, meist harmlos, ebenso wie eigentümlicherweise auch bei ausgedehnten Schläfenbeinzerstörungen *intrakranielle Komplikationen* eine Ausnahme sind (tuberkulöse Meningitis, Arrosion der Karotiswand oder Blutungen aus den Sinus).

Tuberkulöse Erkrankungen des Schädelinnern treffen beim Kleinkind öfters und unabhängig von der Ohrerkrankung mit Ohrtuberkulose zusammen.

Bei günstigem Verlauf der primären Tuberkulose, beispielsweise einer produktiven indurierenden Lungentuberkulose, heilt die Mittelohrtuberkulose oftmals unter starker Narbenbildung mit hochgradiger Schwerhörigkeit aus oder es bleibt eine banale chronische Mittelohreiterung zurück, die sich über Jahre hinziehen kann. Dagegen findet bei exsudativen schweren Zerstörungen ein langsameres oder rasches Fortschreiten bis zum Tode durch die Phthise statt. Eine völlige Wiederherstellung erfolgt nur bei der kindlichen akuten Form mit oder ohne Mastoiditis.

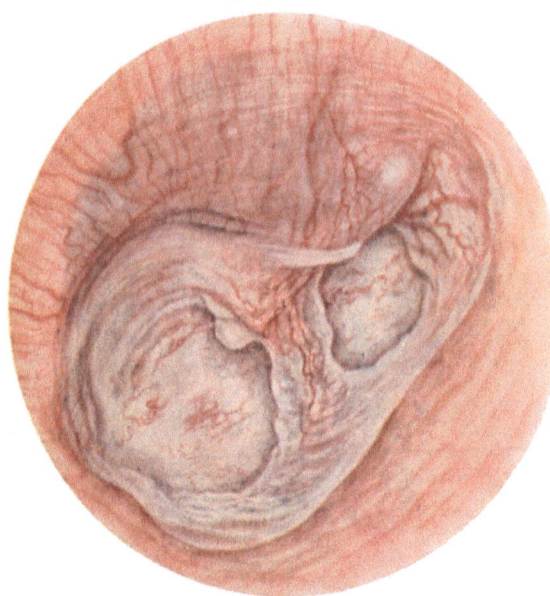

Abb. 222. Doppelter Defekt des rechten Trommelfelles bei Mittelohrtuberkulose mit narbigen Veränderungen des Trommelfellrestes.

Diagnose. *Schleichender* Beginn, *subakute Trommelfellentzündung* mit rascher Bildung von *zwei* oder *mehreren großen Defekten* und *hochgradige Schwerhörigkeit* sind die drei Kennzeichen, die in typischen Fällen die tuberkulöse Natur der Mittelohrentzündung vermuten lassen. Handelt es sich außerdem um einen Phthisiker, dann ist die Diagnose sicher. Von solchen Fällen führen alle Übergänge zu akuten, subakuten und chronischen einfachen oder perforativen Mittelohrentzündungen, die sich zunächst von banalen Entzündungen bzw. Eiterungen nicht unterscheiden und erst durch ihren Verlauf den Verdacht einer tuberkulösen Erkrankung erwecken. Bei der kindlichen Mastoiditis deckt verschiedentlich erst die histologische Untersuchung des Mastoidinhaltes die tuberkulöse Genese auf.

Differentialdiagnose. Ähnlich wie die Tuberkulose verläuft die schleppende *Mukosusotitis*, jedoch unterbleibt ein breiter Trommelfelldurchbruch. Auch muß bei jedem *subakuten Mittelohrkatarrh* und jeder *chronischen Mittelohreiterung* an Tuberkulose gedacht werden, besonders wenn sie ohne ersichtliche Ursache beim älteren Kind oder beim Erwachsenen einsetzt. Der *Tierversuch mit dem Exsudat* oder mit *Gewebsteilen* bzw. die Biopsie, sichern die spezifische Natur der Ohreiterung gewöhnlich einwandfrei. In einigen Prozenten der Fälle werden die *Tuberkelbazillen* schon *im Ausstrich* des Eiters gefunden.

Es ist selbstverständlich, daß jede verdächtige Mittelohreiterung eine sorgfältige *Lungenuntersuchung* bzw. Ganzuntersuchung auf Tuberkulose erfordert, wobei nicht selten eine „latente" Lungentuberkulose aufgedeckt wird. Mitunter führt dadurch die tuberkulöse Mittelohreiterung als *erstes Zeichen der Tuberkulose* zur Frühdiagnose und Früherfassung des Tuberkulösen.

Behandlung. Die allgemeinen Grundsätze der Tuberkulosebehandlung gelten auch für die Ohrtuberkulose, die in therapeutischer Hinsicht als Organ- oder als Knochentuberkulose aufzufassen ist. Die *Allgemeinbehandlung* der tuberkulösen Patienten steht deshalb im Vordergrund (CEMACH). Da die Ohrtuberkulose meistens die Folge eines akuten Schubes ist, muß für dessen sofortiges Auffangen durch eine strenge Kur gesorgt werden. *Streptomycin* und die *Paraaminosalizylsäuren* haben auch die Behandlungserfolge der Ohrtuberkulose entscheidend gebessert.

Streptomycin und Dihydrostreptomycin können den nervösen Apparat des Ohres, vorwiegend dessen vestibulären Anteil, schädigen. Einzelheiten siehe S. 355.

Die *Lokalbehandlung* ist bezüglich Reinigung des Gehörganges und des Mittelohres vom Exsudat dieselbe wie bei einer banalen Mittelohreiterung. Dabei wird die Anwendung von Jodoformpulver, Jodoformglyzerin und Xeroformpulver empfohlen. Bei guter Immunitätslage und produktiver Tuberkulose kann durch eine vorsichtige *Röntgenbestrahlung* der ganze tuberkulöse Herd erfaßt und zu kräftiger Reaktion veranlaßt werden.

Mit der *lokalen Anwendung von Streptomycin* bei perforierenden Mittelohreiterungen sind gute Resultate erzielt worden, sofern das Medikament durch einen größeren Trommelfelldefekt in die Paukenhöhle gelangen kann. Indikationsstellung und Dosierung sind noch nicht endgültig festgelegt. Über die lokale Behandlung mit *Paraminosalizylsäure* lassen sich noch keine Angaben machen.

Bei ausgedehnter Knochenerkrankung der tuberkulösen Mastoiditis richtet sich die *Operationsanzeige* nach dem immunbiologischen Zustand. Gute Abwehr und produktive Entzündung können die postoperative Heilung ebenso rasch und vollständig wie bei banalen Entzündungen herbeiführen. Das gilt hauptsächlich für die kindliche Mastoiditis. Da bei ihr die Diagnose gewöhnlich erst nach der Operation auf Grund der histologischen Untersuchung gestellt wird, steht die tuberkulöse Natur der Erkrankung vor der Operation nur in einzelnen Fällen zur Diskussion. Cholesteatomverdächtige tuberkulöse Mittelohrentzündungen erfordern eine Radikaloperation. Bei verzögerter Wundheilung wirken Sonnen- oder Quarzlicht in der Nachbehandlung günstig.

Exsudativ-tuberkulöse Ohrerkrankungen des schweren Phthisikers sind rein konservativ zu behandeln, wenn nicht eine drohende oder manifeste intrakranielle Komplikation zu einem Eingriff zwingt. Allgemein ist die *Anzeigestellung zur Operation* bei tuberkulöser Otitis und Mastoiditis *wesentlich eingeschränkter* als bei banalen Entzündungen, weil es nur schwer gelingt, den ganzen tuberkulösen Eiterherd zu beseitigen.

Prognose. Im ganzen ist die Ohrtuberkulose lokal weniger gefährlich, als es zunächst scheint. Infolge der Seltenheit intrakranieller Verwicklungen wird die Mittelohrtuberkulose nur *ausnahmsweise zur unmittelbaren Todesursache* (nach SCHEIBE auf 300 tuberkulöse Mittelohreiterungen nur ein Todesfall). Die meisten Ohrtuberkulösen sterben an ihrer Lungentuberkulose oder einer Miliartuberkulose, weshalb sich die Prognose in erster Linie nach dem Lungenbefund richtet.

2. Syphilis des Mittel- und Innenohres

Spezifisch syphilitische Schädigungen finden sich hauptsächlich am *Innenohr* und am *Hörnerv*, während luetische Erkrankungen des Mittelohres sehr selten sind.

Allerdings kommen *akute und chronische Mittelohreiterungen* bei der erworbenen Syphilis öfters vor, jedoch handelt es sich fast stets um banale Mittelohrentzündungen ohne syphilitische Veränderungen. Sie entstehen einerseits als Sekundärinfektionen auf tubarem Wege bei luetischen Geschwüren in der

Nase und im Nasenrachen, anderseits sind sie der Ausdruck der luetischen Reaktionslage des Organismus, die auch bei banaler Infektion zu einem subakuten oder chronischen Verlauf neigt. Daneben gibt es *luetische Mittelohrentzündungen*, in deren Exsudat sich Spirochäten nachweisen lassen (GRÜNBERG). Sie unterscheiden sich in der Regel weder klinisch noch histologisch von einer banalen Mittelohrentzündung. Nur BEYER hat ein typisches *Trommelfellbild* mit einer partiellen Trommelfellentzündung in der Umgebung des Hammergriffes beobachtet, das er einem besonderen Erkrankungszustand der Gehörknöchelchen zuschreibt.

Der *Warzenfortsatz*, aber auch die übrigen Teile des Schläfenbeines, sowie die Gehörknöchelchen können im *Tertiärstadium* an einer *Ostitis gummosa* erkranken; dieser Sitz des Gummas ist aber gegenüber der Lokalisation an den übrigen Schädelknochen auffallend selten.

Innenohr und nervöser Apparat des Ohres

Das Innenohr und der *nervöse Apparat des Ohres* werden von der Syphilis öfters erfaßt, jedoch wird die Häufigkeit sehr verschieden beurteilt.

Pathologische Anatomie. Soweit die anatomischen Grundlagen überhaupt bekannt sind, was für die leichteren klinischen Formen nur teilweise der Fall ist, lassen sich entzündliche Veränderungen von rein degenerativen Prozessen unterscheiden. Die ersteren spielen sich im *Sekundär-* und *Tertiärstadium* als *Labyrinthitis* im Innenohr oder als *Neuritis syphilitica acustica* im Hörnerven ab. Zu der letzteren gehören *gummöse Infiltrationen*, wie auch Gummen der Labyrinthkapsel die Funktion des Innenohres schädigen. Hauptsächlich sind es Ausläufer einer *syphilitischen Meningitis*.

Die *degenerativ-atrophischen Prozesse* des nervösen Apparates kommen bei der *Metalues* und *kongenitaler Syphilis* vor.

Die Wirkungen sollen bereits vor dem Sekundärstadium klinisch manifest werden können; praktisch setzen die Erscheinungen erst ein, wenn die Spirochäten im Sekundärstadium ins Blut gelangen, und begleiten das *Spätsekundärstadium*, das *Tertiärstadium* sowie die *Metalues*.

Symptome und Verlauf. *Reiz-* und *Lähmungserscheinungen* des *Cochlear-* und *Vestibularapparates* bieten von Fall zu Fall ein wechselndes klinisches Bild. Die häufigen leichteren Störungen werden nur bei genauer Hörprüfung oder bei der Vestibularisreizprüfung erkannt.

Im *Sekundärstadium* setzt die Erkrankung meistens plötzlich und beiderseitig mit starkem *Ohrensausen, Schwindel, Gleichgewichtsstörung* und *rascher Abnahme der Hörfähigkeit* ein. Im *Tertiärstadium* erfolgt die Ausschaltung des Hörapparates zuweilen subjektiv *völlig symptomlos* und langsam, betrifft vielfach nur ein Ohr und auch nur den akustischen oder den statischen Teil.

Die *Schwerhörigkeit* entspricht einer *Innenohrschädigung*, bei welcher die relativ starke Verkürzung der Knochenleitung (stark negativer Schwabach) typisch sein soll. Sie kann alle Grade bis zur Taubheit aufweisen. Doch kommt eine auffallend *starke Verkürzung der Knochenleitung* auch bei *zentralen Schwerhörigkeiten anderer Ursache* vor und muß nicht unbedingt syphilitischer Natur sein.

Die *Schädigung des Vestibularapparates* führt mitunter zu einem Spontannystagmus, während die kalorische Reizung des Labyrinths bald eine Über-, bald eine Untererregbarkeit ergibt. Manchmal stimmen die Ergebnisse der kalorischen Prüfung mit denjenigen der Drehprüfung nicht überein (vestibuläre Disharmonie bzw. Dissoziation). Hauptsächlich wird dem Fehlen der Drehreaktion mit fehlendem Vorbeizeigen bei vorhandener kalorischer Erregbarkeit eine gewisse diagnostische Bedeutung beigemessen. Ausnahmsweise besteht ein positives *Hennebertsches* Fistelsymptom, d. h. ein Fistelsymptom ohne Labyrinthfistel (s. S 292 und 322).

Die Innenohrschädigungen nehmen bald langsam, bald rasch und sprunghaft zu, doch können in den frühen Stadien auch Remissionen und dauernde Besserungen eintreten. Der *Liquor* zeigt in der Regel eine *Pleolymphozytose* im Sinne einer *luetischen Meningitis*, welche die gleichzeitigen *Kopfschmerzen* und die *Erkrankung anderer Hirnnerven* (N. opticus, N. facialis, N. trigeminus, N. vagus) erklärt.

Diagnose. Bei einer manifesten Syphilis fällt die Diagnose leicht. Ist die Syphilis noch nicht diagnostiziert oder wird sie absichtlich verschwiegen, so kann das seltene und uncharakteristische Bild der Ohrsyphilis die Veranlassung zu einer Fehldiagnose sein und die Schwerhörigkeit wird oft wochenlang als Mittelohrkatarrh mit Luftduschen behandelt. *Verdächtig ist vor allem jede Innenohrerkrankung unbekannter Ätiologie, wenn sie bei einem jüngeren Menschen beiderseits rasch zunehmend eintritt und mit Störungen des Cochlear- (Schwerhörigkeit) und des Vestibularapparates (Schwindel) einhergeht.* Einen eindeutigen funktionellen Befund der luetischen Innenohrerkrankung gibt es aber nicht. Daß starke Verkürzung der Knochenleitung, Fehlen des Vorbeizeigens nach Drehreizen und Diskrepanz zwischen den Vestibularisstörungen pathognomonisch seien, wird zwar behauptet, hält aber einer strengen Kritik nicht stand. *In jedem verdächtigen Fall von Innenohrschwerhörigkeit ist daher auf Syphilis zu untersuchen*, in erster Linie durch die serologischen Blutreaktionen, die bei der Ohrsyphilis meist positiv ausfallen, bei negativem Resultat nach Provokation oder durch ergänzende Liquoruntersuchungen. Zur Abklärung einer schleppenden akuten oder chronischen Mittelohrentzündung ohne ersichtlichen Grund gehört auch die Untersuchung auf Syphilis. Bei Hör- und Vestibularisstörungen, verbunden mit Kopfschmerzen und Lähmung weiterer Hirnnerven, gleicht die Ohrsyphilis intrakraniellen Erkrankungen anderer Art (Akustikustumoren, multiple Sklerose usw.).

Die *latente Syphilis* war jedenfalls vor der Zeit der Anwendung von Antibiotica bei Ohren-, Nasen- und Halskrankheiten keineswegs allzu selten und wir fanden bei einer relativ wenig durchseuchten Bevölkerung durch regelmäßige serologische Blutuntersuchung sämtlicher Patienten einen Hundertsatz von 1% positiver Seroreaktionen. Mit Rücksicht auf die außerordentliche Bedeutung der Syphilis sollte daher in den Kliniken eine systematische Kontrolle sämtlicher Patienten vorgenommen und in der Privatpraxis jedenfalls ausgiebig von der einfachen serologischen Blutuntersuchung Gebrauch gemacht werden. Daß allerdings ein positiver Ausfall nicht immer eine Syphilis bedeutet, ist namentlich in neuerer Zeit wiederholt betont worden.

Behandlung. Nur die Mittelohrerkrankungen erfordern eine Lokalbehandlung, während diese bei den Innenohrstörungen nutzlos ist. Die Therapie deckt sich mit der *Allgemeinbehandlung der Syphilis* und soll von Dermatologen bzw. Neurologen unter otologischer Kontrolle durchgeführt werden. Die beste Behandlung ist diejenige mit Neosalvarsan, trotzdem gerade beim Hörnerven Frühverschlimmerungen einige Stunden bis drei Tage nach energischem Behandlungsbeginn als *Jarisch-Herxheimersche* Reaktion zu befürchten sind und auch spätere Neurorezidive, teilweise als Monorezidive des Hörnerven, vorkommen. Die letzteren werden allgemein einer ungenügenden Behandlung zugeschrieben und verschwinden daher mit fortgesetzter und gesteigerter Therapie.

Inwieweit sich durch eine vorgängige *Penicillinbehandlung* diese Reaktionen vermeiden lassen, steht noch nicht fest, ebenso liegen über die Endresultate einer kombinierten Neosalvarsan-Penicillinbehandlung noch keine abschließenden Berichte vor.

Der *Behandlungserfolg* ist im Frühstadium gut, kann jedoch in allen Stadien mit ungebessertem oder sogar weiter abnehmendem Gehör ausbleiben.

Kongenitale Syphilis. Lues der Eltern verursacht in 25 bis 30% kongenital-luetische Ohrerkrankungen beim Kind, und ungefähr 20% aller kongenital-luetischen Kinder haben eine Ohraffektion (ALEXANDER). Nach SIEBENMANN ist die angeborene Lues allerdings wesentlich seltener.

Auch bei der Heredolues stehen die Erkrankungen des *Innenohres*, haupt-sächlich des peripheren Endorganes, in Form einer syphilitischen Labyrinthitis im Vordergrund (Abb. 223). Daneben kommen auch entzündliche und degene-

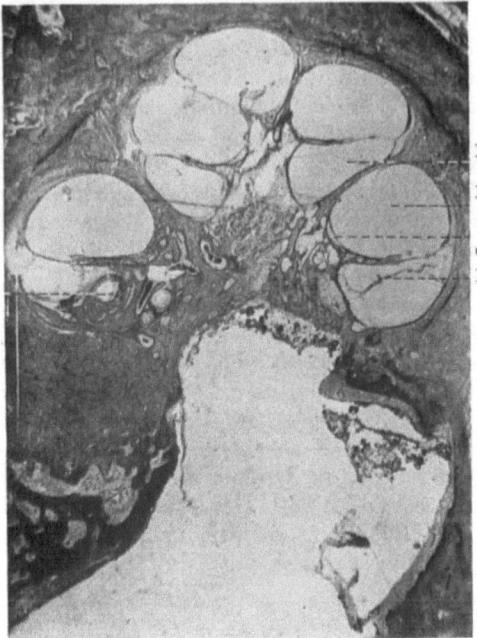

Knochenneubildung
der Basalwindung

Bindegewebsstrang in
der Mittelwindung
Ektasierter Ductus
cochlearis
Reißnersche Membran
dem Modiolus anliegend
Bindegewebsstrang in
der Basalwindung

Abb. 223. Kongenitale Labyrinthsyphilis (nach SCHLITTLER). Hochgradige Ektasie des Ductus cochlearis. Fehlen des Cortischen Organes in allen Windungen. Knochenneubildung und Bindegewebsstränge in der Scala vestibuli.

rative Veränderungen im *Hörnerven* und die Residuen abgelaufener *Knochen-erkrankungen der Labyrinthkapsel* vor.

Mittelohrentzündungen sind bei kongenital syphilitischen Kindern auffällig häufig, doch dürfte es sich oftmals nicht um spezifisch *syphilitische Prozesse*, sondern um banale Entzündungen handeln, welche infolge der syphilitischen Reaktionslage einen schwereren und langwierigeren Verlauf als bei gesunden Kindern nehmen. Pathologisch-anatomisch sind die beiden Arten nicht zu unter-scheiden. Auch Stapesankylosen sind angetroffen worden.

Die *Schwerhörigkeit* entspricht hauptsächlich einer Innenohrstörung mit relativ stark verkürzter Knochenleitung. Die Vestibularisstörungen sind die-selben wie bei der erworbenen Syphilis. Vielfach ist das *Ohrensausen* die lästigste Äußerung. Das *Hennebertsche Fistelsymptom* fällt öfters positiv aus.

Als *Ursache* dieser merkwürdigen Erscheinung des Fistelsymptomes ohne Fistel sind verschiedene Erklärungen gesucht worden, wie erhöhte Erregbarkeit des Vesti-bularis, Lockerung des Steigbügelringbandes mit abnormer Beweglichkeit des Steig-bügels und gummöse Arrosion der Labyrinthkapsel, von denen sich aber keine sicher beweisen ließ.

Das Innenohr kann bereits bei der Geburt ausgeschaltet sein und Taubheit und Vestibularisunerregbarkeit vorliegen. Deshalb geht ein gewisser Prozentsatz der Taubstummen auf Heredolues zurück, worunter sich zahlreiche *Taubblinde* befinden. Manchmal macht sich die Schwerhörigkeit als *Lues congenita tarda* erst früher oder später im extrauterinen Leben geltend, nimmt langsam zu oder führt apoplektiform in kurzer Zeit zur Taubheit. Eine wesentliche Verschlechterung bringt die Pubertät, während nach dem 30. Altersjahr für das Ohr keine Gefahr mehr besteht (BECK).

Gewöhnlich ist die Ohrerkrankung nicht die einzige syphilitische Manifestation. Bekannt ist die *Hutchinsonsche Trias* (Keratitis parenchymatosa, Schmelzveränderungen an den Zähnen als Zackenbildung an den oberen medialen Inzisiven und Schwerhörigkeit), die in ihrer vollen Ausbildung aber nicht häufig ist. Des weiteren kommen Schädelverbildungen mit vorspringenden Stirnhöckern und platter Sattelnase, ulzerös-eitrige Prozesse in den Luftwegen mit nachträglichen Narbenresiduen (Ozaena), eitrige Gelenkentzündungen und Drüsenschwellungen vor.

Diagnose. Eine beiderseitige Innenohrschwerhörigkeit ist beim Kind stets syphilisverdächtig. Das positive Hennebertsche Fistelsymptom sowie andere Zeichen der kongenitalen Syphilis (Hutchinsonsche Trias, Schädelform usw.) verstärken den Verdacht, der durch die serologischen Blutreaktionen auf Syphilis verifiziert werden muß. Bei negativem Ausfall, auch nach Provokation, läßt sich die syphilitische Genese zuweilen an Hand von sicher luetischen Eruptionen in den ersten Lebenswochen oder als Folge elterlicher Syphilis nachweisen.

Behandlung. Die Innenohrerkrankung leistet der antiluetischen Behandlung großen Widerstand, weshalb ein wesentlicher Erfolg nicht häufig zu verzeichnen ist. Trotzdem ist eine energische antiluetische Kur vorzunehmen.

VII. Die nichtentzündlichen Erkrankungen der Labyrinthkapsel

1. Die Otosklerose

Bei einer Reihe von progressiven Mittelohrschwerhörigkeiten mit normalem Trommelfell ergibt die histologische Untersuchung des Felsenbeines eine eigentümliche *Erkrankung der knöchernen Labyrinthkapsel*, welche in einer meist *herdförmigen, oftmals beiderseitig symmetrischen Einlagerung von eigenartig gebautem Knochengewebe besteht.*

Die Erkrankung wird als Otosklerose bezeichnet, ein alter Name, der ursprünglich im Sinne einer Ohrverhärtung alle fortschreitenden, nicht exsudativ-entzündlichen Mittelohrschwerhörigkeiten umfaßte.

Ursache und Entstehung. Mit wenigen Ausnahmen (Osteopsathyrosis idiopathica Lobstein) werden kräftige, gesunde Menschen von der Erkrankung befallen, vorzugsweise das *weibliche Geschlecht* in allen Gesellschaftsschichten. Die Otosklerose tritt *familiär* auf und ist durch beide Eltern *vererbbar*. Im Einzelnen ist aber der Erbgang noch umstritten (ALBRECHT, BAUER, STEIN). Sporadische Fälle sind fast ebensohäufig. Bei der Frau zeigt sich eine ausgesprochene Abhängigkeit von der Geschlechtsfunktion, indem die Erkrankung gewöhnlich erst nach der Pubertät bemerkbar wird, sich meistens durch jede Gravidität verschlimmert (ALEXANDER u. a.) und im Klimakterium zunimmt.

Die Häufigkeit der Otosklerose läßt sich nicht genau angeben. Doch ist sie nicht selten und über die ganze Welt verbreitet. Nur diejenigen Herde verursachen eine

Schwerhörigkeit, welche die Beweglichkeit des Steigbügels einschränken oder das Innenohr bzw. den Hörnerven beeinträchtigen. Die Untersuchung der Schläfenbeine von Verstorbenen, deren Otoskleroseerkrankung klinisch nicht diagnostiziert war, weil sich die Herde an funktionell bedeutungslosen Stellen der Labyrinthkapsel befanden, ergaben in 8 bis 12% Otoskleroseherde (NAGER). Beim Lebenden stellen sich die Schwierigkeiten der Diagnose und die Kombination mit einer Innenohrerkrankung einer zuverlässigen Erfassung aller Fälle entgegen.

Die *Ursache* der Otosklerose ist noch ganz rätselhaft. Erklärungsversuche durch *lokale Störungen*, wie Entzündungen (MANASSE), lokale venöse Stauungen (WITTMAACK), Hamartombildung, Spontanfissuren der Labyrinthkapsel (OTTO MAYER) sind nicht über den Rahmen von Hypothesen hinausgekommen. Es

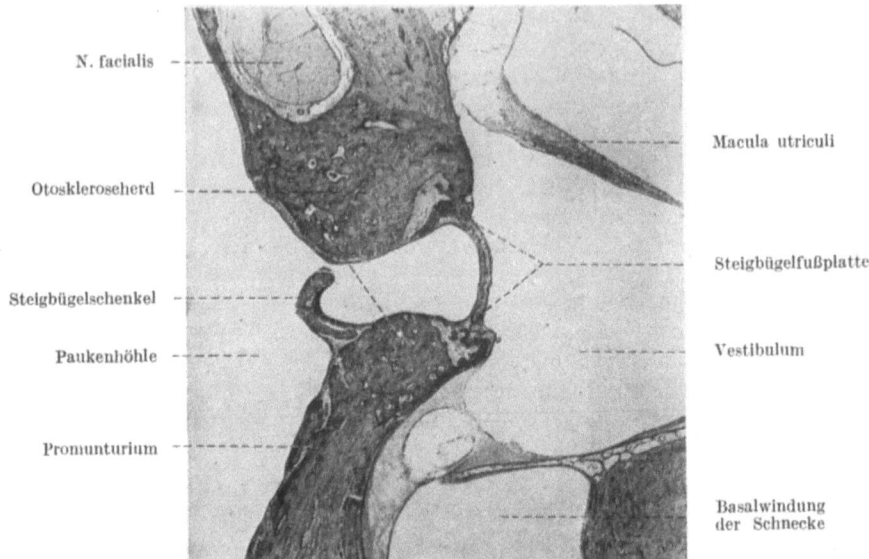

Abb. 224. Otoskleroseherd in der Gegend der eingeengten ovalen Fensternische mit Stapesfixation. Vertikalschnitt durch Paukenhöhle und Vestibulum.

lag nahe, an *endokrine Einflüsse* zu denken, doch ließen sich keine bestimmten Beziehungen zu innersekretorischen Drüsen, wie zur Schilddrüse oder zu den den Kalkstoffwechsel regelnden Epithelkörperchen nachweisen (VOSS, FREY u. a.). Ebenso fehlen Anhaltspunkte für eine *Hypovitaminose* oder für *allgemeine Stoffwechselstörungen* (Kalk- und Phosphorstoffwechsel). Das allgemeine Skelettsystem ist mit seltenen Ausnahmen normal, nur bei der Osteopsathyrosis idiopathica finden sich neben den Otoskleroseherden in der Labyrinthkapsel abnorme Knochenbrüchigkeit und blaue Skleren. Feststehend ist einzig die im ganzen *konstitutionelle Anlage* der Otosklerose, welche ihren Ausdruck im familiären Vorkommen, ihrer Heredität und dem gleichmäßigen Auftreten bei eineiigen Zwillingen findet, auf die allerdings *äußere Faktoren*, z. B. Allgemeinerkrankungen, Traumen, Lärm verschlimmernd einwirken, aber nicht, wie das früher fälschlicherweise angenommen wurde, die Otosklerose verursachen können.

Pathologische Anatomie. Herde aus neugebildetem Knochen (Abb. 224) sitzen abgegrenzt von der Umgebung, ohne Übergänge zum alten Knochen, geschwulstartig in der Labyrinthkapsel und gehen von der in verschiedener Hinsicht eigentümlichen enchondralen Lage mit ihren Knorpelresten bzw. Interglobularräumen aus (Abb. 225). Sie weisen teils einen mehr spongiösen, teils einen mehr kompakten Bau auf und nehmen dadurch ein sehr mannigfaltiges Aussehen an. Der vorerst geflechtartige, unreife Knochen mit Osteoblasten- und Osteoklastensäumen in mehr oder weniger zellreichem Mark, befindet sich in fortwährendem Umbau. Neubildung, teilweise durch direkte Verknöcherung des Bindegewebes, und Abbau wechseln als „überstürzter Umbau" miteinander ab. In späteren Stadien wird der reifere Knochen fibrillenreicher und verwandelt sich, unter Einbau von Lamellen und Bildung von Brekzien, in einen mehr sklerotischen Knochen, der im Endstadium einen brekzienreichen „Mosaik-

Normale Labyrinthkapsel

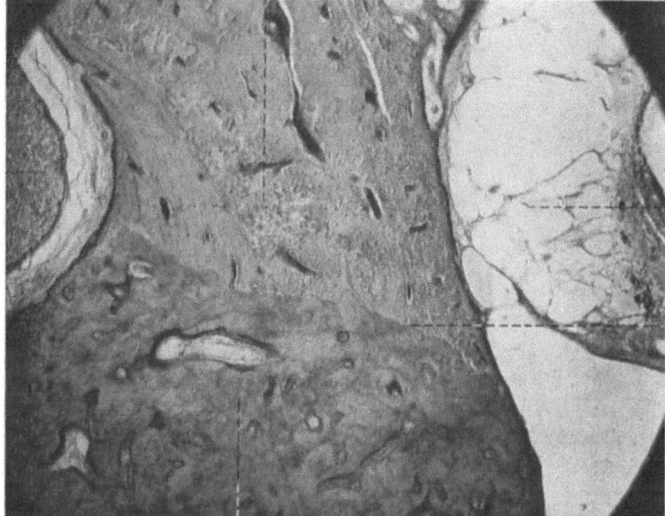

N. facialis

Vestibulum

Grenze zwischen normaler Labyrinth- kapsel und Oto- skleroseherd

Otoskleroseherd

Abb. 225. Otoskleroseherd in der Gegend der ovalen Fensternische vom Vestibulum bis zum Fazialkanal durch-gehend. (Starke Vergrößerung von Abb. 224.) Scharfe Grenze zwischen normaler Labyrinthkapsel und Oto-skleroseherd.

knochen" darstellt. Der junge Knochen zeigt eine auffallende Färbbarkeit mit Hämatoxylin und erscheint tiefblau. Daneben gibt es auch ausgesprochen rotgefärbte Knochenbalken. Junge und alte Herde liegen oft nebeneinander. Im ganzen lassen sich drei Entwicklungsetappen unterscheiden: vermehrte Vaskularisation und Rückkehr zu einem osteoiden Stadium, Osteospongiosis mit starkem Knochenabbau und Osteosklerosis mit vermehrter Verknöcherung bis zur Bildung eines kompakten Knochenherdes. Während in den einen Fällen nur kleine umschriebene Bezirke von der Erkrankung ergriffen werden, dehnt sie sich in anderen Fällen rasch über größere Teile der Labyrinthkapsel aus. Die Herde können überall in der Labyrinthkapsel auftreten, mit Vorliebe aber sitzen sie *symmetrisch an der vorderen Umrandung des ovalen Fensters*, von wo sie auf den Steigbügel übergreifen („Otosklerosewinkel"). Infolgedessen kommt es zur knöchernen *Stapesankylose* und damit zur Schwingungs-behinderung des Steigbügels, die sich meist schon früh in einer Mittelohr-schwerhörigkeit äußert. Nicht selten werden auch die Fensternischen von Otoskleroseherden eingeengt (Abb. 224). Durch Knochenumbildung in der Nähe der Schnecke kann die häutige Schnecke ebenfalls leiden und zeigt

Degenerationserscheinungen am Cortischen Organ, am *Ganglion spirale* und am *Hörnerv,* deren Pathogenese noch nicht klar ist, die aber die oft gleichzeitige Innenohrschwerhörigkeit erklären.

Symptome und Verlauf. Der Patient wird durch eine *langsam zunehmende Schwerhörigkeit* auf sein Leiden aufmerksam. Zwischen dem 20. und dem 40. Altersjahr erlangt die Schwerhörigkeit in der Regel einen störenden Grad. Die Krankheit beginnt gewöhnlich erst nach der Pubertät, setzt aber meist so schleichend ein, daß ihr Anfang nicht genau angegeben werden kann. Zunächst ist nur ein Ohr schwerhörig, einige Zeit später auch das andere. Ausnahmsweise kann ein Ohr dauernd verschont bleiben, selten sind beide Ohren in gleichem Maße erkrankt. Das Gehör erscheint im Lärm zuweilen besser als in der Stille, als *Paracusis Willisii* bezeichnet, was dem Patienten im fahrenden Zug, in der Straßenbahn oder im Straßenlärm besonders auffällt.

Zum größten Teil handelt es sich nur um ein scheinbares Besserhören, da der Otosklerosekranke durch die tiefen Lärmgeräusche weniger gestört wird als der Normalhörende, der im Lärm unwillkürlich lauter spricht. Daneben kann aber die Lautstärkeempfindung im Lärm tatsächlich ansteigen, eine Erscheinung, die noch nicht erklärt ist.

Während Schmerzen fehlen, sind *Ohrgeräusche* häufig und treten als Läuten, Sausen und Klingen, mitunter in äußerst quälender Intensität auf, worunter vasolabile Patienten sonderlich leiden. Über Schwindel, zuweilen in ménièreartigen Anfällen, wird seltener geklagt. Eine bedeutende Verschlimmerung der Beschwerden begleitet in der Regel die Gravidität.

Das *Trommelfell* erfährt durch die Otosklerose keine wesentliche Veränderung, nur ist es öfters dünn und entsprechend transparent mit durchscheinendem Amboß. In manchen Fällen schimmert die hyperämische Mittelohrwand als „*rötlicher Promunturialschimmer*" (Schwartzesches Zeichen) durch. Die verschiedenen degenerativen Veränderungen, die das Trommelfell aufweisen kann, sind Zufallsbefunde, die mit Otosklerose nichts zu tun haben. Das *Mastoid* ist, im Gegensatz zur Pneumatisationshemmung bei den Adhäsivprozessen, bei der Otosklerose gut pneumatisiert. Die *Durchgängigkeit der Ohrtrompete* ist normal, eine Besserung der Hörweite durch die Luftdusche läßt sich nicht erzielen.

Auf eine Reihe von Symptomen im äußeren und mittleren Ohr, die bis jetzt wenig Beachtung fanden, macht HOLMGREN aufmerksam, wie: verminderte Ohrschmalzabsonderung und Hyposensibilität der Haut, Atrophie der Haut des äußeren Gehörganges, Fortfall der Gefäßreflexe, herabgesetztes Kitzelgefühl und eingeschränkte Beweglichkeit des Hammergriffes bei vermehrter Beweglichkeit der Pars tensa.

Die *Hörprüfung* ergibt in vielen Fällen eine reine Mittelohrschwerhörigkeit, jedoch kommen alle Übergänge zur gemischten Mittel- und Innenohrschwerhörigkeit vor, bei der die Innenohrkomponente überwiegen kann. Als charakteristisch gilt die Erhöhung der unteren Tongrenze, der negative Ausfall des Rinneschen Versuches und die Verlängerung der Knochenleitung (Bezoldsche Trias). Die Luftleitungsaudiogramme (Abb. 226 u. 227) zeigen mehrheitlich eine fast gleichmäßige Verminderung der Hörschärfe für das ganze Tongebiet oder einen Abfall nach den hohen Frequenzen, selten die nach älterer Ansicht typische normale oder beinahe normale Hörfähigkeit für die höheren Tonlagen. Derartige Kurven sind fast nur in den Anfangsstadien anzutreffen, wie überhaupt der Verlauf des Audiogrammes vom Stadium der Erkrankung abhängt, während mit der Zeit der horizontale Kurvenverlauf zustande kommt (Abb. 71) und das Hörvermögen in den späteren Stadien schließlich nach den hohen Frequenzen absinkt. Die Knochenleitung ist anfangs normal oder übernormal mit Ausnahme der mittleren Frequenzen, wo sie infolge der Schallleitungsstörung um 20 bis 30 Dezibel abfallen kann, später nimmt sie vor allem bei den hohen Frequenzen immer mehr ab (Abb. 227). Jedoch kann die Otosklerose in dieser Beziehung jahrelang stationär bleiben.

Die Otosklerose schreitet unaufhaltsam und dauernd fort. Die *Schwerhörigkeit* nimmt im ganzen langsam zu, aber doch genügend rasch, um oftmals bereits im Alter von 50 bis 60 Jahren zu hochgradiger Schwerhörigkeit, bisweilen zu praktischer Taubheit zu führen. Bei allen Berufen, die auf ein gutes Gehör angewiesen sind, tritt im allgemeinen schon in viel früherem Alter eine erhebliche

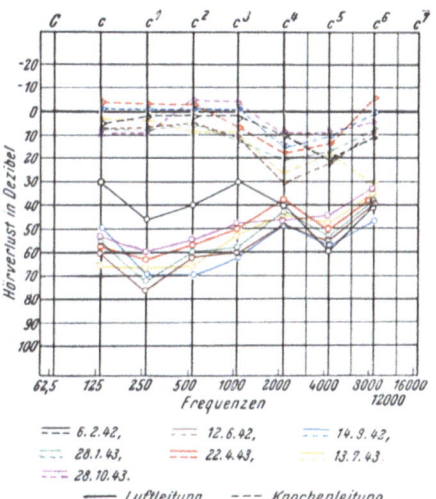

Abb. 226. Hörverlustkurven einer Otosklerose mit reiner Schalleitungsstörung. Zeitlicher Verlauf während eineinhalb Jahren.

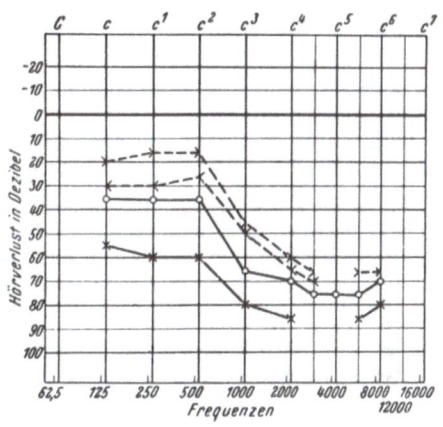

Abb. 227. Hörverlustkurve einer Otosklerose mit gemischter Schwerhörigkeit.

Störung der Berufstätigkeit ein. Die Hörfähigkeit sinkt teils stetig und gleichmäßig, teils sprunghaft, mitunter erfolgt ein langdauernder Stillstand oder erwecken Remissionen unbegründete Hoffnungen. Zu fürchten ist eine wesentliche Verschlimmerung durch die Gravidität, die sich mit jeder weiteren Geburt verstärken kann. Aber auch schwere Allgemeinerkrankungen, Infektionskrankheiten, Operationen und Traumen können eine plötzliche irreparable Gehörsabnahme verursachen, während Katarrhe die Hörfähigkeit zwar empfindlich, doch nur vorübergehend beeinträchtigen.

Diagnose. Da sich die Otoskleroseherde in der Labyrinthkapsel klinisch nicht direkt feststellen lassen, muß die Diagnose aus verschiedenen, nicht immer eindeutigen Anzeichen indirekt erschlossen werden und bleibt daher zuweilen fraglich. Der Nachweis der meist vorhandenen Stapesankylose stützt sich auf das Vorliegen einer Mittelohrschwerhörigkeit und auf die Bezoldsche Trias: Erhöhung der unteren Tongrenze, Verlängerung der Knochenleitung und negativen Ausfall des Rinneschen Versuches und den positiven Ausfall des Gelléschen Versuches. Eine nähere Analyse der Hörstörung erlaubt das Audiogramm. Der *Lautstärkeausgleich* fehlt, solange der nervöse Apparat nicht beteiligt ist, ebenso ist die Unterschiedsschwelle für Tonintensitätsänderungen normal.

Differentialdiagnose. Vom *Tubenverschluß*, von dem *Tubenmittelohrkatarrh* und den *Adhäsivprozessen*, die gleichfalls mit einer Mittelohrschwerhörigkeit ohne Ohrschmerzen einhergehen, unterscheidet sich die Otosklerose durch ihren normalen otoskopischen Befund, eine freie Durchgängigkeit der Ohrtrompete ohne Besserung der Schwerhörigkeit nach Luftduschen und eine normale Pneumatisation des Warzenfortsatzes. Ergibt zudem die Familienanamnese eine Heredität und ist auch noch das Schwartzesche Zeichen des rötlichen Promunturialschimmers vorhanden, sowie heftiges Ohrensausen, dann ist die Diagnose der Otosklerose sicher. Anderseits sind durchgemachte Mittelohrentzündungen und -katarrhe, degenerative Trommelfellveränderungen, Pneumatisationshemmung des Warzenfortsatzes und unter Umständen dauernde Besserung der Schwerhörigkeit nach Luftduschen die Kennzeichen der entzündlichen Tuben-Mittelohraffektionen und ihrer Rückstände. Schwierig oder unmöglich wird die Differentialdiagnose, wenn die Otosklerose mit stärkeren degenerativen Trommelfellveränderungen einhergeht. Die funktionell bedeutungslosen, aber häufigen leichten Trommelfelltrübungen verschiedenen Ursprungs treffen nicht selten zufällig mit Otosklerose zusammen. Die *Innenohr-* bzw. *Nervenschwerhörigkeiten* lassen sich von der Otosklerose an Hand der funktionellen Befunde leicht abgrenzen, sofern nicht eine vorgeschrittene, durch Otosklerose bedingte Labyrinthatrophie mit einer überwiegenden Innenohrschwerhörigkeit die Diagnose unsicher oder unmöglich macht.

Behandlung. Der krankhafte Knochenprozeß ist weder durch medikamentöse, noch durch physikalische Maßnahmen rückgängig zu machen oder zum Stillstand zu bringen. Bei gleichmäßiger Lebensweise unter Vermeidung von körperlicher und geistiger Überanstrengung schreitet die Erkrankung am langsamsten weiter, während, wie erwähnt, jede Störung des Allgemeinzustandes, Operationstraumen, schwere Erkrankungen usw. ihn beschleunigen können.

Für die Frau ist die mögliche *Verschlimmerung durch die Schwangerschaft* eine schwerwiegende Frage. Im allgemeinen sind die Befürchtungen des Laien zu groß; denn bei der ersten Gravidität ist eine dauernde Verschlimmerung keineswegs die Regel, wogegen mit der Zahl der weiteren Geburten die Verschlimmerung des Leidens in entsprechendem Maße zunehmen kann. Eine Verhütung des Nachwuchses kommt erst in Frage, wenn sich bei der ersten oder bei folgenden Graviditäten eine nachweisbar wesentliche Dauerschädigung des Gehörs eingestellt hat. Otosklerosekranke sollen daher während der Schwangerschaft fachärztlich überwacht werden. Bei der Anzeige zur Unterbrechung der Schwangerschaft ist zu berücksichtigen, daß eine Zunahme der Schwerhörigkeit keine Gefährdung des Lebens und nur selten eine schwere Gesundheitsstörung bedeutet. Nur in wenigen Ausnahmefällen dürfte eine Suicidgefahr als Lebensgefährdung mitsprechen.

Die Resultate der Behandlung mit Phosphorpräparaten (SIEBENMANN), z. B. Phytin (ein- bis zweimal täglich eine Tablette), Arsen und Jod sind im Sinne einer gewissen Allgemeinstärkung aufzufassen, während die Darreichung von Hormonen, z. B. Thyreoidea und Parathyreoidea, versagt hat. Die Ohrgeräusche sind schwer oder gar nicht zu beheben. Brom, Atropin, Bellergal, Belladenal und Pilokarpin können versucht werden. Eine Lokalbehandlung mit Luftduschen ist nur bei gleichzeitigem Tubenkatarrh angezeigt. Es ist auffällig, daß gelegentlich auch bei reiner Otosklerose zunächst eine Besserung eintritt, die aber nicht anzuhalten pflegt. Physikalische Anwendungen, wie Ultraschallwellen, Kurzwellen und Röntgenbehandlung, haben zu keinem greifbaren Resultat geführt. Auch wirksame prophylaktische Maßnahmen sind nicht bekannt.

In den letzten 15 Jahren wurden frühere Versuche einer *chirurgischen Behandlung*, die sogenannte *Fenestration*, wieder aufgenommen (HOLMGREN,

SOURDILLE, LEMPERT, SHAMBAUGH). Dabei wird mit bestechendem Augenblickserfolg eine künstliche Fistel (Fenestra novovalis) im knöchernen horizontalen Bogengang angelegt, die den fixierten Steigbügel ersetzt und dem Labyrinthwasser wieder die nötige Schwingungsfähigkeit verleiht. Anstatt des Steigbügels dient nun das „Fenster" im Bogengang als Eintrittsstelle der Schallschwingungen.

Der Schalleitungsapparat wird durch die Operation in seiner Funktion wesentlich geändert, da die Wirkung der Gehörknöchelchen und der Binnenohrmuskeln zum größten Teil wegfällt. Die Umwandlung der Luftschwingungen in Flüssigkeitsschwingungen, die sonst durch den Paukenhöhlenapparat weitgehend erleichtert wird, findet direkt und unvermittelt am neuen Fenster, eventuell auch am runden Fenster statt. Über das Verhalten der Schalleitung unter diesen neuen Umständen liegen vorläufig nur wenige Untersuchungen vor (v. BÉKÉSY). Ob die Schallwellen vorwiegend durch das neue Fenster eintreten,

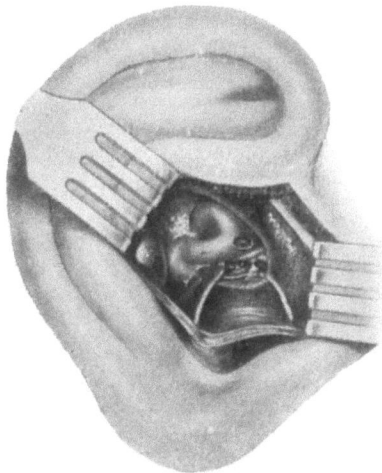

Abb. 228. Endaurale Fenestration nach LEMPERT. Freigelegte knöcherne Bogengänge mit „Fenster" in der Nähe der Ampulle des horizontalen Bogenganges. Weichteilplastiklappen aus der hinteren und oberen häutigen Gehörgangswand im Zusammenhang mit dem intakten Trommelfell nach unten geschlagen. Hammerkopf und Amboß entfernt. Einblick in die Paukenhöhle von oben mit Facialiswulst unterhalb des horizontalen Bogenganges und Chorda tympani, dem Trommelfell unter dem herausragenden Hammergriff entlang ziehend (nach LEMPERT).

wie oben erwähnt, und welche Rolle dabei das runde Fenster spielt, ist noch nicht entschieden. Begreiflich ist aber, daß das Gehör nach der Operation nicht zur Norm ansteigt, da mit einer erheblich größeren Impedanz zu rechnen ist.

Technik der Fenestration (Abb. 228 und 229). Vorbereitung mit Penicillin. Retroaurikulärer (SOURDILLE, PASSE) oder endauraler Schnitt (HOLMGREN, LEMPERT, SHAMBAUGH), letzterer zwischen knorpeligem und knöchernem Gehörgang, am Vorderrand der Helix beginnend. Abschieben der Weichteile vom Planum mastoideum. Eröffnung und teilweise Ausräumung des Warzenfortsatzes mit breitem Freilegen des Antrums und Epitympanums. Ablösen der Weichteile des Gehörganges vom knöchernen Teil und Ablösen des Trommelfelles vom oberen Umfang der knöchernen Umrandung. Gleichzeitiges schrittweises Abtragen der hinteren und oberen knöchernen Gehörgangswand. Von den Gehörknöchelchen wird der Amboß extrahiert (nur SOURDILLE erhält ihn) und der Hammerkopf reseziert. Aus den Weichteilen des oberen Gehörgangsabschnittes in Zusammenhang mit dem Trommelfell wird ein Weichteillappen gebildet. In der Umgebung der Fistel Wegnahme der periostalen, knochenbildenden

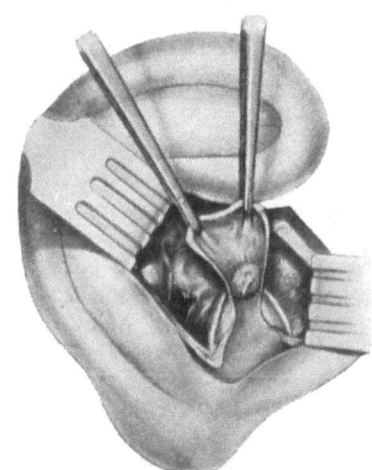

Abb. 229. Endaurale Radikaloperation nach LEMPERT. Weichteilplastiklappen mit dem intakten Trommelfell zur Bedeckung des „Fensters" ausgebreitet (nach LEMPERT).

Schicht der Labyrinthkapsel (Enchondralisation nach SHAMBAUGH). Nach sorgfältigster Blutstillung Eröffnung des horizontalen Bogenganges am Übergang zur Ampulle mit dem Zahnarztbohrer oder besonderen Raspatorien (SOURDILLE) und Erweiterung des Fensters mit Zahnarztnadeln und feinen Elevatorien ohne Verletzung des häutigen Bogenganges (Abb. 228). Deckung des Fensters mit dem vorher gebildeten Weichteillappen (Abb. 229), der in die Höhle

eingeschlagen und durch Schwammtamponade festgehalten wird. Lokale und allgemeine Penicillinanwendung. Nachbehandlung ähnlich wie bei der Radikaloperation.
Die Fenestration wird mit dem Zahnarztbohrer, speziellen Zangen, Meißeln, Elevatorien und feinen Zahnarztinstrumenten ausgeführt. Erforderlich ist eine helle Beleuchtung des Operationsfeldes mit einer Stirnlampe oder einem Beleuchtungsapparat am Operationsmikroskop sowie die Verwendung einer Lupenvergrößerung (Zeiß-Gullstrandlupe). Die Labyrinthfistel wird am besten unter der 8- bis 10fachen Vergrößerung eines binokularen Operationsmikroskops hergestellt, so daß alle Einzelheiten (Endolymphschlauch!) eindeutig sichtbar sind. SOURDILLE operiert in zwei Zeiten (1. Operation: Eingriff am Mittelohr bis und mit Freilegung des Bogengangswulstes, dann Abwarten der Ausheilung mit Epidermisierung der Operationshöhle. 2. Operation: Ablösen des Weichteillappens aus der dünnen Epidermis-Periostschicht im Zusammenhang mit dem Trommelfell und Herstellung der Labyrinthfistel), LEMPERT, HOLMGREN, SHAMBAUGH u. a. operieren einzeitig. Um den Verschluß der Fistel möglichst zu vermeiden, ist neben der Eröffnung in der Nähe der Ampulle und der Enchondralisation die dauernde Beseitigung des Knochenstaubes wichtig, weshalb neuerdings der Bogengang unter Dauerspülung eröffnet wird (SHAMBAUGH). LEMPERT hebt in letzter Zeit den „Deckel" des Fensters durch Umschneiden in *einem* Stück ab. Ebenso hat sich Penicillinschutz als sehr wertvoll erwiesen.
In Abweichung der beschriebenen Technik bestehen eine Reihe von Modifikationen. So wird versucht, den oberen Bogengang für die Fensterung heranzuziehen (GERMAN, AUBIN) sowie die Ausräumung des Mastoides zugunsten einer einfachen Eröffnung des Epitympanums bzw. Antrums aufzugeben (HIQUET, AUBRY), wie auch den Zugang von einem präaurikulären Schnitt aus zu gewinnen (POPPER). AUBRY legt ein Acrylic-Ringlein in das Fenster ein, wogegen ein Knorpelstopfen nach LEMPERT wieder aufgegeben wurde. Es wäre verfrüht, über den Wert der verschiedenen Methoden schon jetzt zu urteilen.

Die Anzeigestellung und damit die Auslese geeigneter Patienten bestimmt in erster Linie die Resultate der Fenestration. Derjenige Anteil der Schwerhörigkeit, der auf den nervösen Apparat des Innenohres zurückgeht, wird durch die Operation nicht gebessert, im Gegenteil, die Gefahr einer Verschlechterung ist um so größer, je mehr diese Komponente hervortritt. Es muß daher an Hand der Hörprüfung die Funktionstüchtigkeit des nervösen Apparates nachgewiesen werden, was, wie gerade das Verhalten nach der Fenestration zeigt, weder mit dem Audiometer noch mit den Stimmgabeln immer leicht fällt, da die Bestimmung der Knochenleitung mit den bisherigen Audiometern an Zuverlässigkeit zu wünschen übrig läßt und auch nicht in allen Fällen maßgebend zu sein scheint. Immerhin steht fest, daß eine *schlechte Knochenleitung* fast stets auf eine wesentliche Beteiligung des nervösen Apparates hinweist und daß dadurch die *Aussichten der Operation weitgehend reduziert* werden. Auch die Resultate mit den neuesten Untersuchungsmethoden des nervösen Apparates durch die Bestimmung der Unterschiedsschwelle für Tonstärkeänderungen (LÜSCHER und ERMANNI) deuten, abgesehen von einzelnen Ausnahmen, nach dieser Richtung. SHAMBAUGH zieht die Grenze zwischen den günstigen Fällen (Klasse A) und den erheblich weniger günstigen Grenzfällen (Klasse B) bei einem Hörverlust durch Knochenleitung von nicht mehr als 30 Dezibel für die wichtigen Sprachfrequenzen von 500 bis 2000 Hz, zudem verlangt er einen negativen Rinne auch noch für 1000 Hz. Grenzfälle sind solche mit ein oder zwei der genannten Frequenzen unter 30 Dezibel, liegen drei Frequenzen darunter (Klasse C), so sind die Aussichten derartig gering, daß sich eine Operation nicht lohnt. Andere Autoren, z. B. Kos und REGER, sind noch strenger und halten schon mehr als 15 Dezibel Hörverlust in Knochenleitung bei den genannten Frequenzen für ungeeignet und fordern dazu noch einen Unterschied zwischen Luft- und Knochenleitung von mindestens 30 Dezibel. Auch *allzu hochgradige Schwerhörigkeiten* in Luftleitung von mehr als 55 bis 60 Dezibel schließen einen „vollen Erfolg" beinahe immer aus, da die Hörfähigkeit in der Regel nur 20 bis 30 Dezibel zunimmt. Ein *„voller Erfolg"* mit einem praktisch brauchbaren Gehör ist aber nur dann erreicht, wenn der *Hörverlust für die wichtigsten Sprachfrequenzen nach der Fenestration weniger als 30 Dezibel* beträgt, bleibt sie darunter, so kann der Patient einen Hörapparat nicht entbehren, sofern er annähernd normal hören will. Ein normales Gehör wird durch die Operation nicht erzielt. Die meisten Autoren sind sich einig, daß Besserungen ohne Erreichen der 30-Dezibel-Grenze auf die Dauer für den Patienten unbefriedigend sind und den Wert der Operation in Frage stellen. Bei der Auslese der Patienten kommen noch eine *Reihe weiterer Gesichtspunkte* in Betracht, besonders sein psychisches Verhalten (Kos und REGER u. a.), Alter, Art der Otosklerose, Zustand des äußeren Gehörganges, Umstände, auf die ich zum Teil noch eintreten werde. In manchen Punkten ist die Indikationsstellung nach wie vor umstritten.

Resultate der Fenestration. Bei *intaktem nervösem Apparat* ist der *unmittelbare Erfolg* der Fenestration fast immer *verblüffend*. Der Patient hört schon auf dem Operationstisch, sobald das Bogengangsfenster hergestellt ist, bedeutend besser. Gelegentlich bessert sich auch die *Knochenleitung* und interessanterweise das *Gehör des Gegenohres*. Diese fast immer vorübergehende Besserung der Gegenseite hält SHAMBAUGH für psychisch bedingt. In den *ersten Wochen* nach der Operation kann eine vorübergehende Abnahme des Hörvermögens eintreten, dann stellt sich ein gewisses Niveau des Hörvermögens ein (Abb. 230), das in der Folgezeit gleichbleibt, selten besser wird, öfters aber wieder abnimmt. Diese

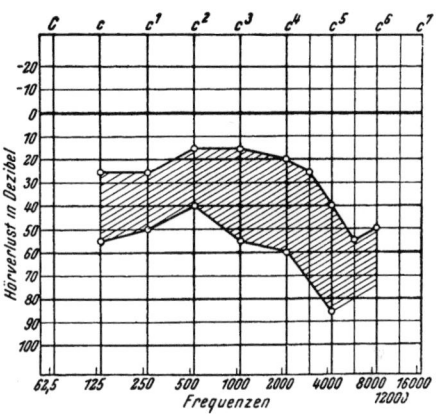

Abb. 230. Hörverbesserung durch Fenestration, beurteilt an der Hörverlustkurve für Luftleitung vor und sechs Wochen nach der Operation. Die schraffierte Fläche stellt die Hörverbesserung dar.

Änderungen vollziehen sich besonders in den *ersten sechs Monaten*, aber erst *nach zwei Jahren* läßt sich einigermaßen über das Dauerresultat urteilen. Aus den zahlreichen Statistiken über Dauerresultate seien diejenige von LEMPERT 1945 und diejenige von SHAMBAUGH 1949 herausgegriffen, die sich auf eine große Anzahl von Patienten stützen. LEMPERT hatte bei 384 Fällen einen vollen Dauererfolg von drei oder mehr Jahren in 57% bei guter Knochenleitung, von 16% bei schlechter Knochenleitung. SHAMBAUGH fand bei Patienten der Klasse A 74,4% vollen Erfolg, bei Grenzfällen (Klasse B) 40,4% und bei schlechter Knochenleitung (Klasse C) 8,1%. Die beiden Statistiken sind nicht direkt vergleichbar, da die Indikationsstellung nicht identisch ist und die Patienten von SHAMBAUGH die Zweijahrsgrenze nur teilweise erreicht haben. Dazu kommt ein gewisser Prozentsatz von Besserungen, die aber von den Autoren selbst nicht allzu hoch eingewertet werden. Die Ohrgeräusche nehmen häufig ab.

Die *Gründe der Mißerfolge* in den günstigen Fällen sind verschiedener Art. In der ersten Zeit der Fenestration waren sie vor allem einem *knöchernen oder fest fibrösen Verschluß des Bogengangsfensters* als Folge einer natürlichen Heiltendenz zuzuschreiben. Durch eine Reihe von Verbesserungen der Operationstechnik ist es gelungen, die Knochenneubildung am Fenster größtenteils zu vermeiden (Abb. 231), so daß sich nach SHAMBAUGH heute nur noch 3% der Fenster schließen. Eine Wiedereröffnung solcher Fenster ist möglich, jedoch sind nach MELTZER nur etwa 15% erfolgreich, zugleich ist das Endolabyrinth erheblich mehr gefährdet als bei der ersten Operation, so daß die Indikationsstellung für eine zweite oder sogar dritte Operation strenger zu sein hat als bei der ersten

Operation (Kos und REGER). Aber auch, wenn das Fenster offen bleibt (positives Fistelsymptom), geht die Hörfähigkeit bei einer gewissen Zahl von Patienten zurück, und zwar, wie die Hörprüfung ergibt, infolge einer Störung des nervösen Apparates. Offenbar handelt es sich um eine *schleichend verlaufende Labyrinthitis*, die zu verhindern bis jetzt öfters nicht gelang.

In diesem Zusammenhang erhebt sich die Frage, ob die Fenestration den fortschreitenden Krankheitsprozeß der Otosklerose aufhält, oder die Schaffung eines neuen Fensters nur einen rein symptomatischen Eingriff bedeutet. Insbesondere ist die Entscheidung wichtig, inwieweit die bei vielen Otosklerose-

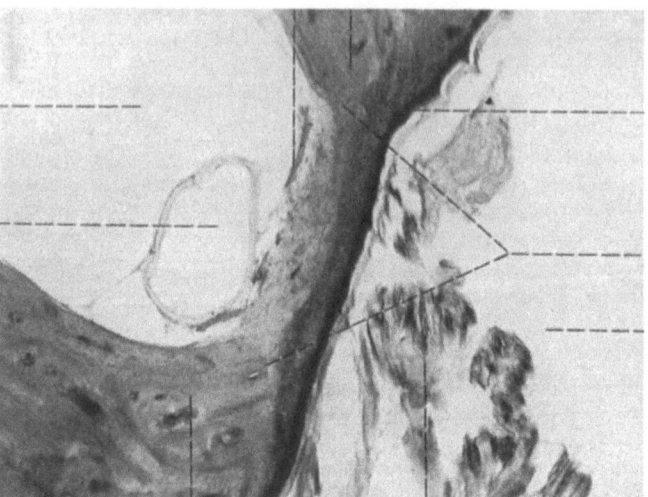

Perilymphraum

Endolymphschlauch

Epidermis der Mittelohrräume

Knöcherner Rand des Fensters

Epitympanum

Knöcherne Labyrinthkapsel   Abgeschilferte Epithelien

Abb. 231. Bindegewebig verschlossenes funktionstüchtiges Fenster im rechten horizontalen Bogengang einer dreieinviertel Jahre nach der Fenestration an Ovarialkarzinom verstorbenen Patientin (Methode LEMPERT, Dr. VETTER, St. Gallen). Hörweite für Flüsterzahlen vor der Fenestration: 0, für Umgangssprache 20 cm, drei Jahre nach der Fenestration für Flüsterzahlen 50 cm, für Umgangssprache 8 m.

kranken *fortschreitende Degeneration des peripheren nervösen Apparates* zum Stillstand kommt. Diese Frage ist noch nicht eindeutig entschieden. SHAMBAUGH war 1949 der Meinung, daß die fortschreitende Degeneration bei offenem Fenster zuweilen ausbleibt. Im ganzen herrscht aber die Ansicht vor, daß in dieser Beziehung die Fenestration keine Gewähr bietet und daher mit einer weiteren Zunahme der Degeneration des nervösen Apparates zu rechnen ist. Deshalb sind Otosklerosen mit rascher Verschlechterung bei jugendlichen Patienten (roter Promunturialfleck, CAWTHORNE) prognostisch ungünstig und die meiste Aussicht auf eine langdauernde Besserung besteht bei Patienten mittleren Alters mit einer, was die Knochenleitung betrifft, stationären Otosklerose. Dadurch wird die Auswahl der Patienten ganz erheblich eingeschränkt, und es ist nicht angezeigt, gewissermaßen prophylaktisch, beginnende Otosklerosen des Jugendlichen zu operieren. *Die Fenestration hilft nur insoweit und so lange, als der nervöse Apparat ein genügendes Gehör gewährleistet.* Damit fällt einer der anfänglich erwarteten Hauptvorteile der Fenestration gegenüber den Hörapparaten dahin.

Die Nachteile der Fenestration. Die Operation ist *ungefährlich.* SHAMBAUGH hatte unter 2100 Operationen keinen Todesfall. Die von der Labyrintheröffnung gefürchtete eitrige Labyrinthitis tritt so gut wie nie ein und andere schwere Komplikationen sind eine äußerste Seltenheit. Vorübergehende *Lähmungen des Gesichtsnerven* kommen vor (3% nach Shambaugh), teilweise oder völlige Dauerlähmungen gehören zu den größten Ausnahmen (1 bis 2 Promille nach Shambaugh).

Eine *Verschlechterung des Gehörs*, sogar eine *Taubheit* durch Verletzung des häutigen Bogenganges, läßt sich nicht sicher ausschließen, beträgt jedoch nur wenige Prozent. Übrigens hat eine geringe Verletzung des Endolymphschlauches nicht immer eine dauernde Gehörsabnahme zur Folge. Nach Saltzman und Ersner ist das operierte Ohr lärmempfindlicher, da die Fühlgrenze bzw. Schmerzgrenze bereits bei ungefähr 100 Dezibel erreicht wird.

Unmittelbar nach der Fenestration setzt ein mehr oder weniger heftiger *Schwindel* ein, der aber in verhältnismäßig kurzer Zeit zu verschwinden pflegt. Immerhin kann er bestehen bleiben und bedeutet dann mit den gleichzeitigen Gleichgewichtsstörungen einen sehr unangenehmen Zustand, der für den Patienten in allen Berufen mit Anforderungen an das Gleichgewicht äußerst hinderlich ist. Bei starkem Schneuzen, bei raschen Kopfbewegungen, z. B. beim Velo- oder Autofahren, können plötzliche kurzdauernde Schwindelanfälle auftreten.

In einem gewissen Prozentsatz schließt sich an die Operation eine langdauernde *Ohreiterung* an, die eine stete Behandlung erfordert, wie auch sonst das breit eröffnete Mittelohr zu derselben Pflege zwingt wie eine Radikaloperationshöhle. Ebenso muß der Patient dieselben Vorsichtsmaßregeln innehalten, um eine Infektion von außen zu vermeiden (Waschwasser, Baden).

Diese verschiedenen Nachteile werden bei einem „vollen Erfolg" der Fenestration gegenüber der Besserung der Schwerhörigkeit vom Patienten meist gern in Kauf genommen, sie sind aber bei einem Mißerfolg doppelt schwerwiegend. Schon eine Wiederabnahme des Gehörs erträgt der Operierte erfahrungsgemäß psychisch äußerst schlecht, zumal gerade diejenigen Patienten zur Operation drängen, die sich mit ihrer Schwerhörigkeit nicht abfinden können und die auch nur ungern einen Hörapparat benutzen. Auffällig ist, daß die Operation, selbst bei einem Erfolg, für den Patienten zuweilen einen psychischen Schock bedeutet, so daß teilweise eine vorgängige psychiatrische Beurteilung verlangt wird.

Ein abschließendes Urteil über die Fenestration ist noch nicht zu geben. Indikationsstellung und Technik stehen noch zur Diskussion. Immerhin dürfte feststehen, daß die Fenestration, mit möglicherweise einigen Ausnahmen, als *symptomatische Behandlung* zu betrachten ist, die den *Otoskleroseprozeß als solchen nicht beeinflußt*. Durch die Anlegung des Fensters wird die Mittelohrkomponente der Schwerhörigkeit um in der Regel 20 bis 30 Dezibel gebessert, während die nervöse Komponente unverändert bestehen bleibt. Handelt es sich um eine Otosklerose mit fortschreitender Degeneration des nervösen peripheren Apparates, so ist deren Aufhalten durch die Operation fraglich, weshalb Jugendliche mit zunehmender Gehörsabnahme in Luft- und Knochenleitung prognostisch ungünstig sind. In den günstigen, was den nervösen Apparat anbelangt, stationären Otosklerosen bei Patienten mittleren Alters ist ein Dauererfolg mit ziemlicher Wahrscheinlichkeit zu erwarten, kann aber nicht sicher versprochen werden, und es ist mit Nachteilen zu rechnen. Der überwältigende Eindruck, den die plötzliche Besserung einer bis dahin unbeeinflußbaren Schwerhörigkeit durch die Fenestration auf Patient und Arzt ausübt, erklärt den anfänglich überschwenglichen Enthusiasmus, mit dem die Fenestration in der Fach- und Tagespresse aufgenommen wurde, er berechtigt aber nicht, noch heute an einer sachlichen Beurteilung der nun schon sehr ausgedehnten langdauernden Erfahrungen mit der Fenestration vorüberzugehen.

Es wurde versucht, die Fenestration auch für andere Arten von Mittelohr-schwerhörigkeit als Otosklerosen heranzuziehen und sie wurde verschiedentlich, teils absichtlich, teils bei Fehldiagnosen, in Fällen von *Adhäsivprozessen* bzw. *chronischen Tubenmittelohrkatarrhen* und bei der *angeborenen Gehörgangsatresie* mit Mittelohrmißbildungen (MOULONGUET, VOGEL, OMBRÉDANNE) ausgeführt. Vorläufig liegen noch keine Berichte vor, die sich auf eine genügende Anzahl von Operationen stützen. Die Besserungsaussichten scheinen ganz unbestimmt und die Meinung herrscht vor, daß bei nicht fixierter Stapesplatte eine Bes-serung fraglich ist, wie auch Otosklerosen mit beweglicher Fußplatte keine guten Resultate geben (SHAMBAUGH).

In vielen Fällen läßt sich das Gehör des Otosklerosekranken infolge des Vorwiegens der Schalleitungsstörung durch einen *elektrischen Hörapparat in weitgehendem Maße bessern*, so daß selbst hochgradig Schwerhörige kaum mehr behindert sind (siehe Hörapparat S. 381). Die Hörverbesserung kann dabei über die durch eine Fenestration zu erreichende hinausgehen.

Die Unsicherheit der Behandlung erfordert stets eine eingehende Beratung des Otosklerosekranken, der auf alle Möglichkeiten der Hilfen für unheilbar Schwerhörige aufmerksam gemacht werden muß. Eine entsprechende Wahl des Berufes ist meistens deshalb nicht möglich, weil sich die Schwerhörigkeit in störendem Maße gewöhnlich erst nach der Berufswahl geltend macht, jedoch kommt gegebenenfalls eine Umschulung in Frage. Frühzeitige Absehkurse zum Ablesen der Sprache, worin junge Menschen oft eine erstaunliche Fähigkeit erlangen, erleichtern die Berufsausübung. Schwerhörigenvereine helfen über die psychischen Schwierigkeiten.

Prognose. Die Otosklerose endet gewöhnlich mit einer hochgradigen beider-seitigen Schwerhörigkeit, die gemeinsam mit der normalen Gehöreinbuße im Alter einer praktischen Taubheit gleichkommen kann. Eine Voraussage über den zeitlichen Verlauf der Abnahme des Gehörs ist im einzelnen Fall kaum möglich.

2. Die endemische Schwerhörigkeit und Veränderungen der Labyrinthkapsel bei allgemeinen Skeletterkrankungen

Endemische Schwerhörigkeit

Ursache und Entstehung. Die *endemische Hörstörung* ist eine Parallel-erscheinung des *endemischen Kretinismus*, der häufig mit der *endemischen Struma* einhergeht. Die damit verbundene allgemeine Skeletterkrankung erstreckt sich auch auf das Schläfenbein und führt besonders am Promunturium zu starker Knochenverdickung und zur Einengung oder zum Verschluß der runden Fenster-nische. Gleichzeitig finden sich knöcherne Verwachsungen der Gehörknöchelchen untereinander und mit den Mittelohrwänden, die zusammen mit dem Verschluß des runden Fensters eine Schwerhörigkeit bedingen (Abb. 232). Dem abnorm kleinen Warzenfortsatz fehlt die Pneumatisation. Das häutige Labyrinth weist keine Veränderung auf. Die Ursache des endemischen Kretinismus ist noch umstritten. Eine einfache Folge der Unterfunktion der Schilddrüse liegt jeden-falls nicht vor. Es handelt sich auch nicht um eine Erbkrankheit (EUGSTER), jedoch wird die Reaktionsweise des Organismus auf exogene Schäden weitgehend durch die Erbmasse bestimmt (DE QUERVAIN). Die Krankheit ist vorwiegend in Gebirgsgegenden anzutreffen (Schweiz, Kärnten, Steiermark, Savoyen, Piemont, Sevennen und Pyrenäen).

Symptome und Verlauf. Trotz der Mittelohrveränderungen entspricht der Funktionsausfall einer *Innenohrschwerhörigkeit*, die alle Grade annehmen kann.

Allerdings stößt die Hörprüfung infolge des oft gleichzeitig vorhandenen *Intelligenz-defektes* auf erhebliche Schwierigkeiten oder wird unmöglich. Meist erkranken beide Ohren. Häufig beschränkt sich die Hörfähigkeit auf geringe Hörreste und es besteht vom Kleinkindesalter an eine praktische Taubheit bzw. *Taubstummheit*. In den betroffenen Gegenden bildet diese Form der Taubstummheit einen großen Prozentsatz der Taubstummen überhaupt.

Die **Diagnose** ergibt sich aus der Schwerhörigkeit und dem klinischen Bild der endemischen Struma.

Behandlung. Durch die *Schilddrüsenbehandlung* konnte bisher keine wesent-

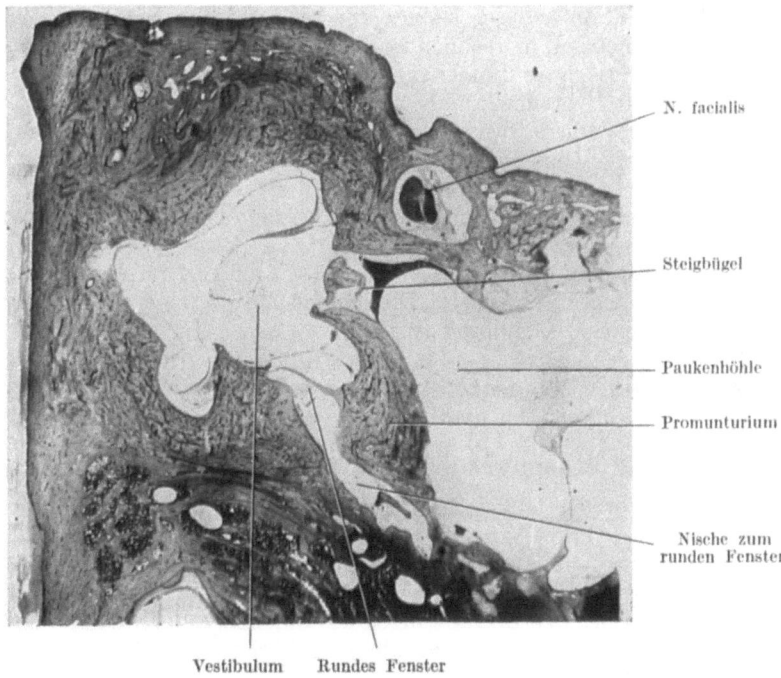

Abb. 232. Endemische Schwerhörigkeit. Starke Verdickung des Promunturiums mit knöcherner Verwachsung der runden Fensternische, Deformierung des Steigbügels. Vertikalschnitt durch Paukenhöhle und Vestibulum.

liche Hörverbesserung erzielt werden. Die in der Schweiz und in den Gebirgs-gegenden von Deutschland erfolgreich durchgeführte *Jodprophylaxe* der endemi-schen Struma hat auch einen Rückgang der endemischen Schwerhörigkeit mit sich gebracht.

Allgemeine Skeleterkrankungen

Das Schläfenbein und vor allem die Labyrinthkapsel nehmen auch an anderen *allgemeinen Skeleterkrankungen* teil. Bei der *senilen Osteoporose*, der *Rachitis* und der *Osteomalacie* steht der Abbau mit Bildung von Lücken und Dehiszenzen im Vordergrund, bei der *Ostitis deformans Paget* wird die ganze Labyrinthkapsel umgebaut und durch neuen Knochen ersetzt unter gleich-zeitigem Auftreten einer progressiven Schwerhörigkeit, bei der *Osteopsathyrosis idiopathica Lobstein* entwickeln sich otosklerotische Herde mit einer entsprechen-den Schwerhörigkeit.

VIII. Funktionelle und degenerativ-atrophische Innenohrerkrankungen einschließlich der „Neuritis" des Nervus statoacusticus

Funktionelle und degenerativ-atrophische Erkrankungen des peripher-nervösen Apparates des Gehörganges stellen eine *große und praktisch wichtige Gruppe von Erkrankungen verschiedener Ätiologie und Pathogenese* dar, mit auch klinisch unterschiedlichen Krankheitsbildern. Hauptsächlich sind es Schäden des Schallempfindungsapparates mit labyrinthärer bzw. Innenohr- oder Nerven-schwerhörigkeit. In anderen Fällen, wie beim Ménièreschen Syndrom oder den Streptomycinschäden herrschen die Störungen des Vestibularisapparates vor, oder es wird das ganze Innenohr erfaßt (Kohlenoxyd).

Während die Ohrenheilkunde auf dem Gebiet der bakteriell entzündlichen Krankheiten des Ohres weit fortgeschritten ist, sind die funktionellen Störungen und degenerativ-atrophischen Krankheitsprozesse in mancher Hinsicht noch nicht klargestellt und therapeutisch bisher oft kaum beeinflußbar.

Im Gegensatz zu den meist lokalen entzündlichen Krankheitsherden des Ohres sind diese Erkrankungen häufig nur der *lokale Ausdruck von Allgemein-störungen*, teilweise erbbedingt, und müssen daher im Rahmen des ganzen Organismus betrachtet werden. Die lokalen Maßnahmen treten oftmals gegen-über der Allgemeinbehandlung zurück.

Erkrankungen, die zur *Taubstummheit* führen, die Folgen von *Ohrverletzungen*, *Schallschädigungen*, *Caissonkrankheit*, *Akustikustumoren* und anderen *Kleinhirn-brückenwinkelgeschwülsten* werden in den betreffenden Kapiteln erörtert.

1. Innenohr- oder Nervenschwerhörigkeiten

Die Bezeichnung labyrinthäre bzw. Innenohr- oder Nervenschwerhörigkeit leitet sich vom Hauptsymptom dieser Innenohr- oder Hörnervenstörungen ab, bei denen vorwiegend oder ausschließlich der *nervöse Apparat des Ohres*, und zwar die Sinneszellen, das Cortische Organ und der Hörnerv, geschädigt sind. Eine scharfe Trennung zwischen den Erkrankungen des Innenohres und des Hörnervs läßt sich öfters nicht ziehen. Neben der Otosklerose gehört der größte Teil der fortschreiten-den unheilbaren Schwerhörigkeiten des Erwachsenen zu diesen Innenohrstörungen.

Ursache und Entstehung. Ätiologisch sind für die Schädigung des Innenohres oder des Hörnervs eine Reihe von *äußeren Faktoren* bekannt, wie vasomotorische und organische Zirkulationsstörungen bis zu Blutungen, spezifisch bakterielle und chemische Toxinwirkungen, die eine Neuritis nervi acustici verursachen, und rein degenerative Vorgänge durch mechanische und akustische Traumen sowie Abnutzung. Die verschiedenen klinischen Formen können sich mischen. Daneben gibt es eine große Zahl von Erkrankungen, deren Ursache noch fraglich ist. Die *genotypische Anlage* bis zur eigentlichen Minderwertigkeit des Gehör-organes hat sich durch neuere Untersuchungen der Erbforschung und an Hand der genauen audiometrischen Hörprüfungen als wichtig erwiesen (familiäres Auftreten [STEIN, ALBRECHT], strenge beiderseitige Symmetrie der Audiometer-kurven)[Symmetriegesetz von LANGENBECK]). Gegen äußere Schädigungen, wie beispielsweise gegen Lärm, bestehen in der Empfindlichkeit große individuelle Unterschiede, die ebenfalls anlagemäßig bedingt sind. Daß dabei ein *Versagen normaler Regulationsmechanismen* infolge von Gleichgewichtsstörungen des vegetativen Nervensystems eine Rolle spielt, ist wahrscheinlich (LÜSCHER), auch muß an Einflüsse der *inneren Sekretion*, der *Ernährung* und der ganzen *Lebens-weise* gedacht werden, Faktoren, deren Bedeutung aber ungeklärt ist.

Pathologische Anatomie. Die Kenntnis der pathologisch-anatomischen Grundlage, insbesondere die der Anfangsstadien, ist noch mangelhaft. Am *Endorgan* finden sich *rückbildende Veränderungen*, die schließlich das hochdifferenzierte Cortische Organ in einen einfachen Zellhügel verwandeln, die Reißnersche Membran ist teils ektasiert (Ménièresche Krankheit) (Labyrinthhydrops nach WITTMAACK), teils kollabiert, offenbar als Ausdruck von Druckstörungen in der Endo- und Perilymphe (WITTMAACK), das Ligamentum spirale kann vakuolisiert sein (hydropische Degeneration). Eine postmortale und präparatorisch-artifizielle Entstehung dieser feinen Veränderungen ist jedoch nicht immer auszuschließen. *Defekte im inneren Knochengerüst der Schnecke* stellen Übergänge zu gewissen Formen der kongenitalen Mißbildungen bei Taubstummheit dar. Im *Ganglion spirale* schwinden die Ganglienzellen, ebenso wie die Nervenendigungen in der Lamina spiralis degeneriert erscheinen. Zwischen der Zahl der noch vorhandenen Ganglienzellen und der Schwerhörigkeit lassen sich zuweilen bestimmte quantitative Beziehungen aufstellen (GUILD). Der *Hörnerv* kann an einer echt entzündlichen *interstitiellen Neuritis* erkranken (Typhus, andere Infektionskrankheiten), oftmals ist aber die sogenannte Neuritis toxica nervi acustici eine *einfache Degeneration* der Nervenelemente. Übergänge kommen häufig vor. Manchmal *fehlen histologische Veränderungen* vollständig (GUILD). Erkrankungen der zentralen Bahnen im Gehirn sind zwar in diesen Fällen möglich, wahrscheinlich aber handelt es sich um *funktionelle periphere Störungen* (Zirkulationsstörungen, Veränderungen der Peri- und Endolymphe), die reversibel sind (vaskuläres Wechselgehör nach ZÖLLNER) und wohl als Vorläufer der späteren Degenerationen auftreten. Die Forschung bemüht sich zur Zeit, diese Anfangsbefunde näher aufzuklären (CROWE), was prophylaktisch und therapeutisch von großer Wichtigkeit ist.

Während beim Vestibularapparat die Störungen nicht selten in den zentralen bzw. zerebralen Bahnen und Zentren lokalisiert sind, wie z. B. nach schweren Kopfprellungen, scheinen die zentralen kochlearen Bahnen und Zentren viel seltener betroffen. Unsere Kenntnisse solcher Störungen sind, abgesehen von Begleiterscheinungen bestimmter Hirnerkrankungen, aber noch gering, und die neuesten audiometrischen Hörprüfungsmethoden (Lautstärkeausgleich und Unterschiedsschwelle) geben gewisse Hinweise auf ein häufigeres Vorkommen zentraler Schäden, als bisher angenommen wurde.

Symptome und Verlauf. Wie bei der Otosklerose und den Adhäsivprozessen bringt die *zunehmende Schwerhörigkeit* den Patienten zum Arzt. Dem Innenohrschwerhörigen fällt die unverhältnismäßig *starke Zunahme seiner Schwerhörigkeit* schon in *geringem Lärm* auf, während der Mittelohrschwerhörige im Gegenteil im Lärm oft besser hört. Besonders unangenehm empfindet der Innenohrschwerhörige, der einem direkten Zwiegespräch noch ohne weiteres folgen kann, den Lärm einer Unterhaltung von mehreren Personen, die für ihn zu einem unverständlichen Sprachgewirr verschmilzt, was als *Gesellschaftstaubheit* bezeichnet wird.

Das unverhältnismäßig schlechte Gehör im Lärm ist darauf zurückzuführen, daß der „Lärm" vor allem aus tiefen und mittleren Frequenzen besteht. Der Innenohrschwerhörige ist aber gerade auf diese Frequenzen angewiesen, da sein Hörverlust vorwiegend die höheren Töne betrifft. Er wird daher durch Lärm viel stärker vertäubt als der Normalhörende, im Gegensatz zum Mittelohrschwerhörigen, welchem vorwiegend die tiefen und mittleren Töne fehlen und deren Ausfall sich daher wenig bemerkbar macht.

Uhrticken, Klingeln usw. werden nicht mehr gehört. In erheblichem Maße hängt die Schwerhörigkeit von Ermüdungszuständen ab und, wenigstens subjektiv, auch von Witterungseinflüssen.

Die Erkrankung wird vielfach von hohen, klingenden, heftigen *Ohrgeräuschen* begleitet, die bisweilen die hauptsächlichste Klage des Patienten sind. *Schwindel* kommt bei bestimmten Ursachen vor (z. B. Kohlenoxyd, Arteriosklerose, Ménièresche Krankheit), während *Schmerzen* fehlen.

Je nach der Ätiologie setzt die Schwerhörigkeit *plötzlich* (akutes akustisches Trauma, Labyrinthapoplexie unbekannten Ursprungs) oder *rasch* ein (Mumpsschwerhörigkeit), oder sie entwickelt sich *langsam und schleichend*, wie bei den endogenen Störungen. Der weitere Verlauf richtet sich nach der Ursache.

Bei einer reinen Nervenschwerhörigkeit ist der *otoskopische Befund normal*. Mitunter besteht aber zugleich eine Mittelohrerkrankung (Scharlachotitis, Cholesteatom usw.). Häufig ist, besonders im Alter, die Kombination mit degenerativen Trommelfellveränderungen (Trübungen, Atrophien, Arcus lipoides usw.) oder leichten Stellungsanomalien, welche funktionell bedeutungslos sind.

Der *Hörprüfungsbefund* entspricht einer *Innenohr- oder Nervenschwerhörigkeit*. Das Kennzeichen der Innenohrschwerhörigkeit ist die Verkürzung der Kochenleitung und die vorwiegende Höreinbuße für hohe Töne. Das Gehör für Flüsterzahlen wird gegenüber dem Gehör für Umgangssprache auffallend stark beeinträchtigt, ebenso wie Zischlaute schlecht verstanden werden. Meist verlaufen die Hörkurven beider Ohren symmetrisch. Die feinere Analyse durch das Audiogramm ergibt eine ganze Reihe von teilweise *funktionell wesentlich verschiedenen Hörstörungen* (Abb. 70, 233, 235 und 236). Die Mehrzahl der Audiogramme zeigt einen ziemlich regelmäßigen und stetigen Abfall der Hörfähigkeit von den tiefen zu den hohen Tönen oder es läßt sich ein scharfer Abbruch bei einer bestimmten Frequenzhöhe feststellen, bei anderen Audiogrammen verteilt sich der Hörverlust fast gleichmäßig über das ganze Tongebiet. Manchmal ist eine tiefe Senke bei 4000 Hz, die sogenannte c^5-Tonsenke, vorhanden, die hauptsächlich durch akustische Traumen verursacht wird. Selten nimmt die Hörfähigkeit nach den hohen Frequenzen zu. Die Mehrzahl der Innenohrschwerhörigkeiten weisen den Lautstärkeausgleich auf, d. h. die subjektive Lautstärke nimmt mit steigender Tonintensität rascher zu als beim Normalen. Entsprechend ist die Unterschiedsschwelle für Tonstärkeänderungen kleiner als normal.

Zur topisch-diagnostischen Bedeutung des Lautstärkeausgleiches bzw. der Unterschiedsschwelle. Während FOWLER annahm, daß der Lautstärkeausgleich bei allen Störungen des nervösen Apparates des Ohres vorhanden bzw. die Unterschiedsschwelle abnorm klein sei, im Gegensatz zu den Schalleitungsstörungen mit Fehlen des Lautstärkeausgleichs, haben DIX, HALLPIKE und HOOD erstmalig gezeigt, daß der Lautstärkeausgleich bei den Akustikustumoren meistens ganz oder teilweise fehlt und in Übereinstimmung damit fanden LÜSCHER und ERMANNI, daß die Unterschiedsschwelle bei Akustikustumoren, aber auch bei anderen retrolabyrinthären Hörstörungen meistens normal bleibt. Diese Ergebnisse sind in der letzten Zeit verschiedentlich, teils durch Bestimmung der Unterschiedsschwelle (BARRÉ und GREINER, GREINER, KANTZER und ROMER, KANTZER, CABANETTES), teils durch direkte Messung des Lautstärkeausgleichs (SALTZMAN, EBY und WILLIAMS, ZANGEMEISTER) bestätigt worden. LÜSCHER und ERMANNI trafen zudem außerordentlich hohe Werte der Unterschiedsschwelle bei psychogenen Hörstörungen. Der Lautstärkeausgleich bzw. die abnorm kleine Unterschiedsschwelle sind daher als Ausdruck einer Störung des peripheren Rezeptors (Cortisches Organ bzw. Sinneszellen) zu betrachten. Die große Gruppe der sogenannten Innenohrschwerhörigkeiten läßt sich nach diesen Untersuchungen funktionell einteilen in Störungen des peripheren Rezeptors und retrolabyrinthäre Störungen bzw. nach KIETZ in Störungen des akustischen Umwandlers und solche der Nervenleitung. Zu derselben Unterteilung gelangt LANGENBECK an Hand der Geräuschaudiometrie.

Im Sprechaudiogramm erreicht die Sprachverständlichkeit oft trotz der Verstärkung der Sprechintensität nicht 100%, weist einen langsameren Anstieg auf als die Mittelohrschwerhörigkeit oder überschreitet ein Optimum bei einer bestimmten Sprechintensität (Abb. 81c, d und e).

In Übereinstimmung mit den pathologisch-anatomischen Befunden zeigt das funktionelle Verhalten bei diesen speziellen audiometrischen Prüfungen, daß den meisten sogenannten Innenohrschwerhörigkeiten Störungen im Cortischen Organ zugrunde liegen und daß sowohl Schalleitungsstörungen im inneren Ohr, wie auch rein retrolabyrinthäre Hörstörungen zurücktreten. Eine Kombination beider Arten von Hörstörungen ist allerdings als solche nicht zu erkennen.

Diagnose. Die Erkennung der Innenohr- bzw. Nervenschwerhörigkeit beruht auf dem Nachweis der oben geschilderten Hörstörung durch die instrumentelle Hörprüfung. Ist die Hördauer für Knochenleitung der Stimmgabel a^1 stark verkürzt oder wird sie durch Knochenleitung überhaupt nicht gehört, so ist damit der Hinweis auf die Störung des nervösen Apparates bereits gegeben, gleichwie auch eine starke Verkürzung der Abklingdauer des Klangstabes c^5 dafür spricht. Zur genauen Aufklärung ist jedoch die vollständige instrumentelle Hörprüfung einschließlich der verschiedenen audiometrischen Bestimmungen unerläßlich. Demgegenüber spielt der otoskopische Befund nur eine untergeordnete Rolle. Bei einer reinen Innenohrstörung ist er normal, häufig, besonders im Alter, trifft die Innenohrstörung mit geringen degenerativen Veränderungen am Trommelfell zusammen und im Falle einer gemischten Schwerhörigkeit können die Veränderungen einer Mittelohrerkrankung vorliegen.

Die allgemeine Diagnose genügt jedoch nicht, vielmehr muß nach Möglichkeit die besondere *Art und Ursache der Erkrankung* gesucht werden, da Behandlung und Prognose weitgehend davon abhängen. Hierfür sind die Vorgeschichte und die Allgemeinuntersuchung (Wassermannsche Reaktion, Untersuchung des Zirkulationssystems usw.) wegleitend, wie auch der funktionelle Befund, Verlauf des Audiogramms, Verhalten des Lautstärkeausgleiches und der Unterschiedsschwelle Hinweise geben können (c^5-Senke beim akustischen Trauma usw.). Die Aufklärung ist nicht immer leicht und oft genug kann keine bestimmte Ursache gefunden werden. Die Beschreibung der folgenden *hauptsächlichsten Gruppen* enthält die nötigen Anhaltspunkte für die Suche im einzelnen Fall. Dazu kommen, besonders bei einseitiger Erkrankung, die *Akustikustumoren* und die übrigen *Geschwülste des Kleinhirnbrückenwinkels* sowie die *Folgen von Schallschädigungen* und *Verletzungen*.

a) Infektiöse und toxische Schäden des Hörnerven und des Innenohres

Den Erkrankungen liegt meistens eine *Neuritis toxica nervi statoacustici* zugrunde, die den Hörnervenstamm erfaßt und, wie bei Infektionskrankheiten, in einer echten *interstitiellen Neuritis* oder, wie bei gewerblichem Gift, in einer *einfachen Degeneration* besteht, der *Cochlearisdegeneration*. Ebenso kann es sich um eine primäre Neuroepitheldegeneration der Sinnesendstellen (Senkung der Unterschiedsschwelle bei der Salizylvergiftung [Lüscher]) oder eine Kombination beider Schäden handeln.

Bakterientoxine. Jede Infektionskrankheit gefährdet nicht nur das Mittelohr, sondern auch das Innenohr. Außer der Surditas typhosa bei Typhus abdominalis und Typhus exanthematicus sind es vorwiegend Grippe, Scharlach, Masern, Diphtherie, Meningokokkenmeningitis, Pneumonie, Angina, Sepsis, Malaria, Poliomyelitis, Lungentuberkulose und die Syphilis, die das Cortische Organ und den Hörnerven schädigen. Die *Herdinfektion* soll sich nach angloamerikanischer Ansicht durch Hörverlustkurven mit scharfem Abbruch nach den hohen Frequenzen auszeichnen.

Während die Bakterien oder ihre Toxine bei den Infektionskrankheiten auf dem Blutwege zum Hörnerven und zum Innenohr gelangen, steht ihnen bei Erkrankungen des Mittelohres auch die Diffusion durch die Labyrinthfenster offen (tierexperimenteller Nachweis für verschiedene anorganische und organische Stoffe) (Wittmaack). Auf diese Weise erklären sich die Innenohrschäden ohne eigentliche Labyrinthentzündungen bei banalen akuten Mittelohrentzündungen, auf welche neuerdings Uffenorde aufmerksam gemacht hat, und die langsamen

Ertaubungen beim Cholesteatom und im postoperativen Verlauf nach der Radikaloperation.

Selten findet ein Übergreifen von entzündlichen Prozessen des Hirnstammes oder der Hirnhäute statt.

Gewerbliche Gifte. Dazu gehören nach Voss unter anderem Blei, Quecksilber, Benzol, Benzin, Petroleum, Zyankali, Phosphor, Anilin, Arsenwasserstoff, Phosphorwasserstoff, Nitrobenzol, Schwefelsäure, Kohlenoxyd (im Leuchtgas, Holzgas, Auspuffgasen), Terpentindämpfe, Schwefelkohlenstoff, Pyridin, Naphthagase, Alkohol und Methylalkohol.

Genußstoffe. Tabak-, Alkohol- und Kaffeemißbrauch können Ohrensausen und möglicherweise auch Hörschäden verursachen.

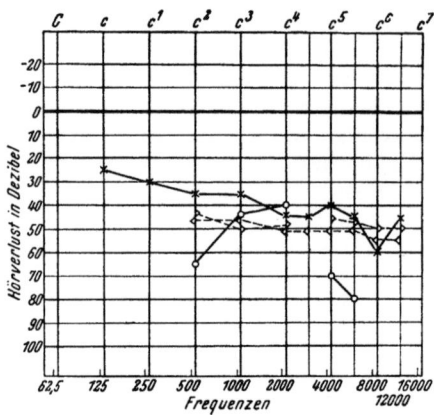

O, > rechtes Ohr, ×, < linkes Ohr,
—— Luftleitung, ----- Knochenleitung.

Abb. 233. Hörverlustkurven einer beiderseitigen Mumpsschwerhörigkeit.

Medikamente. Daß Chinin-, Salizylpräparate, Arsenderivate (Salvarsan) und Chenopodium eine starke Wirkung auf das Innenohr ausüben und in größeren Dosen neben heftigem Ohrensausen auch Schwindel und Schwerhörigkeit hervorrufen, ist allgemein bekannt. Bei einer großen Reihe anderer Medikamente, zu denen Amylnitrit und Quecksilberpräparate zu rechnen sind, können ausnahmsweise dieselben Störungen auftreten. Bei verschiedenen dieser Vergiftungen sind noch deutliche Zeichen der *Vestibularisschädigung* zu finden (Nystagmus, Abweichungen bei der Reizprüfung mit vestibulärer Dissoziation), die neben den peripheren Schäden auch auf Störungen der zentralen Vestibularisbahnen hinweisen. Im Vordergrund stehen die Vestibularissymptome bei den *Streptomycinschäden* (s. S. 355).

Die **Diagnose** der „Neuritis toxica" des Hörnerven ergibt sich aus dem Nachweis der Nervenschwerhörigkeit und der Vorgeschichte (Infektionskrankheit, schädigende Stoffe).

Behandlung. Ausschaltung der Ursache, Bekämpfung der Infektionskrankheit oder die Beseitigung der schädigenden Stoffe. Zur Förderung der Resorption eignen sich *Schwitzkuren* mit Pilokarpin (0,005 bis 0,01 g Pilocarpinum hydrochloricum per injectionem mit nachfolgender Schwitzpackung täglich oder jeden zweiten Tag während 8 bis 10 Tagen), oder es wird Jodkali (Kal. iodat. 20,0, Aq. Menthae 40,0 dreimal täglich 10 bis 20 Tropfen) (Tagesdosis 0,6 bis 1,2 g Jodkali) gegeben. Auch kann Vitamin B (BENERVA, BEKOZYM u. a.) versucht werden.

Prognose. Bei akuter Entstehung, z. B. durch Infektionskrankheiten, Chinin- oder Salizylwirkungen, geht die Hörstörung nach Abklingen der Infektion oder nach Ausschaltung des schädigenden Stoffes vielfach wieder zurück. Die Aussichten sind aber stets fraglich. Längeres Andauern läßt eine Besserung kaum erwarten.

Zwei *Viruskrankheiten des Hörnerven*, die Parotitis epidemica und der Herpes zoster, erfordern eine eigene Besprechung.

Die **Parotitis epidemica** führt vereinzelt einige Tage nach dem Auftreten der Drüsenschwellung, selten als erstes Krankheitssymptom, zu einer schweren ein- oder beiderseitigen Schädigung der ganzen Innenohrfunktion.

Die Ansichten über die *Pathogenese* sind geteilt. Einzelne Autoren nehmen eine Schädigung des ganzen nervösen Apparates des Innenohres an (MAUTHNER), während andere (Voss) an eine primäre Meningo-Enzephalitis denken in Übereinstimmung mit den vielfach pathologischen Ergebnissen der Lumbalpunktion. Bei einem von uns untersuchten Patienten war die Unterschiedsschwelle im Sinne einer retrolabyrinthären Störung normal (LÜSCHER und ERMANNI) (Abb. 79).

Mit dem Ohrensausen und der Schwerhörigkeit gehen vielfach Schwindel und Übelkeit einher. Die Schwerhörigkeit (Abb. 233) nimmt zuweilen innerhalb weniger Stunden bis zu der gefürchteten beiderseitigen *Mumpstaubheit* zu, wobei die erkrankten Kinder mitunter im Schlafe ertauben. Leichtere Störungen können sich zurückbilden, völlige Taubheit dagegen ist irreparabel. Der Mumps ist daher eine der Ursachen der *Taubstummheit*. Vorbeugende Maßnahmen sind ebensowenig bekannt wie eine erfolgreiche Behandlung.

Das Virus des **Herpes zoster** befällt in seltenen Fällen die drei Hirnnerven: N. trigeminus, N. facialis und N. statoacusticus, woraus sich der *Herpes cephalicus* oder *Herpes zoster oticus* (KÖRNER) entwickelt.

Pathogenese. Das Zoster-Virus ist ausgesprochen neurotrop und befällt wahrscheinlich, wie bei den übrigen Zosterarten die Spinalganglien, die Ganglien der betreffenden Hirnnerven, nämlich die Ganglien des N. cochlearis und N. vestibularis, das G. geniculi und das G. Gasseri (HAYMANN). Immerhin ist eine primäre Meningitis mit sekundärer Polyneuritis nicht ausgeschlossen (GÜTTICH).

Die Erkrankung beginnt meist mit einer stärkeren fieberhaften Allgemeinstörung, als Ausdruck der Allgemeininfektion durch das Virus. Dann erscheint die typische *Herpes-Bläscheneruption* an der Ohrmuschel (Abb. 234), im Gehörgang und auf dem Trommelfell zugleich mit *Neuralgien* und *Hypästhesien* (Cornea) im Trigeminusgebiet; es folgen die *Fazialislähmung* mit einer Parese aller drei

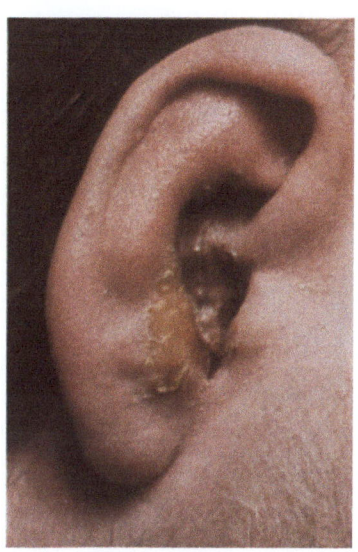

Abb. 234. Herpes zoster am Eingang des Gehörganges.

Äste und endlich Erscheinungen von seiten des Kochlear- und Vestibularapparates, die sich in *Ohrensausen* und *Schwerhörigkeit*, sowie *Schwindel* und *Gleichgewichtsstörungen* äußern. Die Schwerhörigkeit erreicht alle Grade bis zur völligen Taubheit. Das Krankheitsbild ist aber keineswegs immer voll ausgebildet, es kann die Bläscheneruption fehlen, oder diese ohne Störungen von seiten des N. facialis oder des N. statoacusticus auftreten, wie auch nur einer der drei Nerven erfaßt sein kann. Ebenso erkranken die drei Hirnnerven nicht immer in derselben Reihenfolge. Inwieweit isolierte, sogenannte „rheumatische Fazialisparesen" hierhergehören, ist fraglich.

Während die Bläscheneruption gewöhnlich in wenigen Tagen abheilt, braucht die Fazialislähmung zur Rückbildung mehrere Wochen oder Monate, findet aber in der Regel vollständig statt. Die Hörstörung dagegen bleibt mehr oder weniger dauernd bestehen oder schreitet bis zur Ertaubung fort.

Die **Diagnose** stützt sich in erster Linie auf die Bläscheneruption, die am Trommelfell mit einer *Myringitis bullosa* verwechselt werden kann. Fehlt sie, so kommen, wenn nur der N. statoacusticus erkrankt ist, *Ménièresche Anfälle* in Frage, *Fazialislähmungen anderer Genese* bei alleiniger Fazialislähmung. Eine Kombination dieser beiden Störungen zusammen mit Trigeminusschmerzen sprechen für Herpes zoster.

Die **Behandlung** richtet sich ursächlich gegen das Zostervirus in Form von Salizylpräparaten und Gynergen, die Wiederherstellung der Nervenleitung wird durch Vitamin B₁-Präparate gefördert.

Eine der Ursachen angeborener Nervenschwerhörigkeit bis Taubheit ist auch die *Embryopathia rubeolosa*, die den Fötus befällt, wenn die Mutter während der Gravidität an Rubeolen erkrankt.

Ebenso sollen die Erkrankungen und Zufälle bei *positivem Rhesusfaktor* (Kernikterus) zur mehr oder weniger schweren Innenohrstörung führen können.

b) Innenohrstörungen bei schweren Allgemeinerkrankungen

Außer der schon genannten *Syphilis und Tuberkulose* führen schwere *Nephritiden, Arteriosklerose, Diabetes* und die *Krebskachexie* zur Neuroepitheldegeneration und zu Innenohrstörungen. Bei der *Leukämie* können Blutungen ins Labyrinth mit sofortiger Ausschaltung desselben erfolgen.

c) Die Altersschwerhörigkeit (Presbyacusis)

Die *physiologische Höreinbuße im Alter* am oberen Ende der Tonreihe beeinträchtigt das Sprachgehör kaum merklich, jedoch wird das normale Ausmaß häufig überschritten und damit kommt es zur eigentlichen Altersschwerhörigkeit. Mitunter setzt sie bereits ohne subjektive Störung zwischen 40 bis 50 Jahren ein.

Als Presbyacusis werden verschiedene Arten von Schwerhörigkeiten des Alters bezeichnet. *Pathogenetisch* handelt es sich hauptsächlich um eine *Aufbrauchkrankheit* des nervösen Apparates und um die Wirkung von *Zirkulationsstörungen*. Inwieweit auch Schäden der *zentralen Hörbahnen* infolge einer Hirnsklerose mitspielen, ist nicht entschieden.

Pathologisch-anatomisch lassen sich nach FIEANDT und SAXEN zwei Formen unterscheiden. Bei der einen besteht eine primäre senile *Atrophie des Ganglion spirale* ohne Gefäßveränderungen, bei der anderen liegt eine *angio-sklerotische Gefäßdegeneration* vor, mit Rückbildungen des *sekretorischen Epithels der Stria vascularis* und des *Cortischen Organs*. Die erste Form entspricht einem primären Aufbrauch der nervösen Elemente, die zweite primären Zirkulationsstörungen.

Neben endogen lokalen Faktoren (Übergänge zur hereditären Schwerhörigkeit), einer möglichen Versteifung der Basilarmembran durch hyaline Veränderungen (OTTO MAYER) und direktem Aufbrauch des nervösen Endorganes, dürften *Zirkulationsstörungen* die Hauptrolle spielen, die zunächst durch starke funktionelle Blutdruckschwankungen und später durch arteriosklerotische Gefäßerkrankungen verursacht werden. Eine sichere Abtrennung von der arteriosklerotischen Schwerhörigkeit ist nicht möglich. Aber auch Menschen mit niedrigem Blutdruck bleiben vielfach nicht von der Altersschwerhörigkeit verschont. Nach meinen Erfahrungen und Untersuchungen an der Klinik (RACINE) neigen *vegetativ Labile*, bei denen der Blutdruck starken Schwankungen unterworfen ist, und wohl noch andere Regulationsmechanismen des Ohres versagen, zu einem frühen Eintreten der Altersschwerhörigkeit.

Symptome und Verlauf. Die Erkrankung ergreift stets *beide Ohren*, oft *symmetrisch*, beginnt unmerklich, in der Regel begleitet von *Ohrensausen* und läßt sich nicht rückgängig machen. Dem Patienten fallen die *Gehörsabnahme für hohe Töne* (Abb. 235) (Klingeln, Ticken der Taschenuhr, Grillenzirpen) und „die *Gesellschaftstaubheit*" (s. S. 347) auf. Da die *degenerativen Trommelfellveränderungen* mit dem Alter zunehmen, sind sie eine fast regelmäßige, klinisch bedeutungslose Begleiterscheinung der Presbyacusis. In vielen Fällen zeigt die Trommelfellperipherie einen trübweißlichen schmalen Ring (Arcus senilis bzw. lipoides). Der Lautstärkeausgleich ist teils vorhanden, teils fehlt er (DE BRUINE-

ALTES), was sich als Schalleitungsstörung im Innenohr oder als zentrale Schwerhörigkeit deuten läßt.

Die **Diagnose** wird an Hand der Innenohrschwerhörigkeit, des Alters des Patienten und des Ausschlusses anderer Schädigungen gestellt.

Behandlung. Eine *Lokalbehandlung* ist nutzlos. Luftduschen sind nur bei gleichzeitigem Tubenverschluß angezeigt. Die *Allgemeinbehandlung* richtet sich gegen Überbeanspruchung und Aufbrauch, als deren frühe Äußerung die Altersschwerhörigkeit zu betrachten ist. Durch eine Regelung der Lebensweise mit ruhiger ausgeglichener Lebensführung, Vermeiden von Überanstrengungen, Aufregungen und Genußgiften kann versucht werden, den fortschreitenden Altersprozeß hinauszuzögern. Eine entsprechende *Hormonbehandlung* (Perandren, Ovarialpräparate) hat bis jetzt zu keinen greifbaren Resultaten geführt. Die Behandlung einer allfälligen Arteriosklerose bringt gelegentlich eine gewisse Besserung (Jodkali, Calciumdiuretin usw.). *Elektrische Hörhilfen* (s. S. 381) versagen mitunter im höheren Alter, in welchen Fällen einfache Hörschalen, Hörrohre oder ein Hörschlauch versucht werden können.

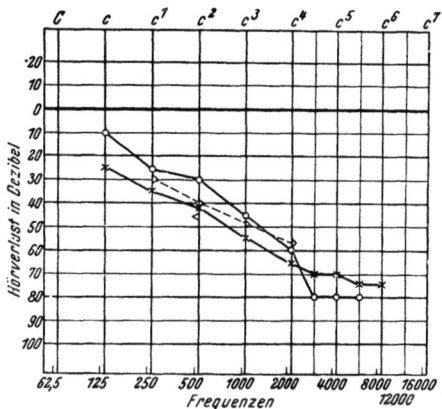

<O, > rechtes Ohr, ×, < linkes Ohr,
Luftleitung, ----- Knochenleitung.

Abb. 235. Hörverlustkurven einer Presbyacusis.

d) Endogene Innenohr- und Nervenschwerhörigkeiten

Neben der *hereditären Innenohrschwerhörigkeit* werden unter verschiedenen Namen, wie *kongenitale Innenohrschwerhörigkeit, progressive chronische Labyrinthschwerhörigkeit, idiopathische Labyrinthschwerhörigkeit* usw., eine Reihe von Innenohrschwerhörigkeiten zusammengefaßt, bei welchen eine äußere Ursache nicht ersichtlich ist und die sich klinisch nicht scharf voneinander trennen lassen.

Bei der *hereditären Innenohrschwerhörigkeit* tritt die Bedeutung der *idiotypischen Veranlagung* deutlich hervor. Sie vererbt sich *dominant*, und in derselben Familie sind alle Grade von Schwerhörigkeit bis zur Taubheit anzutreffen (ALBRECHT). Bisweilen ist die Schwerhörigkeit angeboren (hereditär-degenerative Taubstummheit), meistens aber entwickelt sie sich erst nach der Geburt oder mit zunehmendem Alter, so daß Übergänge zur Altersschwerhörigkeit bestehen. Macht die Erkrankung zur Zeit der Pubertät rasche Fortschritte, so ist die Prognose ungünstig und mit fast völliger Ertaubung zu rechnen. Otosklerosen mit vorwiegender Innenohrkomponente sind davon nicht zu unterscheiden.

In der *Mehrzahl der Fälle von Nerven- bzw. Innenohrschwerhörigkeiten* läßt sich *weder eine bestimmte äußere Ursache noch eine ausgesprochene Heredität* erkennen und die Einordnung in eine der besprochenen Gruppen ist unmöglich. Sie sind größtenteils *ätiologisch* und *pathogenetisch noch völlig unklar* (endogene Faktoren, Herdinfektionen, Lebensweise, Diät, Vitamine, Hormone). Im allgemeinen setzt die Erkrankung *ohne Beschwerden schleichend* und langsam ein und verläuft *progressiv*, jedoch ist der weitere Verlauf nicht mit Sicherheit vorauszusagen. Es kommen jahrelange Stillstände vor, oder die Schwerhörigkeit nimmt nur langsam zu, daß das Sprachgehör kaum je beeinträchtigt wird. Manchmal gibt die längere Beobachtung Anhaltspunkte für die Prognose. Sehr selten sind plötzliche Ertaubungen bei vorher normalem Gehör. Zuweilen bleibt die Taubheit bestehen, gelegentlich aber stellt sich das Hörvermögen nach kürzerer oder längerer Zeit wieder vollständig ein. In der Regel ist der Hörverlust auf *beiden Ohren* annähernd *symmetrisch* (Abb. 66, 77 u. 236), doch kann auch nur ein Ohr erkrankt sein. Ohrensausen ist häufig. Die Unterschiedsschwelle für Tonintensitätsänderungen ist meistens stark erniedrigt (Lüscher und Ermanni), was mit den pathologisch-histologischen Befunden im Cortischen Organ übereinstimmt (Abb. 77).

Pathologisch-anatomisch finden sich namentlich die beschriebenen rückbildenden Veränderungen am Cortischen Organ im Sinne einer primären Neuroepitheldegeneration und Schwund der Ganglienzellen im Ganglion spirale (S. 347), zuweilen fehlen aber auch krankhafte Veränderungen vollständig (Guild).

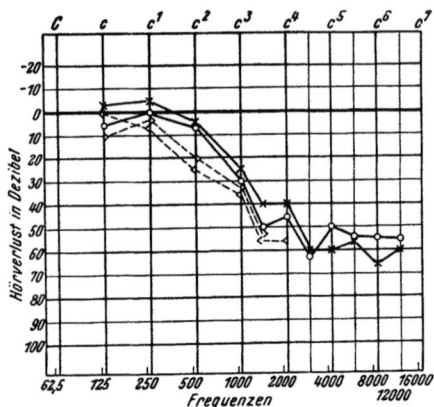

O, > rechtes Ohr, ×, < linkes Ohr,
—— Luftleitung, ----- Knochenleitung.
Abb. 236. Hörverlustkurven einer endogenen symmetrischen Innenohrschwerhörigkeit.

Die **Diagnose** erfolgt per exclusionem aus dem Vorliegen einer Innenohrschwerhörigkeit und dem Fehlen einer bestimmten Ursache. Die hereditäre Innenohrschwerhörigkeit geht aus der Familienanamnese hervor.

Behandlung. Alle diese Erkrankungen sind *therapeutisch* so gut wie *unbeeinflußbar* und die Behandlung beschränkt sich auf die Erhaltung eines guten Allgemeinzustandes. Auch die Ohrgeräusche lassen sich kaum dämpfen. Eine gewisse günstige Wirkung, wahrscheinlich über den Allgemeinzustand, scheint zuweilen eine länger dauernde Kur mit Strychnin. nitric. 0,001 ein- bis dreimal pro die zu haben. Die vielfach empfohlenen Prostigmininjektionen haben nach Anfangserfolgen die Erwartungen weder bezüglich der Ohrgeräusche noch der Schwerhörigkeit gehalten. Vitamin- und Hormonbehandlungen werden zur Zeit in verschiedener Richtung angewendet, ohne bis jetzt Erfolge erzielt zu haben, die einer kritischen Betrachtung standhalten. Inwieweit die neuerdings versuchten gefäßerweiternden Medikamente, ähnlich wie bei der Ménièreschen Krankheit (s. S. 359), weiter führen, ist noch nicht entschieden. Immerhin sind sie bei rascher Gehörsabnahme angezeigt. Diathermie, Kurzwellen und Pneumomassage empfinden einzelne Patienten bei Ohrgeräuschen als angenehm und erleichternd, was wohl hauptsächlich einer suggestiven Wirkung zuzuschreiben ist. *Luftduschen* haben nur bei gleichzeitigem Katarrh mit Tubenstenose einen Sinn. Der Innenohrschwerhörige wird schon durch das Hinzutreten einer geringgradigen Mittelohrschwerhörigkeit, die der Normalhörende noch nicht spürt, stark behindert, weshalb Lufteintreibungen bei Katarrhen mit Tubenstenose oft eine große Erleichterung bringen. Eine planlose Lokalbehandlung ut aliquid fiat muß vermieden werden, da deren „psychische" Wirkung den Patienten meist nur kurze Zeit über seine Schwerhörigkeit hinwegtäuscht. Die richtige Psychotherapie besteht in einer *zweckmäßigen ärztlichen Beratung* des hochgradig Schwerhörigen unter Heranziehung der Schwerhörigenhilfen in jeder Form (s. S. 385).

2. Das Ménièresche Syndrom

Im Gegensatz zu der Nervenschwerhörigkeit, bei der die Störungen des Kochlearapparates im Vordergrund stehen, wird bei dem Ménièreschen Syndrom

vorwiegend der Vestibularisapparat oder die gesamte Innenohrfunktion gleichmäßig erfaßt. Plötzliche Anfälle von Drehschwindel mit entsprechender Gleichgewichtsstörung, Erbrechen oder Schweißausbruch beherrschen das klinische
Bild so eindrucksvoll, daß der Patient seine meist vorhandene Schwerhörigkeit und das Ohrensausen kaum bemerkt.

Die Bezeichnung *Ménièresches Syndrom, Ménièrescher Symptomenkomplex* und
Ménièresche Krankheit wird im allgemeinen auf Anfälle von Schwindel, Schwerhörigkeit und Ohrensausen angewendet. Von dieser Trias finden sich alle Übergänge zu
Schwindelanfällen ohne Hörstörung und zu anfallsweisen Hörstörungen ohne Schwindelanfälle, wovon die letzteren allerdings selten sind. BALLENGER spricht daher von einem
vollständigen und einem unvollständigen Ménièreschen Symptomenkomplex, MARX
rechnet auch die reinen Schwindelanfälle zur Ménièreschen Krankheit und McNALLY
kennt ein atypisches Ménièresches Syndrom, wenn die drei Krankheitssymptome
nacheinander auftreten. Am besten wäre es, den Namen Ménière wenigstens für den
symptomatischen Ménièreschen Symptomenkomplex, auch Pseudoménièresches Syndrom genannt (McNALLY), auszuschalten.

Symptomatische Ménière-Anfälle

Ursache und Entstehung. Schwindelanfälle treten bei *jeder plötzlich einsetzenden einseitigen Störung des Vestibularapparates* auf und haben daher mannigfache Ursachen. Der heftige Drehschwindel der Labyrinthitiden, ebenso wie der
thermisch und mechanisch ausgelöste Schwindel der Bogengangfistel beim
Cholesteatom wird nicht zum Ménièreschen Syndrom gerechnet. Dagegen gehört
eine Reihe anderer Erkrankungen des Innenohres, des Hörnerven und des Hirnstammes dazu, wie *Syphilis, Tabes, Arteriosklerose, Zirkulationsstörungen* bei
Hochdruck (Nierenerkrankungen) und *Herzfehlern, Leukämie, Otosklerose, multiple
Sklerose, Kopfverletzungen, Akustikustumoren und Hirngeschwülste*, die ein *symptomatisches Ménièresches Syndrom* hervorrufen können. Auch sollen sich
gelegentlich Rückstände banal entzündlicher Erkrankungen am Hörnerv und
an der Arachnoidea in dieser Weise auswirken (AUBRY und OMBRÉDANNE).
Selbst der *Tubenverschluß* und *harte Zeruminalpfröpfe* sind als Grund beschrieben
worden.

Eine ausgesprochene Schädigung des nervösen Vestibularapparates hat die
Streptomycin- bzw. *Dihydrostreptomycinbehandlung* zur Folge, sowie höhere Dosen
als 1 g pro die und eine lange Behandlungsdauer notwendig sind. Aber selbst kleinere
Dosen sind nicht unbedenklich. Bei der Streptomycintherapie der Miliartuberkulose und der tuberkulösen Meningitis müssen diese Schäden oft in Kauf genommen
werden. Sie beginnen in der zweiten bis dritten Behandlungswoche und äußern
sich zuerst in Schwindel und einem verstärkten Einstellungsnystagmus (FOWLER).
Da beide Ohren ergriffen werden, bleiben heftige Dekompensationserscheinungen
des einseitigen Labyrinthausfalles aus, der Schwindel hält sich in der Regel in
erträglichen Grenzen, aber Gleichgewichtsstörungen mit Unsicherheit im Stehen
und Gehen weisen auf die beiderseitige Labyrinthstörung hin. Die Erregbarkeit
der Labyrinthe bei der kalorischen Prüfung und der Drehprüfung nimmt ab
und schließlich kann eine vollständige Unerregbarkeit resultieren. Viel seltener
sind Schädigungen des Cochlearis mit Hörstörungen. Leichtere Schäden
bilden sich wieder zurück, die Ausschaltung des Vestibularis ist aber meistens
endgültig, ebenso wie dauernde Ertaubungen vorkommen.

Die Pathogenese und die pathologisch-anatomischen Veränderungen sind
noch nicht sicher klargelegt. Nach NYLEN und HAMBERGER handelt es sich
um eine primäre Schädigung der Ganglienzellen in den Kochleariskernen des
Hirnstammes, anderseits halten CAUSSÉ u. a. eine primäre Schädigung der
Sinnesendstellen für verantwortlich.

Jede Streptomycinbehandlung verlangt die Überwachung der Vestibularisfunktion und auftretende Störungen sind in der Dosierung gegen die Gefährlichkeit der Erkrankung abzuwägen.

Nach neuesten Beobachtungen schädigt Dihydrostreptomycin den Vestibularapparat weniger, ist aber für den Kochlearapparat erheblich toxischer und daher größtenteils wieder verlassen (GUILLON u. a.).

Symptome und Verlauf. Das klinische Bild der symptomatischen MénièreAnfälle ist im ganzen dasselbe wie bei der Ménièreschen Krankheit (s. S. 358), nur sind die einzelnen Schwindelanfälle, außer bei der plötzlichen Labyrinthausschaltung z. B. durch eine Labyrinthblutung, weniger intensiv. Dafür besteht ein dauernder, aber stark wechselnder Schwindelzustand ohne ganz freie Intervalle mit langsamer Zunahme der Beschwerden, in der Regel verbunden mit einer progressiven Innenohrschwerhörigkeit. Die Vestibularisprüfung ergibt bei zerebralen Erkrankungen ein mehr oder weniger typisches zentrales vestibuläres Syndrom (S. 126). Im übrigen sind die Anzeichen der Grundkrankheit vorhanden, wie sich auch der Verlauf nach der Grundkrankheit richtet.

Diagnose. Es gelten dieselben grundsätzlichen Erwägungen wie bei der Ménièreschen Krankheit, bei welcher auch die Differentialdiagnose besprochen ist (s. S. 359).

Behandlung. Die kausale Therapie richtet sich gegen die Grundkrankheit. Zur Dämpfung des Schwindels sind dieselben Verordnungen wie bei der Ménièreschen Krankheit (s. S. 359) angezeigt.

Prognose. Entsprechend den schlechten Aussichten der meist progredienten zugrunde liegenden Erkrankung ist in der Regel mit zunehmenden Beschwerden zu rechnen.

Idiopathische Ménièresche Krankheit

Bei der idiopathischen Ménièreschen Krankheit läßt sich keine der geschilderten Grundkrankheiten der symptomatischen Ménière-Anfälle nachweisen, sondern es liegt eine selbständige, ätiologisch und pathogenetisch noch nicht sicher geklärte Erkrankung vor. Infolge ihrer Häufigkeit ist sie von großem praktischem Interesse.

Ursache und Entstehung. Das perakute Einsetzen der Anfälle und deren mitunter völlige Reversibilität lassen auf zunächst rein funktionelle krankhafte Vorgänge im Innenohr schließen, die durch lokale Zirkulationsstörungen oder plötzliche Flüssigkeitsverschiebungen infolge von Permeabilitätsänderungen der Gefäße oder von Sekretionsstörungen bzw. Resorptionsstörungen des Labyrinthwassers, insbesondere der Endolymphe verursacht werden. BRUNNER bezeichnet die Anfälle als Otitis interna vasomotorica (entzündliche Erscheinungen fehlen jedoch), KOBRAK spricht von angioneurotischen Oktavuskrisen, HALLPIKE und CAIRNS vermuten Sekretions- und Resorptionsstörungen der Endolymphe, MYGIND und DEDERDING wiesen als erste auf den gestörten Wasserhaushalt mit der Bildung von extrazellulärem Ödem auf allergischer Basis hin, SHELDON und HORTON glauben an Permeabilitätsstörungen, andere an Störungen des Mineralstoffwechsels, wie FÜRSTENBERG, LATHROP und LASHMET, die Natriumionen, TALBOT und BROWN die Kaliumionen verantwortlich machen.

Pathologisch-anatomisch sind nur wenige Fälle untersucht. ROLLIN, HALLPIKE, CAIRNS und WRIGHT u. a. beobachteten eine starke *Ektasie des Endolabyrinthes* mit degenerativen Veränderungen an den Sinnesendstellen, zystischen Veränderungen der Stria vascularis, Abnahme der Ganglienzellen im Ganglion spirale und perisakkuläre Bindegewebsverdickungen am Sacculus endolymphaticus (Abb. 237). Verschiedentlich wird dafür eine primäre *Steigerung des Endo-*

lymphdruckes verantwortlich gemacht und die Krankheit als *Labyrinthhydrops* bezeichnet. In der Minderzahl der untersuchten Fälle fehlte die Ektasie und fanden sich nur degenerative Veränderungen oder normale Verhältnisse (BERG-GREN). Es ist daher noch fraglich, ob stets ein Labyrinthhydrops angenommen werden darf.

Mit dieser Pathogenese stimmt überein, daß die Patienten mit einer Ménière-schen Erkrankung in der Regel eine ausgesprochene *Labilität des vegetativen Nervensystems* aufweisen und daher zu Gefäßkrämpfen, lokalen Wasserver-schiebungen, Ionenwirkungen und Permeabilitätsstörungen neigen. Nach dieser neueren Auffassung ist die Ménièresche Krankheit jedenfalls häufig eine der funktionellen Störungen der *vegetativen Dystonie*, was die Beziehungen zu den

Ektasierter Ductus cochlearis im Helicotrema

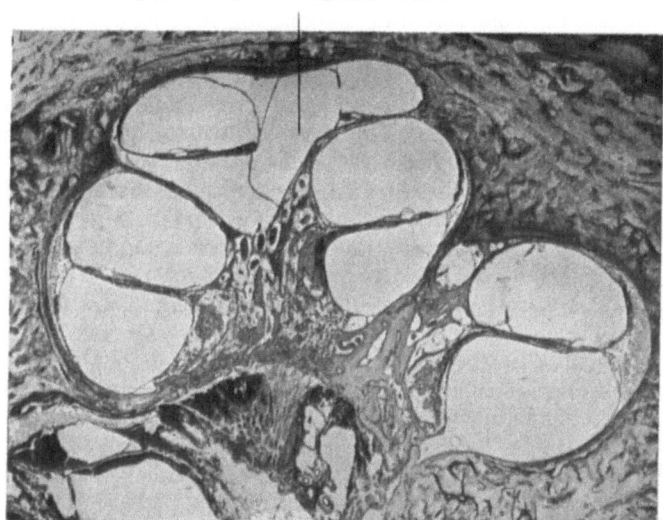

Abb. 237. Ménièresche Krankheit. Ektasie des Ductus cochlearis (Labyrinthhydrops) (nach HALLPIKE). Der Ductus cochlearis ist so stark erweitert, daß die Reißnersche Membran der Wand der Scala vestibuli anliegt und in der Schneckenspitze durch das Helicotrema in die Scala tympani gedrängt wird.

allergischen Erkrankungen, wie Heuschnupfen, Urtikaria usw., mit denen sie zuweilen abwechselt, erklärt. Alkohol, besonders aber Tabak, begünstigt die Anfälle, wie sie gelegentlich auch durch bestimmte Allergene ausgelöst werden können. Auffälligerweise erkrankt meistens nur das eine Ohr. Auch spielt die *Wetterabhängigkeit* (Föhnempfindlichkeit), der Einfluß der inneren Sekretion mit der *Menses* und dem *Klimakterium* eine Rolle, ebenso sind *psychische Traumen* als auslösende Faktoren bekannt.

Nach meiner Erfahrung werden die psychischen Faktoren zu wenig berücksichtigt. Die Patienten erzählen in der Regel diese ihnen peinlichen Angelegenheiten nicht, sofern der Arzt entsprechende Fragen unterläßt.

Der Erfolg der Behandlung hängt wesentlich von der Berücksichtigung dieser ursächlichen Bedingungen ab. Sicher können auch andere Labyrinthstörungen, z. B. Innenohrblutungen, wie vermutlich im ersten von MÉNIÈRE 1861 be-schriebenen Fall, oder Zirkulationsstörungen bei Arteriosklerose zu solchen Anfällen führen. Diese Fälle leiten zum symptomatischen Ménièreschen Syn-drom über. Ob sich ähnliche vasomotorische Störungen auch an den zentralen vestibulären Bahnen und Zentren abspielen können, ist noch nicht entschieden.

Symptome und Verlauf. Die Ménièresche Krankheit beginnt im allgemeinen mit einem plötzlichen, ganz unerwarteten und scheinbar grundlosen schweren Anfall von *Drehschwindel,* der den Patienten mitunter im Bett befällt und aus dem Schlaf weckt. Wie bei jeder starken Labyrinthreizung ist der Schwindel von vegetativen Störungen, *Schweißausbrüchen, Übelkeit* und *Erbrechen* begleitet. Wird der Patient stehend von Schwindelanfällen überrascht, können die Anfälle so plötzlich einsetzen, daß er zu Boden stürzt. Der Anfall geht, wie die Seekrankheit, mit einem Vernichtungsgefühl einher, das den Patienten außerordentlich ängstigt und eine schwere Hirnerkrankung vermuten läßt. Bei völlig ruhigem Verhalten im Liegen wird der Schwindel am wenigsten empfunden und bei einer bestimmten, von Fall zu Fall verschiedenen Lage, werden die Beschwerden erträglich, so daß der Patient oft stundenlang regungslos mit geschlossenen Augen im Bett verharrt. Die häufig vorhandenen *Kopfschmerzen* deuten auf eine zerebrale Beteiligung hin, jedoch bleibt das Bewußtsein vollständig klar.

Während des Anfalles besteht gewöhnlich ein mehr oder weniger starker horizontaler oder rotatorischer *Spontannystagmus* nach der Gegenseite, der bisweilen bei einer bestimmten Kopflage (Schwindellage) stärker hervortritt. Außerdem können andere objektiv nachweisbare Vestibularisstörungen vorhanden sein (Fallneigung, Vorbeizeigen usw.). Die kalorische Reizprüfung ergibt im weiteren Verlauf häufig eine Untererregbarkeit des Labyrinthes der erkrankten Seite. Oft ist ein Lagenystagmus nachzuweisen (NYLEN). Im ganzen liegt ein peripheres vestibuläres Syndrom vor.

Die damit einhergehende Störung des Kochlearapparates äußert sich in meistens einseitiger *Schwerhörigkeit* und heftigem *Ohrensausen.* In einzelnen Fällen nimmt die Schwerhörigkeit während der Schwindelfälle ab (Syndrom von LERMOYEZ). Die Schwerhörigkeit hält sich im allgemeinen in mäßigen Grenzen und entspricht einer Innenohrschwerhörigkeit mit einer „regelwidrigen" Einschränkung des tiefen Tongebietes. Die Hörverlustkurve für Luftleitung verläuft oft beinahe horizontal (Abb. 71), diejenige der Knochenleitung entsprechend, nicht selten stärker betroffen als die erstere. Sie läßt sich manchmal audiometrisch nicht mehr nachweisen. Das konstante Vorhandensein eines sehr ausgeprägten Lautstärkeausgleiches bzw. die starke Senkung der Unterschiedsschwelle deutet darauf hin, daß es sich um eine Störung im nervösen Apparat des Cortischen Organs und nicht in der Schalleitung des Innenohres handelt. Das *otoskopische Bild* ist *normal.*

Die *Anfälle* sind in ihrer *Intensität* sehr verschieden und beschränken sich gelegentlich auf leichte, rasch vorübergehende unbestimmte Schwindelgefühle. Typisch sind dabei *Scheinbewegungen,* indem der Patient sich selbst oder seine Umgebung in Bewegung glaubt (AUBRY und OMBRÉDANNE). Der *einzelne Anfall* dauert von *einigen Minuten bis Wochen* und nimmt mit der Zeit langsam ab, um fast unmerklich aufzuhören. Selten bleibt es bei einem Anfall, meist erfolgen im weiteren Verlauf eine ganze Zahl von *Rückfällen,* die mit der Zeit abnehmen und weniger heftig werden und durch völlig *freie Intervalle* getrennt sind. Es kann immer wieder, auch nach Jahren, zu *neuen Anfällen* kommen, weshalb die Krankheit in ihrer Unberechenbarkeit äußerst lästig und störend ist. Die Beschwerden ziehen sich vielfach über Wochen und Monate hin, verschwinden aber fast stets wieder vollständig. Stärkere Hörstörungen sind oft irreversibel. Ausnahmsweise bedingen jahrelange stärkere Schwindelanfälle eine dauernde Arbeitsunfähigkeit.

Vereinzelt tritt eine sofortige und völlige Ausschaltung des gesamten Innenohres mit Vestibularisunerregbarkeit und irreparabler Taubheit ein, die sogenannte *Labyrinthapoplexie,* die aber nicht zu der idiopathischen Ménièreschen Krankheit zu rechnen ist.

Die übrige Untersuchung ergibt in vielen Fällen eine ausgesprochene *vegetative Stigmatisierung* mit einer Reihe von vegetativ-dystonischen und allergischen Erkrankungen, die sich zum Teil zeitlich ablösen, wie Rhinopathia vasomotorica, Heufieber, Urtikaria, Hyperazidität und Ulcus ventriculi, Gallensteine, Migräne usw.

Diagnose. Über Schwindelgefühle verschiedener Art wird in der Praxis häufig geklagt. Der *schwere* Ménière-Anfall mit hochgradigem Schwindel, Scheinbewegungen, Schweißausbrüchen, Erbrechen, Schwerhörigkeit und Ohrensausen ist diagnostisch klar. Von schweren Gehirnerkrankungen, Urämie, Intoxikationen usw. unterscheidet das klare Bewußtsein. Ähnlich wie der Labyrinthschwindel wirkt sich der *Augenschwindel* oder der *tabische Schwindel* aus. Ein *hysterischer Anfall* kann einen Ménière-Anfall vortäuschen. Am schwierigsten ist die Unterscheidung von geringgradigen Ménière-Anfällen und *unbestimmten unangenehmen Empfindungen anderer Genese,* die der Patient für Schwindelanfälle hält. Bei näherem Befragen stellt sich heraus, daß der Patient unter Schwindelanfällen Unsicherheit, Schwachwerden, Schwarzwerden vor den Augen usw. versteht, wogegen die kennzeichnende Scheinbewegung fehlt. Unbestimmte Grenzfälle sind recht häufig.

Bei vestibulärer Genese muß durch sorgfältige Allgemeinuntersuchung, serologische Reaktion auf Syphilis, neurologische Untersuchung, eingehende Ohruntersuchung mit Röntgenaufnahme des Felsenbeines nach den möglichen organischen Ursachen des Ménière-Syndroms gesucht werden. Erst nach Ausschluß von schweren Zirkulationsstörungen, Blutkrankheiten, Kopftraumen, Lues, Tabes, Otosklerose, multipler Sklerose, Akustikus- und Hirntumoren usw. darf eine idiopathische Ménière-Krankheit angenommen werden. Heftige, akut einsetzende Anfälle sprechen für die letztere, schleichender Beginn mit Fehlen der freien Intervalle für ein symptomatisches Ménière-Syndrom. Die *Vestibularisprüfung* ergibt im freien Intervall entweder normale Verhältnisse oder ein peripheres vestibuläres Syndrom (s. S. 126), das auch während den Anfällen besteht. Entscheidend kann die Untersuchung des *Lautstärkeausgleiches* bzw. der *Unterschiedsschwelle* für Tonstärkeänderungen sein. Das Fehlen des Lautstärkeausgleiches, ebenso wie eine normale Unterschiedsschwelle sprechen gegen die periphere Labyrinthstörung der Ménièreschen Krankheit. Auch der Facharzt ist aber nicht immer in der Lage, die Entscheidung in einer einzigen Sprechstundenkonsultation zu treffen, oftmals ist eine eingehende Beobachtung im Spital notwendig und erst der weitere Verlauf bringt die nötige Aufklärung.

Behandlung. Der *schwere akute Anfall* der Ménièreschen Krankheit läßt sich zwar nicht sofort unterbrechen, er kann aber durch absolute Bettruhe im halbverdunkelten Zimmer mit geistiger Entspannung in einer vom Patienten selbst zu findenden günstigsten Lage und mit der Eisblase auf dem Kopf rasch auf ein erträgliches Maß herabgesetzt werden. Eine Aufklärung über die Harmlosigkeit des anscheinend schweren „Kopfleidens" mit der Befürchtung eines drohenden Schlaganfalles oder einer schweren Hirnerkrankung tragen zur Beruhigung des Patienten wesentlich bei. Kaffee, Tee und Alkohol, namentlich aber das Rauchen sind zu verbieten. Die verschiedenen Medikamente gegen Seekrankheit, wie Vasano, Nautisan, werden in hohen Dosen als Suppositorien gegeben, neuerdings auch Dramamin. Subkutane Injektionen mit Nikotinsäureamid (Benicot, Vinicotyl usw.) oder Nikotinsäure (Niconacid) nach HARRIS und MOORE, Histamininjektionen mit 0,0001 bis 0,001 in steigenden Dosen nach ATKINSON, SHELDON und MORTON.

Im übrigen steht die *Bekämpfung der Anfallsbereitschaft* bzw. der zugrunde liegenden vegetativen Dystonie an erster Stelle. Nach MYGIND und DEDERDING hat die Einschränkung der Flüssigkeits- und Salzzufuhr (750 ccm Wasser pro die, unter Umständen zeitweise Reduktion auf 350 bis 400 ccm) einen günstigen Einfluß. TALBOTT gibt täglich 6 bis 8 Teelöffel einer 25% Kaliumchloridlösung zur Natriumausscheidung, FÜRSTENBERG, LATHROP und LASHMET geben dreimal täglich 0,9 g Ammoniumchlorid. An vegetativen Pharmaka ist besonders Monotrean (LAMPÉ) (Chinin. muriati. 0,1 + Papaverin 0,04, täglich ein bis drei Tabletten während mindestens sechs Wochen) zu empfehlen. Zum Dauergebrauch eignen sich ferner Bellergal und Belladenal, bei stärkerer psychischer Komponente Brom, Baldrian und Luminaletten. Unterstützend wirkt Kalzium (Kalzium Sandoz, Kalzium Merck). Mitunter bringen Antiallergika eine sofortige Besserung. Innersekretorische Störungen werden mit entsprechenden Hormonpräparaten behandelt. Auch sollen Streuherde (Tonsillen) beseitigt werden. Wichtiger als Medikamente ist die Regelung der Lebensweise mit möglichster Alkohol- und Tabakabstinenz, vernünftiger körperlicher Betätigung beim sitzenden Geistesarbeiter, Luft- und Sonnenbäder, hydrotherapeutischen Prozeduren zur Bahnung einer normalen Gefäßmotorik und Einschränkung der Arbeitsleistung und der Aufregungen. Gleichzeitig muß eine entsprechende psychotherapeutische Aufklärung erfolgen. Manchmal ist eine längere Erholungskur in einer ärztlich geleiteten Anstalt mit entsprechendem Milieuwechsel am zweckmäßigsten. Entsprechend den zahlreichen auslösenden Bedingungen der Ménièreschen Krankheit kann kein allgemeingültiges Behandlungsschema aufgestellt werden, sondern die Behandlung ist dem vorliegenden Fall anzupassen. Auch ist der Wert der verschiedenen medikamentösen Behandlungsarten noch nicht genügend abgeklärt. Wie bei vielen vorübergehenden Äußerungen der vegetativen Dystonie, spielt zudem die suggestive Kraft der ärztlichen Persönlichkeit eine wesentliche Rolle.

Die beschriebene Behandlung führt in kürzerer oder längerer Zeit fast immer zum Ziel. Nur bei monate- und jahrelangem Dauerschwindel kommen *Operationen* am Labyrinth und dem Hörnerven zur Ausschaltung des Vestibularis in Frage (Alkoholeinspritzungen in das Labyrinth [MOLLISON], Durchtrennung des N. statoacusticus bzw. des N. vestibuli [OLIVECRONA, DANDY, AUBRY und OMBRÉDANNE]. Das neueste Verfahren besteht in der Fenestration des horizontalen Bogenganges nach einfacher Mastoideröffnung mit Herausziehen des häutigen Bogenganges, wobei das Hörvermögen allerdings meistens verlorengeht (LAHE, BAY, CAWTHORNE).

Die Vestibularisfunktion läßt sich auch durch große Dosen von Streptomycin ausschalten (s. S. 355), was erstmalig durch FOWLER, HAMBERGER sowie HYDEN und KOCH zur konservativen Behandlung sonst unheilbarer Schwindelanfälle benutzt wurde, insbesondere bei doppelseitiger Affektion. Diese Therapie gefährdet aber auch den Kochlearapparat und befindet sich noch im Versuchsstadium.

Prognose. Es besteht trotz der bedrohlichen Symptome keine Lebensgefahr und die Aussichten eines völligen Aufhörens der Schwindelanfälle sind gut.

Bewegungskrankheiten

Eine dem Ménièreschen Symptomenkomplex nahestehende Störung sind die *Bewegungskrankheiten*, welche bei bestimmten andauernden passiven, ungleichmäßigen Bewegungen auftreten. Dazu gehört die *Seekrankheit*, die *Luftkrankheit* im Flugzeug, die *Eisenbahn-* und *Automobilkrankheit*, welche in der heutigen motorisierten Zeit mit der häufigen Benutzung solcher Beförderungsmittel eine weite Verbreitung erfahren haben. Die meisten Menschen sind empfindlich, einige überempfindlich, wenige so gut wie unempfindlich. *Säuglinge* werden nicht seekrank.

In der Entstehung dieser Erkrankungen spielt der *Vestibularapparat* eine wichtige Rolle, weshalb z. B. Taubstumme mit fehlender Labyrinthreaktion sehr widerstandsfähig sind. Daneben aber gerät der *ganze Gleichgewichtsregulationsapparat*, der neben den vestibulären Reizen auf optischen Eindrücken, den Tastempfindungen der Haut, propriozeptiven Reizen der Muskeln und Gelenke, sowie Druck und Zug an den Eingeweiden, aufgebaut ist, in Unordnung. Er ist auf die aktive Bewegung eingestellt, die eine bestimmte Kombination dieser Sinnesreize hervorruft, während bei passiven Bewegungen die einzelnen Komponenten nicht mehr zusammenstimmen und daher als etwas ganz Ungewohntes empfunden werden. Je nach der Art der Bewegung steht bald die eine, bald die andere Komponente mehr im Vordergrund. Bei der Seekrankheit wird das Stampfen und Schlingern des Schiffes unangenehmer empfunden als das Rollen, d. h. die Bewegung um die Längsachse.

Im Symptomenkomplex dieser Bewegungskrankheiten treten die neurovegetativen Störungen (Übelkeit, Erbrechen, Kopfschmerzen, Gähnen, Veränderungen der Respiration und Zirkulation mit kleinem frequenten Puls) und psychische Alterationen (Vernichtungsgefühl, Lebensüberdruß) stark hervor, während ein deutliches Schwindelgefühl und Nystagmus nicht immer vorkommen. Es ist klar, daß deshalb vegetative Dystonien die Erkrankung begünstigen. Mit der Zeit stellt sich bei der Mehrzahl der Menschen eine weitgehende Gewöhnung ein.

Behandlung. Im Liegen erfolgt eine Entspannung der Muskulatur, wodurch die Erhaltung des Gleichgewichtes durch rasch wechselnde Muskelbewegungen dahinfällt und die Erscheinungen sind am geringsten. Augenschluß bewahrt vor den verwirrenden optischen Eindrücken. Jede kompliziertere Bewegung (Waschen, Bücken usw.) kann einen Anfall auslösen. Von Medikamenten sind insbesondere Veronal zur Beruhigung des Hirnstammes und psychischer Faktoren, sowie Atropinpräparate (Nautisan, Vasano) zur Dämpfung der vegetativen Übererregbarkeit angezeigt. Als bestes Medikament gilt zur Zeit Dramamine.

3. Die Hyperaesthesia acustica und die nervösen Störungen der Binnenohrmuskeln

Die Hörschärfe zeigt erhebliche individuelle Schwankungen. Eine wesentliche Steigerung über die Norm, so daß von einer eigentlichen *Hyperacusis* gesprochen werden könnte, ist äußerst selten.

Töne und Geräusche maximaler Intensität (über 130 Dezibel) werden auch vom gesunden Menschen als *schmerzhaft* empfunden. Bei starker nervöser Überreizung, zuweilen auch nach Schädeltraumen oder bei gewissen Innenohrschwerhörigkeiten lösen schon Schalleindrücke geringer Intensität einen Schmerzreiz aus. Dies führt zur *Lärmempfindlichkeit* einzelner Menschen über, die durch Schalleindrücke aller Art stark gestört werden. Klinisch ist weder die Hyperacusis noch die Hyperästhesie von Bedeutung.

Über die *nervösen Störungen der Binnenohrmuskeln* und ihre Folgen liegen nur wenige Anhaltspunkte vor. Die seltenen klonischen Krämpfe des M. tensor tympani äußern sich durch zuckende Trommelfellbewegungen und ein flatterndes Geräusch im Ohr. Die Lähmung des N. facialis, zentral von der Abzweigung des Ramus stapedius, bringt auch eine Lähmung des M. stapedius mit sich, deren

Auswirkung auf das Gehör im Sinne einer Hyperacusis behauptet wurde, sich aber audiometrisch an der Hörschwelle nicht bestätigt hat (FRANK). Jedoch ist ein abnorm rasches Ansteigen der Lautstärke mit zunehmender Schallintensität (mechanisch bedingter Lautstärkeausgleich) möglich (LÜSCHER). Die klinische Bedeutung einer Tonuserhöhung oder von Dauerkrämpfen der Binnenohrmuskeln ist noch unbekannt. Es erscheint nicht ausgeschlossen, daß sie an gewissen Formen von Schwerhörigkeiten beteiligt sind (LÜSCHER, KOBRAK). Da den Binnenohrmuskeln, besonders dem M. stapedius, normalerweise Regulations- und Schutzwirkungen bei lauten Schalleindrücken zukommen, ist es möglich, daß ihre gestörte Funktion zu rascherem Aufbrauch des Schallempfindungsapparates im Lärm und damit zu einem frühen Einsetzen der Lärmschwerhörigkeit beiträgt.

IX. Zerebrale Hör- und Vestibularisstörungen

1. Organisch bedingte zerebrale Hör- und Vestibularisstörungen

Die Erkrankung der Hirnhäute und des Gehirnes verursachen teilweise durch *lokale Herde*, teilweise durch *Fernwirkung* mannigfache Störungen des zentralen Hör- und Gleichgewichtsapparates, deren besondere Art durch den Verlauf der zentralen Cochlearis- und Vestibularisbahnen verständlich wird (s. Anatomie S. 32).

Die Störungen bei **Stammerkrankungen des N. statoacusticus** wurden bereits im vorhergehenden Abschnitt besprochen.

Aus der *Aufsplitterung der Faserung des N. cochleae und des N. vestibuli* und deren getrenntem Verlauf *im Hirn* erklärt es sich, daß die einzelnen Funktionen bei Hirnerkrankungen ungleichmäßig in Mitleidenschaft gezogen werden und daß zum Teil reine Hörstörungen, zum Teil isolierte Vestibularisstörungen vorkommen. Die *Hörstörungen* sind teils gekreuzt, teils ungekreuzt, oftmals aber doppelseitig. Taubheit ist sehr selten. Es handelt sich um mehr oder weniger hochgradige Schwerhörigkeiten vom Innenohrtypus, für die eine relativ starke Verkürzung der Knochenleitung typisch sein soll. Eine sichere funktionelle Unterscheidung von peripheren Schwerhörigkeiten ist aber mit der bis jetzt üblichen Hörprüfung nicht möglich.

Erst die Untersuchung des Lautstärkeausgleichs bzw. der Unterschiedsschwelle für Tonstärkeänderungen sowie die Geräuschaudiometrie nach LANGENBECK ergaben grundsätzliche Unterschiede gegenüber den peripheren Innenohrschwerhörigkeiten, verursacht durch Störungen des Cortischen Organs. LÜSCHER und ERMANNI fanden eine normale Unterschiedsschwelle, GREINER traf bei Hirnrindentumoren eine Verlängerung derselben. EBY und WILLIAMS stellten das Fehlen des Lautstärkeausgleiches durch direkte Bestimmung bei einseitigen zentralen Schwerhörigkeiten fest.

Im ganzen sind leichtere *Vestibularisstörungen häufiger als solche des Cochlearis*, und besonders der richtungwechselnde *Lagenystagmus* spielt bei den infratentoriellen, aber auch bei den supratentoriellen Erkrankungen eine wesentliche Rolle (NYLEN). Nach Hirnerschütterungen kann er das einzige Restsymptom bleiben (SEIFERTH). Die rotatorische Komponente des Nystagmus und der vertikale sowie der diagonale Nystagmus sind fast immer zentral bedingt.

Bei Erkrankungen des **verlängerten Markes** und der **Brücke** treten, infolge der aufgesplitterten Hörbahn, die Hörstörungen gegenüber den Vestibularisstörungen zurück. Hier ist namentlich die *Nystagmusbereitschaft* zur kranken Seite topisch diagnostisch wichtig. Dieser Nystagmus wird durch Lockerungsmaßnahmen (Kopfschütteln, Druck auf die Halsgefäße) oder durch kalorische Reizung stets nach derselben Seite ausgelöst (BARRÉ).

Im **Mittelhirn** wird die Hörbahn der lateralen Schleife der Gegenseite auf kleinem Raum getroffen, weshalb neben Vestibularisstörungen eine gekreuzte Schwerhörigkeit vorliegen kann.

Die sogenannte **Rindentaubheit,** die bei Erkrankungen des Schläfenlappens durch Zerstörung der Hörrinde entsteht, ist bei einseitiger Erkrankung in Anbetracht der doppelseitigen Innervation gering.

Die **Kleinhirnerkrankungen** können zwar durch Fernwirkung den Cochlearisapparat stören, es überwiegen aber die Symptome des Vestibularapparates, der mit dem Kleinhirn anatomisch und funktionell eng verbunden ist. Neben den typischen Kleinhirnerscheinungen, wie Adiadochokinese und Kleinhirnataxie, finden sich Schwindel, Übelkeit, Erbrechen, Nystagmus, Fallneigung, taumeliger Gang und Lagestörungen. Bei einseitiger Hemisphärenerkrankung des Kleinhirns sind alle krankhaften Symptome nach der kranken Seite gerichtet (s. auch S. 313).

Der *allgemeine Hirndruck* kann Fernwirkungen verschiedener Art hervorbringen. Da der Perilymphraum des Innenohres mit dem Subarachnoidealraum in offener Verbindung steht, ist eine Drucksteigerung der Perilymphe bei erhöhtem Liquordruck anzunehmen (Stauungsrohr). Deren Auswirkung auf die Funktion des Innenohres ist klinisch noch nicht bekannt. Auch bei der **posttraumatischen diffusen Hirnschädigung** nach Hirnerschütterung und Hirnquetschung lassen sich im posttraumatischen Symptomenkomplex Vestibulariserscheinungen nachweisen. Dieser *postkommotionelle Symptomenkomplex* hat nicht selten die Form eines neurasthenischen Syndroms bzw. eines hyperästhetisch-asthenischen Syndroms (J. STAEHELIN) mit Kopfschmerzen und Schwindelgefühlen und wird in solchen Fällen mit einer Verletzung der Zentren im *Zwischenhirn* bzw. der *subthalamischen Region* in Zusammenhang gebracht (s. Ohrverletzungen S. 179). Lokale Hirnschädigungen können durch *Tumoren, Blutungen, Entzündungen, sklerosierende Erkrankungen* usw. verursacht werden, weshalb die *diffuse und lokalisierte Meningitis, die Enzephalitis, Syringobulbie, apoplektische Insulte, Hirnsyphilis* und *Hirntuberkulose* usw. zuweilen mit Hörund Vestibularisstörungen einhergehen. Gleichfalls hat die *multiple Sklerose* transitorische Hörstörungen, ebenso wie Schwindel und Nystagmus zur Folge. Die besondere Symptomatologie der Akustikustumoren und der übrigen Geschwülste im Kleinhirnbrückenwinkel wird bei den Ohrgeschwülsten besprochen.

Diagnose. Auf die Grundsätze der Diagnosestellung wurde im Abschnitt „Deutung der Ergebnisse der Vestibularisprüfung" (S. 125) näher eingegangen. Die Befunde sind in ihrer großen Mannigfaltigkeit meist topisch schwer zu beurteilen. Nur bei den Akustikus- und den Kleinhirnbrückenwinkeltumoren läßt sich eine sichere Diagnose stellen. Trotzdem kann das Ergebnis der otologischen Untersuchung im neurologischen Gesamtbefund für die Diagnose der Art und des Sitzes der Hirnerkrankungen von wesentlicher Bedeutung sein und wird hauptsächlich nach Kopfverletzungen zur objektiven Feststellung der Schäden herangezogen. Die Untersuchung und die Deutung sind Sache des Facharztes bzw. des Otoneurologen.

2. Psychogene Hör- und Vestibularisstörungen

Ursache und Entstehung. Psychisch bedingte Schwerhörigkeiten und Vestibularisstörungen sind, wenigstens in Friedenszeiten, nur Teilerscheinungen einer *Neurose* bzw. der lokale Ausdruck einer angeborenen oder erworbenen (toxisch, *traumatisch*) *Neurosebereitschaft.* Neben der Hörstörung sind deshalb oftmals noch andere Symptome der *Neurose* oder Zeichen einer *Hysterie* vorhanden. Vor allem bei Kindern und jungen Mädchen wird die Hysterie auch monosymptomatisch in Form von Hörstörungen beobachtet und ist schwer zu diagnostizieren.

Zum Ausbruch neurotischer Erscheinungen gehört in der Regel ein *psychisches Trauma*, das oft durch ein plötzliches einmaliges schreckhaftes Ereignis (Unfall) hervorgerufen wird, aber auch durch eine zuerst organische Ohrerkrankung gegeben sein kann und mitunter auf rein innere psychische Schwierigkeiten ohne ersichtlichen Grund oder auf eine „psychische Infektion" zurückgeht. Es ist klar, daß solche psychogenen Störungen um so leichter ausgelöst werden, je mehr ein Mensch zu abnormen psychischen Reaktionen neigt. Sie kommen daher bei psycholabilen Neurasthenikern und bei Neurosebereitschaft viel mehr vor als beim geistig robusten Menschen. *Schwere Katastrophen* können aber auch den gesunden Menschen aus dem Gleichgewicht bringen. So wird im Krieg durch die dauernde und allgemeine Nervenzerrüttung, gepaart mit körperlicher Erschöpfung, der Boden derart vorbereitet, daß psychogene Störungen als sogenannte *Kriegsneurosen* in größerer Zahl auftreten. Schwere Explosionen und Verschüttungen mit gleichzeitigem akustischen Trauma führen besonders leicht zu abnormen Schreckwirkungen (KÜMMEL). Es handelt sich entweder um *Erschöpfungsneurasthenien*, um *Schreckneurosen* oder am häufigsten um *hysterische Reaktionen* mit Übergängen zur bewußten Aggravation und Simulation. Hör- und Sprachstörungen sind damit vielfach verbunden.

In den meisten Fällen ist die Störung zunächst nicht rein psychisch, sondern sie beruht auf einer *organischen Grundlage*, die aber *psychisch überlagert* wird, und deren Beschwerden sich dadurch in verschiedenem Grade verstärken oder fixieren. Beispielsweise verursacht ein einmaliges akustisches Trauma ohne Trommelfellzerreißung äußerst selten eine dauernde, organisch bedingte Taubheit, doch bleibt die anfängliche Taubheit manchmal über längere Zeit psychisch fixiert. Die psychische Überlagerung kann sich nach Hirnerschütterungen mit dem erwähnten *postkommotionellen neurasthenischen Syndrom* mischen, von deren Erscheinungen sie schwer abzutrennen ist (s. S. 363). Die reinen psychogenen Störungen sind in der Regel bei *leicht körperlich Verletzten* eher anzutreffen als bei Schwerverletzten.

Bei Unfällen oder wenn sonst die Aussicht besteht, eine Rente zu erhalten, kommt mitunter einige Zeit nach dem Unfall noch eine *Begehrungsneurose* hinzu, die eine neue psychische Überlagerung mit sich bringt und die Beschwerden weiter unterhält. Von hier aus führen alle Übergänge zur bewußten *Aggravation* und *Simulation*. Die durch die Versicherung gegebenen Behandlungsumstände (mehrere Ärzte gleichzeitig und nacheinander, zahlreiche nicht immer gleichlautende Begutachtungen, Kampf um Versicherungsleistungen usw.) wirken dabei sehr schädlich.

In der Praxis sind derartige schwer entwirrbare Mischungen von organisch bedingter Hör- und Vestibularisstörung mit unbewußter psychischer Überlagerung und bewußter Aggravation nach Unfällen häufig und machen dem Begutachter viel Arbeit und Mühe.

Symptome und Verlauf. Die *psychogene Hörstörung* kann alle Abstufungen von der Schwerhörigkeit mäßigen Grades bis zur Taubheit umfassen. Besonders im Krieg tritt die *Taubheit* doppelseitig auf und ist mit *Stummheit* (Mutismus) gepaart. Dieser Zustand ist nicht mit einer gewöhnlichen Taubstummheit identisch, sondern bedeutet Taubheit und Stummheit, zwei Symptome psychischer Störung, die in einem gewissen Sinne voneinander unabhängig sind. Während der psychogen Taube vollständig taub ist, d. h. keinerlei Hörreste mehr zu besitzen scheint und auch auf mechanische Erschütterungen, beispielsweise des Bodens, nicht mehr reagiert, hat der organisch Taube oft noch Hörreste und ist für Vibrationsgefühle im hohen Grad empfindlich. Die Stummheit ist ebenfalls vollständig. Der Patient gibt auch auf schriftliche Aufforderung hin keinen Ton von sich, was für den Taubstummen nicht zutrifft. In Friedenszeiten beschränken sich die Hörstörungen mehr auf eine Schwerhörigkeit, *deren rascher und starker Wechsel* innerhalb einer kurzen Untersuchung auffällt. Meistens entspricht sie dem Befund einer Innenohrschwerhörigkeit, jedoch läßt sich der Gesamtbefund der Hörprüfung dabei mit einer organischen Hörstörung nicht in Einklang bringen. Simulationsprüfungen geben die gleichen Resultate wie bei einer bewußten Simulation bzw. Aggravation.

Nach amerikanischen Untersuchungen bei Kriegsneurosen wird das Sprachgehör des psychogen Schwerhörigen durch Lärm viel stärker beeinträchtigt als dasjenige des organisch Schwerhörigen (Doerfler und Stewart) (S. 129), wie auch die Unterschiedsschwelle für Tonintensitätsänderungen bei psychogener Schwerhörigkeit abnorm groß zu sein scheint (Lüscher) (Abb. 80). Dagegen kann der psychogalvanische Test (Bordley und Hardy) negativ ausfallen (Hardy) (S. 129).

Die *Vestibularisstörung* äußert sich in Schwindel, der als *Drehschwindel*, meistens aber als *unbestimmtes Schwindelgefühl* beschrieben wird. Daneben täuscht ein mehr oder weniger starkes Schwanken beim Gehen und Stehen eine organische Vestibularisstörung vor. Spontannystagmus fehlt. Die Erregbarkeit des Labyrinths erweist sich bei kalorischer Prüfung und bei der Drehung als normal, als beiderseits erhöht oder herabgesetzt. Die *subjektiven Reaktionen* sind vielfach *unverhältnismäßig stark*. Schon nach kurzer Drehung beginnt sich der Patient an den Drehstuhl zu klammern oder läßt sich fallen. Wie bei der Hörstörung sind die Erscheinungen einem *raschen und starken Wechsel* unterworfen und stimmen unter sich nicht überein (s. Simulationsprüfungen S. 130).

Neben den Innenohrstörungen ist die *Ohrgegend* häufig der *Sitz schmerzhafter Empfindungen*. Spontanschmerzen in der Ohrumgebung oder im Ohr selbst steigern sich mitunter bis zu den heftigsten „Neuralgien", die den Patienten „verrückt" machen. Gleichzeitig ist die Ohrgegend, hauptsächlich der Warzenfortsatz, druckempfindlich und erscheint dem Patienten geschwollen.

Trotz ihrem Wechsel können die psychischen Störungen im ganzen *jahrelang andauern*, bis die psychische Situation, z. B. durch den endgültigen Abschluß eines Rentenbegehrens, geklärt ist. Auch kann ein neuer Schreck die Wirkungen des ersten aufheben.

Diagnose. Die psychogene Natur einer Hör- oder Vestibularisstörung oder die psychische Überlagerung höheren Grades ist für den geübten Ohrenarzt oft unschwer zu erkennen. Der Doerfler-Stewart-Test und voraussichtlich auch die Steigerung der Unterschiedsschwelle können zudem besondere Hinweise sein. Dem wenig geübten Allgemeinarzt aber bereitet sie unüberwindliche diagnostische Schwierigkeiten, da ihre Feststellung eine völlige Vertrautheit mit den funktionellen Untersuchungsmethoden und dem Verhalten des organisch Schwerhörigen bei der funktionellen Prüfung voraussetzt. Derartige Fälle sind dem Facharzt zu überlassen, zumal ungeschickte Untersuchungen und falsche Beurteilung für die Gesundung äußerst schädlich sind.

Im einzelnen kann die Abgrenzung gegen bewußte Aggravation, sowie die Bestimmung des Anteils einer psychischen Überlagerung bei organischer Verletzung auch dem Facharzt große Schwierigkeiten bereiten. Wichtig ist die Zusammenarbeit mit dem Neurologen oder Psychiater, der die psychische Gesamtsituation abzuklären hat.

Behandlung. Entsprechend der Ursache ist eine dem Patienten und den jeweiligen Umständen angepaßte *Psychotherapie* notwendig, die nicht einfach in einer lokalen Scheinbehandlung oder sogar in einer Scheinoperation besteht.

Ist die Lokalbehandlung überraschend und dabei genügend energisch, so führt sie allerdings mitunter bei monosymptomatischer psychisch bedingter Schwerhörigkeit zum Ziel. Im allgemeinen wird aber dadurch die psychische Störung nicht behoben und das Gefühl, krank zu sein, wird nur noch weiter fixiert. Die psychische Behandlung muß vielmehr die gesamte psychische Persönlichkeit umfassen. Sie fällt zum Teil als „kleine" Psychotherapie in die Domäne des Facharztes, kann aber auch den Psychiater erfordern (Psychoanalyse, Narkosynthese usw.).

Bei den *versicherten Unfällen*, die als Ursache psychogener Hör- und Vestibularisstörungen bei weitem am häufigsten sind, ist die *zielbewußte psychische Führung* durch einen einzigen, die Verantwortung tragenden Arzt mit möglichst *raschem Abschluß des Versicherungsverfahrens* die beste Prophylaxe der psychogenen Überlagerung. Ist sie einmal eingetreten, so muß der Versicherungsanspruch unverzüglich abgeklärt und durch Abfindung zum Abschluß gebracht werden. Eine *Versicherungsleistung* für die psychogenen Störungen wird von den meisten Versicherungen mit Recht *abgelehnt* und schadet erfahrungsgemäß nur der Gesundung. Allerdings ist die Möglichkeit einer *traumatisch entstandenen Neurosebereitschaft* zu berücksichtigen.

X. Die Taubstummheit

Angeborene Taubheit oder frühzeitige Ertaubung mit dadurch bedingtem *Ausbleiben der artikulierten Lautsprache* wird als Taubstummheit bezeichnet, trotzdem die Bezeichnung „Taub-Stummheit" unzutreffend ist. Eine Stummheit liegt nicht vor, denn der Sprechapparat ist anatomisch und funktionell normal. Der Taube ist in der Lage, so ziemlich alle Sprachlaute wiederzugeben, sofern er angelehrt wird. In vielen Fällen handelt es sich auch nicht um ein völliges Erloschensein des Gehörs, d. h. eine vollständige Taubheit, sondern um eine hochgradige Schwerhörigkeit mit Hörresten.

Es wäre zweckmäßig, den Ausdruck Taubstummheit fallen zu lassen, da er den Eindruck erweckt, als ob der Taube auch stumm sei und daher zu einer falschen Beurteilung des „Taubstummen" führt (FOWLER). Die Taubstummen nennen sich neuerdings Gehörlose.

Entstehung. Ausschlaggebend ist das *Fehlen des Sprachgehörs* während der Zeit der Sprachentwicklung. Im Lallstadium unterscheidet sich das gehörlose Kind kaum vom hörenden und auch noch später äußert der Taubstumme seine Gemütsbewegungen in ähnlichen Lauten wie der Vollsinnige. Die *Sprachentwicklung des Kindes* erfolgt durch *Nachahmung* der *Lauteindrücke* der Sprache, erfordert deshalb das Gehör. Fehlt aber dem von Geburt Tauben, sowie dem im frühesten Kindesalter Ertaubten die Möglichkeit der akustischen Lautnachahmung und damit die Fähigkeit, die artikulierte Sprache durch das Gehör zu erlernen, dann bleibt das Kind im *Lallstadium* stecken und die Entwicklung zur *artikulierten Sprache* kommt nicht zustande. Tritt die Ertaubung bei schon erworbenen Sprachlauten ein, doch bevor die Wortbilder durch Lesen und Schreiben optisch fixiert sind, so geht die Sprache wieder verloren. Erst nach dem *sechsten bis achten Altersjahr* erhält sich die Sprache, erleidet aber auch bei späterer Ertaubung noch eine wesentliche Schädigung, denn eine normale wohlklingende Sprache bedarf der steten Kontrolle durch das Gehör.

Ursache der Taubheit. Der Taubheit liegt stets eine *Erkrankung des nervösen Apparates des Ohres* zugrunde. Auch die vollständige Atresie des Gehörganges mit hochgradiger Mißbildung der Paukenhöhle hat keine Taubheit zur Folge. Nur der äußerst seltene Verschluß aller vier Labyrinthfenster führt zur Taubheit. Inwieweit eine Erkrankung der zentralen Hörbahnen und Zentren bei gewissen Formen der Taubstummheit mitwirkt, ist nicht entschieden. So liegt die Annahme zentraler Störungen bei der endemischen Taubstummheit nahe, weil die geringen Veränderungen im Innenohr die Taubheit nicht erklären, wogegen die starken psychischen Alterationen auf das Gehirn hinweisen.

Die Taubstummheit kann ererbt, d. h. durch eine krankhafte Erbanlage (Gene) entstanden oder erworben sein (E. FISCHER, SCHWARZ).

Von *vererbter Taubheit* sind zwei Formen bekannt (ALBRECHT). Die eine, die *sporadische Taubstummheit*, vererbt sich rezessiv und ist deshalb häufig durch Inzucht bei Verwandtenehen zu finden. Bis zu 2% Taubstumme hat HANHART in eigentlichen Inzuchtsgebieten angetroffen (auf 2200 Einwohner

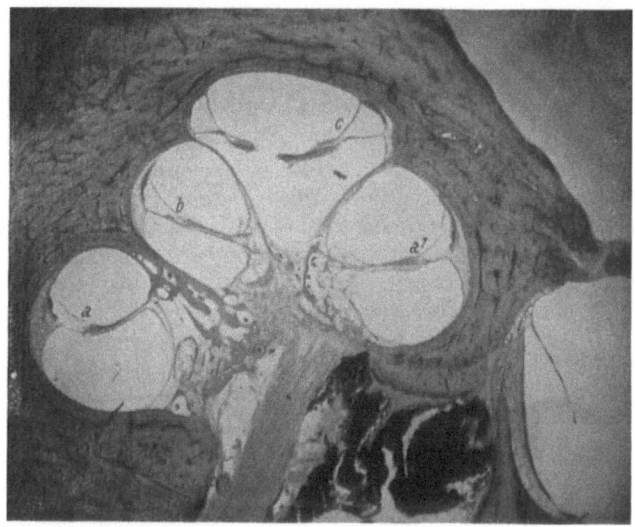

Abb. 238. Hereditäre Taubstummheit. Atrophie des Ganglion spirale und der aus ihm abgehenden Fasern. Mangelhafte Entwicklung des Cortischen Organes in der Basalwindung (*a*) und am Beginn der Mittelwindung (*a¹*), beste Entwicklung in der Mitte der Mittelwindung (*b*). Embryonales Stadium der Membrana tectoria in der Spitzenwindung (*c*) und der Stria vascularis in allen Windungen (aus OPPIKOFER sen.).

in Ayent [Wallis] 44 lebende Taubstumme). Mit der Taubstummheit gehen öfters noch andere Erbleiden einher, wie Schwachsinn (nach HANHART in 30%) oder Retinitis pigmentosa. Eingehende Stammbaum- und Sippenforschungen lassen annehmen, daß die rezessive Taubheit auf eine *Mutation* zurückgeht (HANHART). Anderseits kann die Taubheit aus einer Sippe auch wieder verschwinden (ULRICH). Die zweite Form, die *hereditäre Innenohrschwerhörigkeit*, weist einen dominanten Erbgang auf und zeigt neben Ertaubten alle Grade von Innenohrschwerhörigkeit.

Pathologisch-anatomisch liegt der vererbten sporadischen Taubheit eine Degeneration des nervösen Kochlearapparates zugrunde (Abb. 238), der hereditären Innenohrschwerhörigkeit eine Mißbildung der knöchernen Schnecke mit Neuroepithelveränderungen.

Die *Deutung der pathologisch-anatomischen Befunde* in ätiologischer Hinsicht, wie sie erstmals in zusammenfassender Weise von SIEBENMANN 1904 vorgenommen wurde, ist nicht einfach. Viele Veränderungen können als Mißbildung ausgelegt, aber auch als Residuen intrauteriner Labyrinthitiden betrachtet werden. Wenig zahlreich sind die Untersuchungen der rezessiven sporadischen Taubstummheit. Bei der hereditären Innenohrschwerhörigkeit lassen sich verschiedene Grade unterscheiden. Der *Typus Mondini* zeigt hochgradige Mißbildungen des Modiolus und der Skalensepten bis zum völligen Fehlen, beim *Typus Scheibe* sind Modiolus und Skalensepten nur verdünnt. Ganz selten ist eine Aplasie des knöchernen Labyrinths. Eine knöcherne Labyrinthobliteration kommt auch erworben vor.

Bei einer ersten Gruppe der *erworbenen Taubstummheit* führen zwar äußere Noxen zur Taubheit, aber die Erbanlage beeinflußt den Verlauf der Erkrankung. Dazu gehört die angeborene *endemische Taubheit*, welche durch noch nicht sicher bekannte Schäden der Kropfgegenden, also durch exogene ortsgebundene Faktoren, hervorgerufen wird. Während früher der Erbanlage ein wesentlicher Einfluß zugeschrieben wurde, ist ihre Bedeutung neuerdings umstritten (EUGSTER). Die *pathologisch-anatomische Grundlage* wurde bei der endemischen Schwerhörigkeit beschrieben (s. S. 344). Auffällig sind die geringen Veränderungen im Innenohr. Die endemische Taubstummheit findet sich besonders in Gebirgsgegenden zusammen mit der endemischen Struma bzw. dem Kretinismus und einer entsprechend großen Zahl von Taubstummen (s. endemische Hörstörung S. 344).

Für die zweite Gruppe der erworbenen Taubstummheit spielt die Erbanlage keine Rolle und die Ertaubung geht allein auf *Umwelteinflüsse* zurück. Vollzieht sich diese vor der Geburt (hereditäre Lues des Innenohres, Embryopathia rubeolosa, Rhesusfaktor [Kernikterus], intrauterine banale Labyrinthentzündungen) oder während der Geburt durch geburtstraumatische Schädigungen (Blutungen in das Innenohr), dann ist die Taubheit *angeboren*, gewöhnlich wird sie jedoch erst nach der Geburt erworben.

An der im frühesten Kindesalter *erworbenen Taubheit* bzw. der erworbenen Taubstummheit, sind die Infektionskrankheiten stark beteiligt, in erster Linie die epidemische *Meningokokkenmeningitis* mit der *meningealen Labyrinthitis*, es folgen *Scharlach, Masern, Enzephalitis, Kinderlähmung, Mumps, Diphtherie, Keuchhusten, Typhus, Tuberkulose, Osteomyelitis, Pyämie usw.* Traumen bzw. Fall auf den Kopf werden von den Eltern mitunter als Grund angenommen, erweisen sich aber nur ganz selten als Ursache. Die *pathologisch-anatomischen* Veränderungen bei erworbener Taubstummheit äußern sich in Residuen der meist entzündlichen Labyrintherkrankungen (s. S. 287), in der Regel im Kochlear- und Vestibularapparat (Abb. 239).

Die *Zahl der Taubstummen* variiert in den einzelnen Ländern erheblich. In Gebirgsgegenden mit endemischen Hörstörungen steht sie weit über dem Durchschnitt anderer Gebiete. So wurden beispielsweise in der Schweiz im Jahre 1930 auf 100000 Einwohner noch 179 Taubstumme festgestellt, in Deutschland nur zwischen 60 bis 70, in Italien 80, in England 84, in Frankreich 47 und in den USA. nur 45 Taubstumme (HEPP). Alle Länder haben mehr männliche als weibliche Taubstumme. Das Verhältnis der angeborenen zur erworbenen Taubstummheit hängt von den speziellen ätiologischen Bedingungen des Landes ab. Umgekehrt zu anderen Ländern überwiegen in der Schweiz die Taubgeborenen infolge der in Gebirgsgegenden verbreiteten endemischen Hörstörungen. In den letzten Jahrzehnten ging die Taubstummheit in sämtlichen Ländern bedeutend zurück (Schweiz 1870 bis 1930 von 254 auf 179 pro 100000 Einwohner) mit einer Verschiebung nach den Taubgeborenen (SCHÜTZ).

Symptome und Verlauf. Gemeinsam ist allen Taubstummen das *Fehlen des Sprachgehörs*, d. h. eine praktische Taubheit. Dieser liegt eine *Erkrankung des Innenohres* zugrunde, die allerdings mit einer Mittelohrkrankheit kombiniert sein kann, weshalb die Hörprüfung bei allen Taubstummen eine Innenohrschwerhörigkeit, eventuell eine gemischte Schwerhörigkeit ergibt. Die praktische Taubheit, bzw. das Fehlen des Sprachgehörs ist aber nicht gleichbedeutend mit vollständig erloschenem Gehör, d. h. mit einer absoluten Taubheit, sondern zwei Drittel aller Taubstummen besitzen nach BEZOLD noch Hörreste, sie haben teilweise ein Vokal- oder Lärmgehör. Audiometrisch untersucht, finden sich beinahe immer Hörreste. Doch fehlen ihnen die wichtigen mittleren Frequenzen völlig oder doch fast ganz, die Tonstrecke von b¹ bis g² (BEZOLD) bzw. e² bis c³ (STUMPF), die zum Verstehen der Sprache notwendig sind. Bei fehlendem Vokalgehör ist der Hörverlust für die sprachwichtigen Frequenzen im allgemeinen größer als 80 Dezibel, während zwischen 60 und 80 Dezibel das Vokalgehör aufzutreten beginnt. *Hörreste* finden sich hauptsächlich bei der *vererbten Taubheit* und zeigen im Audiogramm eine auffällige Symmetrie beider Seiten („Symmetriegesetz" der ererbten Taubheit nach LANGENBECK), während bei den *erworbenen Taubheiten* in viel höherem Maße eine *absolute Taubheit* vorkommt.

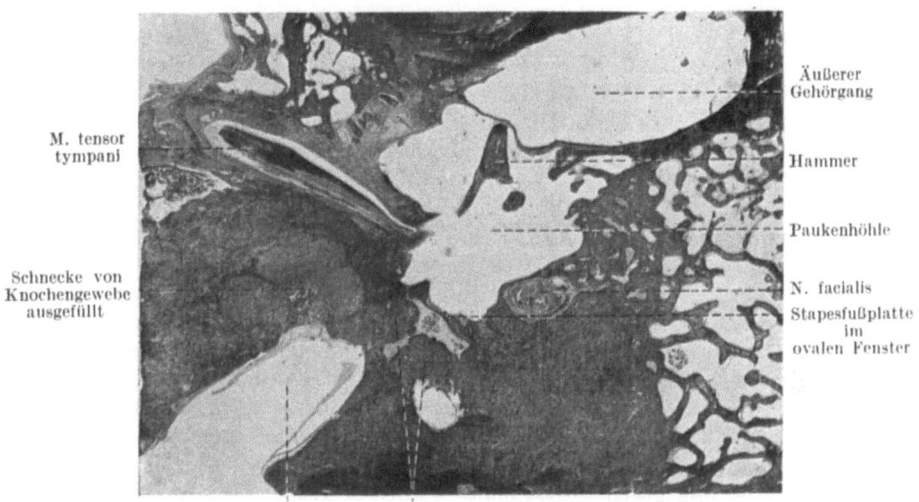

Abb. 239. Erworbene Taubstummheit nach Meningitis cerebrospinalis. Knöcherne Labyrinthobliteration nach Labyrinthitis. Horizontalschnitt.

Die Hörreste können mit zunehmendem Alter, besonders bei der hereditären Innenohrschwerhörigkeit, abnehmen oder verschwinden. Der *Vestibularapparat* ist bei den angeborenen Taubheiten in vielen Fällen noch funktionsfähig, dagegen bei der erworbenen Taubheit fast stets mitzerstört.

Vielfach wird die Taubstummheit, unabhängig ob sie auf ein Erbleiden oder eine Infektionskrankheit zurückzuführen ist, von *anderen Gebrechen* körperlicher und psychischer Art begleitet. Bei Erbleiden sind gleichzeitige Netzhautveränderungen (Retinitis pigmentosa), sowie Intelligenzdefekte nicht selten, bei endemischer Taubstummheit rückt die geistige Debilität bzw. der Schwachsinn des Kretinen in den Vordergrund.

Wird der Taubstumme nicht besonders geschult, so bleibt er auf einer *primitiven Entwicklungsstufe* stehen. Er kennt keine artikulierte Sprache, lernt weder lesen noch schreiben und entbehrt daher aller abstrakten Begriffe. Der Taubstumme verarmt nicht nur in intellektueller Hinsicht, sondern auch gefühlsmäßig, da ihm unter anderem alle musikalischen und die meisten rhythmischen Erlebnisse fehlen.

Diagnose. Während sich *beim älteren Kind* und *beim Erwachsenen* die praktische Taubheit bzw. das Fehlen des Sprachgehörs durch eine einfache Hörprüfung mit der Sprache nachweisen läßt, ist die Feststellung des mangelnden Gehörs *beim Kleinkind* auch für den Facharzt *keineswegs leicht.* Oftmals werden solche Kinder schon im Alter von 1 bis 2 Jahren zum Arzt gebracht, sobald den Eltern die fehlende Sprachentwicklung des Kindes auffällt und sie seine Gehörlosigkeit vermuten, weil es auf Schalleindrücke nicht reagiert. Manchmal wird allerdings die mangelnde Sprache von den Eltern einem Fehler der Sprachorgane zugeschrieben und zuweilen ein festgewachsenes oder zu kurzes Zungenbändchen beschuldigt. Der Arzt ist in diesem Alter auf grobe und relativ schwer zu beurteilende *Aufmerksamkeitsreaktionen* angewiesen (S. 99). Mitunter weist ein positiver *auro-palpebraler Reflex*, d. h. reflektorischer Augenschluß bei lautem Tonreiz, auf ein vorhandenes Hörvermögen hin. Zudem mischen sich nicht selten Taubstummheit, Intelligenzdefekte und Schwachsinn, so daß die Beurteilung, ob Taubstummheit, eine verzögerte Sprachentwicklung oder Schwachsinn vorliegt, schwerfällt. Mit Toninstrumenten verschiedener Höhenlage (Spieldose, Trompete, Lärmtrommel) muß außerhalb des Blickfeldes des Kindes versucht werden, eine etwa noch vorhandene Hörfähigkeit festzustellen. Einen wesentlichen Fortschritt bedeuten die audiometrischen Untersuchungsmethoden von Dix und Hallpike, Kantzer u. a. (S. 99) und der psychogalvanische Hörprüfungstest nach Bordley und Hardy (S. 111), der sich bereits beim Kleinkind von ein bis zwei Jahren anwenden läßt. Intelligente taube Kinder sind im allgemeinen sehr feinfühlend und reagieren auf die geringsten mechanischen Erschütterungen, sowie auf optische Eindrücke bei unbewußten Bewegungen des Untersuchers in erstaunlichem Grade. Auch das taube Kind „hört" die zufallende Tür oder den nahenden Schritt. Selbst der erwachsene Taubstumme hat oft Mühe, Hören und Fühlen auseinanderzuhalten. Die audiometrische Untersuchung der Knochenleitung zeigt aus diesem Grunde an Stelle der *Hörkurve* meist die *Fühlkurve*. Oftmals weist bei der erworbenen, zuweilen auch bei der angeborenen Taubstummheit eine Unerregbarkeit des Labyrinthes als objektives Zeichen auf die Zerstörung des Innenohres hin.

Die Abgrenzung gegen *Schwachsinn* kann auf große Schwierigkeiten stoßen, sofern nicht nach dem ganzen Verhalten des Kindes eine eigentliche Idiotie anzunehmen ist. Eine genauere Unterscheidung, wieweit der Sprachdefekt auf das Fehlen des Gehörs oder des Intellekts zurückgeht oder es sich um eine der häufigen Kombinationen handelt, läßt sich gewöhnlich erst nach längerer Beobachtung gemeinsam mit dem Kinder- und Nervenarzt treffen und wenn einfache Intelligenzteste möglich werden. Die Auskunft der Eltern ist unzuverlässig oder direkt irreführend, denn die Eltern sträuben sich gegen ein schwachsinniges Kind noch mehr als gegen ein taubes und versuchen, für die mangelnde geistige Entwicklung eine organische Störung, nicht selten eine Mandelhyperplasie, verantwortlich zu machen.

Differentialdiagnostisch müssen verschiedene, in ihrem Wesen noch nicht abgeklärte Erkrankungen des Zentralnervensystems bzw. psychogene Störungen in Erwägung gezogen werden, die *verspätete Sprachentwicklung*, die *Mutitas tarda*, die *Hörstummheit* (Stummheit bei normalem Gehör), eigentliche *Aphasien* und *psychogene Taubheit*.

Das ältere Kind und der Erwachsene mit erworbener und gefestigter Sprache können nicht mehr taubstumm werden. Tritt hier eine vermeintliche „Taubstummheit" ein, dann liegen zwei mehr oder weniger unabhängige, meistens psychogene Störungen vor, die sich einerseits in Taubheit, anderseits in Stummheit äußern (s. S. 363).

Behandlung. *Taubheit läßt sich nicht rückgängig machen.* Andere daneben bestehende Erkrankungen (Mittelohreiterung, endemischer Kretinismus oder kongenitale Syphilis) sind selbstverständlich sachgemäß zu behandeln. Dagegen sind *alle Eingriffe an den Sprachorganen* (Lösen des Zungenbändchens!), ebenso wie die Entfernung der von den Eltern beschuldigten „Mandeln", völlig wertlos, wovon sich die Eltern manchmal nur schwer überzeugen lassen.

In Anbetracht der Aussichtslosigkeit einer Taubstummenbehandlung hat sich das Interesse von jeher der *Verhütung der Taubstummheit* zugewendet. Bei den vererbten Taubheiten, die allerdings in praxi gegen die erworbenen Taubheiten nur zum Teil mit Sicherheit abzugrenzen sind, bildet die *Verhütung erbkranken Nachwuchses* eine wirksame Handhabe. Durch Verhinderung von Verwandtenehen in belasteten Familien und der ziemlich häufigen Ehen zwischen Taubstummen oder zwischen Kretinen, Verhütung des Nachwuchses in solchen Ehen, freiwillige oder vorgeschriebene Sterilisation wird in den meisten Ländern eine Herabsetzung der Taubstummenzahl angestrebt. Nach ALBRECHT sind vorwiegend die sporadisch Taubstummen mit ihrer rezessiven Vererbung als Überträger zu betrachten, während die hereditäre dominante Innenohrschwerhörigkeit nur bei schweren Fällen in Frage kommt. Gegen die endemische Hörstörung bzw. den endemischen Kretinismus richtet sich die in der Schweiz und in den Gebirgsgegenden Deutschlands und Österreichs durchgeführte systematische *Jodprophylaxe*, deren bisherige Resultate bezüglich des Kropfes ausgezeichnet sind. Die *Behandlung der akuten Infektionskrankheiten* (Antibiotica) bekämpft die erworbene Taubstummheit. Ob der ausgesprochene Rückgang der Taubstummheit einer verbesserten Prophylaxe zu verdanken ist oder ob es sich um eine spontane große Schwankung in epidemiologischer Hinsicht frühkindlicher Infektionskrankheiten handelt, dürfte noch nicht entschieden sein. Jedenfalls aber ist jeder Arzt verpflichtet, durch gründliche Untersuchung tauber oder schwerhöriger Kinder, die sofort in ohrenärztliche Behandlung gehören, sowie durch Aufklärung der Eltern und seines Patientenkreises zur Bekämpfung der Taubstummheit beizutragen.

Taubstummenfürsorge. Da der Taubstumme ohne besondere Erziehungsmethoden nicht einmal die Sprache erlernt und der normale Schulbesuch schon dadurch von Anfang an ausgeschlossen ist, erfordert seine Erziehung einen eigenen *Taubstummenunterricht.*

Der Taubstumme neigt dazu, sich durch Gebärden verständlich zu machen und erlangt darin von selbst eine große Fertigkeit. Davon ausgehend baute Abbé DE L'EPÉE im 18. Jahrhundert eine systematische *Gebärdensprache* auf (französische Methode), die jedoch den großen Nachteil hat, daß sich der Taubstumme nur mit seinesgleichen oder mit Personen, die die Gebärdensprache beherrschen, verständigen kann. Demgegenüber vermittelt die *deutsche Methode* dem Tauben die normale *Lautsprache* durch Auge und Tastgefühl. Im Anschluß an die grundsätzlichen Darlegungen von JOHANN KONRAD AMMANN, einem Schweizer Arzt des 17. Jahrhunderts, wurde sie im 19. Jahrhundert von SAMUEL HEINICKE in Deutschland eingeführt. Diese Methode verbreitete sich, um ihrer großen Vorteile willen, allgemein. Sie besteht in einem außerordentlich mühsamen *Absehunterricht* und einem ebenso große Geduld erheischenden *Artikulationsunterricht.* Durch den Absehunterricht wird der Taube in die Lage versetzt, das gesprochene Wort vom Gesicht des Sprechenden, hauptsächlich von dessen Mund, abzulesen, während er durch den Artikulationsunterricht durch Auge und Tastgefühl die Worte ohne Hörkontrolle nachformen lernt.

Auf diese Weise gelingt es, je nach der Intelligenz des Zöglings, eine mehr oder weniger verständliche Sprache auszubilden und ihm zum mindesten das Verstehen gebräuchlicher Worte, ebenso wie Lesen und Schreiben beizubringen. Die *Sprache bleibt* allerdings beim Volltauben stets *monoton und modulationslos.* Viel günstiger werden die Resultate, wenn das Gehör zur Kontrolle der Sprache herangezogen werden kann, was bei den zwei Drittel hörrestlichen

Tauben unter Zuhilfenahme geeigneter Hörapparate der Fall ist (Hörunterricht in Hörklassen).

Der Unterricht erfolgt in geschlossenen *Taubstummenanstalten* oder in *Taubstummenschulen*, in welchen das taubstumme Kind seine ganze Erziehung genießt, und nicht nur in sprachlicher Hinsicht, sondern auch im übrigen auf seine Eigenschaften Rücksicht genommen wird. Besonders bewährt sich dabei die *Heranziehung der Rhythmik* in ihren verschiedenen Formen (Jenaer Schule von BRAUCKMANN). Nach HEPP werden im Kanton Zürich etwa *drei Fünftel* der Taubstummen zwischen 20 und 60 Jahren *voll erwerbsfähig*, während die übrigen ihren Unterhalt in der Regel wenigstens teilweise verdienen. In anderen Ländern mit weniger Kretinen ist der Hundertsatz noch größer. Auf den richtigen Platz gestellt und genügend geschult, kann der Taubstumme ein geschätzter und wertvoller Arbeiter sein (für Männer: Gärtner, Schuster, Schneider, Zeichner, Buchbinder, Bibliothekar usw., für Frauen: Schneiderin, Putzmacherin, Büglerin, Spinnerin, Blumenarbeiterin, Packerin usw.).

XI. Die Geschwülste des Mittel- und Innenohres

Primäre und auch sekundäre Geschwülste des Mittel- und Innenohres sowie des Hörnerven sind verhältnismäßig *selten*.

1. Gutartige Geschwülste

Im Gegensatz zu den häufigen entzündlichen Wucherungen der Mittelohrschleimhaut bei der chronischen Ohreiterung in Form von Ohrpolypen, sowie von entzündlichen Knochenneubildungen im Mittelohr und Innenohr, sind nur einige Fälle von echten *gutartigen Geschwülsten*, wie *Angiome*, *Fibrome* usw., im Mittelohr beschrieben und zudem teilweise in ihrer echten Geschwulstnatur noch umstritten. Einzig klinisch bedeutungslose kleine *Enostosen* im Warzenfortsatz und in der Paukenhöhle und angiomatöse Tumoren des Mittelohres können als gesichert gelten.

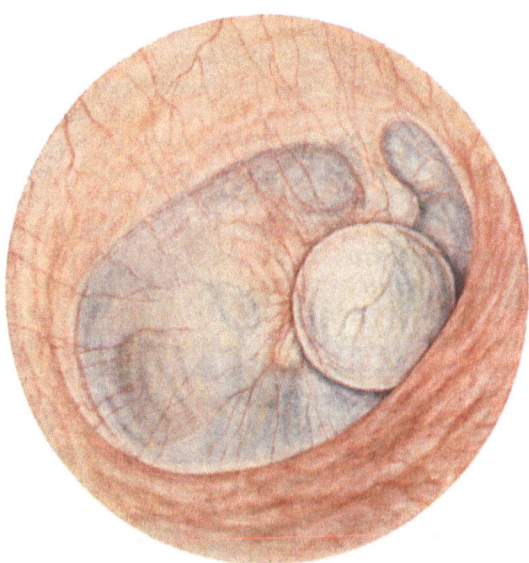

Abb. 240. Große Epidermisperle des rechten Trommelfelles.

Zum Teil handelt es sich um Glomustumoren, ausgehend vom Glomus jugulare (GUILD) bzw. Glomus tympanicum (GRAF), ein Gebilde, das dem Glomus caroticum entspricht und mit dem Nervus tympanicus in Zusammenhang steht. Diese Geschwülste haben einen lokal bösartigen Charakter, zerstören mit der Zeit das Schläfenbein und verursachen schließlich intrakranielle Komplikationen.

Am Warzenfortsatz kommen außerdem *Osteome* vor, die aus kompaktem Knochen bestehen und als kugelige, knochenharte, schmerzlose, mit normaler

Haut bedeckte Vorwölbungen die Warzenfortsatzgegend einnehmen (Abb. 127). Beschwerden verursachen sie keine und nur kosmetische Gründe können ihre Abmeißelung veranlassen. Rezidive sind nicht zu fürchten.

Epidermoide Neubildungen sind die nicht seltenen, kleinen, grauweißen *Epidermisperlen des Trommelfelles* (Abb. 240), welche namentlich an der Stelle von Narben in der Mehrzahl gefunden werden. Klinisch verursachen sie keine Erscheinungen.

Das *echte Cholesteatom*, eine Perlgeschwulst, die mit Vorliebe an der Hirnbasis sitzt, kann sich ausnahmsweise auch im *Schläfenbein*, in dessen Schuppe oder in der Felsenbeinspitze entwickeln. Als echte Geschwulst entsteht das Cholesteatom aus versprengten embryonalen Epidermiskeimen, während das früher beschriebene sekundär entzündliche Cholesteatom des Mittelohres (Pseudocholesteatom) im Verlaufe chronischer Mittelohreiterungen aus eingewanderter Epidermis hervorgeht oder als genuines Kuppelraumcholesteatom auftritt (s. S. 268). Die beiden Cholesteatomarten unterscheiden sich weder in ihrem histologischen Bau noch in ihrem knochenzerstörenden Wachstum voneinander. Das echte Cholesteatom bricht daher mit zunehmender Größe auch in die Mittelohrräume ein und verursacht dann die gleichen klinischen Erscheinungen wie das entzündliche Cholesteatom. Die **Diagnose** und die operative **Behandlung** ist in beiden Fällen dieselbe.

Eine äußerst seltene, durch ihre erbsgrüne Farbe gekennzeichnete Neubildung bei Erkrankungen des lymphatisch-hämatopoetischen Apparates ist das *Chlorom*, das vom Periost des Schädels oder von der Dura auf das Schläfenbein übergehen kann (KÖRNER).

2. Bösartige Geschwülste

Unter den *bösartigen Geschwülsten* stehen die *Karzinome* des älteren Menschen an erster Stelle, während im Kindesalter und bei Jugendlichen mehr *Sarkome* vorkommen. Bei den Karzinomen handelt es sich um Plattenepithelgeschwülste, zum Teil Kankroide, die sich im Anschluß an chronische Mittelohreiterungen aus der eingewanderten Epidermis bilden (SCHLITTLER) oder von Gehörgangskarzinomen auf das Mittelohr übergreifen (Abb. 241). Unter den Sarkomen kommen alle Arten vor, hauptsächlich aber Spindel- und Rundzellengeschwülste. Auch Karzinome der Schädelbasis, der Meningen (Meningitis carcinomatosa) oder der Parotisgegend können schließlich das Mittelohr erreichen. Ausnahmsweise wird das Schläfenbein von *Geschwulstmetastasen* (Karzinome, Hypernephrome) befallen.

Eine große Seltenheit sind *Endotheliome*, ausgehend von den Blut- oder Lymphgefäßen. Klinisch erscheinen sie unter dem Bild blutender und rezidivierender „Ohrpolypen", von denen sie nur durch den histologischen Befund zu unterscheiden sind. Die Behandlung besteht in der Radikaloperation und Nachbestrahlung.

Symptome und Verlauf. Im Frühstadium werden die klinischen Zeichen des Krebses von der gleichzeitigen chronischen Mittelohreiterung verdeckt. Dann aber machen sich heftige *neuralgische Schmerzen* in der Ohrgegend bemerkbar, die Geschwulstmassen erscheinen als *wuchernde*, bei Berührung *blutende „Polypen"* im äußeren Gehörgang und der *Ausfluß* wird *sanguinolent* (Abb. 242 und 243). Auffallend ist dessen *Fötidität*, die von dem raschen, durch die Sekundärinfektion begünstigten Geschwulstzerfall herrührt. Im weiteren Verlauf wächst der Tumor infiltrierend und destruktiv nach allen Seiten über das Mittelohr hinaus. Der Knochen des Schläfenbeines wird teils abgebaut, teils bilden sich kleine und große *Sequester* nekrotischer Knochenteile. Die Ausschaltung des Innenohres führt zur

Innenohrschwerhörigkeit bzw. Taubheit und zur Aufhebung der Vestibularis-erregbarkeit; der Druck auf die anliegenden Hirnnerven lähmt den *N. facialis* und schädigt den *N. trigeminus* sowie den *neunten bis zwölften Hirnnerven.* Das

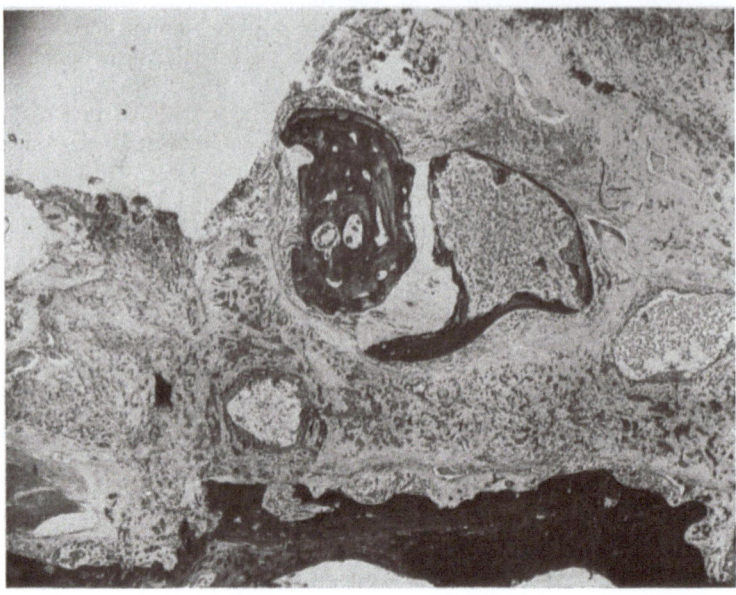

Abb. 241. Plattenepithelkrebs des Mittelohres. Hammerkörper fast ganz von Karzinomgewebe eingenommen, Hammer-Amboßgelenk frei, beginnende Einwucherung in den Amboß (nach Schlittler).

Eindringen in den Karotiskanal mit *Arrosion der Karotiswand* kann eine plötzliche tödliche Blutung verursachen. Erreicht der Tumor das Schädelinnere, so droht eine tödliche *Meningitis* oder ein *Hirnabszeß*, während der *Durchbruch nach außen*

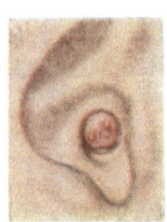

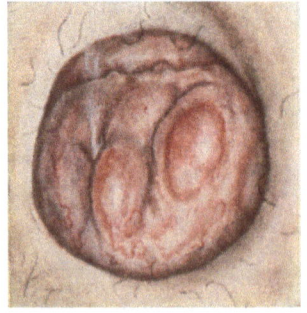

Abb. 242. Natürliche Größe.   Abb. 243. Zehnfache Vergrößerung.

Polypöse Krebsmassen im äußeren Gehörgang bei Plattenepithelkrebs des rechten Mittelohres.

eine entzündliche Schwellung, hauptsächlich eine Mastoiditis, vortäuscht, bis die Bildung von Geschwüren jeden Zweifel behebt. Schon früh erscheinen *Metastasen in den Halslymphknoten*, die bald mit dem Primärtumor zu einer ein-heitlichen Geschwulstmasse verschmelzen.

Eine Eigentümlichkeit des *Mittelohrsarkoms* ist sein Auftreten in einem Drittel der Fälle im ersten Jahrzehnt, wovon viele in den ersten Lebensjahren.

Der sehr bösartige Verlauf führt unter Bildung großer äußerer Geschwülste meistens in wenigen Monaten zum Tod. Beim Erwachsenen gleichen die klinischen Erscheinungen dem Karzinom.

Diagnose. Im Anfang ist die *Unterscheidung von einer chronischen Mittelohreiterung* klinisch schwierig, bis heftige Neuralgien, diffus wuchernde „Polypen" bzw. die ganze Zirkumferenz des Gehörganges einnehmende „Granulationen", welche bei Berührung stark bluten und sanguinolenter fötider Ausfluß auf die bösartige Geschwulst hinweisen. Eine *Biopsie* aus den „Granulationen" bestätigt die Diagnose. Die *Röntgenuntersuchung* zeigt die Knochenzerstörung. Zuweilen fällt die *Differentialdiagnose* gegen spezifische Entzündungen selbst bei der Operation schwer. Sind einmal ausgesprochene Zeichen der Nachbarschaftszerstörung vorhanden oder ist der äußere Tumor offensichtlich, so ist die Diagnose wohl klar, aber für eine Behandlung zu spät.

Behandlung. Infolge der Knochennähe und der gleichzeitigen starken Entzündung eignen sich die bösartigen Geschwülste des Mittelohres nicht für die Röntgen- oder Radiumbestrahlung. Die einzige Aussicht auf Heilung besteht in einer ausgedehnten, erweiterten *Radikaloperation*, die jedoch oft an der späten Diagnose und der Lebenswichtigkeit der ergriffenen Teile scheitert. Die Vernichtung zurückgelassener Reste durch Röntgen- oder Radiumbestrahlung mißlingt mit wenigen Ausnahmen aus denselben Gründen wie die alleinige Bestrahlung.

Die **Prognose** ist deshalb schlecht.

3. Akustikustumoren

Entstehung. Von allen Hirnnerven wird fast ausschließlich der Hörnervenstamm von Geschwülsten befallen, dabei ist der **Akustikustumor** die häufigste Geschwulst im Kleinhirnbrückenwinkel und ein Sechstel aller Hirngeschwülste gehen auf ihn zurück. Er findet sich hauptsächlich im mittleren Alter zwischen 20 bis 40 Jahren, ungefähr gleich auf beide Geschlechter verteilt.

Meistens entsteht er *einseitig* und isoliert im distalen Teil des *N. vestibularis*, peripher vom Ganglion vestibulare im inneren Gehörgang (laterale Akustikustumoren) (Abb. 244), seltener nach dem Austritt des Nerven aus dem inneren Gehörgang im Kleinhirnbrückenwinkel (mediale Akustikustumoren) oder in den Ästen des *N. cochlearis* innerhalb des Modiolus der Schnecke (multiple Akustikustumoren). Mitunter, besonders bei der letzteren Lokalisation, ist er eine Teilerscheinung der allgemeinen *Neurofibromatosis Recklinghausen*.

Histologisch setzt sich die Geschwulst aus Zellen der Schwannschen Scheide und reichlich Bindegewebselementen bzw. Spindelzellen zusammen, bildet also ein *Neurofibrom*, in einzelnen Fällen ein *Neurosarkom* oder ein *Neurogliom*. Gutartig und abgekapselt *wächst* die Geschwulst nur *expansiv* und *äußerst langsam*, verdrängt jedoch durch ihr unaufhaltsames und unbeschränktes Wachstum (bis zu Kleinapfelgröße) ihre Umgebung. Die Druckwirkungen äußern sich in der *Erweiterung des inneren Gehörganges* (Abb. 245 und 246), dem Abbau der Innenfläche der Felsenbeinpyramide und schließlich dehnt sich die Geschwulst weit in das Schläfenbein aus, ohne aber in die Labyrinthräume einzubrechen. Zuweilen dringt ein Zapfen in den Fazialkanal. Geschwülste des Modiolus füllen mit der Zeit die ganze Schnecke aus. Klinisch leiden durch den Druck in erster Linie die Hirnnerven des Kleinhirnbrückenwinkels, vor allem der N. statoacusticus selber, dann das verlängerte Mark und endlich kommt es zu allgemeinem Hirndruck. Die peripheren Sinnesendstellen scheinen sich verschieden zu verhalten. Teils fanden sich im Cortischen Organ und an den Sinnesendstellen des Vorhofsapparates rückbildende Veränderungen bis zum Schwund der Sinneszellen, teils erwiesen sich der periphere Kochlearapparat und Vestibularapparat als normal (PANSE, ALEXANDER, ZANGE, QUIX u. a.). Dabei erscheint der Cochlearis empfindlicher als der Vestibularis (MANN).

Eine große Seltenheit sind *Neurinome des N. facialis*, die sich mit gleichem histologischem Bau wie die Akustikustumoren im Fazialkanal entwickeln. Neben der frühen Fazialislähmung erklärt das expansive Wachstum in das

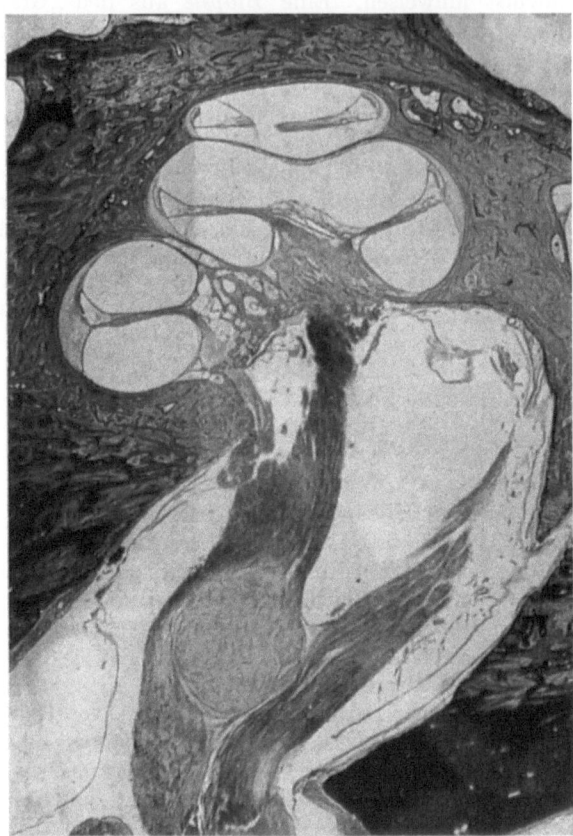

Abb. 244. Akustikustumor im N. vestibuli (nach SCHLITTLER).

Labyrinth und gegen den Warzenfortsatz die rasch einsetzende Schwerhörigkeit und die Erscheinungen von Seiten des Mastoides. Zugleich entsteht eine schleichende Mittelohrentzündung mit Geschwulstwucherungen in der Paukenhöhle. Die Diagnose ergibt sich aus der Biopsie der Granulationen. Die Behandlung besteht in der Ausschälung der Geschwulst.

Symptome und Verlauf. Nach CUSHING, HENSCHEN u. a. setzen sich die ersten Anzeichen gewöhnlich aus *Reiz- und Lähmungserscheinungen des N. statoacusticus* zusammen. Dazu gehören alle Arten von *Ohrgeräuschen*, mehr oder weniger hochgradige *Schwerhörigkeit* des nervösen Apparates bzw. Taubheit, unbestimmter *Schwindel* oder ménièreartige Anfälle, *Gleichgewichtsstörungen* und Herabsetzung der kalorischen Labyrintherregbarkeit, wogegen ein stärkerer Nystagmus vielfach fehlt. Die Vestibularisreaktionen stimmen daher oft nicht miteinander überein (vestibuläre Disharmonie). Als einigermaßen typisch für die infratentorielle Geschwulst gilt der richtungswechselnde *Lagenystagmus* in verschiedenen Kopfstellungen (NYLEN). An der Schwerhörigkeit fällt auf, daß oftmals im Gegensatz zur peripheren Innenohrschwerhörigkeit der Lautstärkeausgleich fehlt oder unvollständig ist (HALLPIKE) und die Unterschiedsschwelle für Tonstärkeänderungen normal bleibt (LÜSCHER und ERMANNI). Dieses Stadium kann jahrelang dauern. Es folgen *Kleinhirnsymptome* (Ataxie, Adiadochokinese) und Druckerscheinungen von Seiten weiterer Hirnnerven. Am häufigsten sind *Trigeminusstörungen* in Form von Parästhesien und Hyposensibilität der Cornea oder Neuralgien, während eine *Abduzenslähmung* selten ist und erst auffällig spät erliegt der *N. facialis*. Im weiteren Verlauf macht sich der allgemeine *Hirndruck* geltend, der mit Kopfschmerzen, Erbrechen und Stauungspapille beginnt und schließlich unter Erblindung und Lähmung der bulbären

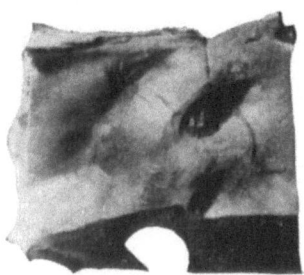 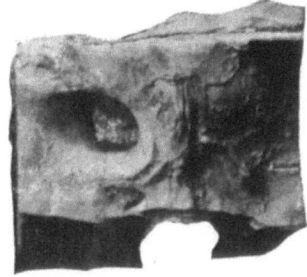

Abb. 245. Gesunde rechte Seite.   Abb. 246. Kranke linke Seite.
Erweiterung des Porus und Meatus acusticus internus durch einen linksseitigen lateralen Akustikustumor.

Zentren mit Störungen der Sprache, des Schluckaktes durch Atemlähmung zum Tode führt.

Befund und Krankheitsverlauf sind in der Regel bei den *lateralen Akustikustumoren* am charakteristischsten, während die *medialen Geschwülste* mehr die Zeichen des Kleinhirnbrückenwinkeltumors aufweisen, die *Geschwülste in der Schneckenspindel* diejenigen einer Innenohrerkrankung.

Diagnose. Während des oft langen *Anfangsstadiums*, in welchem sich die Symptome auf den N. statoacusticus beschränken, lassen sich Fehldiagnosen gegenüber *degenerativen Nervenstammerkrankungen* kaum vermeiden, wogegen ein fehlender Lautstärkeausgleich und eine normale Unterschiedsschwelle für einen Akustikustumor sprechen und eine periphere Innenohrschwerhörigkeit ausschließen lassen. Damit ist auch die Abgrenzung von einer idiopathischen Ménièreschen Krankheit gegeben. Auffällig ist zudem eine reine Einseitigkeit bei progredienter Schwerhörigkeit des nervösen Apparates, starke Ohrgeräusche und eine zunehmende Vestibularisuntererregbarkeit. Zum Unterschied von der *Ménièreschen Krankheit* sind die Schwindelanfälle meist weniger heftig, aber langanhaltend. Die *Syphilis des Innenohres* und die *multiple Sklerose* geben ähnliche klinische Bilder.

Mitunter zeigt die *Röntgenaufnahme* nach STENVERS schon in frühen Stadien die typische Erweiterung des Porus und Meatus acusticus internus oder die Arrosion des Felsenbeines.

Später wird die *Erkrankung des Kleinhirnbrückenwinkels* offensichtlich, doch kann die Abgrenzung gegen eine *Kleinhirnbrückenwinkelgeschwulst anderer Art*, gegen eine umschriebene seröse *Meningitis* (CUSHING) oder eine *Bulbärparalyse* Schwierigkeiten bereiten. Auch entferntere Hirntumoren kommen in Frage.

Die Diagnose erfordert in der Regel eine eingehende Untersuchung von Seiten des Neurologen und Otologen.

Behandlung. Die Akustikustumoren reagieren nicht auf Röntgenbestrahlung und müssen deshalb operiert werden.

Die *translabyrinthäre Operation* vom Warzenfortsatz aus durch das Mittel- und Innenohr ist durch die Entwicklung der neurochirurgischen Methodik des *subokzipitalen Vorgehens* überholt, da dadurch auch bei großen Tumoren ein genügender Zugang geschaffen werden kann.

Nach dem Herunterklappen eines großen Hautperiostlappens über dem Hinterhauptsbein wird dieses ausgedehnt reseziert und das Kleinhirn freigelegt. Abheben des Kleinhirns oder dessen partielle Abtragung gibt einen genügenden Zugang zum Kleinhirnbrückenwinkel. Es folgt die intrakapsuläre Ausschälung der Geschwulst, da eine Entfernung in toto und mit der Kapsel nach Cushing meistens unmöglich ist. Primärer Schluß der Wunde durch den Weichteillappen.

Die heutige Operationstechnik stammt vor allem von Cushing. Die Mortalität beträgt je nach Indikationsstellung und technischer Geschicklichkeit zwischen 8 und 20% (Krayenbühl). Der Eingriff führt zu Dauererfolgen, während sonst die *Prognose* ganz schlecht ist.

Anhang

1. Ohrgeräusche (Tinnitus aurium)

Als *Ohrgeräusche* oder *Ohrensausen* werden *alle ton- oder geräuschartigen Schallempfindungen* bezeichnet, deren Ursprung der *Betroffene in das Ohr lokalisiert.* Mit den *Gehörshalluzinationen* Geisteskranker haben sie nichts zu tun.

Ursache und Entstehung. Klinisch unwichtig ist die Wahrnehmung von Geräuschen, die teils physiologisch, teils durch pathologische Zustände in der Umgebung des Ohres auftreten, wie beispielsweise die *Muskelgeräusche beim Gähnen und Schlucken,* verbunden mit dem Geräusch der sich *öffnenden und schließenden Tube,* die *Gelenkgeräusche* beim Kauen oder das *Nonnensausen* bei der Anämie. Im allgemeinen sind diese Geräusche, mit Ausnahme des Nonnensausens, von so kurzer Dauer und zudem so gewohnt, daß sie normalerweise nicht zum Bewußtsein kommen und nur gelegentlich die Aufmerksamkeit des Überängstlichen und Nervösen auf sich lenken.

Die *Ohrgeräusche im engeren Sinne* (entotische Ohrgeräusche) entstehen im Ohr selbst. Neben der Wahrnehmung objektiver Geräusche, wie *Gefäßgeräusche bei abnormer Zirkulation* (Hochdruck, Niederdruck, entzündliche Hyperämie, intrakranielle Aneurysmen der Carotis interna usw.) oder *Muskelgeräusche der Binnenohrmuskeln,* handelt es sich um *rein subjektive Schallempfindungen,* deren Natur und Ursprungsort nicht sicher bekannt sind. Wahrscheinlich werden sie durch *inadäquate chemische oder physikalische Reizung des Sinnesendapparates* hervorgerufen, doch weist das Andauern von Ohrgeräuschen nach der Durchtrennung des Hörnerven (AUBRY) auf die Entstehungsmöglichkeit im zentralen Hörapparat des Gehirns hin. Damit stimmt ihr manchmal diffuser, nicht lokalisierbarer Charakter als „Kopfgeräusch" überein.

Ein gewisses *entotisches Geräusch* ist *physiologisch* und wird von jedem Menschen bei absoluter äußerer Stille wahrgenommen; er „hört" die Stille. Auch kennt jeder das Ohrenläuten, das ohne ersichtliche Ursache auftritt und meist nach kurzer Dauer wieder verschwindet. Bei einer ganzen Reihe von *Erkrankungen des Ohres* sowie bei vielen *Allgemeinerkrankungen* finden sich diese Geräusche in verstärktem Maße und können schließlich durch ihre Intensität und Dauer, z. B. bei Otosklerose, zu einem fast *unerträglichen Leiden* werden. *Geräusche mit tiefen Frequenzen,* als Dröhnen, Brummen, Rauschen, Sausen usw. beschrieben, kennzeichnen die *Störung des schalleitenden Apparates* bedingt durch Zeruminalpfröpfe, Mittelohrentzündungen, Mittelohrresiduen oder Otosklerose. Dabei kann sich der Einfluß der Zirkulation im pulsrhythmischen An- und Abschwellen deutlich bemerkbar machen. *Hohe Ohrgeräusche,* wie Läuten, Pfeifen, Zwitschern usw., begleiten gewöhnlich die *Erkrankungen des Hörnerven* und *des Innenohres* (Neuritis acustica, degenerative Labyrintherkrankungen, akustisches Trauma). Dasselbe gilt für *Ohrgeräusche bei Ohrgesunden* (nervöses Ohrensausen). Nicht selten liegt in solchen Fällen eine *Allgemeinstörung* vor. Schon starke *geistige und körperliche Ermüdung, Nervosität und Psychasthenie,* sowie eigentliche Neurosen, hauptsächlich aber allgemeine *Zirkulationsstörungen* (Hochdruck oder Niederdruck) können ein Grund sein. Dabei scheint auch das vegetative Nervensystem des Mittel- und Innenohres eine Rolle zu spielen. Die häufigen Ohrgeräusche des *Klimakteriums* gehören ebenfalls zu dieser Gruppe. Auch bei Erkrankungen des *Weisheitszahnes* habe ich Ohrgeräusche beobachtet.

Durch *audiometrische Bestimmung* gelingt es oftmals, das Geräusch nach Tonhöhe und Stärke zu messen. Dabei zeigt sich, daß die einzelnen Menschen durch Geräusche gleicher Intensität sehr verschieden stark belästigt werden, was bei diesen rein subjektiven Empfindungen nicht anders zu erwarten ist.

Behandlung. Ohrgeräusche infolge von Erkrankungen des äußeren und mittleren Ohres pflegen mit dieser wieder zu verschwinden und erfordern daher keine spezielle Behandlung. Allgemeinstörungen, auch geistige Übermüdung, benötigen eine entsprechende *Allgemeinbehandlung*. *Lokale Maßnahmen* sind in solchen Fällen unwirksam. Sehr hartnäckig sind die heftigen Geräusche bei Otosklerose und zahlreichen Innenohrerkrankungen, bei denen weder eine lokale noch Allgemeinbehandlung viel nützt. Manchmal tritt mit der Zeit eine gewisse Gewöhnung ein, und das Geräusch sinkt wenigstens am Tage unter die Bewußtseinsschwelle. Eine Aufklärung über die Harmlosigkeit der Erscheinung hilft mitunter die Aufmerksamkeit vom Geräusch abzulenken und damit einen erträglichen Zustand herzustellen. Für die meist nicht starken, rein „nervösen" Ohrgeräusche genügt gelegentlich ein solcher Zuspruch. Wird dadurch keine Besserung erzielt, so sind neben Luftduschen und Pneumomassage Sedativa zu versuchen: Brom, Luminal, Atropin, Kalzibronat, Belladenal usw. Eine Kombination, die ich zuweilen mit gutem Erfolg anwende, ist: Kal. bromat 0,5 bis 1,0, Atropin. sulfur. 0,00025, täglich zwei- bis dreimal 1 Pulver nach dem Essen in einem halben Glas Wasser während einiger Wochen.

Die Erfahrung, daß die Lokalanästhesie des Plexus tympanicus, offenbar durch Gefäßdilatation, die Ohrgeräusche zuweilen behebt, hat zur operativen Behandlung des Ohrenläutens durch Zerstörung des Plexus tympanicus nach temporärer Aufklappung des Trommelfelles geführt (PORTMANN, LEMPERT u. a.). Bei diffusen Kopfgeräuschen sind diese Eingriffe wirkungslos, auch sonst sind die Ergebnisse unsicher.

2. Ohrschmerzen ohne Ohrerkrankung

Ohrschmerzen ohne Ohrerkrankung sind in der täglichen Praxis keine Seltenheit und spielen infolgedessen eine wesentliche Rolle. Sie gehen auf verschiedene Ursachen zurück.

Ursache und Entstehung. Bei einer ersten Gruppe derartiger „Otalgien" liegen entzündliche *Erkrankungen der näheren Ohrumgebung* vor, wie Kiefergelenkentzündungen (Schmerzen beim Kauen und Beißen), Entzündungen der Parotis (Mumps) oder entzündete Kieferwinkeldrüsen.

Bei einer zweiten Gruppe handelt es sich um *ausstrahlende Schmerzen im Gebiete des N. trigeminus, N. glossopharyngicus* und *des N. vagus*, die mit ihren Ohrenästen teils das äußere, teils das Mittelohr innervieren. Praktisch am wichtigsten ist die *Otalgia e dente*, d. h. Ohrschmerzen, die durch Zahnerkrankungen verursacht werden. Sie entstehen hauptsächlich bei tiefer *Karies mit Pulpitis der unteren Molaren* und vorwiegend bei *Kindern*. Die gemeinsame Versorgung dieser Zähne und des Mittelohres durch den dritten Trigeminusast macht es verständlich, daß die Schmerzen verschiedentlich nicht als Zahnschmerzen, sondern als ausgesprochene tiefe Ohrschmerzen empfunden werden. Bei Erkrankung der *oberen Molaren* werden die *Schmerzen mehr vor dem Ohr* als im Ohr verspürt. In seltenen Fällen ist auch das Mastoid druckschmerzhaft. Schwer durchbrechende und retinierte *Weisheitszähne* können ebenfalls Schmerzen in der

Ohrgegend hervorrufen, während bei den folgenden Erkrankungen Ohrschmerzen nur neben lokalen Schmerzen auftreten. Im Trigeminusgebiet gehören u. a. dazu: *Kieferhöhlenentzündungen*, *Paradentose*, *Zahnfleischentzündungen* und *geschwürige Prozesse wie der Krebs der Zunge und Mundhöhle*. Im Gebiet des N. glossopharyngicus bzw. des Plexus pharyngicus sind es die in das Ohr ausstrahlenden Schmerzen bei tiefentzündlichen oder geschwürigen *Erkrankungen der Gaumenmandeln* (Peritonsillärabszesse), der *Seitenstränge* und des übrigen Rachens. Ebenso bereiten *Erkrankungen im Kehlkopf* (Tuberkulose und Krebs) durch Vermittlung des N. vagus in das Ohr ausstrahlende Schmerzen.

Endlich kommen neuralgische Schmerzen im Ohrgebiet vor, wie die Otalgia nervosa, für die sich *keine ursächliche organische Erkrankung* finden läßt. Entweder sind es Teilerscheinungen einer *Trigeminus-, Okzipital- oder Zervikalneuralgie* oder es sind lokalisierte Schmerzempfindungen bei *hysterischen* bzw. *neurotischen Patienten*. Nicht selten werden diese als Spontan- und als Druckschmerzen über dem Mastoid lokalisiert, z. B. nach Kopfverletzungen, und verleiten, bei gleichzeitiger Mittelohrentzündung, zur Annahme einer Mastoiditis. Dabei wird besonders die Mastoidspitze mit dem Ansatz des Kopfnickers schmerzhaft. Operationssüchtige neurotische Patienten mit einer Otalgia nervosa veranlassen deshalb mitunter den Arzt zu unnötigen Eingriffen. Bei empfindlichen Menschen bleiben nach der Abheilung einer Warzenfortsatzoperation gelegentlich noch längere Zeit *Narbenschmerzen* von solcher Stärke zurück, daß der Patient an der Vollständigkeit und Güte der ausgeführten Operation zweifelt.

Diagnose. Irreführend sind vor allem die nur in das Ohr lokalisierten Schmerzen der Otalgia e dente, während gleichzeitige lokale Schmerzen am Krankheitsort schon anamnestisch auf die eigentliche Ursache der Ohrschmerzen hinweisen. Ohrschmerzen ohne entzündliche Erscheinungen am Ohr selbst lassen daher in erster Linie an eine Zahnkaries der unteren, seltener der oberen Molaren denken. Oft werden derartige Ohrschmerzen vom Allgemeinpraktiker ohne sorgfältige Otoskopie als „Mittelohrkatarrh" oder „Mittelohrentzündung" angesehen und je nach ihrer Stärke mit Luftduschen oder mit Ohrtropfen behandelt. Die Berücksichtigung des normalen Trommelfelles und des normalen Gehörs schützt vor dieser Verwechslung. Ist keine Zahnerkrankung vorhanden, so muß das übrige Trigeminus-, das Glossopharyngicus- und Vagusgebiet abgesucht werden. Die Ohrschmerzen sind insofern diagnostisch bedeutungsvoll, als sie einem tiefen und meist schwerwiegenden Erkrankungsherd entsprechen. Erst wenn eine gründliche und wiederholte Untersuchung des ganzen Gebietes keine Erklärung der Schmerzen gebracht hat, dürfen nervöse Ohrschmerzen angenommen werden.

Mastoidschmerzen lassen eine Mastoiditis vermuten, die bei gleichzeitiger Mittelohrentzündung naheliegt. Eine sichere Entscheidung verlangt unter anderem eine Röntgenaufnahme.

Behandlung. Der Arzt soll *nicht planlos Ohrtropfen verordnen oder zum Politzer-Ballon greifen*, sondern die Ursache der Ohrschmerzen aufklären. Erst nach gründlicher Untersuchung ist eine folgerichtige Behandlung möglich.

3. Über Hörhilfen

Die Hörhilfen, in Form von *Hörprothesen* oder *Hörapparaten*, sind *mechanisch-akustische* oder *elektro-akustische Schallverstärker*, die zur *Hörverbesserung*, vor allem zur Unterstützung des *Sprachgehörs* herangezogen werden.

Eine praktisch brauchbare Hörverbesserung läßt sich nur dann erzielen, wenn die *Verstärkung einen größeren Tonbereich* mit den für die Sprache wichtigen mittleren und mittelhohen, mindestens 500 bis 4000 Hz, Tönen umfaßt. Schon diese Aufgabe ist mit einfachen Mitteln schwer zu lösen. Außerdem verlangen die Hörhilfen eine *Anpassung an die verschiedenen Arten der Schwerhörigkeit*, denn die Schwerhörigkeit besteht nicht allein in einem *Schlechterhören* sämtlicher Töne, sondern gewöhnlich auch in einem *Fehlhören*, das durch *zwei Eigenheiten vieler Schwerhörigkeiten* verursacht wird, die *ungleichmäßige Verteilung des Hörverlustes* über das hörbare Tongebiet und durch den *Lautstärkeausgleich*. Während der ungleiche Hörverlust der verschiedenen Frequenzen die Lautstärkewerte der verschiedenen Tonhöhen gegeneinander verschiebt, hat der Lautstärkeausgleich zudem noch ein ungewohntes Lautstärkeverhältnis der Tonintensitäten ein und derselben Frequenz zur Folge. Die Hörapparate haben die Aufgabe, dieses abnorme Verhalten möglichst auszugleichen. Für die verzerrte Hörkurve ist dieser Ausgleich durch die *selektive Verstärkung* einzelner Frequenzgebiete verhältnismäßig einfach zu erreichen. Dabei ist allerdings die Hörverlustkurve nicht ausschlaggebend, da sie die Schwellenwerte wiedergibt, während die der überschwelligen Werte, aus denen sich die Sprache hauptsächlich zusammensetzt, eine andere Frequenzkurve aufweist. Immerhin gibt die Schwellenwertkurve einen gewissen Hinweis auf die nötige Korrektur. Sehr viel größere Schwierigkeiten bereitet der Lautstärkeausgleich hochgradiger Schwerhörigkeiten, da hier die zur Verfügung stehende *Spanne zwischen Schwellenwert und überlaut unangenehmer Lautstärke* der Sprache derart eingeengt ist, daß eine für die Sprachverständlichkeit ausreichende *Abstufung von Lautstärken* kaum mehr oder *nicht mehr erzielt* werden kann. Bei einer Schwerhörigkeit von 70 Dezibel an der Hörschwelle steigt die Lautstärke um 40 bis 50 Phon mit einer Zunahme der Tonintensität um nur 20 bis 30 Dezibel. Daher werden die Sprachlaute für die betroffenen Frequenzen rasch überlaut und durch eine maximale Verstärkung wird ein schlechteres Resultat erzielt als durch eine *mittlere Verstärkung*, bei welcher ein *Optimum des Sprachverständnisses* durchlaufen wird. Auch ist die Frequenzkurve noch mehr verzerrt als bei fehlendem Lautstärkeausgleich. Deshalb gibt gerade in diesen Fällen eine Korrektur der Hörverlustkurve zur Normalkurve keineswegs das bestmögliche Resultat, sondern die günstigste Einstellung des Hörapparates muß mehr oder weniger empirisch gesucht werden. Ohne Berücksichtigung der funktionellen Eigenheiten der Schwerhörigkeit wird die Sprache wohl verstärkt, aus den genannten Gründen aber gleichzeitig durch Entstellung und Verzerrung unverständlich. Die *Anforderungen an die akustische Leistungsfähigkeit* und Anpassungsfähigkeit der Hörhilfen sind daher sehr große und lassen sich mit Rücksicht auf die Kleinheit leicht mitzutragender und unauffälliger Apparate nur zum Teil erfüllen. Durch verschiedene weitere bekannte (Nebengeräusche der Apparate, Nachwirkung von kurzen Schallreizen [LÜSCHER und ZWISLOCKI usw.]) und unbekannte Faktoren werden die Schwierigkeiten noch größer. Der Verstärkung sind außerdem natürliche Grenzen gesetzt. Wo das Ohr überhaupt nicht mehr hört, ist jede Verstärkung nutzlos. Bei hochgradiger Schwerhörigkeit muß die *Verstärkung* etwa *das Tausendfache* der normalen Lautstärke betragen (LANGENBECK) und gelangt damit an die Grenze dessen, was das Ohr mechanisch noch aushalten kann. Infolgedessen sind die Hörhilfen nur ein gewisser Notbehelf, leisten aber bei hochgradiger Schwerhörigkeit meistens ausgezeichnete Dienste, allerdings nicht dasselbe, was die Brillen bei Brechungsanomalien.

Zu den *mechanisch-akustischen Hörhilfen*, die in erster Linie die Schallsammlung und die Schallzuleitung verbessern, gehören außer dem *Anlegen der Hohlhand* hinter die Ohrmuschel, die *Hörschalen*, die ein- oder beiderseits hinter der Ohrmuschel getragen werden, die alten *Hörrohre* (SIEBENMANN) und der

Dunkersche Hörschlauch, der die Schallwellen von einem Schalltrichter direkt in das Ohr leitet. Neben der allgemeinen Verstärkung der Schallwirkung kann durch Resonanz auch eine gewisse, allerdings · nur beschränkte, der Schwerhörigkeit angepaßte akustische Korrektur erreicht werden. Einzelne Altersschwerhörige ziehen Hörschalen oder Hörrohre trotz ihren akustischen Unzulänglichkeiten den elektrischen Hörapparaten vor, weil sie sehr einfach zu handhaben sind.

Durch die umwälzende Entwicklung der Elektroakustik der letzten Jahrzehnte wurden auch im Bau der *elektrischen Hörhilfen* große Fortschritte erzielt.

Ein *elektrischer Hörapparat* setzt sich aus dem schallaufnehmenden Teil, dem *Mikrophon*, einem *Verstärker* und dem schallabgebenden Teil, dem *Telephon* oder *Knochenhörer*, zusammen. Das Mikrophon verwandelt die Schallwellen in elektrische Strom- bzw. Spannungsschwankungen, welche durch den Verstärker verstärkt dem Telephon bzw. Knochenhörer zugeführt werden. Das Telephon oder der Knochenhörer setzt die elektrischen Schwankungen in Schallwellen um, die unmittelbar in den Gehörgang abgestrahlt oder als mechanische Schwingungen auf dem Warzenfortsatz übertragen werden. Die früheren *Kohleapparate* benutzten ein Kohlemikrophon und einen Kohleverstärker und hatten deshalb einen ungünstigen Frequenzgang mit scharfem Abfall zwischen 2000 und 3000 Hz, so daß höhere Töne nicht übertragen werden konnten, ließen eine selektive Verstärkung in nur geringem Maße zu und reagierten auf Erschütterungen und Bewegungen mit starken Nebengeräuschen. Die Einführung der kleinen *Kristallmikrophone* und *kleinen Magnettelephone*, sowie die Verstärkung durch kleine *Radioröhren* bedeuteten einen außerordentlichen Fortschritt. Diese *Lampenapparate* haben einen ausgeglichenen Frequenzgang, welcher auch hohe Töne wiedergibt und daher die Sprache unverzerrt zu übertragen gestattet, außerdem erlauben sie die Verstärkung eines ausgedehnten Tonbereiches in selektiver Auswahl bestimmter Frequenzgebiete und sind gegen Bewegungen und Erschütterungen unempfindlich. Für die Luftleitung sind kleine Luftleitungshörer als Einsteckhörer in Gebrauch, für die Knochenleitung kleine Vibratoren als Knochenhörer.

Die *heutigen Hörapparate* sind derartige *Lampenapparate* mit meistens drei Radioröhren als Verstärker, einem Kristallmikrophon und einem Magnettelephon. Trotz der zwei erforderlichen *Batterien* (Heizbatterie und Anodenbatterie) haben sie eine handliche Größe. Das Mikrophon, in den Einpackapparaten zusammen mit den Batterien, wird unter der Kleidung getragen, der kleine Luftleitungshörer sitzt in einem Abdruck des Gehörganges in dessen Eingang. Schon in dieser Anordnung fallen die Hörapparate insbesondere unter einer deckenden Frisur der Frau kaum mehr auf. Verlegung des Telephons unter den Halskragen mit Zuleitung der Schallwellen durch einen dünnen Schlauch oder Einbau des Telephons in einen größeren Ohrclip macht sie fast unsichtbar. Diese Lampenapparate lassen sich den speziellen Erfordernissen des Schwerhörigen weitgehend anpassen.

Im Gebrauch *verhältnismäßig kostspielig* sind die notwendigen kleinen *Trockenbatterien*, die sich rasch aufbrauchen und daher häufig erneuert werden müssen. Wo es möglich ist, werden daher Akkumulatorbatterien verwendet.

Größere *Netzanschlußgeräte*, welche an den Lichtstrom angesteckt werden und daher von Batterien unabhängig sind, übertreffen die kleinen Hörapparate in akustischer Hinsicht, machen aber den Schwerhörigen vom Lichtstrom abhängig. Sie leisten ausgezeichnete Dienste als *Vielhöreranlage* für die Kirche, das Theater, Konzertsäle usw. Auch lassen sich *Telephonverstärker* in jedes Telephon einbauen.

Die besten Erfolge erzielen die elektrischen Hörapparate bei den *Mittelohrschwerhörigen* bzw. den Schalleitungsstörungen mit intaktem nervösem Apparat, weil deren Hörverlustkurve öfters einen beinahe gleichmäßigen Hörverlust für alle Frequenzen aufweist oder die Abweichungen davon doch nur verhältnis-

mäßig gering sind. Am wichtigsten ist aber das Fehlen des Lautstärkeausgleiches.
Deshalb kann die Hörverlustkurve relativ leicht auskorrigiert werden und eine
allgemeine Verstärkung des ganzen Tongebietes gibt bereits gute Resultate. Mit
einem modernen Lampenapparat lassen sich an den Sinnesendstellen beinahe
normale Erregungsverhältnisse erreichen, zumal die Schalleitungsstörungen einen
gewissen Grad nicht überschreiten. Die *Silbenverständlichkeit steigt daher auf
100%*. Noch vor kurzem wurden Knochenhörer als zweckmäßig erachtet, wenn
die Luftleitung mehr als 40 Dezibel unter der Knochenleitung lag (FLETCHER)
und es gelang bei normalem Innenohr aber praktisch fehlender Luftleitung,
die Sprache durch Knochenhörer über mehrere Meter verständlich zu machen.
Zur Zeit kommen die Knochenhörer mehr und mehr außer Gebrauch, da
die *Einsteckhörer*, eventuell zum Teil durch Knorpel-Knochenleitung vom
Gehörgang aus, auch bei Schalleitungsstörungen hervorragende Resultate
ergeben.

Bedeutend größere Schwierigkeiten verursachen viele *Innenohrschwerhörigkeiten* bzw. *Störungen des nervösen Apparates*, deren Hörverlustkurven oft sehr
große Differenzen zwischen den einzelnen Frequenzen zeigen, z. B. einen scharfen
Abbruch gegen die hohen Frequenzen. Zudem ist meistens der Lautstärkeausgleich in vollem Ausmaß vorhanden. Erst die modernen Lampenapparate
konnten diese Schwierigkeiten wenigstens teilweise überwinden, mit denen es
zum mindesten möglich ist, auch die fehlenden hohen Töne selektiv zu verstärken, obwohl hier der Lautstärkeausgleich eine allzu bedeutende Verstärkung
ausschließt. Da die maximale Verstärkung zudem nicht die bestmögliche Sprachverständlichkeit vermittelt, sondern ein Optimum bei einer mittleren Verstärkung
besteht und bereits eine geringe Zunahme der Tonintensität ein unverhältnis-
mäßiges Ansteigen der Lautstärke zur Folge hat, fällt es dem Schwerhörigen
schwer, die zweckmäßigste Stärkeeinstellung seines Hörapparates zu finden. Er
ist daher geneigt, diese dauernd zu ändern, was den Gebrauch des Hörapparates
kompliziert und den Schwerhörigen verwirrt. Deshalb kann in der Regel *kein
normales unverzerrtes Hören* erreicht werden und die *Silbenverständlichkeit bleibt
unter 100%*. Trotzdem sind bei zahlreichen Patienten *überraschende Hörver-
besserungen* zu erzielen. Neueste Hörapparate passen sich übrigens dem Lautstärkeausgleich durch eine automatische Intensitätsregelung an, wodurch der
Patient die beste Einstellung viel leichter findet. Selten ruft der Hörapparat
störende Ohrgeräusche hervor oder verstärkt sie.

Die *Wahl des geeigneten Hörapparates* setzt eine ohrenärztliche Untersuchung
mit einer *Hörprüfung* voraus und erfolgt in *Zusammenarbeit des Facharztes
mit dem Techniker des Hörapparates*. Sowohl die *Tonaudiometrie* wie die *Sprechaudiometrie* sind dabei unentbehrlich, wie auf S. 113 ausgeführt wurde. Die
Einstellung des Apparates muß direkt am Patienten vorgenommen und zuweilen
mit der Gewöhnung geändert werden. Auch zeigt sich, daß trotz grundsätzlicher
Gleichheit der heutigen guten elektrischen Hörhilfen bald der eine, bald der
andere das beste Resultat ergibt. Dabei ist eine genaue Anweisung, wie der
Hörapparat unter verschiedenen Umständen zu gebrauchen ist, von großem
Nutzen, ebenso wie er dem Beruf und dem Gesellschaftsleben des Patienten
entsprechend gewählt werden soll. Da jeder Hörapparat auch die zahlreichen
Geräusche der Umwelt verstärkt, die der Schwerhörige ohne Hörapparat nicht
mehr hört, muß er zunächst lernen, diesen „geräuschvollen Hintergrund" auszuschalten, wie das der Normalhörende unbewußt tut.

Die Ausschaltung störender Nebengeräusche hängt mit der Schallokalisation zusammen und gelingt um so vollständiger, je besser die einzelnen Schalleindrücke ge-
sondert lokalisiert und in dieser Weise voneinander unterschieden werden können.

Mit dem Hörapparat, ebenso wie beim Hören nach der Fenestration, ist die Schall-lokalisation stark erschwert, weshalb der Träger des Hörapparates Mühe hat, störende Nebengeräusche aus der bewußten Wahrnehmung zu verdrängen (BERGMAN).

Häufig zeigt deshalb erst der regelmäßige Gebrauch während einiger Zeit, welchen Nutzen der Schwerhörige vom Hörapparat erwarten kann, weshalb er dem Patienten am besten probeweise überlassen wird. Der *Erfolg* läßt sich an der *Verbesserung des Sprachgehörs*, besonders mittels der Sprechaudiometrie, leicht beurteilen.

Es sind eine große Reihe richtig gebauter und brauchbarer Hörapparate auf dem Markt. Daneben sind noch zahllose und meist unverhältnismäßig kostspielige, aber völlig wertlose *schwindelhafte Hörapparate* im Handel, die sich durch ihre markt-schreierische Reklame den oft mutlosen Schwerhörigen aufdrängen und die deshalb immer wieder Absatz finden.

4. Schwerhörigenfürsorge

Die normale geistige Entwicklung des Menschen setzt vollfunktionsfähige Sinnesorgane voraus und leidet Schaden, wenn eines derselben seinen Dienst ungenügend versieht. Auch die *normale Schulbildung* ist in ihrer ganzen Methodik auf den *Vollsinnigen eingestellt*. Das *Hörorgan* spielt hierbei eine außerordentlich wichtige Rolle und schon Aristoteles hat das Ohr als *Organ der Belehrung* be-zeichnet. Nur wenn Wort und Satz verstanden werden, ist es möglich, dem Kinde den Geistesschatz der Menschheit zugänglich zu machen.

Die *Schwerhörigkeit* wirkt sich *um so einschneidender* aus, *je früher sie auftritt*. Besteht bereits schon im *frühen Kindesalter eine praktische Taubheit*, so bleibt die Entwicklung der artikulierten Sprache aus und das Kind wird *taubstumm* (s. Taubstummheit S. 366). Bei erhaltenem Sprachgehör oder *hochgradiger Schwerhörigkeit* wird zwar die Sprache erworben, doch *sinkt* im allgemeinen *das schwerhörige Kind unter das Niveau seiner geistigen Begabung*. Auch werden intelligente, hochgradig schwerhörige Kinder leicht als schwachsinnig angesehen und als solche erzogen. Das häufige *Zusammentreffen von Schwerhörigkeit und Intelligenzdefekt* wirkt sich besonders ungünstig aus. Infolge des Wegfalls der Kontrolle der Sprachlaute durch das Gehör wird die *Sprache schleppend und monoton*, der *Wortschatz* bleibt *arm* und die Einschränkung der Begriffe beein-trächtigt auch das *Lesen* und *Schreiben*. Der Ausfall vieler Töne und deren Rhythmik, das mangelnde Erleben musikalischer Eindrücke führt zur *Gefühls-verarmung*, so daß die ganze Persönlichkeit vom Vollsinnigen abweicht. Sinkt die *Hörweite für Flüsterzahlen unter* $1/_2$ bis 1 *m*, so kann das Kind in der *Normal-schule* meistens *nicht mehr folgen*. Es ist aber erstaunlich, wie ein guter Intellekt das fehlende Gehör kompensiert und das Kind unter Selbsterlernen des Ab-lesens vom Munde in der Schule noch nachkommt, insbesondere wenn die Lehrer-schaft dem schwerhörigen Kind das nötige Verständnis entgegenbringt und ihm den Schulunterricht durch geeignetes Setzen in die vorderste Reihe und Berück-sichtigung des gelegentlichen Falschhörens erleichtert. Auch können viele Kinder bereits in frühem Alter durch einen elektrischen Hörapparat in ihrem Hören weitgehend unterstützt werden (CANFIELD).

In der Bekämpfung der Schäden der Schwerhörigkeit nimmt die *ohren-ärztliche Betreuung der Schulkinder* eine wichtige Stellung ein. Es ist Sache des Schularztes, die schwerhörigen Kinder durch eine *Eintrittsmusterung* und *regel-mäßige Kontrolle* zu erfassen und einer Behandlung bzw. einer entsprechenden Schulung zuzuführen. In der Schule machen schwerhörige Kinder oft den Ein-druck von zerstreuten, unaufmerksamen, ungezogenen oder schwachsinnigen Schülern. Deren Meldung durch die Lehrerschaft an den Schularzt klärt den

Irrtum auf. Durch Prüfung mit Flüsterzahlen oder mit dem Grammophon-Audiometer läßt sich rasch ein Überblick über die Hörfähigkeit der Kinder erhalten. Bei Kindern mit einer Hörweite für Flüsterzahlen von unter 6 m ist eine gründliche ohrenärztliche Untersuchung angezeigt. Durch entsprechende Behandlung läßt sich ein großer Prozentsatz weitgehend bessern, da im Kindesalter die mit gutem Erfolg zu behandelnden Mittelohrentzündungen und -katarrhe infolge Rachenmandelhyperplasie im Vordergrund stehen. In dieser Weise wird eine wirksame *Verhütung dauernder Hörschäden* erreicht.

Für die *unheilbar hochgradig schwerhörigen Kinder,* ungefähr 2 bis 3% aller Schüler (SCHLITTLER), ist ein *spezieller Unterricht* notwendig, soweit sie sich nicht durch einen elektrischen Hörapparat genügend bessern lassen. In den größeren Städten werden die Kinder in *Schwerhörigenklassen* oder Schulen zusammengefaßt, an denen die Kinder kleinerer Gemeinwesen teilnehmen können. Gleichzeitig mit dem Spezialunterricht erhält das Kind *Absehkurse,* die meist nach zwei bis drei Jahren einen Eintritt in die Normalschule erlauben. Praktisch Taube werden am besten in *Hörklassen der Taubstummenanstalten* geschult. *Vollständig falsch* ist es, schwerhörige Kinder gemeinsam mit Schwachsinnigen zu unterrichten oder in Schwachsinnigenanstalten unterzubringen. Sie sinken dabei notgedrungen auf deren Stufe.

Wichtig ist die Berücksichtigung des Gehörs bei der *Berufswahl.* Akustisch qualifizierte Berufe werden durch hoch- oder mittelgradige Schwerhörigkeit selbstverständlich ausgeschlossen. Aber selbst eine leichte Schwerhörigkeit erschwert Berufe mit hohen Anforderungen an das Gehör, wie Eisenbahn-, Auto-, Post-, Telephon- und Telegraphendienst, Uhrmacher, Radiomechaniker usw., und zwingt nicht selten zu nachträglichem Berufswechsel. Auch ist bei stärkerer Schwerhörigkeit von Berufen, in denen der Schwerhörige auf den mündlichen Verkehr mit Kunden oder mit seinen Mitarbeitern angewiesen ist, abzuraten. Anderseits kann der auf den richtigen Posten gestellte Schwerhörige vollwertige Arbeit leisten und zum geschätzten und gesuchten Arbeiter werden (Näherin, Büglerin, Putzmacherin, Gärtner, Schreiner, Landarbeiter usw.).

Während Vorbeugen und ärztliche Behandlung beim schwerhörigen Kind im Vordergrund stehen, finden sich unter den *hochgradig schwerhörigen Erwachsenen* viele, die nicht besserungsfähig sind und bei denen die Schwerhörigkeit noch zunimmt. Die Zahl dieser *unheilbar Schwerhörigen* schwankt von Land zu Land, beträgt aber durchschnittlich etwa *1% der Bevölkerung.*

Wenn auch die Folgen der hochgradigen Schwerhörigkeit beim Erwachsenen in intellektueller Hinsicht weniger schwerwiegend sind als beim Kind, so hat doch der *ertaubende Erwachsene,* der die ganze Bedeutung des verlorenen Gehörs ermessen kann, viel *größere Mühe,* sich *seelisch mit seinem Zustand abzufinden,* als der früh Ertaubte. Der immer mehr zutage tretende Abschluß vom gewohnten Umgang mit den Mitmenschen führt zu zunehmender *Vereinsamung* mit entsprechenden *charakterlichen Veränderungen.* Der Schwerhörige gilt als *mißtrauisch, weltfremd, autonom denkend,* was ihn, durch Mißverständnisse gefördert, in unnötige und unbeabsichtigte Konflikte mit seiner Umgebung bringt, bis er sich schließlich ganz in eine schwer ertragene Einsamkeit zurückzieht. Die große *Seelennot* des Schwerhörigen kommt im Heiligenstädter Testament des ertaubten Beethoven zum erschütternden Ausdruck. Dabei hat die Bedeutung des Gehörs in den letzten Jahrzehnten durch die enorme Entwicklung der elektroakustischen Industrie wesentlich zugenommen. Die Erfindung von *Radio, Tonfilm, Grammophon* usw. sind für das gesprochene Wort von ebenso großer Wichtigkeit, wie seinerzeit die Entdeckung der Buchdruckerkunst für die Schrift. Anderseits hat der Krieg teils durch direkte Kriegseinwirkungen, teils indirekt durch die

Zunahme der metallbearbeitenden Lärmindustrie die Zahl der unheilbar Schwerhörigen erheblich vermehrt und den Staaten gezeigt, welche großen sozialen Schäden der Volksgemeinschaft durch die Schwerhörigkeit erwachsen. Infolgedessen wurden in verschiedenen Ländern, vor allem den USA. und England, für die Gehörgeschädigten der Armee und Marine besondere Zentren geschaffen, sogenannte *Rehabilitation Centers*, welche in mehr oder weniger langen Kursen mit allen zur Verfügung stehenden Hilfsmitteln den Schwerhörigen in das normale Berufs- und Gesellschaftsleben wieder einzuordnen trachten. Die Kurse umfassen neben der eingehenden ärztlichen Untersuchung des Schwerhörigen *Absehkurse, Anpassung geeigneter elektrischer Hörapparate und Unterricht in deren Gebrauch, Auswertung noch vorhandener Hörreste durch Hörerziehung und psychische Schulung*, um die Fehler des Schwerhörigen zu vermeiden. Diese Einrichtungen dürften in Zukunft für die Schwerhörigenfürsorge der Zivilbevölkerung maßgebend sein.

Alle Probleme der Schwerhörigkeit werden zur Zeit unter dem Namen *Audiologie* zu einer neuen speziellen Wissenschaft zusammengefaßt, die sich zur Aufgabe stellt, die Schwerhörigkeit in jeder Richtung zu erforschen und alle Mittel und Wege zur Verhütung der dadurch entstehenden Schäden aufzufinden. Es sind daran neben dem *Ohrenarzt*, der *Neuropsychiater*, der *akustisch gebildete Physiker und Ingenieur*, der *Sprechlehrer*, sowie die *soziale Fürsorge* beteiligt.

Bisher wurden diese Aufgaben in einer mehr oder weniger geeigneten Weise, aber jedenfalls ungenügend koordiniert, von den durch die Schwerhörigen selbst gegründeten *Schwerhörigenvereinen* übernommen, welche vor allem den Schwerhörigen seiner Vereinsamung entreißen und ihn lehren, sich in zweckmäßiger Weise mit seiner Schwerhörigkeit abzufinden. Schon allein das Zugeben, schwerhörig zu sein, vermeidet manches unangenehme Mißverständnis. Neben den geselligen Zusammenkünften veranstalten diese Vereine regelmäßige Absehkurse und richten Vermittlungsstellen für Hörapparate ein, welche den Schwerhörigen mindestens vor den zahlreichen schwindelhaften Hörapparaten bewahren. Damit werden auch dem Unbemittelten Absehkurse und geeignete Beratung zugänglich.

Der *behandelnde Arzt hat die Pflicht*, den unheilbar Schwerhörigen nicht einfach seinem Schicksal zu überlassen, sondern ihn zu beraten und die Möglichkeiten einer *Erleichterung seiner Schwerhörigkeit* mit ihm zu besprechen. Hierzu gehört in erster Linie die Wahl eines geeigneten Hörapparates, sofern nicht gerade eine Taubheit vorliegt. Im übrigen ist der Schwerhörige auf die Vorteile eines Beitrittes zu einem Schwerhörigenverein aufmerksam zu machen und es sind ihm die audiologischen Zentren anzugeben, welche sich mit dem unheilbar Schwerhörigen beschäftigen.

Sachverzeichnis

Manzsche Buchdruckerei, Wien IX.

Lehrbuch der Stimm- und Sprachheilkunde. Von Dozent Dr. med. R. Luchsinger, leitender Arzt der Abteilung für Sprach- und Stimmkranke der Oto-, Rhino-, Laryngologischen Klinik und Poliklinik in Zürich, und Dozent Dr. med. G. E. Arnold, ehem. Vorstand der Abteilung für Sprach- und Stimmstörungen der I. Universitäts-Ohren-, Nasen- und Kehlkopfklinik in Wien. Mit 16 Tabellen und 163 Textabbildungen (226 Einzelbildern). X, 431 Seiten. Lex.-8⁰. 1949. S 220.—, DM 48.—, $ 11.40, sfr. 49.60
Ganzleinen S 235.—, DM 50.—, $ 11.90, sfr. 51.80

„ . . . Das vorliegende Werk vermittelt nicht nur dem Leser der verschiedensten medizinischen Fächer das Wissen nach dem neuesten Stand der Forschung, sondern wird auch weitgehend den Belangen der Heilpädagogen, Sprachwissenschaftler und Psychologen gerecht. Experimental-phonetische Untersuchungsmethoden und -ergebnisse haben an allen einschlägigen Stellen Verwendung gefunden. Die Vielseitigkeit des allenthalben gründlich behandelten Stoffes ist ein treffender Beweis für die stets wachsende Bedeutung der Stimm- und Sprachheilkunde. Alles in allem ein sehr lesenswertes Lehrbuch, dem weiteste Verbreitung zu wünschen ist." *Klinische Wochenschrift*, Berlin—Göttingen, Heidelberg

„ . . . Die Verfasser haben mit diesem vom Verlag sehr gut ausgestatteten Werk ein vorhandenes Bedürfnis befriedigt, nachdem seit über zehn Jahren kein derartiges Lehrbuch in deutscher Sprache erschienen ist und die Zeitverhältnisse ein Verfolgen der in- und ausländischen Literatur nicht mehr erlaubten." *Deutsche Medizinische Wochenschrift*

Stimmphysiologie und Stimmbildung. Von Dozent Dr. med. R. Luchsinger, Leiter der Abteilung für Stimm- und Sprachkranke der Universitäts-Ohren-, Nasen-, Halsklinik und Poliklinik in Zürich. Unter Mitarbeit von W. Reich, Zürich. Mit 29 Textabbildungen (53 Einzelbildern). VIII, 119 Seiten. 1951.
Steif geheftet S 48.—, DM 9.60, $ 2.30, sfr. 9.80

„ . . . Der stimmphysiologische Teil des früheren Werkes, des Lehrbuches, ist hier herausgegriffen und insbesondere für Stimmbildner und Sprachtherapeuten bearbeitet, in der Absicht, einerseits auf wissenschaftlicher Grundlage einen Überblick über das gesamte Gebiet der Stimmphysiologie und Stimmbildung zu geben, andererseits aber auch die engen Beziehungen zur Akustik, zum Kunstgesang, zur Rhetorik, Stimmpädagogik und Logopädie möglichst auszubauen, jedoch nicht in dem Sinne, eine eigene Stimmbildungslehre zu schaffen — denn eine solche bleibt ja immer subjektiv gefärbt—, sondern etwa einen Rahmen zu schaffen, in welchem die zahlreichen zum Teil auseinanderstrebenden Stimmbildungslehren zwar untergebracht werden können, jedoch ohne sich auf irgendeine derselben festzulegen, sondern vielmehr einsichtig zu machen, wieweit dieselben mit den wissenschaftlich gesicherten Grundlagen vereinbar sind. . . ." *Folia Phoniatrica*, Basel

Elektroakustik. Musik und Sprache. Von Dr. techn. F. C. Saic, Wien. Mit 89 Textabbildungen. VI, 154 Seiten. 1952.
Ganzleinen S 78.—, DM 16.—, $ 3.80, sfr. 16.50

Das Buch stellt eine Einführung in den aktuellen Problemkreis der Elektroakustik, der musikalischen und der Raumakustik dar. Das Wesen von Sprache und Musik sowie die Erfordernisse für ihre elektroakustische Übertragung werden unter Zugrundelegung zahlreicher Meßkurven mit einem Minimum an mathematischem Aufwand erörtert. Die *Stumpf*schen Ergebnisse über die Rauhigkeit des musikalischen Zusammenklanges bieten die Grundlage zu wertvollen Betrachtungen. Die Dynamikkompression und Expansion wird eingehend behandelt. Ein Kapitel über Raumakustik zeigt die enge Verbindung der Elektroakustik mit der Raumakustik auf und unterrichtet über die raumakustischen Maßnahmen, die für das Gelingen einer Tonübertragung entscheidend sind. Ein kurzer Abriß über den derzeitigen Stand der Ultraschalltechnik beschließt die Darstellung.

Zu beziehen durch jede Buchhandlung

Klinik und Therapie der vegetativen Funktionsstörungen. Von
W. Birkmayer, Facharzt für Neurologie und Psychiatrie in Wien, und W. Winkler, Facharzt für innere Medizin in Wien. Mit 58 Textabbildungen. V, 236 Seiten. Lex.-8⁰. 1951.   Ganzleinen S 96.—, DM 20.— $ 4.80, sfr. 20.60

„ . . . Ein Internist und ein Neurologe der Wiener Schule bringen hier in klarer und leichtverständlicher Weise das, was der Arzt aller Fachdisziplinen vom Neurovegetativum wissen muß, wobei die Betonung der therapeutischen Möglichkeiten besonders hervorgehoben zu werden verdient. Die Entwicklung der Vorstellungen von *Eppinger* und *Hess* bis zu den modernen Anschauungen von *Hoff* und *Selbach* vermittelt zwanglos Einblicke in manche Krankheitszusammenhänge, die die organpathologisch orientierte Klinik nicht zu geben vermochte. Daß von den Verfassern mehr die Wiedergabe eines abgerundeten Bildes als die Aufzeigung noch mancher Problematik angestrebt wurde, entspricht der praktischen Zielsetzung dieses Buches. Die sorgfältige Bearbeitung des klinischen Teiles, die mit Recht geforderte Beachtung der Anamnese, die kritische Bewertung der Labormethoden verrät die Wiener Klinik."   *Ärztliche Wochenschrift*, Berlin

„ . . . Diesem außerordentlich vielseitigen und doch übersichtlichen und verständlichen Buch ist weite Verbreitung bei Praktikern und Klinikern zu wünschen, aber auch sozial-medizinisch ärztliche Spezialgruppen, wie Betriebsärzte und Beratungsärzte, finden darin eine Fülle von lehrreichen und aufklärenden Hinweisen für ihre Tagesarbeit . . ."   *Zeitschrift für ärztliche Fortbildung*

Der bedingte Reflex und die vegetative Rhythmik des Menschen.
Dargestellt am Elektrodermatogramm. Von Dr. Hermann Regelsberger, apl. Professor für innere Medizin an der medizinischen Akademie Düsseldorf und Chefarzt am Städtischen Krankenhaus Dortmund. (ACTA NEUROVEGETATIVA/ SUPPLEMENTUM I.) Mit 46 Textabbildungen. VII, 172 Seiten. 1952.
                              S 160.—, DM 32.—, $ 7.60, sfr. 33.—
Vorzugspreis für Abonnenten der „Acta Neurovegetativa":
                              S 144.—, DM 28.80, $ 6.85, sfr. 29.70

Die von der Haut ableitbaren Tagesrhythmen des elektrischen Gleichstromwiderstandes, das sogenannte Elektrodermatogramm, erweisen sich als ein bequemes Mittel zur Aufdeckung pathologischer Rhythmen im Bereich der *Head*schen Zonen. Das Verfahren kann u. U. für die Diagnostik des Magen-Ulcus, der Gallenblasen- und Gallengangserkrankungen entscheidend sein. Die Klinik der Leberkrankheiten gewinnt damit die Möglichkeit einer Frühdiagnose. Ganz allgemein ergeben sich die verschiedensten Anwendungsmöglichkeiten des EDG sowohl für den Internisten als auch für den Neurologen, Psychiater, Kinderarzt und neuerdings auch für den Balneologen. Über die zugrunde liegende Theorie und die praktische Anwendung gibt das vorliegende Buch eingehend Auskunft.

Die Psychiatrie der Hirngeschwülste und die cerebralen Grundlagen
psychischer Vorgänge. Von Dozent Dr. med. Hans Walther-Büel, Psychiatrische Universitätsklinik, Zürich. (ACTA NEUROCHIRURGICA/SUPPLEMENTUM II.) Mit 2 Textabbildungen. VII, 226 Seiten. 1951. S 96.—, DM 19.50, $ 4.70, sfr. 20.—
Vorzugspreis für Abonnenten der „Acta Neurochirurgica": S 86.—, DM 17.50, $ 4.20, sfr. 18.—

„ . . . Diese bedeutende Arbeit hält in vollem Umfange, was sie im Titel verspricht: Es handelt sich in der Tat um eine umfassende kritische Darstellung nicht allein der organisch-psychischen Störungen, die bei der Hirntumorkrankheit auftreten können, sondern zugleich um eine grundlegende Auseinandersetzung mit den teilweise noch immer kontroversen und bekanntlich oft schwer zu beurteilenden Fragen der Abgrenzung und genauen Definierung des sogenannten ‚psychoorganischen Syndroms' überhaupt. Die Monographie ist offenbar aus einer fruchtbaren Zusammenarbeit zwischen Psychiater und Neurochirurg hervorgegangen, weshalb *Manfred Bleuler* und *Hugo Krayenbühl* sie mit einem interessanten Vorwort einleiten . . ."
                              Schweizerische Medizinische Wochenschrift

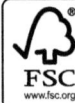

MIX
Papier aus verantwortungsvollen Quellen
Paper from responsible sources
FSC® C105338

If you have any concerns about our products,
you can contact us on
ProductSafety@springernature.com

In case Publisher is established outside the EU,
the EU authorized representative is:
Springer Nature Customer Service Center GmbH
Europaplatz 3, 69115 Heidelberg, Germany

Printed by Libri Plureos GmbH
in Hamburg, Germany